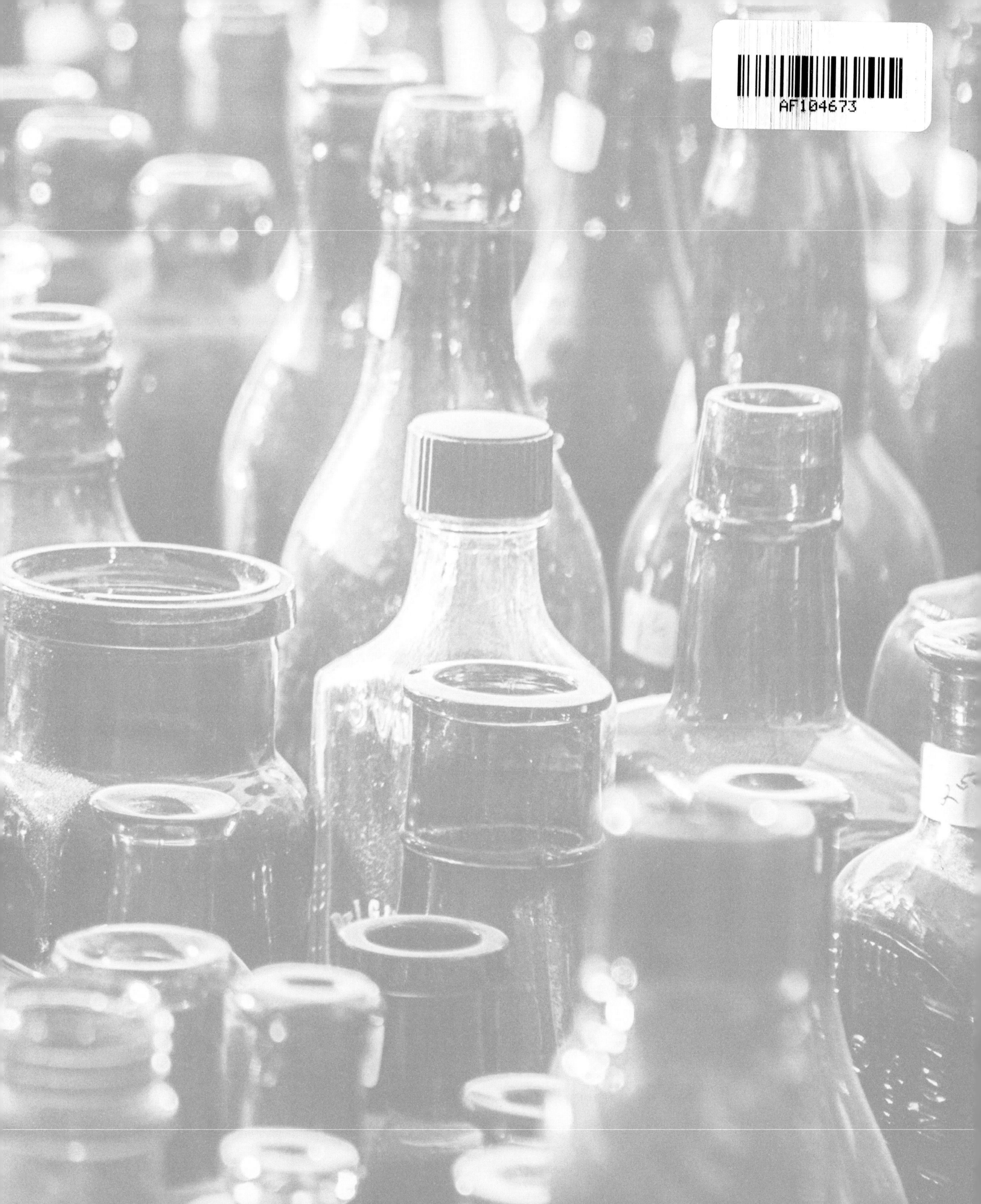

MEDIZIN

DIE VISUELLE GESCHICHTE DER HEILKUNST

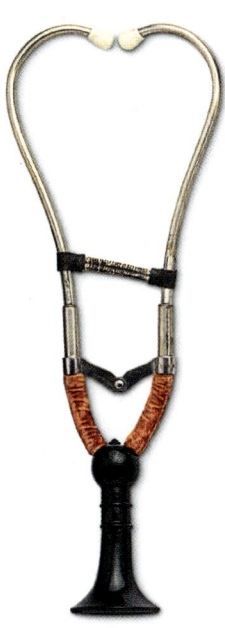

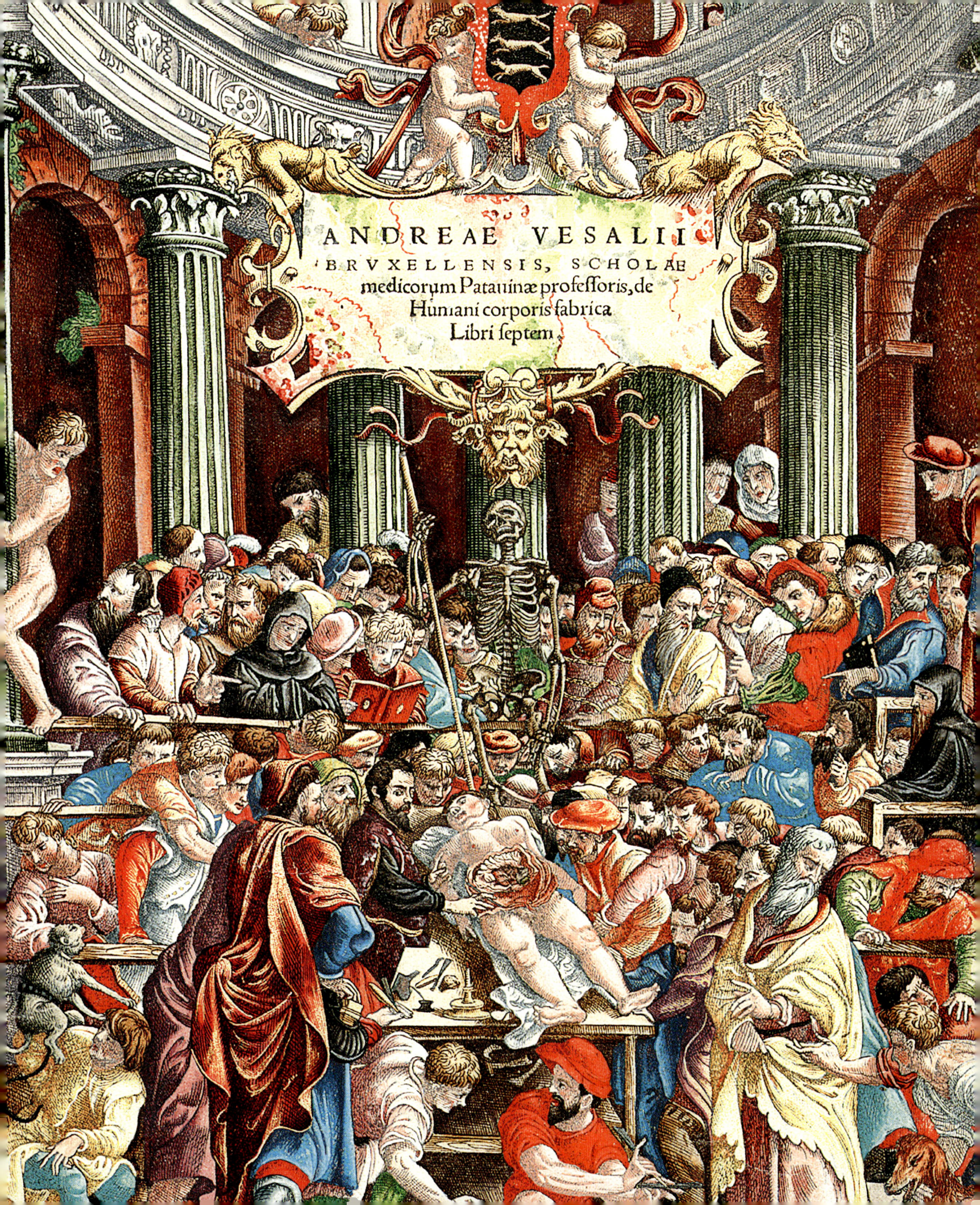

MEDIZIN
DIE VISUELLE GESCHICHTE DER HEILKUNST

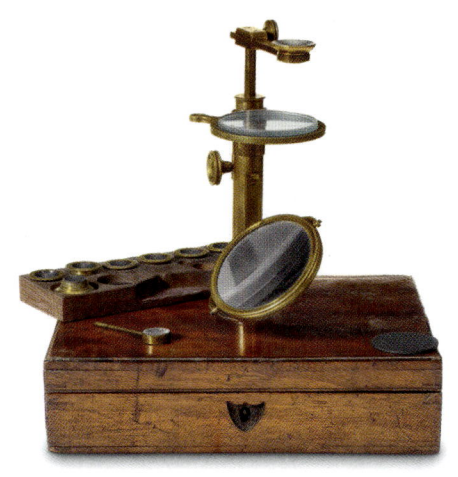

STEVE PARKER

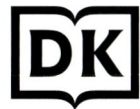

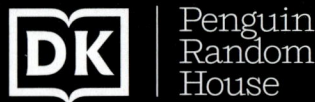

DK LONDON / DELHI

Fachberater
Steve Parker, Alexandra Black, Philip Parker, Sally Regan, Marcus Weeks

Lektorat
Jonathan Metcalf, Liz Wheeler, Kathryn Hennessy, Gareth Jones, Alexandra Beeden, Polly Boyd, Anna Cheifetz, Jemima Dunne, Georgina Palffy, Esther Ripley, Rohan Sinha, Arpita Dasgupta, Priyaneet Singh, Dharini Ganesh, Bharti Bedi, Anita Kakar

Gestaltung und Bildredaktion
Karen Self, Helen Spencer, Lee Griffiths, Mahua Sharma, Shreya Anand, Anjali Sachar, Sudakshina Basu, Anjana Nair, Aditya Katyal, Taiyaba Khatoon, Vijay Kandwal, Pawan Kumar, Harish Aggarwal, Sachin Singh

Umschlaggestaltung
Sophia MTT, Mark Cavanagh, Claire Gell, Suhita Dharamjit, Saloni Singh

Herstellung
Mandy Inness, Nadine King, Pankaj Sharma, Balwant Singh

Für die deutsche Ausgabe:
Programmleitung Monika Schlitzer
Redaktionsleitung Dr. Kerstin Schlieker
Projektbetreuung Carola Wiese
Herstellungsleitung Dorothee Whittaker
Herstellungskoordination Katharina Schäfer
Herstellung Jenny Kolbe

Titel der englischen Originalausgabe:
MEDICINE. THE DEFINITIVE ILLUSTRATED HISTORY

© Dorling Kindersley Limited, London, 2016, 2021
Ein Unternehmen der Penguin Random House Group
Alle Rechte vorbehalten

© der deutschsprachigen Ausgabe by Dorling Kindersley Verlag GmbH,
München, 2017, 2021
Ein Unternehmen der Penguin Random House Group
Alle deutschsprachigen Rechte vorbehalten

Jegliche – auch auszugsweise – Verwertung, Wiedergabe, Vervielfältigung oder Speicherung, ob elektronisch, mechanisch, durch Fotokopie oder Aufzeichnung, bedarf der vorherigen schriftlichen Genehmigung durch den Verlag.

Übersetzung Brigitte Rüßmann & Wolfgang Beuchelt, Scriptorium Köln
Lektorat Annerose Sieck

ISBN 978-3-8310-4321-7

Druck und Bindung Leo Paper Products, China

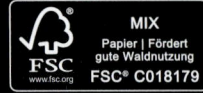

www.dk-verlag.de

Hinweis
Die Informationen und Ratschläge in diesem Buch sind von den Autoren und vom Verlag sorgfältig erwogen und geprüft, dennoch kann eine Garantie nicht übernommen werden. Eine Haftung der Autoren bzw. des Verlags und seiner Beauftragten für Personen-, Sach- und Vermögensschäden ist ausgeschlossen.

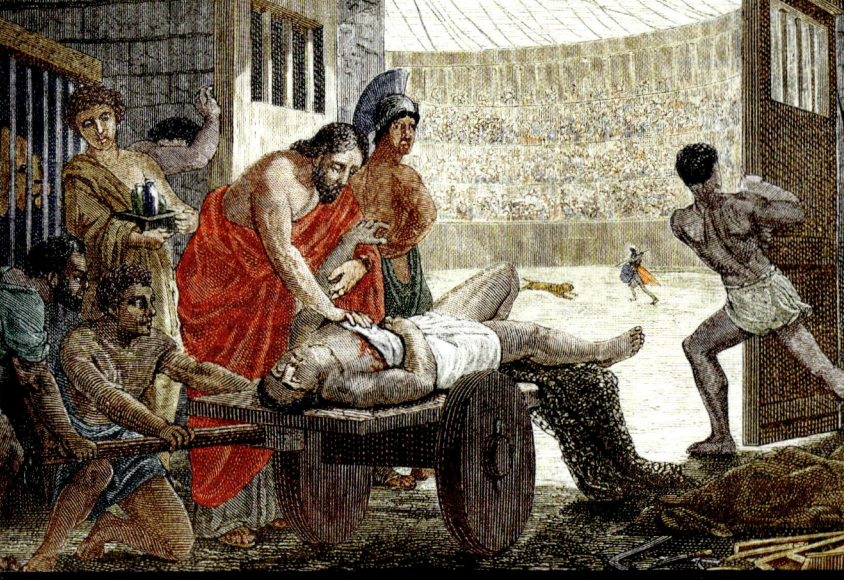

BEHANDLUNG EINES GLADIATOREN

Inhalt

1 FRÜHZEIT BIS 700

12 Überblick
14 Heiler und Kräuterkundige
16 Frühe Chirurgie
18 Schamanismus
20 Medizin im alten Ägypten
22 Mumienbilder
24 Medizin im alten Mesopotamien
26 Frühe chinesische Medizin
28 Akupunktur
30 Ayurveda
32 Medizin im alten Griechenland
34 Die Vier-Säfte-Lehre
36 Hippokrates
38 Medizin im alten Rom

CHIRURGISCHE INSTRUMENTE IM ALTEN ÄGYPTEN

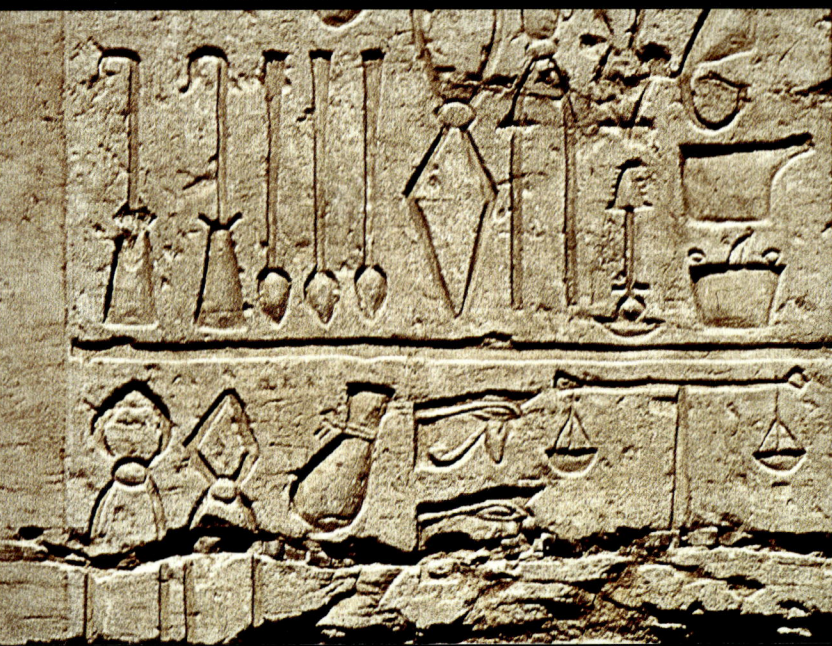

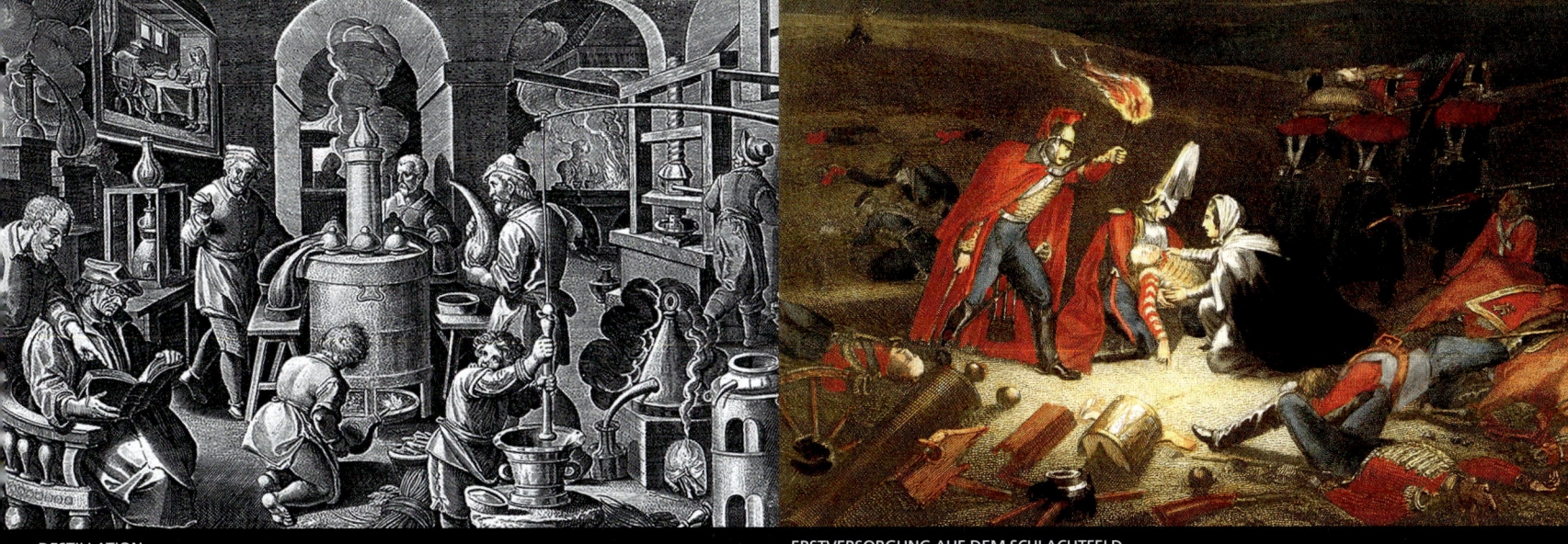

DESTILLATION

ERSTVERSORGUNG AUF DEM SCHLACHTFELD

- 40 Galen
- 42 Römisches Chirurgenbesteck

2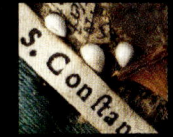

ERNEUERUNG UND RENAISSANCE 700–1800

- 46 Überblick
- 48 Das goldene Zeitalter der islamischen Medizin
- 52 Ibn Sinas *Kanon der Medizin*
- 54 Die erste Medizinschule
- 56 Medizin im Mittelalter
- 60 Neue Anatomie
- 62 In der Apotheke
- 64 Alchemie
- 66 Der Schwarze Tod
- 68 Kampf gegen Plagen
- 70 Alchemie, Chemie und Medizin
- 72 Eine anatomische Revolution
- 76 Die Bader
- 78 Ambroise Paré
- 80 Wiederherstellende Medizin
- 82 Entdeckung des Kreislaufs
- 84 Die Kreislauf-Revolution
- 86 Katarakt-Behandlung
- 88 Epidemien in der Neuen und der Alten Welt
- 90 Thomas Sydenham
- 92 Anfänge der Mikroskopie
- 94 Entwicklung des Mikroskops
- 96 Die frühe Mikroanatomie
- 98 Skorbut
- 100 Pocken: Die Rote Pest
- 102 Die erste Schutzimpfung
- 104 Phrenologie
- 106 Das moderne Krankenhaus
- 108 Homöopathie

3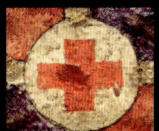

SIEGESZUG DER WISSENSCHAFT 1800–1900

- 112 Überblick
- 114 Das erste Stethoskop
- 116 Diagnoseinstrumente
- 118 Leichendiebstahl
- 120 Miasmentheorie
- 122 Cholera
- 124 John Snow

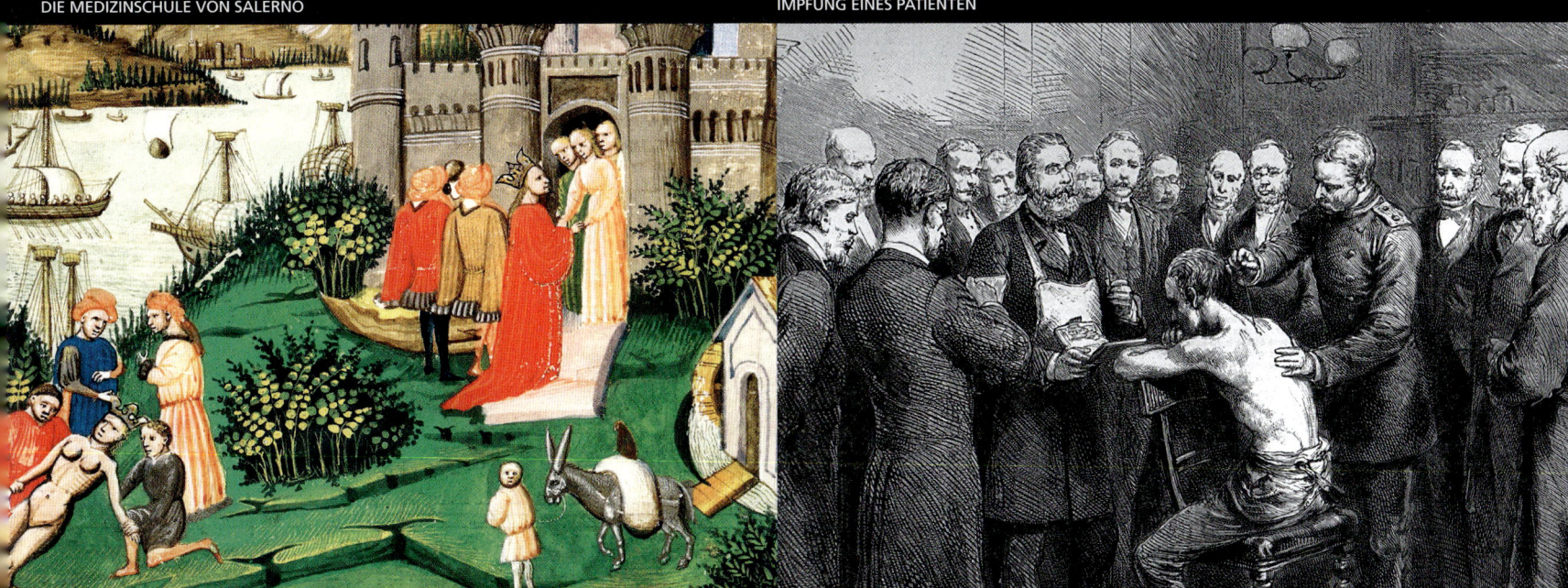

DIE MEDIZINSCHULE VON SALERNO

IMPFUNG EINES PATIENTEN

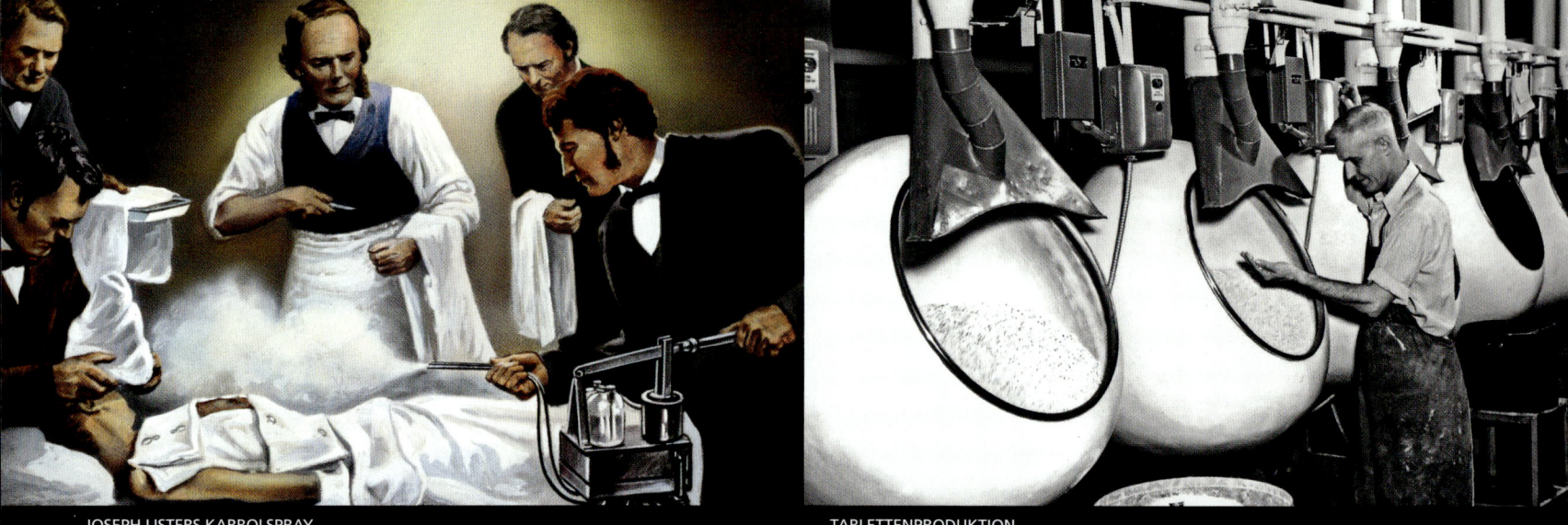

JOSEPH LISTERS KARBOLSPRAY

TABLETTENPRODUKTION

126	Epidemiologie und Gesundheitswesen	150	Die Zelltheorie	174	Der Kampf gegen die Malaria	190	Diabetes und Insulin
128	Anästhesie	152	Pathologie und Obduktionen	176	Bluttransfusionen	192	Medizin im Krieg
130	Frühe Anästhesie	154	Die ersten Antiseptika			194	Feldmedizin im Zweiten Weltkrieg
132	Zahnheilkunde	156	Tuberkulose			196	Die Grippepandemie
134	Schwangerschaft und Geburt	158	Immer neue Impfstoffe			198	Die Entdeckung des Penicillins
136	Hebammen	160	Mysterium Gehirn			200	Antibiotika in Aktion
138	Kindbettfieber	162	Geistige Erkrankungen			202	Die Evolution der Spritze
140	Frauen in der Medizin	164	Horror Irrenanstalt			204	Frauenheilkunde
142	Krankenpflege	166	Wie Viren funktionieren	180	Überblick	206	Herzerkrankungen
144	Fachliteratur	168	Kampf gegen Tollwut	182	Sigmund Freud	208	Allergien und Antihistaminika
146	Mikrobiologie und Keimtheorie	170	Entdeckung des Aspirins	184	Die Entwicklung des EKGs	210	Polio – die globale Bedrohung
148	Louis Pasteur	172	Röntgenstrahlen	186	Heilmittel für Syphilis	212	Die Struktur der DNS
				188	Minimalinvasive Chirurgie		

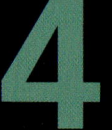

4

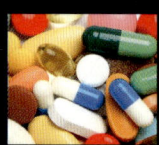

ÄRA DER SPEZIALISIERUNG 1900–1960

GÄSTE BEI EINEM MESMER-BANKETT

ERSTE HILFE NACH GASANGRIFF

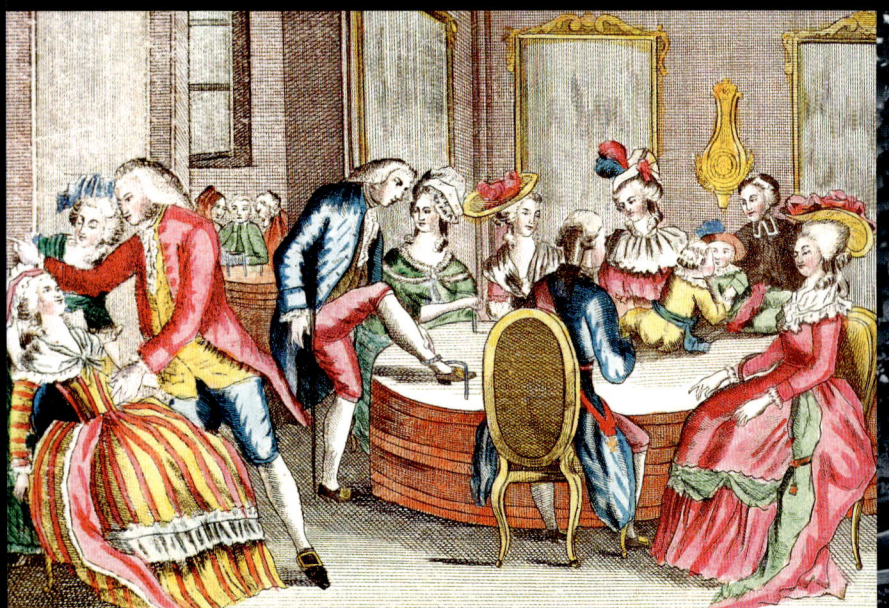
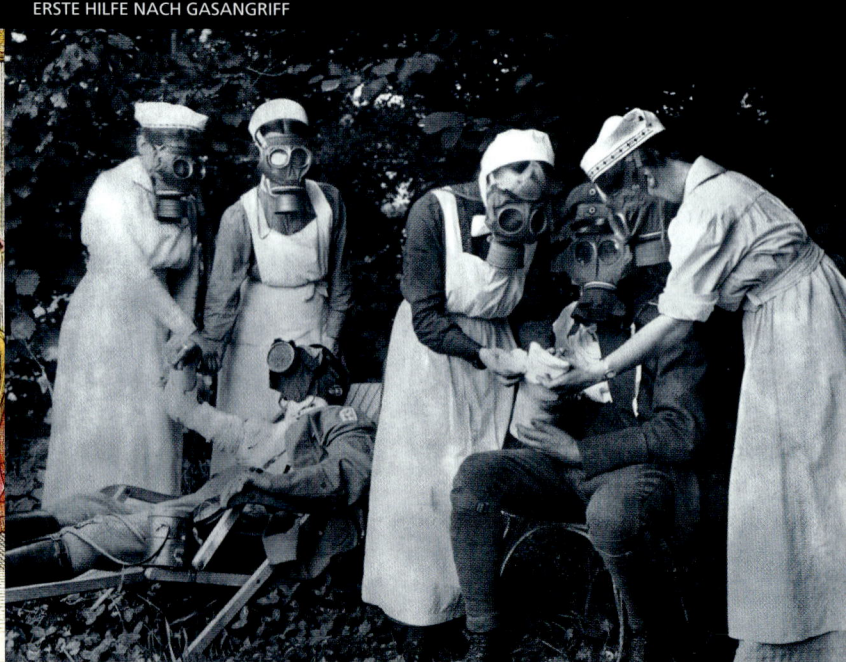

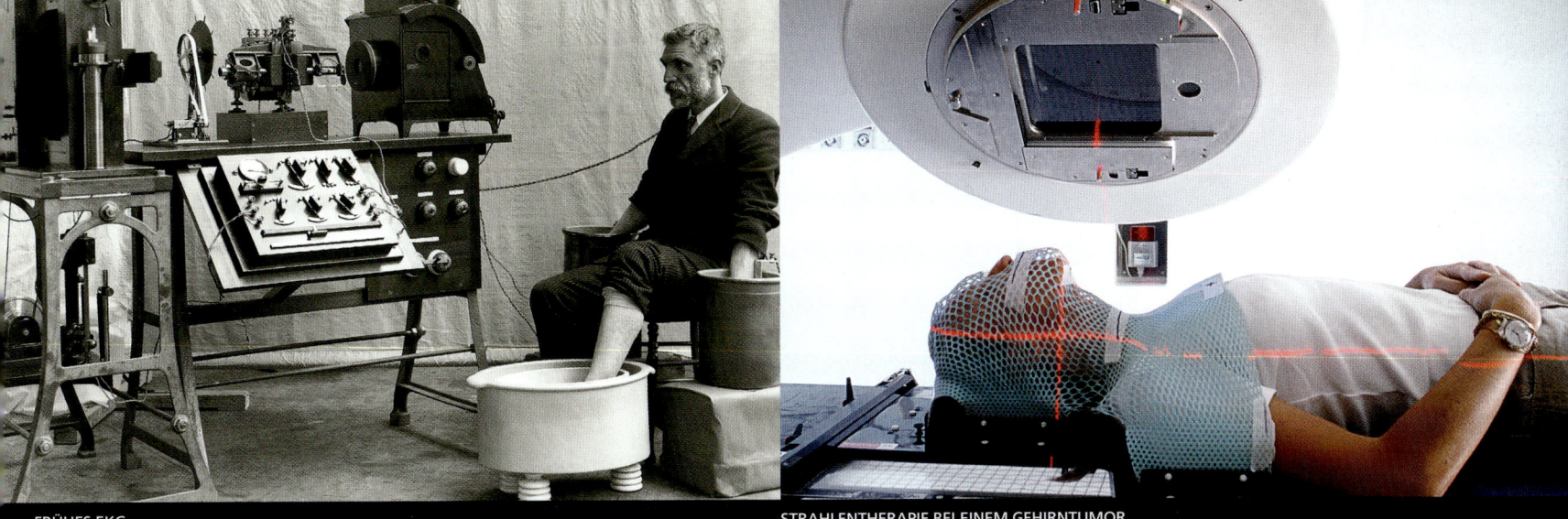

FRÜHES EKG

STRAHLENTHERAPIE BEI EINEM GEHIRNTUMOR

214 Inhalatoren und Vernebler	226 Margaret Sanger	252 Roboter und Telemedizin	272 Glossar
216 Bildgebende Verfahren	228 Krebs	254 Roboterchirurgie	280 Register
218 Die Pharmaindustrie	232 Moderne Bildgebung	256 Notfallmedizin	287 Dank und Bildnachweis
	234 Die erste Herztransplantation	258 Antibiotikaresistenz und »Superbakterien«	

5

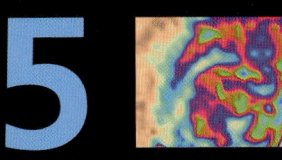

ALTE PROBLEME, NEUE HOFFNUNG 1960–HEUTE

222 Überblick

224 Die Antibabypille

236 Implantate und Prothesen

238 Künstliche Körperteile

240 In-vitro-Fertilisation

242 HIV und AIDS

244 Neue Erkenntnisse zu alten Krankheiten

246 Die DNS-Revolution

248 Genetischer Fingerabdruck

250 Mentale Gesundheit und Gesprächstherapie

260 Alzheimerkrankheit und Demenz

262 Sterbebegleitung

264 Nanomedizin

266 Gesundheitsorganisationen

268 Stammzellentherapie

270 Die COVID-19-Pandemie

NANOROBOTER

DNS-SEQUENZIERUNG

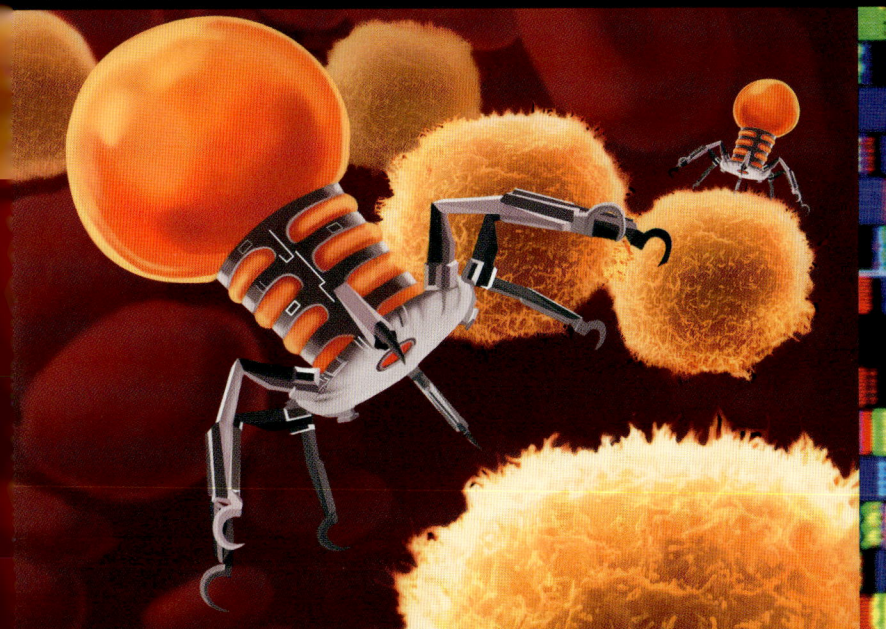
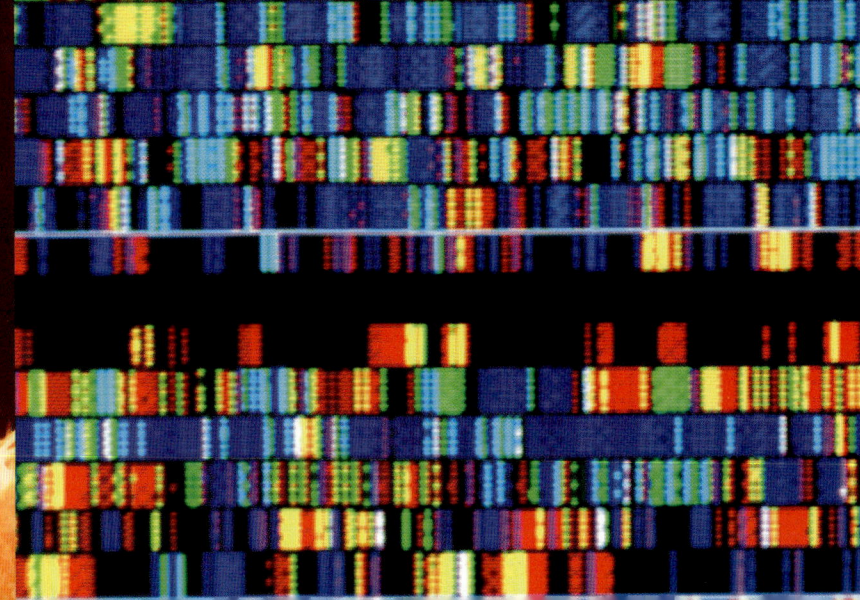

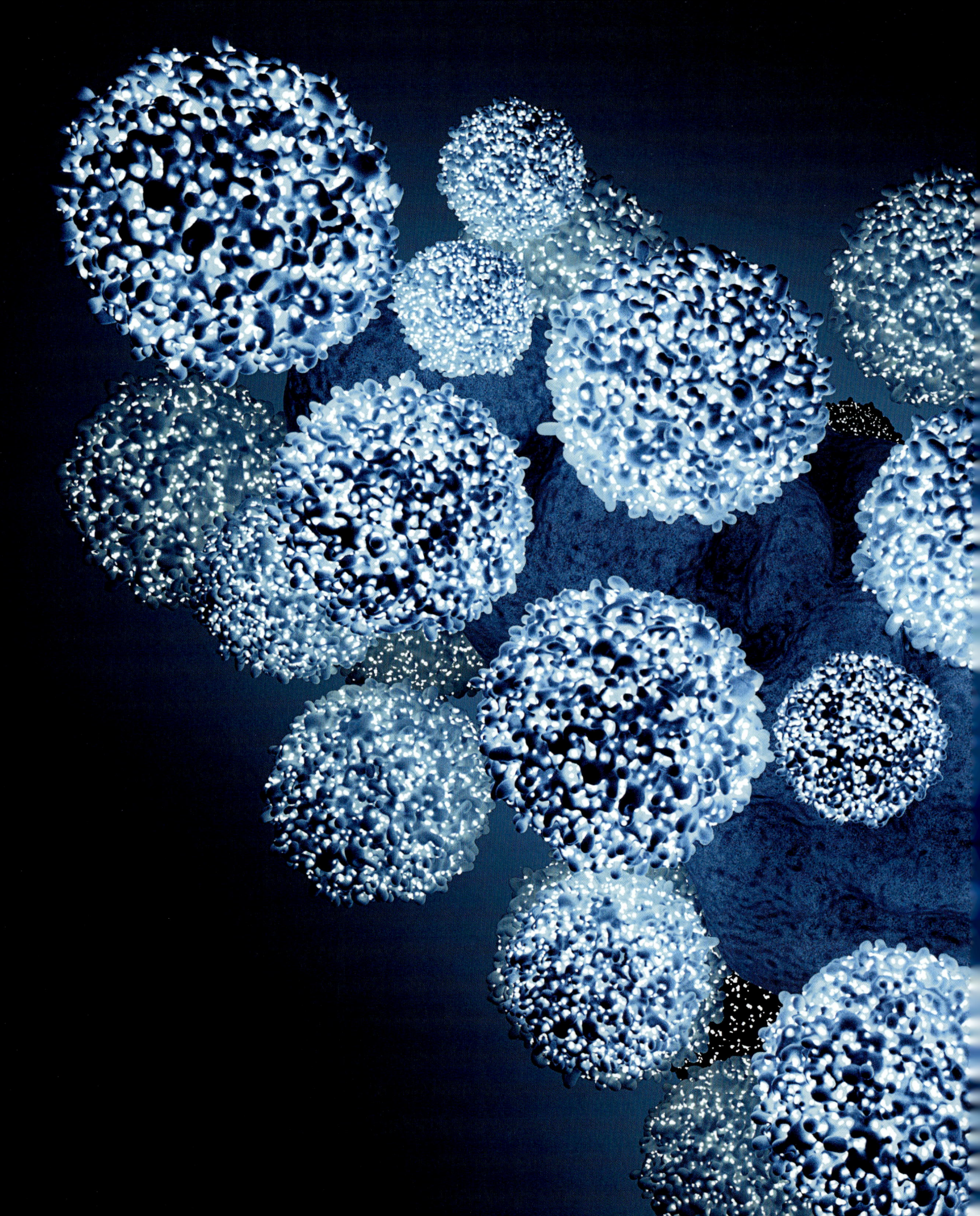

Einleitung

Hippokrates, Arzt und eine der angesehensten Persönlichkeiten des antiken Griechenlands, glaubte daran, dass »ein weiser Mensch Gesundheit als höchstes Gut« betrachten müsse. Ärzten soll er geraten haben: »Manchmal heilen, oft pflegen, immer Trost spenden ... macht euch dies zur Gewohnheit: Helft oder richtet zumindest keinen Schaden an.« Die vor über 2300 Jahren verfassten Zeilen haben nichts an Gültigkeit verloren. Gesundheit ist unser wertvollstes Gut, und in der modernen Welt genießt die Medizin hohes Ansehen. Viele Länder geben inzwischen mehr als ein Zehntel ihres Budgets für Prävention und Behandlung von Krankheiten aus.

Die Anfänge der Medizin lassen sich nicht genau datieren. Fest steht, dass es in allen frühen Zivilisationen Menschen gab, die heilen konnten, und dass sich weltweit medizinisches Wissen entwickelte. Einige Heilrichtungen waren wirksam. Häufig jedoch setzte man auf Zauberformeln, Geister, Dämonen und andere übernatürliche Wesen. Die Entwicklung hin zur modernen Medizin nahm im 16. Jh. Fahrt auf, besonders in Europa. Dort hatte die Renaissance strukturiertes Beobachten, Aufzeichnen, Experimentieren, Analysieren und einen rationalen Ansatz zur Folge, der die Medizin zur Wissenschaft machte.

Das 19. und 20. Jh. haben enorme Fortschritte gebracht: Impfungen, Antiseptika, Anästhetika, die Entdeckung der Keime und die der Antibiotika, mit deren Hilfe man sie bekämpfen kann, Verbesserung bei Ernährung, Hygiene, Strahlentherapien, bildgebende Verfahren, Transplantationen, Implantate und Fortschritte in der Krebsbehandlung. Heute bestehen zudem durch die Gen- und Stammzellenforschung individualisierte Behandlungsmethoden.

Die Erfahrungen von Patienten haben sich seit der Antike in hohem Maße verändert. Unabhängig davon besteht weltweit Ungleichheit in der Versorgung: Herausforderungen wie Malaria, HIV/Aids und die massiven Auswirkungen von COVID-19, chronische Erkrankungen der Atemwege oder des Herz-Kreislauf-Systems, die ausreichende Versorgung mit sauberem Wasser und Lebensmitteln sowie Impfschutz für alle bestehen nach wie vor. Das 21. Jh. bringt zudem neue Behandlungsmethoden wie die Möglichkeit individuell »maßgeschneiderter Medikation«.

Dieses Buch beleuchtet die Anfänge, dokumentiert die großen Fortschritte der Medizin und zeigt auf, wie sie sich zugunsten des Menschen weiterentwickeln kann.

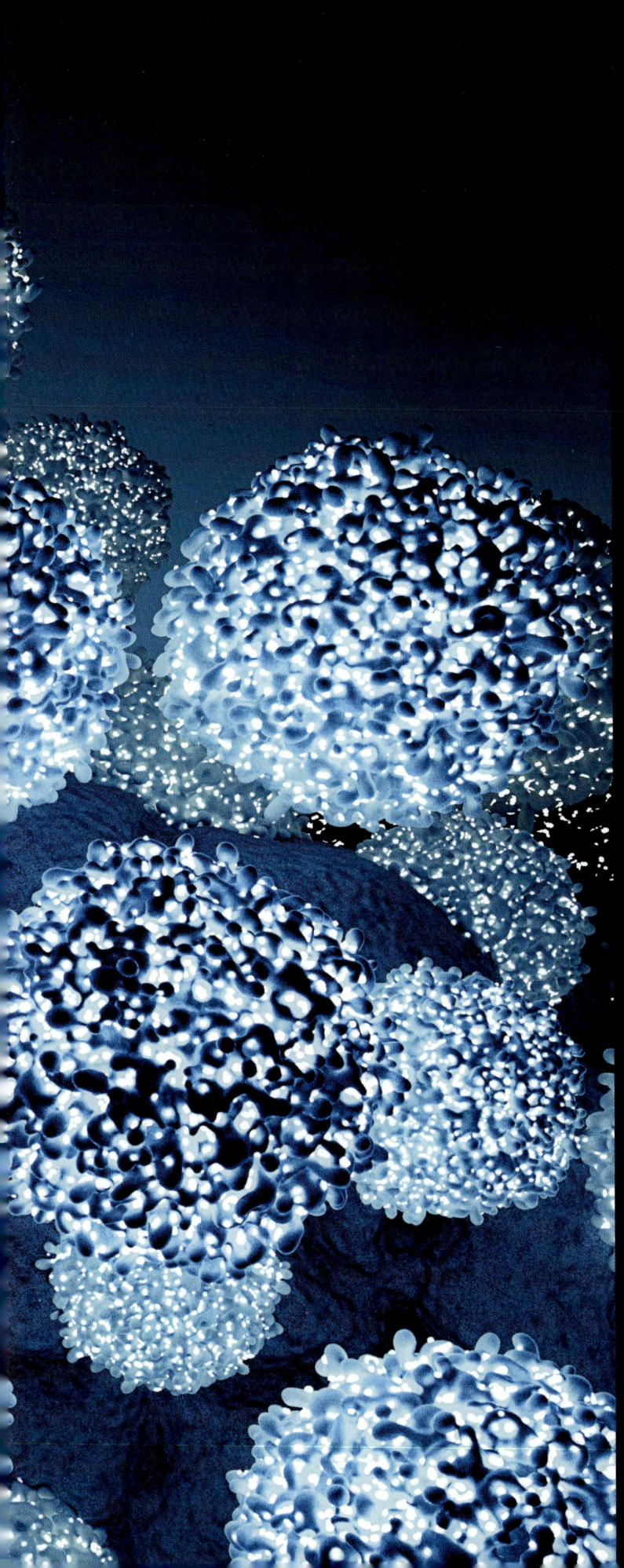

◁ **Immer etwas Neues**
Partikel des HI-Virus (Humanes Immundefizienz-Virus, kleine helle Flecken) überschwemmen weiße Blutzellen (dunkle Kugeln). HIV/AIDS (1980er-Jahre), Ebola (ab 2014) und COVID-19 (ab 2019) sind ernste Vorboten zukünftig drohender neuer Seuchen.

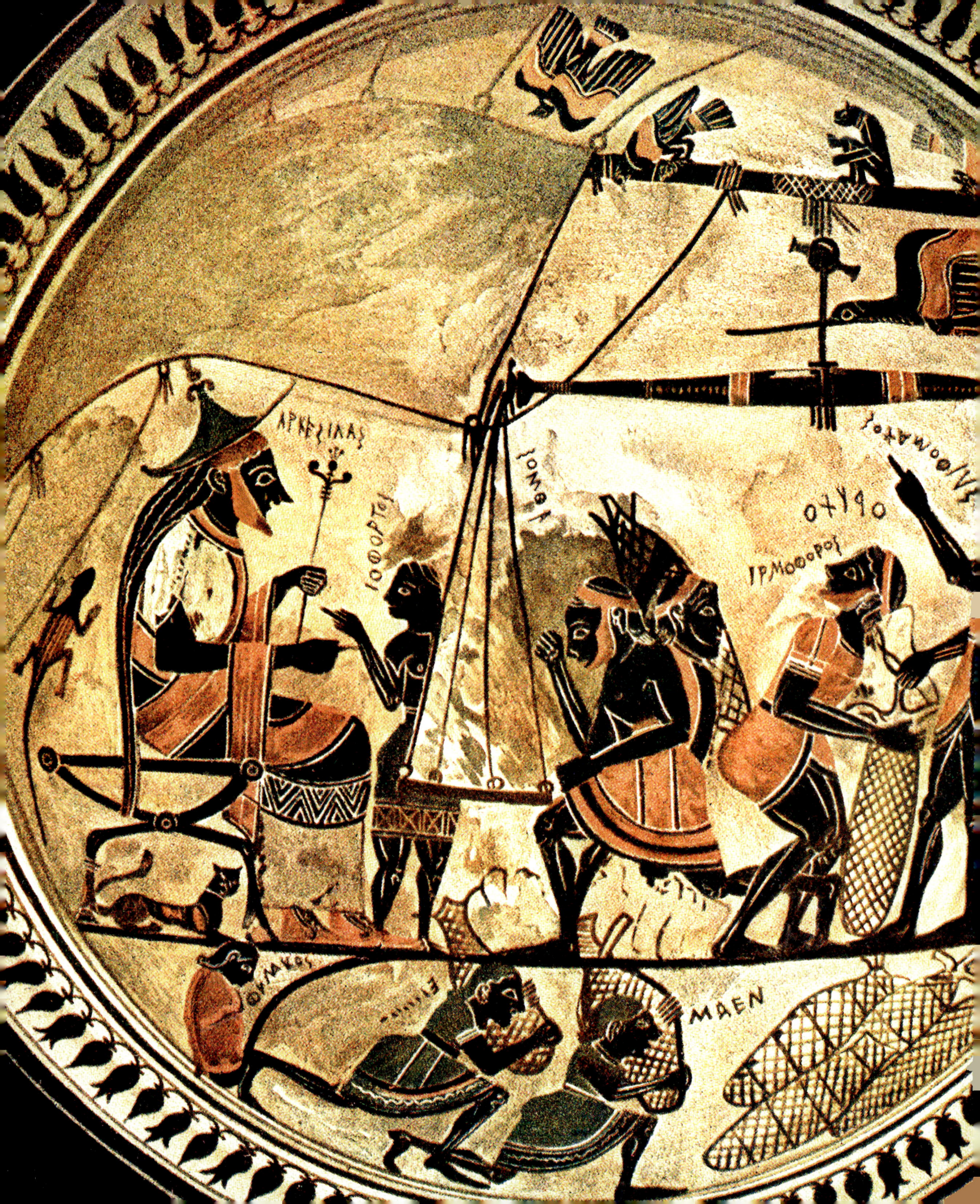

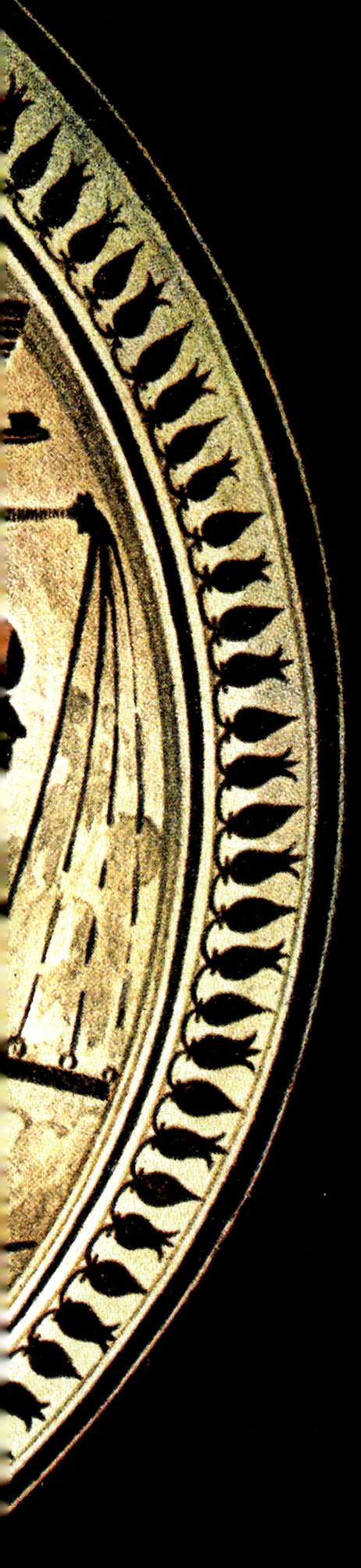

1
FRÜHZEIT
BIS 700

« Arkesilaos wiegt Silphium ab.

FRÜHZEIT
BIS 700

URGESCHICHTE

VOR 49 000 JAHREN
Die versteinerten Zähne von Neandertalern deuten darauf hin, dass sie Heilkräuter verwendeten.

VOR 7000 JAHREN
Einem Mann wurde erfolgreich ein Arm amputiert, wie Funde im französischen Buthiers-Boulancourt belegen.

VOR 20 000 JAHREN
Zur Behandlung von Erkrankungen bohrte man Löcher in den Schädel, eine Methode, die man heute Trepanation nennt.

VOR 5300 JAHREN
Ötzi, die in den Alpen gefundene Gletschermumie, litt an Darmparasiten sowie an schmerzhaftem Knochen- und Gelenkverschleiß.

VOR 10 000 JAHREN
Auf verschiedenen Kontinenten entwickeln sich Schamanismus-Traditionen.

VOR 7000 JAHREN
Funde in Mehrgarh in Pakistan belegen, dass zur Abszessbehandlung Löcher in Zähne gebohrt wurden.

3000 V. CHR.

3000 V. CHR.
Ägyptische Mumien aus dieser Zeit weisen Knochenbrüche und Anzeichen von Tuberkulose und anderen Gesundheitsproblemen auf.

2700 V. CHR.
Am Grab der vermutlich ersten Ärztin der Geschichte, der Ägypterin Merit-Ptah, findet sich die Inschrift »Oberste Ärztin«.

2650–2600 V. CHR.
Im alten Ägypten wird Imhotep zum führenden Priester und Arzt, der schnell Gottstatus erlangt.

☆ Stele mit dem Codex Hammurapi

2200 V. CHR.
Im alten Ägypten werden *Per-Ankh* – Häuser des Lebens – errichtet, die Schule, Bibliothek und Universität in einem sind.

1755 V. CHR.
Der Codex des babylonischen Königs Hammurapi enthält auch Rechtsprechung zur Medizin. So heißt es, dass Ärzte für den Erfolg oder Misserfolg ihrer Behandlungen verantwortlich sind.

1550 V. CHR.
Der Papyrus Ebers erwähnt die medizinische Nutzung der Weidenrinde, aus der Aspirin gewonnen wird.

☆ Kunstvoll verzierte mongolische Schamanentrommel

1500 V. CHR.

1500 V. CHR.
In einem ägyptischen Papyrus taucht erstmals ein Hinweis auf Diabetes auf.

1400 V. CHR.
In der mesopotamischen Hymne Gula heißt es: »Ich bin ein Arzt, ich kann heilen. Ich trage Heilkräuter bei mir, ich verjage Krankheit, ich schenke der Menschheit Heilung.«

1050 V. CHR.
Der aus Borsippa stammende Arzt Esaĝil-kīn-apli vollendet mit dem Sakikku das wegweisende diagnostische Handbuch Mesopotamiens.

500 V. CHR.
Die Vier-Säfte-Lehre (auch Humoralpathologie), die zwei Jahrtausende lang viele Medizinsysteme beeinflusst, wird im antiken Griechenland formuliert.

☆ Schröpfkopf zum Ausgleich des Ungleichgewichts der Säfte.

500 V. CHR.
Frühe Versionen der *Sushruta Samhita*, eines Buches der ayurvedischen Medizin, tauchen in Indien auf.

« Dhanvantari, Gott des Ayurveda

Der Überlebensinstinkt ist stark. Schimpansen und Gorillas, unsere engsten Verwandten, nutzen Kräuter und Tonerde als Medizin, und die frühen Menschen taten vermutlich dasselbe. Dann entwickelten sich die Zivilisationen, die Menschen spezialisierten sich und wurden Händler, Krieger oder Heiler. Die Medizin war geboren. Die frühen Hochkulturen in Mesopotamien, Ägypten, China und Indien bildeten eigene, teils stark spirituell geprägte Medizinsysteme aus. Vor rund 2500 Jahren entwickelten dann zuerst die Griechen und anschließend die Römer eine Medizin, die sich stärker auf den menschlichen Körper konzentrierte. Ab dem 5. Jh., dem »finsteren Mittelalter«, geriet die Entwicklung in Europa ins Stocken.

450 V. CHR.

370 V. CHR.
Hippokrates stirbt, aber seine vielen Schüler erweitern und aktualisieren seine Lehren im Corpus Hippocraticum.

« Marmorbüste des Hippokrates

440 V. CHR.
Nach der Ausbildung am Asklepieion von Kos (Tempel und Heilstätte) hilft Hippokrates bei der Bekämpfung der Attischen Seuche, der ersten dokumentierten Pandemie (vermutlich Typhus) in Nordafrika und Südeuropa.

400 V. CHR.
Das *Huangdi neijing (Buch des Gelben Kaisers zur Inneren Medizin)* ist ein frühes Standardwerk der traditionellen chinesischen Medizin und gilt bis heute als Grundlagenwerk.

260 V. CHR.
In Alexandria begründen Herophilos und Erasistratos die Anatomie und die Physiologie. Dafür sezierten sie u. a. sowohl tote als auch lebende Menschen.

100 V. CHR.
Chinesische Texte beschreiben im Detail Akupunkturpunkte und -behandlungen.

≽ Illustration der Akupunkturpunkte am Kopf

50 N. CHR.

60 N. CHR.
Im alten Rom verfasst der griechische Arzt Pedanius Dioskurides die Arzneimittellehre *De materia medica (Über Heilmittel)*. Unzählige nachfolgende Versionen wurden als *Materia Medica* bekannt.

≽ Deutsche Ausgabe von *De Materia Medica*

130 N. CHR.
Soranos von Ephesos verfasst das Buch *Gynäkologie*, einen der ersten ausführlichen Texte über Frauenheilkunde.

165 N. CHR.
Die Antoninische Pest (vermutlich Pocken oder Masern) löst in Europa, Vorderasien und Nordafrika ein Massensterben aus.

169 N. CHR.
Der griechische Arzt Galen kehrt nach Rom zurück und beginnt zu schreiben. Seine Werke werden 1500 Jahre lang die Medizin Europas prägen.

200 N. CHR.
Der chinesische Arzt Hua Tuo ist ein Pionier der Anästhesie. Während einer komplizierten Operation verwendet er ein Mittel auf Cannabis-Basis, dass er *mafeisan* nennt.

200 N. CHR.
Der chinesische Arzt Zhang Zhongjing praktiziert in Changsha.

≫ Zhang Zhongjing

400 N. CHR.

400 N. CHR.
Erste ayurvedische Texte werden ins Chinesische übersetzt.

500 N. CHR.
In Mittelamerika verwenden die Heiler der Maya, die *ah'men*, halluzinogene Pflanzenextrakte, um Krankheitsursachen und Behandlungen zu ergründen.

530 N. CHR.
Sergius von Reshaina übersetzt 30 Werke Galens ins Syrische. Im 8. Jh. werden sie dann ins Arabische übertragen.

541 N. CHR.
Die Justinianische Pest (vermutlich die Beulenpest) tötet mehr als ein Drittel der Bevölkerung Europas und Vorderasiens.

651 N. CHR.
In Paris wird das Hospital Hôtel-Dieu gegründet. Es ist das älteste Krankenhaus Europas, wenn nicht sogar der Welt, das bis heute in Betrieb ist, wenn auch nicht mehr an seinem ursprünglichen Standort.

680 N. CHR.
Der byzantinische Arzt Paulos von Aigina verfasst seine *Medizinische Sammlung aus Sieben Büchern*, die das medizinische Wissen der westlichen Welt zusammenfasst und über 1000 Jahre lang ein Klassiker bleibt.

700 N. CHR.
Chinesische Gelehrte reisen ins indische Nalanda, um Ayurveda und andere traditionelle Heilmethoden zu studieren.

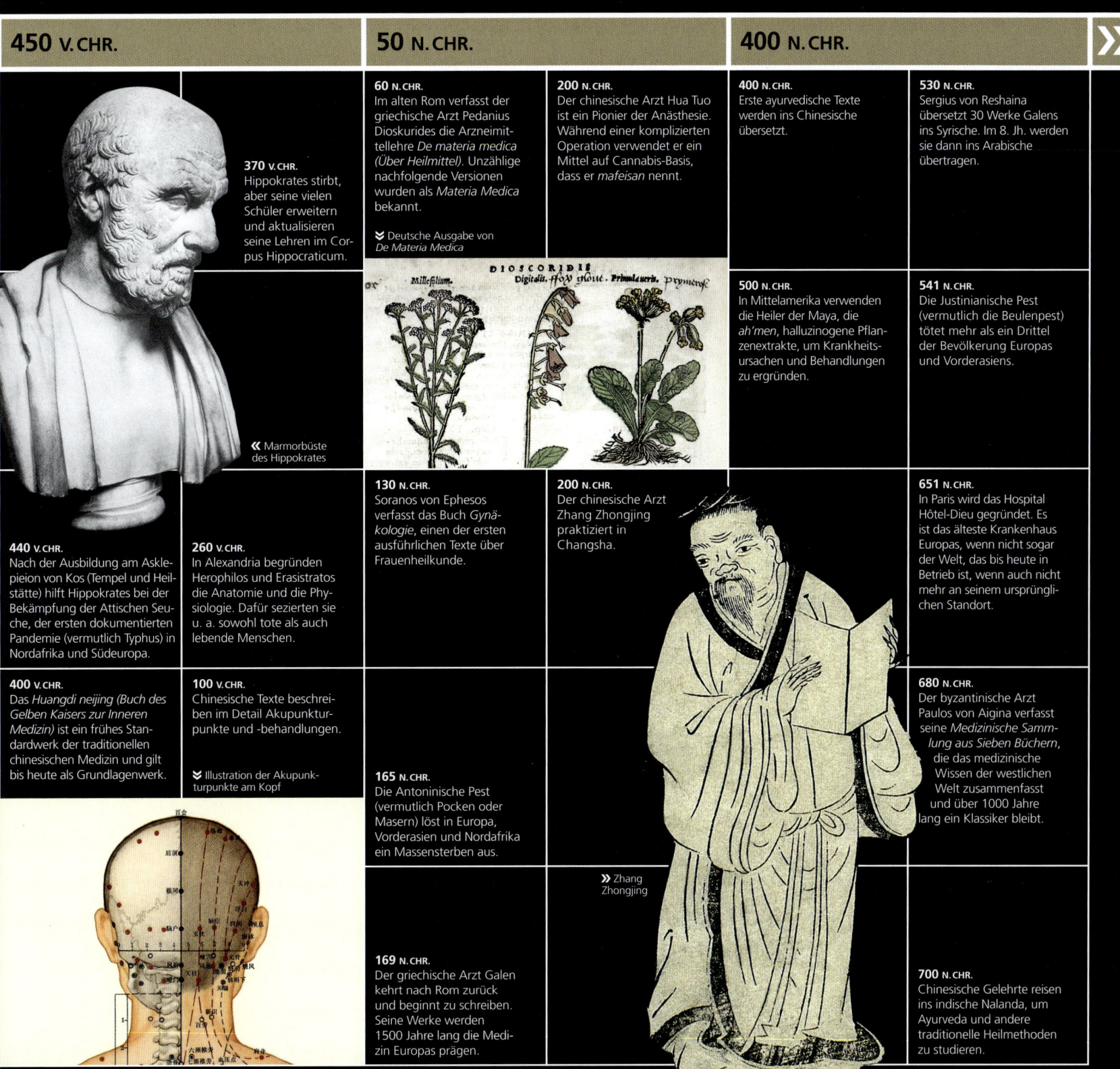

Heiler und Kräuterkundige

Befunde an versteinerten Neandertalergebissen lassen vermuten, dass die Geschichte der Medizin vielleicht bis zu 50 000 Jahre zurückreicht. Die moderne Anthropologie enthüllt, dass in vielen Kulturen Glaube und Heilung eng verwoben waren – mit dem Glauben an gute Geister, böse Dämonen, verlorene Seelen, Magie und Hexerei.

In der El-Sidron-Höhle in Spanien hat man versteinerte Knochen und Zähne gefunden, die von unseren nächsten Verwandten, den Neandertalern (*Homo neanderthalensis*) stammen. In ihrem Zahnbelag fanden sich Überreste von Pflanzen wie Schafgarbe (*Achillea millefolium*) und Acker-Hundskamille (*Anthemis arvensis*). Sie enthalten kaum Nährwerte und schmecken unangenehm, in der traditionellen Medizin werden sie aber häufig verwendet. Schafgarbe ist ein Tonikum und Adstringens, Kamille wirkt entzündungshemmend. Die Zahnfossilien sind 49 000 Jahre alt und vermutlich die ältesten Nachweise für den Einsatz von Arzneimitteln.

Jedes Jahr finden sich neue Beweise, dass die prähistorische Medizin weiter entwickelt war, als man bisher dachte. Knochenbrüche wurden gerichtet, indem man sie mit Ton »gipste«. Kräuterwickel wurden mit Bandagen aus Tierhaut auf Wunden befestigt. Pflanzensäfte linderten Verbrennungen und andere Pflanzenteile wurden für Heilzwecke gekaut. So kaute der frühe Mensch Orchideenknollen bei Verdauungsproblemen und Weidenrinde – die natürliche Quelle für Aspirin (siehe S. 170–171) – gegen Fieber und Schmerzen.

Schon vor über 7000 Jahren bohrte man Löcher in die Zähne von Patienten, um schmerzliche Abszesse zu lindern, und mit Bogenbohrern auch Löcher in die Schädeldecke, was heute Trepanation genannt wird (siehe S. 16–17).

Frühe Heiler

Frühzeitliche Höhlenmalereien und andere Felsbilder von Personen, die besondere Kleidung und Schmuck tragen, lassen vermuten, dass sie in ihrer Gemeinschaft als Heiler eine besondere Rolle spielten. Solche Heiler findet man bis heute bei den Naturvölkern in Amerika, Afrika, Asien und Australasien. Geister, Übernatürliches und Religion spielen in ihrer Heilkunst eine große Rolle. Böse Geister und Dämonen gelten häufig als Ursache von Krankheiten. Zur Behandlung werden Opfergaben, Zaubersprüche, Exorzismen, aber auch Salben aus Kräutern, Mineralien, Tierknochen oder Blut genutzt.

Heiler, die übernatürliche Kräfte beschwören, werden Schamanen, Medizinmänner und -frauen oder Wahrsager genannt. Bei ihren Zeremonien singen, klatschen, tanzen und trommeln sie, verbrennen Pflanzen und versetzen sich durch Zaubertränke in eine Art Trance, um mit den Geistern in Kontakt zu treten. Moderne Untersuchungen zeigen, dass einige der verwendeten Kräuter bewusstseinsverändernde oder halluzinogene Stoffe enthalten.

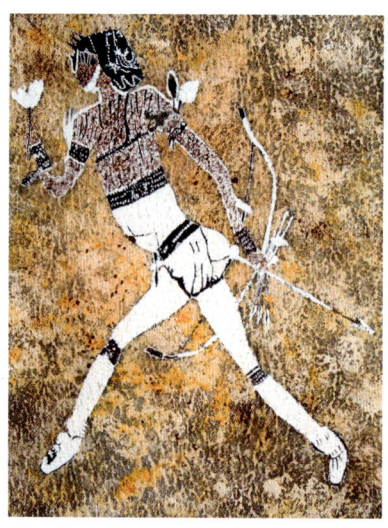

◁ **Weiße Dame**
Die Felsmalerei der »Weißen Dame« aus dem Brandbergmassiv in Namibia ist vermutlich älter als 2000 Jahre. Heute deutet man das Bild eher als Schamanen oder Medizinmann, der mit Mineralerde weiß angemalt ist.

◁ **Heilkraut**
Seit Jahrhunderten ist Schafgarbe eines der wichtigsten Heilkräuter auf der gesamten Nordhalbkugel. Ihre adstringierende Wirkung stillt Blutungen, weshalb sie auch Sichel- oder Blutkraut genannt wird.

> **25 PROZENT** unserer modernen Medikamente werden aus traditionellen Heilpflanzen gewonnen.

ÖSTERREICHISCHE MUMIE CA. 3300 V. CHR.

ÖTZI, DER MANN AUS DEM EIS

1991 fand man in den Ötztaler Alpen eine rund 5300 Jahre alte, natürlich mumifizierte Männerleiche. Die Ötzi genannte Mumie gibt viele Hinweise auf Gesundheit und Heilmethoden. Als er starb, war Ötzi 45 Jahre. Er trug ein Messer, eine Axt, einen Bogen, Pfeile, Taschen aus Rinde und vermutlich eine frühzeitliche Medizintasche bei sich.

Darin fand man einen Pilz namens Birkenporling (*Piptoporus betuinus*), der sowohl abführende als auch antibiotische Wirkung hat. Untersuchungen ergaben, dass Ötzis Dickdarm von Peitschenwürmern befallen war. Röntgenaufnahmen seines Schädels zeigen schmerzhafte Knochen- und Gelenkveränderungen. Genau an diesen Stellen finden sich 50 Tätowierungen, die mit bekannten Akupunkturpunkten übereinstimmen. Man vermutet, dass mit ihnen die Schmerzen gelindert werden sollten.

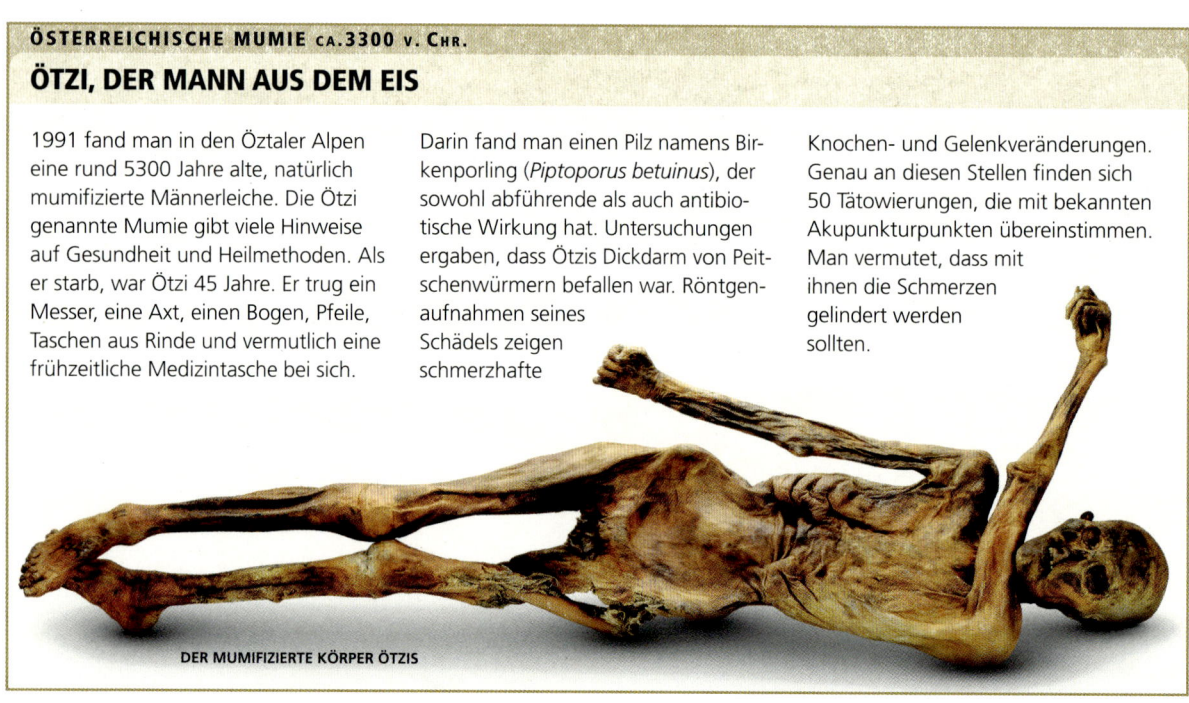

DER MUMIFIZIERTE KÖRPER ÖTZIS

HEILER UND KRÄUTERKUNDIGE

Schamanismus ist vor allem in Afrika und Amerika weit verbreitet. Die indigenen Völker Amerikas haben unterschiedliche Heilrituale, aber alle sind überzeugt, dass Gesundheit das Gleichgewicht von Körper, Geist und Seele bedeutet. Heilung besteht also darin, mithilfe schamanischer Meditation die Balance zwischen ihnen wiederherzustellen. Eigene Gefühle und Gedanken sind hier ebenso von Bedeutung wie Naturheilmittel, Gebete oder Opfergaben. Ältere Schamanen geben ihr Wissen an die Jüngeren weiter und weisen sie in die Rituale mit Amulett und Talisman ein. Zum Wahrsagen werden Knochen, Federn oder Kristalle geworfen, die dann den Krankheitsgrund und die Behandlungsmöglichkeiten verraten.

> »Unser Dank gilt den **Kräutern**, die uns **Arznei** schenken, die von Krankheit heilt.«
>
> TRADITIONELLER OPFERSPRUCH DER IROKESEN

Die Heiler der Mayakultur in Mittelamerika wurden *ah'men* genannt. Sie verwendeten viel Zeit darauf, mit den Patienten zu reden. Heute würde man wahrscheinlich von psychologischer Betreuung sprechen.

Heilkräuter

Bis heute spielen Kräuter eine wichtige Rolle in der Medizin. In West- und Zentralafrika etwa nutzt man die Wurzelrinde des Iboga-Strauchs in niedriger Dosierung als Aufputschmittel, in hoher Dosis als Halluzinogen. In Südafrika schätzt man Buchu-Kraut wegen seiner ätherischen Öle und als Medikament bei Verdauungs- und Harnwegsproblemen. In Nordamerika ist das Rauchen von Tabak in der Medizinpfeife ein wesentlicher Teil der Gebets- und Heilzeremonien.

Auch die Azteken besaßen einen reichen Schatz an Kräuterheilmitteln, und auch sie glaubten daran, dass Krankheit von Göttern und Geistern gesandt wird. Eine der wichtigsten Arzneimittel war Pulque, ein alkoholischer Trank aus fermentierten Agaven. In Südamerika verwendete man das Ipecacuanha-Kraut (Brechwurz) als Brechmittel und kaute die Blätter des Kokastrauchs als Stimulanz. Aus ihnen wird auch Kokain gewonnen.

▽ **Frühe Naturheilmittel**
Die Neandertaler in der El-Sidron-Höhle besaßen ein Gen, das sie bittere Stoffe schmecken ließ. Dies legt nahe, dass sie Pflanzen wie Schafgarbe und Kamille nicht wegen des Geschmacks, sondern als Medizin nutzten.

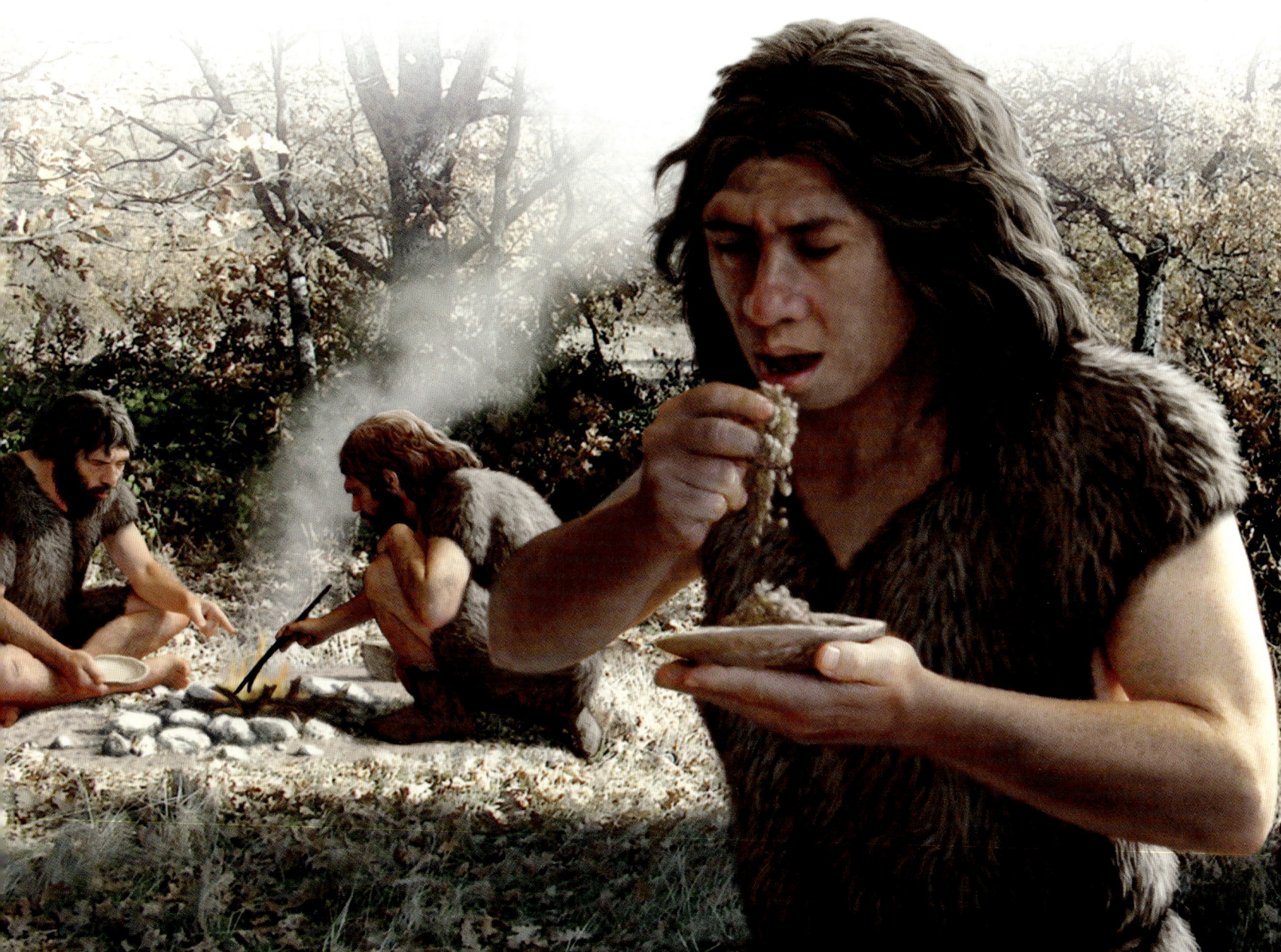

Frühe Chirurgie

Wann erstmals operiert wurde, ist nicht geklärt, aber Steinzeitschaber und -klingen waren scharf genug, Fleisch zu schneiden, und man nutzte sie vermutlich, um Geschwulste zu entfernen. Die ersten deutlichen Nachweise von Operationen sind Trepanationen – Schädelbohrungen.

Bei der Trepanation wird der Schädelknochen meist an der Stirn oder auf dem Schädel durchbohrt. Dies geschah anfangs wohl zu religiösen, rituellen, aber auch zu therapeutischen Zwecken. Bei der Untersuchung neolithischer Skelette, die teils älter als 7000 Jahre waren, fand man, dass etwa jeder zehnte Schädel Löcher oder Öffnungsversuche aufwies. Bei diesen frühesten Funden sind die Lochränder gezackt und ungleichmäßig, da vermutlich Steinklingen, Schaber oder Meißel verwendet wurden. Die Lochformen lassen vermuten, dass auch die Zähne von Großkatzen und anderen Räubern genutzt wurden. Manchmal wurde ein Loch geschlagen und der lose Knochen als Andenken bewahrt.

Weltweites Phänomen

Viele Ärzte im alten Ägypten, Griechenland, in Rom, Vorderasien und China waren mit der Trepanation vertraut und schrieben Abhandlungen darüber. Mehrere Löcher in einem 4000 Jahre alten Schädel im indischen Kaschmir belegen solche Operationen. In China belegen 200 Jahre alte Aufzeichnungen des Arztes Hua Tuo, dass er vorschlug, die Kopfschmerzen des jungen Kaisers Shao durch »Öffnen des Schädels« zu heilen, was abgelehnt wurde.

Ab dem 17. Jh. wurden praktisch auf allen Kontinenten Trepanationen durchgeführt, selbst an so entlegenen Orten wie den pazifischen Inselgruppen von Polynesien und Melanesien, auch im präkolumbischen Amerika, von Alaska bis zur Spitze Südamerikas. Die Inka verwendeten ein Ritualmesser aus Kupfer oder Feuerstein, *tumi* genannt, um den Knochen mit vier Schnitten rautenförmig freizulegen. Die Azteken bevorzugten Klingen aus Obsidian.

Zugang zum Gehirn

Die Trepanation begann meist mit dem Einschneiden, Lösen und Auffalten der Kopfhaut, um den Knochen freizulegen. Die Kopfhaut wurde später wieder verschlossen.

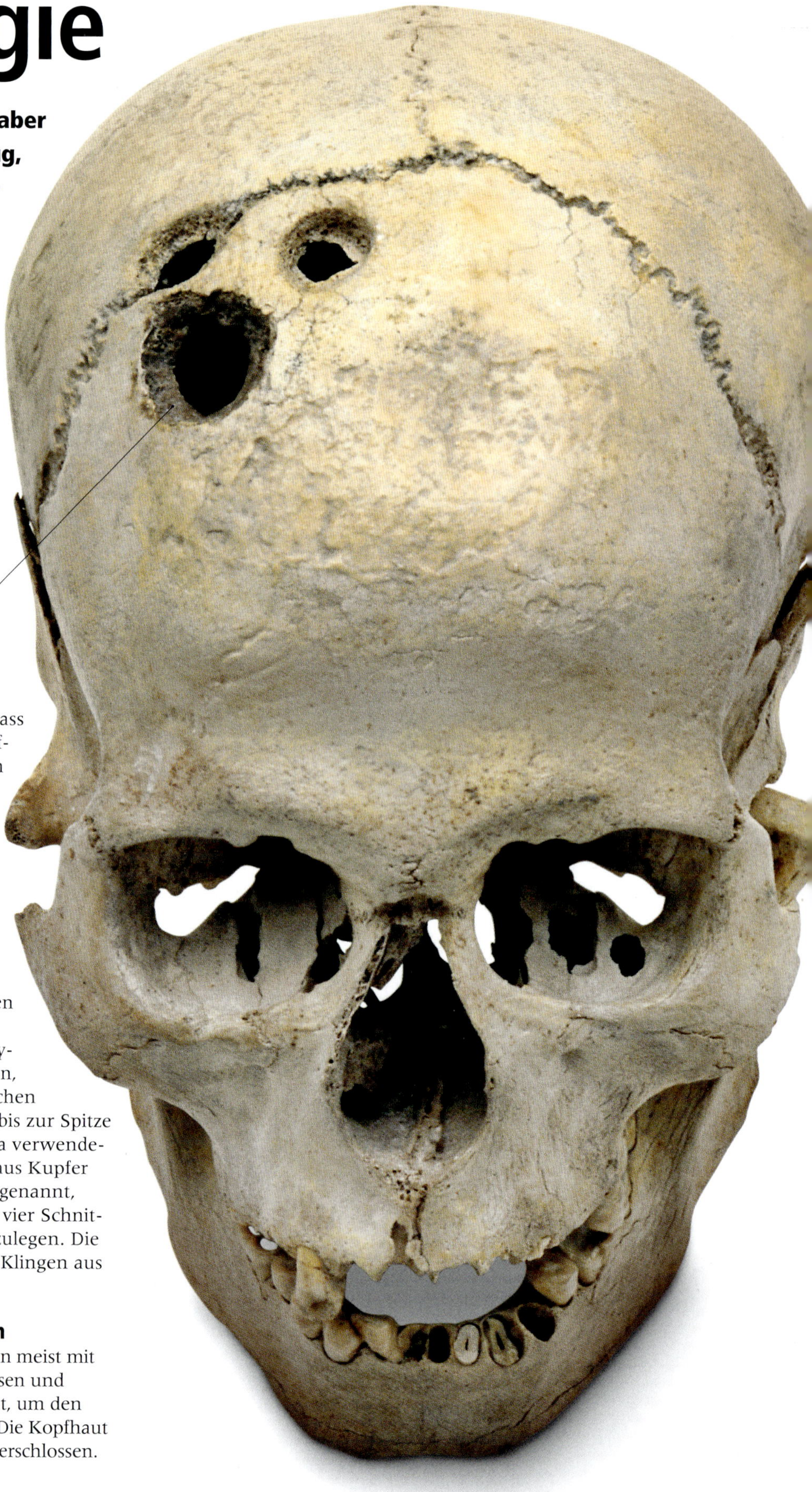

▷ **Mehrere Öffnungen**
Dieser rund 4000 Jahre alte Schädel, der in Jericho (im heutigen Israel) gefunden wurde, weist mehrere Öffnungen auf. Die sauberen, runden Löcher verschiedener Größe deuten auf die Verwendung von Bohrern hin.

Knochenwachstum weist auf Heilung hin

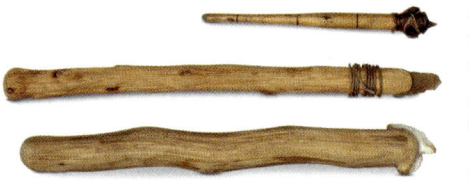

△ **Steinzeitliche Schädelbohrer**
Die unteren beiden Bohrspitzen sind aus Feuerstein, die obere aus Haifischzahn. Die Schäfte wurden vermutlich zwischen den Handflächen gedreht.

FRÜHE CHIRURGIE

Der Schädel wurde geöffnet und die Gehirnhaut freigelegt – in manchen Fällen sogar die Hirnrinde. Manche Berichte sprechen von Patienten, bei denen während der Operation hohe Dosen an Alkohol, Kräuter- oder Pilzmitteln als Betäubungs- und Schmerzmittel eingesetzt wurden,

52 Trepanationen führte der französische Arzt Jean-Jacques Bouestard Mitte des 18. Jh. innerhalb von zwei Monaten an nur einem Patienten durch.

viele Operationen erfolgten aber ohne Narkose. Trotz der hohen Infektionsgefahr weisen Spuren der Knochenheilung darauf hin, dass viele Patienten den Eingriff überlebten.

Chirurgische Instrumente

Ab dem Mittelalter wurden in Europa mechanische Drillbohrer eingesetzt. Dazu wurde die Sehne eines Bogens um einen Stock mit Metall- oder Steinspitze gewickelt und der Stock durch sägende Bewegungen mit dem Bogen in schnelle Rotation versetzt. Ab den 1570er-Jahren wurden Gewindebohrer aus der Tischlerei mit unterschiedlichen Bohrern und Fräsen ausgestattet, womit man saubere, runde Löcher bohren konnte. Die Trepane ließen sich schlecht stabil halten, da man sie mit einer Hand hielt und mit der anderen drehte. So erfand man Rahmen, die den Bohrer am Kopf befestigten. Im 17. Jh. gab es mehrere Entwicklungen, wie Bohrer mit Zahnrädern und Handkurbeln, kleine Rundsägen und Lochbohrer mit Sägezähnen, die eine saubere runde Knochenscheibe austrennten.

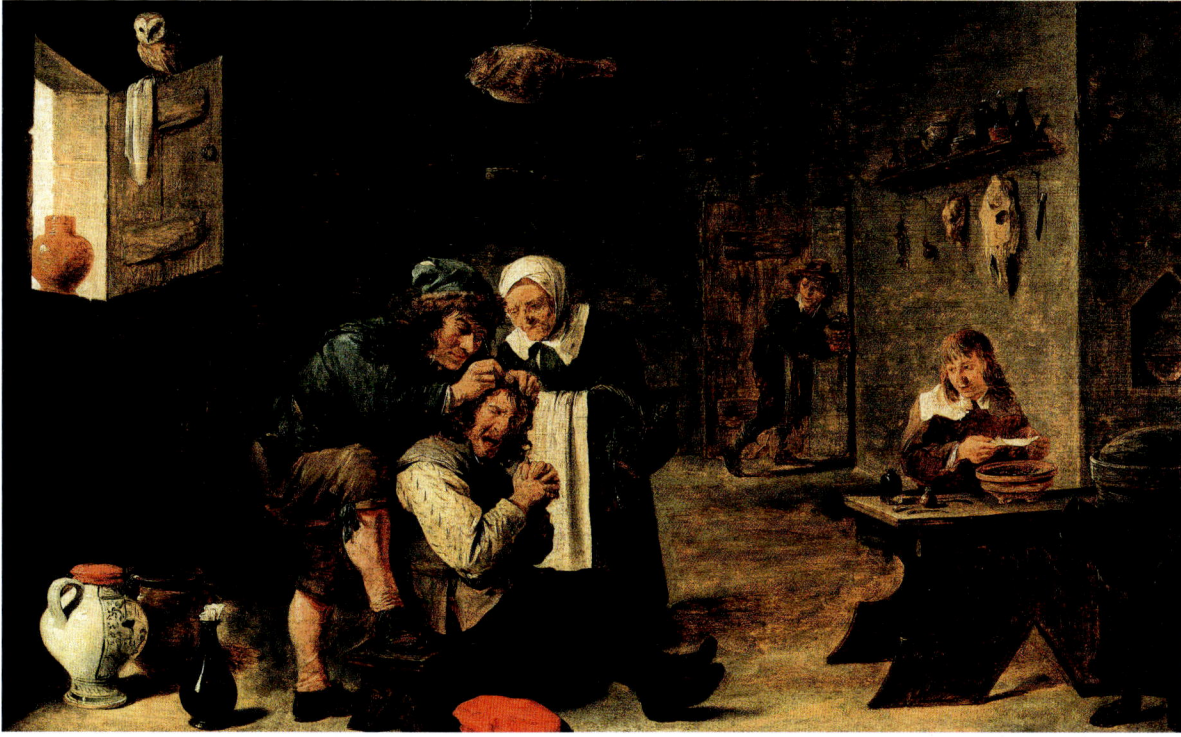

△ **Schmerzhafte Prozedur**
Das Gemälde *Die Kopfoperation* des flämischen Malers David Teniers des Jüngeren aus dem 17. Jh. zeigt einen Bader, der, unterstützt von einer Gehilfin, mit einem schlanken Messer eine Trepanation ausführt.

» Wenn das **Eindrücken des Knochens** durch eine **Waffe** ... von einer Fraktur und einer Kontusion begleitet ist, ... erfordert dies **Trepanation**.«

HIPPOKRATES, AUS: *ÜBER DIE KOPFVERLETZUNGEN*, 4. JH. v. CHR.

Bei einer anderen Methode wurden kreisförmig mehrere kleine Löcher gebohrt und die Knochenstege dann mit dem Meißel durchtrennt.

Eine radikale Lösung

Die schmerzhafte und riskante Prozedur mag zur Heilung von Erkrankungen eingesetzt worden sein, für die es keine äußeren Ursachen gab, wie etwa starke Kopfschmerzen und Migräne, epileptische Anfälle, Enzephalitis oder Gehirntumore und -blutungen. Schädelöffnungen wurden aber auch durchgeführt, um tiefe Wunden zu behandeln und Frakturen und andere, von Unfällen oder vom Schlachtfeld herrührende Schädeltraumata zu heilen. Im 16. Jh. beschrieb der französische »Barbier-Chirurg« (Bader) Ambroise Paré (siehe S. 78–79) verschiedene Trepanationsmethoden und entwarf seine eigene Ausrüstung.

In den frühen südamerikanischen Kulturen versuchte man mit Trepanation möglicherweise Verstorbene wiederzubeleben, indem man einer neuen Lebenskraft einen Zugang zum Kopf bot.

Im Europa des Mittelalters versuchte man auch psychische Störungen wie Paranoia, Depression und bipolare Störung, von denen man glaubte, sie würden Besessenheit auslösen, durch Trepanationen zu heilen. Ein Loch im Schädel böte den Dämonen beim Exorzismus den benötigten Ausgang. Das entfernte Schädelfragment trug man dann als Talisman zum Schutz gegen den Dämon.

Im 18. Jh. wurden die Trepanationen in der westlichen Medizin seltener. Das Aufkommen spezieller Therapien, z. B. für Epilepsie und Migräne, und die Entwicklung neuer Medikamente sorgten für den Rückgang dieser Eingriffe. Aber auch in der modernen Medizin findet sich ihr Äquivalent. Heute nutzt man Präzisionsinstrumente, um den Schädel zu öffnen und Hirnoperationen durchzuführen.

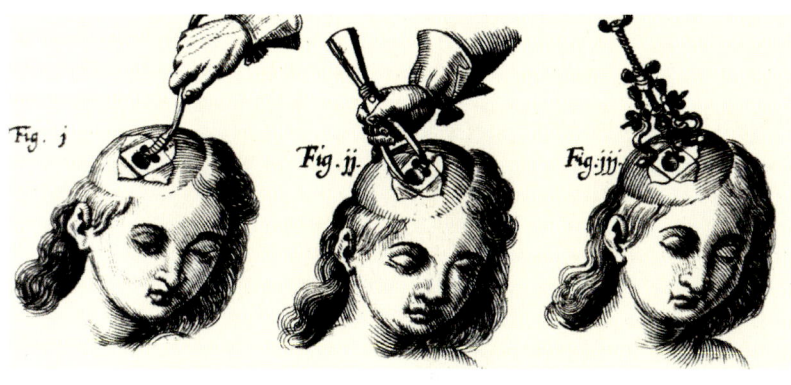

◁ **Trepanationsinstrumente**
Diese Illustration aus dem 17. Jh. zeigt drei verschiedene Instrumente zur Trepanation, darunter auch einen Schraubmechanismus, der mit vier Beinen auf dem Patientenkopf stabilisiert wurde.

17

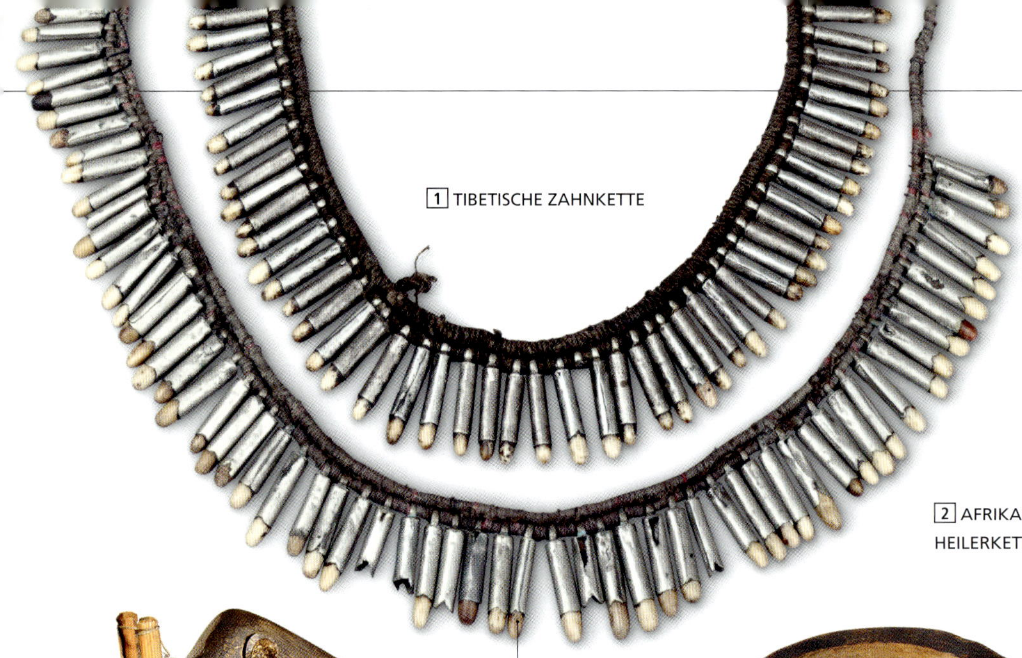

1 TIBETISCHE ZAHNKETTE

2 AFRIKANISCHE HEILERKETTE

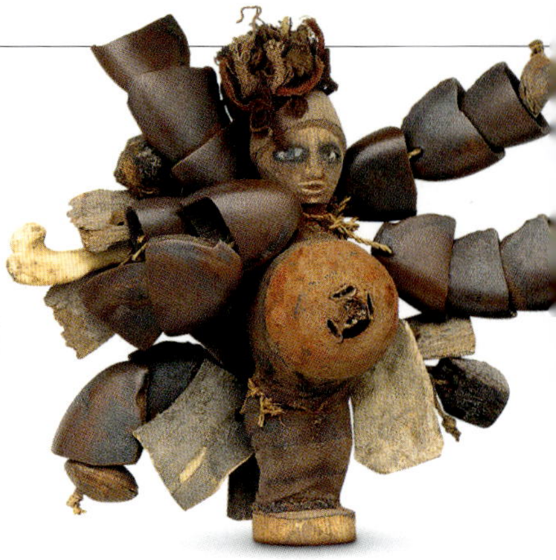

3 KONGOLESISCHE HEILPUPPE

In Metall gefasste Zähne

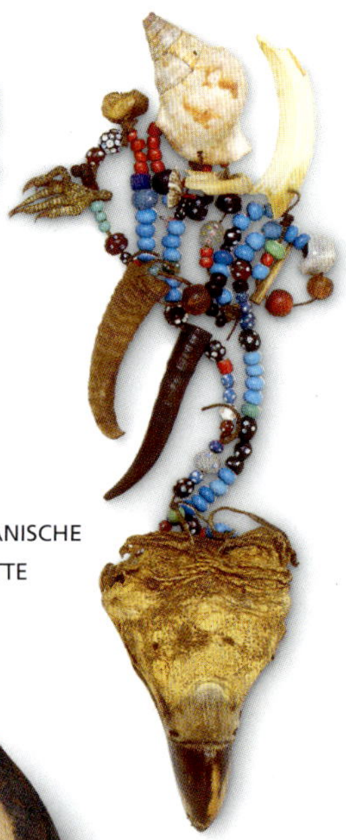

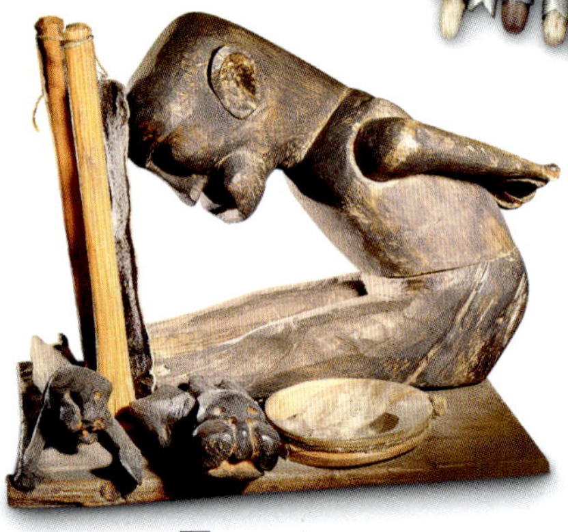

4 INUIT-SÉANCE-FIGUR

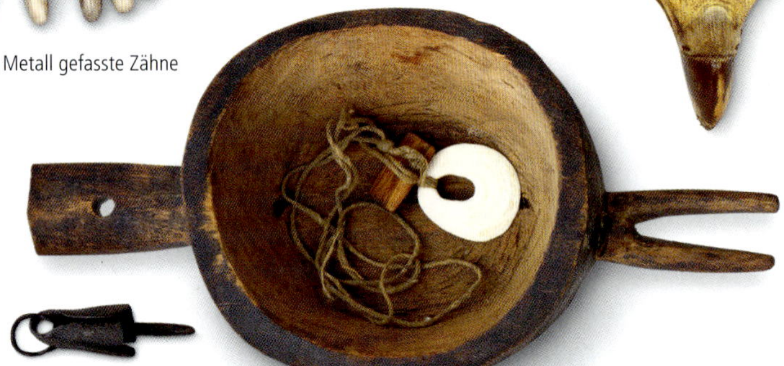

5 TANSANISCHE WAHRSAGESCHALE

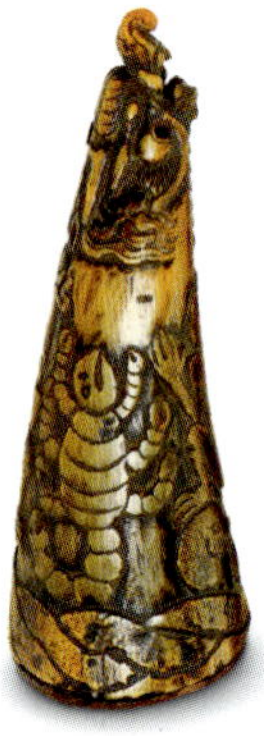

6 TIBETISCHES NASHORNFUTTERAL

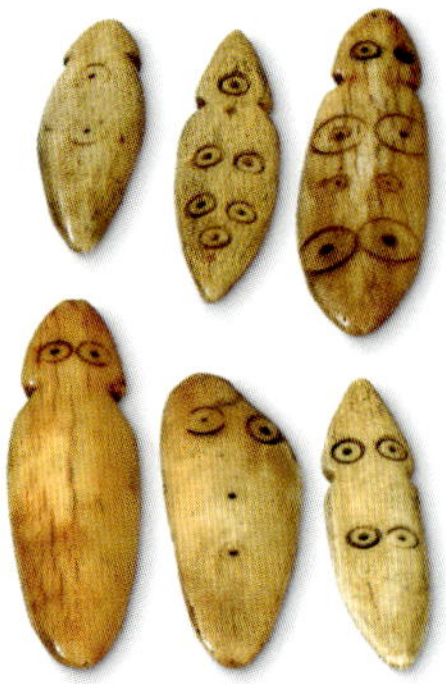

7 SAMBISCHE WAHRSAGEKNOCHEN

Schamanismus

Schamanen, die ins Reich der Geister und Seelen eintauchen, um zu heilen und zu helfen, findet man in beinahe allen Teilen der Welt (siehe S. 14–15). Sie verwenden eine Reihe von Gegenständen, wie Amulette und Masken, um ihre Kräfte zu bündeln und weiterzugeben.

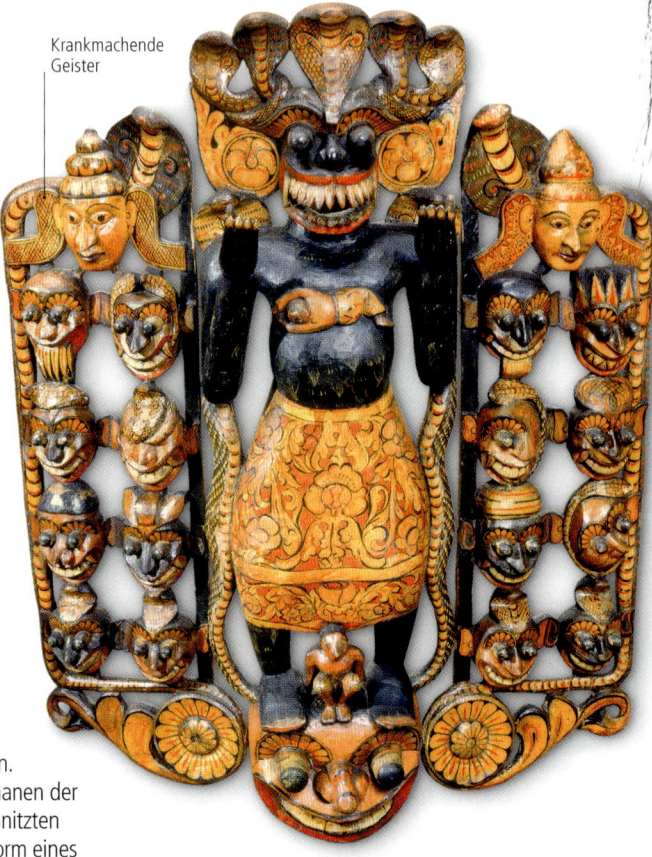

Krankmachende Geister

1 **Tibetische Zahnkette** Die Halskette aus kleinen Zähnen soll gegen böse Geister schützen. 2 **Afrikanische Heilerkette** Die Talismane bestehen aus Zähnen, Muscheln, Krallen, Samen und einem Vogelschädel. 3 **Kongolesische Heilpuppe** Die Nte'va-Figur aus Holz, Nüssen, Leder, Knochen und Tuch wehrt Krankheiten ab. 4 **Inuit-Séance-Figur** Die Schnitzerei zeigt einen Schamanen in Trance mit zwei Geisthelfern. 5 **Tansanische Wahrsageschale** Objekte, wie Steine, Knochen und Zähne werden in der Schale geschwenkt. Ihre endgültige Lage enthüllt die Antwort auf eine bestimmte Frage. 6 **Tibetisches Nashornfutteral** Die längst widerlegte Legende bezüglich der medizinischen Wirkung von Nashorn-Horn hält sich hartnäckig. 7 **Sambische Wahrsageknochen** Der Schamane wirft die Knochen auf eine Matte oder in eine Schale und interpretiert ihre Lage. 8 **Sri-lankische Exorzismusmaske** Die Maske des schrecklichen Gottes Maha Kola jagt Dämonen aus dem Körper. 9 **Indianische Maske** Irokesische Schamanen trugen eine Maske mit gebrochener Nase, die den legendären Heiler Hado'ih darstellt. 10 **Indianischer Fächer** Für die Prärie-Indianer war der Adler der heiligste Vogel. Seine Heilkraft übertrug sich beim Fächeln auf den Patienten. 11 **Tibetischer Kopfschmuck** Der flammende Schädel soll das Böse vertreiben. 12 **Malaysische Schamanenweste** Die Weste besteht aus der Haut des Schuppentiers, das oft in der traditionellen Medizin verwendet wird. 13 **Indianischer Seelenfänger** Solche Amulette sollen die wandernde Seele des Kranken zurückholen. 14 **Mongolische Geistertrommel** Die hypnotischen Rhythmen dieser Trommeln sollen Götter und Geister beschwören. 15 **Tlingit-Austernfischer-Rassel** Die Schamanen der Tlingit an der Nordwestküste Nordamerikas schnitzten ihre rituellen Rasseln in Vogelgestalt – hier in Form eines Austernfischers.

8 SRI-LANKISCHE EXORZISMUSMASKE

SCHAMANISMUS

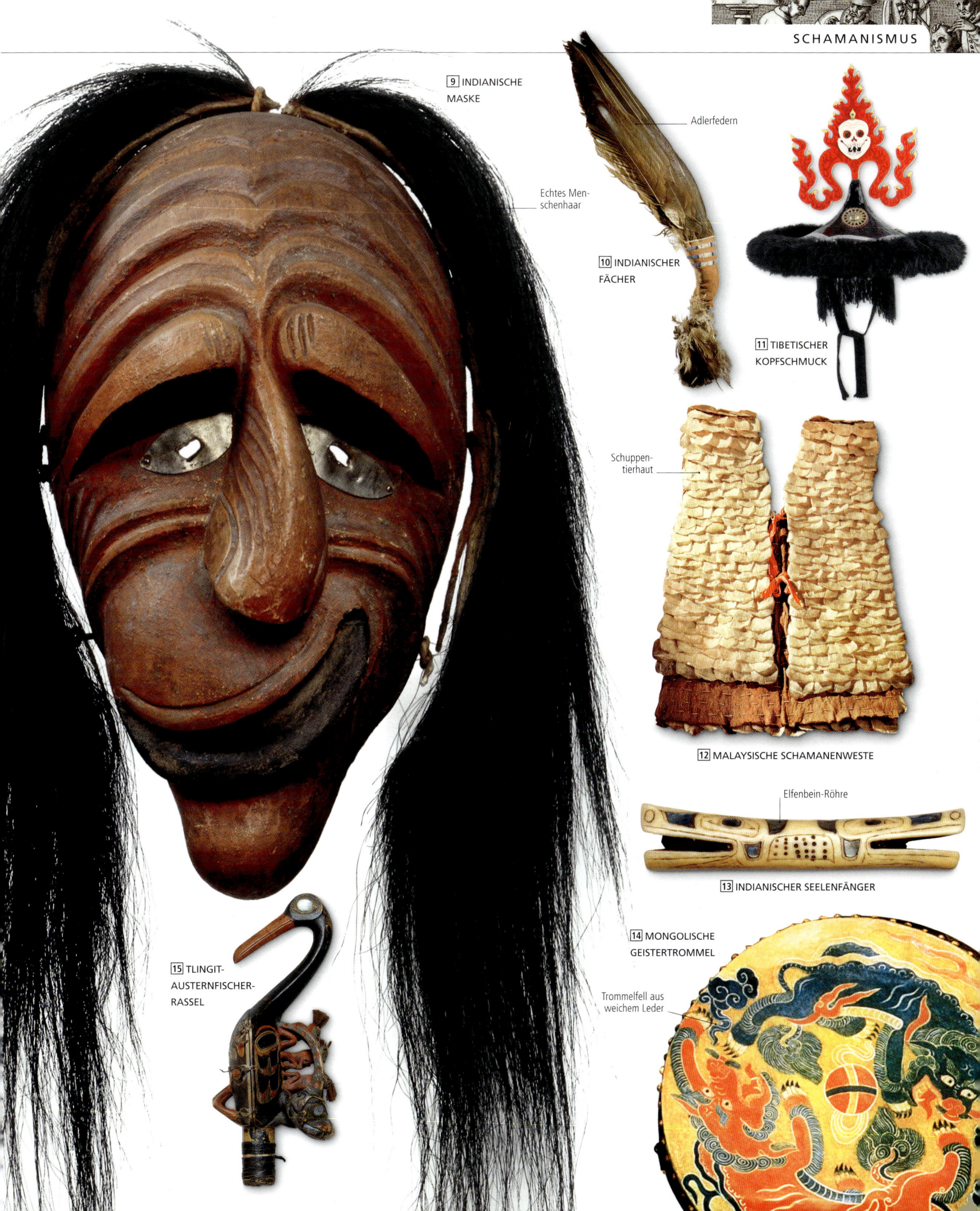

9 INDIANISCHE MASKE

Adlerfedern

Echtes Menschenhaar

10 INDIANISCHER FÄCHER

11 TIBETISCHER KOPFSCHMUCK

Schuppentierhaut

12 MALAYSISCHE SCHAMANENWESTE

Elfenbein-Röhre

13 INDIANISCHER SEELENFÄNGER

14 MONGOLISCHE GEISTERTROMMEL

Trommelfell aus weichem Leder

15 TLINGIT-AUSTERNFISCHER-RASSEL

Medizin im alten Ägypten

Für die alten Ägypter waren Medizin und Heilung untrennbar mit Religion verbunden. Ihre Ärzte schrieben Handbücher über Krankheiten und besaßen chirurgische Kenntnisse, aber zu den Behandlungen gehörten ebenso Magie, Zaubersprüche und Gebete an die Götter.

Eine der führenden Persönlichkeiten der ägyptischen Medizin war Imhotep. Als Hohepriester eines mächtigen Kults aus Priester-Ärzten lebte er etwa 2630 v. Chr., in der Zeit, die als Altes Reich bezeichnet wird. Über sein eigentliches Leben ist wenig bekannt, aber vermutlich war er eher einfacher Bürger als von königlicher Herkunft. Sein Ruhm wuchs jedoch so schnell, dass er noch zu Lebzeiten wie ein Gott verehrt wurde, als Sohn der Sachmet (der Götting der Heilung) und Ptah (dem Schöpfer des Universums).

Aufgrund dieser Vergöttlichung ist es schwer zu sagen, welche Berichte über ihn Fakten sind und welche Legenden. Er kann als Heiler tätig gewesen sein, der mit Kräutern und Salben behandelte, wahrscheinlicher ist aber, dass er einer Gruppe von Ärzten vorstand und das Lob für ihre Erfolge erhielt. Imhotep soll im Umfeld des Pharao, als Pyramidenbaumeister und Hohepriester des Sonnengottes Ra tätig gewesen sein. Selbst als die ägyptische Kultur vor rund 2300 Jahren verblasste, wurde Imhotep weiterverehrt, und im alten Griechenland setzte man ihn mit dem griechischen Heilgott Äskulap gleich (siehe S. 32–33).

Kanäle des Körpers

Unter dem Einfluss von Imhotep entwickelten auch andere Priester-Ärzte medizinische Ansätze. So verglichen sie den Körper mit den Bewässerungskanälen zwischen dem Nil und den Feldern und legten 46 Körperkanäle fest, die fast alle im Herz entsprangen. Sie hatten nur vage Kenntnisse der Anatomie und betrachteten Arterien, Venen, Eingeweide und vermutlich sogar Sehnen und Nerven als Kanäle des Körpers. Sie glaubten daran, dass der »Durchfluss« dieser Kanäle für die Gesundheit ausschlaggebend sei und dass Krankheiten daher rührten, dass böse Geister die Kanäle verstopften. Zur Heilung wurden Säuberungen z. B. mit Abführ- oder Brechmitteln verordnet, aber auch Opfergaben und Gebete an die Heilgötter. Die Theorie der Körperkanäle war eine wichtige Wende in der Medizin. Obwohl sie übersinnlichen Ursprungs ist, verband sie schon früh Krankheit mit Vorgängen im Körper. So entstanden Therapien, die sich stärker auf den Körper konzentrierten und nicht nur die Geister zu besänftigen suchten.

▷ **Göttin mit Löwenkopf**
Sachmet, »die Mächtige«, war eine ägyptische Göttin der Medizin und Heilung. Zudem war sie Kriegsgöttin und eine Sonnengottheit und wurde meist mit Löwenkopf, Sonnenscheibe und Kobra-Krone dargestellt.

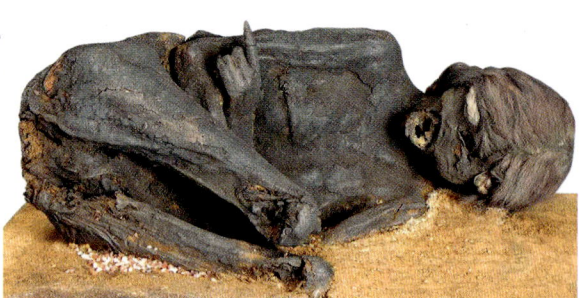

▷ **Mumienpathologie**
Studien an Mumien zeigen, dass das durchschnittliche Sterbealter im alten Ägypten bei 40 Jahren lag. Die Haupttodesursachen waren Infektionen und Parasitenbefall, Bakterieninfektionen und Herzversagen.

Medizinische Papyri

Unser Wissen über die ägyptische Medizin stammt vor allem aus alten Papyrusrollen. Die wichtigsten sind die Papyri aus Lahun (auch Papyrus Kahun genannt), deren älteste Schrift auch als gynäkologischer Papyrus bekannt ist, sowie die Papyri Edwin Smith, Ebers, Hearst, Erman, London, Brugsch und Chester Beatty. Meist sind die Papyri nach den Personen benannt, die sie gefunden oder übersetzt haben, oder nach ihrem Aufbewahrungsort. Keiner ist einem einzelnen Arzt zuzuordnen und viele sind wohl Ab- oder Fortschriften. Der längste ist der Papyrus Ebers (ca. 1550 v. Chr.), der Hunderte medizinischer Gesänge und Sprüche gegen böse Geister, aber

> »**Verbinde ihn mit Alaun** und **behandle ihn hinterher täglich [mit] Honig,** bis er geheilt ist.«
>
> BEHANDLUNG EINER GEBROCHENEN RIPPE, AUS DEM PAPYRUS EDWIN SMITH, ca. 1600 v. Chr.

▷ **Der Papyrus Edwin Smith**
Der Papyrus Edwin Smith gilt als ältester erhaltener Medizintext und wurde etwa im 17. Jh. v. Chr. in hieratischer Schrift verfasst. Man vermutet, dass es sich um eine Abschrift mehrerer früherer, bis zu 4000 Jahre alter Schriften handelt.

auch Heilmittel auflistet. Zu den beschriebenen Krankheiten zählen Parasitenbefall, Darmerkrankungen, Geschwulste, Harnwegserkrankungen, Frauenleiden, Ausschläge sowie Seh- und Hörprobleme.

Ein methodischerer Ansatz

Der aus etwa 1600 v. Chr. stammende Papyrus Edwin Smith ist viel systematischer und erklärender, wodurch er eher modernen Medizinlehrbüchern ähnelt. Er enthält 48 typische »Fallbeispiele«. Sie beginnen meist systematisch beim Kopf und arbeiten sich den Körper abwärts, tragen einen Titel und nennen Untersuchungsmethoden, Diagnosen, Prognosen und Behandlung.

> »[Das Herz] liegt an der Spitze der Gefäße in allen Körperteilen.«
>
> »ÜBER HERZ UND GEFÄSSE«, AUS DEM PAPYRUS EBERS, 1550 v. Chr.

Beispielsweise: »Anweisungen für eine gespaltene Wange. Wenn du einen Mann mit einer gespaltenen Wange untersuchst und eine erhabene, gerötete Schwellung findest, sage ihm: Du hast einen Schnitt in der Wange. Dieses Leiden werde ich behandeln. Am ersten Tag sollst du die Wunde mit frischem Fleisch verbinden und es belassen, bis die Schwellung zurückgeht. Dann versorge die Wunde täglich (mit) Fett, Honig und einem Pflaster, bis der Mann geheilt ist.« Man glaubte, rohes Fleisch würde Blutungen stoppen und Honig könne Infektionen vorbeugen.

Vermutlich war der Papyrus Edwin Smith ein Lehrbuch. Er beschreibt Wunden und Verletzungen, Knochenbrüche und kleinere Operationen und wurde vermutlich bei der Versorgung verwundeter Soldaten genutzt. Heute ist die Erstellung einer Diagnose alltäglich, aber im alten Ägypten war diese Methode völlig neu. Meist wurden böse Geister für ein Leiden verantwortlich gemacht und mit Opfergaben und Gesängen besänftigt. Ungewöhnlich für diese Zeit, konzentriert sich der Papyrus Edwin Smith auf praktische Ratschläge zur Heilung.

Operationen

Funde deuten darauf hin, dass chirurgische Eingriffe nur am Körperäußeren vorgenommen wurden und dass man invasive Verfahren, bei denen der Körper aufgeschnitten wird – bis auf die Mumifizierung nach dem Tod (siehe S. 22–23) –, nicht kannte. Eine Ausnahme war die Trepanation (die Schädelöffnung durch Schaben oder Bohren), mit der man Schädeltraumata, Migräne, Epilepsie und Geisteskrankheiten behandelte oder böse Geister austrieb.

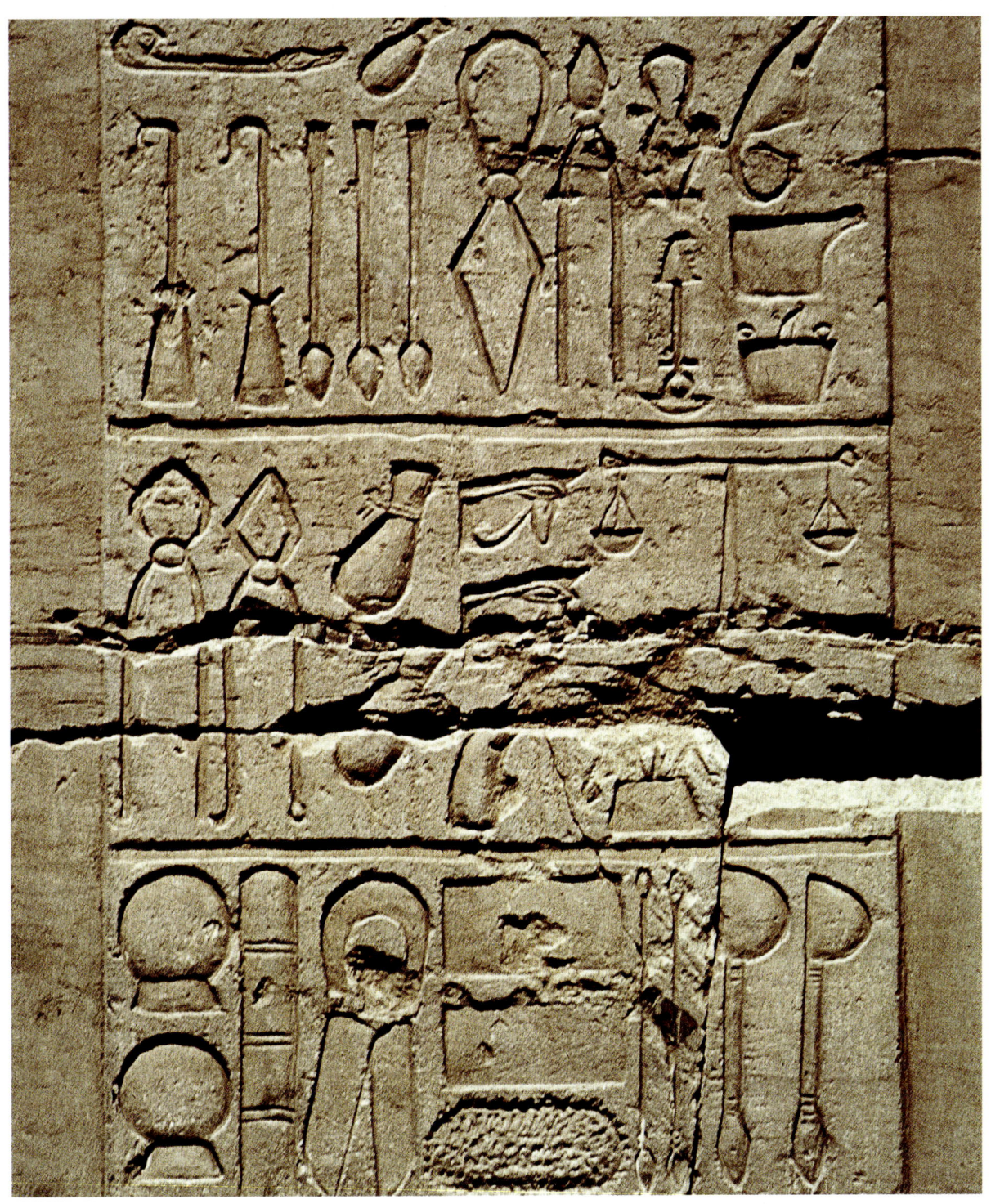

▷ **Antike chirurgische Instrumente**
Dieses Relief aus einem Tempel im ägyptischen Kom Ombo etwa von 100 v. Chr. zeigt eine Reihe medizinischer und chirurgischer Instrumente, wie Zangen, Skalpelle und Sägen. Der Tempel diente in der Antike auch als Sanatorium.

FRÜHZEIT bis 700

Mumienbilder

Heute nutzt man modernste Technologie zur Erforschung ägyptischer Mumien und ihrer Konservierung, darunter auch medizinische bildgebende Verfahren. Dabei kamen auch gesundheitliche Probleme ans Licht, die selbst die mächtigsten Menschen im alten Ägypten plagten, von Knochenbrüchen und Würmern bis hin zu Tuberkulose.

Die ältesten ägyptischen Mumien sind etwa 5000 Jahre alt. Sie wurden mit einer Mischung aus Natriumsalzen, Chemikalien, die unter anderem Arsen und Quecksilber enthielten und den Körper dehydrierten, und duftenden Ölen und Harzen konserviert und in Leinenstreifen eingewickelt. Diese mumifizierten Körper zeigen heute gut erhaltene Hart- und Weichgewebe.

Moderne Technologien, wie Röntgen- und CT-Scans, ermöglichen es uns, einige der Krankheiten zu erkennen, an denen die alten Ägypter litten, ohne dass wir ihre Überreste beschädigen müssen. Dabei hat man Parasiten wie Band- und Fadenwürmer gefunden, aber auch die Würmer, die Elefantiasis (*Elefantenmann-Syndrom*) verursachen. Auch Karies, Nebenhöhlenentzündungen, Malaria und Tuberkulose waren wohl weit verbreitet. Man hat Dutzende Mumien mit Arteriosklerose gefunden, was der Theorie widerspricht, dass diese durch Fettablagerungen verursachte Verengung und Verhärtung der Arterien auf unsere moderne Ernährung zurückzuführen sei. Bei den alten Ägyptern könnte sie schon durch Vererbung in den Adelsfamilien weitergegeben worden sein.

» Das Fehlen von Malignomen in Mumien deutet darauf hin, dass **krebsauslösende Faktoren** erst eine Folge der **Industrialisierung** sind.«
PROFESSOR MICHAEL ZIMMERMAN, MANCHESTER UNIVERSITY, 2012

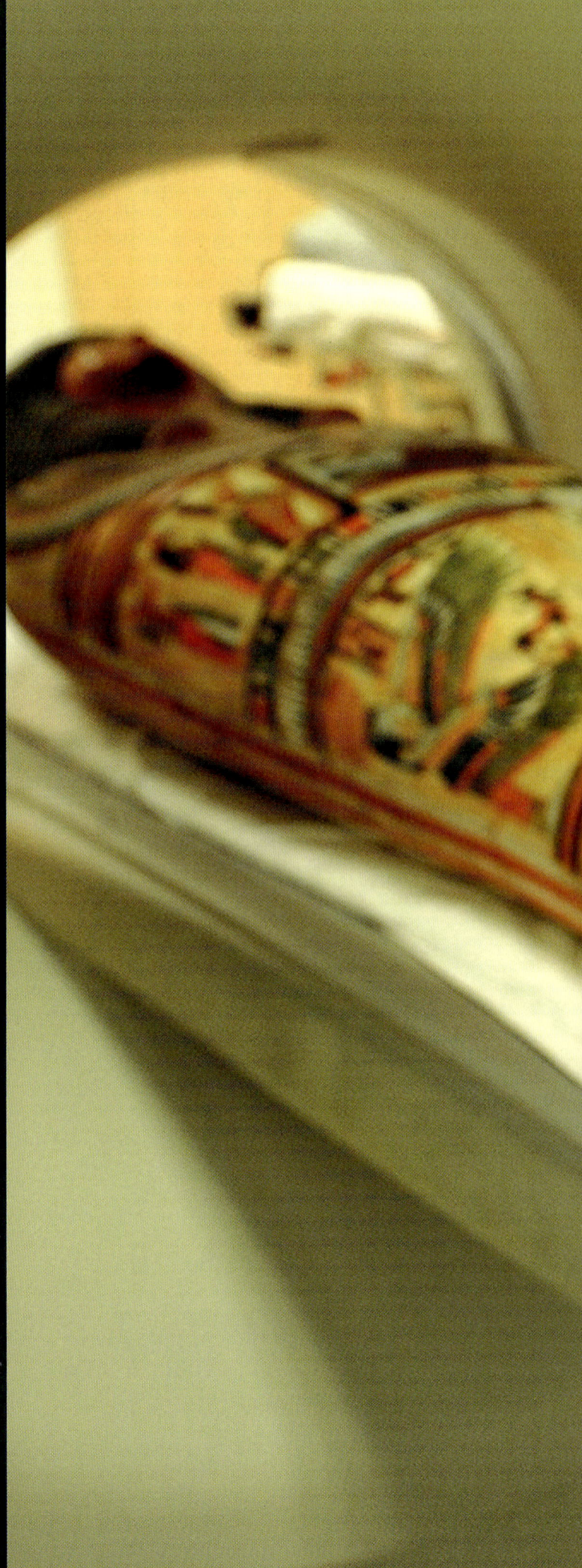

▷ CT-Aufnahme einer ägyptischen Mumie
Dieser 2800 Jahre alte Sarkophag mit der Mumie des ägyptischen Priesters Nesperennub wurde 2007 im Londoner University College Hospital gescannt. Die 1500 Aufnahmen verraten uns viel über Alter, Lebensstil, Gesundheit und Mumifizierung.

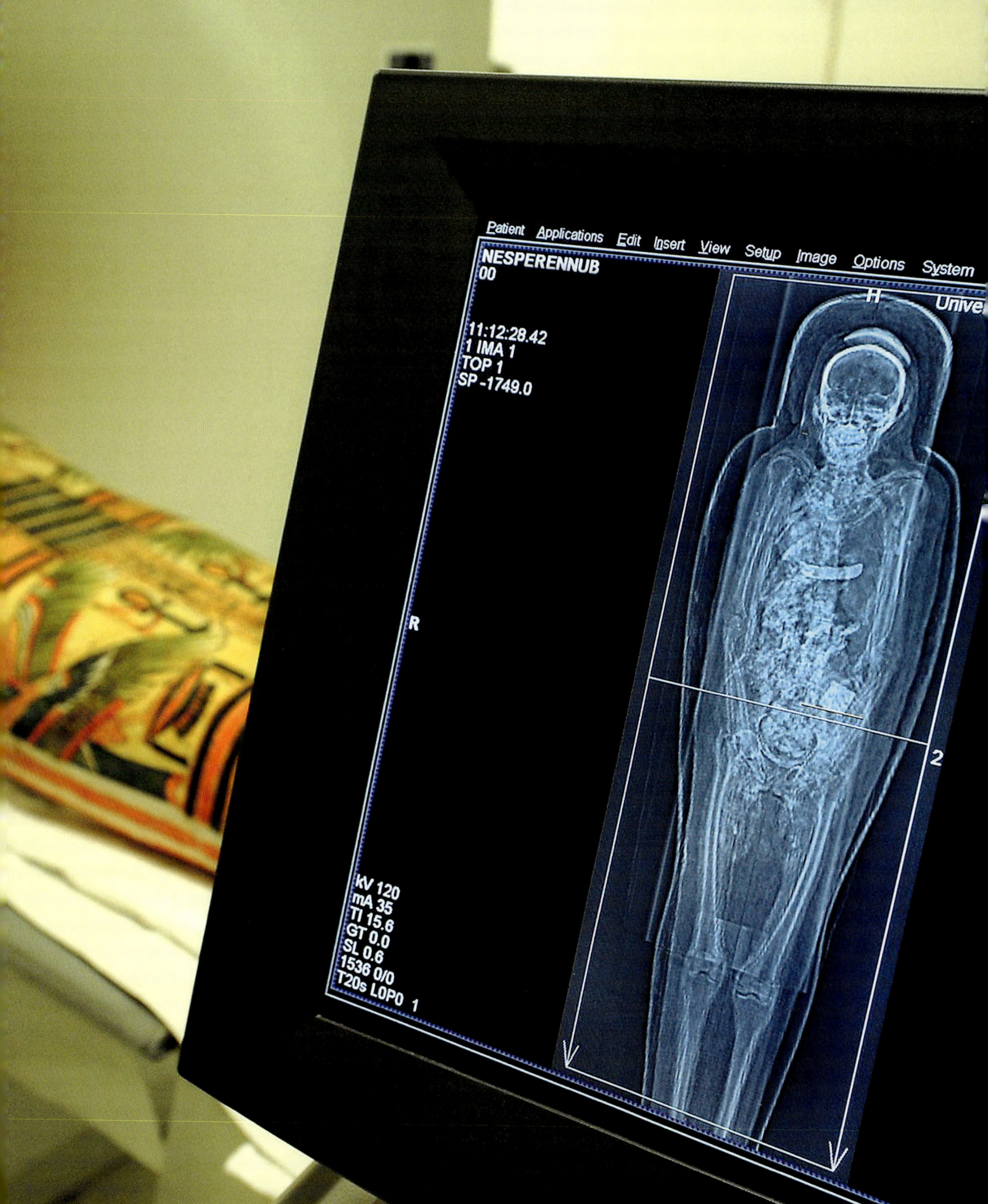

FRÜHZEIT BIS 700

Medizin im alten Mesopotamien

Zur Heilkunst in Mesopotamien (ungefähr das Gebiet des heutigen Iraks) gehörten zwar auch Magie, Beschwörungen und Wahrsagerei, aber die Ärzte besaßen auch ein umfassendes diagnostisches Wissen, kannten zahlreiche Heilmittel und führten einfache Operationen durch. Dazu kam ein ausformulierter und allgemein akzeptierter Verhaltenskodex.

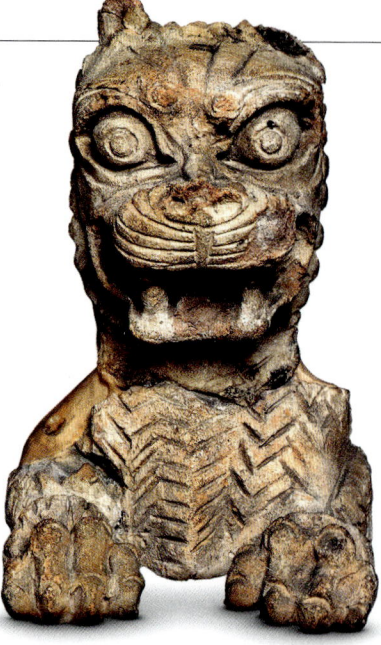

△ **Symbol der Gula**
Die Heilsgöttin Gula war die wichtigste unter den Göttern, die mit medizinischen Fragen befasst waren. Ihr Symbol war der Hund, deshalb fand man Hundefiguren in allen ihr gewidmeten Tempeln in mesopotamischen Städten, wie Isin, Nippur, Umma und Babylon.

Die ersten medizinischen Texte aus Mesopotamien sind in Form von Tontafeln erhalten, die ungefähr auf das Jahr 2400 v. Chr. datieren. Hier finden sich Rezepturen, aber keine eindeutigen Definitionen der entsprechenden Krankheiten. Ein deutlicheres Bild zeichnet da eine ganze Reihe von Tafeln zur Diagnostik aus der Bibliothek des assyrischen Königs Assurbanipal, der Mitte des 7. Jh. v. Chr. herrschte.

Die Mesopotamier glaubten, dass Krankheiten durch einen bestimmten Gott oder Dämon verursacht wurden. Ein Patient mit einer Geschlechtskrankheit galt beispielsweise als »von Lilith«, einem weiblichen Dämon, geschlagen. Die Hauptaufgabe des Arztes bestand darin, den verantwortlichen Dämon auszutreiben, während die Behandlung der Symptome erst an zweiter Stelle stand. Es gab drei Arten von Ärzten: Der *masmassû* (Exorzist) reinigte den Patienten mit Ritualen und Beschwörungen, der *barû* (Wahrsager) sagte den Verlauf der Krankheit mithilfe der Hepatoskopie voraus (er las aus der Leber von Schafen) und der *asû* (Arzt) erstellte eine konventionelle Diagnose und verschrieb entsprechende Arznei.

Medikamente

Die Ärzte nutzten rund 250 Heilpflanzen, 120 Mineralien und etwa 200 weitere Substanzen. Manche der Zutaten, wie Alraune, Bilsenkraut, Leinsamen und Belladonna, waren auch den Ärzten späterer Jahrhunderte bekannt, während die exotischeren, wie gemahlener Gecko oder Rabenblut, bald aus der Mode kamen. Die Medizin wurde gezielt verschrieben, so behandelte man beispielsweise Epilepsie mit Fischöl und Zedernextrakt.

Die Ärzte waren geübt in der Wundversorgung und wussten, wie man Infektionen mit Heilumschlägen mit Sesamöl oder Honig und Alkohol verhindert. Sie waren mit einer Vielfalt äußerlicher Symptome vertraut und konnten Krankheiten, wie Epilepsie und Tuberkulose, präzise beschreiben. Sie wussten auch schon, dass sich manche Erkrankungen durch Ansteckung verbreiten, und nutzten Quarantänemaßnahmen, um Fieber an der Ausbreitung zu hindern.

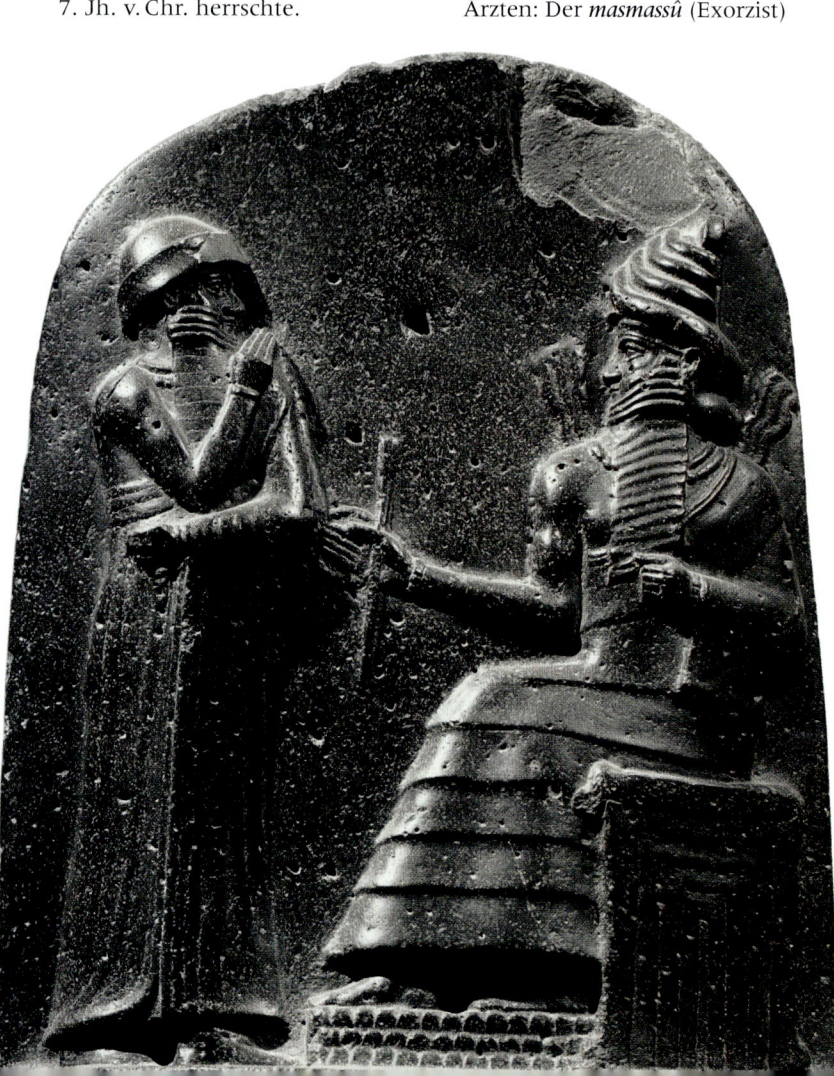

◁ **Stele mit dem Codex Hammurapi**
Hammurapi, der babylonische König des 18. Jh. v. Chr., empfängt hier Gesetzestexte vom Sonnengott Schamasch. Der Text besteht aus über 280 Klauseln, von denen sich etwa ein Dutzend mit der Regulierung der Heilberufe befasst.

Die Mesopotamier führten auch Operationen durch, so hat man Bronzenadeln für Star-Operationen aus der Zeit um 2000 v. Chr. gefunden, und es gibt eine Überlieferung von einem Chirurgen, der die Brust eines Patienten öffnete, um Eiter aus der Lunge ablaufen zu lassen. Die

10 SCHEKEL erhielt ein Arzt in Babylonien für eine erfolgreiche Operation (mit dem Skalpell) an einem Patienten der Oberschicht – das war mehr als das Jahreseinkommen eines einfachen Handwerkers.

Anatomiekenntnisse waren dagegen bescheiden, da man noch keine Obduktionen kannte.

Strenge Gesetze

Der Arztberuf war im Codex Hammurapi aus dem 18. Jh. v. Chr. gesetzlich streng geregelt. So waren die Honorare festgelegt: Beispielsweise erhielt ein Arzt fünf Schekel Silber für das Richten eines Knochenbruchs (allerdings brachte die Behandlung eines einfachen Bürgers nur drei Schekel und die eines Sklaven nur zwei Schekel ein). Auf der anderen Seite drohten bei Behandlungsfehlern drakonische Strafen: Verursachte ein Arzt den Tod seines Patienten, hackte man ihm die Hand ab.

MEDIZIN IM ALTEN MESOPOTAMIEN

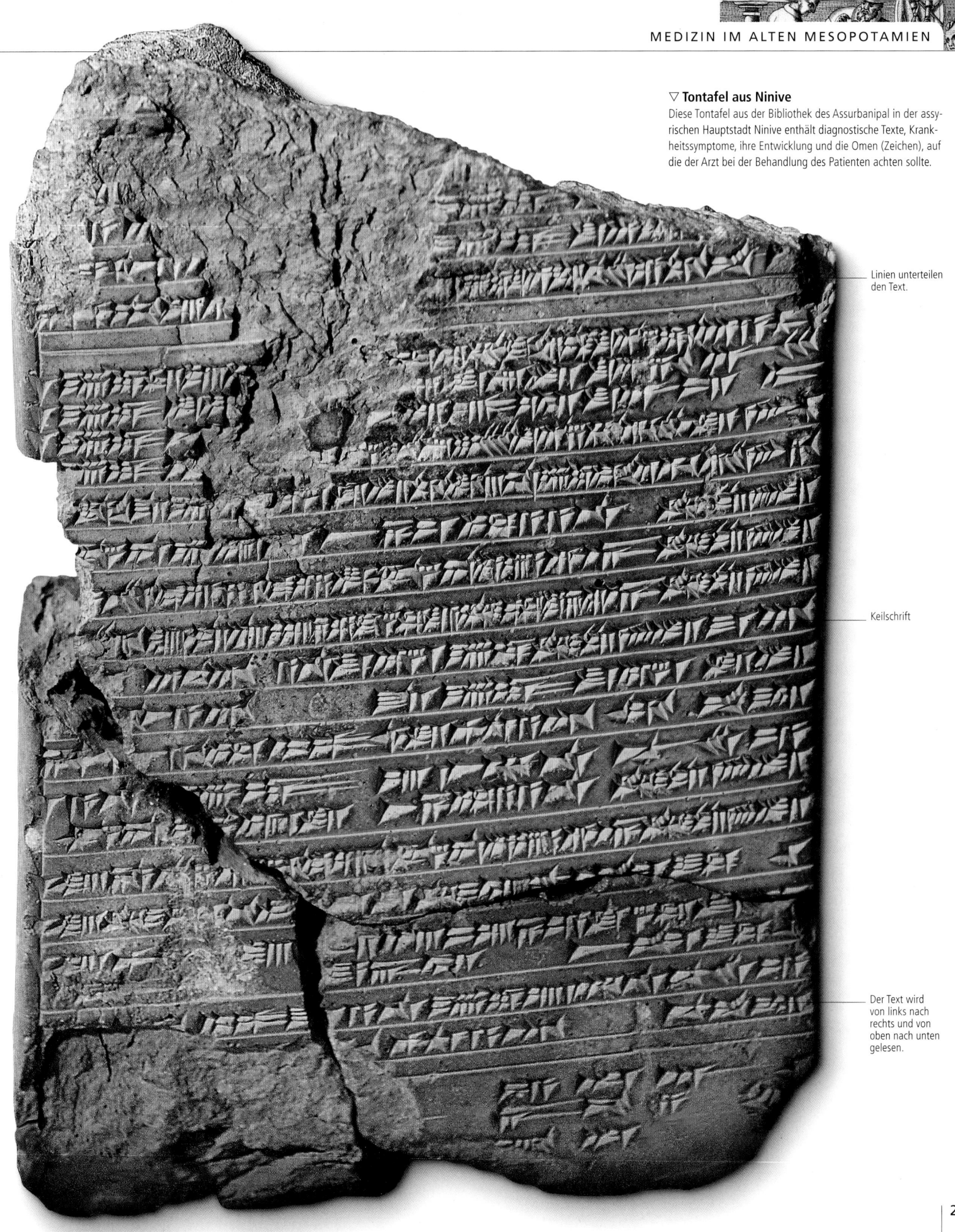

▽ **Tontafel aus Ninive**
Diese Tontafel aus der Bibliothek des Assurbanipal in der assyrischen Hauptstadt Ninive enthält diagnostische Texte, Krankheitssymptome, ihre Entwicklung und die Omen (Zeichen), auf die der Arzt bei der Behandlung des Patienten achten sollte.

Linien unterteilen den Text.

Keilschrift

Der Text wird von links nach rechts und von oben nach unten gelesen.

FRÜHZEIT BIS 700

Frühe chinesische Medizin

Die wichtigste Informationsquelle über die frühe chinesische Medizin ist das rund 2000 Jahre alte *Huangdi Neijing (Medizin des Gelben Kaisers)*. Obwohl es über die Jahrhunderte mehrfach überarbeitet wurde, ist es bis heute Grundlage traditioneller Verfahren und Methoden.

Der alte chinesische Medizintext *Huangdi Neijing* ist in Form eines Gesprächs zwischen dem halbmythischen Gelben Kaiser Huángdì und seinen Ratgebern verfasst. Huángdì stellt Fragen, die seine Minister beantworten, und dadurch handeln sie enzyklopädisch das gesamte Wissen der damaligen chinesischen Medizin ab. Es kommen wichtige Konzepte zur Sprache, wie Yin und Yang, Zang und Fu, die Fünf-Elemente-Lehre und das *Qi*, die »Lebensenergie«, die durch Meridiane (siehe S. 28–29) genannte Kanäle durch den Körper fließt. Es beschreibt diagnostische Methoden, wie das Tasten des Puls, das Ansehen der Zunge und die Untersuchung der Exkremente, verschiedene Behandlungen, wie Mittel aus Kräutern und Mineralien, Massagen, Ernährungsweisen, Bäder, Meditation sowie körperliche Übungen und rituelle Bewegungen.

▽ **Qigong-Massage**
Qigong ist eine der ältesten und vielseitigsten Therapien und basiert auf Entspannung, Meditation, Körperhaltung, Bewegungen und Atemtechnik.

Das Konzept von Yin und Yang durchdringt Philosophie, Kultur und Medizin Chinas. Es steht für die universelle Dualität sich ergänzender Gegensätze. Yin gilt als dunkel, wässrig, kühl, passiv und weiblich, Yang als hell, trocken, heiß, aktiv und männlich – das eine kann ohne das andere nicht existieren.

Zang und Fu ist ein System, mit dem die Teile des Körpers entweder Yin oder Yang zugeordnet werden. Lunge, Herz, Leber, Milz und Nieren sind Zang-Organe (und Yin zugeordnet), Magen, Darm, Gallen- und Urinblase sind Fu-Organe (und Yang zugeordnet).

Ein weiteres Konzept ist die Fünf-Elemente-Lehre (Wu Xing) aus Erde, Wasser, Feuer, Holz und Metall. Im *Huangdi Neijing* steht: »Die fünf elementaren Energien … umfassen die Myriaden der natürlichen Phänomene. Dieses Muster lässt sich ebenso auf den Menschen anwenden.« Die Fünf-Elemente-Lehre beinhaltet auch die zyklischen Prozesse, in denen die fünf Elemente zueinander in Beziehung stehen: *Sheng* (erzeugen), *Ke* (kontrollieren), *Cheng* (Erschöpfung) und *Wu* (widersprechend). Man glaubt, dass Yin und Yang, Zang und Fu und die fünf Elemente zusammen den Fluss des *Qi* steuern. Ein Ungleichgewicht des *Qi* führt zu Krankheit.

Einflussreiche Ärzte
Einer der bekanntesten chinesischen Ärzte war Zhang Zhongjing

▷ **Qi wieder ins Gleichgewicht bringen**
Dieses Gemälde aus der Song-Dynastie (10. Jh.) zeigt einen Arzt, der auf der Haut des Patienten Moxa (Beifußpulver) verbrennt, um die Akupunkturpunkte und die Meridiane zu stimulieren und das *Qi* wieder zum Fließen zu bringen. Diese Prozedur nennt man Moxibustion.

(siehe links). Operationen tauchen in der Geschichte der chinesischen Medizin kaum auf. Einer der wenigen berühmten Operateure war in der späten Östlichen Han-Dynastie (25–220 n. Chr.) Hua Tuo. Er praktizierte auch Akupunktur (siehe S. 28–29) und andere Heilverfahren und soll das Narkotikum Mafeisan erfunden und bei Operationen verwendet haben. Es war vermutlich eine Mischung aus Wein, Cannabis, Opium und recht giftigen Kräutern.

Etwa ab dem 6. Jh. verfasste Sun Simiao umfangreiche Texte und listete Tausende Heilmittel auf. Er betrieb auch Alchemie. In der Medizin stellte er Frauen- und Kinderheilkunde sowie medizinische Ethik in den Vordergrund. In *Qianjin Yaofang (Unbezahlbar wertvolle Rezepturen)* betont er die Bedeutung eines gründlichen Vorgehens, einer tadellosen Moral und der würdevollen Gesinnung des Arztes. Seine Grundsätze sind ein Äquivalent des hippokratischen Eids (siehe S. 36–37).

CHINESISCHER ARZT (CA. 150–219 N. CHR.)

ZHANG ZHONGJING

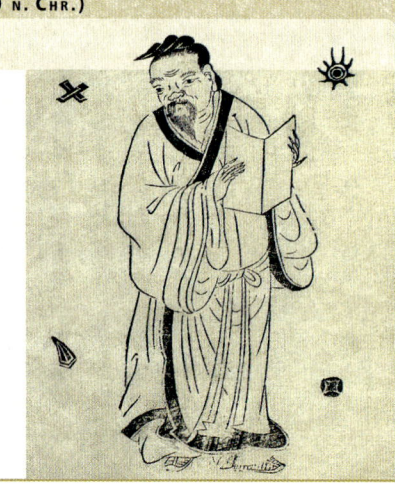

Zhang Zhongjing, einer der führenden Ärzte der Han-Dynastie, lebte in Changsha, der Hauptstadt der Provinz Hunan. Er forderte gesunde Ernährung und Bewegung, genaue Untersuchung der Patienten, den Symptomen entsprechende Behandlung, einzelne Gaben von Medikamenten und die Niederschrift der Resultate. Sein Hauptwerk war das *Shanghan Zabing Lun (Abhandlung über durch Kälte verursachte Fieberkrankheiten und verschiedene Krankheiten).*

» Wenn das **echte Qi** fließt … wie kann Krankheit entstehen?«

AUS DEM *SU WEN*, DEM ERSTEN TEIL DES *HUANGDI NEIJING*, 2.–1. JH. V. CHR.

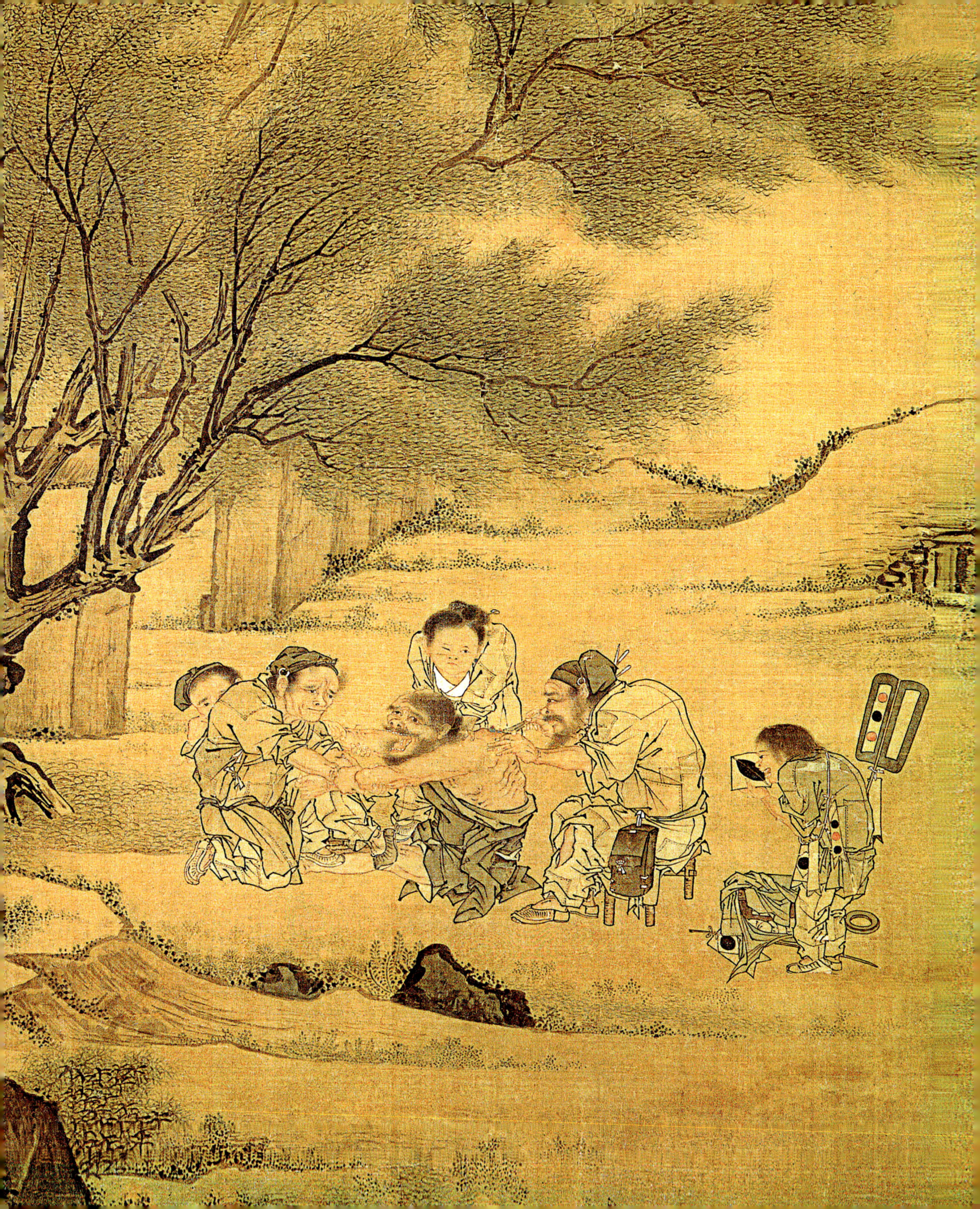

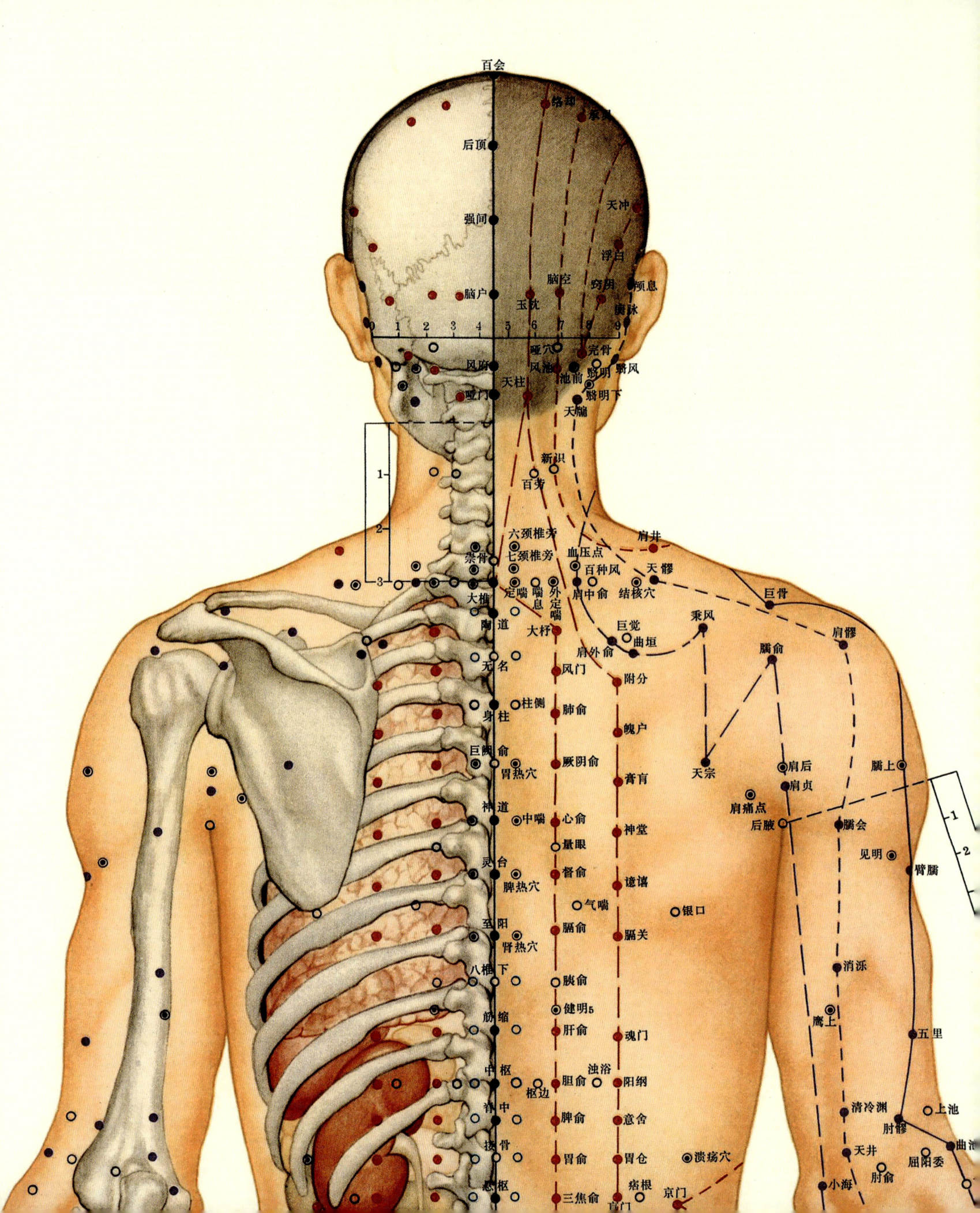

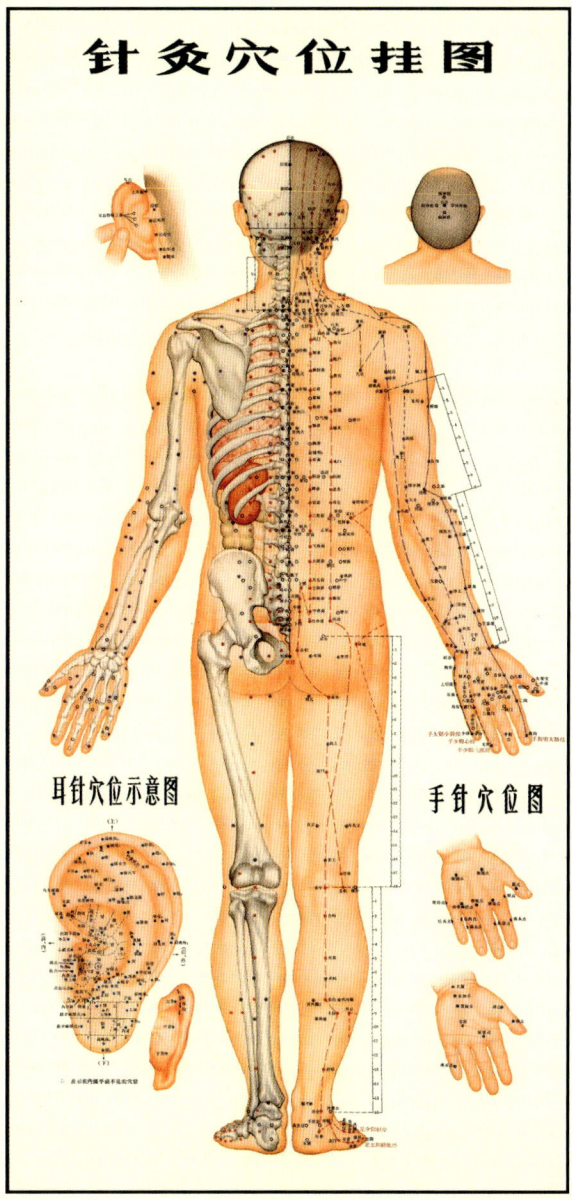

FRÜHZEIT bis 700

Akupunktur

Akupunktur ist eine Therapieform der traditionellen chinesischen Medizin, die wahrscheinlich schon seit vier Jahrtausenden angewandt wird. Neben der Moxibustion (siehe S. 26–27) – das Abbrennen von Beifußpulver auf der Haut – ist sie eine der ältesten Therapieformen mit theoretischem Unterbau.

Eine Methode, die Schmerzen und Beschwerden lindert und heilende Wirkungen hat: Die Therapie mit den Nadeln wurde vermutlich schon vor 4000 Jahren entwickelt. Das *Huangdi Neijing* (*Medizin des Gelben Kaisers*), ein 2000 Jahre altes chinesisches Lehrbuch der Medizin, beschreibt in seinem zweiten Teil, dem *Ling Shu* (*Göttlicher Drehpunkt*), bereits die Anwendung der Akupunktur. Die in unterschiedlicher Form in ganz Ostasien verbreitete Methode kann, wie auch westliche Studien andeuten, Schmerzen lindern.

Nach traditionellem chinesischem Glauben beruht die Gesundheit auf einer Lebensenergie, einem Energiestrom, der den Körper durchfließt. Diese *Qi* genannte Kraft fließt entlang von Leiterbahnen, die Meridiane heißen. Ist das *Qi* gestört, kommt es zu Beschwerden und Erkrankungen. Akupunktur zielt darauf ab, das *Qi* wieder ungehindert fließen zu lassen, indem Nadeln an bestimmten Stellen, den Akupunkturpunkten, in die Haut und darunterliegende Gewebe gestochen werden. Diese Punkte können weit vom Problembereich entfernt liegen. So finden sich Akupunkturpunkte für den unteren Rücken beispielsweise auch an der Hand. Das Bestimmen der geeigneten Akupunkturpunkte setzt Erfahrung voraus. Die Punkte können aber auch durch Druck (Akupressur), Hitze oder helles Licht stimuliert werden.

»Akupunktur und Moxa ...
heilen den tauben Körper.«

BIAN QUE, CHINESISCHER ARZT, VERMUTLICH ÜBER EINEN NACH EINEM KRAMPFANFALL BEWUSSTLOSEN PATIENTEN, 310 v. Chr.

◁ **Akupunkturpunkte**
Diese Grafik aus dem 20. Jahrhundert zeigt die Meridiane und Akupunkturpunkte des Körpers. Die allererste visuelle Darstellung dieser Art erschien in einer illustrierten Version des *Huangdi Neijing*, dem ersten großen chinesischen Lehrbuch der Medizin, um 1000 n. Chr.

Ayurveda

Ayurveda (»Wissen vom Leben«) ist eine traditionelle Form der Gesundheitsvorsorge und Heilkunst, die seit mehr als 2000 Jahren in Indien und Südasien praktiziert wird. Sie entstand etwa zur gleichen Zeit, zu der der berühmte Arzt Hippokrates seine Heilkunst im alten Griechenland entwickelte.

Zwei wichtige antike Schriften – die *Sushruta Samhita* und die *Charaka Samhita* – bilden die Grundlagen des Ayurveda, wurden aber über die Jahrhunderte ediert und überarbeitet, sodass der ursprüngliche Inhalt unklar ist. Die *Sushruta Samhita* ist nach dem berühmten indischen Heiler Sushruta benannt, der vermutlich im 6. Jh. v. Chr. in Varanasi lebte. Das Wort »Samhita« bedeutet Sammlung oder Kompilation, und die *Sushruta Samhita* enthält Informationen über *shalya chikitsa*, die ayurvedische Chirurgie, die eine ganze Reihe hochkomplexer Techniken kannte, wie Zahnextraktionen, Zystenentfernung, Star-Operationen, Heilung von Leistenbrüchen, das Richten von Knochenbrüchen und das Kauterisieren von Hämorrhoiden. Insgesamt beschreibt sie mehr als tausend Beschwerden und Hunderte Kräuterheilmittel.

Das zweite Werk, die *Charaka Samhita*, ist rund 2300 Jahre alt und wird Charaka zugeschrieben, der vermutlich Arzt an einem Herrscherhof war. Wie bei Sushruta sind auch die Einzelheiten zu seinem Leben unklar.

Die *Charaka Samhita* besteht aus acht Abschnitten mit über 110 Kapiteln und ist als Merkhilfe in Versen verfasst. Wie die Lehren des Hippokrates (siehe S. 36–37) lehrt auch dieser Text, wie man eine Diagnose erstellt, und empfiehlt Behandlungsschritte. Die meisten Empfehlungen beziehen sich auf Lebensführung, Hygiene, Bewegung und Ernährung sowie auf Kräuter und Mineralien.

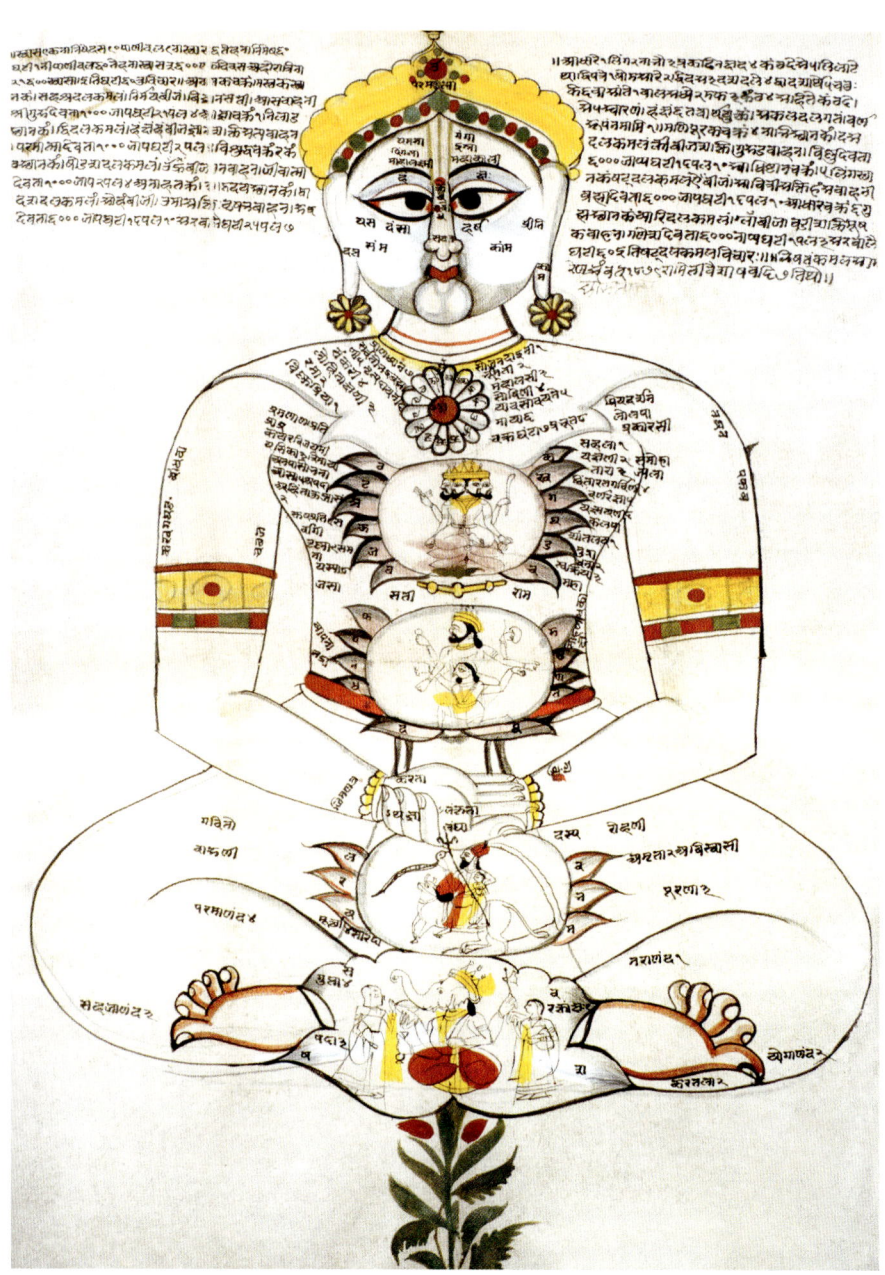

◁ **Die sieben Chakren**
Die sieben Chakren sind rotierende Zentren subtiler Lebensenergien, die entlang der Mittellinie des Körpers aufgereiht sind. Wenn sie aus dem Gleichgewicht geraten, bringen sie die *doshas* in Unordnung und verursachen Krankheiten.

Der Kanon der ayurvedischen Texte beinhaltet noch drei weitere Werke: das *Ashtanga Hridaya*, das *Ashtanga Sangraha* und das Bower-Manuskript. *Ashtanga Hridaya* und *Ashtanga Sangraha* stammen aus dem 5. Jh. n. Chr. und wurden von dem indischen Arzt und Heiler Vaghbata verfasst. Das *Ashtanga Hridaya* hat acht Abschnitte mit Texten zu allgemeiner Chirurgie, innerer Medizin, Gynäkologie, Kinderheilkunde, mentalen und spirituellen Störungen und zur Fortpflanzungsmedizin. Das Bower-Manuskript (benannt nach dem britischen

143 DER 1323 VERSE des Bower-Manuskripts handeln vom Ursprung und von der Verwendung des Knoblauchs, dem im Ayurveda eine große Bedeutung zukommt.

Offizier Hamilton Bower, der es 1890 erwarb) stammt etwa aus der gleichen Zeit wie die beiden anderen Werke und enthält eine Vielfalt medizinischer Texte, die zum Teil aus den älteren Schriften *Sushruta Samhita* und *Charaka Samhita* übernommen und angepasst wurden, sowie Kräuterrezepte.

Die Grundlagen des Ayurveda

Über die Jahrhunderte haben sich unterschiedliche Varianten des Ayurveda ausgeprägt, die größtenteils auf dem Konzept der fünf Elemente beruhen: *jala* oder *ap* (Wasser), *tejas* oder *agni* (Feuer), *privthi* oder *bhumi* (Erde) *pavana* oder *vayu* (Luft) und *akasha* (Feuer). Das entspricht in etwa der frühen europäischen Lehre der vier Elemente und der vier Körpersäfte (siehe S. 34–35). In jedem Menschen werden im Laufe des Lebens unterschiedliche Mengen der Ele-

AYURVEDA

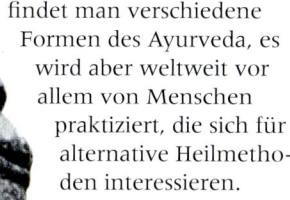

IN DER PRAXIS
KRÄUTERHEILKUNDE

Die ayurvedische Medizin setzt auf die Prävention von Krankheiten durch Hygiene und Bewegung, eine gesunde Ernährung sowie auf die Heilung mit natürlichen Kräutern und Mineralien. Eines der wichtigsten Kräuter ist *lashun* oder *lasuna*: Knoblauch (*Allium sativum*), das als Stimulanz gilt. Diverse Teile der Pflanze helfen gegen eine ganze Reihe von Beschwerden, wie Erkältung und Husten, Verdauungsstörungen und Hautprobleme, wie Geschwüre, Pickel, Bisse und Stiche. *Tulsi* oder *thulasi* – Thai-Basilikum (*Ocimum sanctum*) – wärmt und lindert durch einen *kapha*-Überschuss, wie bei Erkältung, Husten und Grippe, und hilft bei Blähungen und Magenverstimmung.

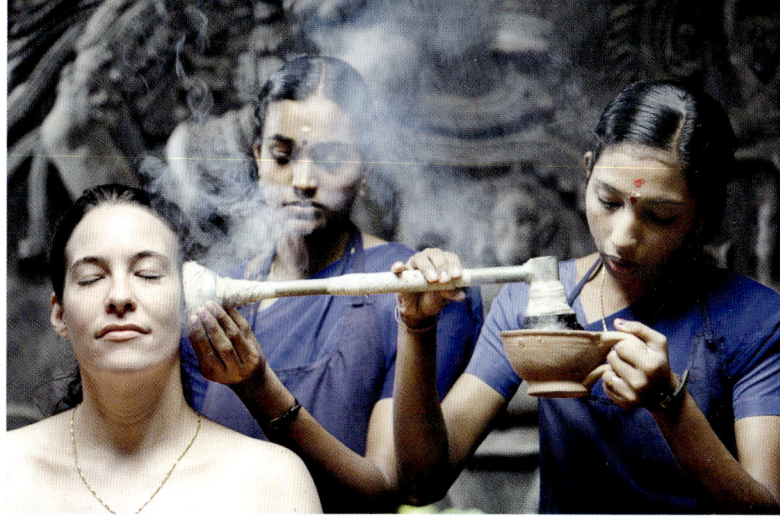

▷ **Ayurveda-Therapie**
Die Ohren sind eine traditionelle Eintrittsöffnung für ayurvedische Heilmittel, die als Dämpfe, Wachse, Öle und in Form von Massagen verabreicht werden.

Die *doshas* durchfließen *srotas* genannte Kanäle und Poren statt durch die aus der Akupunktur bekannten Meridiane (siehe S 28–29). Den meisten ayurvedischen Texten zufolge gibt es 16 *srotas*, die Energie, Nähr- und Abfallstoffe sowie Wissen und Weisheit transportieren. Drei dieser *srotas* stehen mit der Außenwelt in Verbindung: *prana vaha*, das den *prana* (Atem) transportiert, *anna vaha*, das feste und flüssige Nahrung leitet, und *udaka vaha*, das Wasser transportiert. Drei weitere *srotas* überwachen und steuern die Ausscheidung von Abfallstoffen: *purisha vaha* führt feste Abfälle ab, *mutra vaha* Urin und *sveda vaha* Schweiß. Das *srota mano vaha* dient dem Geist und leitet Gedanken, Ideen und Emotionen. Zwei weitere sind mit der Menstruation (*artava vaha*) und Milchbildung (*stanya vaha*) befasst. Sieben *srotas* sind eng mit dem ayurvedischen Konzept der *dhatus* verknüpft, den sieben Körpergeweben: *rakta* (Blut), *rasa* (Lymphe), *mamsa* (Muskeln), *ashti* (Knochen), *majja* (Knochenmark, zu dem auch Gehirn und Nerven zählen), *medas* (Fett) und *shukra* (Fortpflanzungsorgane). So transportieren die *mamsa vaha srotas* Nähr- und Abfallstoffe des *mamsa dathu* (Muskelgewebes).

Ein weiteres ayurvedisches Konzept ist das des *agni*, des »Verdauungsfeuers«. Gemeint ist der Stoffwechsel bzw. die Fähigkeit, Nahrung zu verdauen, Wissen, Erfahrungen und Erinnerungen zu erwerben und zu nutzen und Abfallstoffe zu produzieren und für die Ausscheidung aus Körper und Geist zu verbrennen. *Agni* wird neben den drei *doshas* u. a. auch

▷ **Gott des Ayurveda**
Dhanvantari ist der Heilgott des Ayurveda und der Arzt zahlreicher weiterer Götter. Gebete und Opfergaben helfen Gläubigen dabei, gesund zu bleiben oder auch erfolgreich zu genesen.

durch die sieben *chakras*, die Energiezentren, beeinflusst. Man kann sich die Chakren als Energiewirbel vorstellen, die nicht Teil des physischen Körpers sind, sondern ins ätherische, geistige Reich gehören. Auf dem indischen Subkontinent findet man verschiedene Formen des Ayurveda, es wird aber weltweit vor allem von Menschen praktiziert, die sich für alternative Heilmethoden interessieren.

mente produziert und tragen zu den drei *doshas* (vergleichbar den europäischen Körpersäften) bei. Dies sind: *vata* (Wind), *pitta* (Galle) und *kapha* (Schleim). Wenn diese *doshas* im Gleichgewicht sind, geht es dem Menschen gut. Ein Ungleichgewicht führt zu Unwohlsein und Krankheit, die oft vom jeweils übermächtigen *dosha* bestimmt wird. So löst zu viel *vata* Verdauungsstörungen, Flatulenz und Krämpfe aus. Dominantes *kapha* führt zu Lungenerkrankungen, Husten und Atembeschwerden.

2000 Heilmittel auf Kräuter- und Mineralienbasis werden im *Charaka Samhita* genannt.

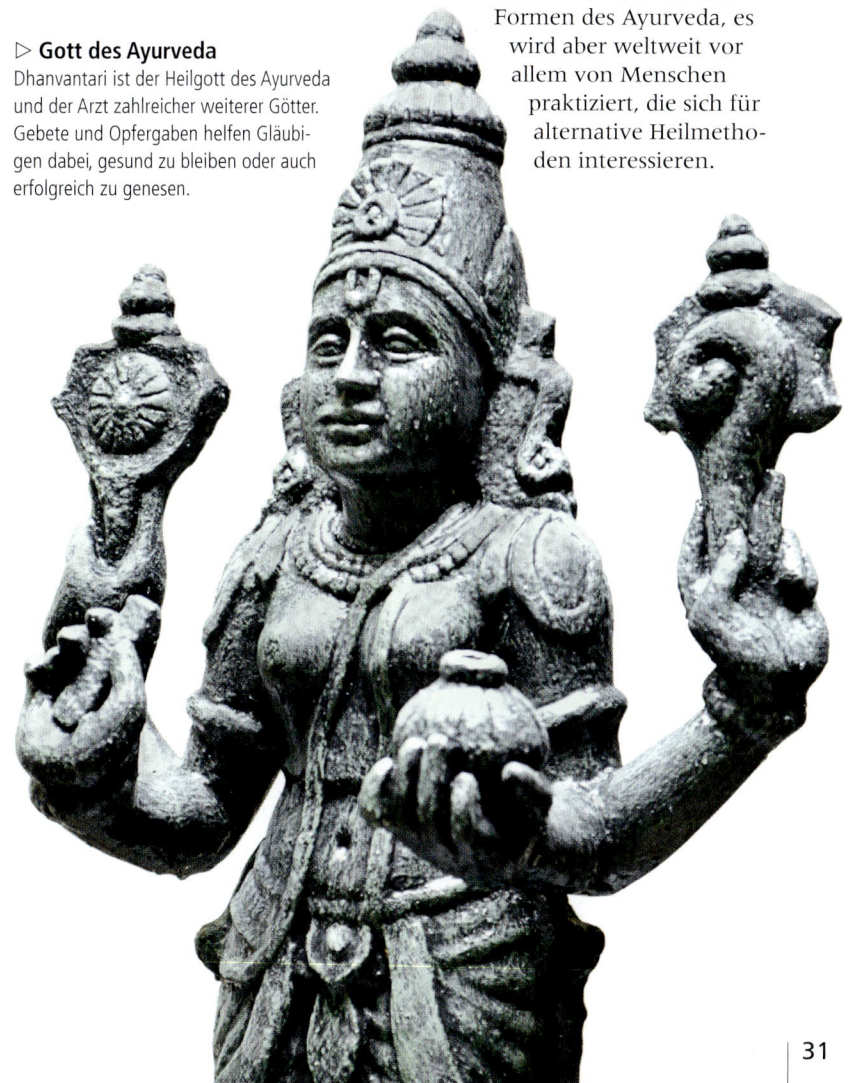

» **Es ist wichtiger, einer Krankheit vorzubeugen, als nach einer Medizin zu suchen.**«

CHARAKA, INDISCHER GELEHRTER, IM *CHARAKA SAMHITA*, 1. JH. N. CHR.

FRÜHZEIT BIS 700

Die frühe griechische Medizin war stark von der des alten Ägyptens (siehe S. 20–21) geprägt und übernahm viel von deren Glauben an Geister und das Übernatürliche. Krankheiten wurden als Strafen oder sogar »Geschenke« der Götter angesehen, die man durch Sünden oder Fehlverhalten verärgert hatte. Man setzte auf Priester, Gebete, Opfergaben und Rituale, um Dämonen zu verjagen und Flüche zu brechen. Der griechische Gott der Heilkunst war Asklepios. Die ihm geweihten Tempel waren Asklepieia, in denen Kranke beten und Opfer bringen konnten. Sein Symbol war ein Stab, um den sich eine Schlange windet. Der Asklepiosstab (auch Äskulapstab) ist bis heute Symbol der Heilberufe. Sein Ursprung ist nicht ganz geklärt, einige Historiker bringen ihn aber mit dem ägyptischen Architekten und Arzt Imhotep in Verbindung, der zum Gott der Medizin erhoben und verehrt wurde.

Abkehr von der Mythologie

Mit der Entwicklung der Medizin verschoben sich auch ihre Schwerpunkte. Allmählich betrachtete man Krankheiten eher als Naturphänomen oder Produkte des weltlichen Körpers statt als Heimsuchung der Götter. Symptome, Diagnosen und Behandlungen

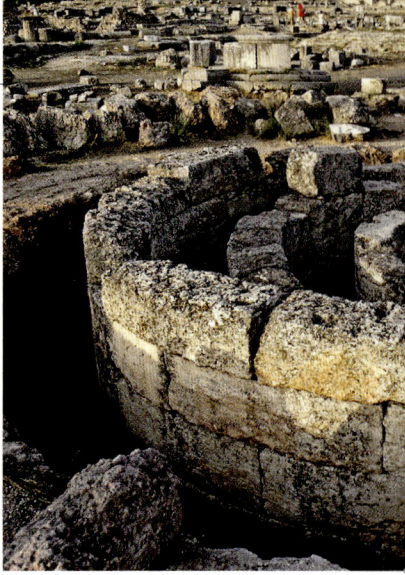

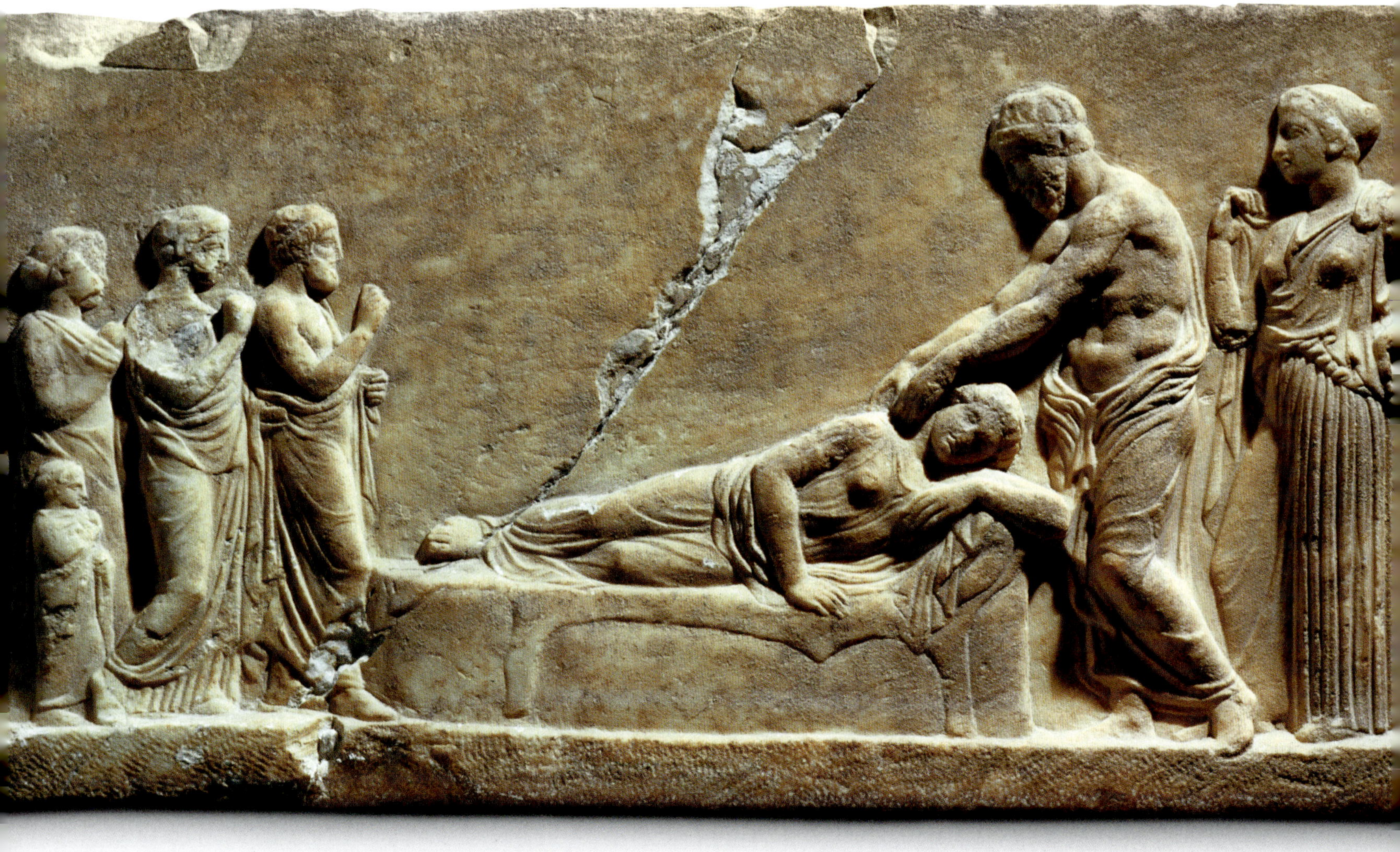

Medizin im alten Griechenland

Die bedeutendste Gestalt der Medizin im antiken Griechenland war Hippokrates (siehe S. 36–37). Aber auch viele weitere Ärzte und Heiler waren an der Entwicklung der griechischen Medizin, ihrer Methoden und ihrer bis heute vertrauten Ethik beteiligt.

▽ **Gott der Heilkunst**
Dieses Relief zeigt Asklepios bei der Behandlung einer Patientin. Frauen der höheren Schichten hatten recht guten Zugang zu Medizin.

MEDIZIN IM ALTEN GRIECHENLAND

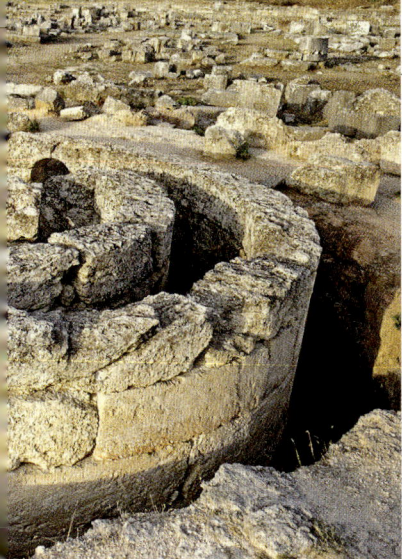

△ **Heiligtum des Asklepios**
Dem griechischen Gott der Heilkunst geweihte Tempel waren gleichzeitig auch Sanatorien. In Asklepios' vermutetem Geburtsort Epidaurus steht sein berühmtester Tempel. Er wurde im 4. Jh. v. Chr. errichtet und ist UNESCO-Weltkulturerbe.

konzentrierten sich auf den Menschen statt auf Geister und das Übernatürliche, und es entstand ein wissenschaftlicher Ansatz, nach dem der Arzt den Patienten beobachtete, Erkenntnisse sammelte und Folgen beurteilte.

Philosophen und Denker, wie Sokrates, Platon und Aristoteles, trugen viel zur Entwicklung der griechischen Medizin bei. Noch vor Sokrates formulierte Empedokles die Vorstellung der vier klassischen Urstoffe oder Elemente: Luft, Feuer, Wasser und Erde. Sie wurden als die vier Säfte – Blut, gelbe Galle, schwarze Galle und Schleim (siehe S. 34–35) – auf die Medizin übertragen. Griechische Denker prägten die Vorstellung, ein Ungleichgewicht der Säfte würde zu Krankheit führen. Dieses Konzept der Vier-Säfte-Lehre entwickelte sich in der griechischen Klassik (480–323 v. Chr.) und ist auch im Corpus Hippocraticum erwähnt, einer Sammlung medizinischer Texte, die Hippokrates zugeschrieben wurden, vermutlich aber von seinen Schülern zusammengetragen wurden.

Neue Theorien

Ein Jahrhundert nach Hippokrates wirkte der griechische Arzt Herophilos von Chalkedon im ägyptischen Alexandria. Er gilt als einer der ersten Anatome, da er menschliche Körper sezierte. Seine Schriften wurden später in Rom durch den Arzt Galen (siehe S. 40–41) und andere aufgegriffen.

Herophilos beschrieb als Erster präzise Gehirn, Nerven, Augen, Arterien und Venen und die Verdauungsorgane. Seine Theorie, Ratio und Intellekt seien im Gehirn statt im Herzen angesiedelt, war zu seiner Zeit stark umstritten.

Herophilos arbeitete mit dem griechischen Arzt Erasistratos von Keos zusammen, der als der erste Physiologe gilt. Er untersuchte, wie der Körper arbeitet, und studierte Gehirn, Herz und Blutgefäße. Wie Herophilos war er überzeugt, das Herz sei nicht Sitz der Gedanken und Gefühle, sondern eine Art Pumpe mit ventilartigen Klappen. Erasistratos begründete die Theorie, dass Luft durch die Lunge in den Körper gelangt und von dort zum Herzen, von wo sie über die Arterien als »mysteriöses Geisterwesen« (das »Pneuma«) verteilt wird. Venen transportierten Blut vom Herzen zu den verschiedenen Organen. Die frühen Ideen über den Blutkreislauf wurden später von Galen erweitert und blieben bestehen, bis William Harvey (siehe S. 82–83) 1628 den Blutkreislauf korrekt beschrieb.

Als die griechische Kultur verblasste und das Römische Reich aufstieg, arbeiteten viele griechische Ärzte für die neuen Herrscher. Zu den bekanntesten zählt Asklepiades von Bithynien, der einige der griechischen Theorien, wie die Vier-Säfte-Lehre und den auf Verständnis, Beobachtung und Belege basierenden Ansatz des Hippokrates, kritisierte. Asklepiades entwickelte eine neue Theorie von Krankheit, nach der sich winzige Atome oder Körperchen durch Löcher oder Poren durch den Körper bewegen. Wird ihr Fluss – etwa durch zu kleine Poren oder zu viele Atome – gehindert, wird man krank. Zu seinen wichtigsten Behandlungsmethoden zählten Bewegung, Massagen, Bäder, Diät und Kräutermittel. Seine Theorien spielten jedoch keine große Rolle, und die meisten römischen Ärzte setzten auf die bewährte griechische Medizin (siehe S. 38–39).

40–50 JAHRE wurden die alten Griechen im Durchschnitt alt.

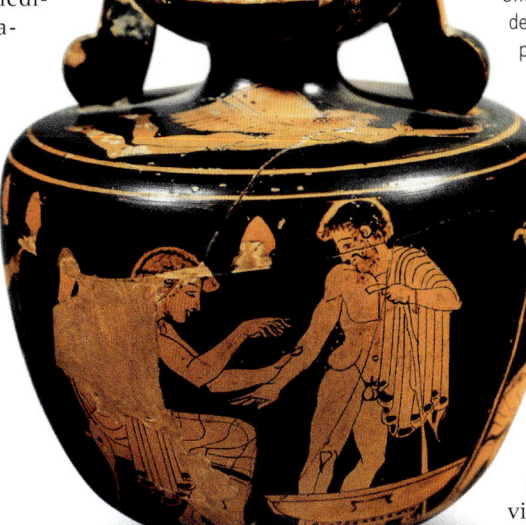

◁ **Häufige Behandlung**
Unter den griechischen Ärzten wurde die Praxis des Aderlasses zur Behandlung vieler Leiden populär. Ihr lag die Theorie der Krankheit als Ungleichgewicht der vier Säfte zugrunde. Wenn der Saft Blut zu dominant wurde, musste man ihn ablassen.

▽ **Herophilos und Erasistratos**
Die berühmten Ärzte waren im 3. Jh. v. Chr. Kollegen im ägyptischen Alexandria. Die für die Zeit ungewöhnlich lockeren Gesetze der Stadt erlaubten ihnen, menschliche Leichen zu sezieren, und so gelangen ihnen die ersten präzisen Beschreibungen der menschlichen Anatomie.

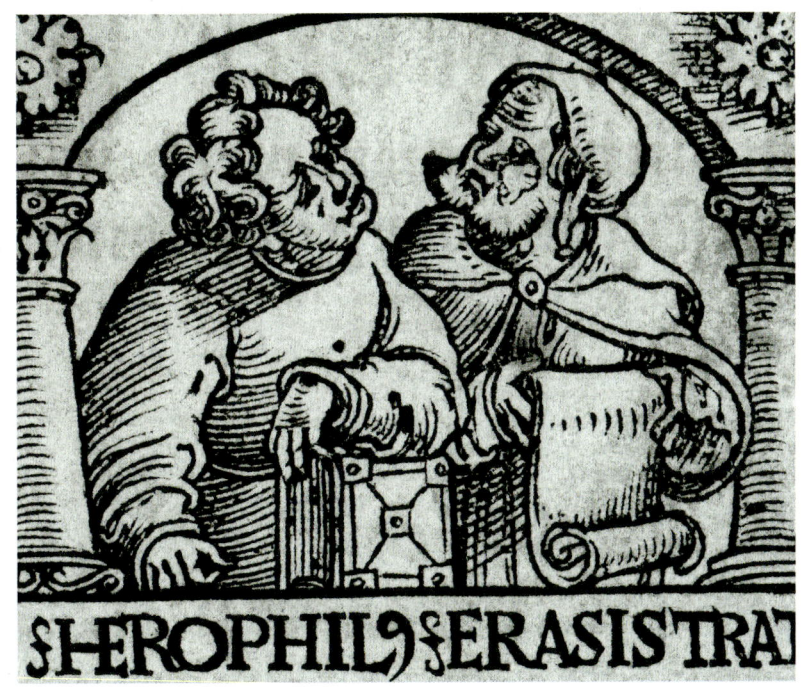

» **Wo Gesundheit fehlt,** kann die Weisheit sich nicht entfalten, **Reichtum ist nutzlos** und die Vernunft machtlos.«

HEROPHILOS, GRIECHISCHER ARZT, 3. JH. V. CHR.

Die Vier-Säfte-Lehre

Die im antiken Griechenland begründete Theorie der vier Säfte basiert auf der Vorstellung, dass die vier Körpersäfte – Blut, gelbe Galle, schwarze Galle und Schleim – im Körper ein Gleichgewicht bilden. Diese Theorie war in Europa über zwei Jahrtausende vorherrschend, bis sie im 18. Jh. abgelöst wurde.

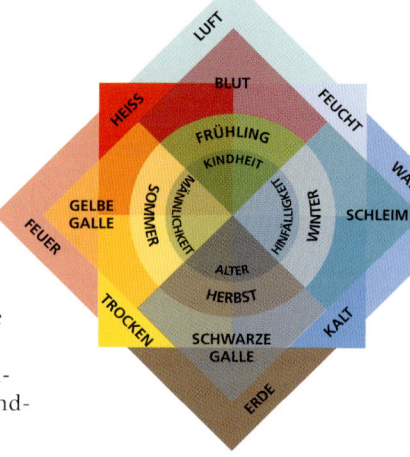

△ **Vierergruppen**
Diese Abbildung zeigt den Zusammenhang zwischen den Körpersäften und den anderen Vierersystemen. So wird Blut mit Feuchtigkeit, Frühling und Kindheit assoziiert.

Die Lehre von den vier Säften mit ihrer umfassenden Wirkung auf Körper und Gemütszustand galt als ausgewogener Ansatz, der ein tiefes Verständnis von Wohlbefinden und Krankheit ermöglicht. Das Konzept ergänzte sich gut mit anderen viergliedrigen Theorien der griechischen Philosophie, wie etwa den vier Elementen (Luft, Feuer, Erde und Wasser), den vier Grund- oder Primärqualitäten (warm, kalt, feucht und trocken) und den vier Jahreszeiten (Frühling, Sommer, Herbst und Winter).

In den Schriften des Hippokrates (siehe S. 36–37) und seiner Schüler wurden die vier Lebensstadien mit den Jahreszeiten gleichgesetzt, und die vier Körpersäfte begründeten vier Temperamente (Typen). Im alten Rom formulierte der Arzt Galen (siehe S. 40–41) das System aus, fügte die Gegensatzpaare heiß-kalt und feucht-trocken hinzu und legte vier Organe fest, denen die Säfte entspringen.

0,7 LITER Blut wurden bei Karl II. von England abgeschröpft, als er 1685 erkrankte. Er starb kurze Zeit später.

Nach Galen waren ein ausgeglichenes Temperament und Gesundheit das Resultat ausgewogener Körpersäfte. Das Gleichgewicht variiere von Person zu Person, weshalb die Menschen unterschiedlich gesund, leistungsfähig und krankheitsanfällig seien.

Temperament und Gesundheit

Der Körpersaft Blut wurde mit dem Herz assoziiert. Zu viel Blut führte zum Typus des Sanguinikers, der sozial, optimistisch, energetisch, unproblematisch war. Blut stand auch für das Element Luft, die Qualitäten warm und feucht und den Frühling. Gelbe Galle stand für die Leber, den Typus des Cholerikers, der als willensstark, entschlossen, unabhängig und aufbrausend galt. Ihr Element war das Feuer, ihre Qualitäten warm und trocken und ihre Jahreszeit der Sommer. Schwarze Galle stand für die Milz, den melancholischen Typus – ruhig, zurückgezogen, vorsichtig und logisch –, das Element Erde, die Qualitäten trocken und kühl und den Herbst. Schleim war mit dem Gehirn verbunden und dem Typus Phlegmatiker – ruhig, hinnehmend und schwer erzürnbar –, dem Element Wasser, den Qualitäten kühl und feucht und dem Winter.

Die Dominanz eines Safts machte krank. So führte ein Übermaß an Schleim zu Erkrankungen, die sich durch Frieren, Zittern, Husten und Niesen äußerten. Sie dienten dazu, Schleim und Eiter abzuführen.

Ungleichgewichte konnten sich aber auch auf das Temperament auswirken: Zu viel Blut führte dazu, dass man Aufgaben vernachlässigte, vergesslich war oder zu spät kam, ein Überschuss an gelber Galle führte zu übersteigerter Selbstsicherheit, Unorganisiertheit und Depression. Ein Zuviel an schwarzer Galle brachte Sorgen, Beklommenheit und Abkehr mit sich. Zeichen für überschüssigen Schleim waren Faulheit, Gleichgültigkeit und Angst vor Veränderungen.

Die Ursachen für ein Ungleichgewicht der Säfte waren zahlreich und konnten von schlechter Luft über schlechtes Wasser und Nahrung bis zu verärgerten Geistern und übermäßigen Gefühlen, etwa Eifersucht, reichen.

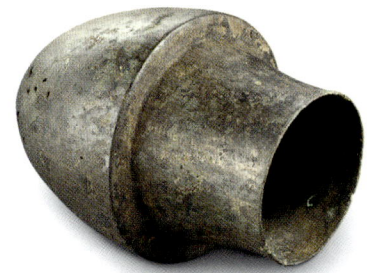

△ **Schröpfkopf**
Dieses Gefäß aus Pompeji von 79 n. Chr. diente zum Ausgleich der Körpersäfte. Dazu wurde die Luft darin erhitzt und das Gefäß auf die Haut gesetzt. Das entstehende Vakuum sollte die gelbe Galle aussaugen.

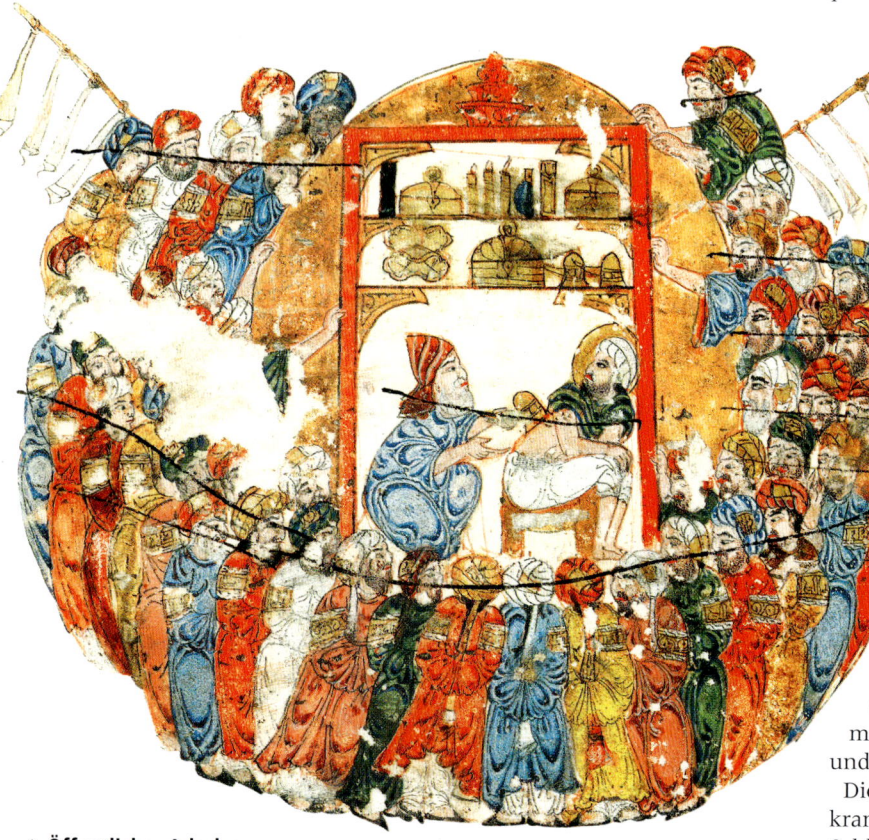

△ **Öffentlicher Aderlass**
Eine illustrierte Version der Makamen des arabischen Dichters und Gelehrten Ibn Ali al-Hariri zeigt eine Menschenmenge im 13. Jh. bei einem öffentlichen Aderlass.

DIE VIER-SÄFTE-LEHRE

Verbreitung und Rückgang

Die von Griechen und Römern entwickelte Vier-Säfte-Lehre (Humoralpathologie) hielt auch in der islamischen Medizin (siehe S. 48–51) Einzug, wurde von mittelalterlichen Ärzten übernommen und taucht auch im indischen Ayurveda (siehe S. 30–31) auf. Durch neue Übersetzungen alter griechischer Texte wurden auch Europas Ärzte der Renaissance von Galens Lehre der Säfte angezogen.

Es wurden lange Traktate verfasst, wie und womit richtig zu behandeln

> »[Säfte] sind das, was die **Konstitution** ausmacht und **Schmerz** oder **Gesundheit** bringt.«
>
> POLYBOS ZUGESCHRIEBEN, EINEM SCHÜLER DES HIPPOKRATES, AUS *ÜBER DIE NATUR DES MENSCHEN*, 400 V. CHR.

sei, wenn das Gleichgewicht aus den Fugen geriet. Aderlass galt beispielsweise als beste Therapie bei Blutüberschuss, der bei Krankheiten eine Rolle spielte. Durch Schröpfen glaubte man, gelbe Galle entziehen zu können, während aus- und abführende Mittel gelbe und schwarze Galle entsorgten. Zur Wiederherstellung des Gleichgewichts wurden oft exzentrische Diäten und Kräuter verschrieben.

Die Humoralpathologie war im 17. Jh. in Europa noch weit verbreitet. Gerade Aderlass hatte häufig schlimme Konsequenzen. Ab Ende des 18. Jh. wurde sie von einer Welle methodischer wissenschaftlicher Forschung und einem neuen Verständnis für den menschlichen Körper verdrängt.

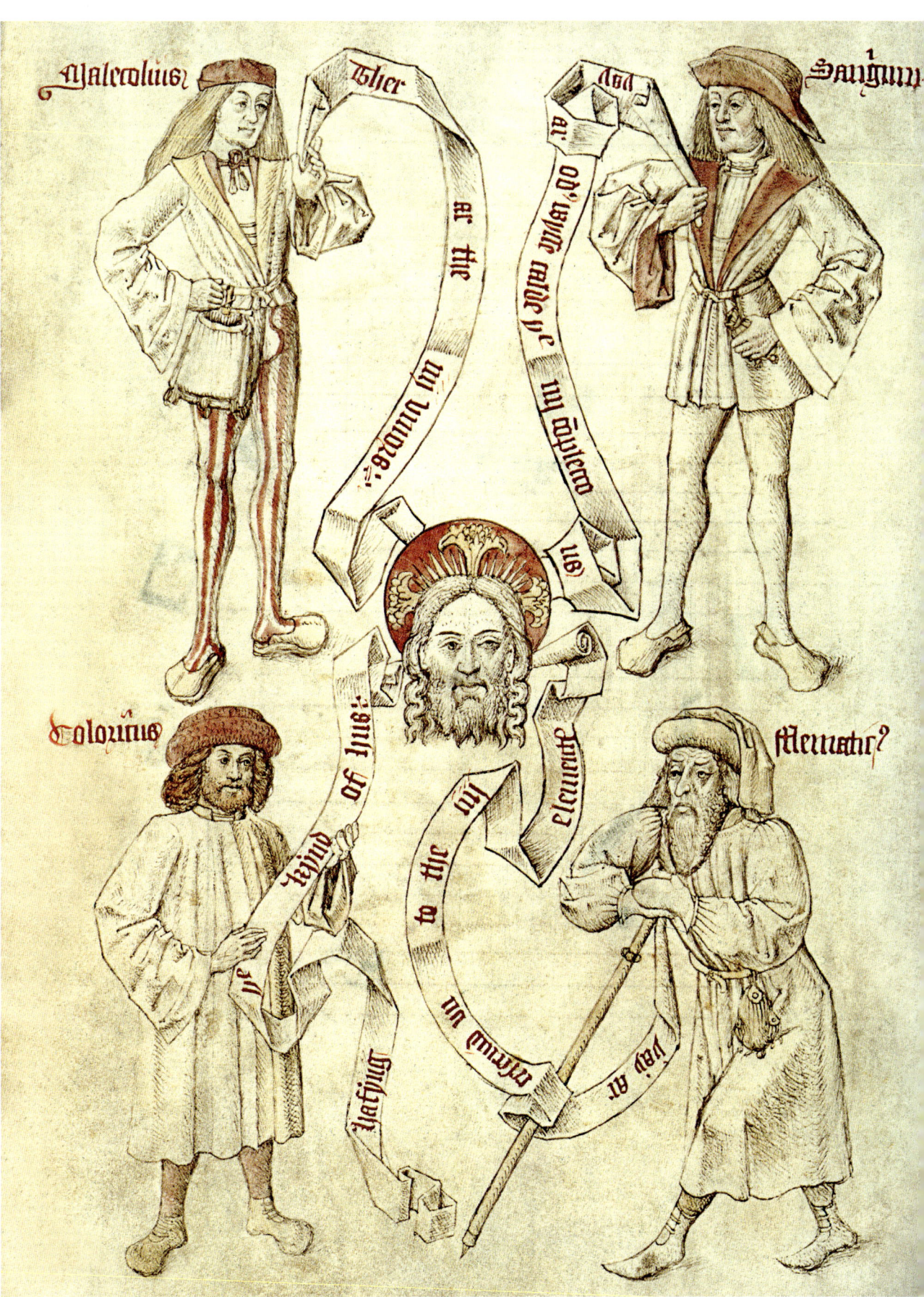

▷ **Vier Temperamente**
Diese Abschrift des aus dem 15. Jh. stammenden Zunftbuchs der Bader von York aus den 1760er-Jahren zeigt die vier Temperamente: Melancholiker, Sanguiniker, Phlegmatiker und Choleriker. Kleidung, Gesichtsausdruck und Haltung unterstreichen die Typisierung.

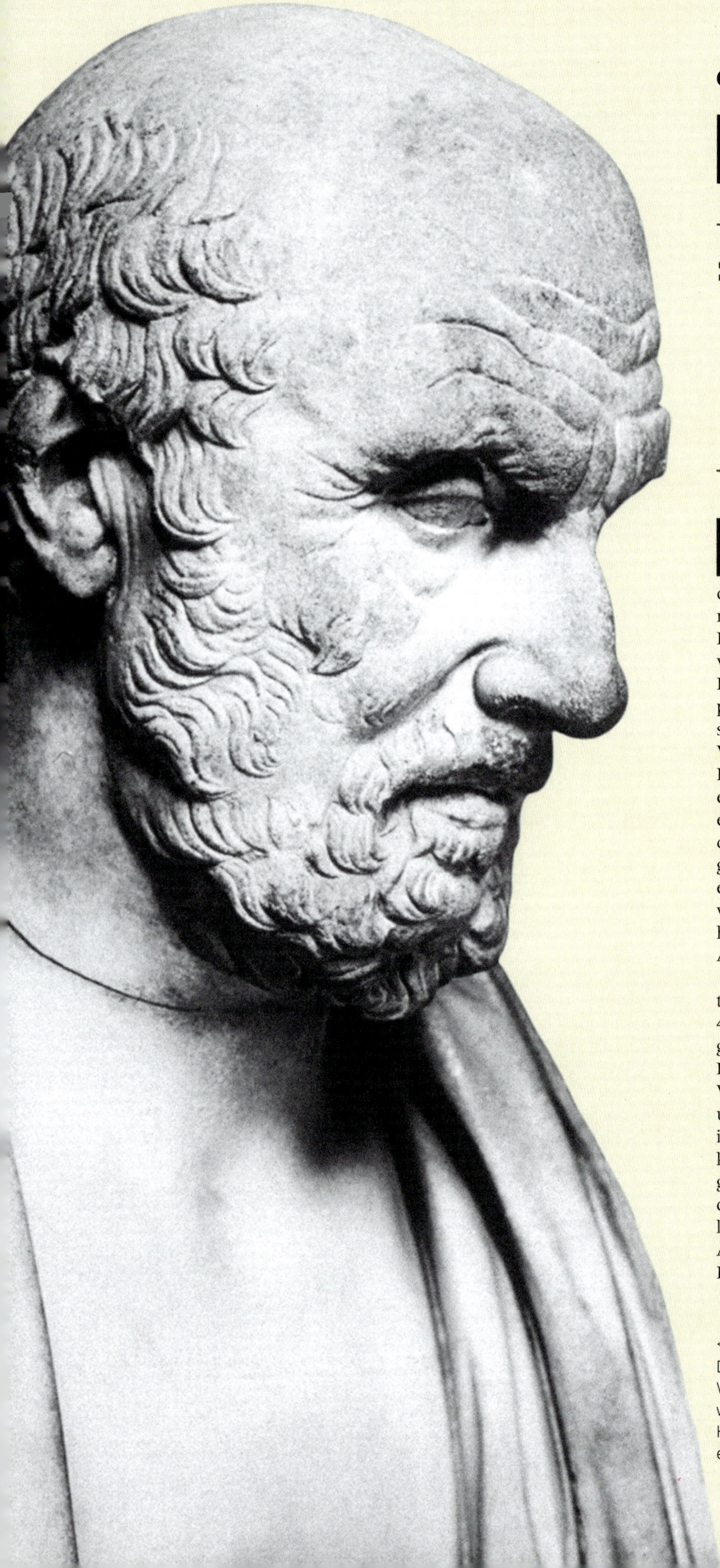

GRIECHISCHER ARZT * 460 v. Chr. † 370 v. Chr.

Hippokrates

> »Krankheit ist nicht gottgewollt … die **Ursache führt uns zur Heilung.**«
>
> HIPPOKRATES, GRIECHISCHER ARZT

Hippokrates war eine der bedeutendsten Figuren der Medizingeschichte, er machte den Heilberuf zu einer Profession mit wissenschaftlichem Fundament. Er befreite die griechische Medizin vom Aberglauben und setzte auf Beobachtung und präzise Anamnesen. Durch den Vergleich von Fallgeschichten erstellte er eine erste Systematik der Erkrankungen. Dazu stellte er auch bis heute verbindliche Verhaltensnormen für Ärzte auf.

Hippokrates wurde um 460 v. Chr. auf der griechischen Insel Kos geboren. Sein Vater war Arzt und unterrichtete ihn in der Heilkunst. Er ist viel gereist und kam dabei vermutlich sogar bis nach Libyen und Ägypten, aber über den Menschen Hippokrates selber weiß man nur wenig. Das *Corpus Hippocraticum*, eine Sammlung von rund 60 Werken, von denen einige Hippokrates zugeschrieben werden, zeigt, dass sich die griechische Medizin deutlich von der ägyptischen (siehe S. 20–21) und mesopotamischen (siehe S. 24–25) unterschied. Es ist allerdings nicht sicher, dass alle Hippokrates zugeschriebenen Texte auch wirklich von ihm stammen.

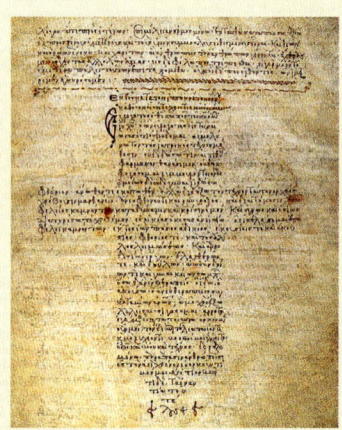

△ **Der Eid des Hippokrates**
Der von Hippokrates formulierte ärztliche Verhaltenskodex gilt in seinen Grundzügen bis heute und verpflichtet Ärzte auf ein ethisches Verhalten. Hier eine mittelalterliche griechische Abschrift.

Berufsethos
Es gab zwar auch florierende medizinische Schulen im süditalienischen Sizilien (siehe S. 54–55) und in Kyrene in Nordafrika, aber die Schule, die Hippokrates auf Kos gegründet hat, wurde die berühmteste. Ihr Gründer gilt gleichzeitig auch als ihr bedeutendster Lehrer.

Beim Eintritt in die renommierte Schule mussten die Studenten einen Eid ablegen, der heute als Eid des Hippokrates bekannt ist. Er umfasst die ärztliche Ethik und legt hohe Maßstäbe an Wissen und Verhalten das Arztes an. Er machte die Medizin zu einem Beruf, dem die Menschen vertrauen können,

◁ **Modernisierer der Heilkunst**
Diese Marmorbüste feiert Hippokrates als Vater der modernen Medizin. Er wandte sich vom Glauben an übernatürliche Ursachen und Heilmethoden ab und setzte stattdessen auf eine genaue Beobachtung des Patienten.

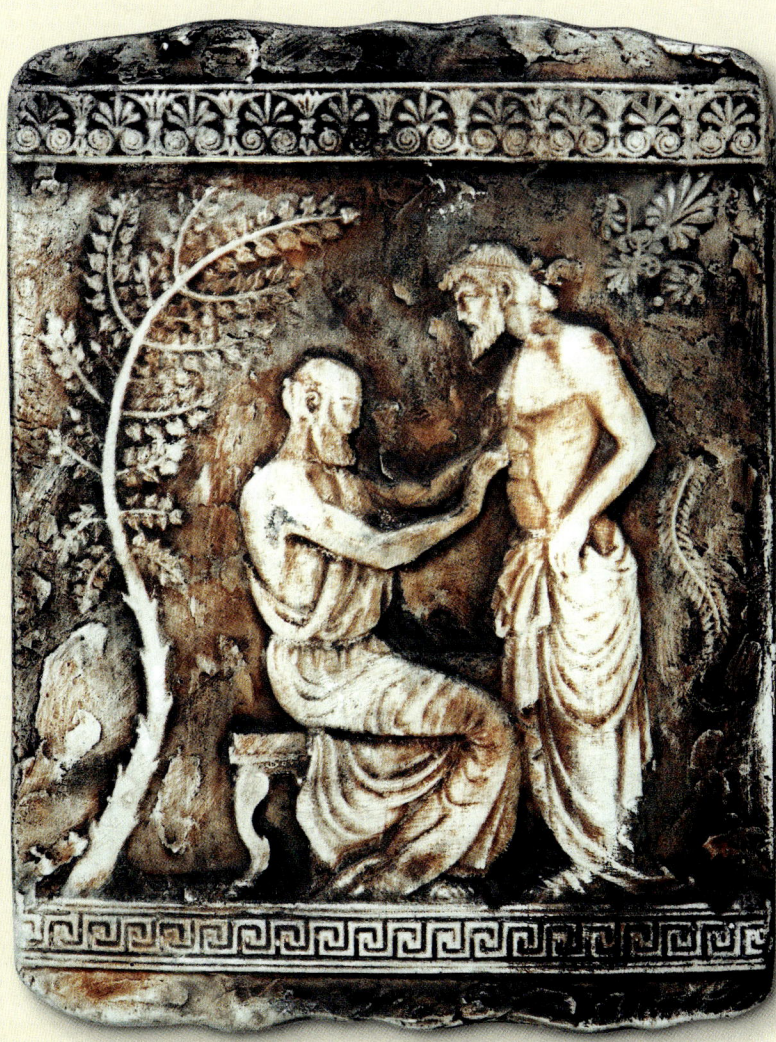

◁ **Der Arzt bei der Arbeit**
Dieses Relief aus dem 4. oder 5. Jh. v. Chr. zeigt einen griechischen Arzt bei der Behandlung eines Patienten. Er achtet auf dessen Befindlichkeit, während er Atmung und Lungenfunktion kontrolliert.

Er war ein talentierter Chirurg und interessierte sich auch für die Orthopädie. Einige der in seinen Texten zu Knochenbrüchen und Gelenken aufgestellten Prinzipien sind auch heute noch relevant.

Seiner Zeit voraus

Hippokrates war davon überzeugt, dass dem Körper vier Säfte innewohnen: schwarze Galle, Schleim, gelbe Galle und Blut (siehe S. 34–35). Dieses System lieferte die Grundgedanken für das Verständnis des menschlichen Befindens. Stimmungen und Krankheiten entstehen demnach aus einem Ungleichgewicht der Körpersäfte. Hippokrates war vermutlich der erste Arzt, der Krankheiten für natürlich und nicht für von übernatürlichen Kräften oder den Göttern gesandt hielt.
 Er legte großen Wert auf die Stärkung des Körpers und damit seiner natürlichen Abwehrkräfte. Er verordnete Diäten, Sport, Massagen, Wassertherapien und Schwimmen im Meer. Darüber hinaus wusste er um die immense Bedeutung sowohl von Sauberkeit und Hygiene als auch von Ruhe und Schlaf.
 Als Hippokrates starb, war er so hoch angesehen, dass man glaubte, dass Honig von den Bienen, die auf seinem Grabstein lebten, besondere Heilkräfte besaß. Hippokrates stellte den Arzt vollständig in den Dienst des Patienten, und seine grundlegenden Lehren haben Ärzte durch die Jahrhunderte bis zum heutigen Tag geprägt.

unterschied zwischen Ärzten und anderen »Heilern« und definierte den Arztbegriff. Zum Eid gehörte auch die ärztliche Verschwiegenheit. Hippokrates bestand darauf, dass Ärzte gepflegt auftreten und sich gut ernähren sollten, da ein Patient keinem Arzt vertrauen würde, der nicht auf sich selbst achtgeben könnte. Ein Arzt, so Hippokrates, sollte ruhig, aufrichtig und verständnisvoll sein, seine Patienten solle er am Vormittag besuchen und sich erkundigen, wie die Nacht verlaufen sei. Erst danach solle er den Patienten, seinen Schweiß und seinen Urin gründlich untersuchen.

Vater der modernen Medizin

Zu Hippokrates Zeiten wusste man wenig über Anatomie und Physiologie, weil der Respekt der Griechen vor den Toten Obduktionen verbot. Für die Behandlung der Lebenden aber schrieb das *Corpus Hippocraticum* vor allem drei Dinge vor: genaue Beobachtung der Symptome, Offenheit für Ideen und die Bereitschaft, die Krankheitsursachen zu erklären. Der Corpus ist voller Fallberichte, die Krankheiten wie Tuberkulose, Mumps und Malaria beschreiben. Hippokrates kategorisierte Krankheiten unter anderem danach, ob sie epidemischer, endemischer, chronischer oder akuter Natur sind, Definitionen, die bis heute Gültigkeit haben.

> »Ich will mein Können zum **Nutzen der Kranken** einsetzen … ich werde **niemandem schaden** oder unrecht tun.«
> AUS DEM EID DES HIPPOKRATES

CHRONIK

- **460 v. Chr.** Geboren als Sohn einer wohlhabenden Familie auf Kos. Hippokrates' Schulbildung umfasst neun Jahre Grund- und zwei Jahre weiterführende Schule, in denen er Lesen, Schreiben, Dichtkunst und Musik lernte.

- **430–427 v. Chr.** Er hilft drei Jahre lang, die Pest in Athen zu bekämpfen, und empfiehlt Feuer, um die Luft zu reinigen, und das Abkochen von Trinkwasser.

- **431–404 v. Chr.** Versorgt Verwundete im Peloponnesischen Krieg. Er operiert unter anderem erfolgreich Schädelverletzungen und richtet Brüche und renkt ausgekugelte Gelenke wieder ein.

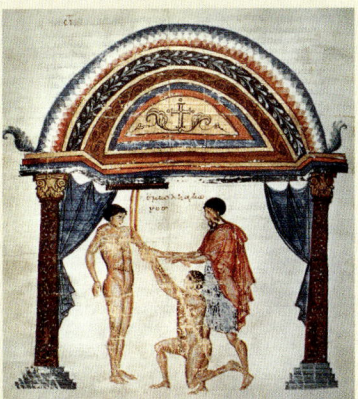

HIPPOKRATISCHE TEXTE: *ÜBER KNOCHENBRÜCHE UND DIE GELENKE* AUS DEM 11. JH.

- **420–370 v. Chr.** In dieser Zeit entstehen rund 60 Lehrbücher, Vorlesungen und Essays von Hippokrates und anderen Autoren, die alle auf der hippokratischen Medizin beruhen und später in der Bibliothek von Alexandria gesammelt werden. Hippokrates verfasst zudem seine Abhandlungen über die Knochen und die Gelenke, vertritt die Lehre von den vier Körpersäften und glaubt daran, dass ein Ungleichgewicht dieser Säfte krank macht.

- **400 v. Chr.** Gründet eine Ärzteschule auf Kos und unterrichtet in der Folge seine Söhne Thessalus und Draco in der Heilkunst. Seine Schule bringt viele berühmte Gelehrte hervor, die ihre Erfahrungen und Schriften seinen Werken hinzufügen.

- **370 v. Chr.** Stirbt in Larissa, Griechenland, im Alter von ungefähr 90 Jahren.

- **2. Jh. n. Chr.** Der griechische Arzt Soranus von Ephesos schreibt die erste Biografie über Hippokrates, die die wichtigste Informationsquelle zu seinem persönlichen Leben darstellt.

FRÜHZEIT BIS 700

Medizin im alten Rom

Das antike Rom ist für seine Fortschritte in der Medizin berühmt. Basierend auf Hippokrates und der griechischen Tradition, sorgten römische Ärzte, Chirurgen und Apotheker für viele Neuerungen und zeichneten ihre medizinischen Theorien und Methoden umfassend auf.

Das antike Rom stieg vor rund 2500 Jahren auf. Die Stadt gewann nach und nach immer mehr Macht und herrschte bald – erst als Republik, dann als Kaiserreich – weit über Italiens Grenzen hinaus, bis das Reich 410 n. Chr. zerfiel. Bis heute erhaltene Schriften, Kunst, Skulpturen, chirurgische Instrumente, Medizingefäße, Zahnprothesen und andere Objekte geben einen Überblick über Gesundheit, Krankheit und Heilverfahren in der »ewigen Stadt« und ihrem riesigen Reich.

Die Römer gehörten zu den ersten, die mit sauberem Trinkwasser und Abwasseranlagen in ihren Städten staatliche Maßnahmen zur Gesundheitspflege ergriffen. Auch schufen

15 MILLIONEN Menschen starben im Römischen Reich zwischen 165–185 n. Chr. an der Antoninischen Pest (vermutlich Pocken o. Masern).

sie ein öffentliches Bewusstsein für mehr Hygiene und bauten öffentliche Bäder. Auch Sport und Ernährung spielten eine wesentliche Rolle. Häufig rieten Ärzte bereits beim ersten Anzeichen einer Erkrankung zur Umstellung der Ernährung, wie etwa zum Verzicht auf fettes Fleisch und exotische Gewürze zugunsten des gesünderen heimischen Brots und Früchten.

Göttliche Intervention
Teil der römischen Philosophie und Medizintheorie waren Götter, die mit Krankheit straften, wenn sie sich zu wenig verehrt oder die

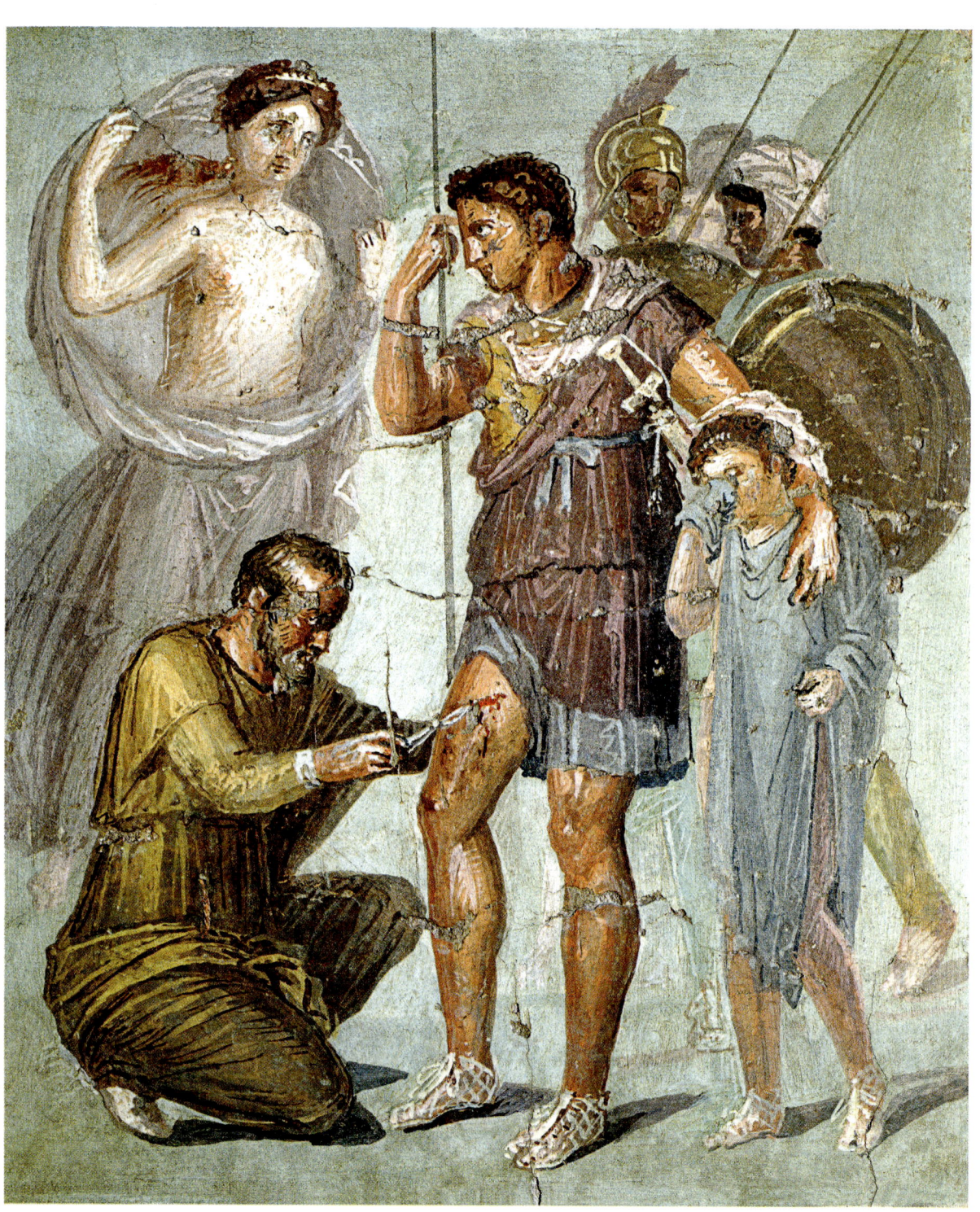

◁ **Medizin im Mythos**
Aeneas, Held griechisch-römischer Mythologie, wird von Heilergott Lapyx behandelt. Rom hatte viele Götter der Heilkünste, denen gehuldigt wurde, bevor der Arzt tätig werden konnte.

MEDIZIN IM ALTEN ROM

> »Menschen können **ohne Ärzte leben, aber** selbstredend **nicht ohne Medizin.**«
>
> PLINIUS DER ÄLTERE, *NATURALIS HISTORIA*, CA. 10 N. CHR.

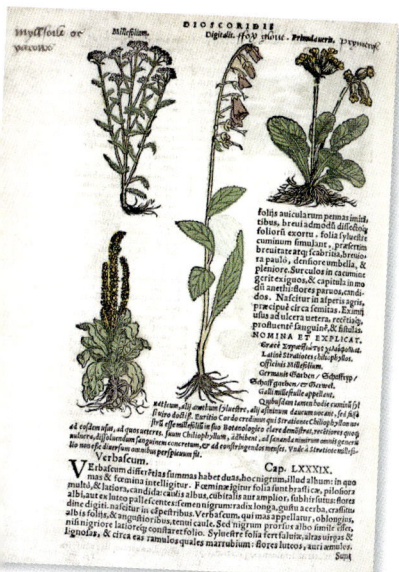

◁ **Heilpflanzen**
Diese deutsche Ausgabe von Dioskurides *De Materia Medica* aus dem Jahr 1543 (fast 1500 Jahre nach Niederschrift) beschreibt Heilpflanzen wie Schafgarbe, Fingerhut und Schlüsselblume, ihre Zubereitung und Anwendungsmethoden.

Moral gefährdet sahen. Ihr Wille hatte aber weniger Einfluss auf die Heilung als bei den Ägyptern oder Griechen. Der wichtigste römische Gott der Medizin war wie bei den Griechen Aesculapius (Äskulap). Andere, wie Vejovis, Gott der Heilung, Febris, Schutzgöttin gegen Malaria und andere Fieber, Endovelicus, Gott der Volksgesundheit, Carna, Göttin für Herz und innere Organe, und Bona Dea, Göttin der Fruchtbarkeit, fügten die Römer hinzu. Opfer und Gebete an sie waren Teil vieler Behandlungen.

Verschiedene Lehren

In Rom gab es verschiedene medizinische Ansätze oder Schulen. Die Methodische Schule legte Wert auf die Krankheitsbestimmung vor Festlegung der Behandlung, beachtete aber weniger den einzelnen Patienten. Einer ihrer berühmtesten Anhänger war Soranos von Ephesos (ca. 98–140 n. Chr.). Er verfasste mehrere Bücher, darunter auch *Gynaecologia*, das Geburtshilfe, Säuglingspflege und Abtreibung beschrieb. Zudem schrieb er Werke über akute und chronische Krankheiten, Anzeichen von Brüchen und über Bandagen.

Die Empirische Schule vertrat die Auffassung, Erfahrung sei das Wichtigste und Heilmittel müssten bekannt und erprobt sein. Die Dogmatische Schule hielt sich streng an die Traditionen und Theorien des Hippokrates, wie die Vier-Säfte-Lehre (siehe S. 34–35). Diese Lehre wurde vom berühmtesten Arzt des alten Roms, Galen (siehe S. 40–41), vorangetrieben, der glaubte, dass ein Ungleichgewicht der Körpersäfte krank mache. Zu den Therapien zählten Ernährungsumstellung, Sport sowie eine große Anzahl pflanzlicher, mineralischer und anderer Mittel. Aderlass, Schröpfen und Kauterisation wurden häufig als Therapie bei leichteren Erkrankungen verschrieben.

Da das Römische Reich sich auf militärischer Stärke gründete, war die Chirurgie auf dem Schlachtfeld sowie bei Gladiatorenkämpfen eine wichtige Disziplin. Chirurgen konnten viele Kriegs- und Alltagswunden behandeln. Sie besaßen chirurgische Instrumente, wie diverse Messer, Skalpelle unterschiedlicher Größen und Formen, Amputationssägen mit unterschiedlicher Zahnung, Bohrer zur Schädelöffnung oder Entfernung von Tumoren, Haken zur Entfernung von Fremdkörpern aus Wunden, Retraktoren zum Offenhalten des Operationsfelds, Harnröhren- und Blasenkatheter sowie diverse Hals- oder Vaginalspekula. Es gab schon verschiedenste Prothesen für Augen, Nasen, Zähne, Arme, Hände, Beine und Füße aus Holz, Eisen, Silber oder Gold. Operationen verliefen schnell, aber gründlich, Patienten erhielten Alkohol, Opium oder Kräuter gegen Schmerzen, und Wunden wurden mit heißem Öl, Kräuterwickeln oder Essig verbunden.

Frühe Krankenhäuser

Gegen Ende des Imperiums waren auch die Heilberufe gut organisiert und es entstanden die ersten Krankenhäuser. Sie waren vor allem reichen Bürgern vorbehalten, wie hohen Beamten und Kaufleuten, Soldaten der hohen bis mittleren Ränge und manchmal privilegierten Sklaven. Die Armee hatte medizinische Einheiten mit Ärzten und Sklaven als Pflegern.

3 MILLIONEN Soldaten dienten in der Armee des Kaisers Augustus.

2 TAUSEND Ärzte betreuten die Armee des Kaisers.

Sie errichteten Feldhospitäler und Behandlungsräume in den Festungen. In den Provinzen waren die Ärzte eher von niederem Stand (außer sie betreuten wichtige Personen). Es wurden zwar erste Schulen und Lizenzen eingeführt, grundsätzlich gab es aber keine offiziellen Prüfungen und praktisch jeder konnte als Arzt praktizieren.

GRIECHISCHER BOTANIKER UND PHARMAKOLOGE, 40–90 N. CHR.

PEDANIOS DIOSKURIDES

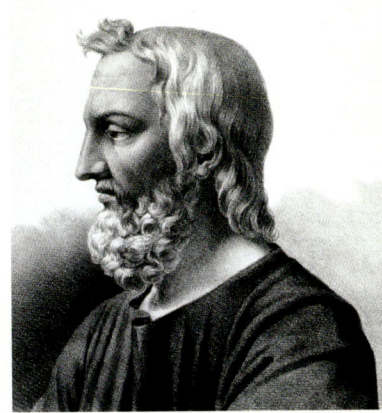

Der in Griechenland geborene römische Arzt, Botaniker und Pharmakologe Pedanios Dioskurides ist vor allem für sein fünfbändiges Hauptwerk *De Materia Medica* (*Über Heilmittel*, siehe links) berühmt. Dioskurides war als Militärarzt tätig und diente unter Kaiser Nero in der Armee. Dadurch kam er weit herum und hatte Gelegenheit, die medizinische Wirkung unzähliger Kräuter und Mineralien zu erkunden.

De Materia Medica ist eine Arzneimittellehre aus fünf Büchern, die über 600 Substanzen, wie etwa Pflanzen, Tiere, Öle, Säfte und Mineralien, beschreibt. Mit seiner Arbeit wollte Dioskurides »die Zubereitung, Eigenschaften und das Testen von Medikamenten« umfassen.

Im antiken Rom wurde *De Materia Medica* zum wegweisenden Werk und blieb auch die folgenden Jahrhunderte das Standardwerk, das regelmäßig überarbeitet und ergänzt wurde. Sein Titel wurde wie der Begriff der *Pharmakopöe* zu einer feststehenden Bezeichnung für eine Informationssammlung zu einem bestimmten Mittel, sei es ein bekanntes Kräutermittel oder die neuesten biotechnischen Komponenten einer Chemotherapie.

Goldener Zahnhalter

◁ **Frühe Prothesen**
Obwohl die Zahnheilkunde als eigenständiger Beruf in Rom nicht existierte, spezialisierten sich einige Chirurgen auf Mund und Zähne. Diese Brücken mit Elfenbein- oder echten Zähnen, Repliken römischer Originale, wurden an bestehenden Zähnen befestigt.

FRÜHZEIT BIS 700

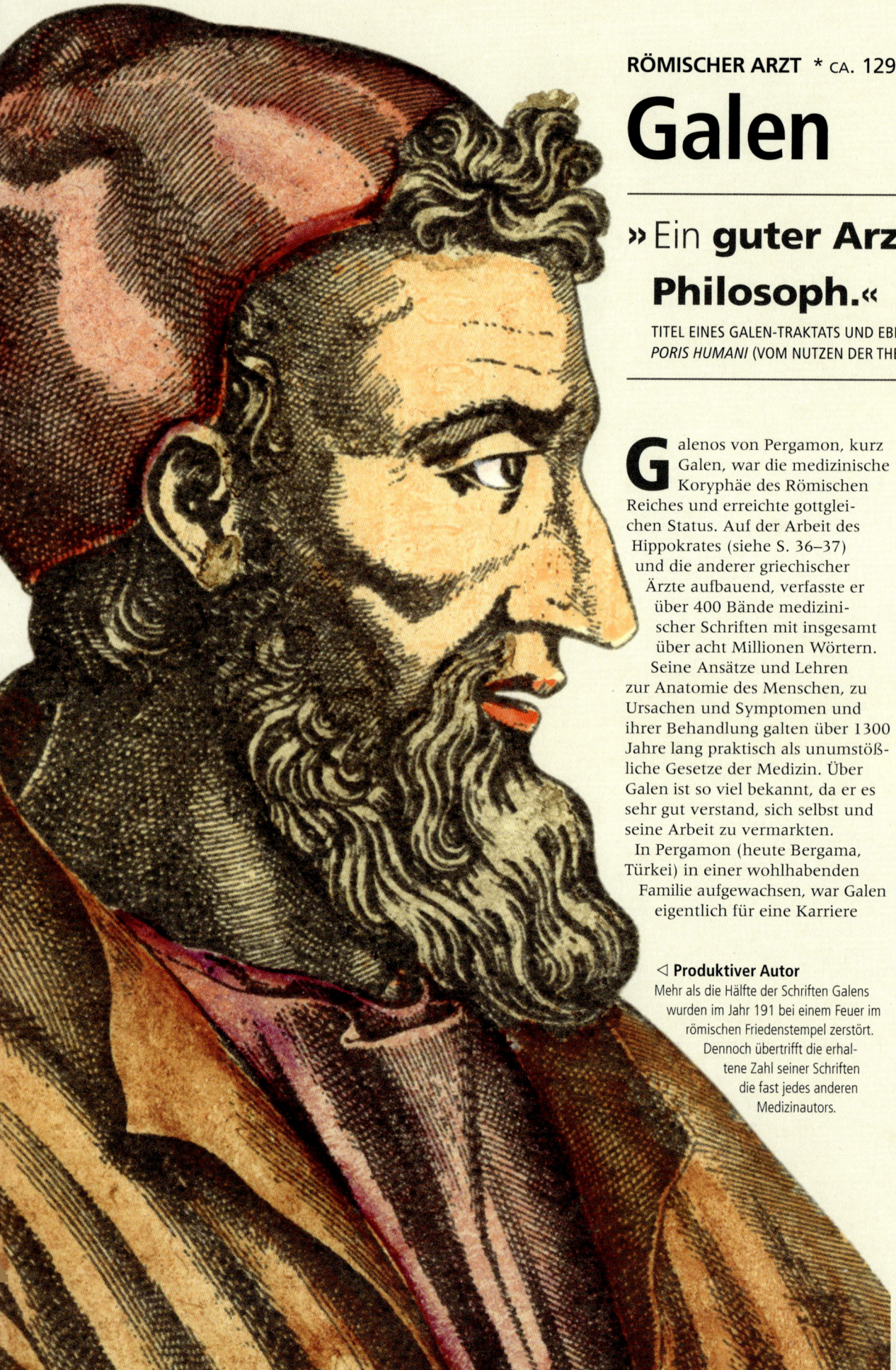

RÖMISCHER ARZT * CA. 129 V. CHR. † CA. 216 V. CHR.

Galen

»Ein guter Arzt ist gleichzeitig Philosoph.«

TITEL EINES GALEN-TRAKTATS UND EBENFALLS ZITIERT IN *DE USU PARTIUM CORPORIS HUMANI* (VOM NUTZEN DER THEILE DES MENSCHLICHEN KÖRPERS), 165–175

Galenos von Pergamon, kurz Galen, war die medizinische Koryphäe des Römischen Reiches und erreichte gottgleichen Status. Auf der Arbeit des Hippokrates (siehe S. 36–37) und die anderer griechischer Ärzte aufbauend, verfasste er über 400 Bände medizinischer Schriften mit insgesamt über acht Millionen Wörtern. Seine Ansätze und Lehren zur Anatomie des Menschen, zu Ursachen und Symptomen und ihrer Behandlung galten über 1300 Jahre lang praktisch als unumstößliche Gesetze der Medizin. Über Galen ist so viel bekannt, da er es sehr gut verstand, sich selbst und seine Arbeit zu vermarkten.

In Pergamon (heute Bergama, Türkei) in einer wohlhabenden Familie aufgewachsen, war Galen eigentlich für eine Karriere bei Gericht oder in der Regierung vorgesehen, bis sein Vater träumte, der griechische Heilsgott Asklepios wünsche, dass sein Sohn Mediziner wird. Nach dem Tod des Vaters ging der 19-jährige Galen nach Smyrna (heute Izmir, Türkei), wo er vom Arzt Peplos und dem Philosophen Albinus unterrichtet wurde. Dann zog er ins griechische Korinth und schließlich ins ägyptische Alexandria, wo er die Bücher der Großen Bibliothek studierte. Der junge Galen studierte die hippokratische Medizin und Platons Philosophie und analysierte ihre Arbeiten später in *De placitis Hippocratis et Platonis*.

Glanzvolle Karriere

Ca. 157 kehrte Galen nach Pergamon zurück und trat seine erste Stelle als Arzt und Chirurg der Gladiatoren an. Dabei führte er genaue Aufzeichnungen über die verschiedenen Wunden, die bei den Gladiatorenkämpfen auftraten. Als die Sterberate der Gladiatoren dank seiner Arbeit drastisch sank, wurde man andernorts auf ihn aufmerksam. Der ehrgeizige Galen ging 162 nach Rom, wo es ihm gelang, die führende Schicht mit seinen Fähigkeiten, seiner Auffassungsgabe und seiner Überzeugung zu beeindrucken. Nach der Heilung des Philosophen Eudemus wurde Galen dem Regierungsbeamten Flavius Boethus vorgestellt, der ihm riet, Schriften zu verfassen und öffentliche Vorträge und Demonstrationen abzuhalten. Bald überwarf er sich aber mit Kollegen,

◁ **Produktiver Autor**
Mehr als die Hälfte der Schriften Galens wurden im Jahr 191 bei einem Feuer im römischen Friedenstempel zerstört. Dennoch übertrifft die erhaltene Zahl seiner Schriften die fast jedes anderen Medizinautors.

behauptete, sie seien nur neidisch, und kehrte nach Pergamon zurück.

Im Jahr 169 ging Galen auf Ruf des Kaisers Marcus Aurelius abermals in die »Ewige Stadt«. Dort begann der fruchtbarste und erfolgreichste Abschnitt seiner Karriere. Er begann zu schreiben und hielt Vorlesungen, während er nacheinander fünf Kaiser als Leibarzt betreute, die er teils auch auf ihren Reisen begleitete.

Entdeckungen und Vorstöße

Galens Hauptinteresse galt der Anatomie, die seiner Ansicht nach die Basis aller Medizin war. Die Gesetze verboten allerdings das Sezieren menschlicher Körper. So griff Galen auf die Erfahrungen zurück, die er bei den Gladiatoren gemacht hatte, und führte Versuche und Sektionen an zahlreichen Tieren, wie etwa Berberaffen (einer Makakenart), durch und gewann dabei viele neue Erkenntnisse. So bestimmte er die genaue Lage und Länge vieler Muskeln und Sehnen und konnte die Rolle der Nieren als Harnproduzenten belegen, indem er den Harnleiter lebender Tiere durchtrennte und zeigte, dass er sich mit Harn füllte. Seine große Selbstsicherheit verleitete ihn aber auch zu Vermutungen und er übertrug Befunde von Tieren auf den Menschen.

> **»Für Diagnosen muss man beobachten und folgern.«**
> GALENS LEITSPRUCH

So führten seine Untersuchungen des Gehirns und seiner Funktionen zu der Fehleinschätzung, die Zirbeldrüse wäre für die Blutgefäße von Bedeutung. Dieser Irrglaube sollte sich noch bis in die Renaissance halten. Galen entwickelte auch die griechische Vier-Säfte-Lehre zu einem komplexen System weiter (siehe S. 34–35). Wie in vielen seiner Forschungen stützte er sich auch hierbei auf Hippokrates.

Zu seinen umfangreichen Traktaten zu diesen Themen gehören auch *Über die schwarze Galle* und *Von den Elementen*.

Galens Schreibstil war diffus, wortreich, weitschweifig und enthielt viele subjektive Kommentare. Auch seine Medizin war von seinen eigenen, teils eigenwilligen Ansichten gefärbt. Über die Jahrhunderte wurde seine Philosophie verworfen und abgelöst, seine medizinische Lehre – mit all ihren Annahmen und Fehleinschätzungen – galt jedoch lange als unwiderlegbar.

Erst ab dem 16. Jh. begannen Ärzte wie Andreas Vesalius (siehe S. 72–75), William Harvey (siehe S. 82–83) und andere seine Lehren infrage zu stellen und zu widerlegen. Aber selbst im 19. Jh. bezogen sich viele Ärzte der westlichen Welt noch auf Galen und dessen Werke.

CHRONIK

■ **um 129** Geboren als Sohn einer wohlhabenden Familie in Pergamon – heute Bergama, Türkei –, einem wichtigen regionalen Zentrum im Römischen Reich.

■ **148** Galens Vater, Aelius Nicon, stirbt und hinterlässt ihn finanziell abgesichert, sodass er durch Europa und Nordafrika reisen und Medizin studieren kann.

■ **157** Er kehrt nach Pergamon zurück, nimmt dort den Posten des Gladiatorenarztes an und behandelt erfolgreich deren Verletzungen und Wunden. Als deren Sterberate sinkt, verbreitet sich sein Ruf im Reich und erreicht die gehobene Medizinerschaft, die ihm vorschlägt, nach Rom zu kommen.

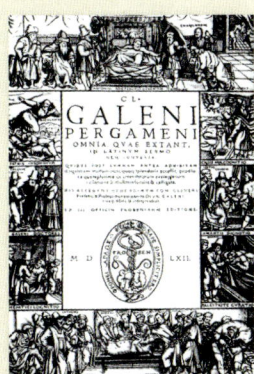

EINE 1561 IN BASEL GEDRUCKTE AUSGABE VON GALENS WERK.

■ **um 162** Er zieht als Arzt nach Rom, macht sich aber aufgrund seiner Haltung anderen Medizinern und ihren Theorien gegenüber schnell Feinde. Er verbringt immer wieder Zeit in Pergamon.

■ **um 166** Die Antoninische Pest (vermutlich Pocken oder Masern) schwappt quer durch Europa. Galen beschreibt ausgiebig ihre Symptome und mögliche Behandlungen. 198 kommt es zu einer ähnlichen Epidemie.

■ **169** Kaiser Marcus Aurelius ruft ihn als seinen Leibarzt nach Rom. Diese Stellung hat er bis zum Tod des Aurelius im Jahr 180 inne.

■ **170** Er wird Leibarzt von Marcus Aurelius' Sohn und Erben Commodus bis zu dessen Tod im Jahr 192.

■ **191** Eine große Zahl seiner Schriften wird bei einem Feuer im Friedenstempel in Rom zerstört. Galen ist vom Verlust seiner Arbeit erschüttert.

■ **193** Er wird Leibarzt des neuen Kaisers Septimius Severus. Galen verschwindet zwar langsam aus dem Rampenlicht, seine Schriften sind aber immer noch stark verbreitet und bleiben populär.

■ **um 216** Galen stirbt in Rom, manche Experten sprechen aber auch von Pergamon oder Sizilien und datieren den Tod auf etwa 200.

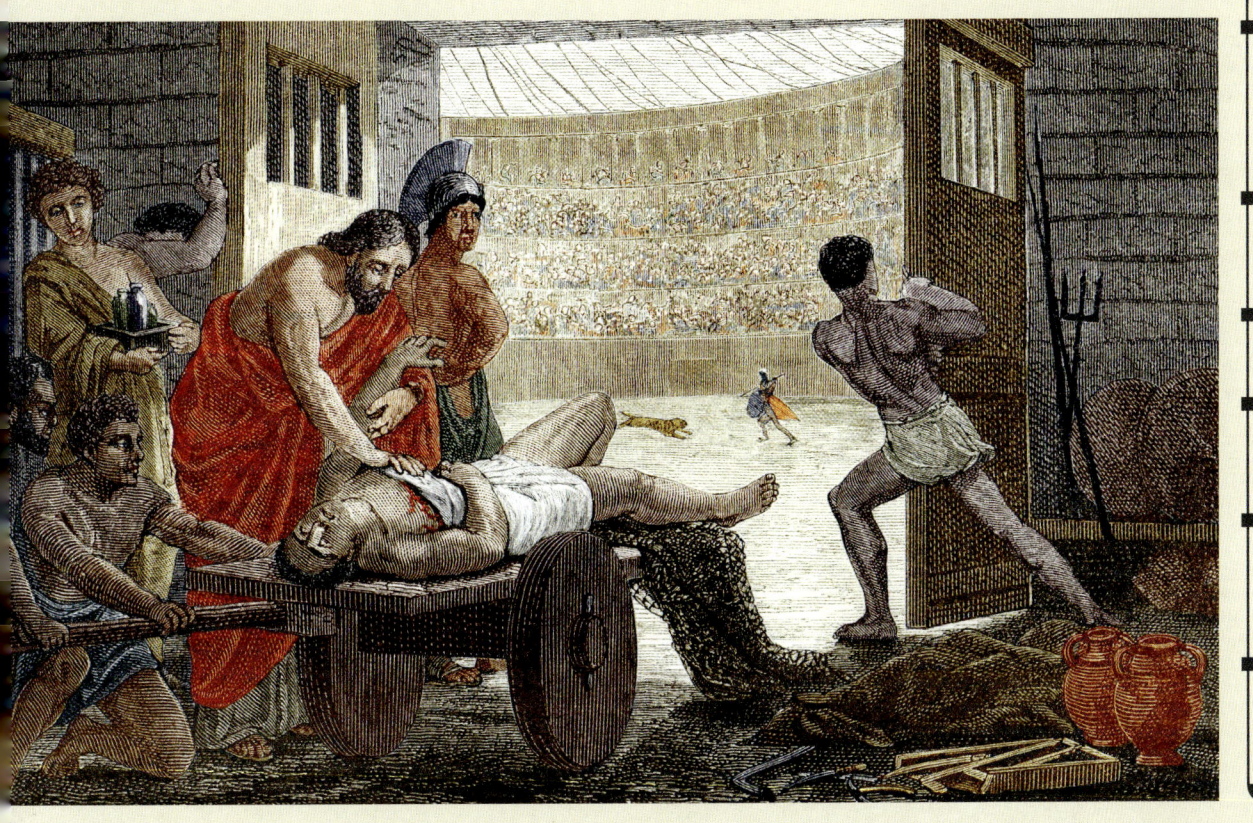

▽ **Behandlung eines Gladiatoren**
Dieses Bild aus dem Buch *Vies des Savants Illustres* aus dem 19. Jh. zeigt Galen bei der Behandlung eines Gladiatoren in Pergamon. Er studierte die Anatomie des Menschen und betrachtete den Körper als »Gefäß der Seele«.

FRÜHZEIT BIS 700

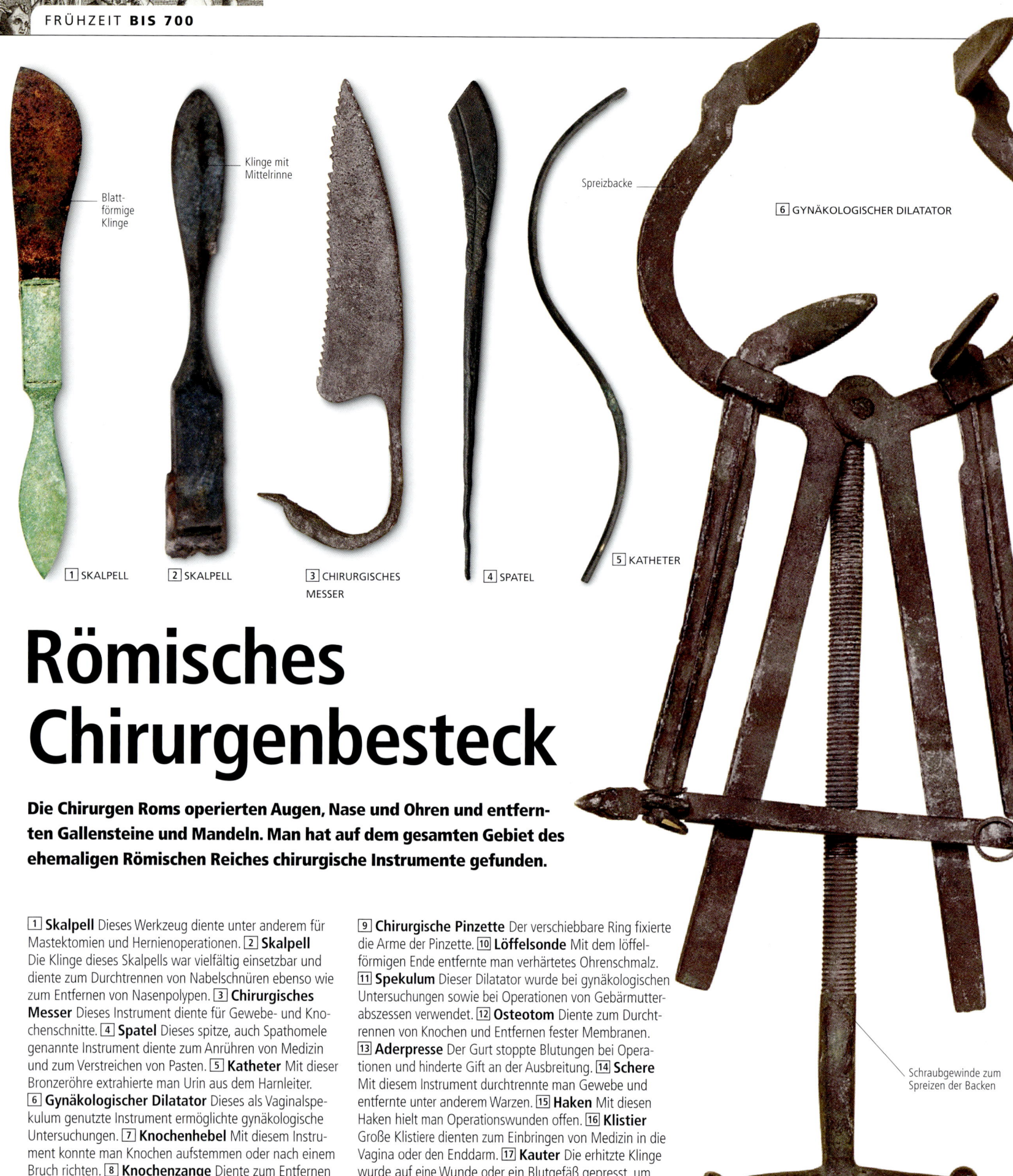

- Blattförmige Klinge
- Klinge mit Mittelrinne
- Spreizbacke
- 6 GYNÄKOLOGISCHER DILATATOR
- 5 KATHETER
- 1 SKALPELL
- 2 SKALPELL
- 3 CHIRURGISCHES MESSER
- 4 SPATEL
- Schraubgewinde zum Spreizen der Backen

Römisches Chirurgenbesteck

Die Chirurgen Roms operierten Augen, Nase und Ohren und entfernten Gallensteine und Mandeln. Man hat auf dem gesamten Gebiet des ehemaligen Römischen Reiches chirurgische Instrumente gefunden.

1 **Skalpell** Dieses Werkzeug diente unter anderem für Mastektomien und Hernienoperationen. 2 **Skalpell** Die Klinge dieses Skalpells war vielfältig einsetzbar und diente zum Durchtrennen von Nabelschnüren ebenso wie zum Entfernen von Nasenpolypen. 3 **Chirurgisches Messer** Dieses Instrument diente für Gewebe- und Knochenschnitte. 4 **Spatel** Dieses spitze, auch Spathomele genannte Instrument diente zum Anrühren von Medizin und zum Verstreichen von Pasten. 5 **Katheter** Mit dieser Bronzeröhre extrahierte man Urin aus dem Harnleiter. 6 **Gynäkologischer Dilatator** Dieses als Vaginalspekulum genutzte Instrument ermöglichte gynäkologische Untersuchungen. 7 **Knochenhebel** Mit diesem Instrument könnte man Knochen aufstemmen oder nach einem Bruch richten. 8 **Knochenzange** Diente zum Entfernen von Knochensplittern, vor allem nach Schädelbrüchen. 9 **Chirurgische Pinzette** Der verschiebbare Ring fixierte die Arme der Pinzette. 10 **Löffelsonde** Mit dem löffelförmigen Ende entfernte man verhärtetes Ohrenschmalz. 11 **Spekulum** Dieser Dilatator wurde bei gynäkologischen Untersuchungen sowie bei Operationen von Gebärmutterabszessen verwendet. 12 **Osteotom** Diente zum Durchtrennen von Knochen und Entfernen fester Membranen. 13 **Aderpresse** Der Gurt stoppte Blutungen bei Operationen und hinderte Gift an der Ausbreitung. 14 **Schere** Mit diesem Instrument durchtrennte man Gewebe und entfernte unter anderem Warzen. 15 **Haken** Mit diesen Haken hielt man Operationswunden offen. 16 **Klistier** Große Klistiere dienten zum Einbringen von Medizin in die Vagina oder den Enddarm. 17 **Kauter** Die erhitzte Klinge wurde auf eine Wunde oder ein Blutgefäß gepresst, um Blutungen zu stoppen und Infektionen zu verhindern.

RÖMISCHES CHIRURGENBESTECK

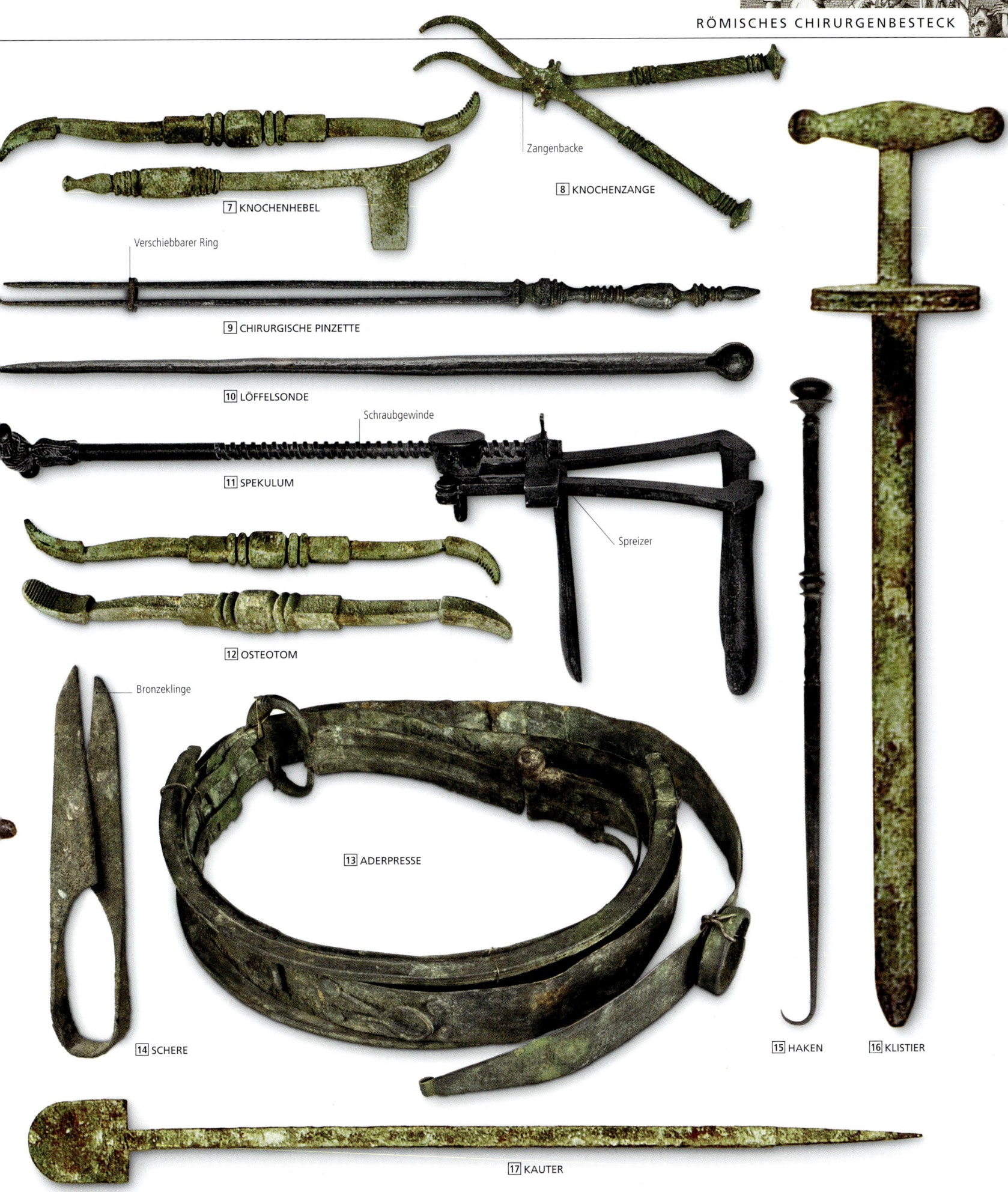

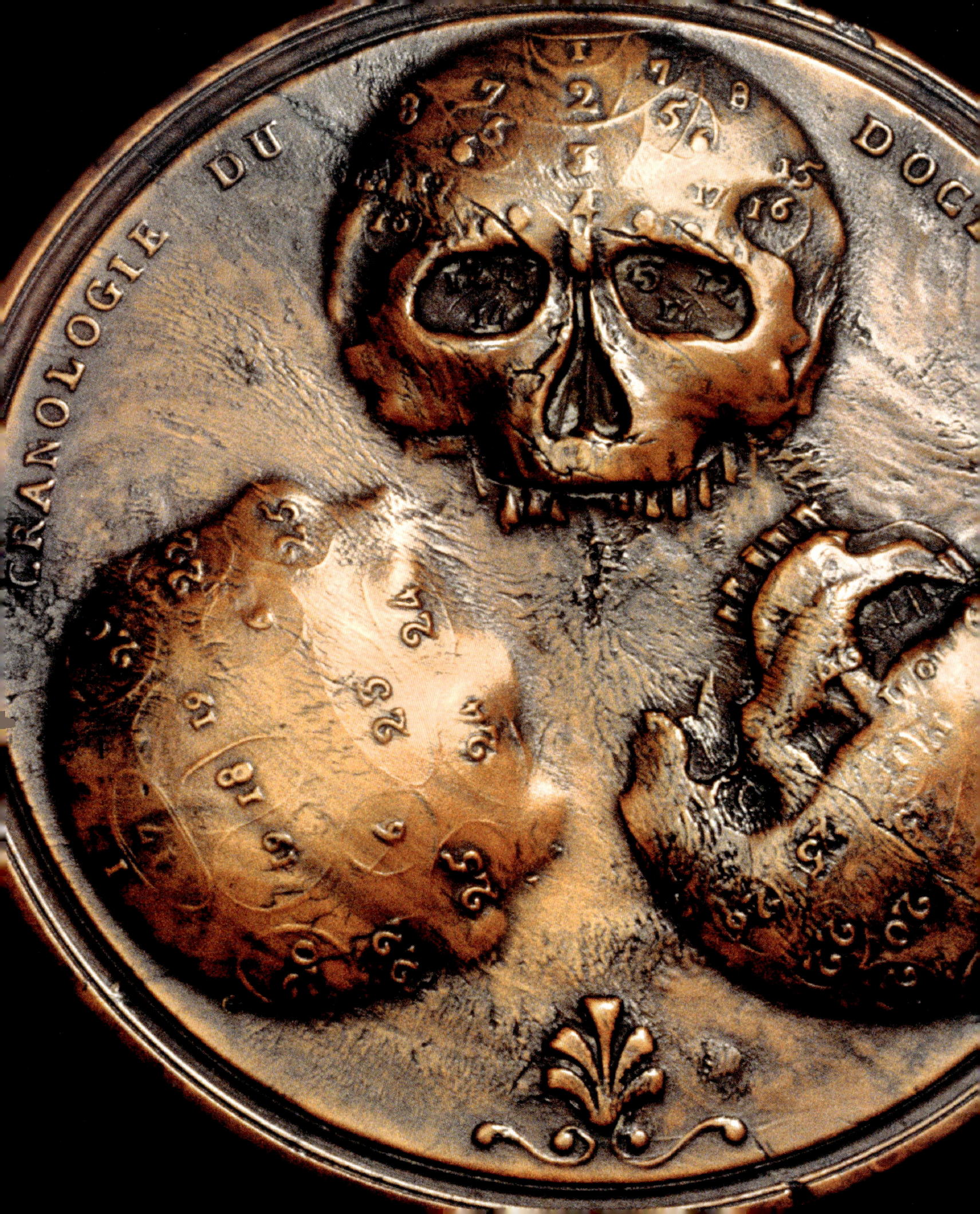

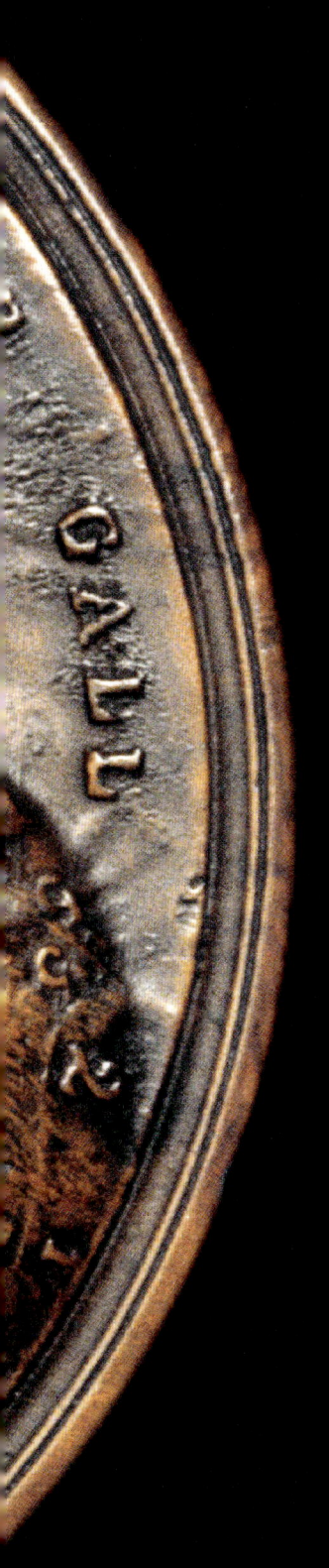

2
ERNEUERUNG UND RENAISSANCE
700–1800

« Schnupftabaksdose
eines Phrenologen

ERNEUERUNG UND RENAISSANCE 700–1800

700

750
Madhav Acharya stellt das 79 Kapitel starke *Rug Vinischaya* (auch *Madhav Nidana* genannt) über die Pathologie und Diagnose von Krankheiten zusammen.

800
Mehrere Werke Galens werden ins Arabische übersetzt.

⌃ Die Medizinschule von Salerno

820
In Salerno eröffnet ein Benediktiner-Hospital, aus dem sich später eine Medizinschule entwickelt.

855
Zan Yin vollendet das *Jingxiao Chanbao* (wertvolles Wissen der Geburtskunde), den ersten chinesischen Text zu Gynäkologie und Geburtshilfe.

1100

1000
Abulcasis verfasst den umfangreichen Klassiker der Chirurgie *Kitab al-Tasrif* (Buch der medizinischen Methode).

1025
Ibn Sina (Avicenna) vollendet den *al-Qanun fi al-Tibb* (Kanon der Medizin).

1077
Konstantin, der Afrikaner lehrt an der Medizinschule in Salerno, der ersten Medizinschule Europas.

⌄ Illustration aus *De oculo morali* aus dem 13. Jh.

1123
St. Bartholomews ist das erste echte Hospital Großbritanniens.

1144
Robert von Chesters *De Compositione Alchemiae* (Das Buch über den Aufbau der Alchemie) ist einer der ersten alchemistischen Texte Europas.

1150ER-JAHRE
Hildegard von Bingen schreibt das *Liber Simplicis Medicinae* (später *Physica*, Das Buch der Naturkunde, genannt).

⌄ Altarbild mit der Darstellung der Ankunft Hildegards in der Benediktiner-Abtei.

1200ER-JAHRE
Augenleiden, wie Prellungen und Infektionen, werden regelmäßig behandelt.

1242
Ibn an-Nafis beschreibt den Lungenkreislauf von der rechten Herzseite durch die Lunge zur linken Seite.

1247
Song Ci verfasst *Hsi Yüan Lu*, eine Textsammlung zur medizinischen Jurisprudenz und ein früher Klassiker der forensischen Literatur.

1316
Mondino dei Luzzi schreibt die *Anathomia Corporis Humani* (Anatomie des menschlichen Körpers).

1347
Der Schwarze Tod, eine der größten Pandemien aller Zeiten, erreicht Europa.

1363
Guy de Chauliac vollendet *Chirurgia Magna* (Große Chirurgie), das drei Jahrhunderte lang das Standardwerk zu Anatomie, Medizin und Chirurgie in Europa darstellen sollte.

1400

1494/1495
Erste Syphilisfälle treten in Europa auf. Vermutlich wurde die Krankheit aus der Neuen Welt eingeschleppt.

1518
Das britische Royal College of Physicians erhält die Zulassung durch den König.

1520ER-JAHRE
Die aus Europa eingeschleppten Pocken dezimieren die Völker der Neuen Welt.

1529
Philippus Theophrastus Aureolus Bombastus von Hohenheim, berühmt-berüchtigt für sein Wirken in Wissenschaft und Okkultismus, nimmt den Namen »Paracelsus« an.

1530
In Deutschland erscheint das erste Buch zur Zahnheilkunde, das *Arzney Buchlein. Wider Allerlei Kranckheyten und Gebrechen der Zeen*.

⌄ Frühes Verbundmikroskop

1537
Während der Belagerung Turins probiert Ambroise Paré ein altes Rezept für eine Wundsalbe und leitet eine neue Ära der Feldmedizin ein.

1543
Andreas Vesalius revolutioniert mit seinem Werk *De Humani Corporis Fabrica* (Über den Aufbau des menschlichen Körpers) die Anatomie.

1546
Girolamo Fracastoro postuliert, dass sich Epidemien wie die Tollwut über krankheitsübertragende »Keime« verbreiten.

1563
Garcia da Orta schreibt mit *Colóquios dos simples e drogas da India* (Konversationen über die Heilpflanzen und Medizin Indiens) ein frühes Werk zur Tropenmedizin.

1590
Das Verbundmikroskop erschließt eine ganz neue Welt winzigster Lebensformen, die aber erst Jahrzehnte später die Medizin revolutionieren wird.

Etwa ab dem 8. Jh. wurde die sich ausdehnende islamische Welt zum Zentrum für die Künste, Architektur, Wissenschaften und Medizin. Rhazes, Avicenna und andere große Ärzte dieses »Goldenen Zeitalters« entwickelten das Wissen der Antike weiter, gründeten Hospitäler und kehrten zur hippokratischen Menschlichkeit des Arztes zurück.

Europa erlebte ab dem 13. Jh. dann seine eigene Renaissance der Künste, Wissenschaften und Medizin: Vesalius' Entwicklung der Anatomie, Harveys Beschreibung des Kreislaufs, Einführung des Mikroskops, Gründung neuartiger medizinischer Schulen und Berufsorganisationen sowie Jenners Pionierarbeit in der Schutzimpfung.

1600

1628
William Harvey veröffentlicht *De Motu Cordis* (Über die Bewegung des Herzens und des Blutes) – ein kurzes, aber dank der Beschreibung der Funktion des Kreislaufsystems sehr bedeutendes Werk.

⌄ William Harvey bei einer Obduktion.

1665
Die Große Pest von London (der letzte große Ausbruch der Beulenpest) trifft vor allem England. Robert Hookes grundlegendes Werk *Micrographia* wird einer der ersten medizinischen Bestseller.

1676
Thomas Sydenham veröffentlicht die *Observationes Medicae* (Medizinische Beobachtungen), die die europäische Medizin zweihundert Jahre lang prägt.

1630ER-JAHRE
Chinarinde (die Quelle für das Chinin) zur Malaria-Bekämpfung und -Prävention gelangt aus der Neuen Welt nach Europa.

1673
Die Royal Society of Britain publiziert Berichte des innovativen Naturforschers Antoni van Leeuwenhoek.

⌄ Antoni van Leeuwenhoek

1694
Zhang Lus riesige Textsammlung *Zhangshi Yitong* (Zhangs Allgemeine Medizin) beschreibt eine Schutzimpfung gegen Pocken.

1661
Marcello Malpighi, der Begründer der Mikroanatomie, entdeckt die Kapillare, das »fehlende Bindeglied« zwischen Arterien und Venen.

1700

1701
In Europa beschreibt und praktiziert Giacomo Pylarini die Variolation, eine in Asien übliche Form der Pockenschutzimpfung.

1723
Pierre Fauchard begründet mit *Le Chirurgien Dentiste* (Der Zahnchirurg) die moderne Zahnheilkunde.

1747
James Lind entdeckt in einer der ersten klinischen Studien, wie man dem Skorbut vorbeugen kann.

1748
Jacques Daviel führt eine neue Operationsmethode ein und revolutioniert die Behandlung des Grauen Stars.

1774
Berliner Blau ist eine der ersten Farben zum Einfärben von Gewebeproben, die die Histologie erleichtert.

1775
Percivall Pott beschreibt eine Häufung von Krebs im Hodensack bei Kaminfegern – eine der ersten Darstellungen eines Karzinogens und ein Meilenstein für die Berufsmedizin.

1785
William Withering beschreibt seine Erforschung der aus dem Fingerhut gewonnenen Digitalisglykoside, mit der man Wassersucht behandelte.

1790
Samuel Hahnemann entwickelt Therapien, die »Gleiches mit Gleichem« behandeln und als Homöopathie bekannt werden.

» Homöopathische Heilmittel

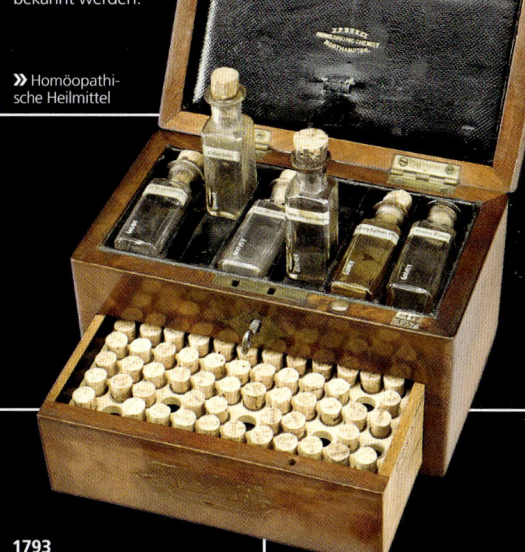

1793
Jean-Baptiste und Marguerite Pussin arbeiten zusammen mit Philippe Pinel an einer Verbesserung der Pflege und Behandlung psychisch Kranker.

1796
Edward Jenner impft einen 8-jährigen Jungen mit Kuhpocken und führt damit das Prinzip der Schutzimpfung ein.

1796
Franz Joseph Gall schreibt sein erstes großes Werk zur Phrenologie. Nach wenigen Jahrzehnten verliert es bereits an Bedeutung.

1799
Humphry Davy entdeckt die anästhesierende Wirkung von Lachgas und erforscht dessen Nutzen für die Chirurgie.

⌄ Phrenologische Sammlung von Kopfformen

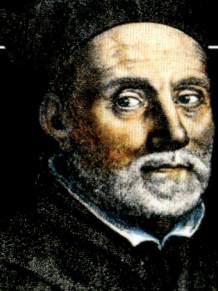

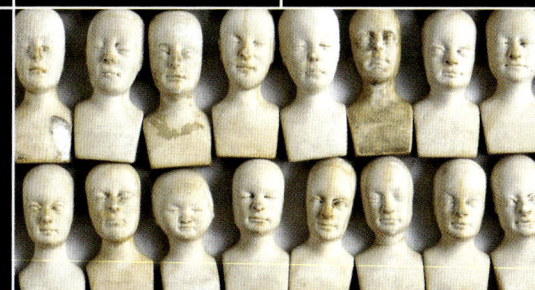

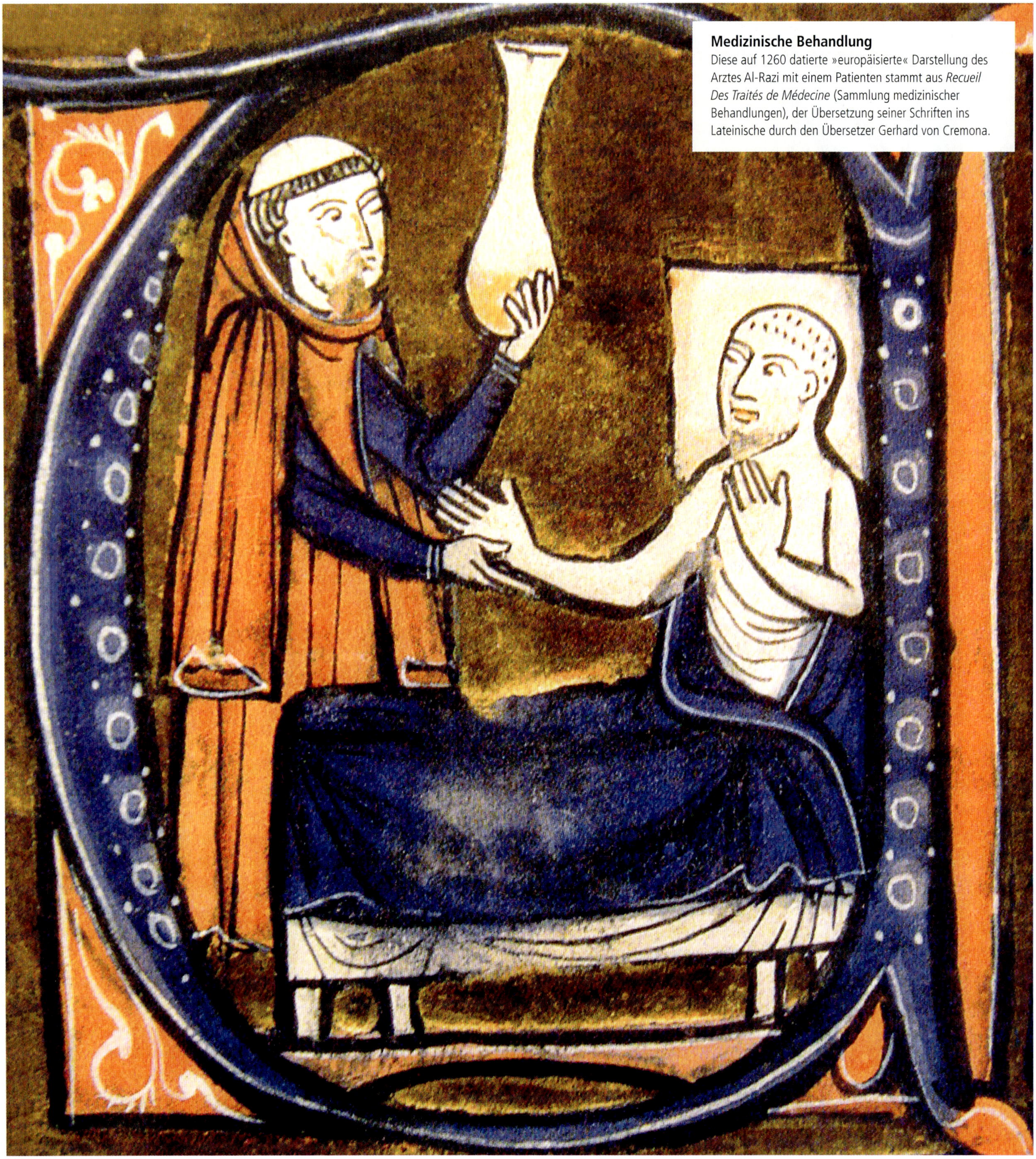

ERNEUERUNG UND RENAISSANCE 700–1800

Medizinische Behandlung
Diese auf 1260 datierte »europäisierte« Darstellung des Arztes Al-Razi mit einem Patienten stammt aus *Recueil Des Traités de Médecine* (Sammlung medizinischer Behandlungen), der Übersetzung seiner Schriften ins Lateinische durch den Übersetzer Gerhard von Cremona.

Das **goldene Zeitalter** der **islamischen Medizin**

Als in Europa das »finstere Mittelalter« anbrach, erlebte die arabische Welt eine kulturelle und wissenschaftliche Blütezeit, besonders in der Medizin. In der Renaissance erreichten schließlich diese auf antikem Wissen aufbauenden Neuerungen auch Europa.

Das Jahr 476, in dem der letzte römische Kaiser Romulus Augustulus abgesetzt wurde, gilt allgemein als Ende des Weströmischen Reiches. Nach seinem Zusammenbruch brach in Europa das Mittelalter an, eine Zeit der Unruhe und des Umbruchs, in der Kunst und Wissenschaften wenig Fortschritt erlebten.

Ab dem 8. Jh. entfaltete sich dagegen in den Ländern des Nahen Ostens und Vorderasiens ein islamisches »goldenes Zeitalter«. Ausgehend von Bagdad als Zentrum des Kalifats der Abbasiden, genossen intellektuelle und akademische Kreise eine Atmosphäre der Toleranz. Aufgrund eines ganzheitlichen Verständnisses, in dem Mathematik, Astrologie, Literatur, Philosophie, Alchemie und die Wissenschaften als Teile einer universellen Wahrheit betrachtet wurden, konnte gerade die Medizin bisher ungeahnte Fortschritte machen.

Die Pflicht zur Fürsorge

Islamische Lehren betonen die Bedeutung der Fürsorge. Der Einzelne ist danach verpflichtet, durch Ernährung, Bewegung, Hygiene gut für sich zu sorgen und Geist und Gefühle nicht verkümmern zu lassen. Bedürftige und Kranke sollten gepflegt werden, medizinische Behandlung allen zur Verfügung stehen, und es gilt, Prävention, Behandlung und Heilung zu erforschen. Diese Haltung sorgte nicht nur bei der Arztausbildung für Fortschritte, sondern auf allen Gebieten der medizinischen Versorgung.

Vom 9. Jh. an wurden in Bagdad und anderen Städten Hospitäler und bahnbrechende Medizinschulen gegründet, die von wohltätigen reichen Bürgern und Herrschern gefördert wurden. Die Hospitäler standen allen offen, hatten verschiedene Abteilungen, ambulante und stationäre Pflege, spezialisiertes Pflegepersonal und versorgten häufig sogar die umliegenden ländlichen Regionen. Sie waren bedeutende medizinische Forschungs- und Ausbildungszentren.

Es entstand ein umfassendes Ausbildungssystem, in dem Ärzte Grundlagen in Anatomie, Physiologie und Alchemie erlernten und dann klinisch-praktische Ausbildung im Krankenhaus erhielten, bei der sie lernten, einen Patienten zu untersuchen, sich Notizen zu machen und Behandlungen durchzuführen.

Lehren der Vergangenheit

Die Grundlage bildete dabei das Wissen der Antike. Muslimische Ärzte übersetzten und studierten die Werke früherer Gelehrter, wie etwa die Lehren des Hippokrates (siehe S. 36–37) und des Galen (siehe S. 40–41), sowie Werke der traditionellen chinesischen Medizin und Quellen aus Indien (siehe S. 26–27 und S. 30–31).

Einer der größten Gelehrten dieser Zeit war der Arzt Al-Razi (Rhazes). Geboren im persischen Ray, dem heutigen Teheran, stieg er zum Chefarzt der Krankenhäuser von Ray und Bagdad auf. Er verfasste über 50 Texte und Hunderte kleinerer Kommentare, in denen er Erkenntnisse aus den antiken Texten und seine Praxiserfahrung über medizinische Prinzipien und Methoden kombinierte. Seine beiden berühmtesten Lehrwerke, *Kitab al-Mansouri fi al-Tibb* (al-Mansur gewidmetes Medizinbuch) und *Kitab al-Hawi fi al-Tibb* (Die geistige Medizin), waren sowohl in der arabischen Welt als auch in lateinischer Übersetzung in Europa noch Jahrhunderte nach seinem Tod im Jahr 925 in Gebrauch.

Al-Razi unterstrich die Bedeutung der Beziehung zwischen Arzt und Patient. Er sorgte für eine Wiederbelebung des hippokratischen Ansatzes, nach dem alle Patienten gleich sind und Ärzte Patienten nicht schaden dürfen. Er betonte, wie wichtig es für die Diagnose ist, Patienten zu befragen, die Behandlung auf ihr Befinden abzustimmen und dass

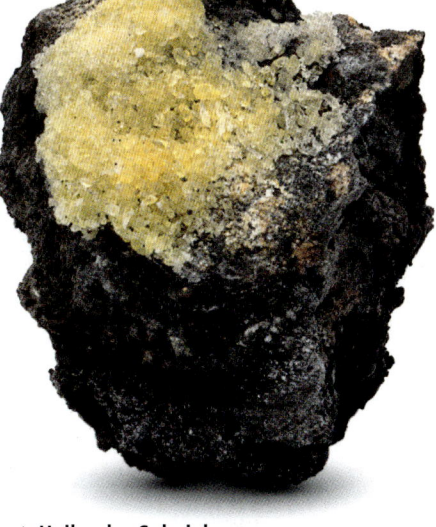

△ **Heilender Salmiak**
Aus Kräutern und anderen Substanzen, wie Kristallen und Mineralien, bereiteten fachkundige arabische Apotheker eine Vielzahl von Medikamenten zu. Salmiakkristalle, wie hier auf einem schwarzen Stein, wurden auch in der Alchemie verwendet.

ARABISCHER GELEHRTER UND ARZT (1213–1288)

IBN AN-NAFIS

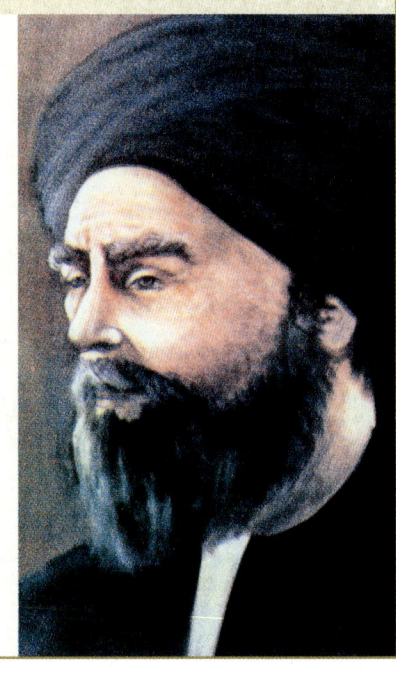

Der Gelehrte und Mediziner Ibn an-Nafis besuchte die Medizinschule am Nuri-Hospital in Damaskus, bevor er ins ägyptische Kairo zog.

Er verfasste zahlreiche Schriften zur allgemeinen Medizin, Augenheilkunde und zur Chirurgie wie auch zu den Wechselwirkungen zwischen Medizin und Rechtslehre, Religion und Philosophie. Allerdings geriet er in die Kritik, als er für anatomische Studien Leichname sezierte, was zur damaligen Zeit verboten war. Ihm gelang als erstem Arzt die Beschreibung des Lungenkreislaufs, die Bewegung des Bluts von der rechten Herzhälfte über die Lunge zur linken Herzhälfte (siehe S. 82–83). Dabei kam er der Beschreibung des gesamten Blutkreislaufs bereits sehr nahe.

›› es in der Medizin wichtiger ist, sich nach Beobachtungen zu richten, statt an Dogmen oder Gewohnheiten festzuhalten. Durch seine Beobachtungen konnte Al-Razi das Wissen über viele Krankheiten revolutionieren und belegen, dass es wichtiger ist, Ursachen zu erforschen und Erkrankungen durch Ernährung und Hygiene vorzubeugen, statt nur Symptome zu behandeln.

Die Beobachtung von Pocken- und Masernsymptomen (siehe S. 100–101) und Masern veranlasste ihn zu der Theorie, Blut würde wie ein gärendes Getränk schäumen und die durch die Haut austretenden Dämpfe erzeugten Pusteln und Blasen.

Entdeckungen

Die Fortschritte, die die Medizin dank sorgfältiger Aufzeichnungen und präziser Beobachtungen machen konnte, führten zu Verbesse-

△ **Handwerkszeug**
Das überlieferte Wissen von Chemikern, Alchemisten und Apothekern gab arabischen Ärzten die Fähigkeit, Medikamente herzustellen. In solchen Bronzemörsern zermahlten sie im 16.–18. Jh. mit dem Stößel Medikamentenzutaten.

▽ **Kampf gegen die Pocken**
Diese Illustration aus einer türkischen Ausgabe des Kanons der Medizin von Ibn Sina zeigt einen Mann, der an Pocken leidet und auf Behandlung wartet, während der Apotheker die Zutaten für seine Medizin abwiegt.

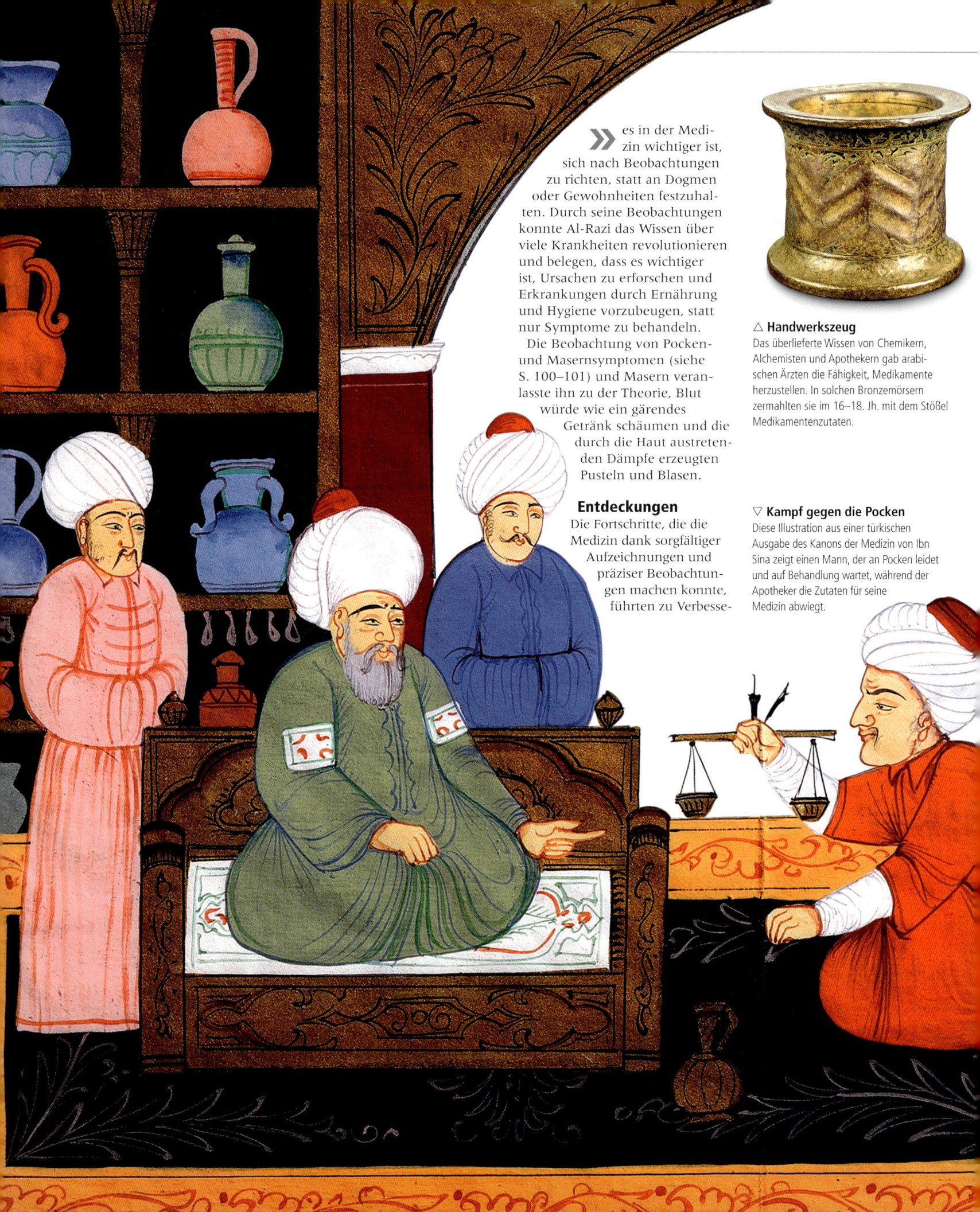

DAS GOLDENE ZEITALTER DER ISLAMISCHEN MEDIZIN

rungen in all ihren Disziplinen und zu weiterer Spezialisierung. Ärzte, wie der 936 geborene al-Zahrawi (auch Albucasis genannt), wurden aufgrund ihres Spezialgebiets berühmt.

Albucasis, der häufig als »Vater der Chirurgie« bezeichnet wird, führte neue Methoden ein und trug in seinem umfassenden Lehrwerk *Kitab at-Tasrif* (Die Methode der Medizin) als Erster mehr als 200 Illustrationen chirurgischer Instrumente zusammen. Ab dem 13. Jh. hatten Ärzte wie Ibn an-Nafis (siehe S. 49) dank der Fortschritte in der Anatomie eine recht genaue Vorstellung vom Blutkreislauf.

Neue Medikamente und Methoden, sie zu testen, sowie die Entwicklung neuer Verfahren, wie die Herstellung von Lösungen und Destillaten, sorgten für Fortschritte in der Pharmakologie. Viele berühmte Ärzte übersetzten damals antike Werke und schrieben eigene Texte über Heilpflanzen. Doch im 13. Jh. verfasste der in Andalusien geborene Botaniker Ibn al-Baitar eine bahnbrechende Enzyklopädie, die über Jahrhunderte das wichtigste Werk der Kräuterheilkunde bleiben sollte: *Kitab al-Gami' mufradat al-adwiya wa-'l-agdiya* (Große Zusammenstellung über die Kräfte der bekannten einfachen Heil- und Nahrungsmittel) listete Hunderte Kräuter und Naturheilmittel in alphabetischer Reihenfolge auf, von denen al-Baitar viele selbst entdeckte.

Medizinischer Kanon

Die Bedeutung, die dieser Explosion medizinischer Methodik, Forschung, Theorie und Schriften des goldenen Zeitalters für die damalige wie für folgende Generationen von Ärzten zukommt, lässt sich am Werk des Philosophen und Arztes Ibn Sina, später in der westlichen Welt Avicenna genannt, ablesen. Um 980 nahe Buchara, einem wichtigen islamischen Zentrum im heutigen Usbekistan, geboren, studierte Ibn Sina als Jugendlicher Medizin und wurde mit 18 Jahren Arzt am samanidischen Hof. So erhielt er Zugang zur königlichen Bibliothek und ihren unzähligen antiken Texten, die sein Wissen und seine späteren Schriften prägten.

Ibn Sina schrieb zu diversen Themen, wie Mathematik, Logik, Astronomie, Physiologie und Geometrie. Am bekanntesten sind aber seine 240 medizinischen und philosophischen Texte. Die wichtigsten darunter sind *Kitab al-Shifa* (Das Buch der Heilung) und der um 1025 erschienene *Al-Qanun fi al-Tibb* (Der Kanon der Medizin). Darin fügte Ibn Sina das Wissen antiker griechischer und römischer Quellen, indischer, persischer und arabischer Texte und seine eigenen Erkenntnisse zusammen.

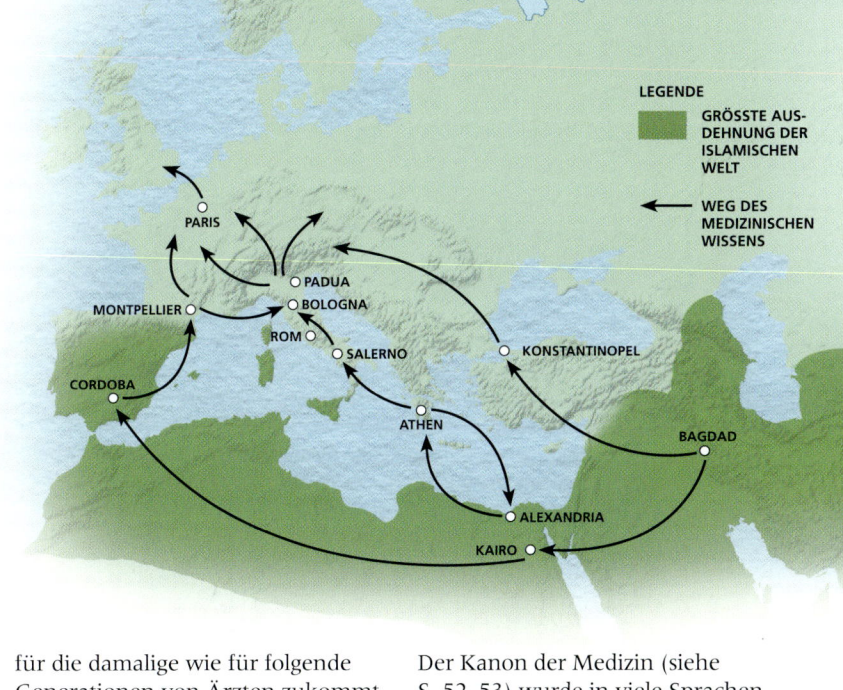

▷ **Weg des medizinischen Wissens**
Während des Goldenen Zeitalters der islamischen Medizin bauten Ärzte im Nahen Osten und Vorderasien das Wissen der alten Griechen und Römer aus. Ab dem 12. Jh. wurden ihre Werke dann in den neuen Medizinschulen in Italien, Spanien und Frankreich ins Lateinische übersetzt.

LEGENDE
GRÖSSTE AUSDEHNUNG DER ISLAMISCHEN WELT
WEG DES MEDIZINISCHEN WISSENS

Der Kanon der Medizin (siehe S. 52–53) wurde in viele Sprachen übersetzt, darunter auch Latein und Chinesisch, und war mehrere Jahrhunderte das bedeutendste Standardlehrwerk der Medizin.

Dank seiner einflussreichen Schriften entwickelte sich eine umfassende medizinische Methodik, deren Behandlungsmethoden sich auf Beobachtung, systematische Erforschung und Schlussfolgerung stützen. Er fand Methoden zur Erprobung von Medikamenten, erkannte die Bedeutung von Umweltfaktoren (wie Luft und Wasser) sowie die ansteckende Natur von Infektionskrankheiten.

Ab dem 12. Jh. gelangten die neuen Erkenntnisse dieses dynamischen Zeitalters langsam auch in den Westen. Zunächst ins Lateinische übersetzt, wurden die Schriften der islamischen Ärzte und Wissenschaftler abgeschrieben (später auch gedruckt), verbreitet und in ganz Europa studiert. Dies führte schließlich ab dem 15. Jh. im Zeitalter der Renaissance zu einer Blütezeit der westlichen Medizin.

> »Bei **Masern** ... treten **Ruhelosigkeit**, Übelkeit und Beklemmungen auf ... bei **Pocken** ... eher **Rückenschmerzen**.«
>
> AL-RAZI, *AL-JUDARI WAL-HASBAH* (DIE POCKEN UND MASERN)

ERNEUERUNG UND RENAISSANCE 700–1800

Ibn Sinas *Kanon der Medizin*

Ibn Sinas Meisterwerk *Al-Qanun fi al-Tibb* (Der Kanon der Medizin) war in der arabischen Welt wie im Westen von großem Einfluss. Das enzyklopädische Werk blieb im Europa des 12.–17. Jh. das Standardlehrbuch der Medizin und trug Ibn Sina auch den Beinamen »Fürst der Medizin« ein.

Ibn Sina, später im Westen Avicenna genannt, war einer der berühmtesten arabischen Ärzte und wurde 980 in Persien geboren. Er konnte bereits im Alter von zehn Jahren den Koran auswendig, studierte mit 16 Jahren Medizin und war mit 18 Jahren praktizierender Arzt. Sein Leben war von harter Arbeit geprägt, angeblich trank er aber auch gerne und war den Frauen zugetan.

Ibn Sinas *Kanon der Medizin* ist ein umfangreiches Werk mit fünf Büchern. Es ist eine Sammlung des medizinischen und chirurgischen Wissens seiner Zeit und enthält die Lehren von Hippokrates (siehe S. 36–37), Galen (siehe S. 40–41) und Aristoteles. Der erste Band befasst sich mit den Ursachen von Gesundheit und Krankheit, der Anatomie und den Funktionen des Körpers. Der zweite Band ist eine alphabetische Auflistung von über 700 Medikamenten. Der dritte Band handelt von der Diagnose und Behandlung von Erkrankungen bestimmter Organe, während der vierte sich mit Krankheiten des gesamten Körpers befasst. Im letzten Teil geht es um die Zubereitung von Heilmitteln. Der *Kanon* wurde im 12. Jh. ins Lateinische übersetzt und wurde zum führenden Lehrwerk der Medizin.

» Daher sollten wir in der **Medizin** die **Ursachen** von **Krankheit** und **Gesundheit** kennen. «

IBN SINA, ÜBER DIE MEDIZIN, UM 1020

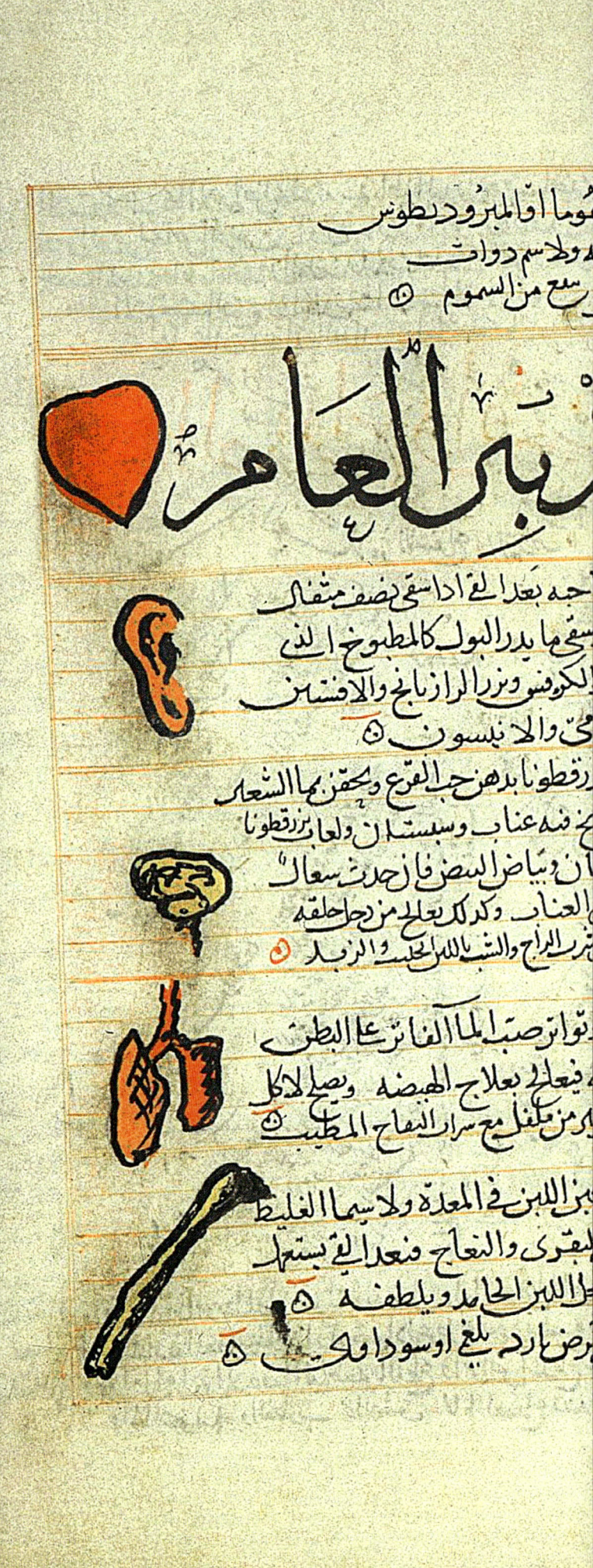

▷ Der *Kanon der Medizin*
Diese Abbildung zeigt anatomische Zeichnungen des Herzens, der Ohren, des Gehirns und anderer Organe in einer Ausgabe des Kanons aus dem 14. Jh. Sektionen wurden in dieser Zeit selten vorgenommen und Ibn Sina bezog sein Wissen vermutlich von Galen und anderen Ärzten der Antike.

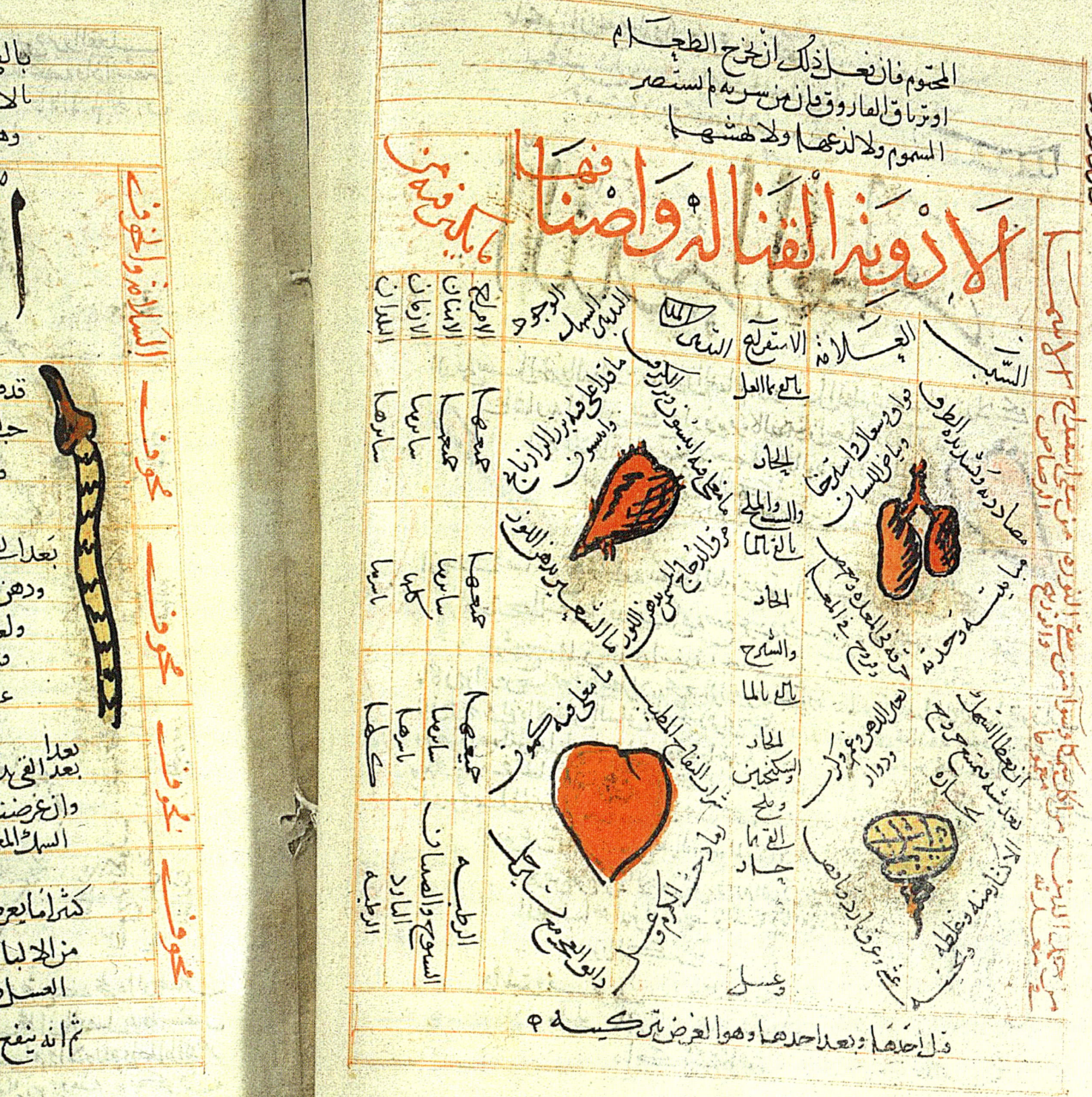

ERNEUERUNG UND RENAISSANCE 700–1800

Die erste Medizinschule

Es gab zwar schon seit dem 23. Jh. v. Chr. weltweit die unterschiedlichsten Ansätze einer Ausbildung von Heilern, aber die erste formale medizinische Ausbildungsstätte war die *Scuola Medica Salernitana*, die im 9. Jh. im süditalienischen Salerno gegründet wurde.

Alten ägyptischen Schriften zufolge entstanden schon um 2200 v. Chr. Medizinschulen, beschrieben als *Per-Ankh*, »Häuser des Lebens«, in denen das Wissen der damaligen Zeit niedergeschrieben und aufbewahrt wurde. Erfahrene Ärzte unterrichteten Schüler und verfassten und kopierten zusammen mit Schreibern Bücher über die Heilkunst.

Ein Teil der ägyptischen Medizin wurzelte in Logik und belegbaren Fakten, aber ein großer Teil des Denkens beruhte auf Religion und Magie. Schüler aus Griechenland und der arabischen Welt studierten in Ägypten und nahmen dieses Wissen wieder mit nach Hause.

Grundlagen

Griechen und Araber bauten beide auf den Grundlagen der Ausbildung in den »Häusern des Lebens« auf, erweiterten das medizinische Wissen dann aber auf dem soliden Fundament von wissenschaftlichen Prinzipien statt auf Religion und Aberglaube. Dieser wissenschaftliche Ansatz erreichte Jahrhunderte später mit der Eröffnung der *Scuola Medica Salernitana*, der ersten modernen Medizinschule im italienischen Salerno, ganz neue Höhen.

Die Schule entstand auf dem Gelände eines bereits existierenden Benediktinerhospitals und war vier Jahrhunderte lang konkurrenzlos in der Lehre wie auch in der Erstellung medizinischer Lehrbücher und Übersetzung bedeutender arabischer Werke. Ihre Bibliothek war berühmt und enthielt unter anderem seltene medizinische Werke aus der Benediktinerabtei des benachbarten Monte Cassino, einer der großen mittelalterlichen Bildungsstätten Europas. Der Bestand der Salerner Bibliothek war die umfangreichste Sammlung medizinischen Wissens der damaligen Welt und enthielt unter anderem lateinische Übersetzungen der Bücher der berühmten arabischen

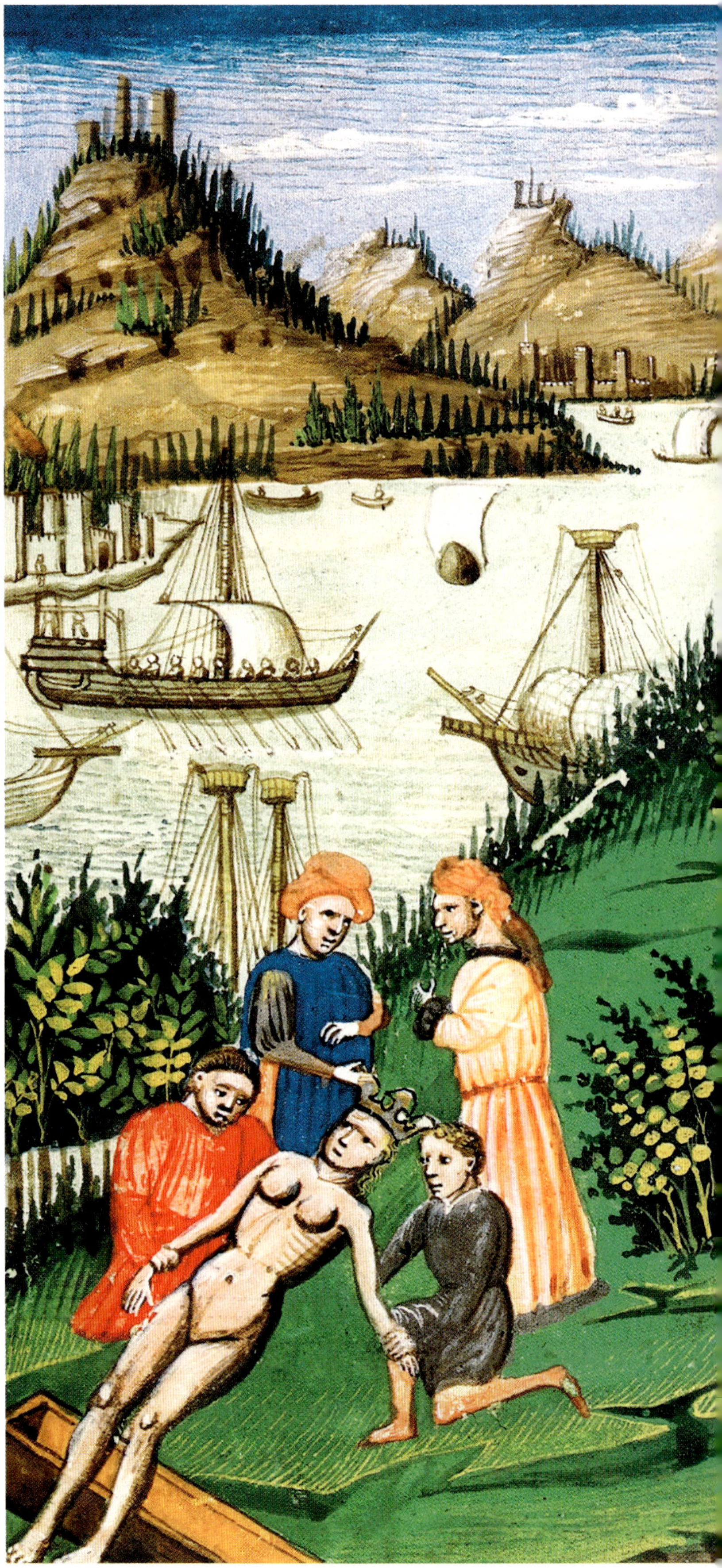

▷ **Die Schule von Salerno**
Anfang des 10. Jh. war die Medizinschule von Salerno in ganz Europa berühmt. 1099 besuchte Herzog Robert II. der Normandie die Schule, um sich behandeln zu lassen.

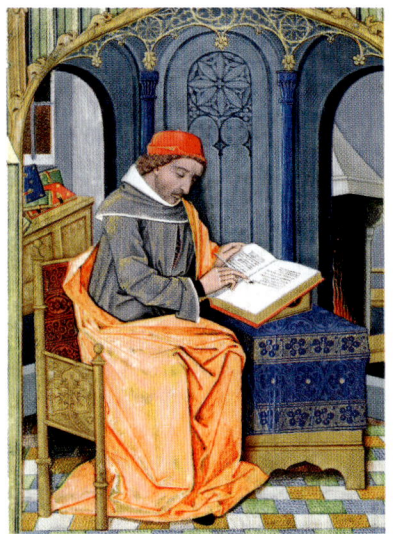

◁ **Matthaeus Platearius**
Das um 1740 von Matthaeus Platearius verfasste Werk *De Simplici Medicina* (Über das einfache Arzneimittel) beschrieb detailliert 270 Arzneimittel.

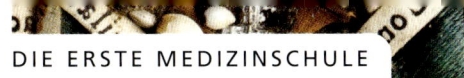

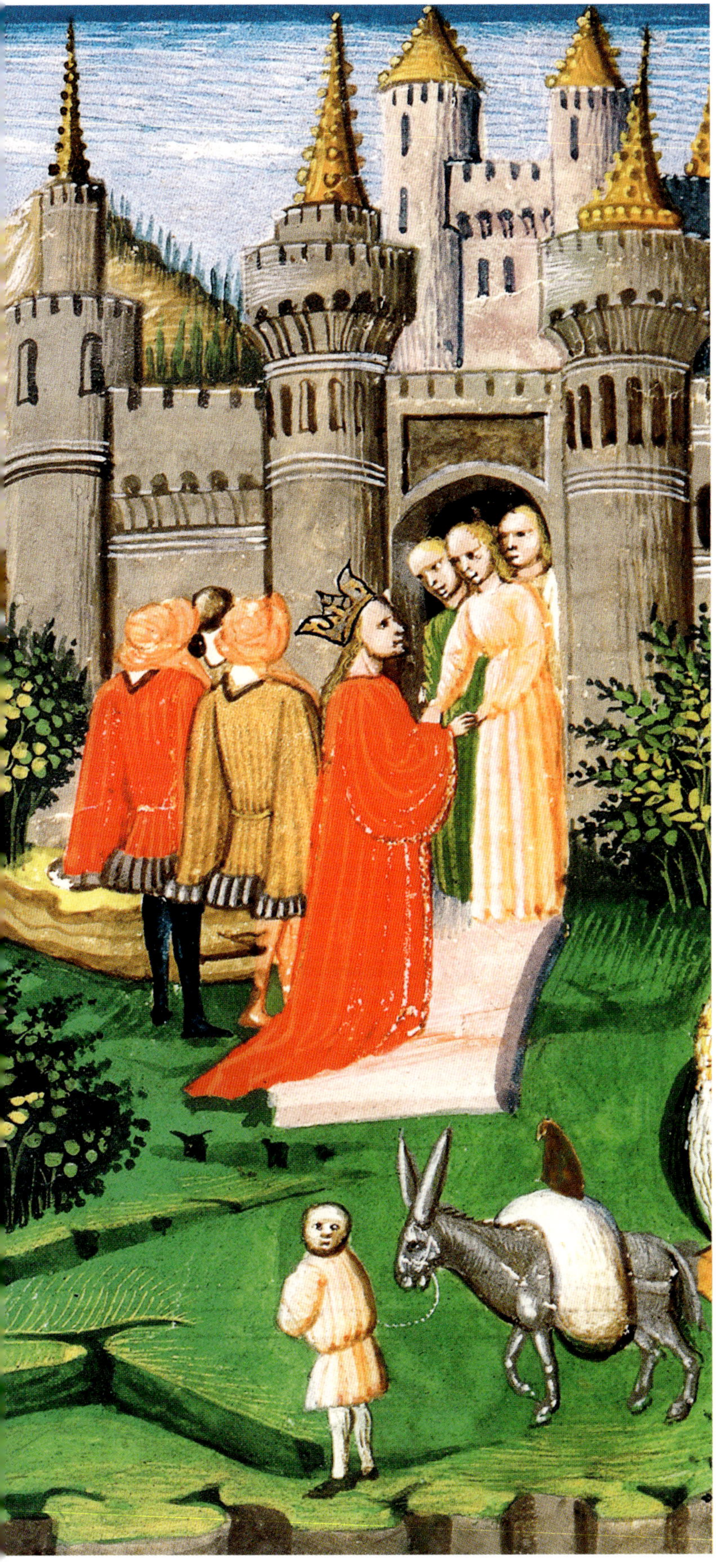

DIE ERSTE MEDIZINSCHULE

Ärzte und Pharmakologen Al-Razi und Ibn Sina (siehe S. 48–53).

Einer der ersten Förderer der Schule war der Erzbischof von Salerno, Alfanus I., der selbst ein talentierter Arzt war. Er beherrschte mehrere Sprachen, übersetzte eine Reihe medizinischer Schriften und sammelte Mittel für den Aufbau der Salerner Schule. Ein weiterer wichtiger Unterstützer war Konstantin der Afrikaner, ein Arzt aus Nordafrika, der zum Studium nach Salerno gereist war und am Ende als Lehrer an der Schule blieb. Er vermittelte sein Wissen um die islamische Medizin und übersetzte wichtige arabische Texte als Pflichtlektüre der europäischen Studenten.

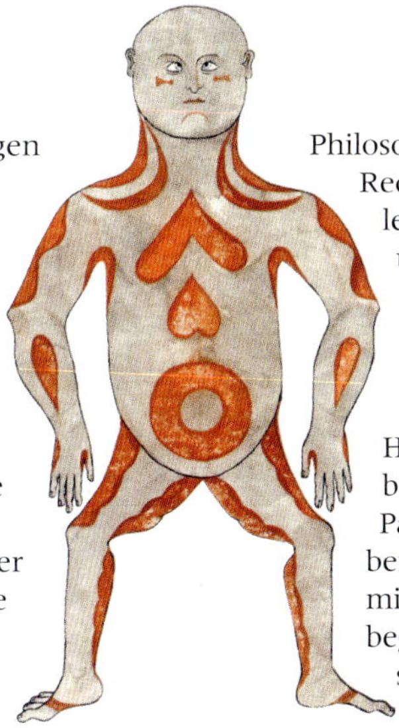

Ausformulierter Lehrplan

Die *Scuola Medica Salernitana* war ein Schmelztiegel unterschiedlicher medizinischer Herangehensweisen und zog Studenten aus aller Welt an. Die Lehrmethode der Schule verband griechische und römische Theorie und Praxis mit arabischen und jüdischen Traditionen zum umfassendsten Lehrplan ihrer Zeit. Der Unterricht war durchorganisiert und die Anforderungen hoch. Die Schüler mussten zunächst ein Klassenziel erfüllen, bevor sie die nächste Ausbildungsstufe in Angriff nehmen durften.

In der Regel dauerte das Studium drei Jahre, gefolgt von vier Jahren der praktischen Ausbildung bei Allgemeinärzten, Chirurgen, Kräuterkundlern und anderen Spezialisten. Die Schule bereitete die Studenten nicht nur auf den Arztberuf vor, sondern unterrichtete sie auch

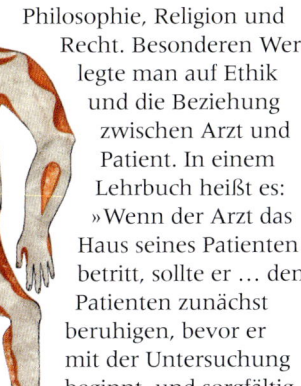

△ **Darstellung der Muskulatur**
Die *Abhandlung über den menschlichen Körper*, 1292 in England entstanden, zeigte zahlreiche Aspekte des physiologischen Verständnisses dieser Zeit, wie Diagramme der Arterien, Knochen und Muskeln (hier abgebildet).

Philosophie, Religion und Recht. Besonderen Wert legte man auf Ethik und die Beziehung zwischen Arzt und Patient. In einem Lehrbuch heißt es: »Wenn der Arzt das Haus seines Patienten betritt, sollte er … den Patienten zunächst beruhigen, bevor er mit der Untersuchung beginnt, und sorgfältig seinen Puls tasten.«

Ungewöhnlich für die Zeit war, dass auch Frauen als Studentinnen und Dozentinnen Zugang zur Schule fanden. Das berühmteste weibliche Fakultätsmitglied war Trota de Ruggiero, die mehrere Bücher zur Gynäkologie verfasste. Nach dem entsprechenden Studienabschluss erhielten die Studentinnen die Zulassung als Gynäkologinnen, Geburtshelferinnen, Hebammen und Allgemeinärztinnen. Mit dieser Politik, ihrer Kompetenz und der hier entstandenen Literatur setzte die Schule von Salerno den Standard für zukünftige Medizinschulen.

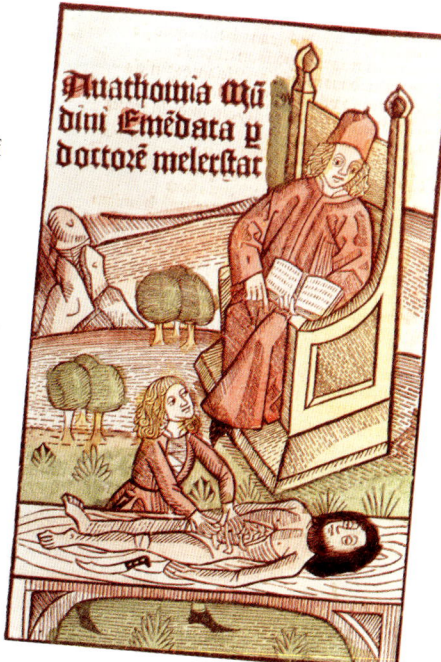

▷ **Anatomiestunde**
Dieser Holzschnitt von 1493 zeigt den Anatomieunterricht, wie er in der Medizinschule von Salerno üblich war. Ursprünglich sezierte man nur Tiere, aber ab 1250 fanden auch Obduktionen menschlicher Körper statt.

Medizin im Mittelalter

Im frühen Mittelalter (zwischen dem 5. und 10. Jh.) kam die Entwicklung von Medizin und Wissenschaften praktisch zum Stillstand. Erst ab dem 12. Jh. sorgten die Übersetzungen antiker Lehrwerke und die Verbreitung neuer Ideen für eine erneute Weiterentwicklung des Wissens.

Als das Weströmische Reich um 476 zerfiel, verblasste auch alles andere. Errungenschaften in der Hygiene, Heilkunst und Landwirtschaft gingen verloren. Westeuropa zerfiel in kleine Lehen, während germanische Stämme wie die Goten, Wikinger, Sachsen und Hunnen den Kontinent überrannten und

1–2 OBDUKTIONEN fanden im Durchschnitt in mittelalterlichen Medizinschulen in einem Jahr statt.

die Verwaltungsstrukturen Roms zu feudal regierten getrennten Regionen verkamen. In dieser Zeit beruhte die Heilkunst vor allem auf religiösen Überzeugungen, Volkstraditionen und Aberglauben. Das fortschrittliche Denken der griechischen und römischen Gelehrten und die großen arabischen Werke zu Medizin und Wissenschaft gerieten in Vergessenheit.

Unter dem Einfluss Roms hatte Europa von der Zuwanderung griechischer Ärzte, dem medizinischen Korps der Armee, kontrollierten Hygienemaßnahmen und dem Wissen um Heilkräuter profitiert. Jetzt kam der Informationsfluss nahezu zum Erliegen. Medizinisches Wissen fand eine Herberge in den Klöstern. Dort bemühte man sich, das vorhandene Wissen aufrechtzuerhalten und zu bewahren. Hier blieb altes Wissen erhalten, bis das Interesse an der Medizin im Mittel- bis Hochmittelalter erneut erwachte. So wurde die katholische Kirche im Machtvakuum nach dem Zerfall des Römischen Reichs zur einenden Kraft.

Macht der Religion

Auch die Vorstellungen über Medizin und das Verständnis von Körper, Krankheit und Behandlung wurden nun von der Kirche diktiert. Autopsien und Sektionen wurden verboten, was eine Weiterentwicklung medizinischen Wissens und Verständnisses erschwerte. Für die Kirche führten zuallererst Fürbitten und Gebete zur Heilung von Krankheiten, die gemeinhin als Strafe für begangene Sünden angesehen wurden. Sie riet Kranken, Heilige um Hilfe zu bitten.

BENEDIKTINERÄBTISSIN (1098–1179)
HILDEGARD VON BINGEN

Hildegard von Bingen behauptete, seit ihrer Kindheit religiöse Visionen zu haben. Von ihren Eltern wurde sie als Oblatin in das Benediktinerkloster Disibodenberg gebracht, später wurde sie Äbtissin des Ordens. Sie war eine begabte Autorin und besaß zahlreiche Talente. Sie genoss schon zu Lebzeiten Berühmtheit als Mystikerin, Wissenschaftlerin, Komponistin und Autorin und verfasste zwei gewichtige Werke zur Pflanzenmedizin.

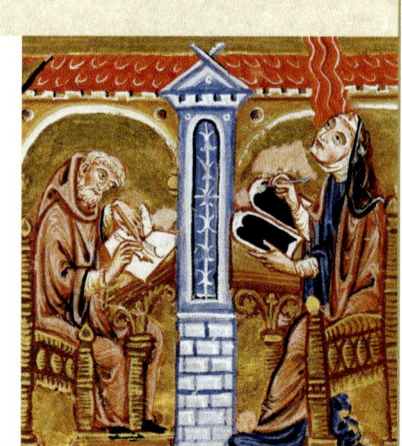

Es gab aber auch gläubige Christen, allen voran die Benediktiner, die es für ihre Pflicht hielten, kranken Menschen auch auf ganz praktische Weise zu helfen. Sie durften Naturheilmittel und Kuren (vor allem mit Kräutern) anwenden, weil man davon ausging, dass diese von Gott gesandt und somit spiritueller Natur waren. Mönche und Nonnen bauten Kräuter an, um daraus Heilmittel für den Eigenbedarf zuzubereiten und kranke Gemeindemitglieder aus der Umgebung zu heilen. Die in den Klosterbibliotheken vorhandenen historischen Dokumente halfen ihnen dabei, Krankheiten zu erkennen und zu behandeln.

Im Mittelalter errichteten geistliche Orden in ganz Europa Hospitäler, die später aber meist als Hospize oder Armenhäuser fungierten und den Bedürftigen eine medizinische Versorgung, ein Dach über dem Kopf und spirituelles Geleit boten.

542 wurde in Paris das erste Hospital Frankreichs errichtet.

30 Hospitäler gab es im italienischen Florenz gegen Ende des 14. Jh.

Herausforderungen

Die Kindheit – und im Fall der Mutter die Geburt – zu überleben war im Mittelalter eine der größten medizinischen Herausforderungen. Empfängnis und Geburt waren in einer von Krankheiten dezimierten Bevölkerung wichtig, aber eine Geburtsbegleitung war kaum existent, und wenn, dann war sie meist unzulänglich. Adlige Frauen wurden bei der Niederkunft meist von einem mit den griechischen und römischen Texten vertrauten Arzt betreut, doch dessen Wissen war oft eher theoretischer als praktischer Natur. Andere Frauen gebaren mit Unterstützung einer Hebamme, die ihren Beruf »

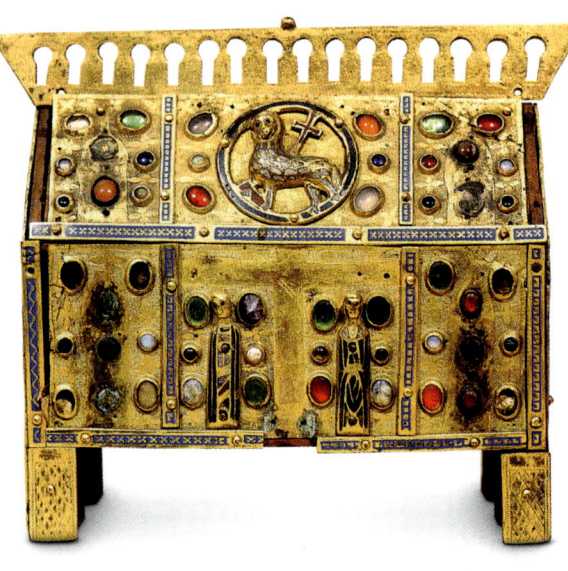

◁ **Heiligenschrein**
Heiligenschreine, wie dieser aus dem Frankreich des 13. Jh., beherbergten Reliquien, die man für die Knochen oder Überreste von Heiligen hielt. Durch das Berühren der Reliquie konnte sich ein Christ vor Erkrankungen schützen.

▷ **Niederkunft**
Die *Cantigas de Santa Maria* (Lieder für die Heilige Maria) sind eine illustrierte Liedersammlung, die im 13. Jh. in Spanien entstand. Ein Text beschreibt eine jüdische Frau, die unter Wehen zur Jungfrau Maria betet, ein gesundes Kind gebärt und daraufhin zum Christentum konvertiert.

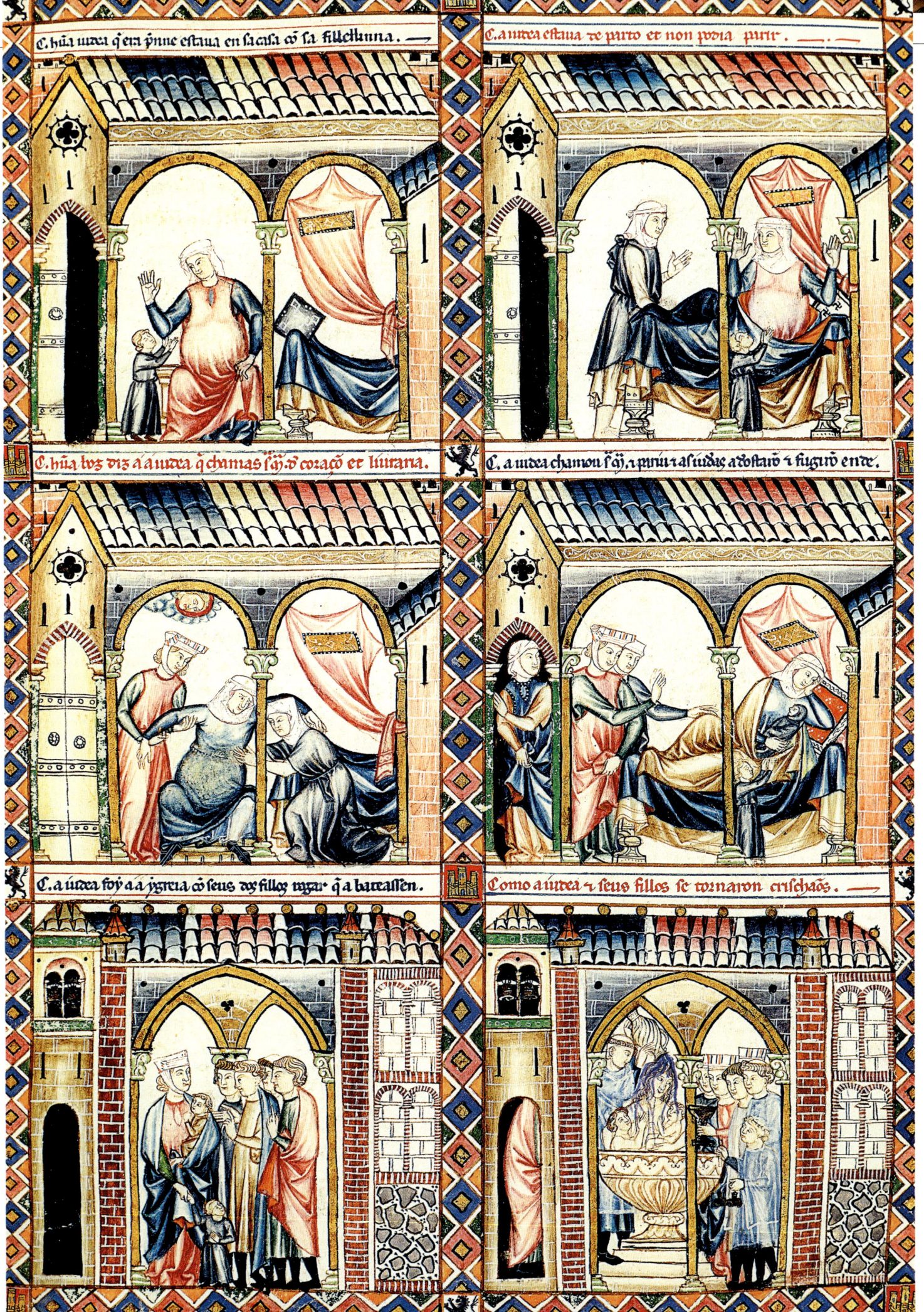

ERNEUERUNG UND RENAISSANCE 700–1800

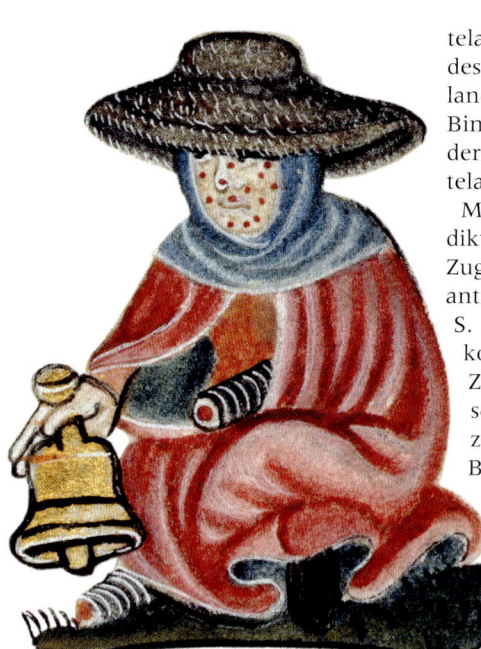

△ **Aussätziger mit Glocke**
Ärzte diagnostizierten im frühen Mittelalter Lepra als Überschuss an »schwarzer Galle« und verschrieben regelmäßige Aderlässe und das Trinken reinigender goldhaltiger Getränke. Sie hielten Lepra fälschlicherweise für ansteckend und zwangen Kranke, andere mit einer Glocke vor sich zu warnen.

» zwar erlernt hatte, aber keine oder nur eine unzureichende wissenschaftliche Ausbildung besaß (siehe S. 140–141). Diese Art der traditionellen Volksmedizin war oft die einzige Hoffnung für die Menschen. Die Kräuterheilmittel wurden meist von Frauen verabreicht, die diese Hausmittel aus der mündlichen Überlieferung ihrer Mütter und Großmütter kannten. In seltenen Fällen hatten Städter Zugang zu einem Apotheker, der ein Tonikum aus Kräutern, Gewürzen und Wein anmischte.

Wachsendes Wissen

Eine Autorin, die eine gewisse Kompetenz in Sachen Frauengesundheit und Pflanzenheilkunde vorweisen konnte, war Hildegard von Bingen (siehe S. 56). Ihre Arbeiten stehen für ein neu erwachtes Interesse an medizinischem Wissen und seiner Verbreitung, das im Hoch- und Spätmittelalter aufkam. Die gegen Ende des 11. Jh. im heutigen Rheinland-Pfalz geborene Hildegard von Bingen wurde im 12. Jh. zu einer der führenden Autoritäten der mittelalterlichen Pharmakologie.

Mit ihrem Eintritt in ein Benediktinerkloster bekam Hildegard Zugang zu frühen Übersetzungen antiker medizinischer Texte (siehe S. 32–33 und S. 38–39) und konnte auch auf eine wachsende Zahl von Übersetzungen islamischer Werke (siehe S. 48–51) zurückgreifen. Sie begann eigene Bücher über Krankheiten und deren Behandlungsmöglichkeiten zu schreiben, die sich auf Gott als Schöpfer der Natur und allbestimmende Kraft beriefen. Einige ihrer Schriften wurden zur Pflichtlektüre mittelalterlicher Ärzte und Pharmazeuten. Ihr Werk *Causae et Curae* (Ursachen und Behandlungen), ein Kompendium aus nahezu 300 Kapiteln, beschreibt Heil- und Behandlungsmethoden. Noch beeindruckender war die begleitende neunbändige *Physica*, die 230 Heilmittel aus pflanzlichen und tierischen Extrakten beschrieb. Beide Werke waren enzyklopädisch aufgebaut. Ihre Heilmethoden erfuhr Hildegard von Bingen durch Visionen. Sie bildeten den Grundstein für eine neue Volksmedizin.

Im Mittelpunkt von Hildegards Heilkunde stehen Pflanzenheilmittel, die sowohl zur Vorbeugung als auch zur gezielten Behandlung einzelner Beschwerden dienten und zum Teil bis zum heutigen Tag für ihre pharmazeutischen Eigenschaften geschätzt werden. So empfahl sie zur Förderung der Hirn- und Nervenfunktion Kastanie. Heute wissen Ernährungswissenschaftler, dass Kastanien reich an Folsäure sind, die für die Entwicklung des Gehirns und des Nervensystems wichtig ist. Für das Herz setzte Hildegard auf ein Tonikum aus Petersilie und Met. Auch heute noch gilt die an Folsäure und ätherischen Ölen reiche Petersilie als gesund für das Herz.

> **300** Pflanzen nennt Hildegard von Bingen im 12. Jh. in ihren Manuskripten mitsamt ihren medizinischen Eigenschaften.

▷ **Blutegel**
Der schon im alten Griechenland üblichen Praxis folgend, setzten die Ärzte des Mittelalters Blutegel an die Haut eines Patienten, um »schlechtes Blut« abzuzapfen. Heutzutage setzt man Blutegel manchmal in der plastischen Chirurgie ein, um angestautes Blut zu entfernen.

Die vier Körpersäfte

Wie andere Fachautoren und Heilkundige ihrer Zeit auch, glaubte Hildegard an die Vier-Säfte-Lehre (siehe S. 34–35), wie sie von Hippokrates vertreten wurde. Die vier Körpersäfte waren Blut, gelbe Galle, schwarze Galle und

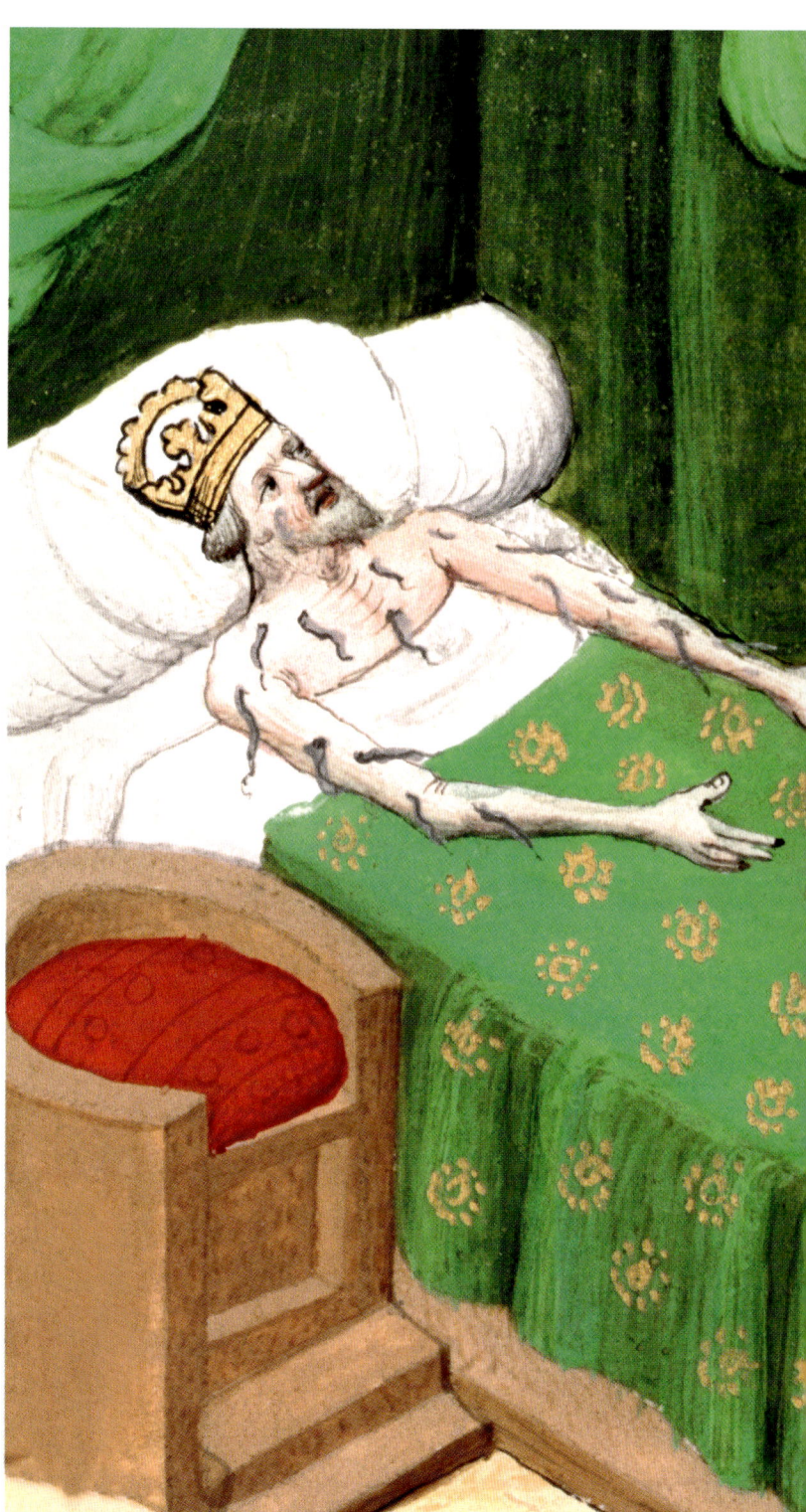

58

MEDIZIN IM MITTELALTER

Schleim, die als unmittelbar für die Gesundheit von Körper und Geist entscheidend galten. Danach entstehen alle Beschwerden aus einem Zuviel oder einem Zuwenig der Säfte. Beispielsweise befassten sich die mittelalterlichen Gelehrten und Ärzte intensiv mit der Menstruation und glaubten, dass die Monatsblutung wichtig ist, um die Säfte im Gleichgewicht zu halten. Daraus folgte für sie, dass Frauen nach der Menopause in großer Gefahr schwebten, weil sie ja kein »überschüssiges« Blut mehr ausschieden.

Aderlässe

Zu den häufigsten Behandlungsformen des Mittelalters gehörte die Verringerung überschüssiger Körpersäfte durch Aderlass, Abführen und Erbrechen. Die einschneidendste Maßnahme war der Aderlass, der u. a. bei Pocken, Epilepsie und Gicht verordnet wurde. Der Aderlass konnte auf zweierlei Art erfolgen: durch Blutegel oder das Öffnen von Venen. Die sanftere Variante bestand darin, lebende Blutegel an die Haut des Patienten zu setzen, damit sie sein Blut aufsaugen konnten. Die Alternative bestand darin, eine Vene mit einer Lanzette oder einem spitzen Holzstab zu öffnen und das Blut abfließen zu lassen.

Wenn kein Arzt zur Verfügung stand, übernahmen Mönche und Priester die Aufgabe und ließen den Patienten zur Ader. Ab 1163 aber verbot die Kirche dem Klerus diese Praxis, und so ergriffen Bader die Gelegenheit beim Schopf und erweiterten ihr Geschäft um einen einträglichen Bereich. Bald boten sie neben Rasur und Haarschnitt auch medizinische Dienstleistungen, wie Aderlass, das Ziehen von Zähnen, das Aufstechen von Furunkeln und sogar Amputationen an. Diese Bader (siehe S. 76–77) arbeiteten nicht nur in ihren Ladenlokalen, die an den zum Trocknen aufgehängten blutigen Handtüchern erkennbar waren, sondern reisten auch operierend über Land und bauten Operationszelte auf Schlachtfeldern auf. Man verwendete zwar Anästhetika auf Pflanzen- oder Alkoholbasis, aber manche dieser Mittel waren so stark, dass der Patient gar nicht erst bis zur Operation überlebte.

1140 verbot Roger II. von Sizilien das Praktizieren der Medizin ohne eine Zulassung – das ist die erste Regulierung dieser Art.

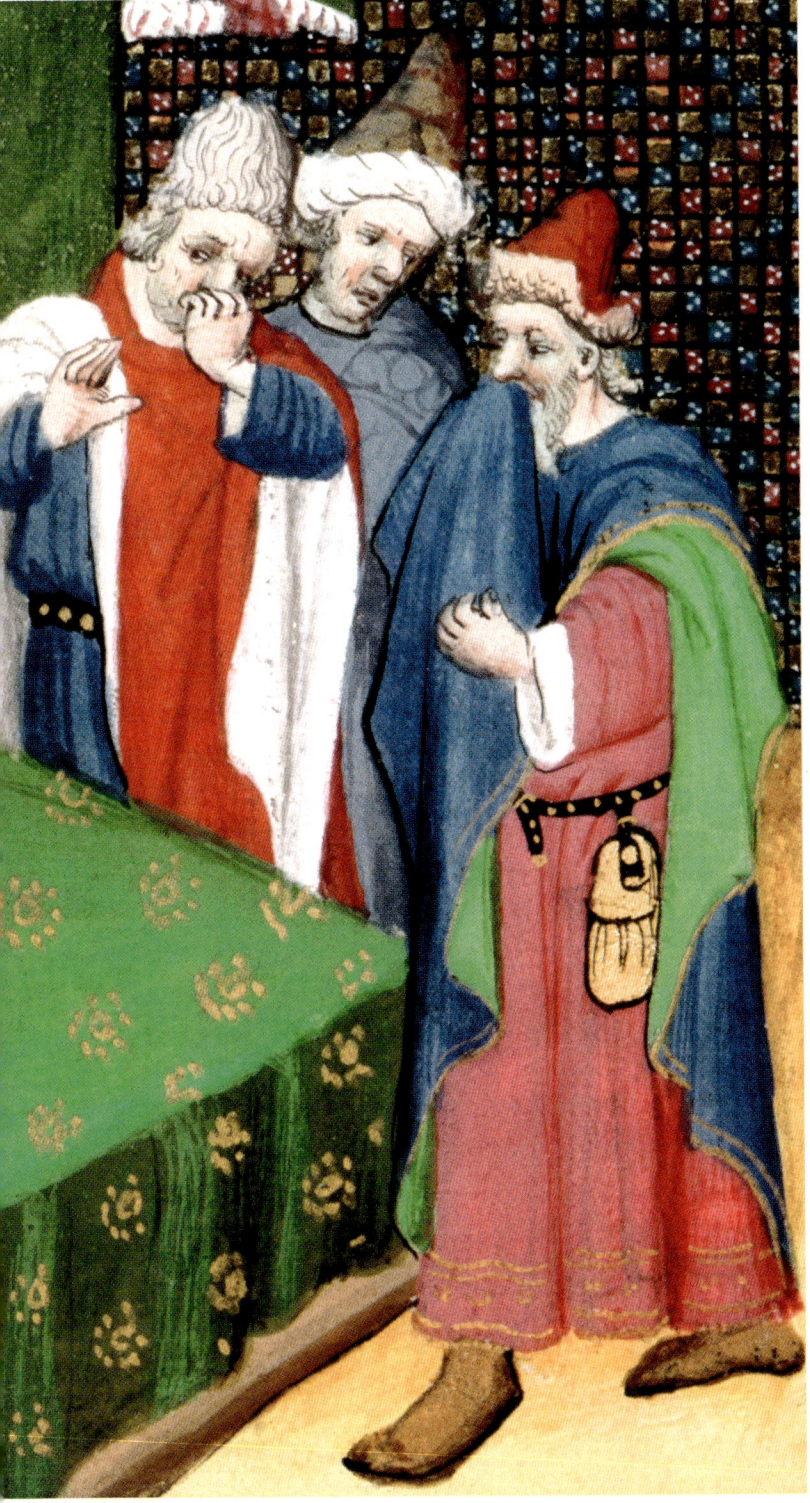

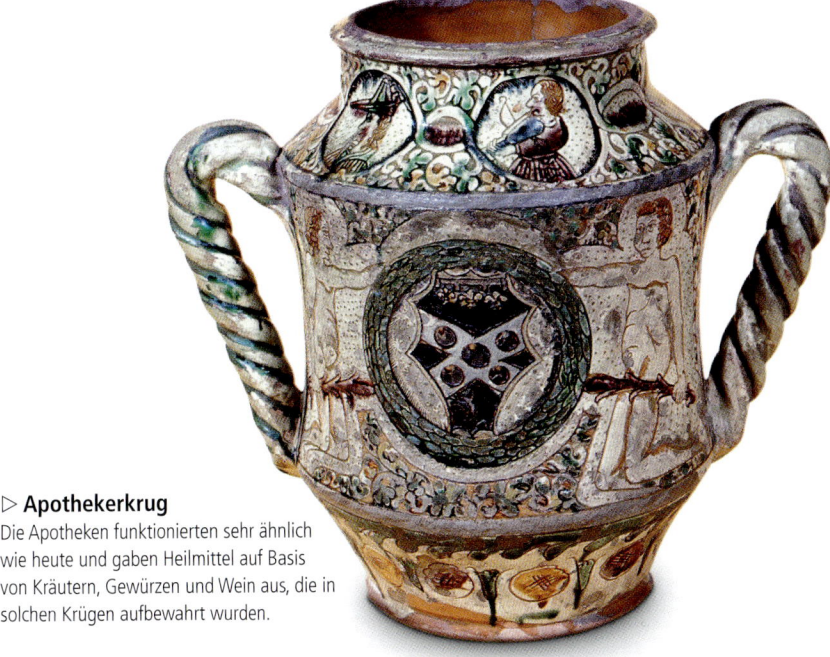

▷ **Apothekerkrug**
Die Apotheken funktionierten sehr ähnlich wie heute und gaben Heilmittel auf Basis von Kräutern, Gewürzen und Wein aus, die in solchen Krügen aufbewahrt wurden.

> »Jeden Tag werden von klugen und einfallsreichen Chirurgen **neue Instrumente** und **Methoden** erfunden.«
>
> THEODERICH VON LUCCA, SOHN VON HUGO VON LUCCA, CHIRURG, 13. JH.

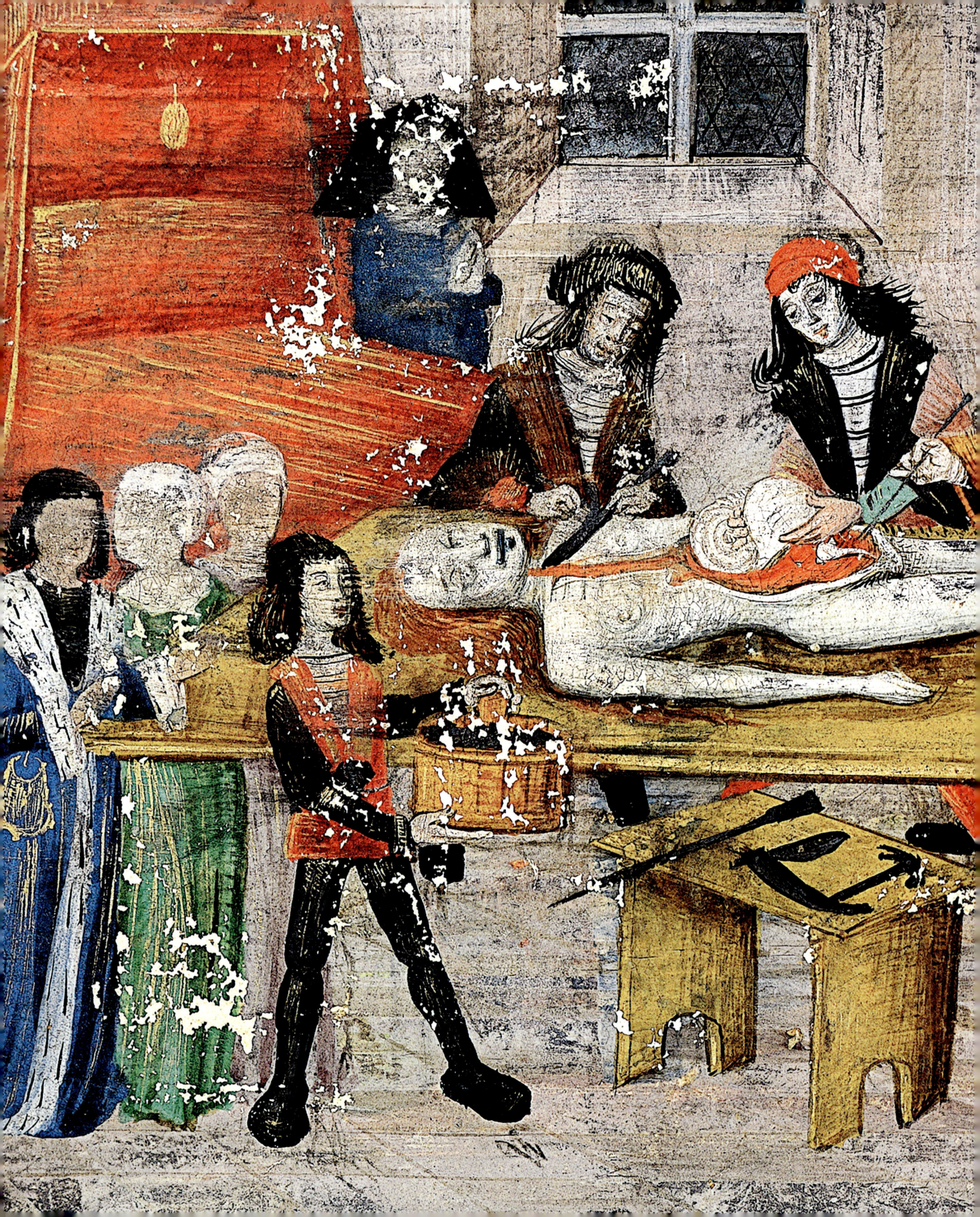

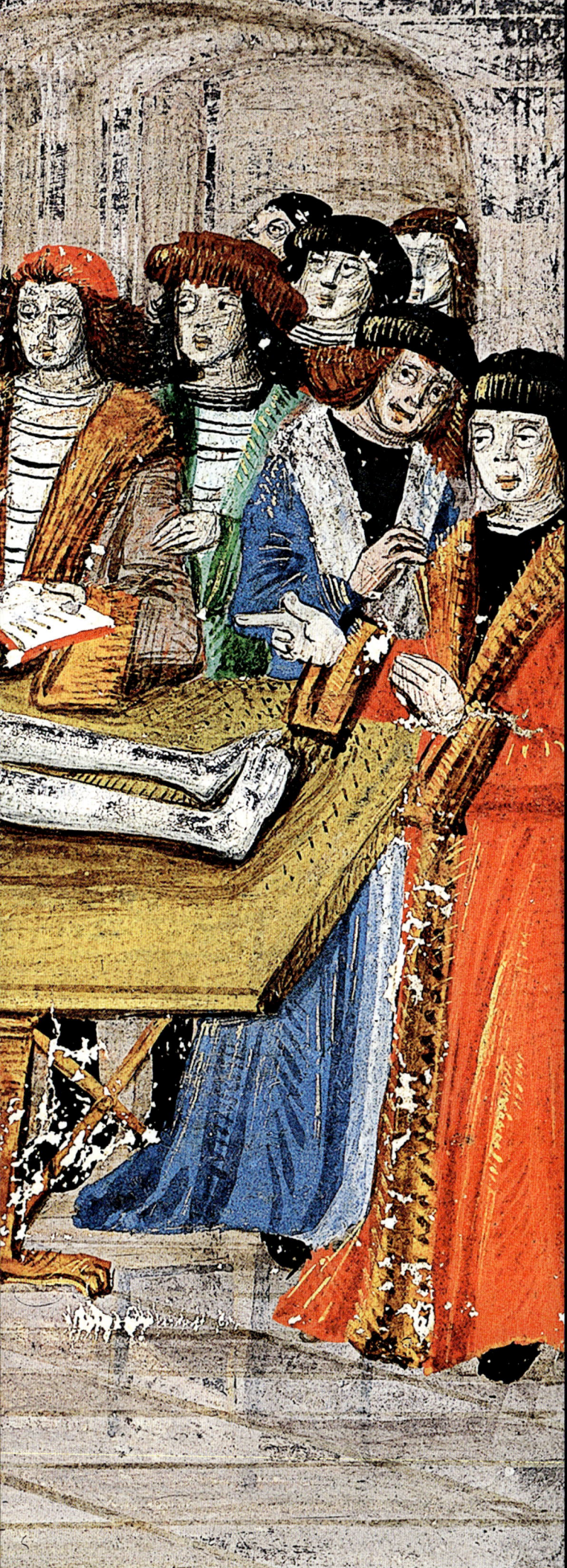

ERNEUERUNG UND RENAISSANCE 700–1800

Neue Anatomie

Das Werk *De humani corporis fabrica libri septem* (Sieben Bücher über den Aufbau des menschlichen Körpers) des flämischen Anatomen Andreas Vesalius aus dem Jahr 1543 gilt als der Beginn der neuzeitlichen Anatomie (siehe S. 72–73). Vesalius und seine Kollegen stützten sich allerdings auf das Wissen der Medizinschulen des Mittelalters.

Gegen Ende des frühen Mittelalters erfuhren die medizinischen Lehren des antiken Griechenlands und Roms in Europa eine Neubelebung. Unter dem Einfluss der Erkenntnisse aus der arabischen Welt keimte ein neues Interesse an Anatomie, Sektionen und Autopsien auf, gefördert durch Gesetze, die die Sektion von Menschen zu Lehrzwecken erlaubten. Der italienische Arzt Mondino dei Luzzi war 1315 der Erste, der Sektionen zur Anschauung für Studenten vornahm. Im Jahr 1316 verfasste er das Werk *Anathomia Corporis Humani* (Anatomie des menschlichen Körpers). Sein Schüler Nicola Bertuccio führte diese Praxis fort und veröffentlichte zudem Werke darüber, welchen Effekt Krankheit, Ernährung und Gifte auf den menschlichen Körper haben.

Später schrieb Bertuccios berühmtester Student, der französische Arzt Guy de Chauliac (siehe S. 69), *Chirurgia Magna* (Große Chirurgie), das in Europa drei Jahrhunderte lang das wichtigste Lehrwerk der Anatomie, Medizin und Chirurgie blieb. Darin hielt Chauliac alle Chirurgen an, Anatomie zu studieren, und ehrte all jene Ärzte, die diese Lehre vorangetrieben hatten, wie etwa Hippokrates (siehe S. 36–37), Galen (siehe S. 40–41) und seine arabischen Kollegen Al-Razi und Ibn Sina (siehe S. 50–53). Erst zwei Jahrhunderte später sollte Andreas Vesalius (siehe S. 75) ein neues Kapitel der Anatomie öffnen.

> » Ein **Chirurg,** der seine **Anatomie** nicht kennt, ist wie ein **Blinder,** der an einem Holzklotz schnitzt.«
>
> GUY DE CHAULIAC, AUS *CHIRURGIA MAGNA (GROSSE CHIRURGIE)*, 1363

◁ **Anatomieunterricht**
Dieses Bild aus einer illustrierten Ausgabe der *Chirurgia Magna* zeigt einen Chirurgen, der mit dem Buch in der Hand die Organe eines Menschen identifiziert. Seine Assistenten (Mitte) führen die Sektion durch, während die Studenten sich um den Tisch drängen.

ERNEUERUNG UND RENAISSANCE 700–1800

In der Apotheke

Den Beruf des Apothekers als Hersteller und Verteiler von Arzneimitteln gibt es schon seit mindestens 2500 v. Chr. Die erfahrenen Mediziner bereiteten früher aus den Vorräten in ihren Lagern vor allem Arzneien aus Kräutern zu.

[1] **Ringelblume** Man nutzt die Blüte zur Behandlung von Wunden und Schwellungen und als Aufguss zur Linderung von Fieber. [2] **Eisenkraut** Dient zur Behandlung von Gelbsucht und Gicht und zur Milchstimulation bei werdenden Müttern. [3] **Johanniskraut** Die entzündungshemmende Pflanze hilft als Wundbalsam und bei Rückenschmerzen. [4] **China-Rose** Die tropische China-Rose hilft bei Arterien- und Menstruationsbeschwerden. [5] **Safran** Als Paste fungiert das Gewürz als Sedativum oder schweißtreibendes Diaphoretikum. [6] **Nelken** Die getrockneten Blütenknospen wurden und werden in der Zahnmedizin als antiseptisches Schmerzmittel genutzt. [7] **Hopfen** Hopfenblüten helfen als Sedativum bei Schlaflosigkeit, Unruhe und Magenschmerzen. [8] **Mörser und Stößel** Dienen zum Zermahlen der Kräuter zu Pulver. Dieser Elfenbeinmörser stammt aus dem 16. oder 17. Jh. [9] **Opium** Die Aufschrift der Dose erinnert an die ägyptische Stadt Theben, aus der früher das Opium kam. In kleinen Dosen wirkt Opium beruhigend und bei Husten schleimlösend. [10] **Pillenversilberer** Dieses Exemplar aus Großbritannien stammt aus dem Jahr 1860. Es diente zum Überziehen von Pillen mit Silber oder Gold: Man gab die Pillen hinein und drehte die Kugel, um sie zu überziehen. [11] **Galgant** Der Verwandte des Ingwers hilft bei Koliken, Flatulenz und Atembeschwerden. [12] **Knoblauch** Wird als Antiseptikum und bei Magenparasiten gegeben, dient aber auch als Mittel gegen Lepra und Pocken. [13] **Ingwer** Die Wurzel hilft bei Übelkeit, Erbrechen und Magenverstimmung. [14] **Echter Engelwurz** Wird meist als Diruetikum (harntreibendes Mittel) sowie zur Behandlung von Rheuma und Arthritis genutzt. [15] **Frische Minze** Dient zur Linderung von Magenverstimmung, Koliken und Flatulenz und wird als Kraut übers Essen gestreut oder als Tee getrunken. [16] **Rosmarin** Soll dem Gedächtnis helfen und Albträume vertreiben und hilft bei Kopfschmerzen. [17] **Aloe-Vera-Blätter** Helfen innerlich gegen Verstopfung und äußerlich gegen Ausschläge und Ekzeme. [18] **Apothekenkrug** Solche Gefäße, wie dieser italienische Krug aus dem 16. Jh., enthielten den Vorrat an Heilkräutern.

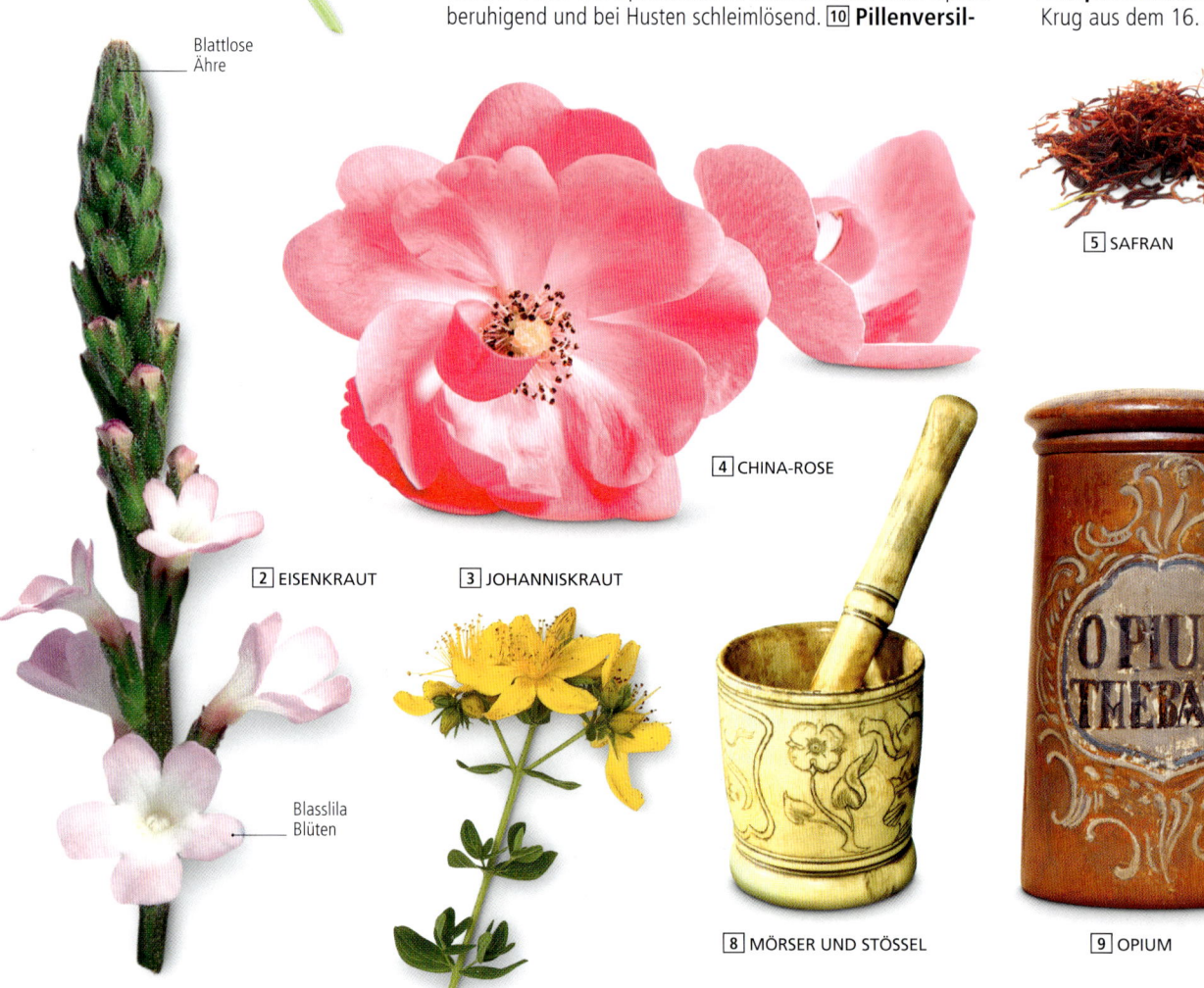

[1] RINGELBLUME

[2] EISENKRAUT — Blattlose Ähre, Blasslila Blüten

[3] JOHANNISKRAUT

[4] CHINA-ROSE

[5] SAFRAN

[6] NELKEN

[7] HOPFEN

[8] MÖRSER UND STÖSSEL

[9] OPIUM

[10] PILLENVERSILBERER

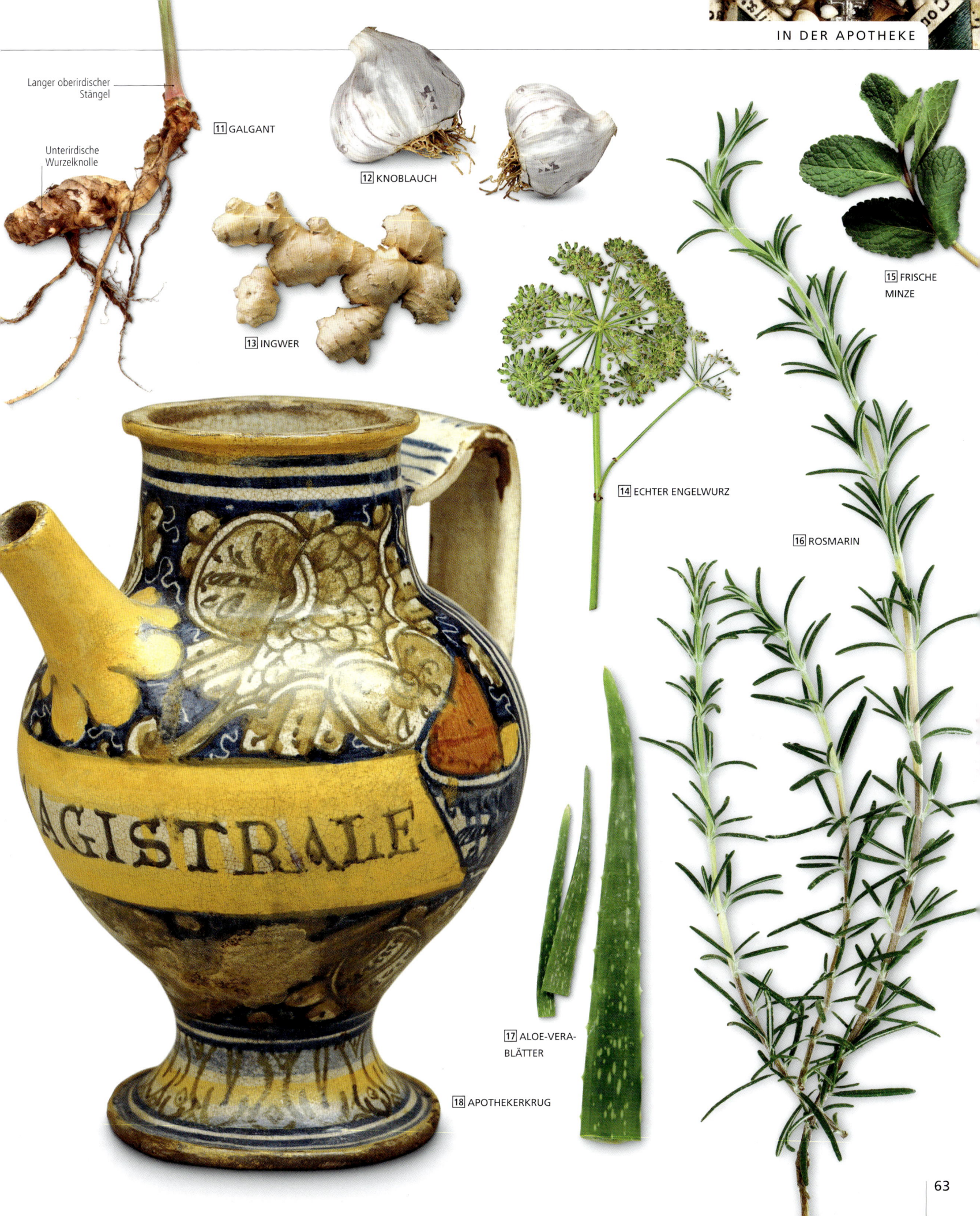

IN DER APOTHEKE

Langer oberirdischer Stängel
Unterirdische Wurzelknolle
11 GALGANT
12 KNOBLAUCH
13 INGWER
14 ECHTER ENGELWURZ
15 FRISCHE MINZE
16 ROSMARIN
17 ALOE-VERA-BLÄTTER
18 APOTHEKERKRUG

63

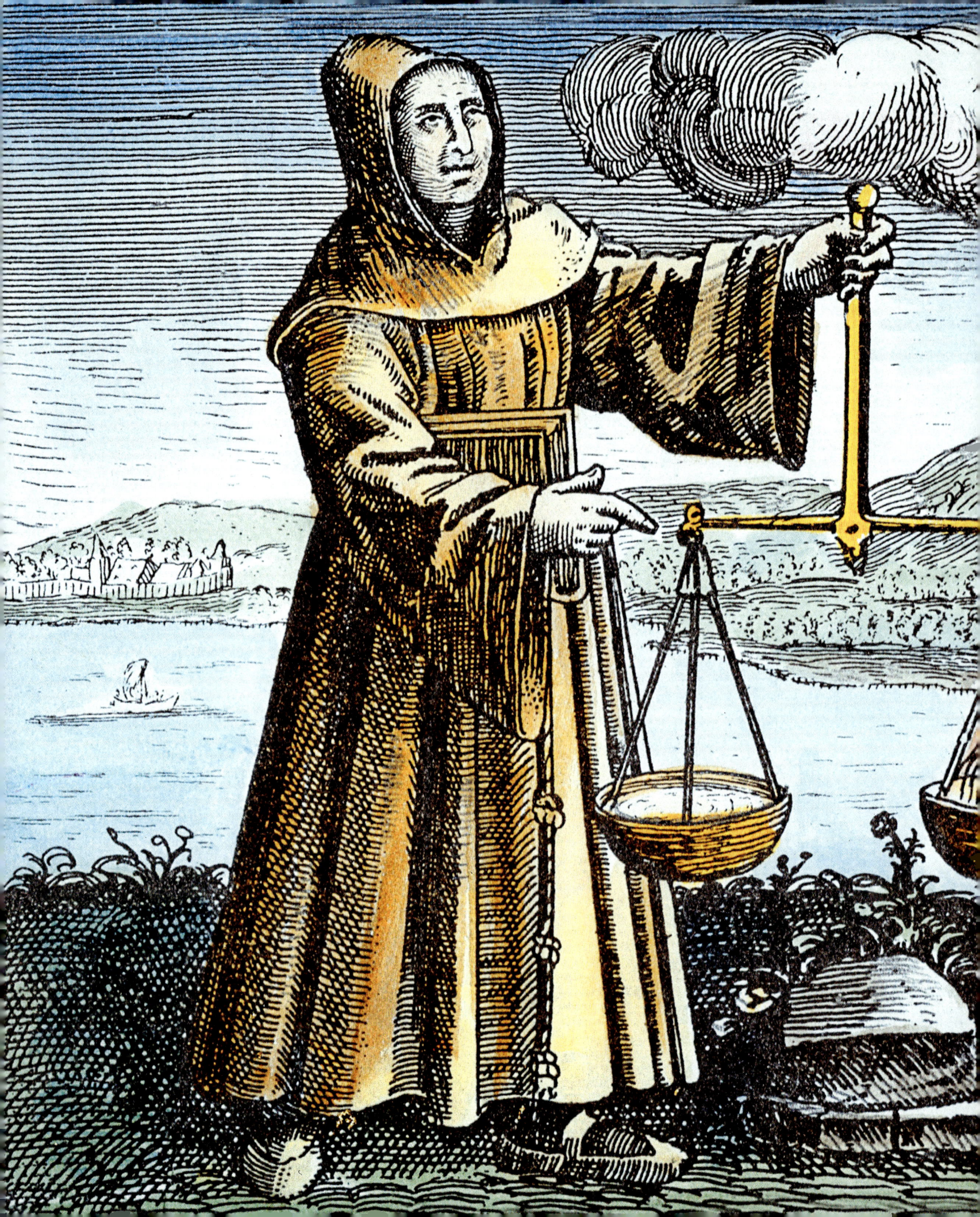

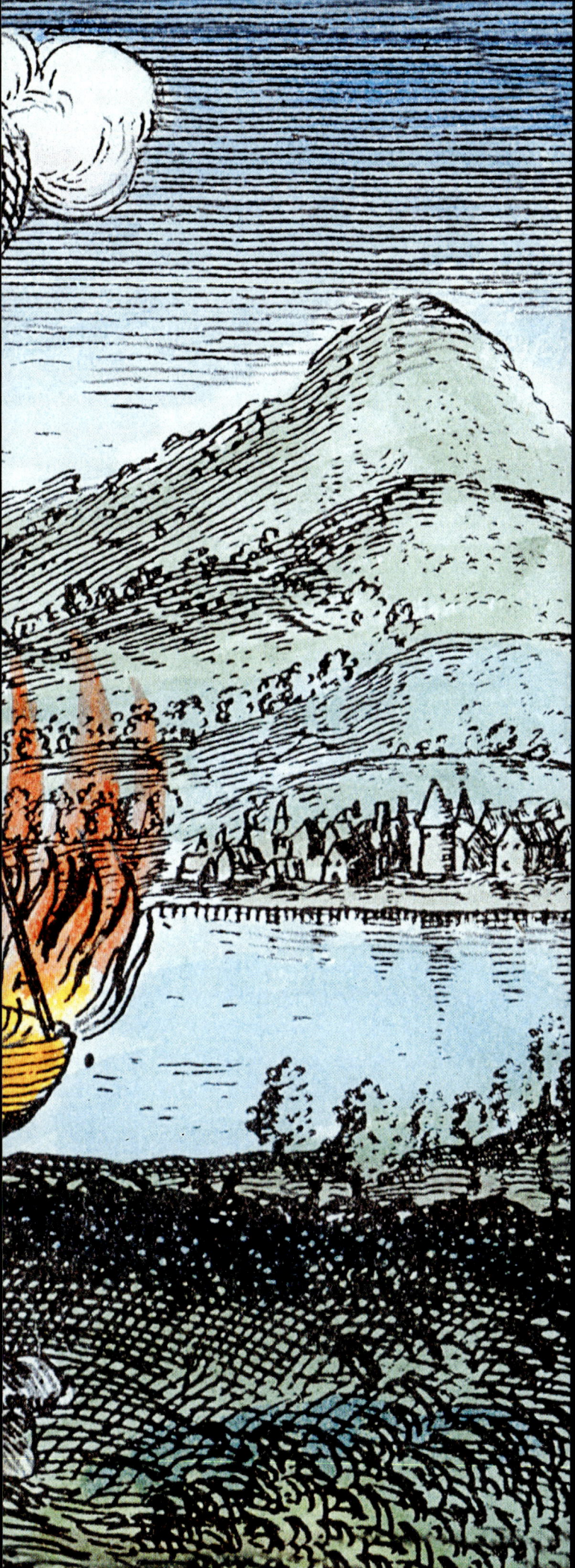

ERNEUERUNG UND RENAISSANCE 700–1800

Alchemie

Die Alchemie war eine seltsame Mischung aus Magie und Wissenschaft und hatte hochtrabende Ziele, von der Verwandlung einfacher Metalle in Gold bis zur Heilung aller Krankheiten. Ihre Anfänge reichen fast 4000 Jahre zurück, aber im 12.–18. Jh. erlebte die Alchemie ihre Blütezeit.

Die Alchemie hat in Ägypten, Indien und China eine lange Tradition. Die frühen Alchemisten hatten unterschiedliche Ziele, aber alle wollten Stoffe durch Umwandlung verbessern, sei es die physikalische Wandlung einer einfachen Substanz in eine wertvolle, die spirituelle Wandlung, die Licht ins Dunkel bringt, oder die medizinische Wandlung, die Kranke heilt – oder alle drei.

Die Alchemisten hatten stets einen Hang zur Esoterik und wollten das Wissen auf einige wenige Privilegierte begrenzen. Die Alchemie trug aber auch zur Entwicklung neuer Verfahren bei, wie etwa das Extrahieren von Stoffen aus Pflanzen, Tieren und Steinen, das Mischen, Abkochen, Kondensieren und Reinigen von Stoffen sowie andere bis heute verwendete Verfahren.

Auch zur Hochzeit der islamischen Medizin (siehe S. 48–51) blühte die Alchemie und kam mit ihr in den Westen. Robert von Chester übersetzte 1144 *Kitab al-Kimya* (Buch über die Natur der Alchemie) des persischen Gelehrten Dschabir Ibn Hayyan, was die Alchemie in ganz Europa populär machte. Zu den medizinischen Zielen der Alchemisten zählte es, die Panazee, ein mystisches Allheilmittel, sowie ein Lebenselixier zu finden. Der Schweizer Arzt Paracelsus bereicherte die Tradition der Alchemie durch seinen freien Geist, seine widersprüchlichen Statements und unzähligen Talente. Ab dem 18. Jh. drängten aber die Anwendung wissenschaftlicher Methodik sowie der Aufschwung der jungen Disziplin der Chemie die Alchemie als okkulte Praxis in den Hintergrund.

> »Ein Alchemist ist entweder ein **Arzt** oder ein **Seifensieder**.«
>
> AGRIPPA VON NETTESHEIM, DEUTSCHER UNIVERSALGELEHRTER, AUS *UNGEWISSHEIT UND EITELKEIT ALLER KÜNSTE UND WISSENSCHAFTEN*, 1530

◁ **Die Suche nach dem Jungbrunnen-Elixier**
Im 13. Jh. forschte der englische Mönch, Philosoph und Alchemist Roger Bacon nach einem Elixier ewiger Jugend. Im Laufe der Jahrhunderte nahm seine Berühmtheit zu und regte viele dazu an, sich der Alchemie zu verschreiben.

ERNEUERUNG UND RENAISSANCE 700–1800

Der Schwarze Tod

1347 wurde Europa von einer verheerenden Seuche heimgesucht. In nur fünf Jahren sollte die Infektion, die sich durch schwarze Beulen auf der Haut äußerte, fast 60 Prozent der Bevölkerung des Kontinents auslöschen und einen gesellschaftlichen und ökonomischen Zusammenbruch auslösen.

Europa hatte schon früher fürchterliche Epidemien erlebt. Die Attische Seuche, die der griechische Historiker Thukydides 430 v. Chr. beschrieb, und die Justinianische Pest, die das Byzantinische Reich 542 erschütterte, verursachten beide jeweils ein Massensterben und wurden möglicherweise vom selben Erreger ausgelöst wie der Schwarze Tod. Diese frühen Ausbrüche der Pest betrafen aber geografisch wesentlich enger umgrenzte Gebiete.

Wiederkehrende Katastrophen

Die »große Pest«, die auch Schwarzer Tod genannt wurde, scheint in den 1330er-Jahren in Zentralasien begonnen zu haben, erreichte 1347 die Halbinsel Krim und verbreitete sich von dort aus über die Handelsschiffsrouten schnell nach Westen. Venedig und andere italienische Städte traf sie noch im Herbst, Frankreich, Spanien, Portugal und England im Sommer 1348 und im folgenden Jahr erreichte sie Deutschland und Skandinavien.

▽ **Die Große Pest von Marseilles**
Diese Opfer der Pest von Marseilles von 1720 zeigen die charakteristischen Schwellungen der Beulenpest. Bei dem Ausbruch starben in Marseilles und Umgebung 100 000 Menschen. Dies löste in anderen europäischen Ländern Panik aus, da man eine erneute Pestwelle befürchtete.

Überträger waren infizierte Flöhe, die von Hausratten (*Rattus rattus*) auf den Menschen übergingen. Die Ratten gediehen in den unhygienischen Bedingungen der mittelalterlichen Städte, wo Abfälle und Ausscheidungen allgegenwärtig waren und Tiere gehalten wurden. Die ersten Symptome der Krankheit waren geschwollene Lymphknoten in den Leisten, Achselhöhlen oder im Nacken. Sie wurden auch Pestbeulen genannt. Dann traten am ganzen Körper schwarze Flecken auf und bald darauf folgte der Tod.

Der Schwarze Tod brachte Angst und Schrecken, es gab kein Heilmittel. Zu den Behandlungsversuchen (siehe S. 68–69) gehörte der Verzicht auf schwer verdauliche Nahrung oder das Reinigen der

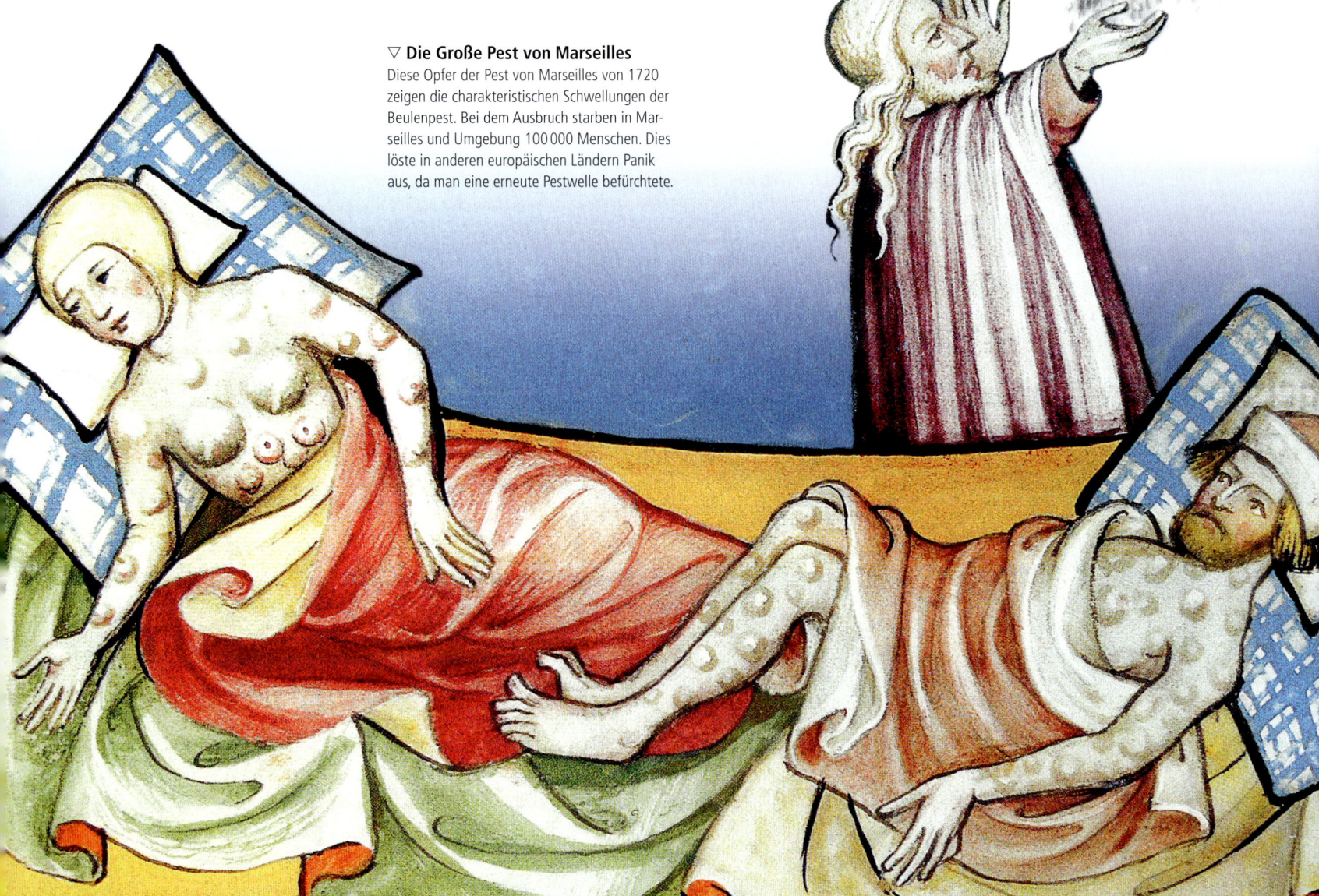

Die Ausbreitung der Pest

Die Pest hat Europa wahrscheinlich 1347 über die Hafenstadt Kaffa auf der Krim erreicht, von wo aus sie sich über Handelsschiffe im gesamten Mittelmeerraum ausbreitete. 1351 erreichte sie den Norden Skandinaviens und Russlands. Nur wenige Regionen, wie Polen, blieben verschont.

Luft mit ätherischen Ölen von Rosen, Zimt oder Nelken, da man glaubte, die Krankheit würde durch »Miasmen« – üble Dünste – verbreitet. Ärzte verschrieben Elixiere wie Theriak, ein Mittel aus Kräutern und bis zu 70 weiteren Zutaten. Nichts half und nur sehr entlegene Gemeinden entgingen der Pandemie. Nachdem sie fast 50 Millionen Menschen getötet hatte, ebbte die erste Pestwelle ab. 1360–1363, 1374 und 1400 folgten weitere Wellen, denen neue Generationen zum Opfer fielen.

Gesellschaftlicher Zerfall

Die sozialen und wirtschaftlichen Folgen der Pest waren verheerend. Auf dem Höhepunkt der ersten Pestwelle wurden in Deutschland Tausende Juden hingerichtet, da man sie beschuldigte, Brunnen zu vergiften und dadurch die Pest auszulösen. Durch den Bevölkerungsschwund wurden Arbeitskräfte rar und Land blieb unbestellt. So konnten die Landarbeiter höhere Löhne verlangen. Trotz vieler Versuche, die Entwicklung zu stoppen, stiegen die Löhne besonders in England unaufhaltsam an.

Über drei Jahrhunderte sollte die Epidemie in Europa immer wieder aufflammen. In England trat 1665 der letzte Ausbruch mit 68 000 Opfern auf, während Marseilles 1720 die letzte Stadt auf dem europäischen Kontinent war, die von der Pest heimgesucht wurde. An anderen Orten wütete die Pest weiter, und so begann in der chinesischen Stadt Kanton 1894 eine neue Welle, die sich im nächsten Jahr bis Indien ausbreitete, wo sie über eine Million Opfer forderte.

23 TAGE dauert es durchschnittlich von der ersten infizierten Ratte einer unter Menschen lebenden Population, bis der erste Mensch an der Pest stirbt.

Ein Heilmittel

1894 entdeckten zwei Bakteriologen, der Japaner Shibasaburo Kitasato und der Schweizer Alexandre Yersin, den Pesterreger. Frühe Versuche, einen Impfstoff zu erzeugen, scheiterten, aber 1898 wurde der Rattenfloh als Überträger identifiziert, was zu einer erfolgreichen Eindämmung der Epidemie durch Kontrolle der Rattenpopulation führte. 1896 gelang Yersin die Herstellung eines Antiserums, das zumindest bei der Hälfte der Patienten Erfolg hatte. Die Isolierung des Antibiotikums Streptomycin in den 1940er-Jahren erhöhte dann die Heilungsrate auf 95 Prozent.

Die Pest kann heute zwar nicht mehr ganze Bevölkerungen unkontrolliert ausradieren, aber völlig besiegt ist sie nicht. 1910 entdeckten Forscher, dass wilde Nager wie Murmeltiere (in Zentralasien) und Präriehunde (in Nordamerika) Träger der Pest sind und es durch Kontakt zu Menschen periodisch zu Ausbrüchen kommt. 2013 starb ein Junge in Kirgisien, nachdem er Fleisch eines infizierten Murmeltiers gegessen hatte. Weltweit werden jährlich noch mehr als 1000 Fälle (5–20 Prozent tödlich) dokumentiert.

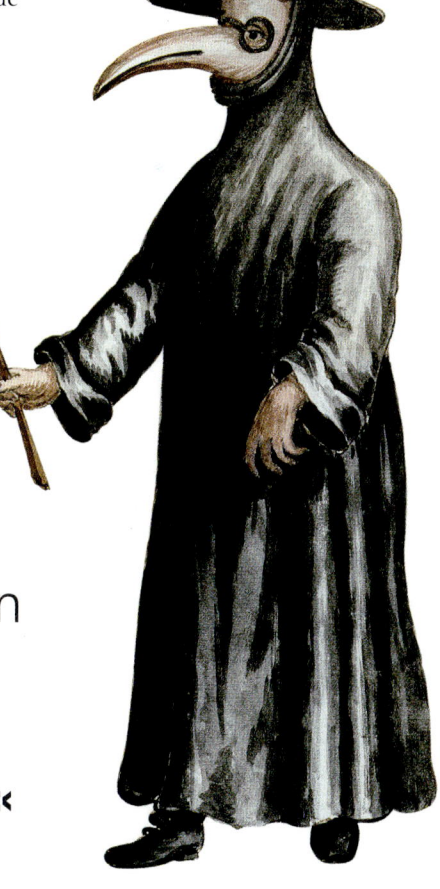

▷ Pestarzt

Mit weiten Umhängen und an Vogelköpfe erinnernden Pestmasken versuchten Ärzte, sich bei der Behandlung von Pestopfern vor der Infektion zu schützen, da man glaubte, die Krankheit würde durch »Miasmen« übertragen.

»Das **erste Symptom** ... war das Auftreten von ... **Schwellungen** in Leiste und Achselhöhle, von denen manche **eiförmig** waren, während andere grob die **Größe eines Apfels** hatten.«

GIOVANNI BOCCACCIO, ITALIENISCHER SCHRIFTSTELLER, AUS *DAS DECAMERONE*, 1350

ERNEUERUNG UND RENAISSANCE 700–1800

Im Mittelalter verwendete man den Begriff der Plage für alle Epidemien. Solche Plagen waren häufig Krankheiten, die wir heute als Malaria, Typhus, Cholera, Masern, Syphilis oder Pocken kennen. Der Schwarze Tod (siehe S. 66–67) hatte aber eine noch nie da gewesene Ansteckungskraft und forderte mehr Menschenleben als jede Seuche vor ihm. Die Epidemie rief verschiedenste Reaktionen hervor, am häufigsten Angst und Panik.

Beten oder fliehen
Da niemand wusste, was diese Krankheiten auslöste oder wie sie sich verbreitete, flohen viele Menschen einfach. Im islamischen Glauben war dies aber keine Option, da die Plage als Akt Gottes

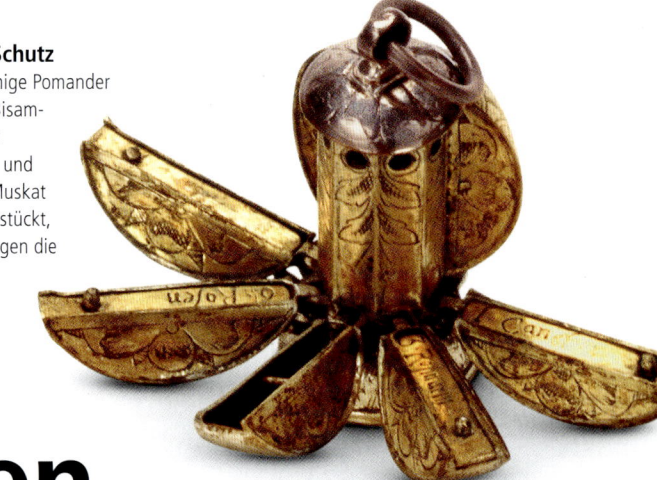

▷ **Düfte als Schutz**
Dieser kugelförmige Pomander (aufklappbarer Bisamapfel) wurde mit Blüten, Kräutern und Gewürzen wie Muskat und Moschus bestückt, die angeblich gegen die Pest halfen, indem sie die Luft reinigten.

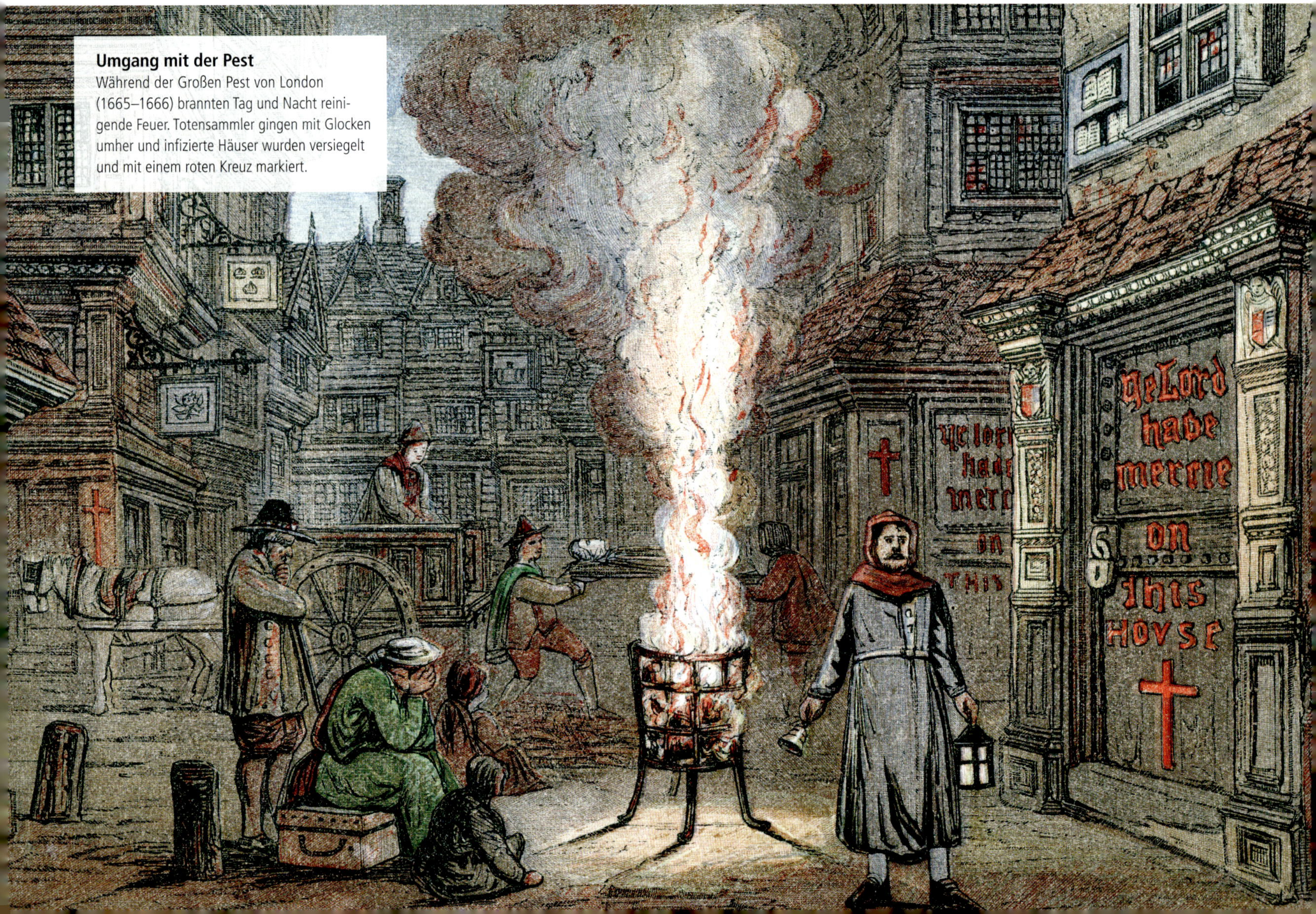

Kampf gegen Plagen

Seuchen gab es schon immer, aber die Pest des 14. Jh. war eine der verheerendsten Pandemien in der Geschichte der Menschheit. Die Medizin war machtlos, aber mit der Zeit entwickelte der Mensch Maßnahmen, um die Ausbreitung solcher Krankheiten einzudämmen.

Umgang mit der Pest
Während der Großen Pest von London (1665–1666) brannten Tag und Nacht reinigende Feuer. Totensammler gingen mit Glocken umher und infizierte Häuser wurden versiegelt und mit einem roten Kreuz markiert.

betrachtet wurde, die es zu ertragen galt. Viele Christen glaubten, Gott würde die Menschen mit der Pest für ihre Sünden bestrafen, also könnten nur Gebete und Buße ihr ein Ende setzen. Das Flagellantentum wurde immer beliebter. In Städten und auf dem Land kam es zu Geißlerumzügen, bei denen sich die Büßer selbst mit einer Peitsche geißelten und Gott mit Gebeten um Gnade anflehten, er möge die Plage beenden.

Mit der Zeit glaubte man immer weniger daran, dass Gott das Übel sandte. Plagen wie die Pest oder Ausbrüche von Antoniusfeuer (Vergiftung durch Mutterkornalkaloide) und Veitstanz (neurologische Erkrankung) wurden als das Werk des Teufels und seiner menschlichen Helfer – Ketzer, Juden und Hexen – angesehen. So wurden Wut und Ohnmacht kanalisiert und Tausende Unschuldige wurden zu Sündenböcken gemacht und ermordet.

Versuche der Vorbeugung

Herrscher und Bürger versuchten, die Ausbreitung der Pest zu verhindern. Manche glaubten, die Luft sei mit »Miasmen«,

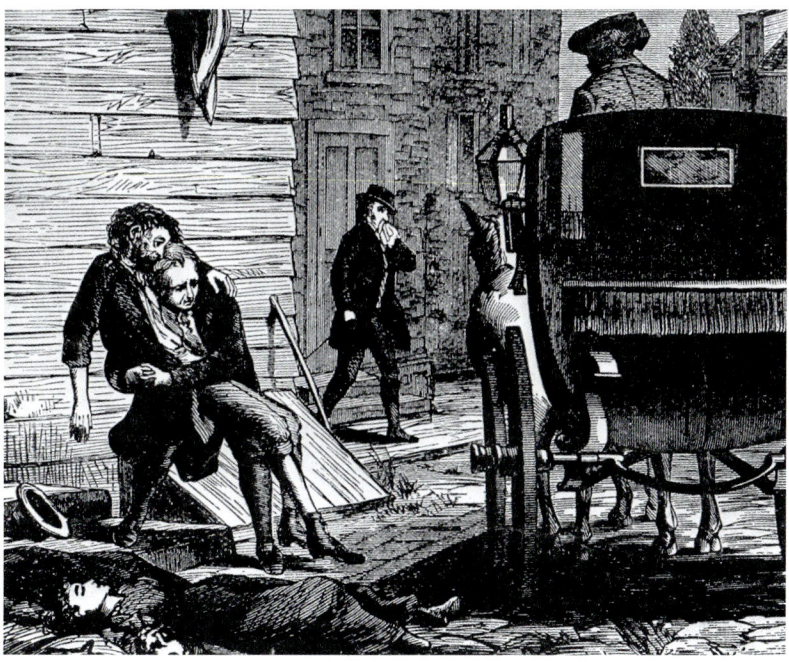

Gelbfieber
1793 brach in der US-Stadt Philadelphia eine Gelbfieberepidemie aus, die unter den 45 000 Einwohnern 5000 Opfer forderte. Bis auf die Wagen, die die Toten und Sterbenden einsammelten, waren die Straßen menschenleer.

Italienische *quartana giori* zurück, was 40 Tage bedeutet. Die Quarantäne wurde bald zum akzeptierten Mittel gegen die Pest. Im Jahr 1374 erließ der Fürst von Mailand ein Edikt, nach dem alle, die an der Pest litten, auf die Felder und in die Wälder vor den Stadtmauern gebracht werden sollten, bis sie

den Menschen ausging. Muslime fochten diese Ansicht an, da sie glaubten, solche Plagen würden von Allah gesandt. Warum sich die Pest so stark verbreitete, konnte erst Jahrhunderte später geklärt werden, als Flöhe als Überträger erkannt wurden (siehe S. 66–67).

In den folgenden Jahrhunderten wurde die Quarantäne stark verbessert. Zu Beginn des 17. Jh. trat ein Gesetz in Kraft, das Reisenden den Zutritt zur Stadt Paris

ohne medizinische Untersuchung verwehrte. Bis 1650 hatte sich dieses Vorgehen bis nach Amerika verbreitet, wo Tausende Einwanderer im Hafen von Boston festgehalten und untersucht wurden oder 100 Dollar Strafe riskierten. Als 1665–1666 die Pest in London wütete, mussten alle einfahrenden Schiffe 40, manchmal sogar 80 Tage in der Themsemündung vor Anker gehen. Kranke Londoner wurden in ihre Häuser gesperrt, die man mit Brettern vernagelte. Wer es sich leisten konnte, floh aufs Land.

Im 18. Jh. erreichte eine neue Plage – das Gelbfieber – die Mittelmeerhäfen Frankreichs, Spaniens und Italiens und zwang die Regierungen zu strengen Quarantänemaßnahmen. Die erste große Gelbfieberepidemie Amerikas traf Philadelphia im Juli 1793. Die Politik verzichtete auf eine Quarantäne, um dem Handel nicht zu schaden, und erließ erst 1878 ein bundesweites Quarantänegesetz. 2020 führte der Ausbruch von COVID-19 weltweit zu Quarantänemaßnahmen und Lockdowns.

> »Das Unheil trug solche **Furcht** in die Herzen ... von Männern und Frauen, dass **Bruder Bruder verließ** ... Vater und Mutter sich weigerten, ihre Kinder zu sehen und für sie zu sorgen.«
>
> GIOVANNI BOCCACCIO, ITALIENISCHER SCHRIFTSTELLER, ÜBER DIE PEST IN FLORENZ, 1348

tödlichen Dünsten, verseucht (siehe S. 120–121), die man durch Abbrennen von Kräutern vertreiben konnte. Viele Menschen trugen Bisamäpfel (Duftkugeln) mit sich, um die verseuchte Luft zu reinigen.

An manchen Orten isolierte man die Kranken. Venedig und Mailand versagten jedem vermuteten Infizierten den Zutritt. 1348 mussten Schiffe, die aus infizierten Gebieten kamen, 40 Tage in der Lagune ankern, bevor sie anlegen konnten. Diese bis heute Quarantäne genannte Praxis geht auf das

entweder genasen oder starben. Das erste permanente Pestkrankenhaus eröffnete die Republik Venedig 1423 auf einer kleinen Insel vor der Stadt. Das Konzept der Isolierung wurde in vielen Teilen Europas übernommen. Die Behörden versuchten es zudem mit dem Ausräuchern der Häuser und dem Verbrennen der Kleidung und Betten der Kranken. Man verstand zwar noch nicht, wie es zur Ansteckung kam, aber diese Maßnahmen weisen darauf hin, dass man von einer Ausbreitung durch

---

FRANZÖSISCHER ARZT (1300–1368)
GUY DE CHAULIAC

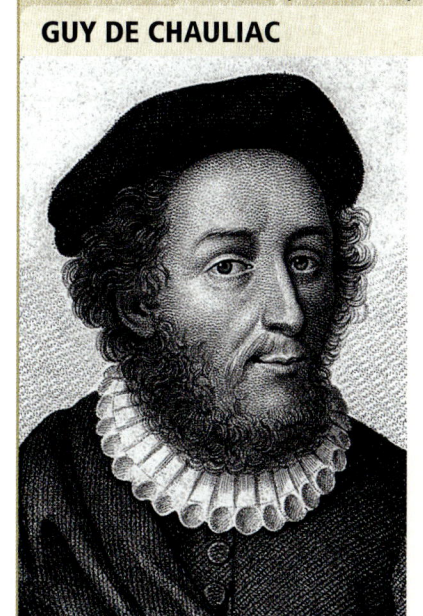

Der aus der Auvergne stammende Arzt und Chirurg Guy de Chauliac (siehe S. 72) studierte an Europas ältester Universität in Bologna. 1342 wurde er von Papst Clemens VI. zum Leibarzt ernannt. Er betreute den Pontifex auch, als der Schwarze Tod 1348 nach Frankreich kam. Ein Drittel der Kardinäle von Avignon starb, während Clemens überlebte. Chauliac wurde selbst infiziert, überlebte aber und blieb im Gegensatz zu vielen anderen Ärzten in der Stadt und kümmerte sich um die Kranken. 1363 schrieb er in seinem Buch *Chirurgia Magna* (Große Chirurgie), das über 200 Jahre das einflussreichste medizinische Lehrbuch blieb, sehr detailliert über seine Erfahrungen.

ERNEUERUNG UND RENAISSANCE 700–1800

Alchemie, Chemie und Medizin

Jahrhundertelang erforschte der Mensch die Eigenschaften von Stoffen, wie man sie in Reinform gewinnen könnte und wie sie reagieren, wenn man sie mischt. Daraus entstand die Chemie. Ihr mystischer Vorläufer, die Alchemie (siehe S. 64–65), hatte vom 12.–18. Jh. aber einen wesentlich größeren Einfluss auf die Medizin in Europa.

Bereits um 380 v. Chr. kamen im antiken Griechenland die ersten Erklärungen über die Struktur der Stoffe, auch Materie genannt, auf. Der griechische Philosoph Demokrit postulierte, alle Materie bestehe aus unsichtbaren und unteilbaren kleinsten Teilchen, die Atome genannt werden. Etwa zur gleichen Zeit kam der indische Philosoph Kananda zu einer ähnlichen Theorie. Keine dieser Theorien fußte allerdings auf Fakten.

Im 8. Jh. machte die Forschung einen großen Fortschritt, als Dschabir Ibn Hayyan mit einfachster Laborausrüstung durch Verfahren wie Kristallisierung und Destillation die Eigenschaften von Stoffen untersuchte. So schuf er eine frühe Klassifizierung: flüchtige bzw. verdampfbare Stoffe, Geister genannt, schmelzbare Stoffe, wie die Metalle Eisen und Blei, und pulverisierbare Stoffe, wie Stein. Seine Einteilung kam der der modernen physikalischen Chemie erstaunlich nahe. Die Verfahren, die Hayyan anwandte, werden auch heute noch in der Labortechnik verwendet. Hayyan stellte Hunderte von Zubereitungen her, die er als Arzt an Patienten testete, führte aber über die Ergebnisse nicht systematisch Buch.

In dieser Zeit galt die Alchemie als eine Mischung aus mystischen, philosophischen, religiösen und pseudowissenschaftlichen Ansätzen, darum bemüht, die Zusammensetzung der Dinge zu erforschen. Eines ihrer Hauptziele war es, einfache Materialien in Gold und Silber zu verwandeln und ein Elixier für ewiges Leben zu finden. Die geheimen und oftmals bewusst verwirrenden Arbeiten vieler Alchemisten, die ihre Ergebnisse und Methoden eifersüchtig hüteten, machte die Öffentlichkeit und die reichen Förderer aber schließlich skeptisch.

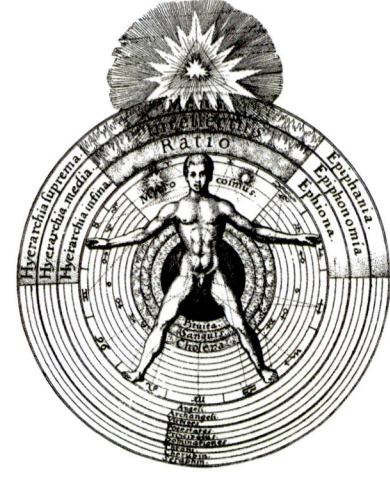

◁ **Verständnis der Welt**
In der illustrierten *Utriusque cosmi historia* (Geschichte der zwei Welten) aus dem Jahr 1617 teilte der englische Arzt Robert Fludd die Welt in drei Sphären ein: eine physische, eine himmlische und eine spirituelle.

Ergebnisse der Alchemie

Dennoch trugen auch die mittelalterlichen Alchemisten zum Fortschritt in der Medizin bei. Einer der einflussreichsten unter ihnen war der auch als Paracelsus bekannte Schweizer Arzt Philippus Theophrastus Aureolus Bombastus von Hohenheim. Obwohl er einigen mystischen Vorstellungen der Alchemie und des Volksglaubens anhing, führte er viele nützliche Erkenntnisse der Chemie in der medizinischen Praxis ein. So forderte er, Ärzte müssten die Natur studieren und Experimente durchführen, um die Funktionen des Körpers zu verstehen. Er maß Metallen eine Schlüsselrolle unter den Elementen zu und stellte eine Verbindung zwischen bestimmten Mineralien und einigen Erkrankungen her. So fand er heraus, dass ein Kropf von bestimmten Mineralien im Trinkwasser ausgelöst wurde. Er schrieb: »Viele haben der Alchemie nachgesagt, sie diene der Herstellung von Gold und Silber. Für mich ist das nicht das Ziel, sondern zu erwägen, welcher Vorteil für die Medizin darin liegen kann.« Auf seine Vorstellung, dass, was krank macht, auch heilen kann, bauen heute die meisten modernen Impfstoffe auf. Im Laufe des 16. und 17. Jh. verschob sich der Schwerpunkt der Alchemie

◁ **Im Labor**
Der Arzt Philippus Theophrastus Aureolus Bombastus von Hohenheim nannte sich selbst Paracelsus – einer Theorie zufolge nach dem römischen Schreiber Celsus, der *De Medicina* (Über die Medizin) schrieb.

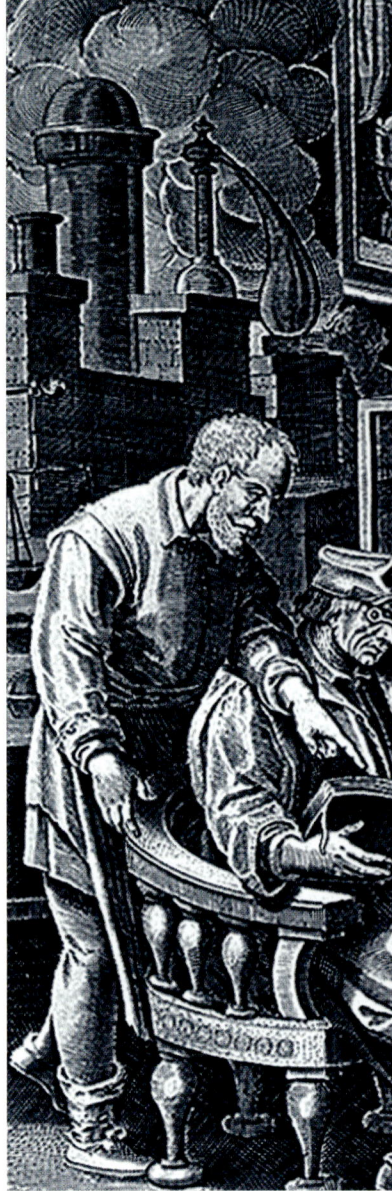

△ **Destillation**
Eine Gravur des Malers und Zeichners Jan van der Straet vom Ende des 16. Jh./Anfang des 17. Jh. zeigt einen Destillationsapparat zur Isolierung von Mineralien und Herstellung von Kräuterextrakten für Heilmittel.

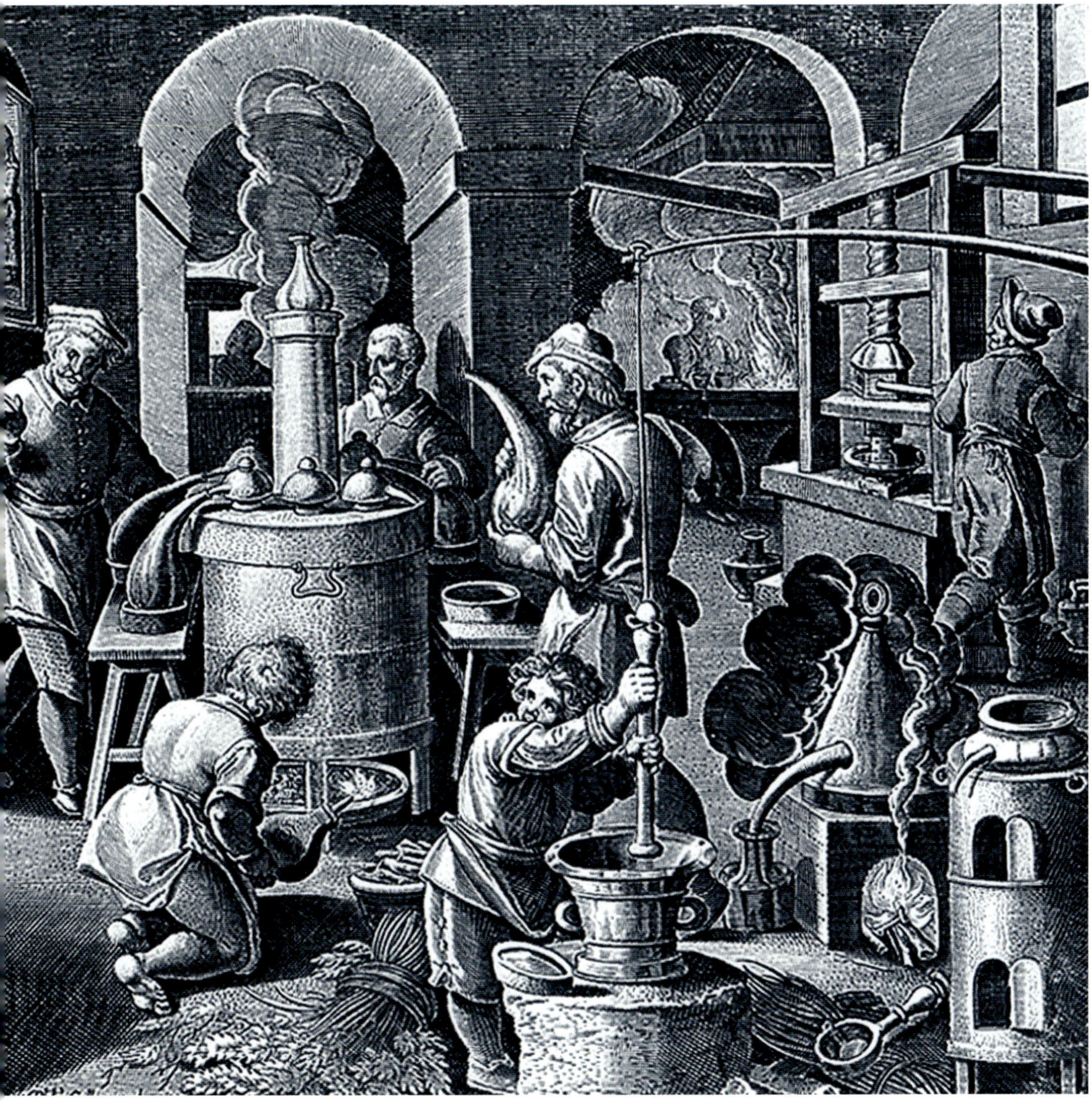

ALCHEMIE, CHEMIE UND MEDIZIN

IN DER PRAXIS
PHOSPHOR-EXTRAKTION

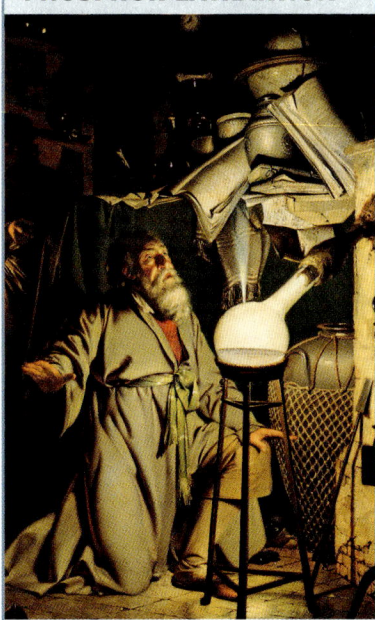

Der aus Hamburg stammende Alchemist Hennig Brand entdeckte auf der Suche nach dem Stein der Weisen im Jahr 1669 das Element Phosphor. Nachdem er gelesen hatte, dass sich Urin angeblich in Silber verwandeln ließe, konnte er nach dem Einkochen von 60 Eimern Urin und Erhitzen der Rückstände eine weiße, wachsartige Substanz isolieren, die im Dunkeln leuchtete und die er nach dem Griechischen *phosphoros* (lichttragend) Phosphor nannte. Die Alchemisten fanden heraus, dass es Patienten helfen konnte, die an Muskelschwäche und Energiemangel litten.

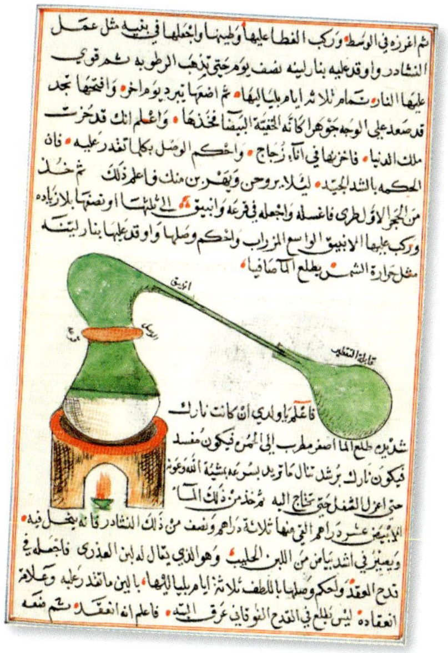

◁ **Arabische Alchemie**
Diese Illustration aus den *Fife Arabic Treatises on Alchemy* zeigt die Methode der Destillation. Durch die Verwendung solcher Apparate konnten die arabischen Alchemisten viele natürliche Stoffe entdecken.

» **Auf ihrer Suche nach Gold** fanden die Alchemisten viele andere Dinge von viel **größerem Wert.**«

ARTHUR SCHOPENHAUER, DEUTSCHER PHILOSOPH, 1780–1860

allmählich vom Übernatürlichen zum Rationalen, und Alchemisten galten eher als Forscher denn als Zauberer. Von den Ideen des Paracelsus inspiriert, verfasste der englische Arzt Robert Fludd 1617 das Werk *utriusque cosmi historia* (Geschichte der zwei Welten), das Medizin und Esoterisches vermischte. Darin versuchte er, die Bausteine des Universums zu identifizieren, und stellte Gott als Alchemisten in seinem Labor dar.

Beginn der Chemie
Durch die eigenwilligen Ideen und die esoterische Ausrichtung machte die Alchemie keine wirklichen Fortschritte. Ab der zweiten Hälfte des 17. Jh. nahm ihre Popularität stark ab. In seinem Lehrbuch *The Sceptical Chymist* (Der skeptische Chemiker) betont der Chemiker Robert Boyle 1661, dass wissenschaftliche Forschung der Schlüssel zum Verständnis der Chemie sei. Ab dem 18. Jh. war die Chemie zur wissenschaftlichen Disziplin herangewachsen.

ERNEUERUNG UND RENAISSANCE 700–1800

Eine anatomische Revolution

De Humani Corporis Fabrica (Über den Aufbau des menschlichen Körpers), das anatomische Meisterwerk von Andreas Vesalius aus dem Jahr 1543, ist eine der bedeutendsten Schriften in der Medizingeschichte und riss diese aus der Stagnation des Mittelalters.

Als die Macht Roms in Europa im 4. und 5. Jh. zu bröckeln begann, erlebten dort im Gegensatz zur islamischen Welt (siehe S. 48–51) auch die Künste und die Wissenschaften einen Niedergang. Die Medizin fußte zwar weiterhin auf den großen Werken der klassischen Antike, wurde durch neue Entdeckungen jedoch zunehmend verfälscht. Die Medizin beruht grundsätzlich auf den beiden Säulen Anatomie und Physiologie – den Lehren von der Struktur und den Funktionen des menschlichen Körpers. Zu einer Zeit, als frische Ideen und die Suche nach Wissen als Bedrohung angesehen wurden, gewannen Galens Schriften geradezu gottgleichen Status und wurden nicht hinterfragt.

Ab dem 13./14. Jh. sorgte die Renaissance in Europa für frischen Wind im Denken, und eine wieder erwachte Neugier auf Fragen der bildenden Kunst, Architektur und Literatur schuf den notwendigen Raum für Innovationen. Das galt allerdings zunächst nicht für die Medizin und Wissenschaft im Allgemeinen. Zwar gelangen Praktikern wie dem italienischen Arzt Mondino dei Luzzi und dem französischen Chirurgen Guy de Chauliac einige Fortschritte, aber die Wirkungsmacht der antiken Ärzte war noch so groß, dass die einflussreichen Mediziner der Renaissance keinen Anlass für Veränderungen sahen und jede Bedrohung des Status quo bekämpften.

Der Durchbruch

1543 verfasste der flämische Anatom Andreas Vesalius *De Humani Corporis Fabrica Libri Septem* (kurz: die *Fabrica*), das heute als eines der ersten großen anatomischen Lehrwerke der modernen Zeitrechnung gilt. Zu seiner Zeit aber wurde es von Angehörigen des medizinischen Standes lächerlich gemacht. Sie weigerten sich, das Offensichtliche zu akzeptieren,

◁ **Leonardos Anatomie der Schulter**
Vesalius wurde von den Arbeiten des Künstlers und Wissenschaftlers Leonardo da Vinci inspiriert, der ebenfalls anatomische Zeichnungen anfertigte. Beide erforschten den Zusammenhang von Form und Funktion der Glieder.

und sahen lieber nicht allzu genau hin. Vesalius hatte in Paris Medizin studiert, musste aber Frankreich verlassen, als sein Heimatland (heute Belgien) in den Krieg zwischen dem Heiligen Römischen Reich und Frankreich (siehe S. 75) verwickelt wurde. 1536 kehrte er an die Universität Löwen zurück, um sein Studium zu beenden, bevor er nach Venedig und schließlich nach Padua ging, um an der dortigen Universität zu promovieren. Sie besaß damals einen ausgezeichneten Ruf. Nach seiner Promotion 1537 wurde er mit nur 22 Jahren zum Professor für Chirurgie und Anatomie berufen.

Vesalius demonstrierte sehr bald seine freigeistige Haltung und arbeitete lieber praxisorientiert, als sich an tradiertes Wissen zu halten. Er lehrte seine Anatomie, indem er Sektionen durchführte, weil diese Vorgehensweise für ihn unerlässlich für Wissenserwerb und Praxis war. Dem Beispiel seines Mentors in Paris, Jacques Dubois (auch als Jacobus Sylvius bekannt), folgend, nahm er die Obduktionen im Unterricht persönlich vor und untersuchte das Innere des Menschen gemeinsam mit seinen Studenten. Dabei fertigte er mit großem Geschick und unter Anleitung von Künstlern Zeichnungen seiner Befunde an. Diese beobachtende, empirische Herangehensweise war zu dieser Zeit ungewöhnlich. Traditionell führte ein Assistent oder Bader

»Nach Aristoteles haben **Männer** mehr **Zähne** als **Frauen** … Nachzählen ist aber nicht verboten.«

ANDREAS VESALIUS, IN SEINER EPISTEL ÜBER DIE CHINAWURZEL, 1546

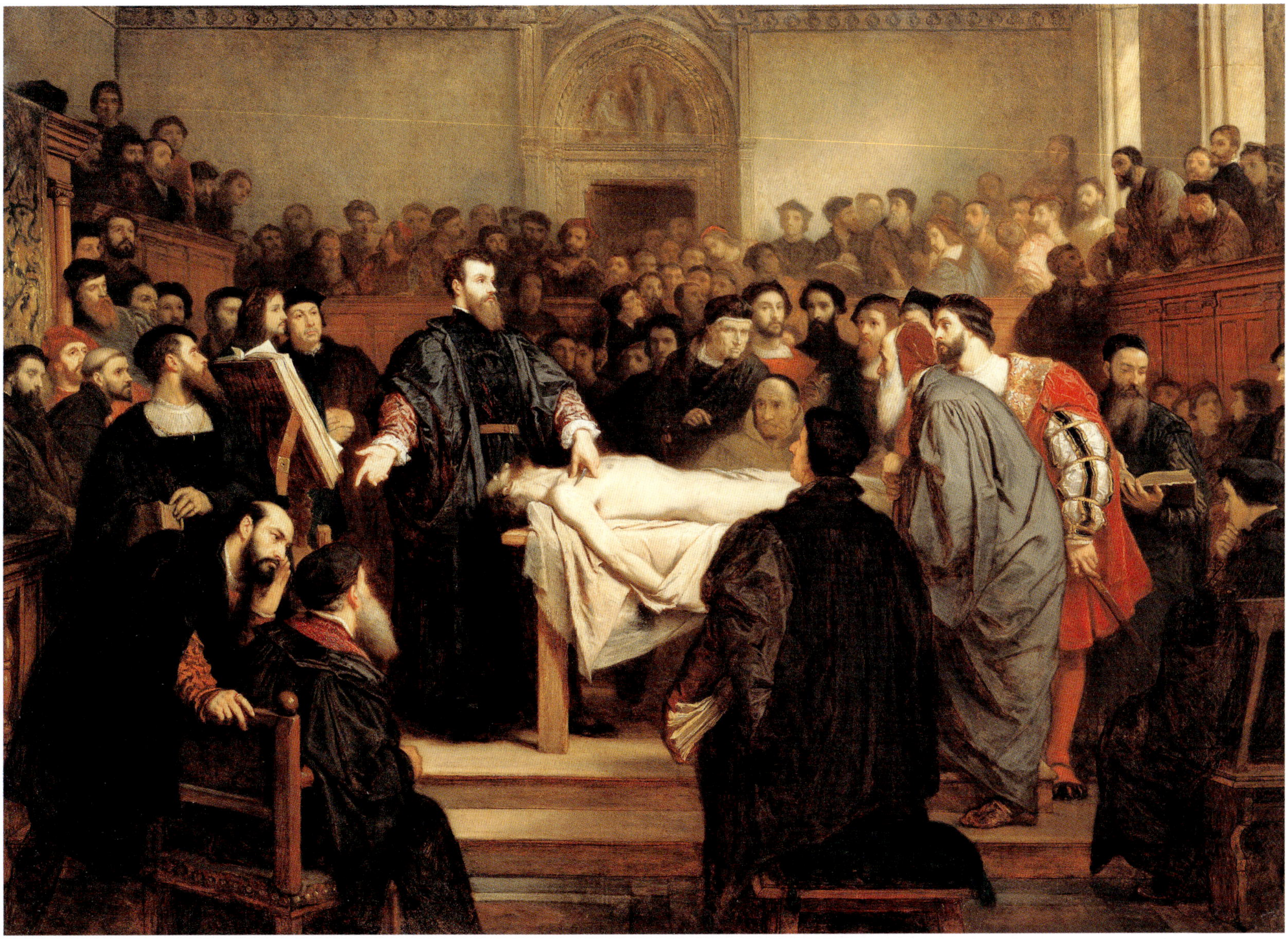

EINE ANATOMISCHE REVOLUTION

(siehe S. 76–77) die Sektion durch und der Leichnam wurde eher beiläufig betrachtet, da es wichtiger war, dem Professor zu lauschen, der währenddessen Texte von Galen und anderen vortrug.

Schon früh stellte Vesalius Diskrepanzen zwischen den altehrwürdigen Werken Galens und dem fest, was er mit eigenen Augen sah. Er erkannte, dass Galen seinerzeit nur Tiere sezieren durfte und schlicht Rückschlüsse aus deren Anatomie auf den menschlichen Körper gezogen hatte. Auch Vesalius befasste sich mit der Anatomie von Tieren, verglich seine Erkenntnisse aber im Gegensatz zu Galen direkt mit seinem Wissen um die menschliche

△ **Vesalius in Padua**
Dieses Gemälde von 1859 stammt von dem belgischen Porträtmaler Edouard Hamman. Hier sieht man Vesalius bei einer Vorlesung und Demonstration in Padua, während er aus einem traditionellen Text (vermutlich von Galen) vorliest, den ein Assistent für ihn umblättert.

▷ **Der Anatomiesaal in Padua**
Teil des Vermächtnisses von Andreas Vesalius ist die Etablierung der Anatomie als Pflichtstudienfach für Ärzte und Chirurgen. Dieser Anatomiesaal wurde 1595 in Padua zu seinen Ehren gebaut und erlaubt Studenten einen ungehinderten Blick auf das Geschehen.

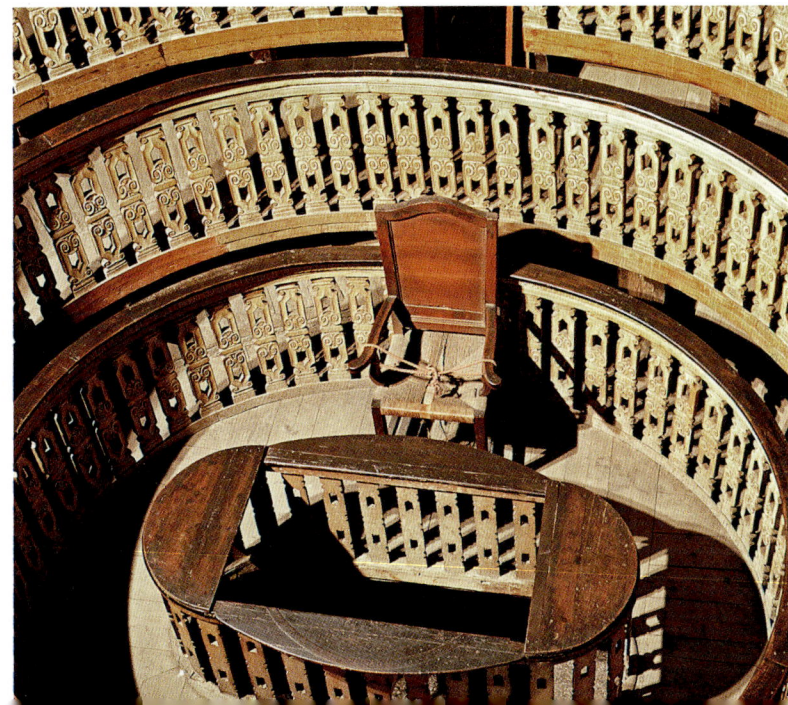

ERNEUERUNG UND RENAISSANCE 700–1800

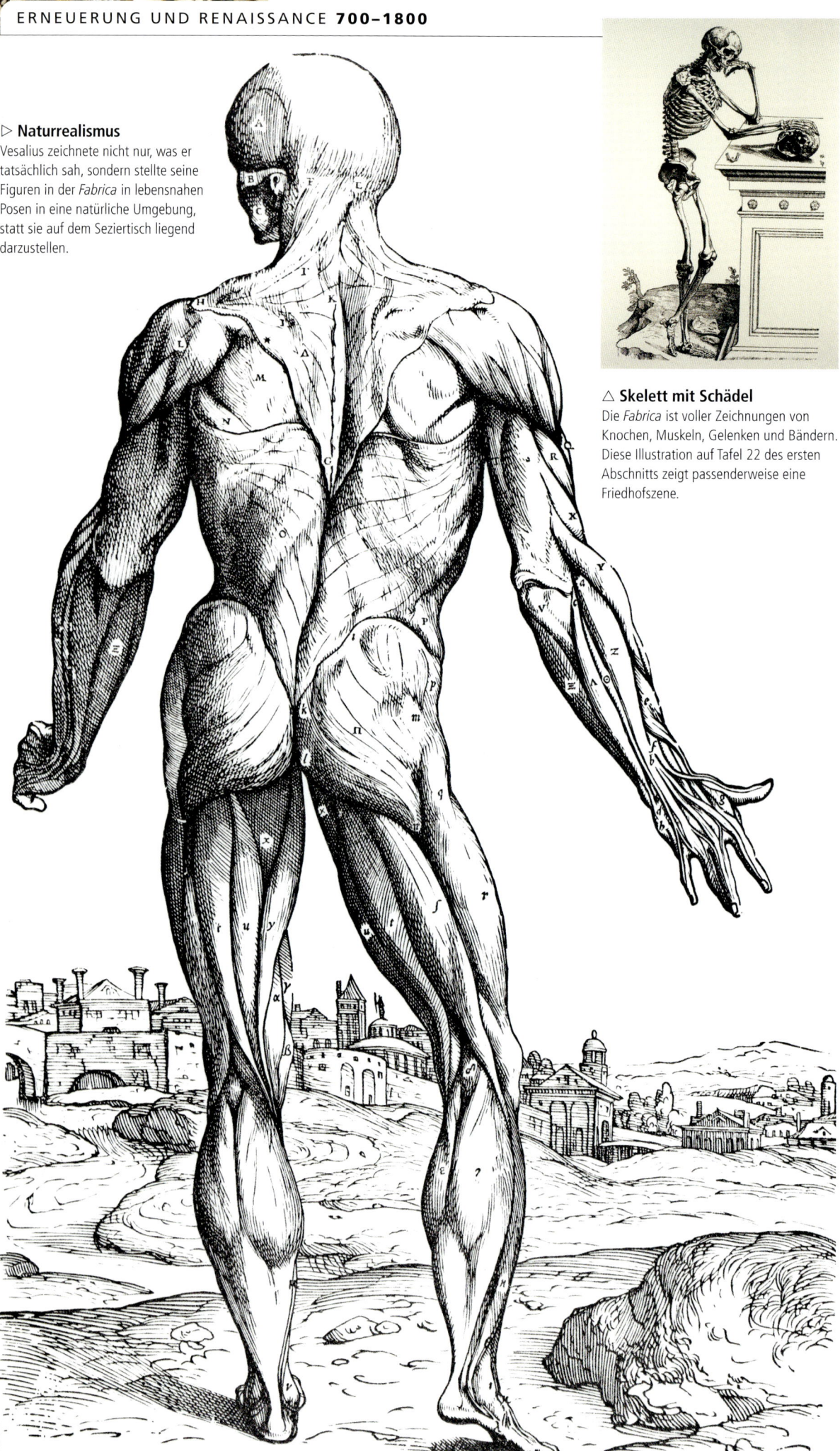

▷ **Naturrealismus**
Vesalius zeichnete nicht nur, was er tatsächlich sah, sondern stellte seine Figuren in der *Fabrica* in lebensnahen Posen in eine natürliche Umgebung, statt sie auf dem Seziertisch liegend darzustellen.

△ **Skelett mit Schädel**
Die *Fabrica* ist voller Zeichnungen von Knochen, Muskeln, Gelenken und Bändern. Diese Illustration auf Tafel 22 des ersten Abschnitts zeigt passenderweise eine Friedhofszene.

≫ Anatomie, was zu Konflikten mit seinen Kollegen in Padua führte. Aber auch ein Richter interessierte sich für seine Arbeit und verschaffte ihm Zugang zu den Leichen hingerichteter Straftäter, sodass er ungehindert obduzieren, untersuchen und analysieren konnte.

Das Standardwerk

Bis 1538 hatte er sechs Tafeln mit anatomischen Zeichnungen, die *Tabulae Anatomicae Sex*, für seine Studenten veröffentlicht und entschied sich, ein umfassendes Buch mit seinen eigenen anatomischen Erkenntnissen zu schreiben. Die 1543 veröffentlichten sieben Bücher *De Humani Corporis Fabrica Libri Septem* waren ein gewaltiges und bahnbrechendes Werk mit über 600 Seiten zu den Themen

400 ILLUSTRATIONEN in 260 Szenen zeigte *De Humani Corporis Fabrica Libri Septem* auf seinen 42 × 28 cm großen Seiten.

Knochen und Bänder, Muskeln und Sehnen, Blutgefäße, Nerven, Verdauung, Herz und Lunge sowie Gehirn und Sinnesorgane. Die Zeichnungen entstanden anhand von Obduktionen und waren so kunstfertig, dass sie geradezu dreidimensional wirkten. Der Künstler ist unbekannt, aber es ist eher unwahrscheinlich, dass es Vesalius selber war. Möglicherweise stammten die Zeichnungen von dem renommierten Maler Jan van Calcar, den Vesalius in Venedig kennengelernt hatte und der wahrscheinlich auch zu den *Tabulae Anatomicae* beigetragen hat. In der *Fabrica* sind die Körper in lebensechten Posen inmitten einer italienischen Landschaft abgebildet. Als Verleger wählte Vesalius den renommierten Joannis Oporini in Basel, damit das Werk auch wirklich in höchster Qualität und mit den neuesten Technologien produziert werden konnte. Die Fachwelt staunte über den Umfang, die Klarheit und den Inhalt des Werks, das ungeachtet seines hohen Preises bald ausverkauft war. Vesalius war davon überzeugt, dass in der Natur wie in der Technik und Mechanik Form und Funktion eng miteinan-

EINE ANATOMISCHE REVOLUTION

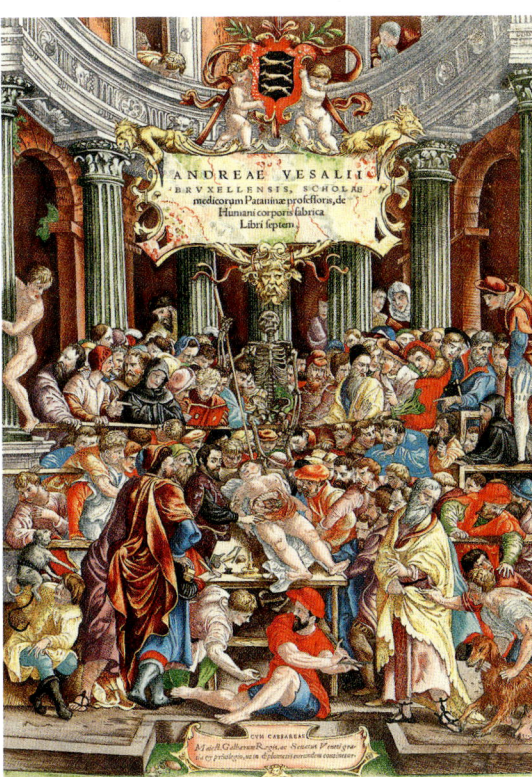

◁ **Farbiges Titelblatt**
Die ersten Drucke der *Fabrica* und der *Epitome* waren schwarz-weiß. Sonderausgaben und spätere Auflagen waren wie dieses Titelblatt der *Epitome* handkoloriert.

FLÄMISCHER ARZT (1514–1564)
ANDREAS VESALIUS

Vesalius wurde als Sohn einer Akademikerfamilie in Brüssel geboren, sein Vater diente sowohl dem Habsburger Maximilian I. als auch seinem Nachfolger Karl V. als Apotheker. Nachdem er mit 28 Jahren die *Fabrica* veröffentlicht hatte, erreichte Vesalius' Ruhm auch den Hof Karls V., der ihn 1544 zum kaiserlichen Leibarzt berief. Einer der Gründe mag gewesen sein, dass Vesalius dem Kaiser des Heiligen Römischen Reiches eine gebundene und handkolorierte Ausgabe seines Werks geschenkt hatte. Im gleichen Jahr heiratete Vesalius und bekam 1545 eine Tochter.

Im Rahmen seiner Tätigkeit als Leibarzt kam Vesalius viel herum. Als Karl V. sich ab 1556 in einer Reihe von Abdankungen zurückzuziehen begann, blieb er in Diensten seines Sohnes Philipp II. von Spanien. Auch diesem Herrn widmete er einen speziellen Auszug aus der *Fabrica*. Vesalius und seine Familie genossen weiterhin die Privilegien des höfischen Lebens, bis er 1564 Spanien verließ, vermutlich um sich einer sich abzeichnenden Anklage wegen Ketzerei durch die spanische Inquisition zu entziehen. Seine Frau und Tochter zogen nach Brüssel, während er sich auf eine Pilger- und Forschungsreise ins Heilige Land begab. In Jerusalem erreichte ihn die Einladung, nach Padua zurückzukehren, aber auf der Rückreise strandete sein Schiff auf der griechischen Insel Zakynthos und er starb unter weitgehend ungeklärten Umständen.

der verknüpft sind. Er korrigierte viele tradierte Fehlauffassungen und zeigte beispielsweise, dass Männer und Frauen die gleiche Anzahl Rippen besitzen, dass der Unterkiefer aus einem statt aus zwei Knochen besteht, dass die Leber zwei- und nicht fünfteilig ist, dass die Nieren keinen Urin produzieren, indem sie Blut filtern (hier wurde er später widerlegt), und dass die Herzscheidewand keine sichtbaren Poren aufweist und Blut daher nicht von einer Seite zur andern fließen kann (siehe S. 82–83).

Beobachtungen und Resultate
So mancher Experte war darüber entsetzt, wie Vesalius' Buch den Werken Galens und anderer widersprach und er wurde sogar der Ketzerei bezichtigt. Die progressiveren Köpfe der medizinischen Profession sahen aber bald ein, dass sie sich der Realität nicht länger verschließen konnten. 1555 legte Vesalius eine überarbeitete Auflage der *Fabrica* auf, in der er einige seiner eigenen Fehler korrigierte und nun auch stärker auf die weibliche Anatomie und die Schwangerschaft einging.

Der mutige und freidenkerische Vesalius hat die moderne Anatomie etabliert und damit überlieferte Fehlannahmen über Bord geworfen. Damit inspirierte er eine ganz neue Generation von Anatomen, Ärzten und Chirurgen, wie die ihrerseits berühmt gewordenen italienischen Anatomen Gabriele Falloppio und Bartolomeo Eustachi.

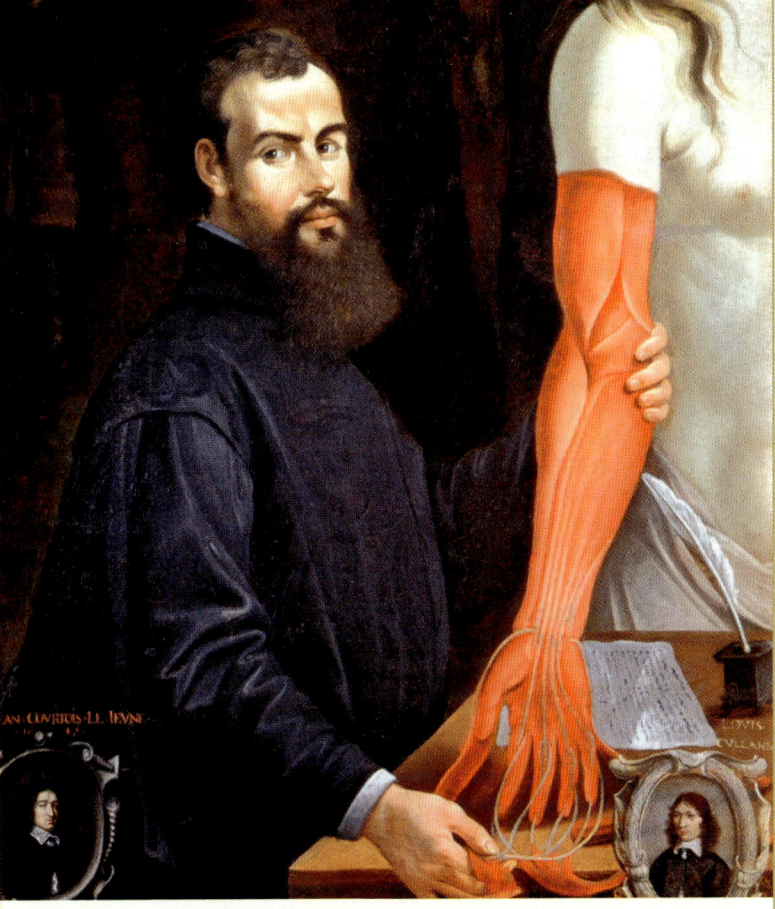

ANDREAS VESALIUS BEI DER SEKTION EINES ARMS.

> » Ich **pflege** keine Gewissheit nach nur einer oder zwei **Beobachtungen** zu äußern. «
>
> ANDREAS VESALIUS, IN SEINER EPISTEL ÜBER DIE CHINAWURZEL, 1546

ERNEUERUNG UND RENAISSANCE 700–1800

Die Bader

Im 11. und 12 Jh. entstand in Europa mit den Badern und Barbier-Chirurgen ein neuer Berufsstand. Weniger gut ausgebildet als Ärzte, hatten Bader und Barbiere aber gute Kenntnisse des menschlichen Körpers und ausreichend scharfes Handwerkszeug, um sich medizinischen Herausforderungen zu stellen.

Die Ärzte des Mittelalters waren reich und gebildet. Sie kannten sich gut mit den Werken des Hippokrates (siehe S. 36–37) und Galens (siehe S. 40–41) aus, unternahmen selbst aber keine einfachen medizinischen Handlungen, wie etwa den Aderlass, das Verabreichen von Klistieren, Wundbehandlung oder das Entfernen von Schwielen oder Würmern. Das war die Aufgabe der Bader, Barbiere oder Wundärzte. Zunächst häufig als Assistenten der Ärzte tätig, wurden Bader und Barbiere schnell als praktische Mediziner unersetzlich und eröffneten eigene Praxen. Bald weitete sich ihr Arbeitsfeld über das Richten von Knochen und Verbinden von Wunden hinaus aus und sie stiegen dank ihrer praktischen Fähigkeiten auf den Schlachtfeldern Europas zu Feldscheren auf, die viele Leben retteten.

Im 16. Jh. sorgten ambitionierte Bader, wie Ambroise Paré (siehe S. 78–79), dafür, dass ihr Berufsstand endgültig öffentlich anerkannt wurde. Mit der genaueren Strukturierung der medizinischen Ausbildung im 18. Jh. nahm die Bedeutung der Bader und Barbiere als Chirurgen aber wieder ab. Mit der Zeit übernahmen Chirurgen mit Universitätsausbildung und praktischer Erfahrung ihre Aufgaben.

› **Und so beschloss ich, nie mehr arme Leute zu verbrennen, die Schusswunden erlitten hatten.**‹

AMBROISE PARÉ, BADER, NACH EINER ERFOLGREICHEN WUNDBEHANDLUNG MIT EINEM PFLASTER AUS EIWEISS, ROSENÖL UND TERPENTIN, 1537

▷ **Alltag des Baders**
Dieses Gemälde des flämischen Künstlers David Teniers des Jüngeren aus den 1670er-Jahren zeigt Bader bei der Arbeit. Der Raum ist voller Tiegel, Töpfe und Instrumente – völlig anders als die eleganten Behandlungszimmer der damaligen Ärzte.

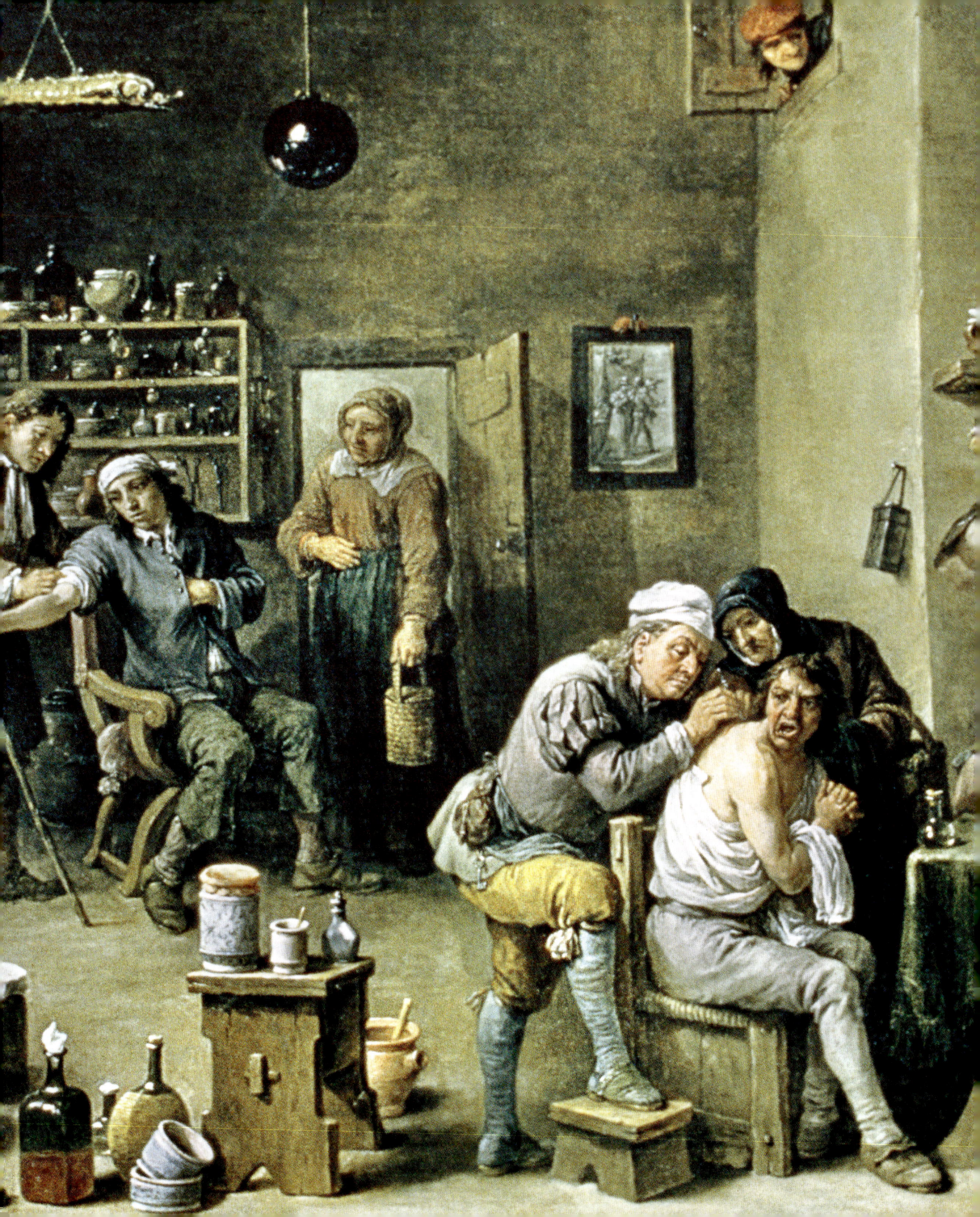

ERNEUERUNG UND RENAISSANCE **700–1800**

FRANZÖSISCHER BADER ∗ 1510 † 1590

Ambroise Paré

»Ich verband ihn und Gott heilte ihn.«

AMBROISE PARÉS MOTTO

Der französische Bader Ambroise Paré revolutionierte Mitte des 16. Jh. die Chirurgie. Die Erfahrungen, die er als Chirurg auf den Schlachtfeldern sammelte, ließen ihn viele etablierte Behandlungsmethoden infrage stellen.

Ein entscheidender Moment war für Paré im Jahr 1537, als er während der Belagerung von Turin als Feldscher arbeitete. Paré hatte plötzlich nicht mehr genügend siedendes Öl. Dies wurde zu der Zeit üblicherweise zum Kauterisieren (Verbrennen und Versiegeln) von mit Schwarzpulver verunreinigten Wunden verwendet, die als »vergiftet« galten. Da er dringend Ersatz benötigte, erinnerte er sich an ein altes Mittel aus Eigelb, Rosenöl und Terpentin und behandelte damit die Wunden der Soldaten. Am nächsten Tag stellte Paré fest, dass die Wunden zu heilen begannen. Zudem konnten so die fürchterlichen Schmerzen, die das siedende Öl verursachte, vermieden werden. Nach dieser Erfahrung entschied sich Paré, seine Vorgehensweise grundlegend zu ändern. Er beschloss, genau zu beobachten, selbst Schlüsse zu ziehen, Neues zu erproben und die Resultate zu prüfen. Dieser experimentelle Ansatz war das Gegenteil der üblichen Praxis, nur althergebrachte Methoden zu verwenden.

Bescheidene Anfänge

Als Sohn einer Arbeiterfamilie in Frankreich geboren, wurde Paré in jungen Jahren Lehrling bei seinem älteren Bruder, einem Bader (siehe S. 76–77) in Paris. Mit 22 wurde er als Auszubildender zum »Babier-Chirurgen« am Hôtel-Dieu in Paris angenommen, das der fortschrittlichen medizinischen Fakultät der Universität von Paris angegliedert war. Im Gegensatz zu anderen Institutionen durften Auszubildende hier Vorlesungen besuchen und erhielten eine umfassende Ausbildung in Medizintheorie, Diagnostik und komplexen chirurgischen Eingriffen. Sie arbeiteten oft direkt mit den hoch qualifizierten Chirurgen und Ärzten statt nur als Assistenten. Zudem erhielten Bader in diesem Hospital erstmals eine mit Prüfungen belegte Qualifikation.

Paré kam gut voran, doch dann waren seine Mittel erschöpft und er schloss sich als Feldscher der

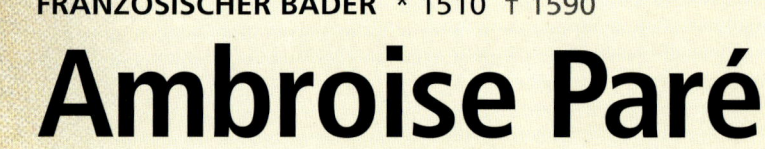

◁ **Vater der modernen Chirurgie**
Wie Hippokrates vor ihm war auch Paré überzeugt, seine Aufgabe sei es, Leiden zu lindern, nicht zu erhöhen, und die natürlichen Heilkräfte zu stärken, statt sie zu behindern.

AMBROISE PARÉ

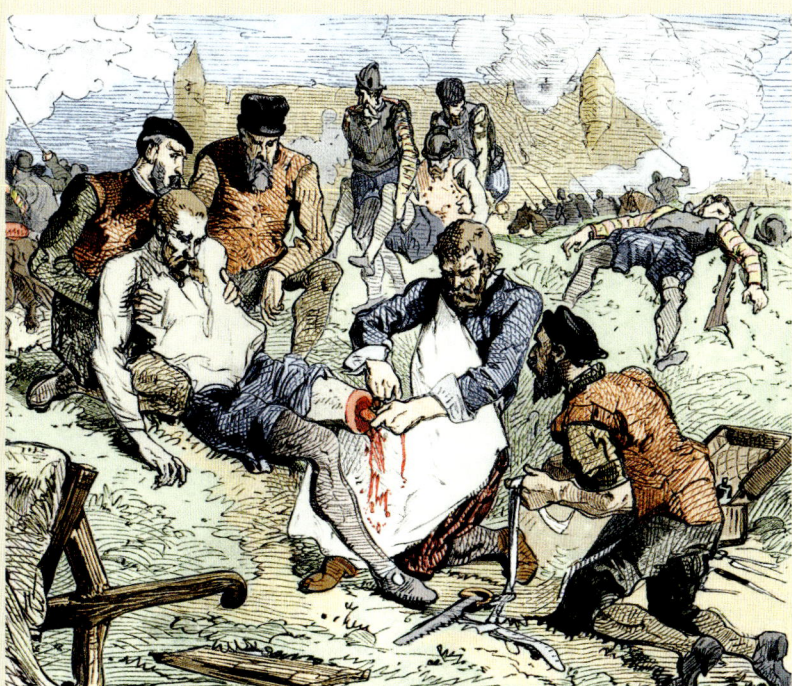

◁ **Armeearzt**
Was Paré als Feldscher bei Amputationen erlebte, ließ ihn die Verwendung von Binden ausprobieren. Dabei wird der Blutverlust durch Abbinden des Stumpfs oder der Blutgefäße eingedämmt.

CHRONIK

- **um 1510** in Bourg in Hersent (heute Teil von Laval in Westfrankreich) geboren. Dank seines Bruders, der Bader war, interessierte sich Paré früh für Medizin und begann bei ihm inoffiziell seine Lehre.

- **1532** Beginn der Ausbildung zum Babier-Chirurgen im Pariser Hospital Hôtel-Dieu in der Hoffnung, Allgemeinarzt zu werden. Er beweist früh Talent und macht schnell Fortschritte.

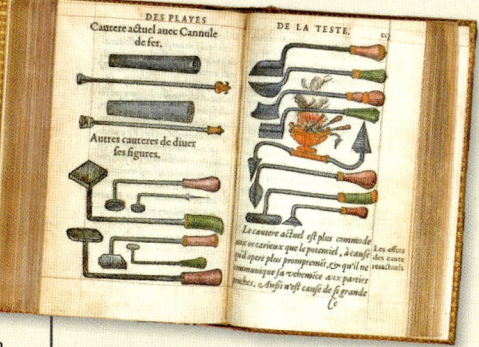

ILLUSTRATIONEN CHIRURGISCHER INSTRUMENTE AUS PARÉS *MÉTHODE CURATIVE DE PLAIES ET FRACTURES DE LA TÊTE HUMAINE* (HEILMETHODEN FÜR WUNDEN UND FRAKTUREN DES MENSCHLICHEN KOPFES)

Armee an, um Geld zu verdienen. Die Prüfung legte er erst nach seiner Rückkehr ab.

Neue Methoden
Bei Notamputationen wurde normalerweise kauterisiert, um die Blutung zu stoppen. Paré stellte fest, dass die Methode uneffektiv war, und verwendete stattdessen Binden. Dabei kam es aber im Gegensatz zur Kauterisierung häufig zu Infektionen, sodass einige seiner Kollegen begannen, beides zu kombinieren.

Mediziner erkannten Parés Fähigkeiten und Innovationen an. Er half, das Ansehen der Barbier-Chirurgen (Bader) zu verbessern, deren Beruf langsam mit dem des Chirurgen verschmolz. Aufgrund seines Könnens wurde er zum Leibarzt Heinrichs II. von Frankreich. Dank der Arbeit bei Hofe war er finanziell gut gestellt und hatte mehr Zeit für seine Experimente. Er entwarf ganz neue Prothesen für Hände, Arme und Beine, von denen einige mit Mechaniken ausgestattet waren, sowie falsche Augen und Nasen. In der Geburtshilfe sorgte Paré für die Wiederbelebung der Praxis, den Fötus im Mutterleib bei Steiß- oder Querlage zu wenden, was die Chancen einer gesunden Geburt erhöhte. Er widerlegte, dass Bezoarsteine, verhärtete Haarklumpen, die sich in den Eingeweiden diverser Tiere bilden, als Gegengift wirkten. Er testete ein Gift an einem zum Tode verurteilten Koch, der einwilligte, da man ihm, sollte er überleben, die Freiheit versprach. Der Koch starb sieben Stunden nach der Giftgabe, obwohl er mit Bezoarstein behandelt wurde.

Paré verfasste viele medizinische Schriften auf Französisch statt auf Latein, wie für Medizinbücher üblich. So konnten auch weniger gebildete Bader aus seinen Erfahrungen lernen. Zudem versah er seine Werke mit ausführlichen Illustrationen, ebenfalls eine durch Paré eingeführte Neuerung.

> »**Nicht Bücher** lehrten mich, Schusswunden zu **heilen**.«
> AMBROISE PARÉ, AUS *LES VOYAGES FAITES EN DIVERS LIEUX* (REISEN AN VERSCHIEDENE ORTE), UM 1580

Zahnräder und Federn bewegen die Finger.

▷ **Helfende Hand**
Paré entwarf über 50 Prothesen, darunter diese funktionsfähige Hand. Ihre Mechanik war genial und anatomisch korrekt, aber zu kompliziert für den Alltagsgebrauch.

- **1536** Ernennung zum Regimentschirurgen in unruhigen Zeiten, in denen Frankreich in Kriege gegen Spanien, Portugal und das Heilige Römische Reich verwickelt ist.

- **1537** Ihm geht das zur Kauterisierung verwendete siedende Öl aus und er testet erfolgreich ein anderes Mittel. Er beschließt, durch Experimente, Beobachtung und eigene Schlüsse alternative, weniger brutale Methoden zu finden.

- **1545** Veröffentlicht sein erstes Hauptwerk, *La Méthode de traiter les plaies faites par les arquebuts et autres bastons à feu* (Methode zur Heilung von Wunden durch Arkebusen und andere Feuerwaffen).

- **1552** Berufung als Leibarzt an den Hof Heinrichs II. von Frankreich.

- **1559** Heinrich II. stirbt nach einer Augenverletzung bei der Tjost an einer Sepsis. Paré wird für seine Bemühungen um das Leben des Königs geehrt und bleibt Leibarzt der nächsten drei Könige.

- **1564** Verfasst *Dix livres de la chirurgie* (Zehn Bücher über die Chirurgie), in denen er neben anderen fortschrittlichen Methoden beschreibt, wie Binden das Verbluten nach Amputationen verhindern.

- **1590** Weiterhin als königlicher Leibarzt tätig, stirbt Paré im Alter von 79 Jahren.

ERNEUERUNG UND RENAISSANCE 700–1800

Wiederherstellende Medizin

Körperliche Defekte und Entstellungen können aus vielerlei Gründen auftreten, seien es genetische Defekte, Krankheit oder Kriegsverletzungen. In der Geschichte der Medizin hat es viele Techniken gegeben, um entstellte Bereiche umzugestalten oder zu rekonstruieren, um ihre Funktion oder ihr Aussehen zu verbessern.

Die Gründe für Fehlbildungen oder Deformationen von Gesicht und Körper haben sich mit der Zeit gewandelt. In früheren Jahrhunderten wurden sie häufig durch Infektionskrankheiten wie Pocken oder Lepra verursacht, aber auch durch Tumore, Geschwulste oder radikale Operationen und durch Unfälle an Maschinen, von der Verbrennung bis zur Amputation. Angeborene Fehlbildungen wie Lippen-Kiefer-Gaumenspalten können auf Gendefekte oder Störungen in der Fötusentwicklung zurückgehen.

Anfänge in der Antike

Die wiederherstellende Medizin versucht, Fehlbildungen zu beheben und Form und Funktion betroffener Bereiche wiederherzustellen. Schon im Indien, Griechenland und Rom der Antike waren solche Operationen und Prothesen (siehe S. 236–237) bekannt. Im über 2500 Jahre alten ayurvedischen Text *Sushruta Samhita* (siehe S. 30–31), findet sich die erste Erwähnung einer Rekonstruktion. Da Nasenamputationen in der Antike häufige Strafen waren – in Indien etwa für den Ehebruch –, kommen diese Operationen in den alten Texten häufig vor. *Sushruta Samhita* beschreibt das Verpflanzen von Hautstücken und sogar ganzer Nasen von einer Person zur anderen. Der etwa gleich alte ägyptische Papyrus *Edwin Smith* (siehe S. 20–21) erwähnt ebenfalls Nasenkorrekturen. Auch der römische Autor Aulus Celsus beschrieb in seiner *De Medicina* (Über Medizin) vor 2000 Jahren Techniken zur Rekonstruktion von Nasen und anderen Körperteilen.

Nasenrekonstruktion

Die stark exponierte Nase ist für Verletzungen besonders anfällig. Der berühmte dänische Astronom des 16. Jh., Tycho Brahe, verlor als junger Mann einen Teil seiner Nase im Duell und trug danach eine Nasenprothese, die angeblich aus Gold, Silber, Kupfer, Messing oder Holz konstruiert worden sein soll. Im selben Jahrhundert tobte die aus Amerika eingeschleppte Syphilis mit teils fürchterlichen Symptomen quer durch Europa. Zu den sichtbarsten gehört eine eingefallene Nase

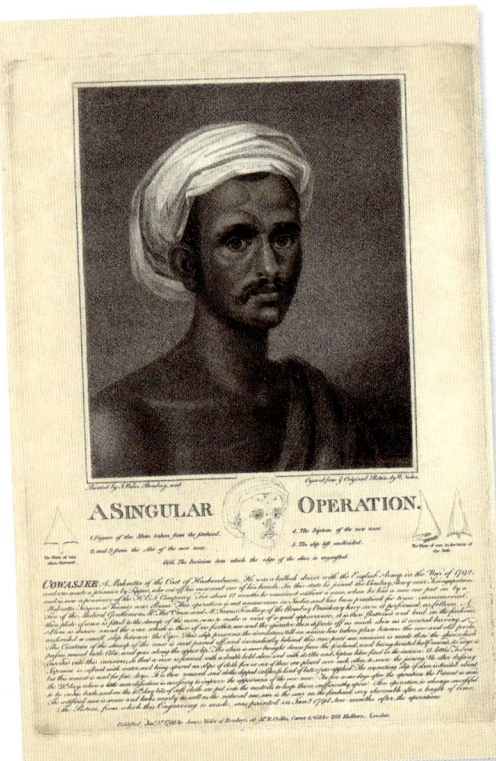

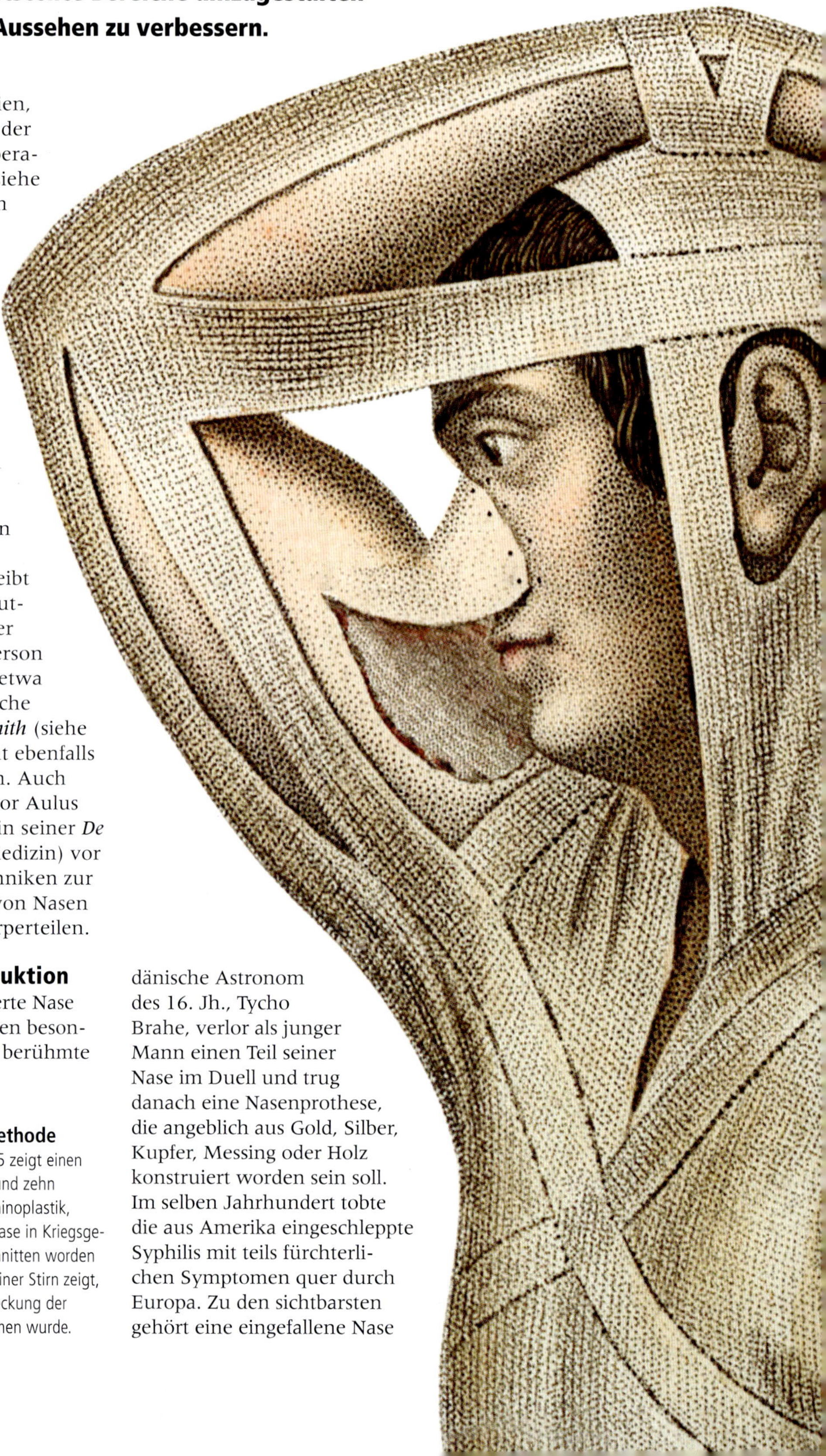

◁ **Die indische Methode**
Diese Gravur von 1795 zeigt einen indischen Patienten rund zehn Monate nach einer Rhinoplastik, nachdem ihm seine Nase in Kriegsgefangenschaft abgeschnitten worden war. Die Narbe auf seiner Stirn zeigt, wo die Haut zur Abdeckung der Nasenhöhle entnommen wurde.

WIEDERHERSTELLENDE MEDIZIN

»Wir ... bauen wieder auf, was die Natur gegeben und das Schicksal ... genommen hat.«

GASPARE TAGLIACOZZI, IN *DE CURTORUM CHIRURGIA PER INSITIONEM*, 1597

oder »Sattelnase«. Daher wurde die Nasenrekonstruktion, Rhinoplastik genannt, eine der wichtigsten Operationen der Zeit.

Eine antike indische Methode der Rhinoplastik löste einen dünnen Hautlappen von Stirn oder Wange ab, drehte sie und befestigte sie auf der Nasenregion. Der Hautlappen wurde nicht völlig abgetrennt, sondern blieb über Hautstränge, sogenannte Pedikel, verbunden, die Blutgefäße und Nerven enthielten und den Hautlappen versorgten, bis er fest angewachsen war. Die offene Stelle wurde unterdessen durch Strecken der Haut und Vernähen der Ränder und einen Turban oder eine ähnliche Kopfbedeckung abgedeckt. Diese Methode der Nasenplastik wurde von europäischen Reisenden beobachtet, fand ihren Weg aber auch durch islamische Medizintexte nach Europa.

Verfeinerungen

1412 erhielt der Bader Gustavo Branca die Lizenz, in Sizilien zu praktizieren, wo er und sein Sohn Antonio sich bald einen Ruf für die Rekonstruktion von Nasen und andern Gesichtspartien erwarben. 1456 schreibt der italienische Historiker Bartolomeo Facia: »Branca war Schöpfer einer vortrefflichen und fast unglaublichen Prozedur. Er erkannte, wie er verstümmelte oder abgeschnittene Nasen reparieren oder ersetzen konnte, und entwickelte darin eine fabelhafte

200 TAUSEND Rhinoplastiken werden in den USA derzeit pro Jahr durchgeführt.
2 TAUSEND Rhinoplastiken werden aktuell pro Jahr in Großbritannien durchgeführt.

Kunst.« Er berichtet, dass Antonio Branca Haut vom Arm statt von Stirn oder Wange verwendete und den Arm des Patienten 15–20 Tage am Kopf festband, bevor er die Pedikel durchtrennte. Diese Technik wurde vom preußischen Wundarzt Heinrich von Pfalzpaint verfeinert, der sie in seinem *Buch der Bündth-Ertznei* (Buch der Wundarznei) 1460 beschrieb.

1597 veröffentlichte der italienische Chirurg Gaspare Tagliacozzi *De Curtorum Chirurgia per Insitionem* (Über die chirurgische Behandlung durch Einfügen). Die bahnbre-

◁ **Die italienische Methode**
Eine Reihe italienischer Chirurgen entwickelte im 15. und 16. Jh. eine Methode, bei der Haut vom Oberarm für die Rhinoplastik genutzt wurde. Der Arm musste dafür wochenlang fixiert werden, da die Haut sich sonst zu schnell ablösen konnte.

chende Beschreibung half verschiedene Rekonstruktionsverfahren zu etablieren und zu verbessern, wie etwa die von Branca entwickelte »italienische Methode«.

Tagliacozzi argumentierte, dass man bei rekonstruktiven Eingriffen immer den Nutzen, der von medizinisch notwendig bis rein kosmetisch reichen kann, gegen die Nachteile für den Patienten, wie Unbehagen, Schmerzen, Infektionen und mögliches Versagen der Operation, abwägen müsse. Eine Rhinoplastik hat beispielsweise mehrere Vorteile. Sie verdeckt die tiefe Nasenhöhle, die ohne Nase sichtbar wird, was dem Patienten psychologisch helfen kann. Ebenso hilft sie, die Nasenschleimhäute feucht und frei von Irritationen zu halten, leitet den Luftstrom korrekt ab und sorgt beim Sprechen für einen natürlicheren Tonfall. Zudem erlauben Nasenplastiken das Tragen von Brillen, die in der Zeit Tagliacozzis immer beliebter wurden.

Die Bezeichnung plastische Chirurgie, die die wiederherstellende wie kosmetische Chirurgie umfasst, wurde 1818 eingeführt. Sie wurde vom deutschen Chirurgen Karl Ferdinand von Gräfe in seinem Werk *Rhinoplastik* eingeführt, das sich mit der Rekonstruktion der Nase beschäftigte und ältere Methoden verbesserte. Sein Bericht entstand 90 Jahre vor der Erfindung synthetischer, formbarer Plastiken. Der Begriff »Plastik« wurde bewusst verwendet, um die Möglichkeit der »Formbarkeit« einzuschließen.

IN DER PRAXIS
DER GUINEA PIG CLUB

Es ist immer schwierig, Teilnehmer für die Erprobung neuer Behandlungsmethoden zu finden. In Großbritannien gründete sich 1941 der Guinea Pig Club (Versuchskaninchen-Klub) für Luftwaffensoldaten, die im Weltkrieg entstellende Verletzungen erlitten hatten. Sie wurden am Queen Victoria Hospital in Sussex mit Hauttransplantationen und anderen neuen Methoden behandelt. Die meisten Mitglieder wurden von Archibald McIndoe aus Neuseeland behandelt. Bei der Arbeit mit Veteranen entwickelte er neue Techniken, die lebensrettend waren, Funktion und Aussehen wiederherstellten und die Rehabilitation förderten. Der Klub bekam auch nach dem Weltkrieg neue Mitglieder, wie etwa Verwundete aus dem Falklandkrieg 1982. Erst 2007 wurde er offiziell aufgelöst.

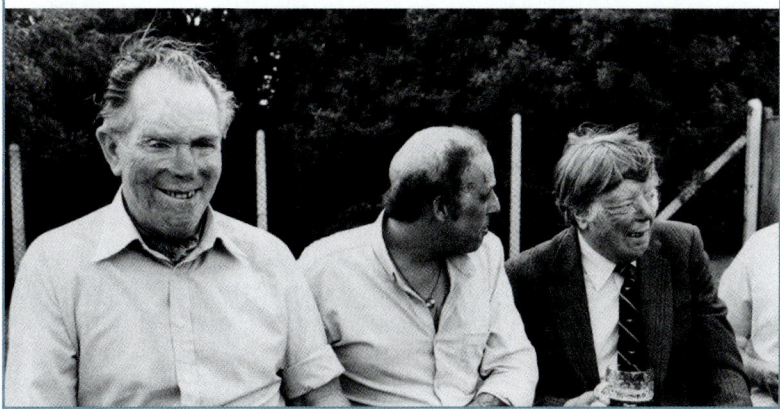

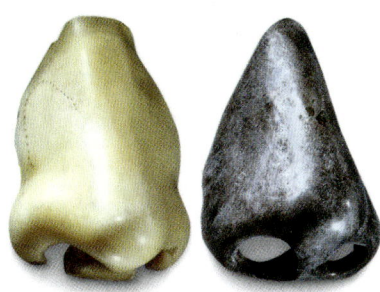

△ **Nasenprothesen**
Entstellte Nasen wurden auch durch Nasenprothesen abgedeckt. Hier zwei Beispiele, von denen das linke aus Elfenbein, das rechte aus Metall besteht. Die Prothesen wurden meist mit natürlichen Pasten, etwa aus Pflanzensäften, angeklebt.

Entdeckung des Kreislaufs

Das Konzept des Kreislaufs, nach dem das Herz Blut über Gefäße durch den Körper pumpt, scheint uns heute selbstverständlich, dabei war es über Jahrtausende ein Mysterium. Erst 1628 beschrieb der englische Arzt William Harvey diesen Aspekt der menschlichen Physiologie einigermaßen zutreffend.

Davor war die Vorstellung von Herz, Blut und Adern sehr häufig eher metaphysisch oder fantastisch geprägt. In China beschrieb das *Huangdi Neijing* (Der Gelbe Kaiser, siehe S. 26–27), wie das mit der Lebensenergie Qi vermischte Blut sich im Körper verteilt. In Griechenland glaubte Hippokrates (siehe S. 36–37), dass die Arterien die Luft aus der Lunge transportieren und das Herz mit seinen drei Kammern der Sitz von Intelligenz, Vitalität und Wärme sei. Sein Landsmann Erasistratos glaubte, dass das Herz einen »Lebenshauch«, das Pneuma, produziert und das Blut in den Venen hin- und herschwappte. Der römische Arzt Galen (siehe S. 40–41) demonstrierte, dass Arterien hellrotes Blut unter hohem Druck und die Venen dunkles Blut unter niedrigem Druck enthalten. Er schloss daraus, dass verdaute Nahrung in die Leber wanderte, dort in neues Blut umgewandelt und durch die Venen unter anderem zum Herzen gelangte, wo es sich mit Luft aus der Lunge vermischte. Für Galen enthielt das frische Blut eine niedere Form des »Naturgeists«. Im Herzen sickerte das Blut durch winzige Poren in der Herzscheidewand von der linken zur rechten Seite und damit in die Arterien. Hier wurde es mit dem höherwertigen »Lebensgeist« aufgeladen und gelangte schließlich in seiner

100 000 KILOMETER ist das Netzwerk der Blutgefäße im menschlichen Körper insgesamt lang.

▽ **Die Obduktion des Thomas Parr**
William Harvey führte zahlreiche Obduktionen durch, so auch an seinem Vater und seiner Schwester. Hier obduziert er den Engländer William Parr, der angeblich 152 Jahre alt geworden ist.

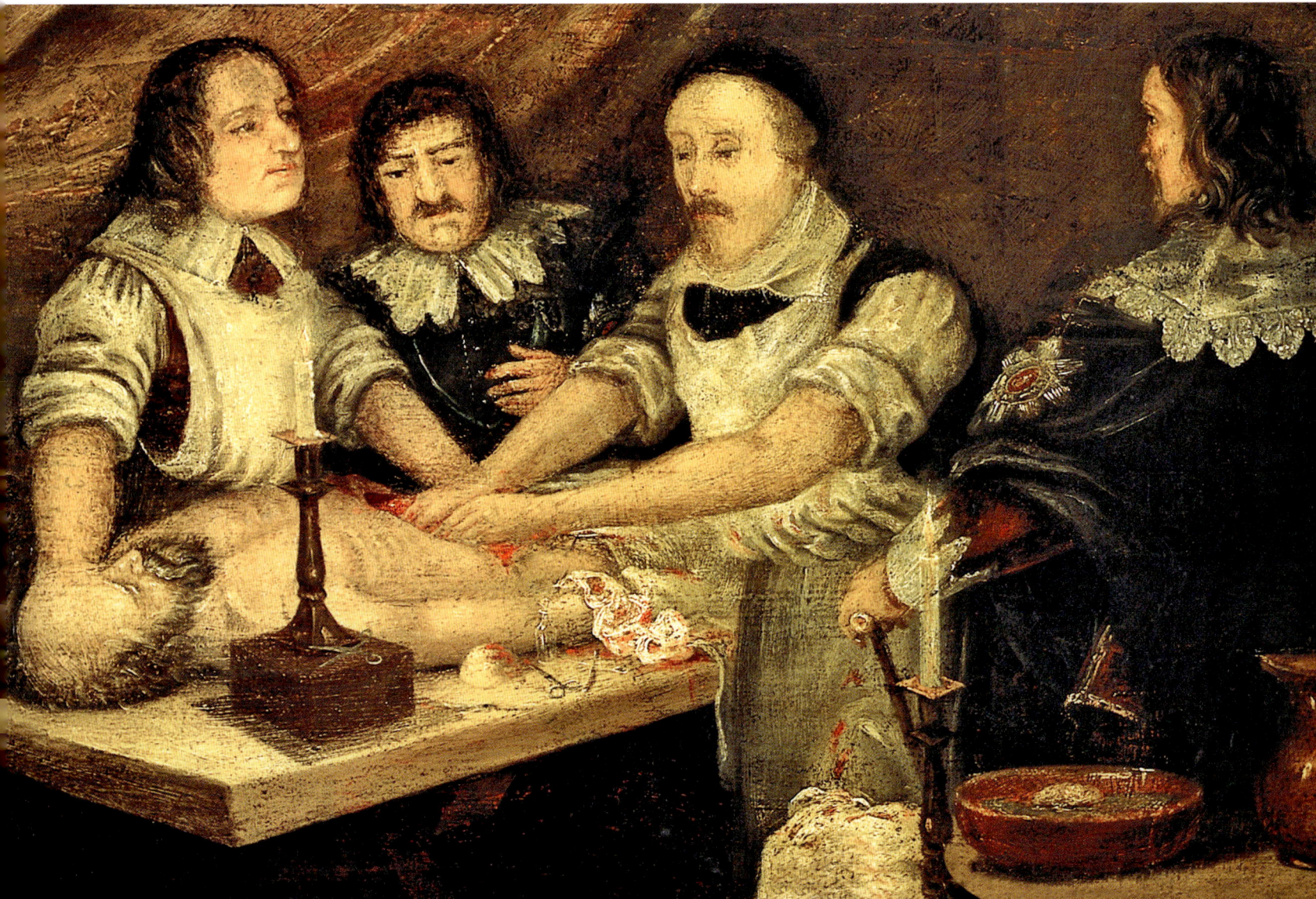

höchsten Form als »spiritueller Geist« ins Gehirn.

Entzauberte Mythen

Mehr als tausend Jahre vergehen, bevor Anatomen und Ärzte Galens Theorien infrage stellten. Der arabische Arzt Ibn an-Nafis (siehe S. 49) widersprach der Theorie von der porösen Herzscheidewand: »Das dicke *septum* ist nicht perforiert und besitzt keine Poren … Das Blut aus der rechten Kammer muss durch die *Vena arteriosa* [Lungenarterie] in die Lunge gelangen, sich dort verbreiten, mit Luft vermischt werden und die *Arteria venosa* [Lungenvene] zur linken Kammer des Herzens gelangen und dort den Lebensgeist formen.« Dies war die erste Beschreibung des Lungenkreislaufs von der rechten Herzseite durch die Lunge zur linken Seite.

Anfang des 16. Jh. erstellte der Künstler und Anatom Leonardo da Vinci zutreffende anatomische Zeichnungen des Herzens, die Poren in der Scheidewand zeigten, auch wenn er selbst sie nicht entdecken konnte. Der flämische Arzt Andreas Vesalius (siehe S. 75) suchte bei seiner Recherche für sein Werk *De Humani Corporis Fabrica* (Über den Aufbau des menschlichen Körpers) ebenfalls nach diesen Poren und befand: »Selbst ein dünnes Borstenhaar könnte nicht von einer Kammer zur anderen dringen.«

Als der spanische Arzt Andres Laguna 1535 bestätigte, dass das Herz nur zwei statt drei Kammern besitzt, wurde ein weiterer Mythos der Antike widerlegt. Die Entwicklung setzte sich mit dem portugiesischen Arzt Amato Lusitani fort, der in den 1540er-Jahren im Widerspruch zu Galens Theorie demonstrierte, wie Klappen in den Blutgefäßen nur eine Fließrichtung des Blutes zulassen.

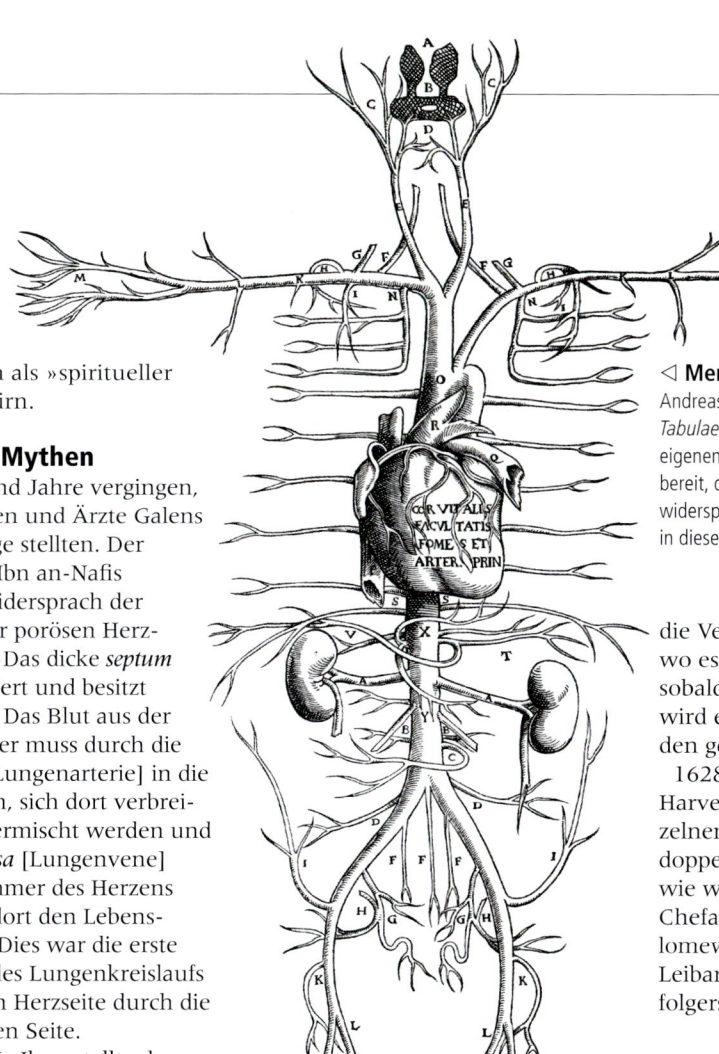

◁ **Menschlicher Fehler**
Andreas Vesalius' anatomische Tafeln, die *Tabulae anatomicae sex*, beruhten auf seinen eigenen Obduktionen. Allerdings war er nicht bereit, den 1300 Jahre alten Lehren Galens zu widersprechen, deshalb gleichen Herz und Aorta in diesem Diagramm denen von Galens Affen.

Doppelter Kreislauf

An-Nafis' frühe Beschreibung des Lungenkreislaufs wurde 1553 von dem spanischen Anatomen und Gelehrten Michael Servetus in *Christianismi restitutio* (Wiederherstellung des Christentums) präzisiert. Sechs Jahre später beschrieb der italienische Anatom Realdo Colombo in *De Re Anatomica* (Über die Anatomie), wie das Herz sich zusammenzieht, um Blut durch die Arterien zu pumpen. 1569 schlussfolgerte er: »Das Blut wird durch die Venen zum Herzen getrieben, wo es zur Perfektion gelangt, und sobald diese Perfektion erreicht ist, wird es durch die Arterien durch den gesamten Körper geleitet.«

1628 schließlich fügte William Harvey (siehe S. 84–85) die einzelnen Puzzleteile zum Bild des doppelten Blutkreislaufs zusammen, wie wir ihn heute kennen. Als Chefarzt am Londoner St. Bartholomew's Hospital und königlicher Leibarzt Jakobs I. und seines Nachfolgers Karl I. besaß Harvey über 20 Jahre Erfahrung in der Sektion lebender und toter Tiere. In seinem bahnbrechenden Buch *De Motu Cordis* (Über die Bewegung des Herzens und des Blutes) führte er die Vorstellung von einem Lungenkreislauf von der rechten Herzseite durch die Lunge zur linken Seite sowie von einem Körperkreislauf von der linken Herzseite durch den Körper zur rechten Herzseite vor. Harvey hatte allerdings noch kein Mikroskop, um damit die feinen Kapillaren, die Verbindungen zwischen Arterien und Venen, identifizieren zu können, die den Blutkreislauf vervollständigen. Der italienische Anatom Marcello Malpighi entdeckte diese Kapillargefäße schließlich 1661 (siehe S. 96).

▽ **Revolutionäres Werk**
William Harveys *De Motu Cordis* läutete eine neue Ära der Medizin ein. Ärzte verstanden endlich den Kreislauf und warum es beispielsweise wichtig ist, die Blutversorgung des Gewebes zu erhalten, um Wundbrand zu verhindern.

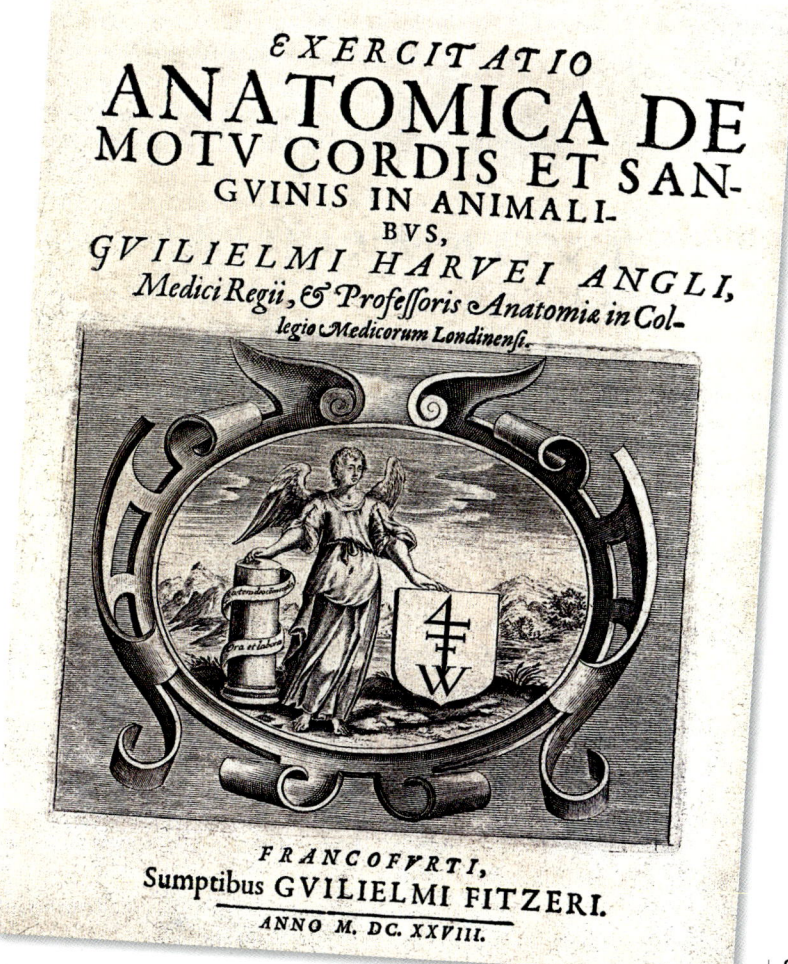

> »Das **Konzept** eines **Kreislaufs** des Blutes beschädigt die traditionelle Medizin nicht, sondern bringt sie **voran**.«
>
> WILLIAM HARVEY, IN *EXERCITATIONES DUAE ANATOMICAE DE CIRCULATIONE SANGUINIS*, 1649

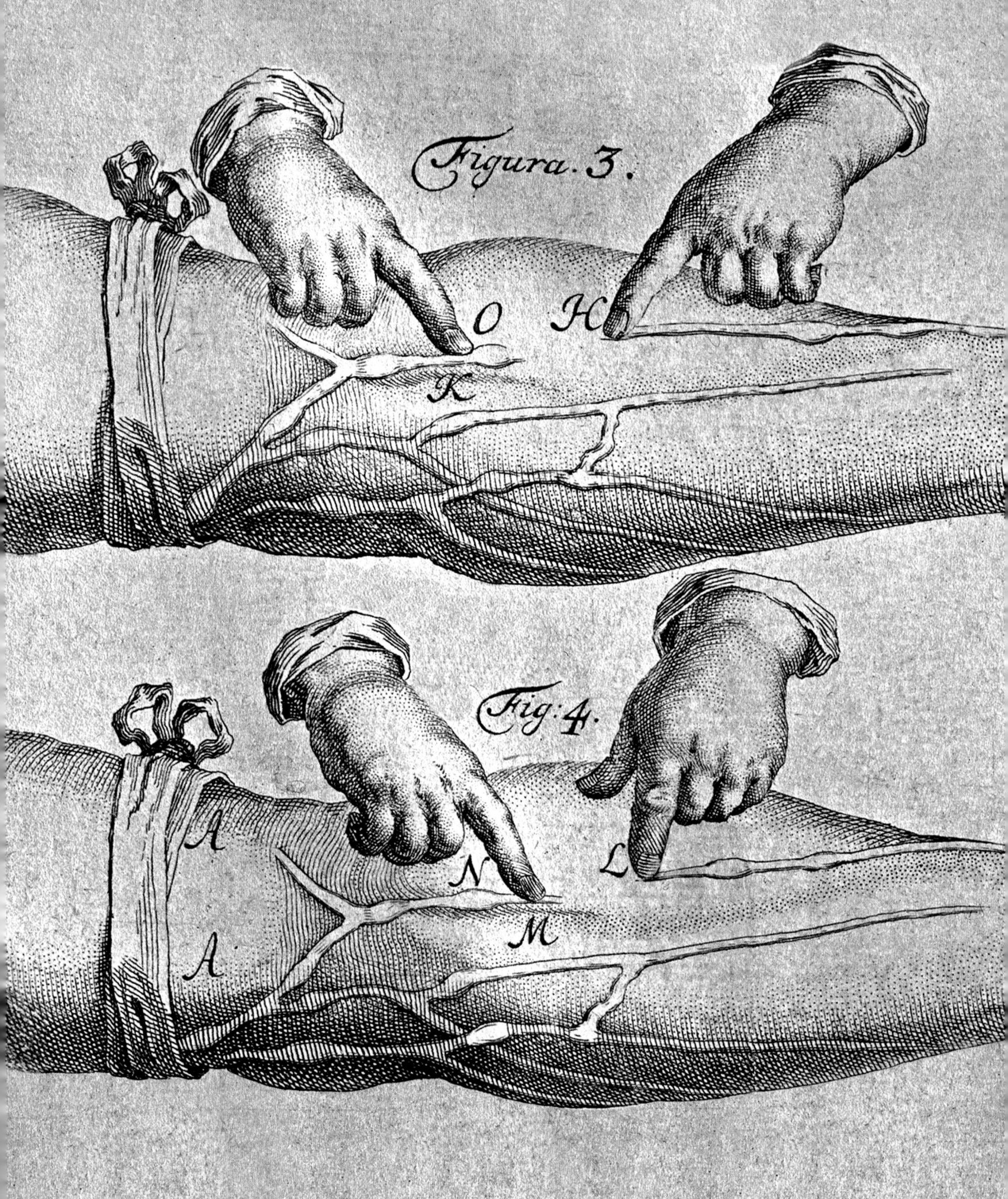

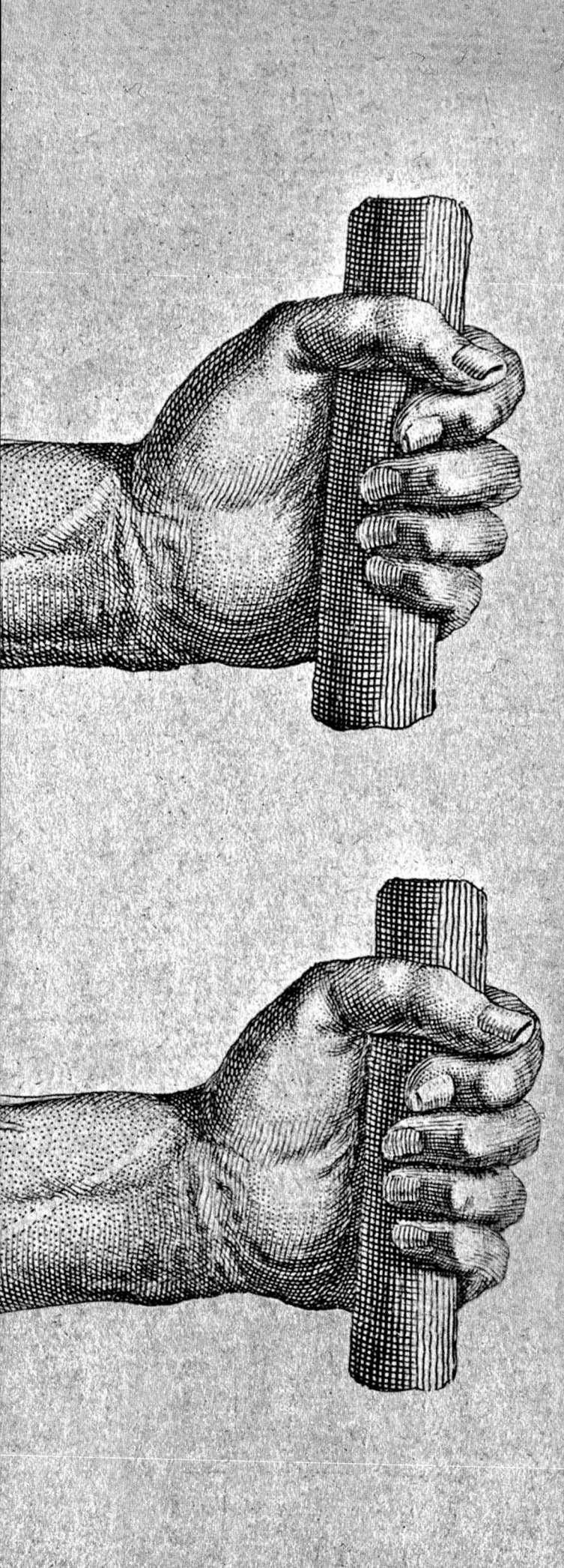

ERNEUERUNG UND RENAISSANCE 700–1800

Die Kreislauf-Revolution

William Harveys *De Motu Cordis* (1628) hatte nur 72 Seiten. Doch es enthält eine fundierte Erklärung des Kreislaufsystems, die die Physiologie und die theoretische Medizin revolutionierte.

In *De Motu Cordis*, kurz für *Exercitatio Anatomica de Motu Cordis et Sanguinis in Animalibus* (Anatomische Studien über die Bewegung des Herzens und des Blutes bei Tieren), trug der britische Anatom William Harvey viele Vorstellungen zum Blutkreislauf zusammen, von denen einige aus der griechischen und römischen Antike stammten, und integrierte sie in seine eigenen Erkenntnisse. Er führte über 20 Jahre hinweg Studien, Experimente und Obduktionen an Menschen und über 60 Tierarten durch. Aus den so gewonnenen Erkenntnissen zog er eine Reihe kluger Schlüsse, wie diesen: »Das Blut fließt im Puls der Klappen durch Lunge und Herz und wird … durch den gesamten Körper gepumpt und … kehrt durch die kleinen Venen in größere zurück … von wo es … in den Vorhof des Herzens gelangt.« Vor allem erkannte Harvey, dass es zwei Kreisläufe gibt: vom Herzen durch die Lunge und zurück (Lungenkreislauf) und vom Herzen durch den Körper und zurück (Körperkreislauf).

Sein Buch wurde zurückhaltend wohlwollend bis feindselig aufgenommen. Weil er die Lehren Galens (siehe S. 40–41) und anderer Altvorderer ablehnte, verschrien seine Kritiker Harvey als »verrückt«. Mit der Zeit wandelte sich aber das Denken und das in *De Motu Cordis* gesammelte Wissen fand Akzeptanz.

> »Das **Blut** wird unablässig in eine **kreisförmige Bahn gepumpt.**«
> WILLIAM HARVEY, IN *DE MOTU CORDIS*, 1628

◁ Venenklappen
Diese Illustration aus *De Motu Cordis* zeigt die Klappen in den Venen, die einen Rückfluss des Blutes verhindern. Durch Abbinden am Oberarm werden die oberflächlichen Venen gestaut und das sich sammelnde Blut kann nicht zum Herzen abfließen. Daran ändert sich dank der als kleine Knoten erkennbaren Venenklappen auch unter Druck nichts.

ERNEUERUNG UND RENAISSANCE 700–1800

Katarakt-Behandlung

Eine der weltweit häufigsten Ursachen für schlechtes Sehen und Erblindung ist die Eintrübung der Linse, die Katarakt. Schon vor 2000 Jahren versuchte man, diese zu behandeln, große Fortschritte gibt es aber seit 1967, sodass heute jedes Jahr Millionen Menschen geholfen werden kann.

Mit zunehmendem Alter steigt die Gefahr, an grauem Star zu erkranken. Rauchen und häufige Sonnenlichteinwirkung können diesen Prozess beschleunigen. Im Verlauf der Erkrankung bilden sich in der klaren, flexiblen Linse, über die das Licht ins Auge einfällt, nach und nach trübe Stellen. Bei fortgeschrittener Erkrankung trübt sich die Linse völlig ein – daher auch die Bezeichnung grauer Star – und wird steif, sodass der Patient erblindet.

Erste Operationen

Bereits in der Antike beschäftigte man sich mit der Krankheit, wie das indische Werk *Sushruta Samhita* (siehe S. 30–31) zeigt. Im alten Rom beschrieb der griechische Philosoph Celsus in *De Medicina* die damals weitverbreitete Behandlungsmethode, den Starstich. Dabei wurde eine spitze, recht dicke Nadel seitlich der Iris durch die Hornhaut gestochen, bis sie die verhärtete Linse ergriff, die dann auf den Boden des Augapfels gedrückt wurde. So konnte das Licht die Netzhaut wieder erreichen, allerdings ging die Brechungskraft verloren und man sah verschwommen.

Alternativ zum Starstich stieß man mit einem stumpfen Instrument aufs Auge und durchtrennte so die Fasern, die die Linse festhielten. In der Folge sank die Linse ab. Dabei konnten sich aber Fragmente der Linse im Augapfel verteilen, was zu schmerzhaften Entzündungen bis zum völligen Erblinden führen konnte.

Der Starstich wurde über Jahrhunderte praktiziert. Erste Fortschritte gab es im 10. Jh., als eine breitere, hohle Nadel das Absaugen der ganzen Linse möglich machte.

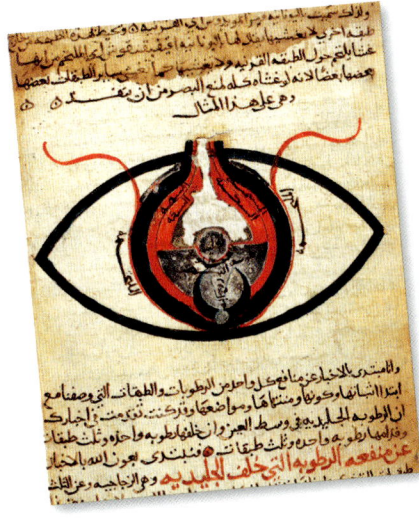

◁ **Anatomie des Auges**
Diese halbanatomische Illustration stammt aus einer Abhandlung über das Auge des arabischen Arztes al-Mutadibid. Schon zu seiner Zeit waren verschiedenste Methoden zur Augenbehandlung in Gebrauch.

Dies wird bei Al-Razi (siehe S. 48–51) und anderen islamischen Ärzten beschrieben. So verhinderte man zwar, dass die Linse wieder aufstieg, sie konnte aber weiterhin zerbrechen, und so setzte sich diese Methode nicht durch.

1748 erfand der französische Arzt Jacques Daviel eine neue Methode. Er schnitt die Hornhaut C-förmig ein, führte einen schmalen Spatel ein, um sie von der Linse abzuheben, löste die Linse von der umliegenden Kapsel und übte mit dem Spatel Druck aus, sodass die Linse durch den Einschnitt aus der Kapsel sprang. Da die Linsenkapsel im Auge blieb, war das Risiko geringer, dass Fragmente zurückblieben. Die Methode war schmerzhaft und der Schnitt konnte noch nicht vernäht werden, sodass die Patienten sich während der Heilung tagelang nicht bewegen durften. Im späten 19. Jh. wurden äußerlich angewendete, örtliche Betäubungsmittel sowie feinere Wundnähte entwickelt, die kleinere Hornhautschnitte ermöglichten.

▷ **Detailbeschreibung**
Eines der ersten Werke, das die Kataraktoperation mit Illustrationen beschrieb, war das Buch *Traité complet de l'anatomie de l'homme* des französischen Arztes und Anatomen Jean Baptiste Marc Bourgery von 1850 (hier eine Ausgabe von 1866).

Fortschrittliche Methoden

1967 entwickelte der amerikanische Augenarzt Charles Kelman die Phakoemulsifikation, bei der der Linsenkern erst zertrümmert und dann abgesaugt wird. Bei dieser Methode wird die Linse mit Ultraschall zerkleinert und mit einer Kanüle abgesaugt, während die Linsenkapsel gleichzeitig gespült wird, damit keine Fragmente in der Kapsel zurückbleiben. Durch

> **10 MILLIONEN** Kataraktoperationen werden jährlich durchgeführt, aber der Rückstau wächst jedes Jahr ebenfalls um mehrere Millionen.

diese Entwicklung konnte der Einschnitt der Hornhaut auf wenige Millimeter verringert werden. Die Kataraktoperation wurde von einem schwerwiegenden Eingriff zu einer kurzen, ambulanten Behandlung, die heute millionenfach durchgeführt wird.

Bei Kelmans Methode bleibt die hintere Linsenkapsel an ihrem Ort, was das Einsetzen einer künstlichen Linse zur Verbesserung der Sehkraft erleichtert. Die Intraokularlinse (IOL) wurde in den 1950er-Jahren durch den britischen Augenarzt Harold Ridley entwickelt und nach vielen Tests ab den 1970er-Jahren regelmäßig eingesetzt. Die IOL wird meist direkt bei der Kataraktoperation ins Auge eingesetzt und gezielt auf den Patienten abgestimmt. Neue, flexible Materialien erlauben ein Rollen der Linse, wodurch der Einschnitt noch kleiner wird. Zu den neuesten Entwicklungen gehören akkommodierende Intraokularlinsen, die durch Anpassung der Brechkraft eine Lesebrille überflüssig machen sollen.

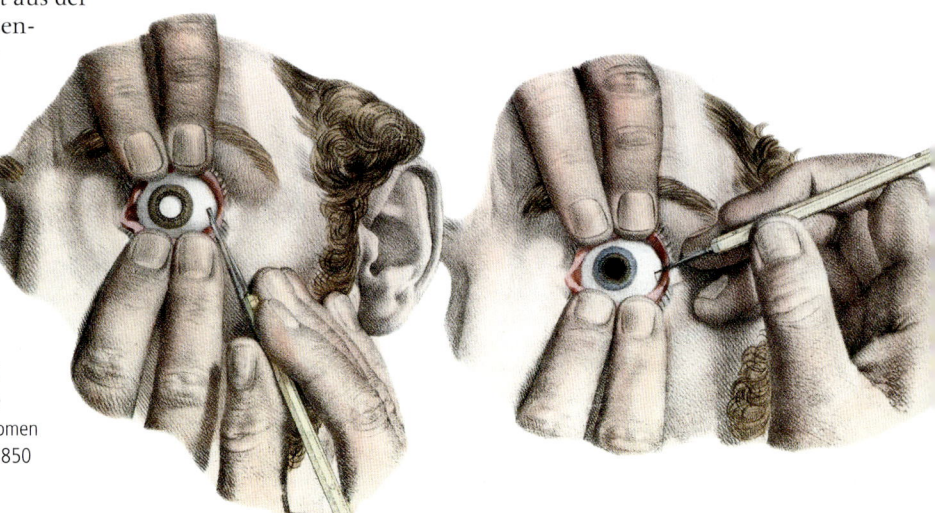

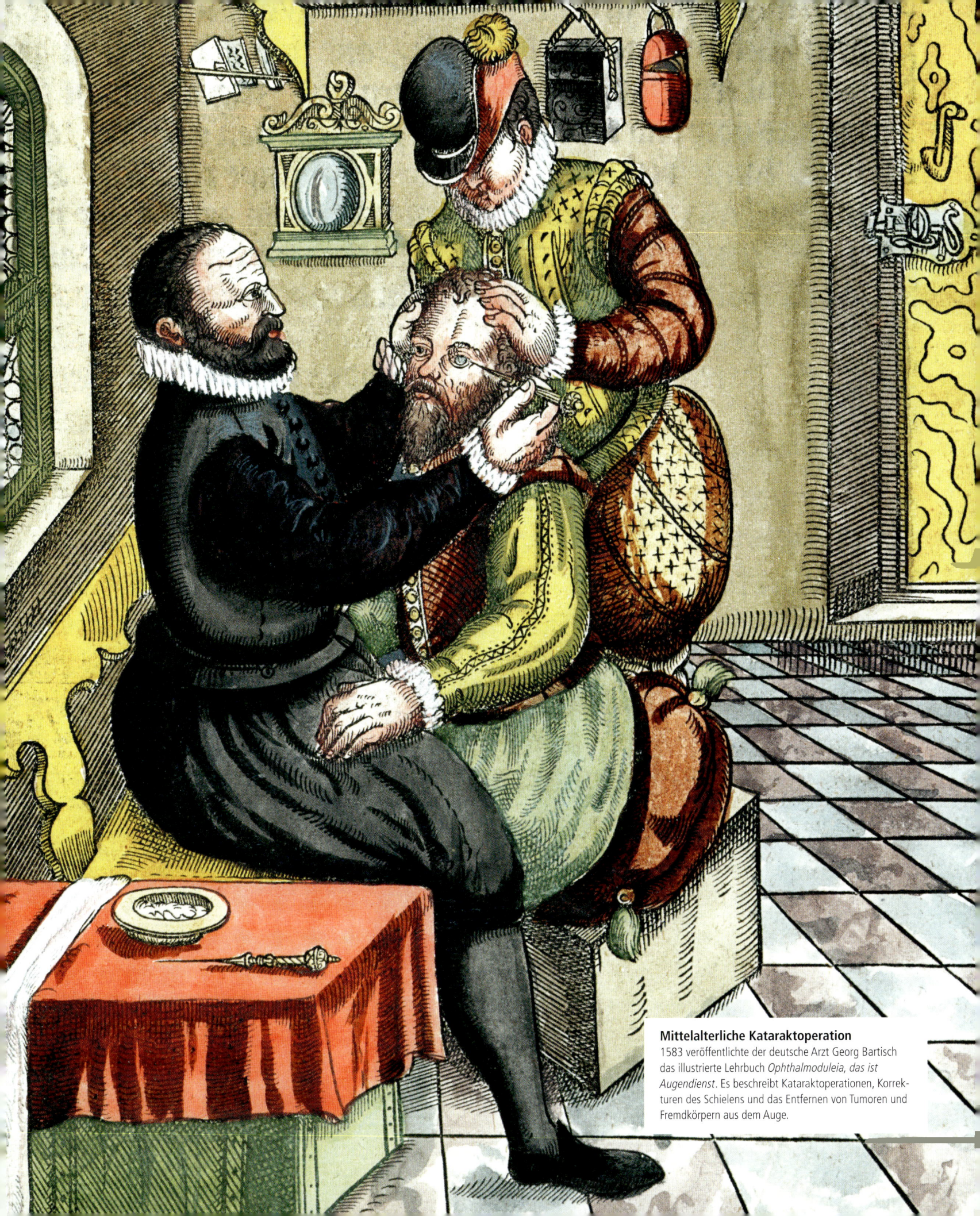

Mittelalterliche Kataraktoperation
1583 veröffentlichte der deutsche Arzt Georg Bartisch das illustrierte Lehrbuch *Ophthalmoduleia, das ist Augendienst*. Es beschreibt Kataraktoperationen, Korrekturen des Schielens und das Entfernen von Tumoren und Fremdkörpern aus dem Auge.

ERNEUERUNG UND RENAISSANCE 700–1800

Epidemien in der Neuen und der Alten Welt

Als die Europäer Ende des 15. Jh. die Neue Welt eroberten, lösten sie die weltweit wohl größte Reihe von Epidemien aus. Ohne natürliche Immunität und medizinische Versorgung fielen Millionen amerikanische Ureinwohner den Infektionskrankheiten der Neuankömmlinge zum Opfer.

Europäer betraten erstmals den Boden der Neuen Welt, als Christoph Kolumbus 1492 in Amerika landete. Zu dieser Zeit betrug die Bevölkerung der Neuen Welt geschätzte 40–60 Millionen Menschen. Innerhalb eines Jahrhunderts wurde diese Zahl in einigen Regionen durch Kriege, aber vor allem durch die von den Europäern eingeschleppten Infektionskrankheiten um bis zu 90 Prozent dezimiert.

Die Eroberer brachten unter anderem Diphterie, Masern, Beulenpest (siehe S. 66–67), Pocken (siehe S. 100–101), Cholera (siehe S. 122–123), Grippe (siehe S. 196–197), Typhus, Windpocken, Scharlach, Gelbfieber, Keuchhusten und Malaria (siehe S. 174–175) mit. Die Sterberate war vor allem deshalb so hoch, weil die Ureinwohner keinerlei Resistenz gegen

> **5–8 MILLIONEN**
> Azteken starben wohl 1519/1520 an den europäischen Infektionskrankheiten.

die neuen Seuchen besaßen. Der menschliche Körper passt sich über Generationen der Evolution an die Krankheiten seiner Umgebung an. Menschen mit einer natürlichen Immunität überleben Seuchen und geben diese Resistenz an ihren Nachwuchs weiter, Menschen ohne Immunität sterben meist. Die Europäer hatten seit Jahrtausenden mit diesen Krankheiten gelebt und waren weitgehend immun. Außerdem hatten sie in dieser Zeit vorbeugende Maßnahmen und Behandlungen entwickelt, die die Amerikaner nicht kannten.

Keine Einbahnstraße

Aber die Europäer nahmen auch mehrere Krankheiten aus der Neuen Welt mit zurück nach Hause, darunter Syphilis (siehe S. 186–187), Pinta und Bejel (der Syphilis ähnliche Hautkrankheiten) und die Chagas-Krankheit (amerikanische Trypanosomiasis).

△ **Medizinbeutel**
Die zur Behandlung diverser Krankheiten wichtige Chinarinde wurde in Wildlederbeuteln wie diesem aus Peru aus den 1770er-Jahren gesammelt. Man kaute die Rinde frisch oder trocknete, mahlte und rührte sie in Getränke.

Die Syphilis gelangte um 1495 nach Europa und hatte in den folgenden Jahrzehnten eine Sterblichkeitsrate von über 75 Prozent. Diese Zahl sank innerhalb eines Jahrhunderts, als die Menschen dank diverser Faktoren eine gewisse Resistenz aufbauten. Einer dieser Faktoren war das enge Zusammenleben der Menschen mit ihren Haustieren, wodurch sie gegen deren Krankheiten, die häufig menschlichen Infektio-

> **5 JAHRHUNDERTE** dauerte es, bis sich die Bevölkerungszahl Mittel- und Südamerikas von den durch europäische Infektionskrankheiten verursachten Verlusten erholt hatte.

nen, wie Wind- und Kuhpocken (siehe S. 100–101), verwandt waren, immun geworden waren. Im Gegensatz dazu lebten die Menschen der Neuen Welt als Jäger und Sammler und hielten kaum Nutztiere. Die europäischen Städte waren dicht bevölkert und die Menschen reisten viel. Die amerikanische Bevölkerung lebte wesentlich weiter verstreut und die Menschen reisten in der Regel nur selten, und wenn, dann nicht weit. In der Summe waren die Europäer schon lange einer Vielzahl

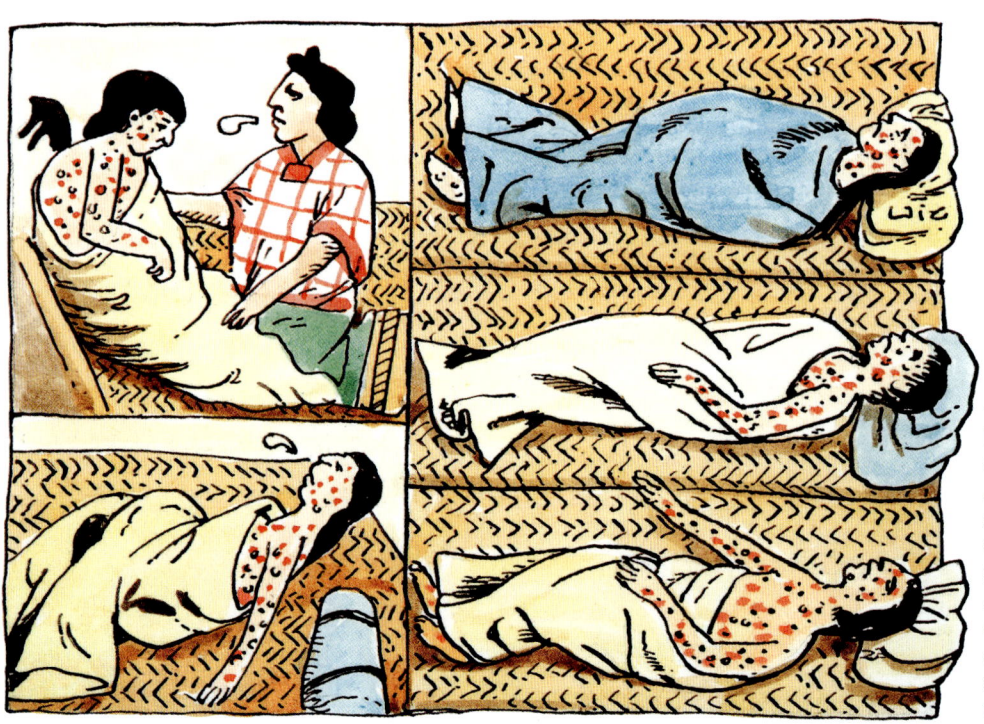

◁ **Sterbende Kultur**
Diese Zeichnung aus dem *Codex Florentinus* zeigt Azteken, die an Pocken sterben, die vermutlich von einem afrikanischen Sklaven der spanischen Armee eingeschleppt wurden. Fast die Hälfte der aztekischen Bevölkerung starb, einschließlich ihres Herrschers Cuitláhuac.

EPIDEMIEN IN DER NEUEN UND DER ALTEN WELT

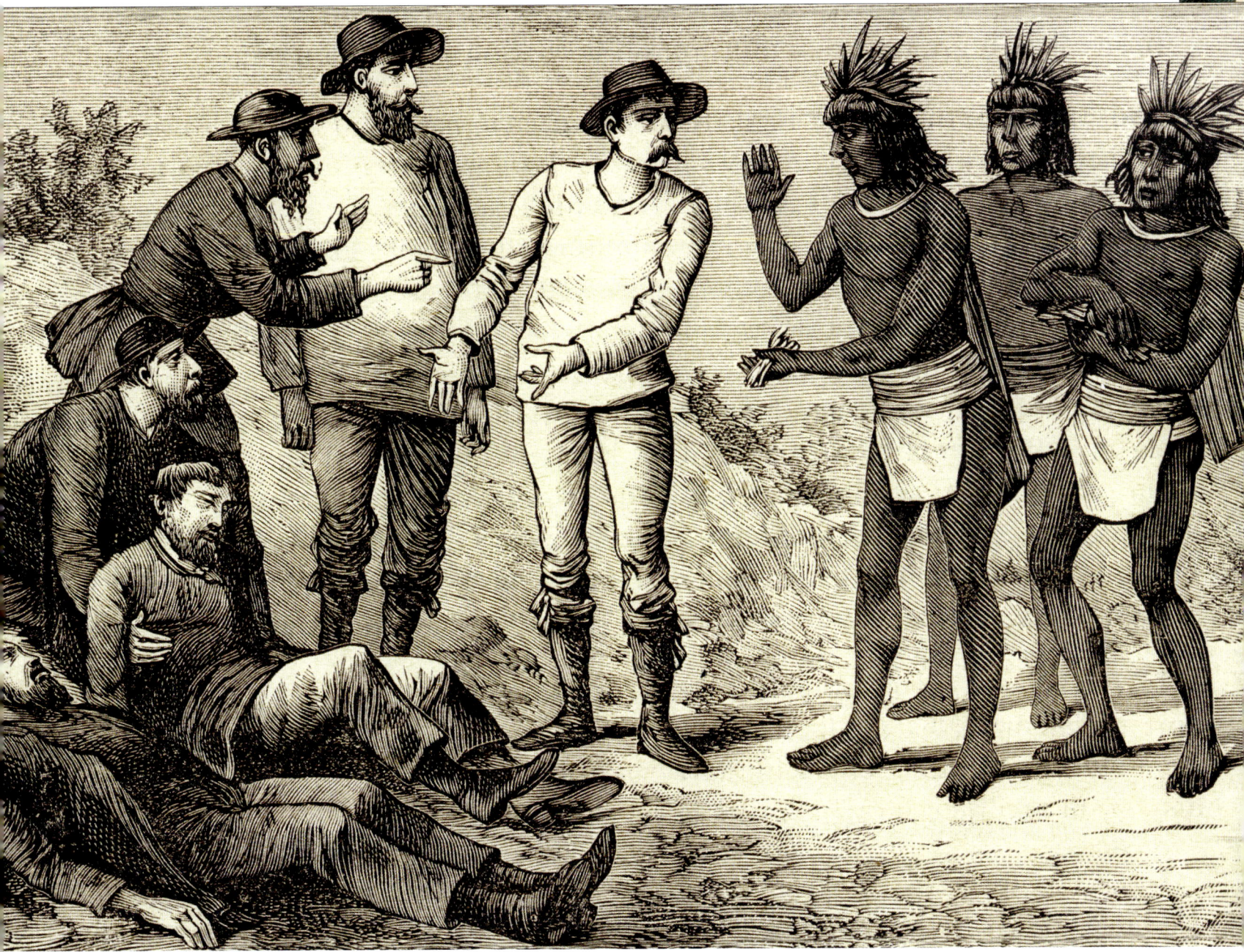

△ **Austausch von Medizin**
Peruanische Indianer bieten malariakranken Europäern Rinde des Chinarindenbaums an. Die Europäer lernten von den Ureinwohnern viel über Pflanzenheilmittel, wie Pfeilwurzel, Matestrauch und Tabak, der anfangs als Allheilmittel gegen eine Vielzahl von Krankheiten galt.

schädlicher Mikroben ausgesetzt. In der Folge entwickelten sie im Gegensatz zu den amerikanischen Ureinwohnern relativ rasch eine Körperabwehr gegen die für sie neuen Seuchen.

Wundermittel

Der Austausch von Krankheitserregern zwischen Europa und der Neuen Welt war Teil eines größeren transatlantischen Phänomens namens Kolumbianischer Austausch. Auch domestizierte und wilde Tiere und Pflanzen sowie Kulturen, Bräuche und Technologien unterlagen diesem Tausch.

Einer der wichtigsten Tauschgüter war die Rinde des Chinarindenbaums, der in den Anden heimisch ist. Dort lebende Völker wie die Quechua wussten, dass Mittel aus der zermahlenen Baumrinde gegen Beschwerden wie Fieber, Durchfall, Schmerzen, Muskelspasmen und Erschöpfung halfen. In den 1620er-Jahren entdeckten Jesuiten, dass das Pulver besonders wirksam gegen Malaria half. 1630 konnte Ana de Sorio, die Frau des spanischen Vizekönigs in Lima, mit einem Mittel, das Chinarinde enthielt, von der Malaria geheilt werden. Daraufhin erntete und exportierte man massenhaft Chinarinde nach Europa, wo sie als Wundermittel gegen Malaria und viele andere Krankheiten gepriesen wurde. 1820 extrahierte der französische Chemiker Pierre-Joseph Pelletier mit Kollegen den Wirkstoff der Chinarinde, was ihm zu einem reinen, gut zu dosierenden Medikament verhalf. Der nach dem Quechua-Namen für die Chinarinde Chinin genannte Stoff hat vermutlich nach den Antibiotika mehr Menschen geholfen als jedes andere Mittel gegen Infektionskrankheiten.

» In den meisten Provinzen **starb** über die Hälfte der Menschen, **wie die Fliegen** in Scharen. «

TORIBIO DE BENAVENTE MOTOLINÍA, SPANISCHER MISSIONAR, ÜBER DIE MEXIKANISCHE POCKENEPIDEMIE IM 16. JH.

ERNEUERUNG UND RENAISSANCE 700–1800

ENGLISCHER ARZT * 1624 † 1689

Thomas Sydenham

> »Sie müssen ans **Krankenbett** gehen. **Nur dort erfahren** Sie etwas über die Krankheit.«
>
> THOMAS SYDENHAM ZU EINEM JUNGEN ARZT

Thomas Sydenham ist eine der angesehensten Persönlichkeiten der britischen Medizingeschichte. Er beschrieb nicht nur bestimmte Krankheiten, sein Verdienst ist es, die Ärzteschaft aus den Laboren in die Krankenzimmer geholt zu haben. Posthum nannte man ihn den »englischen Hippokrates«.

Bevor Sydenham Arzt wurde, kämpfte er als Puritaner unter Oliver Cromwell im Englischen Bürgerkrieg. Erst seit 1656 praktizierte er als Arzt in London. Als 1665–1666 die Pest London heimsuchte, begann er, Epidemien systematisch zu erforschen. Dies führte 1666 zu seinem ersten Werk, *Methodus Curandi Febres* (Methode zur Heilung von Fieber), das 1676 durch die *Observationes Medicae* (Medizinische Beobachtungen) erweitert wurde.

Sein Buch blieb über 200 Jahre ein Standardlehrwerk der Medizin. Seine Abhandlung über Gicht, an der er selber litt, wurde 1683 veröffentlicht und gilt als sein Meisterwerk.

Diagnose und Medikation

Als Anhänger Hippokrates' (siehe S. 36–37) glaubte auch Sydenham an die Selbstheilungskräfte der Natur und blieb den Lehrmeinungen seiner

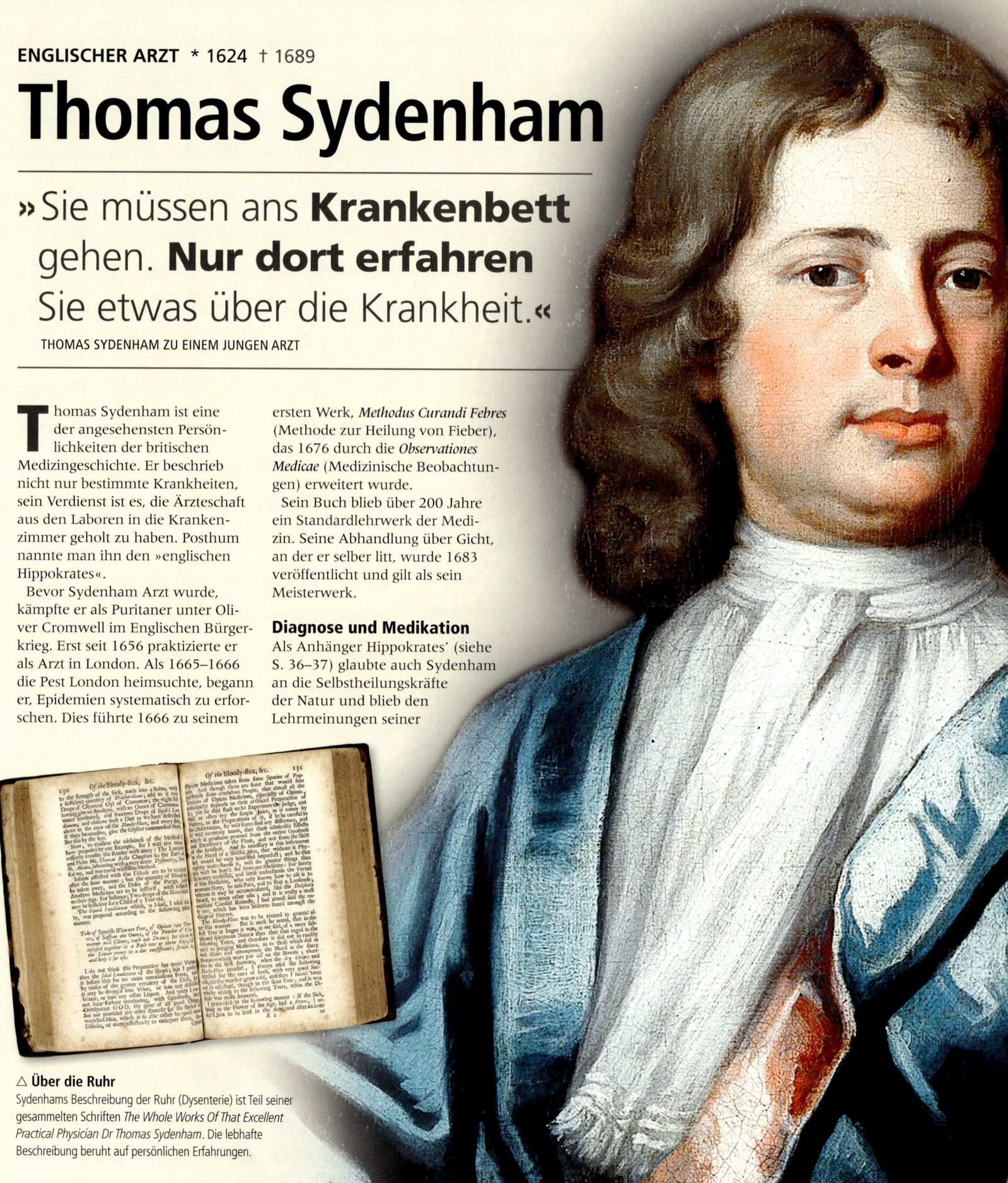

△ **Über die Ruhr**
Sydenhams Beschreibung der Ruhr (Dysenterie) ist Teil seiner gesammelten Schriften *The Whole Works Of That Excellent Practical Physician Dr Thomas Sydenham*. Die lebhafte Beschreibung beruht auf persönlichen Erfahrungen.

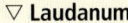

Zeit und seinen eigenen Beobachtungen gegenüber skeptisch. Die traditionelle Vier-Säfte-Lehre (siehe S. 34–35) bot ihm zwar eine Grundlage, in seiner Praxis aber vertraute er auf das, was er tatsächlich sah.

Für Standardbehandlungen oder theoretische Dogmen hatte Sydenham wenig übrig. Als mitfühlender Arzt erinnerte er seine Kollegen daran, dass es ihre wichtigste Pflicht sei, den Patienten kennenzulernen und ihm zu helfen. Er trug maßgebend zur Beschreibung und Klassifizierung von »Krankheitstypen« bei, was die Diagnose erheblich verbesserte. So beschrieb er das Rheumatische Fieber und die Sydenham-Chorea, grenzte Scharlach von Masern ab und stellte Beobachtungen zu Pocken

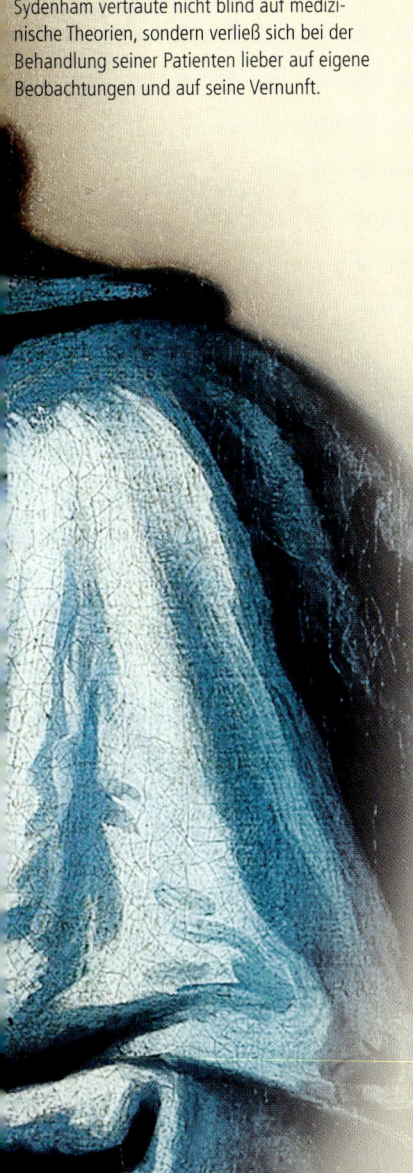

◁ **Arzt mit Mitgefühl**
Sydenham vertraute nicht blind auf medizinische Theorien, sondern verließ sich bei der Behandlung seiner Patienten lieber auf eigene Beobachtungen und auf seine Vernunft.

▽ **Laudanum**
Das Mittel besteht aus einer Mischung aus Opium und Wasser. Im 16. Jh. erstmals von Paracelsus entdeckt, war es weitgehend unbekannt, bis Sydenham es vor allem als Schmerzmittel bekannt machte.

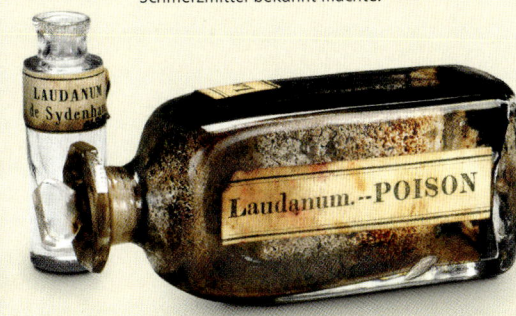

und Ruhr an. Bei akuten Erkrankungen wollte er der Natur ihren Lauf lassen und empfahl Frischluft, Bewegung und Bier in Maßen.

Sydenham verschrieb Medikamente, die auf der Naturheilkunde basierten, und war eher ein Freund geringerer Dosierungen. Er war überzeugt, dass Symptome nicht auf die Krankheit selbst, sondern auf den Kampf des Körpers gegen sie zurückzuführen seien. Dies sah er bestätigt, als Chinin in den 1630er-Jahren in Europa zur Behandlung von Malaria eingesetzt wurde. In seinen Augen stärkte es die natürlichen Abwehrkräfte, indem es Fieber auslöste.

Paracelsus (siehe S. 70–71) verwendete als Erster Opium für sein Schmerzmittel Laudanum, aber Sydenhams eigene Mischung aus Opium und Wein oder Wasser machte das Medikament populär – so sehr, dass es *Laudanum Sydenhamii* genannt wurde.

Wachsende Popularität
Am meisten Einfluss hatte Sydenham auf dem europäischen Kontinent. Seine Maxime, die natürliche Abwehr des Körpers zu stärken, statt ihn durch starke Chemikalien zu belasten, wurde hier begeistert aufgenommen.

Seine Kollegen im eigenen Land störten sich hingegen an der Vehemenz, mit der er seine Ansichten vertrat. So wurde er nicht ins Royal College of Physicians aufgenommen und machte sich bei diesem Ärzteverband auch wenig beliebt, als er sagte: »Heilkunst lernt man nicht an der Universität. Genauso gut könnte man einen Mann nach Oxford schicken, um das Schuhemachen zu erlernen.«

Mit der Zeit wurde Sydenham aber aufgrund seiner klinischen Beobachtungen und präzisen Krankheitsbeschreibungen zu einer der renommiertesten Figuren der britischen Medizingeschichte. Er war kein Mann für abgehobene Theorien und verachtete reine Theoretiker. Sydenham war überzeugt, dass Krankheiten Patienten »besuchen« und kein integraler Teil oder Aspekt des Patienten sind. Dieses revolutionäre Konzept sollte den Umgang der Ärzte mit ihren Patienten verändern.

> » **Der Arzt sollte das Leiden seiner Patienten gewissenhaft und mitfühlend lindern.**«
>
> THOMAS SYDENHAM, IN *MEDICAL OBSERVATIONS CONCERNING THE HISTORY AND CURE OF ACUTE DISEASES*, 1668

THOMAS SYDENHAM

CHRONIK

- **1624** Geboren als Sohn eines Landadeligen in einem kleinen Dorf in der englischen Grafschaft Dorset.
- **1642** Beginn des Medizinstudiums am College Magdalen in Oxford, unterbrochen vom Bürgerkrieg auf Seiten Cromwells.
- **1645** Rückkehr nach Oxford und Eintritt ins Wadham College.
- **1648** Abschluss: Bachelor of Medicine. Gerüchteweise nutzen ihm dabei Beziehungen seiner Familie zu den Parlamentsanhängern. Wahl zum Fellow des All Souls College.
- **1665** Flucht aus London vor der Großen Pest. Auf dem Land verfasst er sein erstes Buch über Fieberkrankheiten. Er widmete es seinem Freund, dem irischen Chemiker Robert Boyle.
- **1666** Macht Chinin als Mittel gegen Malaria bekannt.
- **1676** Veröffentlichung der *Observationes Medicae* (Medizinische Beobachtungen), die seine Studien zu den Epidemien der damaligen Zeit sowie seinen Versuch einer Klassifizierung enthält. Gilt heute als Grundlage der modernen Epidemiologie. Rund 30 Jahre nach dem Abschluss in Oxford Promotion in Medizin am Pembroke College in Cambridge.
- **1680** Veröffentlichung der *Epistolae responsoriae* (Briefe und Antworten) über Epidemien, die er dem Professor der Physik Robert Brady widmet.
- **1682** Veröffentlichung der *Dissertatio epistolaris* (Abhandlung über Briefe) über Pocken und Hysterie.
- **1683** Veröffentlichung des *Tractatus de Padagra et Hydrope* (Traktat über Gicht und Wassersucht). Hierbei unterscheidet er erstmals zwischen Gicht und Rheumatismus, was als sein größter Verdienst gilt.
- **1689** Tod in London und Bestattung auf dem Friedhof der St. James' Church in Piccadilly.

EPISTOLAE RESPONSORIAE, 1680

Anfänge der Mikroskopie

Einige technologische Fortschritte wie die Röntgenstrahlen (siehe S. 172–173) fanden schnell Eingang in den medizinischen Alltag. Das in den 1590er-Jahren erfundene Mikroskop wurde erst 50 Jahre nach seiner Entwicklung in der medizinischen Forschung eingesetzt (siehe S. 96–97).

Einfache Vergrößerungsgläser mit einer konvexen Glaslinse wurden schon vor 2000 Jahren in Rom verwendet. Als im 13. Jh. die ersten Brillen aufkamen, verbesserte sich auch die Qualität der Linsen, und bald gab es auch Lupen, die eine 10–15-fache Vergrößerung boten. In den 1590er-Jahren wurde das zusammengesetzte Mikroskop mit zwei oder mehr Linsen entwickelt. Manche Historiker schreiben seine Erfindung dem niederländischen Optiker-Duo Hans und Zacharias Janssen zu, andere halten den ebenfalls niederländischen Brillenmacher Hans Lippershey für den Erfinder. Der italienische Universalgelehrte Galileo Galilei arbeitete Anfang des 17. Jh. an ausgefeilteren Mikroskoplinsen, aber die frühen Mikroskope galten insgesamt als nutzlos. Sie lieferten nur unscharfe und durch die chromatische Aberration (Licht unterschiedlicher Wellenlänge wird verschieden stark gebrochen) verzerrte und verschwommene Bilder und konnten maximal 15–20-fach vergrößern.

Erste mikroskopische Forschung

Das erste mithilfe der Mikroskopie entstandene Werk war eine Anatomie der Bienen des italienischen Gelehrten Francesco Stelluti, dem eine scharfe Vergrößerung um den Faktor 5–7 gelang. Zu dieser Zeit nannte man das Instrument in Italien *microscopium*, woraus sich später das deutsche Wort »Mikroskop« ableitete. 1644 berichtete der italienische Astronom Giovanni Hodierna, er habe mit einem zum Mikroskop umgebauten Teleskop 30 000 »kleine Quadrate« auf einem Fliegenauge gezählt. 1655 schrieb der Arzt des französischen Königs Louis XIV., Petel Borel, *De Vero Telescopii Inventore* (Der wahre Erfinder des Teleskops). Das Teleskop entwickelte sich jetzt rasant weiter und Borel schrieb am Ende seines Buches auch über Mikroskope und seine Erkenntnisse: »Ein Mikroskop, mit dem man einen Floh auf die Größe eines Kamels oder eine Fliege auf die Größe eines Elefanten vergrößern kann, besteht aus zwei Gläsern in einer Röhre: Das dem Auge nächste Glas ist konvex und aus einem kleinen Stück einer Sphäre geformt, die zwei Zoll Durchmesser haben sollte. Das zweite Glas ist auf einer Seite eben.«

Pioniere der Mikroskopie

Zwei Persönlichkeiten, der englische Universalgelehrte Robert Hooke und sein niederländischer Kollege Antoni van Leeuwenhoek, verhalfen dem Mikroskop schließlich zu größerer Bekanntheit. Hooke war eines der ersten und prominentesten Mitglieder der

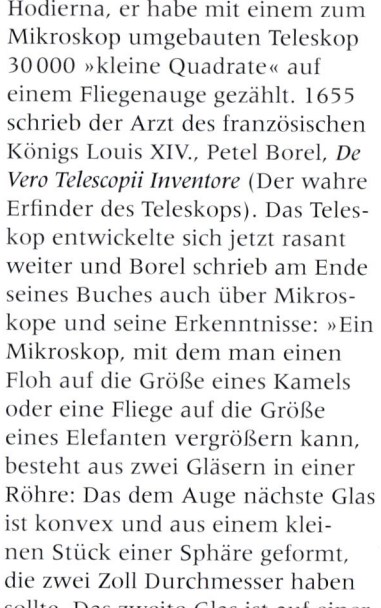

◁ **Janssens Mikroskop**
Dies ist ein Replikat von ca. 1876 eines sehr frühen Mikroskops der Janssens aus den 1590ern. Es besteht aus drei zum Scharfstellen verschiebbaren Abschnitten und zwei Linsen und vergrößert maximal 10-fach.

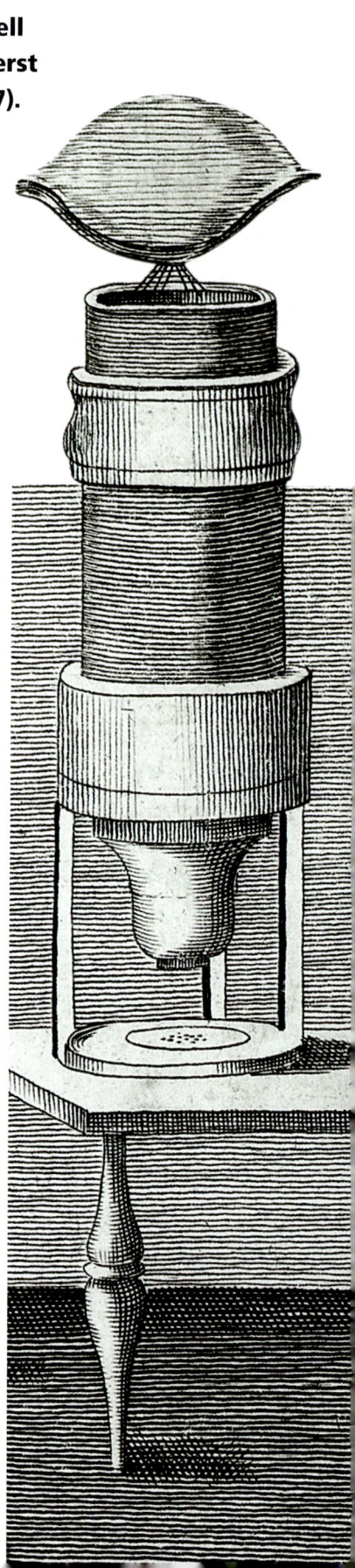

▷ **Campanis Mikroskop**
Diese Illustration von 1686 zeigt als Erste die medizinische Nutzung eines Mikroskops zur Untersuchung einer Beinwunde. Das Instrument (links eine Vergrößerung) des italienischen Erfinders Giuseppe Campani wurde mittels einer Schraube scharfgestellt. Licht lieferte eine Kerze.

NIEDERLÄNDISCHER WISSENSCHAFTLER (1632–1723)
ANTONI VAN LEEUWENHOEK

Der gelernte Tuchhändler Antoni van Leeuwenhoek begann sich für Mikroskope zu interessieren, weil er die üblichen Lupen zur Inspektion von Stoffen verbessern wollte. Er verwendete ein ungewöhnliches Instrument mit einer Linse, mit dem er eine mehr als 250-fache Vergrößerung erzielte. Als Kaufmann wusste er Geschäftsgeheimnisse zu wahren und so kam es, dass seine Methoden der Linsenherstellung erst in den 1950er-Jahren entschlüsselt werden konnten. Mit mehr als 200 wissenschaftlichen Veröffentlichungen kann man van Leeuwenhoek ohne Weiteres als den ersten Mikrobiologen bezeichnen.

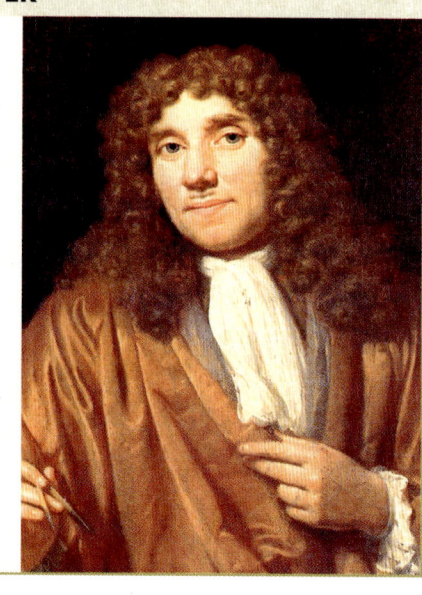

ANFÄNGE DER MIKROSKOPIE

> »Es waren **viele** sehr **kleine** Lebewesen zu sehen, die sich **allerliebst** bewegten.«
>
> ANTONI VAN LEEUWENHOEK, NIEDERLÄNDISCHER WISSENSCHAFTLER, 1683 IN EINEM BRIEF AN DIE ROYAL SOCIETY ÜBER BAKTERIEN

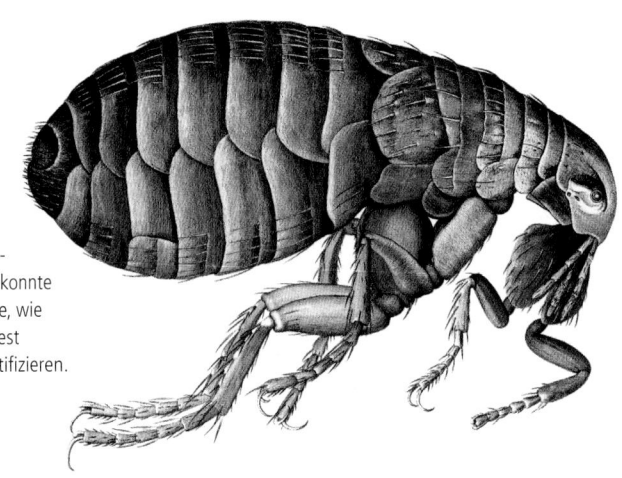

▷ **Zeichnung eines Flohs**
Hookes *Micrographia* machte das Mikroskop berühmt. Er entwickelte auch verbesserte Techniken zur Ausleuchtung des Objekts. Jetzt konnte man winzige Schädlinge, wie die Floharten, die die Pest übertrugen, sicher identifizieren.

Royal Society of London for Improving Natural Knowledge. 1665 veröffentlichte er die *Micrographia* mit Zeichnungen zahlreicher winziger Gegenstände, von Pflanzen bis hin zu Augen und Beinen von Insekten. Das Buch wurde einer der ersten medizinischen Bestseller. Hooke prägte den Begriff der »Zelle«, der sich bald als Begriff für die kleinste lebensfähige Einheit eines Organismus (siehe S. 150–151) einbürgerte. Van Leeuwenhoek entwickelte ein ungewöhnliches Mikroskop mit einer einzigen fast sphärischen Linse, mit der er eine Reihe von Präparaten beobachtete, beschrieb und zeichnete, darunter mikroskopische Tierchen in Teichwasser und anderen Flüssigkeiten, Blutplättchen, Spermien und die Bänderung von Skelettmuskeln. Van Leeuwenhoeks Entdeckungen wurden ab 1673 von der Royal Society veröffentlicht. 1877 stiftete die Königlich Niederländische Akademie der Wissenschaften zu seinen Ehren die Leeuwenhoek-Medaille. Einer der Träger wurde 1885 der deutsche Biologe Ferdinand Cohn, der in den 1870er-Jahren Bakterien in die bis heute gültigen vier Klassen Kokken, Stäbchen, Spirellen und solche, die Fäden bilden, einordnete. Mikroskope waren damals Standard in der Medizin (siehe S. 96–97).

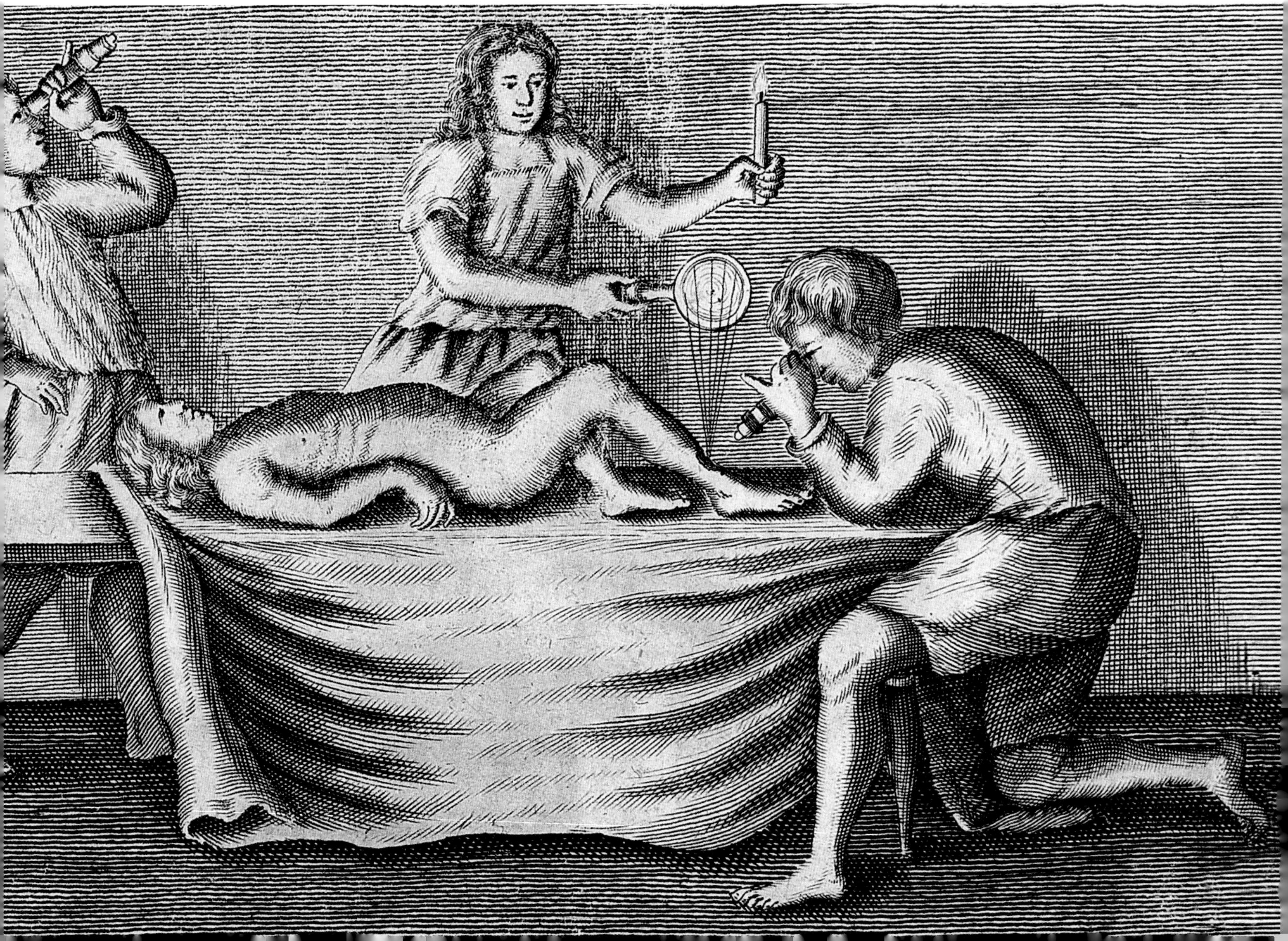

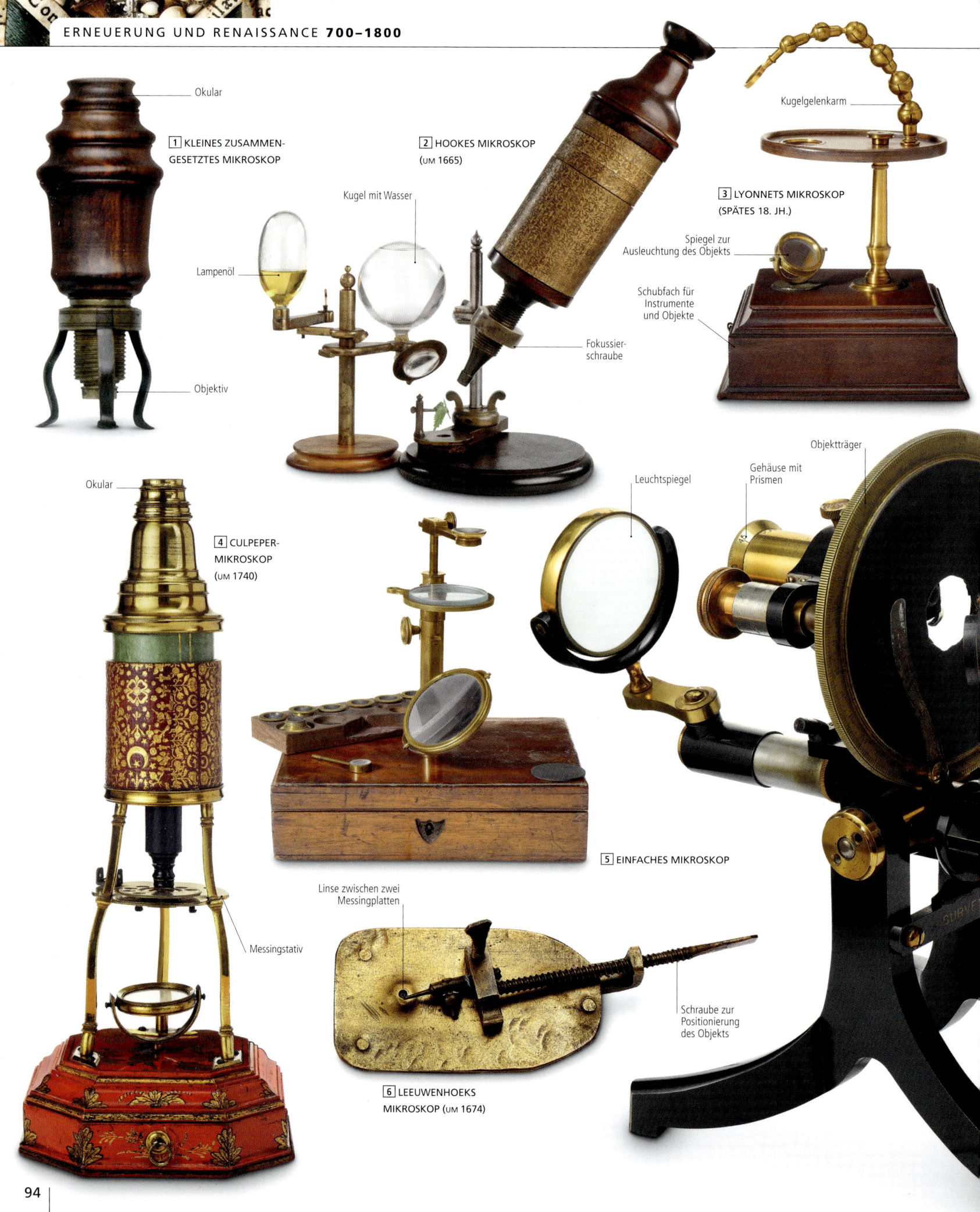

Entwicklung des Mikroskops

Die ersten Mikroskope waren einfache Konstruktionen mit zwei festen Linsen in einer Röhre. Die Bilder, die sie zeigten, offenbarten den Wissenschaftlern eine völlig neue Welt, die sich immer weiter erschloss, je besser die Linsen wurden.

[1] **Kleines zusammengesetztes Mikroskop** Dieses frühe Modell hat zwei Linsen und vergrößert 2-fach. [2] **Hookes Mikroskop** Diese Replik des Mikroskops des britischen Wissenschaftlers Robert Hooke konzentriert das Licht einer Lampe durch eine wassergefüllte Glaskugel auf das Objekt. [3] **Lyonnets Mikroskop** Der niederländische Naturforscher Pierre Lyonnet entwarf dieses Mikroskop mit einer Linse an einem Kugelgelenkarm über einem kleinen Seziertisch. [4] **Culpepers Mikroskop** Das zusammengesetzte Mikroskop des britischen Instrumentenbauers Edmund Culpeper ist eine starre senkrechte Konstruktion. [5] **Einfaches Mikroskop** Dieses einfache Mikroskop ähnelt dem Instrument, das der englische Naturforscher Charles Darwin an Bord seines Forschungsschiffs *Beagle* verwendete. [6] **Leeuwenhoeks Mikroskop** Der niederländische Gelehrte Antoni van Leeuwenhoek baute dieses Mikroskop mit einer einfachen Sammellinse. [7] **Polarisationsmikroskop** Das vom britischen Geologen Allen Dick entwickelte Polarisationsmikroskop nutzte polarisiertes Licht (in einer Ebene schwingende Lichtwellen). [8] **Cary-Gould-Mikroskop** Dieses zusammengesetzte Mikroskop des Londoner Herstellers Cary besitzt drei Linsen. [9] **Binokularmikroskop** Das komplexe Mikroskop besitzt eine eingebaute Lichtquelle und zwei Okulare, die die Augen bei längeren Untersuchungen weniger ermüden. [10] **Elektronenmikroskop** Dieses Mikroskop nutzt einen Elektronenstrahl statt Lichtwellen zur Abtastung des Objekts. Das ermöglicht eine stärkere Vergrößerung und bessere Auflösung.

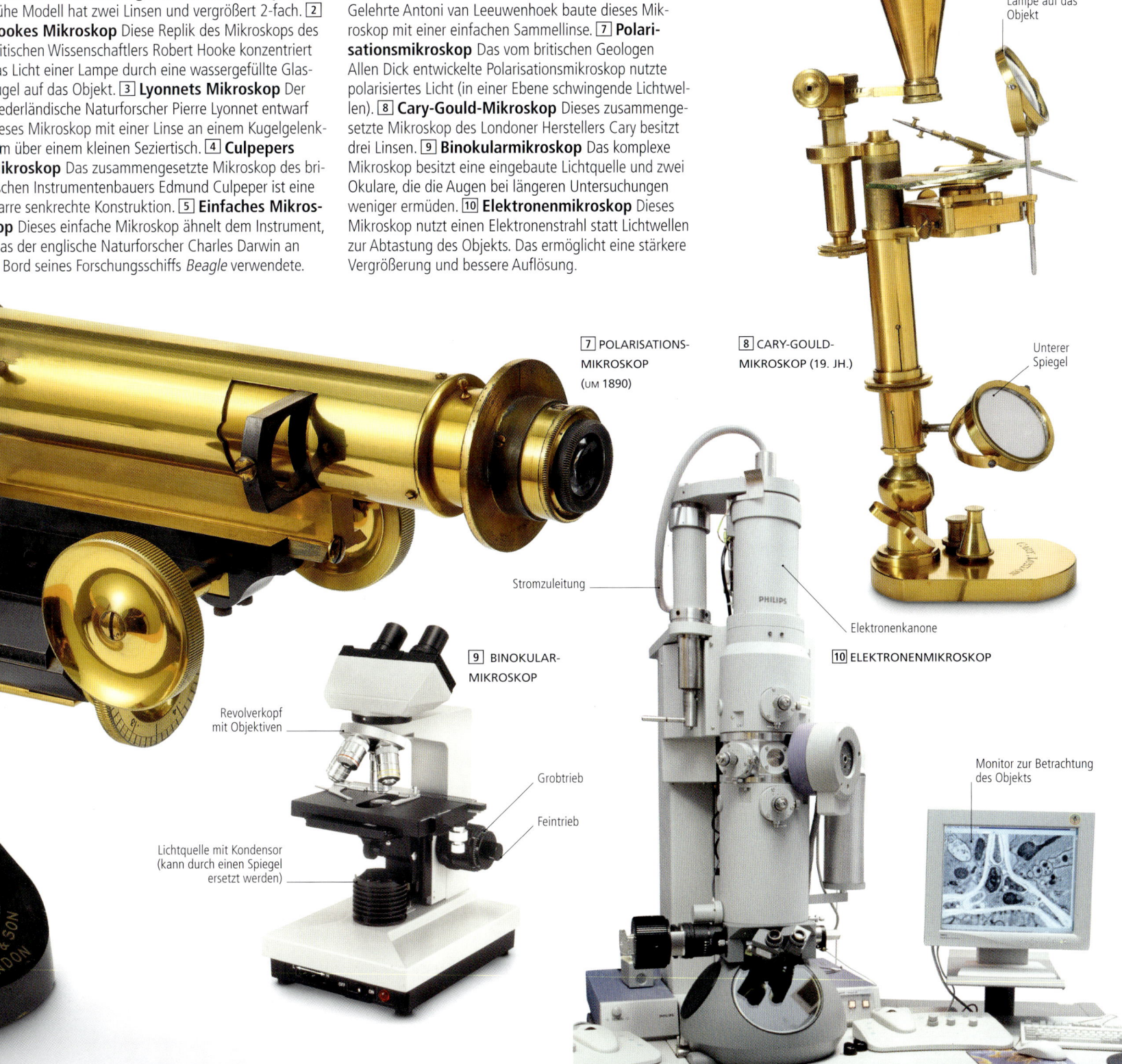

ERNEUERUNG UND RENAISSANCE 700–1800

Die frühe Mikroanatomie

Zunächst wurden mit Mikroskopen Objekte aus der Natur betrachtet, wie etwa Insekten. Ab dem späten 17. Jh. wurden die Mikroskope so leistungsstark, dass die anatomische und medizinische Forschung nun Zellen, Gewebe und winzige Keime untersuchen konnte.

Die Erfindung des Lichtmikroskops in den 1590er-Jahren eröffnete eine neue Welt winziger Objekte und Lebewesen. Im späten 17. Jh. erforschten bereits mehrere Wissenschaftler die bis dahin unbekannte Welt menschlicher Zellen und Gewebe sowie schädliche Mikroben, die Krankheiten verursachten.

Mikroanatomie

Als einer der Ersten beschrieb 1653 der französische Arzt Peter Borel (siehe S. 92–93) den medizinischen Nutzen des Mikroskops. Winzige, nach innen wachsende, nur unter dem Mikroskop erkennbare Wimpern hatten eine Bindehautentzündung verursacht. Ihre Entfernung behob das Problem.

Marcello Malpighi (siehe Kasten unten) war ein wichtiger Pionier der Mikroanatomie und Medizin und erforschte pflanzliche, tierische und menschliche Gewebe. Etwa 1661 identifizierte er in Froschlungen feine Kanäle oder Gefäße, durch die sich winzigste Körper bewegten. Damit entdeckte er als Erster die Kapillaren, das »fehlende Bindeglied« zwischen Arterien und Venen im Blutkreislauf, wie sie von William Harvey (siehe S. 84–85) 1628 beschrieben wurden. Malpighi erfand zudem neue Methoden, kleinste Präparate besser zu durchleuchten oder sie durch Injektion mit anderen Substanzen unter dem Mikroskop besser sichtbar zu machen.

Anfänge der Histologie

Im späten 17. Jh. begründete Malpighi die neue Disziplin der Histologie. Abgeleitet vom griechischen Wort *histos* für »Gewebe«, ist die Histologie die Lehre von den biologischen Geweben, Ansammlungen ähnlicher Zellen, wie etwa Muskeln, Knochen, Nerven oder Knorpel. In den 1790er-Jahren entwickelte der französische Anatom Xavier Bichat das Verständnis lebender Gewebe weiter.

Die Qualität der Mikroskope und damit auch die Untersuchungstechniken wurden mit der Zeit verfeinert. Eine Methode verwandte dünne Gewebsschichten, auch Schnitte genannt. Sie wurden zunächst mit dem Skalpell von Hand geschnitten. 1770 erfand George Adams jr. aber das Mikrotom, eines der ersten Schneidegeräte. Ende des 18. Jh. wurde es vom schottischen Instrumentenbauer Alexander Cumming weiterentwickelt und in den 1860er-Jahren vom Schweizer Anatom Wilhelm His nochmals erheblich verbessert.

Weiteren Fortschritt in der Histologie brachte die Behandlung und Konservierung von Gewebeproben mit Chemikalien, die sie fester und damit besser schneidbar machten. Im 19. Jh. wurde das Verfahren optimiert, als man die bisher für die Präparation verwendeten Salze und Säuren durch Paraffin ersetzte. In den 1890er-Jahren kam dann Formalin als Fixierungsmittel in Gebrauch, eine chemische Verbindung, die das Gewebe härtet und winzigste Strukturen erhält. Eine weitere Verbesserung brachte die Entwicklung von Pigmenten,

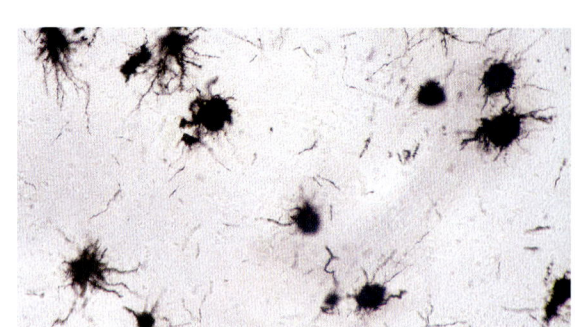

▷ **Sichtbare Neuronen**
Dieses Bild zeigt Nervenzellen, die Neuronen, die mit der silberhaltigen Golgi-Färbung sichtbar gemacht wurden. Golgi entdeckte die Methode 1873 und nannte sie »die schwarze Reaktion«.

ITALIENISCHER BIOLOGE UND ARZT (1628–1694)

MARCELLO MALPIGHI

Der in Bologna geborene Marcello Malpighi erlangte 1653 an der Universität von Bologna die Doktorwürde in Philosophie und Medizin. Obwohl er sich auch für das Unterrichten interessierte, wurde er 1660 Arzt, forschte auf dem Gebiet der Mikroanatomie und beschäftigte sich mit den Tieren und Pflanzen auf seinem Landgut bei Bologna. 1656 und 1662 nahm er Professuren an den Universitäten von Pisa und Messina an. Da seine Entdeckungen aber die damals vorherrschenden Lehrmeinungen infrage stellten, wurde er von Kollegen angefeindet und war unbeliebt.

1668 wurde Malpighi Mitglied der britischen Royal Society, die viele seiner Arbeiten begutachtete. In den letzten Jahren seines Lebens wurde Malpighi zum Leibarzt des Papstes ernannt. Er starb 1694 in Rom, vermutlich an einem Schlaganfall. Bis heute tragen viele seiner Entdeckungen seinen Namen, wie etwa die Malpighischen Gefäße, Exkretionsorgane bei Insekten, das Rete Malpighii, eine Schicht in der Epidermis, und die Malpighi-Körperchen oder Milzknötchen aus weißen Blutzellen in der Milz.

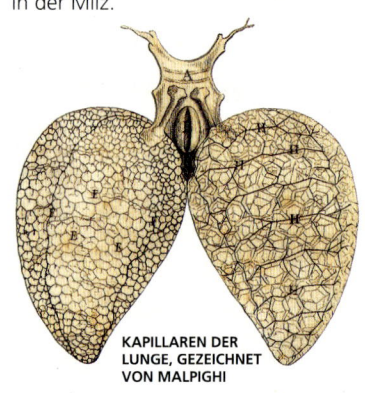

KAPILLAREN DER LUNGE, GEZEICHNET VON MALPIGHI

» Beobachtungen mit dem **Mikroskop** werden **mehr wunderbare Dinge** offenbaren als die Betrachtung der reinen Bauweise. «

MARCELLO MALPIGHI ÜBER DIE KAPILLARE, IN *DE PULMONIBUS*, 1661

DIE FRÜHE MIKROANATOMIE

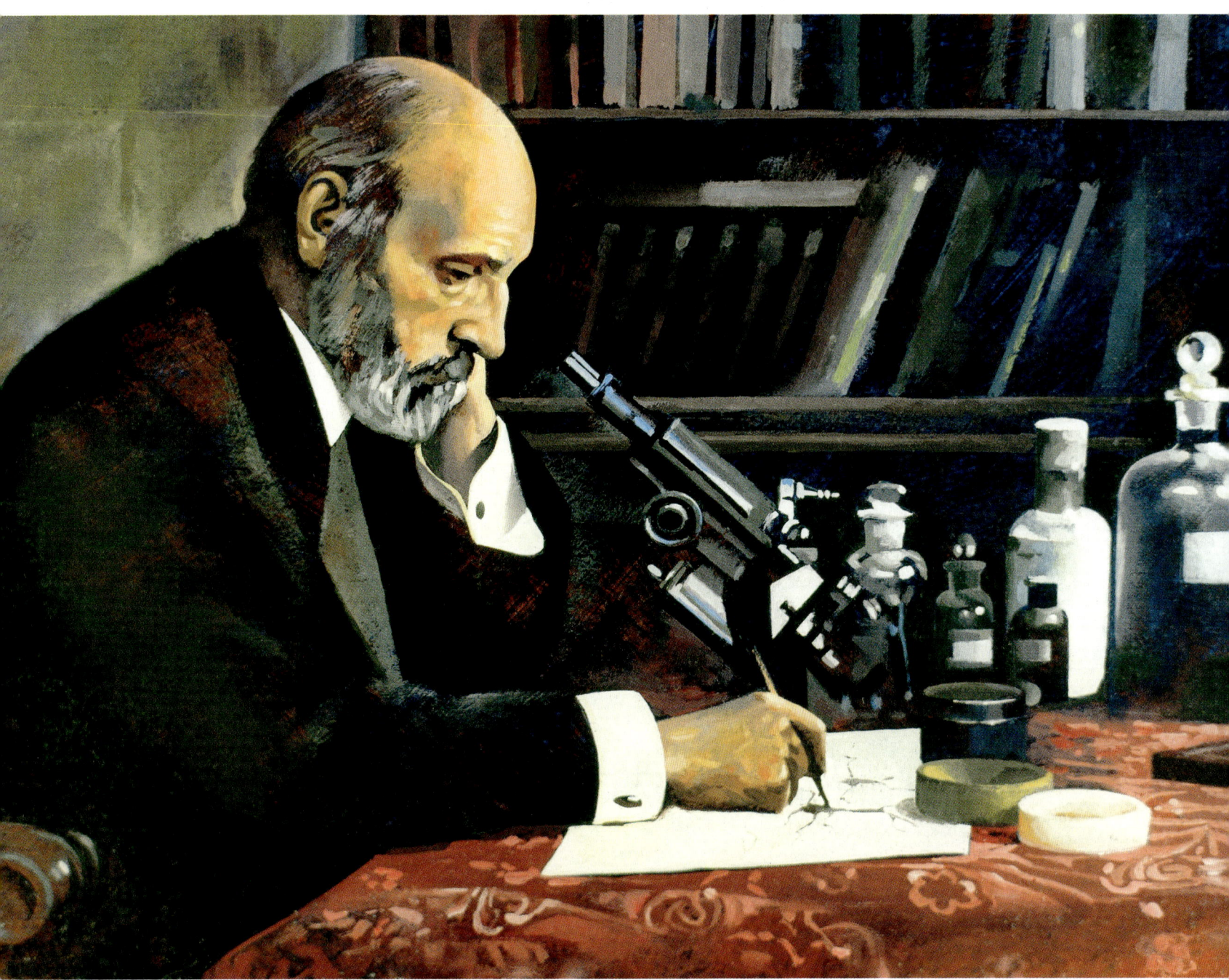

△ **Forschung und Kunst**
Cajal war nicht nur Mediziner und Forscher, sondern auch begabter Künstler. Er fertigte Hunderte Zeichnungen des Nervensystems an, die teils heute noch als Lehrmaterial verwendet werden.

mit denen man mikroskopische Strukturen sichtbar machen konnte. Eines der ersten dieser Pigmente war das 1774 eingeführte Berliner Blau. In den 1860er-Jahren fand der deutsche Pathologe Max Perls heraus, dass sich damit Eisen in Stoffen wie dem Hämoglobin nachweisen ließ. Das bis heute wichtigste Färbeverfahren ist die erstmals 1876 durch den Chemiker A. Wissowzky beschriebene Hämatoxylin-Eosin-Färbung (kurz HE-Färbung). Hämatoxylin färbt die Zellkerne blau, während Eosin andere Zellbestandteile rosa färbt. Inzwischen gibt es Hunderte Pigmente für Spezialanwendungen.

Fortschritte in der Histologie

Als Teilgebiet der Pathologie erforscht die Histopathologie abnorme Gewebe und wie sie Krankheiten auslösen. Das erste Werk, das die Histopathologie und ihre Methoden beschreibt, ist *Über den feineren Bau und die Formen der krankhaften Geschwülste* des deutschen Physiologen Johannes Müller aus dem Jahr 1838. Im 19. Jh. sorgten Mikroanatomie, Histologie und Histopathologie für große Fortschritte in der Medizin, wie etwa die Keimtheorie, die Entdeckung infektiöser Mikroben, die Entwicklung von Impfstoffen und die Enträtselung der Mikrostrukturen des Körpers, besonders in Gehirn (siehe S. 160–161) und Nervenbahnen.

Im Jahr 1906 ging der Nobelpreis für Physiologie oder Medizin an zwei Histologen, den Italiener Camillo Golgi und den Spanier Santiago Ramón y Cajal. Golgi entwickelte eine Methode zum Anfärben von Nervenzellen, während Cajal die Feinstrukturen dieser Zellen im Gehirn beschrieb.

ERNEUERUNG UND RENAISSANCE 700–1800

Skorbut

Über 400 Jahre lang war Skorbut der Fluch der Seefahrer. 1747 kam es jedoch zum Durchbruch, als der schottische Arzt James Lind erkannte, dass er durch Vitamin-C-Mangel ausgelöst wird.

Obwohl Skorbut schon in der Antike verbreitet war, wurde er erst zum Problem, als europäische Entdecker und Händler immer längere Zeit auf See verbrachten. Die Schiffsbesatzungen mussten sich monatelang von Salzfleisch und Zwieback ernähren, denen lebenswichtige Vitamine fehlten. Nach etwa 30 Wochen ohne Vitamin C (Ascorbinsäure) begannen Seeleute typische Anzeichen von Skorbut, wie blutendes Zahnfleisch, schlecht heilende Wunden, Muskelschwund und Zahnausfall, zu zeigen.

Im 18. Jh. führte James Lind, Arzt am Marinekrankenhaus in Portsmouth, an Bord der HMS *Salisbury* eine Studie durch. Er entdeckte, dass Skorbut durch Mangelernährung ausgelöst wird, und empfahl frisches Obst. 1753 veröffentlichte er seine Ergebnisse in *A treatise of the scurvy* (Eine Abhandlung über Skorbut). Der britische Kapitän James Cook testete verschiedene Methoden gegen Skorbut. Als er 1768 zu seiner drei Jahre dauernden Weltumsegelung aufbrach, nahm er Zitronensaft mit an Bord der HMS *Endeavour* und seine Crew blieb gesund. Das bestätigte die Wirksamkeit von Linds Methode. Aber trotz der vielen Belege sollte es ein weiteres Jahrzehnt dauern, bis es üblich wurde, eine tägliche Dosis Zitronensaft in die Ernährung zu integrieren.

> »… die **schnellsten** und **deutlichsten** Ergebnisse erzielte die Gabe von **Orangen und Zitronen**.«
>
> JAMES LIND, SCHOTTISCHER ARZT, IN *A TREATISE OF THE SCURVY*, 1753

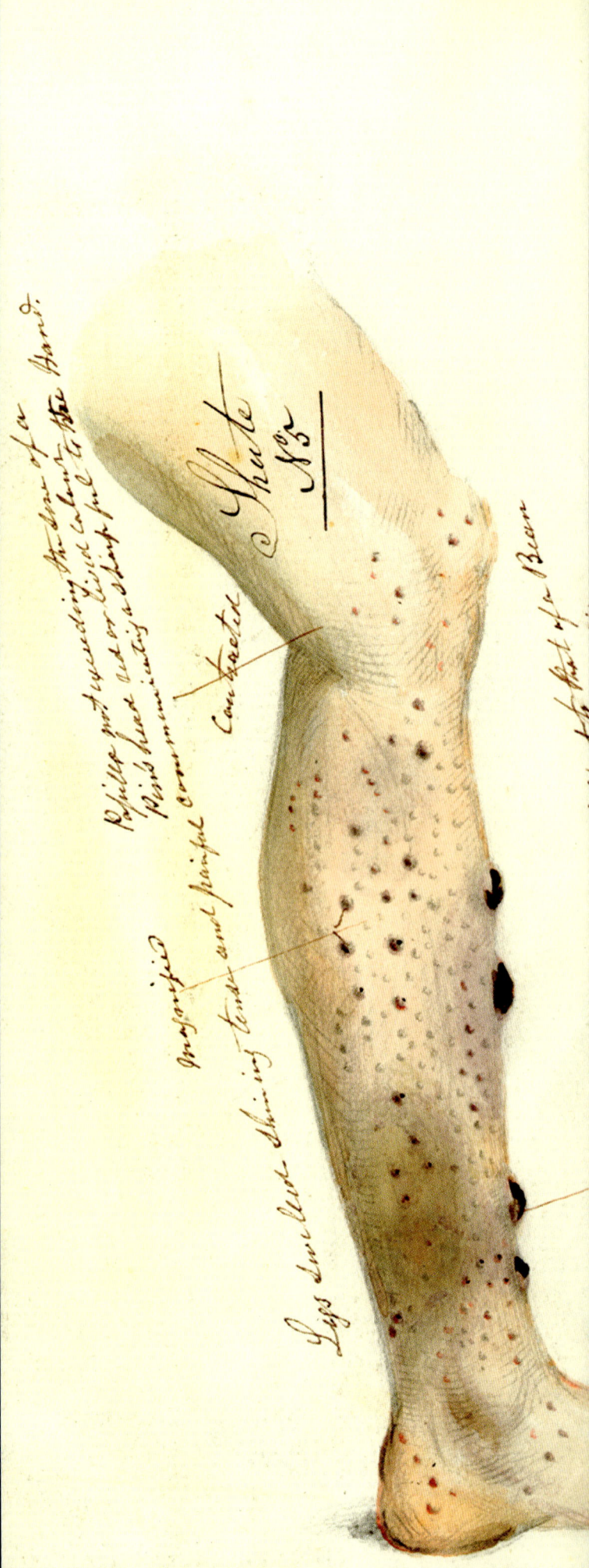

▷ Skorbut
Diese Seite aus dem Tagebuch des britischen Schiffsarztes Henry Walsh Mahon aus seiner Zeit an Bord des Gefangenenschiffs *Barossa* (1842) zeigt die Folgen des Skorbuts. Hier beschreibt er die typischen Symptome an den Beinen der Patienten, wie offene, eitrige Wunden, dunkle Stellen und Einblutungen.

Case 19.

Nep. N. 6

Puffy swelling of the Legs

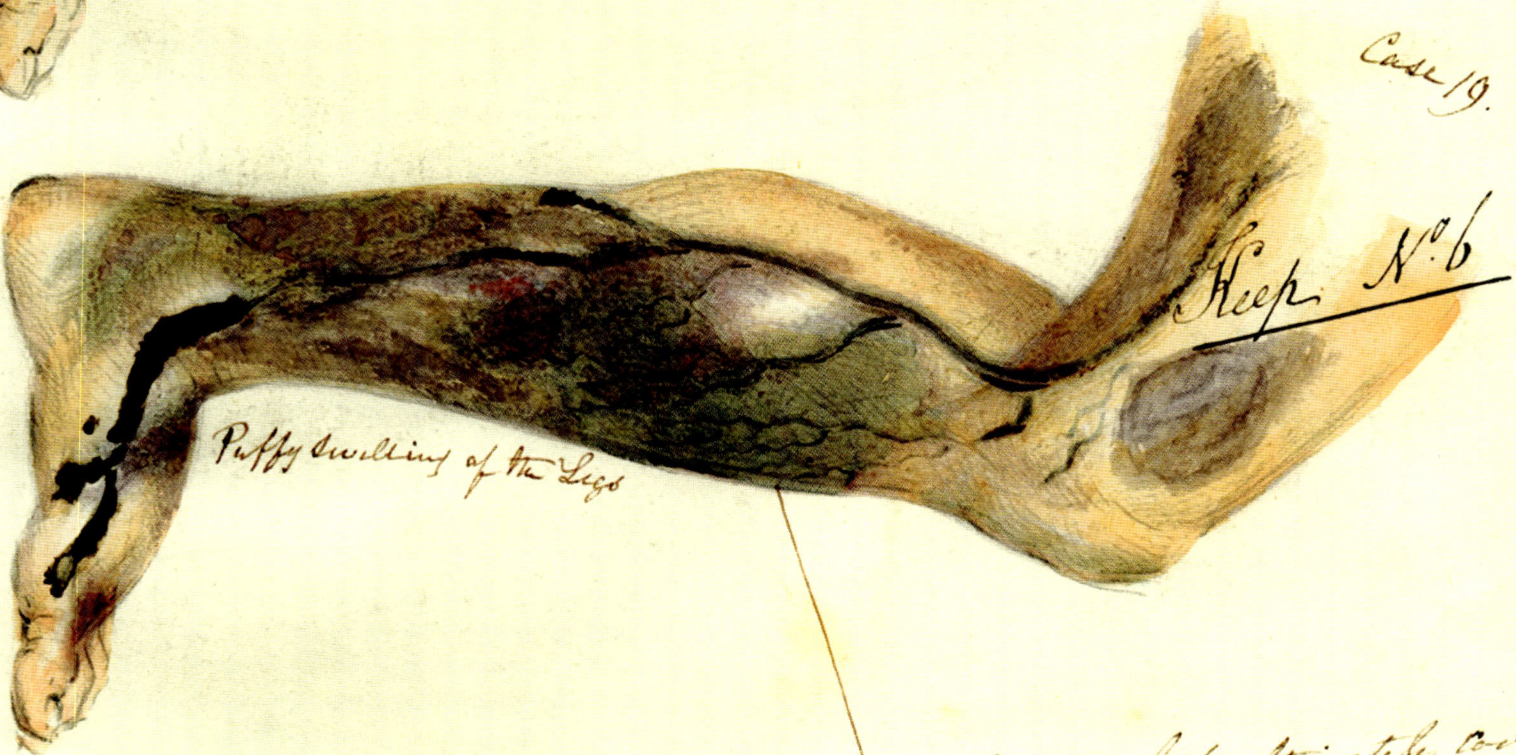

Dark livid purple which ultimately turned the entire leg without turned livid to the tint distinct — they the ludicrous cases Leg was very painful

(Case 25)

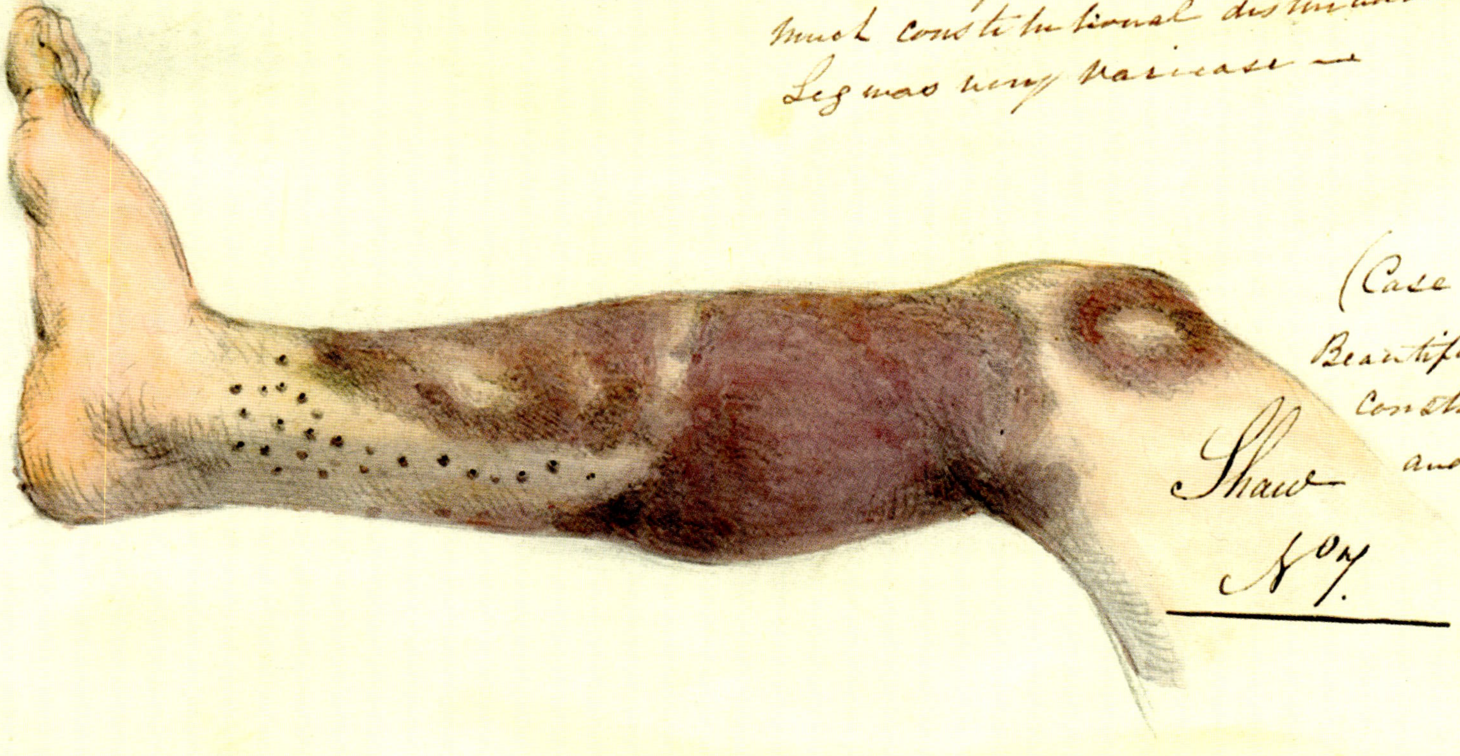

Shin N. 7.

Beautiful left purple with great constitutional disturbance, tenderness and swelling of both legs.

"White refused in the groin which continued into the phlebitis of livid — transported by urine on Ophalin tartat.

ERNEUERUNG UND RENAISSANCE 700–1800

Pocken:
Die Rote Pest

Unter allen Infektionskrankheiten des Menschen sind die Pocken vielleicht am gefürchtetsten. Sie tauchen in der gesamten Menschheitsgeschichte auf und haben Milliarden Leben gefordert und großes Leid verursacht. Es war die erste Krankheit, die durch Impfung bekämpft wurde und die erste – und bisher einzige –, die weltweit ausgelöscht wurde.

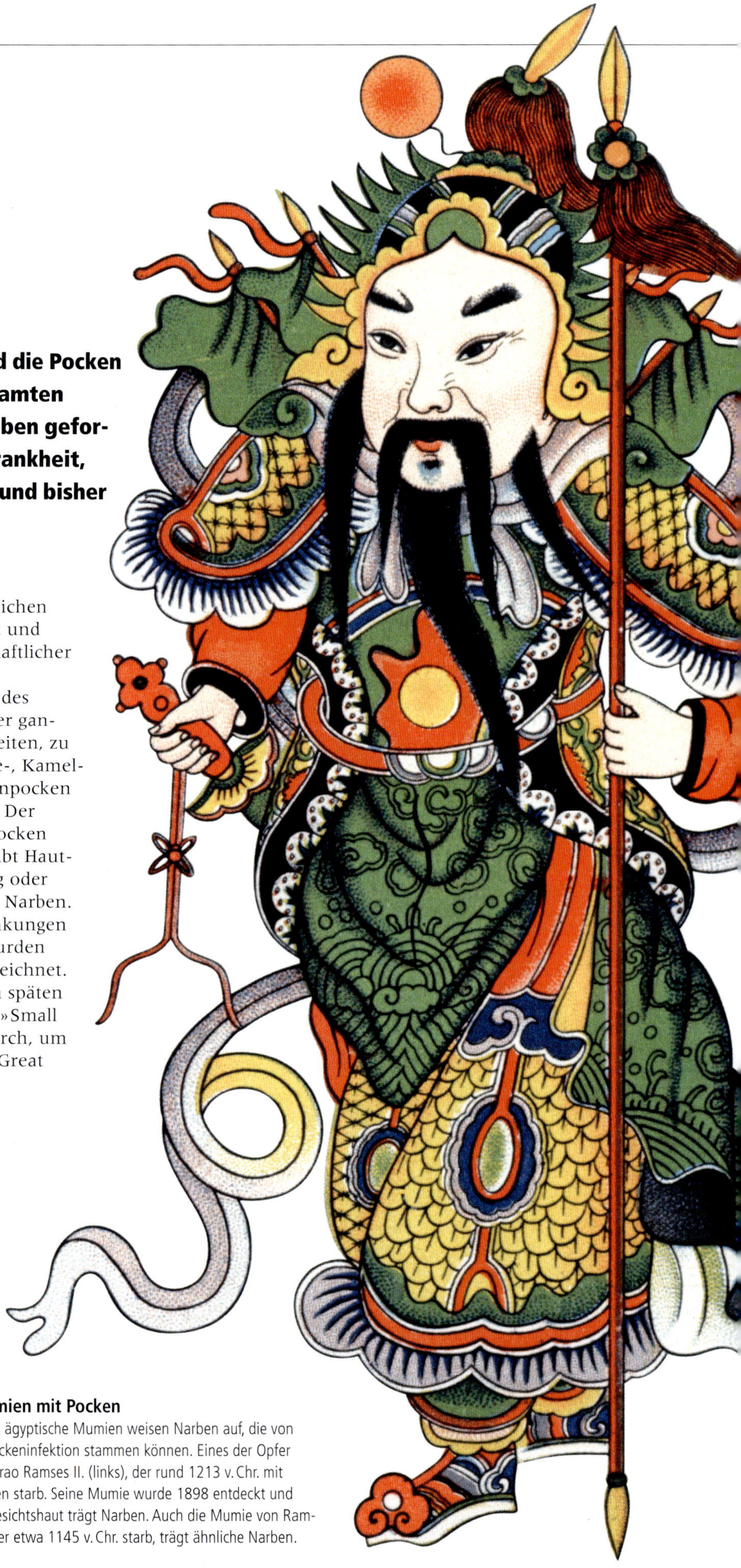

Pocken wurden durch verschiedene Formen des *Variola*-Virus ausgelöst. Üblicherweise greift das Virus die Blutgefäße in Haut, Mund und Rachen an und verursacht Eiterpusteln. Bei der virulentesten Form stirbt rund ein Drittel der Erkrankten. Bei plötzlichen, sich schnell ausbreitenden Epidemien lag die Sterblichkeitsrate aber bei bis zu 80 Prozent.

Pocken wurden durch Tröpfcheninfektion beim Husten oder Niesen über die Luft übertragen. Auch der Kontakt mit Körpersäften oder Kleidung einer infizierten Person konnte zur Ansteckung führen. Überlebende trugen deutliche Narben, litten an körperlichen Gebrechen wie Blindheit und nicht zuletzt an gesellschaftlicher Ächtung.

Die Pockenerkrankung des Menschen gehört zu einer ganzen Gruppe von Krankheiten, zu denen auch Kuh-, Pferde-, Kamel- und Affenpocken gehören. Der Begriff Pocken umschreibt Hautausschlag oder Bläschen und hinterlässt Narben. Eine Vielzahl von Erkrankungen von Akne bis Syphilis wurden mit dem Begriff gekennzeichnet. In England setzte sich im späten 15. Jh. die Bezeichnung »Small pockes« (Kleine Pest) durch, um die Syphilis, die fortan »Great

1 Todesfall verursachte die Pockeninfektion im 19. Jh. pro Minute.

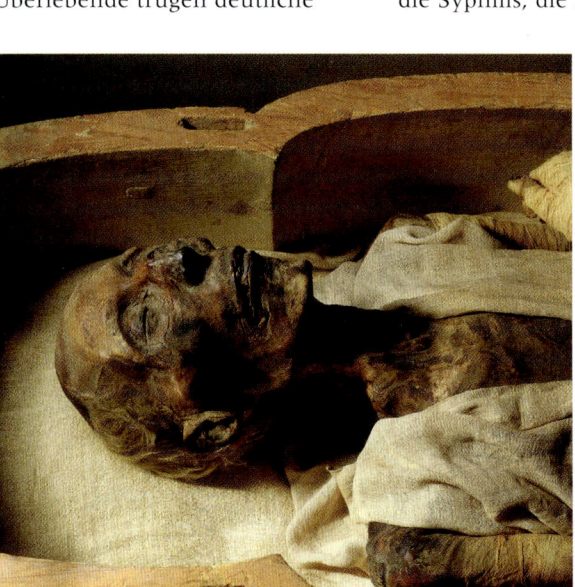

◁ **Mumien mit Pocken**
Mehrere ägyptische Mumien weisen Narben auf, die von einer Pockeninfektion stammen können. Eines der Opfer war Pharao Ramses II. (links), der rund 1213 v. Chr. mit 90 Jahren starb. Seine Mumie wurde 1898 entdeckt und seine Gesichtshaut trägt Narben. Auch die Mumie von Ramses V., der etwa 1145 v. Chr. starb, trägt ähnliche Narben.

POCKEN: DIE ROTE PEST

> »Niemand wurde ein **zweites Mal** krank, und wenn, dann **starb** er **nicht** daran.«

THUKYDIDES, GRIECHISCHER GENERAL UND HISTORIKER, IN *GESCHICHTE DES PELOPONNESISCHEN KRIEGES*, 431 V. CHR.

pockes« (Große Pest) genannt wurde, von der viralen Erkrankung besser abgrenzen zu können. Die Pocken wurden auch als »Red Plague« (Rote Pest) bezeichnet. Der Name leitet sich ab von dem roten Ausschlag und den auftretenden Blutungen.

Die Herkunft des Virus

Genetische Studien des Pockenvirus deuten darauf hin, dass es ursprünglich von Nagetieren stammt und vor etwa 10 000–50 000 Jahren auf den Menschen überging. Danach entwickelten sich besonders in Afrika und Asien mehrere Pockenarten.

Da die Infektionen so unterschiedlich waren – einige verliefen milde und harmlos, andere waren mit hoher Sterblichkeit verbunden –, ist es schwer auszumachen, wann sie zum ersten Mal auftraten. Schon in über 3000 Jahre alten chinesischen und indischen Texten finden sich mögliche Beschreibungen. Berichte aus den Ägyptisch-Hethitischen Kriegen berichten von einer pockenartigen Epidemie rund 1350 v. Chr. Der griechische Historiker Thukydides dokumentierte 430 v. Chr. eine Seuche in Athen, die schätzungsweise 30 000 Opfer forderte.

Jüngere Berichte sind präziser. Etwa 910 beschreibt der islamische Arzt Al-Razi in seiner *Kitab al-Jadari wa 'l-Hasba* (Abhandlung zu Pocken und Masern), wie man die Pocken von anderen pustelbildenden Krankheiten unterscheiden kann. Er erkannte, dass sich die Krankheit von Mensch zu Mensch überträgt und dass Überlebende nicht erneut erkranken.

Im Mittelalter traten neue Formen des Virus auf und verbreiteten sich durch Völkerwanderung und Handel in der gesamten Alten Welt. Als 1492 mit Christoph Kolumbus die europäische Besiedlung Amerikas begann, kamen die Pocken auch in die Neue Welt. Die Ureinwohner besaßen keinerlei Immunabwehr gegen die Krankheit und innerhalb eines halben Jahrhunderts fielen ihr Millionen zum Opfer. Das erleichterte den Eroberern, das Reich der Azteken, Inkas und viele andere Zivilisationen (S. 88–89) zu zerstören. Gegen Ende des 18. Jh. erreichten die Pocken auch Australien und töteten in den östlichen Regionen die Hälfte der Aborigines.

Kampf gegen die Pocken

Auch in Europa, Asien und Afrika blieben die Pocken eine gefürchtete Krankheit, an der im 18. Jh. 500 Millionen Menschen starben.

1978 kam es zum letzten Todesfall durch eine Pockeninfektion. Janet Parker wurde versehentlich durch eine Laborprobe des Virus bei ihrer Arbeit an der Medizinischen Fakultät der Universität Birmingham infiziert.

1798 entwickelte der englische Arzt Edward Jenner das bereits bekannte Verfahren der Variolation weiter zur immunisierenden Vakzination (siehe S. 102–103). Innerhalb eines Jahrzehnts wurden überall auf der Welt Immunisierungsprogramme gestartet. Der US-Staat Massachusetts führte 1809 Pflichtimpfungen ein, Großbritannien folgte 1853. Durch das Verfahren der Gefriertrocknung wurden ab den 1940er-Jahren Impfstoffe haltbarer und ließen sich besser verabreichen.

1967 startete die Weltgesundheitsorganisation ein Pockenaufklärungsprogramm. Mit großem Aufwand und durch Impfpflicht gingen die Fallzahlen zurück. Die letzten Fälle traten in Südamerika 1971 in Brasilien auf, in Südasien 1975 und der allerletzte Fall fand sich 1977 in Somalia. Die WHO erklärte die Welt schließlich 1980 für pockenfrei und 1986 wurde das Impfprogramm eingestellt.

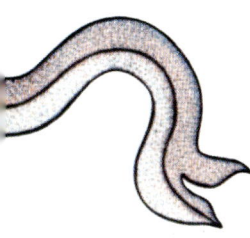

◁ **Gott der Pocken**
Yu Hoa Long war der chinesische Gott der Pocken. Viele alte Kulturen sahen in den Pocken und ähnlichen Krankheiten eine Bestrafung der Geister oder Götter für Sünden in diesem oder einem früheren Leben.

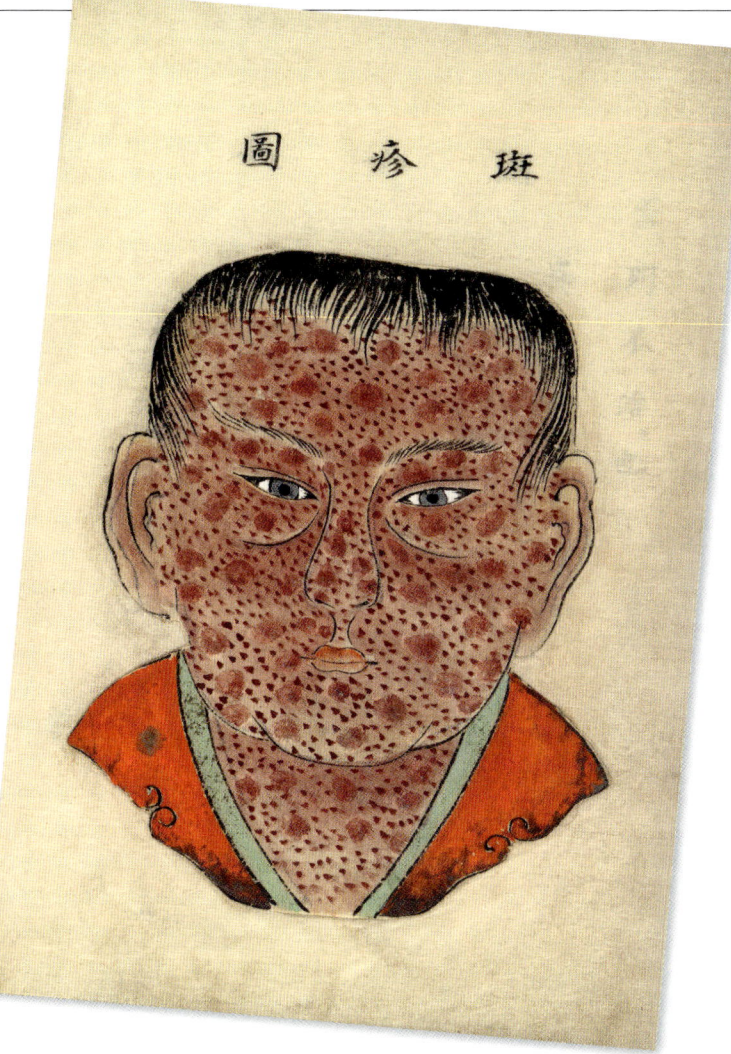

△ **Pockensymptome**
1720 veröffentlichte der japanische Arzt Kanda Gensen *Toshin Seiyo* (Grundlagen der Pocken), ein illustriertes Lehrwerk mit zahlreichen farbigen Illustrationen der verschiedenen Pockensymptome. Diese Abbildung zeigt ein von Pockennarben gezeichnetes Gesicht.

FAKTEN

VARIOLA-VIRUS

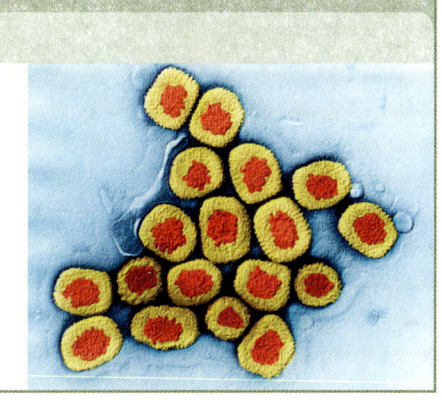

Der Krankheitserreger der Pockeninfektion ist das *Variola*-Virus. Es ist rund 0,3 µm lang – hintereinandergelegt sind 3000 Viren etwa 1 mm lang. Die roten Flecken in dieser Elektronenmikroskopaufnahme zeigen sein Erbmaterial, die DNS, mit etwa 200 Genen. Die feste, äußere Proteinhülle ist gelb gefärbt.

ERNEUERUNG UND RENAISSANCE 700–1800

Die erste Schutzimpfung

Die Vakzination zur Stärkung des Immunsystems wurde Ende des 18. Jh. von Edward Jenner entwickelt und reduzierte die Gefahr, an Infektionskrankheiten zu erkranken, enorm. Sie gilt als einer der wichtigsten Fortschritte der Medizingeschichte.

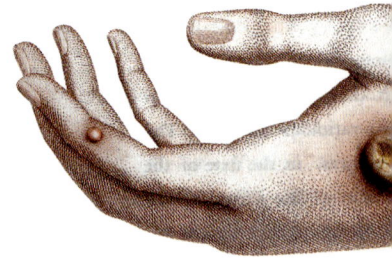

Wenn die Immunabwehr des Körpers gezielt aktiviert wird, um ihn gegen Infektionen zu schützen, spricht man von Immunisierung. Wird der Körper mit einem Krankheitserreger konfrontiert, wehrt sich das Immunsystem und schüttet Antikörper aus. Nach der Infektion »merkt« sich die körpereigene Abwehr den Erreger. Begegnet sie ihm erneut, kann sie schneller Antikörper bilden. Vakzinationen (Aktivimpfungen) imitieren Infektionen, ohne wirklich krank zu machen, und immunisieren den Körper auf diese Weise. Impfstoffe sind heute fester Bestandteil der Medizin.

Frühe Variation

Schon in der Antike war bekannt, dass der Körper auf natürliche Weise Abwehrkräfte gegen Krankheiten entwickelt. Die frühesten Versuche, Immunität künstlich zu erzeugen, wurden vor über 2000 Jahren in Indien unternommen. Berühmt wurde die Idee der Immunisierung im Mittelalter in China, wo man Menschen mit dem Pockenvirus (siehe S. 100–101) inokulierte (beimpfte). Dazu wurde bei einer milden Pockeninfektion den Wunden Flüssigkeit, Eiter oder Schorf entnommen und auf gesunde Menschen übertragen. Es bestand die Gefahr einer Infektion, aber die Chance, einen Schutz aufzubauen, war höher. Die Sterblichkeitsrate bei Pocken reduzierte sich von 30 auf unter 5 Prozent. Später nannte man diese Art der Immunisierung Variolation (nach lat. *varius*, gefleckt).

249 Menschen gab der Arzt Zabdiel Boylston 1721 in Boston die ersten Impfungen (Variolationen) der USA.

versuchen. Seine Tests an Gefangenen waren erfolgreich. Die vom Hof abgesegnete Methode verbreitete sich schnell.

Im 18. Jh. verbreitete sich die Variolation immer mehr. Sie blieb aber unberechenbar und es kam immer wieder zu schweren Erkrankungen und Todesfällen. Zudem musste die geimpfte Person zwei Wochen lang strikt isoliert werden.

Jenners Durchbruch

Edward Jenner war ein erfolgreicher Landarzt und Chirurg in Berkeley im Südwesten Englands und ein talentierter Naturforscher. Als Jugendlicher unterzog man ihn einer Variolation, durch die er schwer erkrankte. Als Arzt war Jenner mit der verbreiteten Meinung vertraut, dass eine Infektion mit Kuhpocken vor einer schweren Pockeninfektion

Ability to Prevent Smallpox« zum Thema verfasste. Sie wurden aber weitgehend ignoriert. 1774 übertrug der Bauer Benjamin Jesty angeblich den Eiter von Kuhpocken mit einer Stopfnadel auf seine Familie. Als seine Frau schwer erkrankte, erntete er nur Spott.

Jenner war bewusst, dass sorgfältige medizinische Tests notwendig

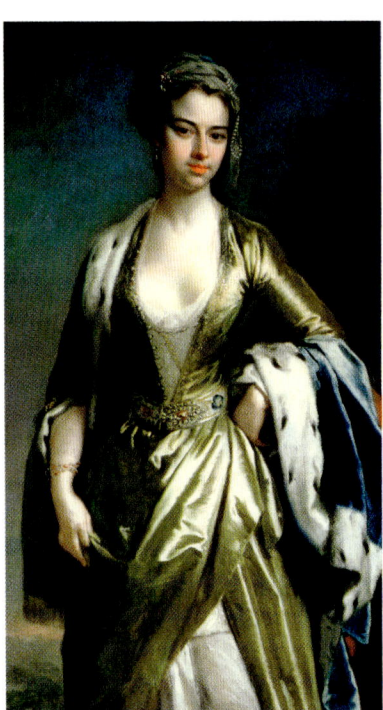

△ **Lady Mary Montagu**
Die Frau des britischen Botschafters am Osmanischen Hof in Konstantinopel setzte sich nach ihrer Rückkehr nach England für die Variolation ein. Sie war als junge Frau an Pocken erkrankt und hatte ihren Bruder an die Krankheit verloren.

> » Zukünftige Nationen werden wissen … dass die Pocken existierten und **von Ihnen besiegt wurden.**«
>
> THOMAS JEFFERSON, IN EINEM BRIEF AN EDWARD JENNER, 1806

Verbreitete Methode

Die Verbreitung der Variolation in England geht auf Lady Mary Montagu zurück. Sie hatte die Impfmethode in Konstantinopel beobachtet und war so davon überzeugt, dass sie 1716 ihren Sohn impfen ließ. Sie sammelte Belege für die Wirksamkeit der Variolation und setzte sich in ihrer Heimat dafür ein. 1721 waren die Pocken wieder auf dem Vormarsch und Lady Montagu überzeugte den königlichen Leibarzt Hans Sloane, die Variolation zu

schützte. Melkerinnen und Kuhhirten erkrankten nur selten an Pocken. Mehrere Ärzte untersuchten diesen Zusammenhang, wie etwa John Fewster, der 1765 den Vortrag »Cow Pox and its

▷ Arzt bei der Behandlung

Jenners Fall 17 war 1796 der achtjährige James Phipps, der nach der Impfung mit Kuhpocken an leichten Symptomen litt. Sechs Wochen später infizierte Jenner den Jungen bewusst mit Pocken und hielt fest: »Es folgte keine Infektion.«

DIE ERSTE SCHUTZIMPFUNG

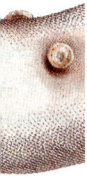

◁ **Pockenpusteln**
Das Material für die Vakzination (Impfung) von James Phipps (unten) entnahm Jenner den Pockenwunden der Melkerin Sarah Nelmes. Sie war sein Fall 16, hatte sich bei der Arbeit mit Kuhpocken infiziert, erkrankte aber nicht.

waren, sollten seine Erkenntnisse jemals ernst genommen werden. 1798 veröffentlichte er *An Enquiry into the Causes and Effects of the Variolae Vaccinae* (Eine Untersuchung zu Ursache und Auswirkungen von Variolae Vaccinae), in der er die Behandlung von 23 Patienten beschreibt, die er zunächst mit den Kuhpocken vakzinierte und später mit Pocken infizierte. Er stellte fest, dass seine Patienten nach der Impfung mit Kuhpocken nicht mehr an Pocken erkrankten.

Obwohl heftig diskutiert wurde, ob Jenners Vorgehen ethisch vertretbar sei, gewann seine gründliche wissenschaftliche Beschreibung der Vakzination und sein Behandlungserfolg viel Aufmerksamkeit. Seine Methode wurde von anderen verbessert und fand schnell weltweit Verbreitung.

▷ **Hohn und Spott**
Diese Karikatur zeigt Edward Jenner, wie er seine Patienten mit Kuhpocken impft und den Geimpften Kuhköpfe wachsen. Dies zeigt, wie skeptisch die Öffentlichkeit reagierte, bevor sich die Behandlung durchsetzte.

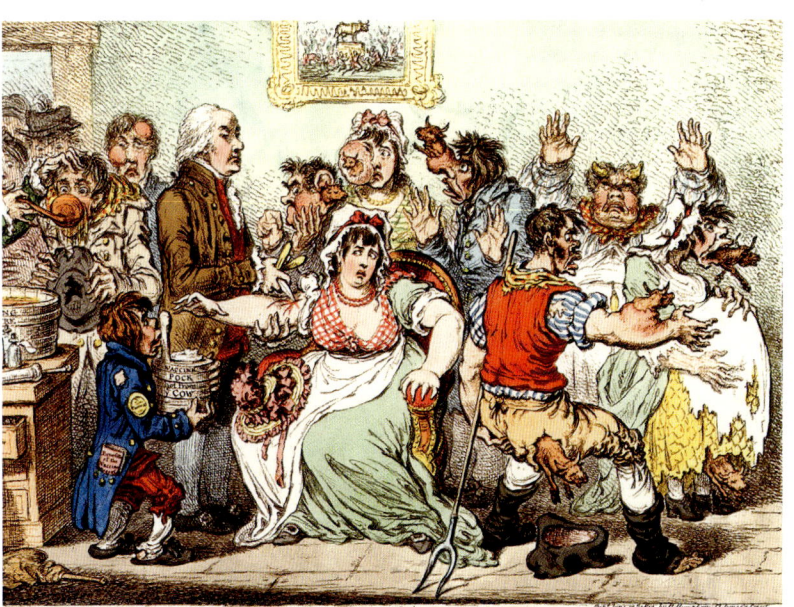

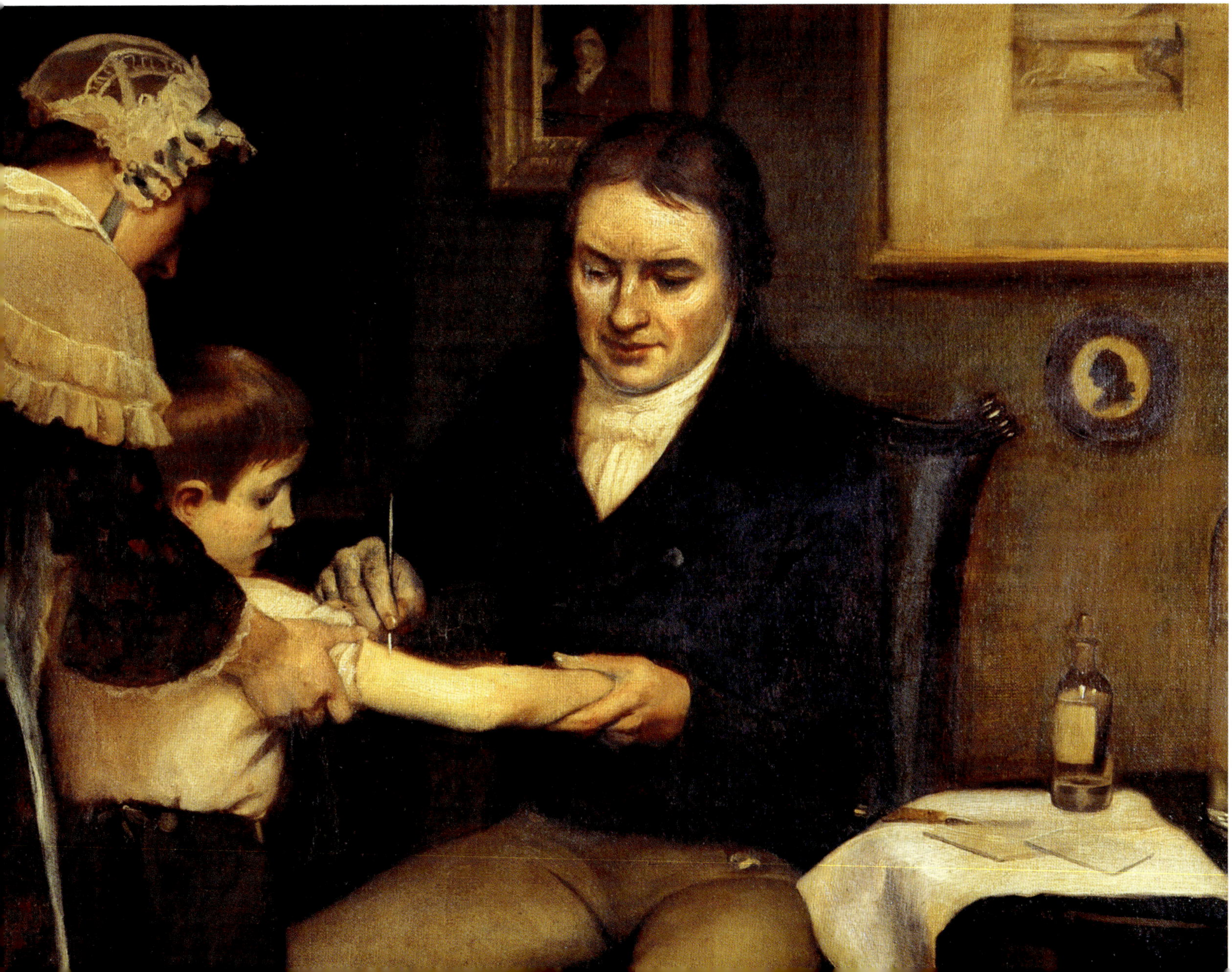

ERNEUERUNG UND RENAISSANCE 700–1800

Phrenologie

In der Phrenologie geht es darum, Charakter, Moralempfinden und Intellekt eines Menschen anhand seiner Schädelform zu bestimmen. Heute gilt diese Lehre als veraltet und unwissenschaftlich, in der ersten Hälfte des 19. Jh. aber erfreute sich die Phrenologie vor allem in Europa und den USA großer Beliebtheit.

Die Grundlage der Phrenologie bilden die Ideen des deutschen Arztes Franz Gall (1758–1828), dem in der Schule aufgefallen war, dass ein Klassenkamerad ungewöhnliche Schädelproportionen und ein großes Sprachtalent besaß. Gall erforschte in der Folge Zusammenhänge zwischen Hirn- und Schädelform und intellektuellen Eigenschaften. Ihm zufolge besteht das Gehirn aus 27 »Organen«, die einzelnen Eigenschaften zugeordnet sind. Je größer das Organ, desto stärker bestimmt es den Charakter. Die Schädelform verrät die Lage und Größe der Organe. Ab 1800 hielt Gall Vorträge und schrieb Artikel über seine Theorien, die in der Folge von seinen Anhängern weiterentwickelt wurden.

Heute weiß man, dass der Phrenologie jede wissenschaftliche Grundlage fehlt, aber zu dieser Zeit diente sie vielen Menschen dazu, ihre Ansichten beispielsweise über die angenommene Überlegenheit einzelner ethnischer Gruppen zu untermauern. Sie verlor zwar ab den 1850er-Jahren an Bedeutung, aber einige Ideen Galls finden sich auch in der modernen Neurologie und Psychologie wieder, so die Überzeugung, dass bestimmte Hirnregionen bestimmte mentale Funktionen erfüllen.

> »Die **Falten des Gehirns ...** sind die Teile, in denen **Instinkte, Gefühle** und **Neigungen** ihren Sitz haben ...«
> FRANZ GALL, IN *ÜBER DIE FUNKTIONEN DES GEHIRNS UND JEDES SEINER TEILE*, 1796

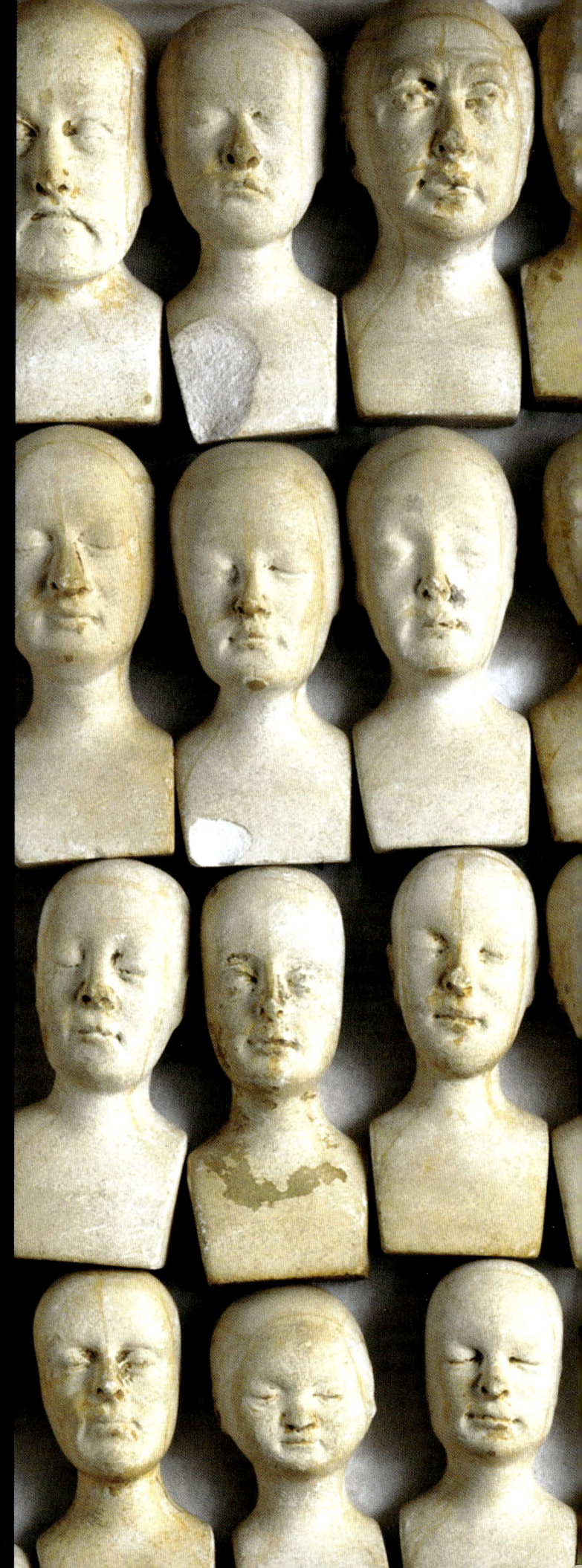

▷ **Kopfstudien**
Diese Sammlung von rund 60 Schädelmodellen wurde von dem in der Schweiz geborenen englischen Modelleur und Phrenologen William Bally zu Demonstrationszwecken angefertigt. Solche Gipsschädel wurden unter anderem auf der Londoner Industrieausstellung von 1851 gezeigt.

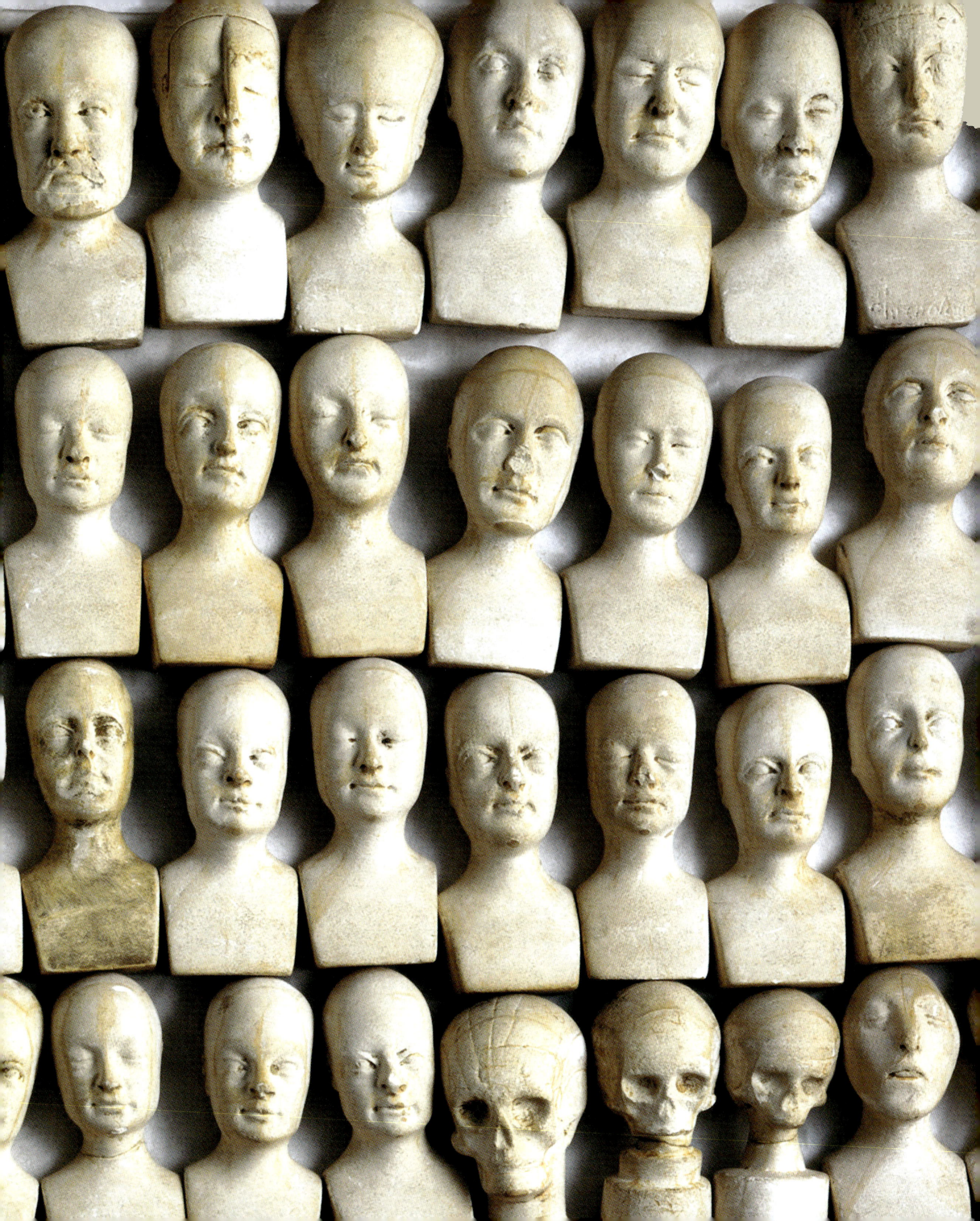

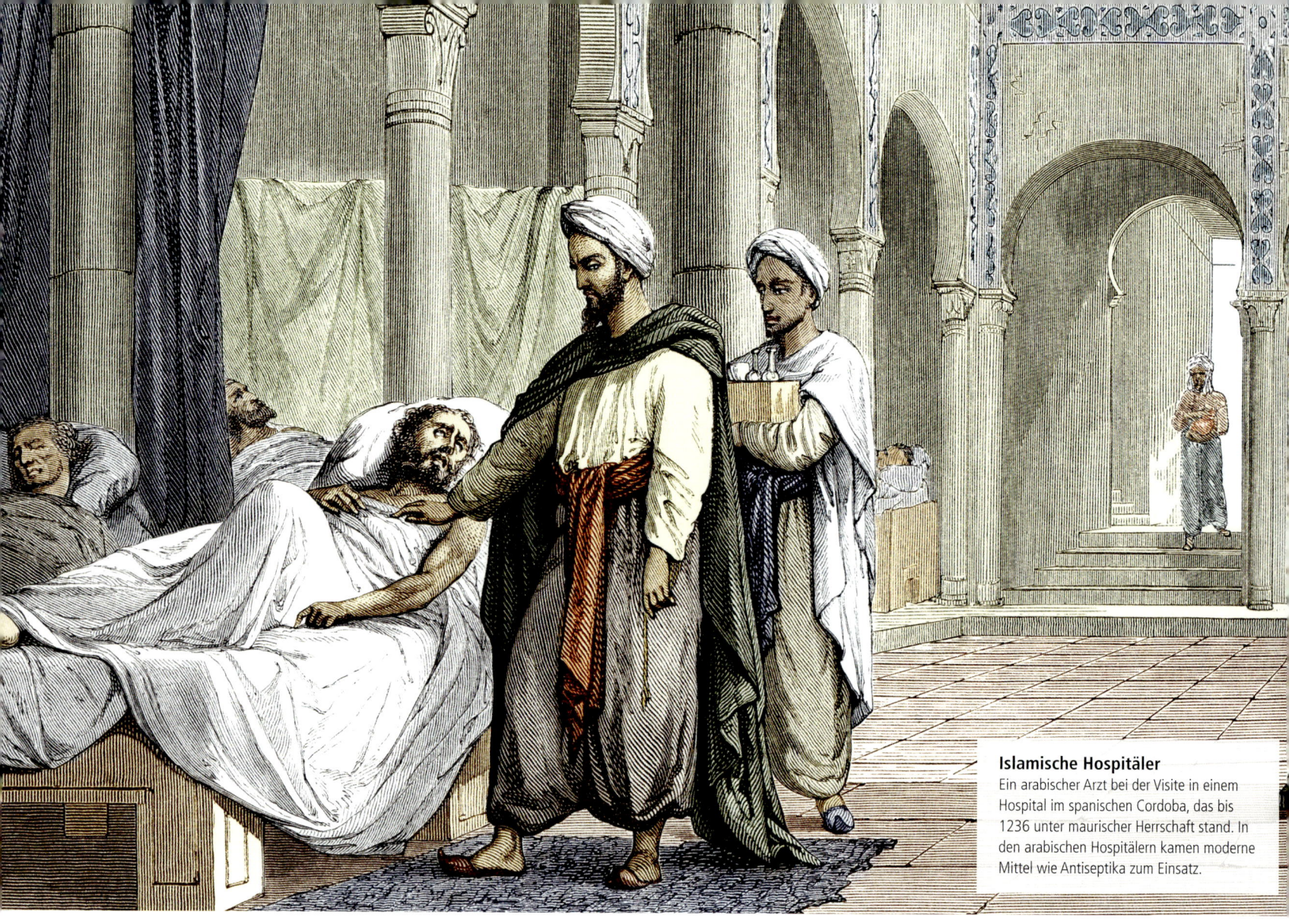

Islamische Hospitäler
Ein arabischer Arzt bei der Visite in einem Hospital im spanischen Cordoba, das bis 1236 unter maurischer Herrschaft stand. In den arabischen Hospitälern kamen moderne Mittel wie Antiseptika zum Einsatz.

Das moderne Krankenhaus

Im 19. Jh. entstanden zunehmend spezialisierte Krankenhäuser und die medizinische und pflegerische Ausbildung wurde wesentlich professioneller. Mehr Menschen aus allen Bevölkerungsschichten hatten jetzt Zugang zu einer besseren medizinischen Versorgung.

Schon die römische Armee hatte Krankenhäuser für erkrankte und verwundete Legionäre eingerichtet (siehe S. 38–39), aber vor dem 4. Jh. n. Chr. finden sich keine Hinweise auf spezielle medizinische Einrichtungen für Zivilisten. Von da an stifteten wohlhabende Christen erste Hospitäler für mittellose Kranke. Im Mittelalter waren Hospitäler in der Regel Klöstern und Abteien angegliedert und versorgten am häufigsten Leprakranke und ab dem 14. Jh. auch Pestopfer, Patienten mit Infektionskrankheiten und Geisteskranke.

Echte Krankenhäuser im modernen Sinn gab es hingegen in der islamischen Welt (siehe S. 48–51), wobei das älteste wohl um 805 in Bagdad entstand. Manche dieser Häuser bildeten auch Ärzte aus, aber hauptsächlich dienten sie der Versorgung mittelloser Patienten. Infolge der Auflösung der englischen Klöster unter Heinrich VIII. in der Zeit zwischen 1536 und 1540 wurden in England auch bestehende Hospitäler geschlossen. Nur sehr wenige wurden neu eröffnet, sodass es um 1700 in London mit seinen 500 000 Einwohnern nur zwei wirkliche Krankenhäuser gab: St. Bartholomew's und St. Thomas'. In anderen Teilen Europas war die Situation etwas besser, da die kirchlichen Einrichtungen im Zuge der Reformation nicht völlig zerstört wurden. In Wien wurde das Allgemeine Krankenhaus 1784 durch Kaiser Joseph II. umgestaltet und besaß nun sechs allgemeine und vier chirurgische Stationen.

Neue Krankenhäuser
Als die Londoner Bevölkerung wuchs und zunehmend wohlhabender wurde, entstand die Notwendigkeit einer besseren medizinischen Versorgung, und so stifteten reiche Kaufleute neue

DAS MODERNE KRANKENHAUS

> »Ein Ort zur **Pflege kranker Kinder**, an dem die Ärzte niemand anderen pflegen und heilen als Kinder.«

CHARLES DICKENS BESCHREIBUNG DES LONDONER KINDERKRANKENHAUSES IN DER GREAT ORMOND STREET, IN *UNSER GEMEINSAMER FREUND*, 1864–1865

Krankenhäuser, wie Westminster (1720), Guy's (1724), St. George's (1733) und The London (1740). Auch Provinzstädte wie Bristol (1737) und York (1740) erhielten eigene Krankenhäuser und in Schottland entstand 1745 die Edinburgh Royal Infirmary. In der bevölkerungsreichen Stadt Berlin wurde das ehemalige Pesthaus 1727 zum Krankenhaus, der Charité, umgebaut.

Spezialisierung

Erstmalig standen spezialisierte Krankenhäuser zur Verfügung, in denen Ärzte gezielt Erfahrungen bei der Behandlung einer bestimmten Krankheit sammeln konnten. In England war das Moorfields Eye Hospital 1804 die erste solche Klinik und bis 1860 sollten noch 65 weitere folgen, einschließlich des Royal Hospital for Diseases of the Chest. In den USA war die erste Spezialklinik 1824 die Massachusetts Eye and Ear Infirmary. Daneben entstanden erstmalig auch Geburtskliniken, wie das British Lying-In Hospital von 1749.

1852 wurde in London das Hospital for Sick Children, das erste englische Kinderkrankenhaus, gegründet. In Paris gab es seit 1802, in Berlin seit 1830 und in Wien seit 1837 erste Kinderkrankenhäuser.

Die Krankenhausärzte waren besser ausgebildet als je zuvor. 1750 richtete die Edinburgh Royal Infirmary eine spezielle klinische Station ein, auf der Medizinstudenten im direkten Kontakt mit den Patienten ausgebildet wurden, und in den 1770er-Jahren war diese Form der praktischen Arztausbildung bis nach Wien vorgedrungen. 1834 machte die formale Arztausbildung einen weiteren Schritt nach vorne, als das University College London sein eigenes Lehrkrankenhaus eröffnete.

Pflegeausbildung

Im 19 Jh. wurde die Krankenpflege zu einem geregelten Beruf. Der evangelische Pfarrer Theodor Fliedner gründete 1836 die Kaiserswerther Diakonie in der Nähe von Düsseldorf, um Frauen in einer ordensähnlichen Gemeinschaft zu Krankenpflegerinnen auszubilden. Das Kaiserswerther Mutterhaus wurde bald zum Anziehungspunkt für Pflegende aus ganz Europa. 1851 verbrachte Florence Nightingale (siehe S. 142–143) drei Monate dort, um Erfahrungen zu sammeln, die sie in den Feldlazaretten des Krimkriegs (1853–1856) gut verwerten konnte. Zurück in England, sammelte sie mehr als 44 000 Pfund an Spenden, mit denen sie eine Schwesternschule gründete, die ab 1860 ausgebildete Krankenschwestern an die neuen englischen Krankenhäuser entsandte.

Während die medizinische Versorgung in den Krankenhäusern immer besser wurde, wuchs gleichzeitig die Gefahr, dass mittellose Patienten benachteiligt wurden, zumal die Häuser Gebühren erhoben und zahlungsfähige Patienten aus der Mittelschicht Einzelzimmer buchen konnten. Im Gegenzug entstanden »Dispensaries«, die Armen eine kostenlose Behandlung boten. Diese Einrichtungen, wie die New York Dispensary (1790), die Public Dispensary of Edinburgh (1776) und die Finsbury Dispensary (1780), waren die wahren Nachfolger der mittelalterlichen Hospitäler.

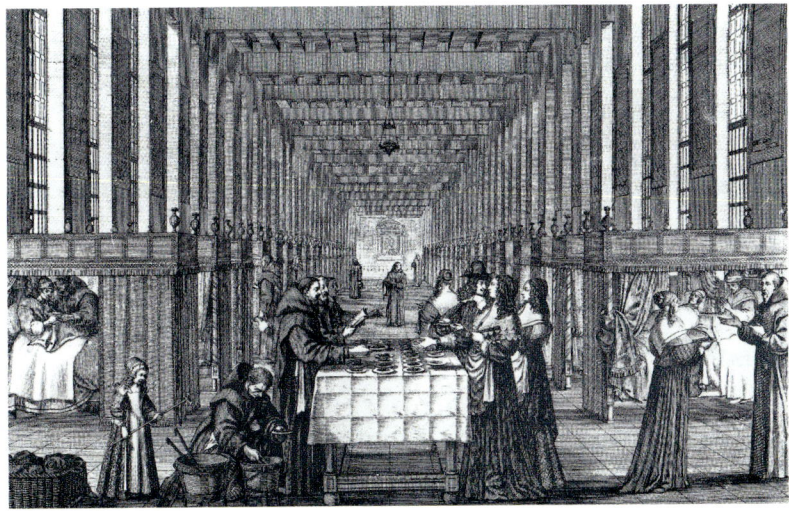

△ **Hôpital de la Charité, Paris**
In Frankreich entstanden im frühen 18. Jh. eine Reihe von Armenhospizen. Wie die meisten dieser Häuser wurde auch das 1602 gegründete Hôpital de la Charité von einer Glaubensgemeinschaft betrieben, in diesem Fall von den Barmherzigen Brüdern vom hl. Johannes von Gott.

900 Prozent mehr ambulante Patienten wurden 1890 im Londoner St. Thomas' Hospital behandelt als noch zu Beginn des Jahrhunderts.

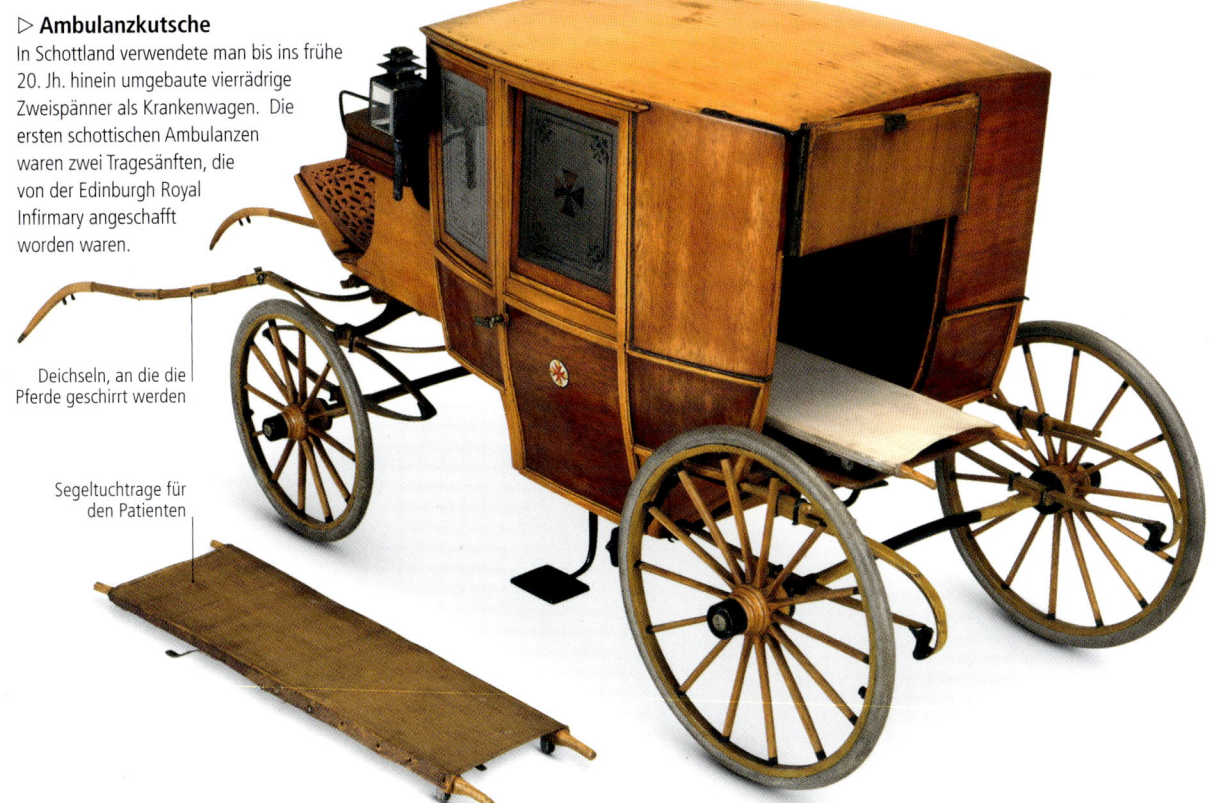

▷ **Ambulanzkutsche**
In Schottland verwendete man bis ins frühe 20. Jh. hinein umgebaute vierrädrige Zweispänner als Krankenwagen. Die ersten schottischen Ambulanzen waren zwei Tragesänften, die von der Edinburgh Royal Infirmary angeschafft worden waren.

Deichseln, an die die Pferde geschirrt werden

Segeltuchtrage für den Patienten

ERNEUERUNG UND RENAISSANCE 700–1800

Homöopathie

Die Homöopathie ist ein im 19. Jh. in Deutschland entwickeltes Heilverfahren, das auf dem Ähnlichkeitsprinzip – »Ähnliches durch Ähnliches heilen« – beruht. Sie ist eine der alternativen Heilmethoden, die von der konventionellen westlichen Medizin abweichen.

Die Homöopathie beruht darauf, dass Mittel, die bei einem Gesunden bestimmte Symptome hervorrufen, in geringerer Menge zur Behandlung einer Krankheit gleicher Symptomatik dienen können. Diese Theorie entdeckten bereits die alten Griechen und die Römer entwickelten sie weiter. Im 4. Jh. v. Chr. nutzte der griechische Arzt Hippokrates bereits Homöopathie und der in Rom tätige Arzt Dioskurides beschrieb sie in seinem Werk *De Materia Medica* (siehe S. 38–39).

In den 1790er-Jahren begann der deutsche Arzt Samuel Hahnemann, auf Basis dieser Theorie verschiedene Therapien zu entwickeln, die als Homöopathie bekannt wurden. Vor ihm hatten unter anderem Paracelsus (siehe S. 70) und der Österreicher Anton von Storck vorgeschlagen, dass Gifte in geringer Dosierung heilend wirken könnten. Von Storck berichtete von Experimenten mit den gefürchtetsten Kräutern, wie dem Schierling. Da es zu diesem Zeitpunkt technisch noch unmöglich war, Inhaltsstoffe in Reinform zu extrahieren, waren von Storcks Ergebnisse nicht eindeutig. Hahnemann beschäftigte sich mit dessen Behauptungen und testete viel an sich selbst, darunter auch Pflanzenstoffe wie Chinarinde, in der man später das Malariaheilmittel Chinin (siehe S. 174–175) fand, und die Blätter und Beeren der hochgiftigen Schwarzen Tollkirsche.

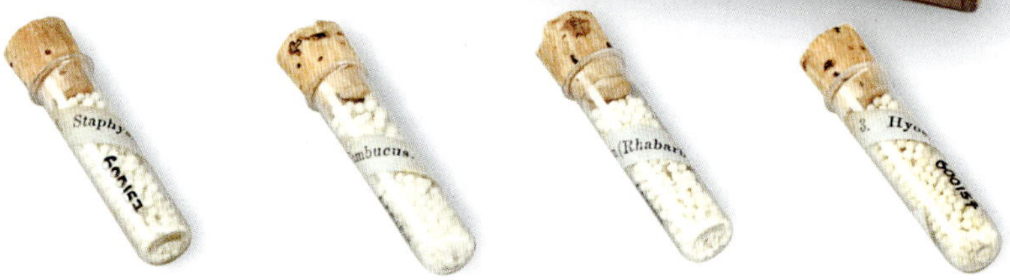

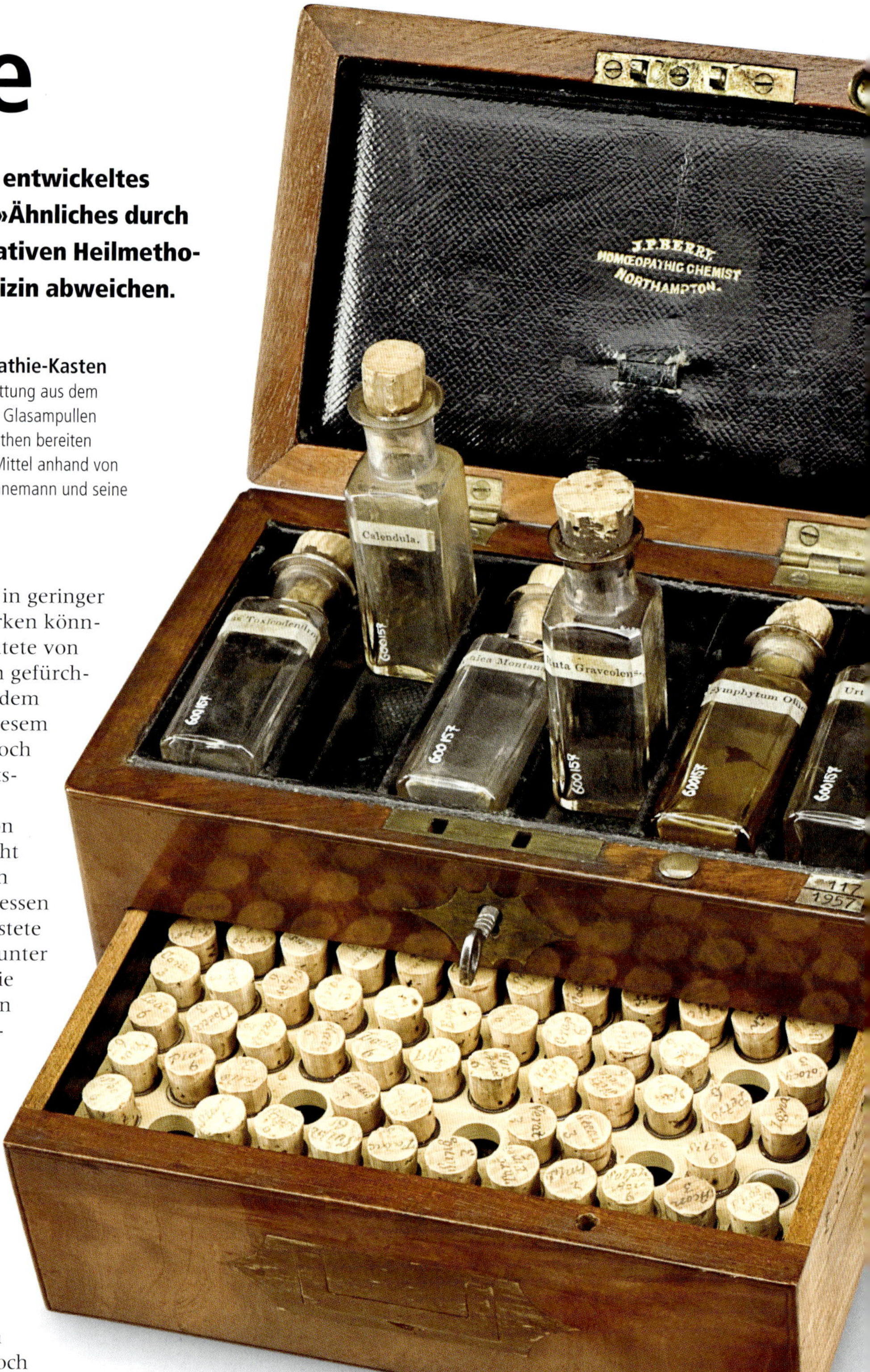

Verdünnte Medizin

Hahnemann vermutete, dass, wenn kleinere Dosen einer Substanz ein Symptom behandeln konnten, noch kleinere Dosen einen noch größeren Effekt haben müssten, unerwünschte Nebeneffekte aber reduziert würden. Er entwickelte eine Methode, bei der Substanzen stufenweise durch Verschütteln mit Wasser oder Ethanol verdünnt wurden. Er erstellte auch eine Skala, nach der in Hundertschritten potenziert wird (C-Potenzen).

▷ **Historischer Homöopathie-Kasten**
Diese homöopathische Ausstattung aus dem 19. Jh. besteht aus 69 kleinen Glasampullen und sechs Flaschen. Homöopathen bereiten und ermitteln die Potenz der Mittel anhand von Listen und Richtlinien, die Hahnemann und seine Anhänger aufgestellt haben.

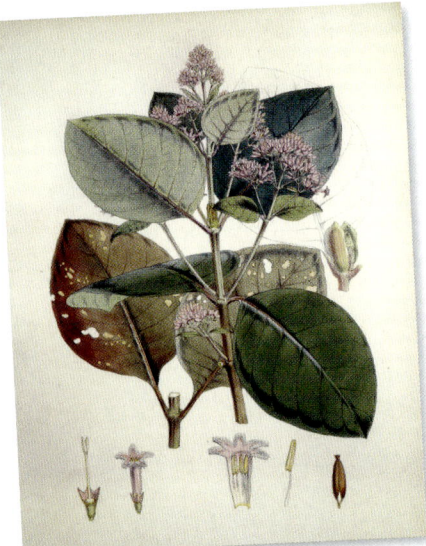

△ **Experimente mit Chinarinde**
Hahnemann experimentierte mit dem Extrakt der Chinarinde, die traditionell als Heilmittel für Malaria gilt, um zu beweisen, dass es bei Gesunden zu ähnlichen Symptomen führte.

> »Was beim gesunden Menschen … **Symptome hervorrufen kann,** kann den Kranken, … der **ähnliche Symptome** zeigt, heilen.«
>
> SAMUEL HAHNEMANN, UM 1800

DEUTSCHER ARZT (1755–1843)
SAMUEL HAHNEMANN

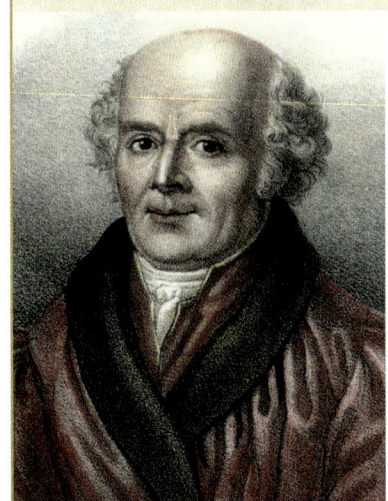

Hahnemann studierte in Leipzig und Wien Medizin, ging dann als Hausarzt und Bibliothekar nach Siebenbürgen, promovierte in Erlangen und praktizierte dann in Sachsen-Anhalt. Die Arbeit desillusionierte ihn, da er mit den damaligen Methoden Patienten kaum helfen konnte. 1785 gab er seine Praxis auf, widmete sich der Chemie und dem Schreiben und verdiente seinen Lebensunterhalt mit Übersetzungen (er sprach zehn Sprachen). Danach zog er mehrfach um, praktizierte als Arzt und arbeitete an seiner Therapieform der Homöopathie. Er starb 1843 in Paris.

Danach enthält eine 1C-Arznei 99 Teile Wasser, ein 2C-Mittel ist eine 1C-Verdünnung, die erneut mit 100 Teilen Wasser verdünnt wurde usw. Diesen Prozess nannte er Potenzierung, da er davon ausging, dass mit steigender Verdünnung die Potenz (Wirksamkeit) eines Mittels zunimmt. Manche Mittel sind so verdünnt, dass sie keine Moleküle der Ursprungssubstanz mehr enthalten.

Wachsende Popularität

Hahnemann legte seine Erkenntnisse im *Organon der Heilkunst* (1810) dar. Danach wurden Krankheiten von tiefliegenden »Urübeln« (Miasmen) ausgelöst und die Homöopathie dränge diese sanft aus dem Körper. Seine Publikationen fanden weite Verbreitung und in Europa und Nordamerika traten immer mehr Homöopathen auf, veröffentlichten Zeitschriften und gründeten Organisationen wie den Deutschen Zentralverein homöopathischer Ärzte von 1829.

▷ **Suche nach einer Alternative**
Dieses Gemälde von Alexander Beydeman zeigt das Entsetzen der »Homöopathie« über die Praktiken der konventionellen Medizin, wie den Aderlass. Hahnemann suchte nach einem neuen Ansatz, nachdem er als Arzt selbst erleben musste, welchen Schaden die Schulmedizin im 18. Jh. anrichtete.

Diese Popularität war vielleicht auch darin begründet, dass die Homöopathie sanfter behandelte als die damalige Schulmedizin. Ein weiterer Vorteil lag darin, dass die Patienten zu Hause behandelt werden konnten und nicht ins Krankenhaus mussten, wo sich manche zusätzlich infizierten oder mit konventionellen Mitteln behandelt wurden, die teils mehr schadeten als nützten. In den 1960er- und 1970er-Jahren folgte mit der Gegenkultur eines alternativen Lebensstils auch eine neue Beliebtheitswelle der Homöopathie.

Der Placeboeffekt

Auch wenn viele die Wirksamkeit der Homöopathie bezeugen, lässt sie sich bis heute nicht nachweisen und wird dem Placeboeffekt zugeschrieben. Dieser besagt, dass Menschen, die daran glauben, dass ihnen geholfen wird, eine bessere Heilungschance haben. Dies gilt besonders, wenn der Patient ein Mittel erhält, das er für hilfreich hält, und nicht weiß, dass es ein Placebo (wirkungsloses Mittel) ist. Selbst wenn sich objektiv keine Verbesserung feststellen lässt, fühlt der Patient eine Besserung. Die moderne Medizin erforscht den Placeboeffekt weiterhin, kann ihn bisher aber nicht erschöpfend erklären. Manche vermuten, dass aktive Substanzen im Gehirn, wie etwa Endorphine, an diesem Vorgang beteiligt sind.

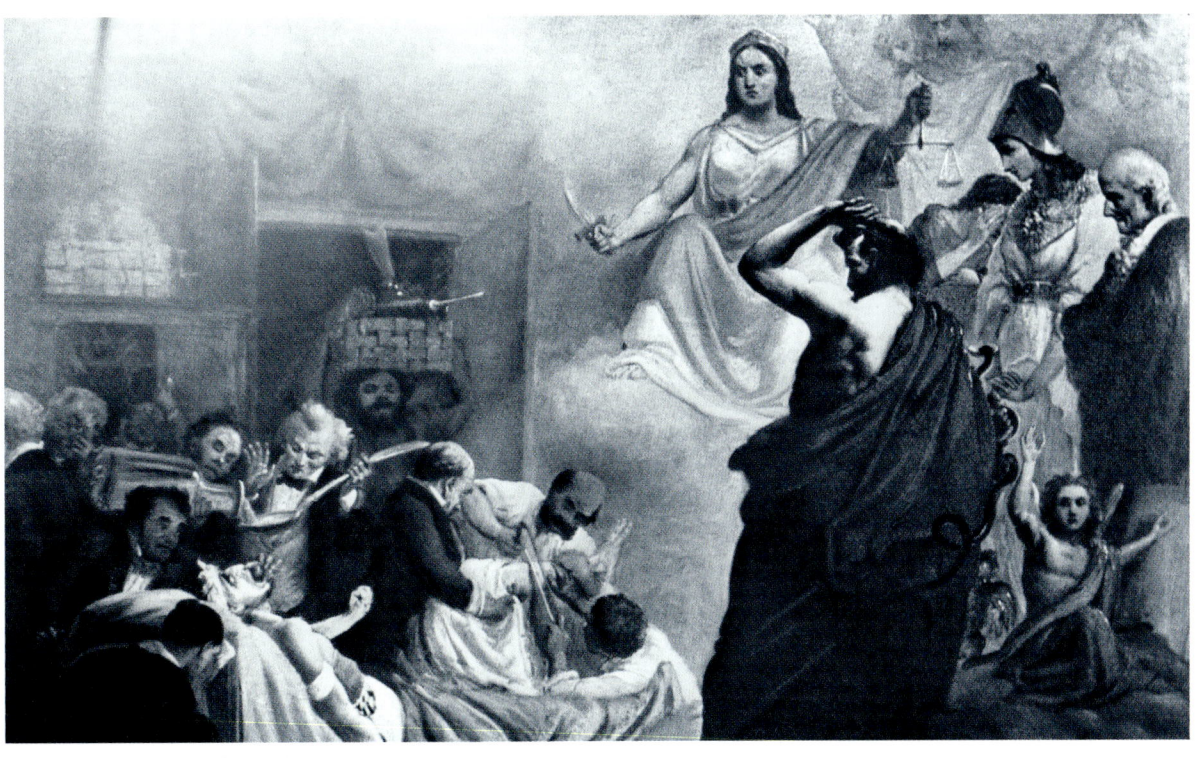

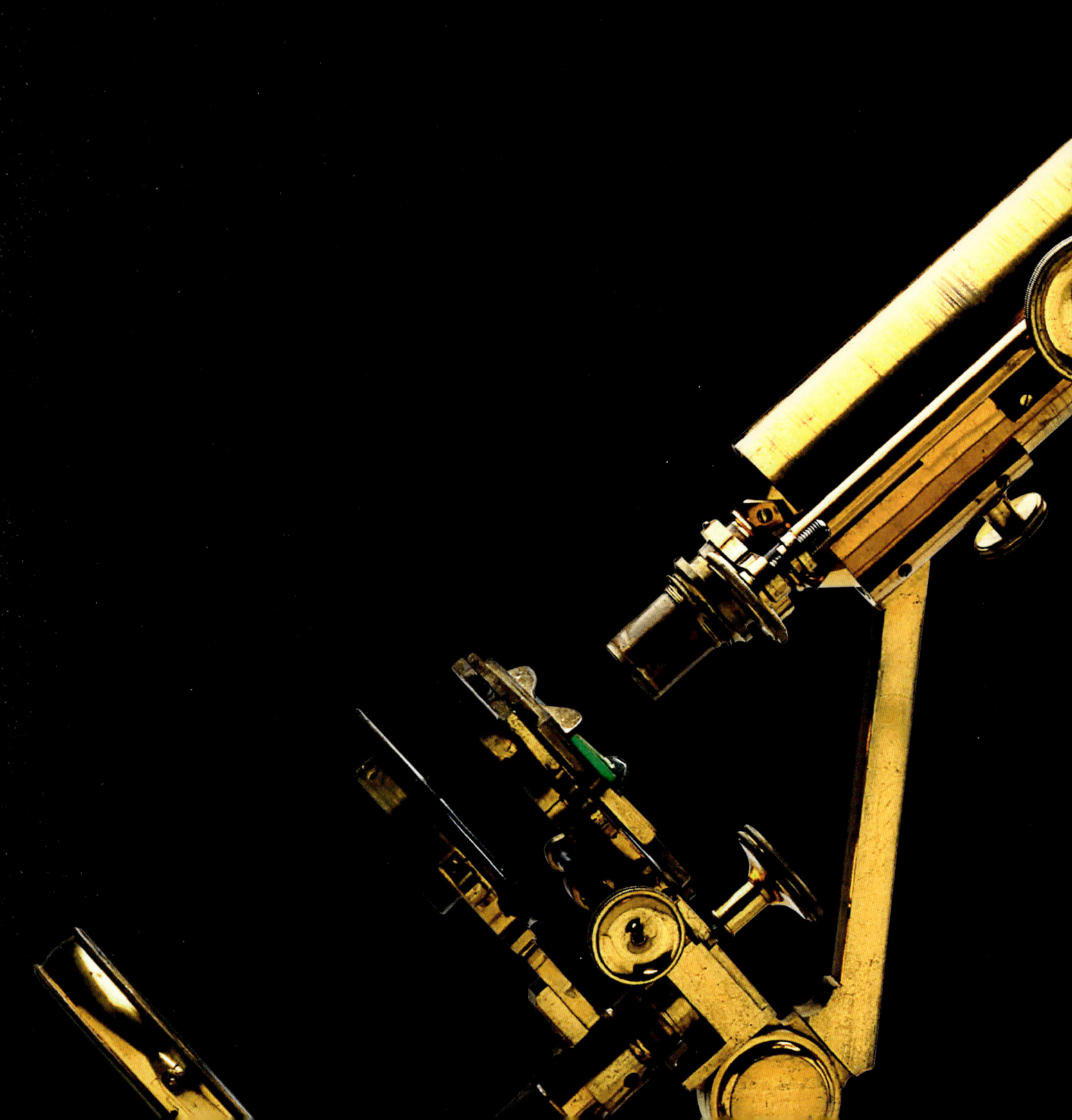

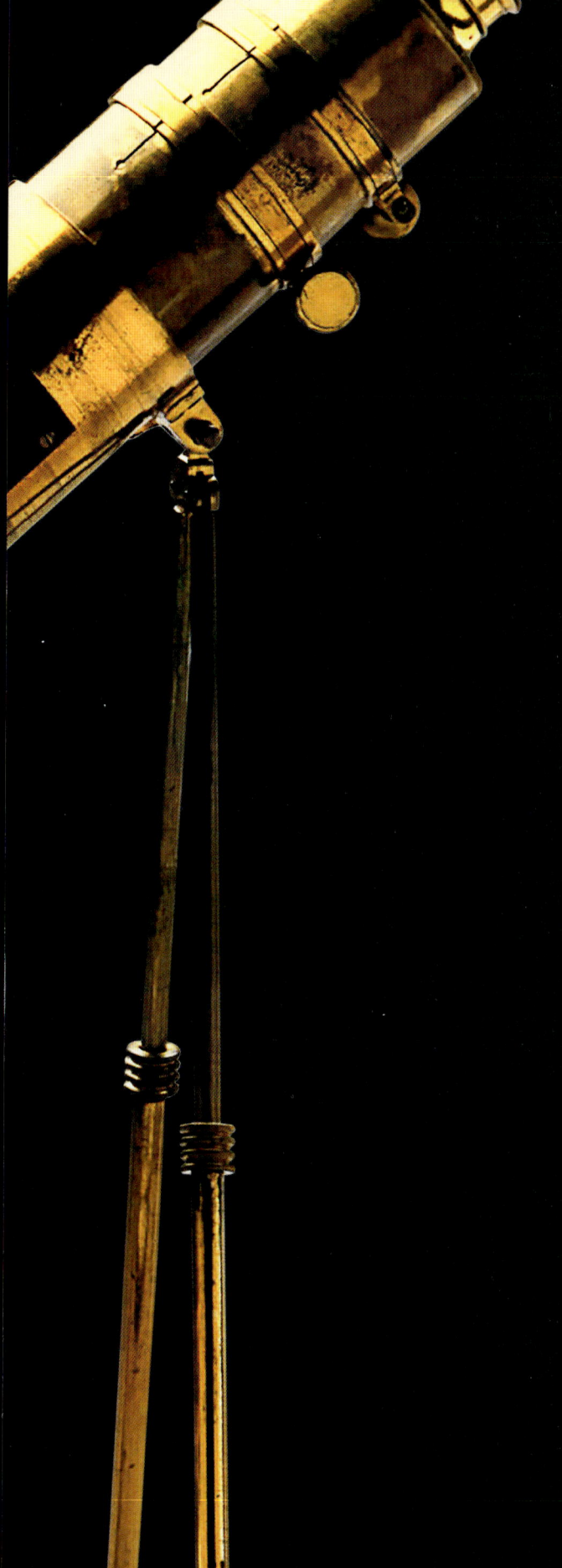

3

SIEGESZUG DER WISSENSCHAFT
1800–1900

« Erstes achromatisches Mikroskop

SIEGESZUG DER WISSENSCHAFT 1800–1900

1800

1802
Das Hôpital des Enfants Malades eröffnet als erstes Kinderkrankenhaus Europas in Paris.

1808
Johann Christian Reil verwendet erstmals den Begriff der »Psychiatrie« und fordert, sie zur medizinischen Disziplin zu machen.

1816
René Laënnec erfindet das einfache, aber für die Diagnose unerlässliche Stethoskop.

⌄ Das Stethoskop im Einsatz

1828
James Blundell greift die Technik der Bluttransfusion wieder auf, um Mütter zu behandeln, die bei der Geburt übermäßig viel Blut verlieren.

⌃ Die West-Port-Morde

1828
Burke und Hare rauben in Edinburgh nicht nur Gräber aus, sondern begehen auch Morde, um die Leichen für anatomische Studien zu verkaufen.

1830ER-JAHRE
Spezialisierte Kinderstationen und Kinderkrankenhäuser eröffnen in Berlin, St. Petersburg, Wien und Breslau.

1838
Das Buch *Ueber den feinern Bau und die Formen der krankhaften Geschwülste* von Johannes Müller legt die Grundlagen für die Disziplin der Histopathologie.

1839
Das erste zahnmedizinische Journal, das *American Journal of Dental Science*, erscheint.

1840

1842
William Clarke anästhesiert einen Patienten für eine Zahnextraktion. Crawford Long entfernt einem Patienten unter Narkose Geschwülste am Nacken.

1845
Der Zahnarzt Horace Wells will die anästhetisierende Wirkung von Äther demonstrieren, aber sein Patient schreit vor Schmerzen.

⌃ Mortons Ätherinhalator

1846
William Morton führt im Massachusetts General Hospital erfolgreich eine Äthernarkose vor.

1847
James Simpson verwendet erstmals Chloroform als Anästhetikum bei einer Geburt.

1847
Ignaz Semmelweis vermutet, dass »Leichenstoffe« für die hohen Fallzahlen von Kindbettfieber in Wiener Krankenhäusern verantwortlich sind. Seine Hygienemaßnahmen senken die Sterblichkeitsrate, werden aber nicht anerkannt.

1849
Elizabeth Blackwell ist die erste Frau der USA mit einem Abschluss in Medizin.

1854
Florence Nightingale trifft auf der Krim ein, um die Verwundeten des Krimkrieges zu versorgen.

1858
Henry Grays *Anatomy of the Human Body* (Anatomie des menschlichen Körpers) erscheint. Es wird schlicht als *Gray's Anatomy* bekannt.

⌄ Illustrationen aus *Gray's Anatomy*

1860

1860
Im Londoner St. Thomas' Hospital eröffnet die erste moderne Schwesternschule.

1862
Louis Pasteur beweist in Experimenten, dass auf einem Nährboden keine Krankheitskeime wachsen, wenn man ihn von Mikroben frei hält.

⌃ Listers antiseptisches Phenolspray

1867
Joseph Lister veröffentlicht *Antiseptic Principle of the Practice of Surgery* (Das antiseptische Prinzip in der Chirurgie).

1868
Jean-Marie Charcot, einer der Gründerväter der Neurologie, beginnt die Parkinsonkrankheit zu erforschen.

1872
Elizabeth Garrett Anderson gründet in London das New Hospital for Women and Children (später in Elizabeth Garrett Anderson Hospital umbenannt).

1873
Camillo Golgi führt die Färbung von Nervengewebeproben für die Mikroskopie mit Silbernitrat ein.

1876
Robert Koch beweist, dass ein Bakterium (heute als *Bacillus anthracis* bekannt) Milzbrand verursacht, und entkräftet damit die Miasmentheorie.

1876
Die Hämatoxylin-Eosin-Färbung (kurz: HE-Färbung) wird erstmalig beschrieben und wird zu einer der hilfreichsten Techniken in der Histologie (dem Studium der Zellen und Gewebe).

1879
Louis Pasteur entdeckt seinen ersten Impfstoff gegen Geflügelcholera und dehnt seine Forschungen auf Krankheiten des Menschen aus.

Das 19. Jh. brachte einige der größten Errungenschaften der Medizin, wie Anästhesie, Desinfektion und Fortschritte bei der Schutzimpfung. Louis Pasteur und Robert Koch widerlegten althergebrachte Vorstellungen von »Miasmen« durch die Keimtheorie, und die Mikroskopie enthüllte die Bakterien, die für tödliche Epidemien, wie Cholera, Tuberkulose und Tetanus, verantwortlich sind, und brachte Histologie und Pathologie voran. Frauen studierten Medizin und die Pflegeberufe wurden professionalisiert. Im letzten Jahrzehnt eröffneten dann die Röntgenstrahlen ganze neue Möglichkeiten nichtinvasiver Untersuchungen in der Diagnostik.

1880

1881
Die erste professionelle Hebammenvereinigung, die Matrons' Aid Society, wird in Großbritannien gegründet und bald in Midwives Institute umbenannt.

« Blutdruckmessgerät

1881
Samuel von Basch erfindet das erste Sphygmomanometer zur Messung des Blutdrucks.

1882
Robert Koch entdeckt den Tuberkuloseerreger *Mycobacterium tuberculosis*.

1884
Robert Koch isoliert den Erreger der Cholera und beschreibt seine Verbreitung, seine Prävention und seine Eindämmung.

1885
Louis Pasteur impft einen Jungen erfolgreich gegen Tollwut.

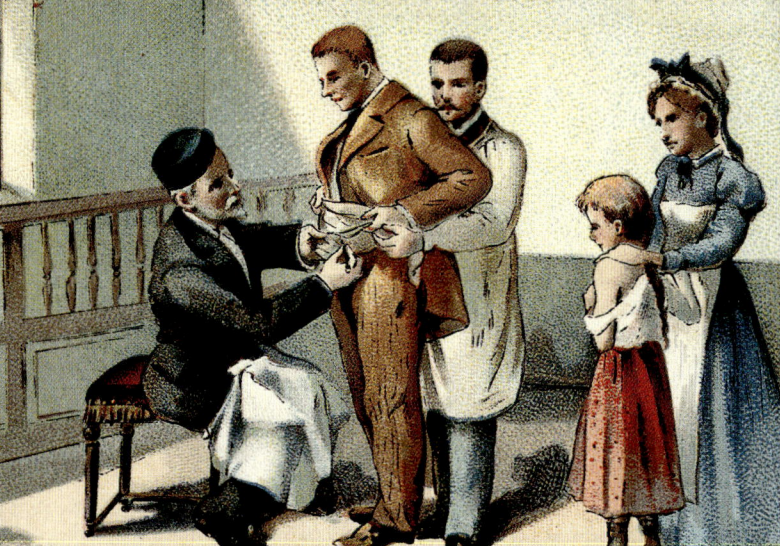
⌄ Die erste Tollwutimpfung

1890
Die »Russische Grippe« tötet weltweit etwa eine Million Menschen. Giovanni Grassi und Raimondo Filetti entdecken mehrere Arten von Malaria-Parasiten und Ronald Ross beweist, dass Moskitos diese Parasiten auf den Menschen übertragen.

1893
Willem Einthoven entwickelt das Elektrokardiogramm und veröffentlicht sein Werk *Nieuwe methoden voor clinisch onderzoek* (Neue Methoden der klinischen Untersuchung) über die elektrische Tätigkeit des Herzens und ihre Relevanz für Erkrankungen und Diagnose.

1894
Kitasato Shibasaburo und Alexandre Yersin entdecken unabhängig voneinander den Erreger der Beulenpest, der zunächst *Pasteurella pestis* getauft und später in *Yersinia pestis* umbenannt wird.

1895
Wilhelm Röntgen entdeckt die »X-Strahlen«, mit denen er Knochen und festes Gewebe sichtbar machen kann.

1895
In Wien beginnt Karl Landsteiner mit der Erforschung von Immunabwehr, Antikörpern und Blut, vor allem dessen Gerinnung.

1895
Sigmund Freud und Josef Breuer schreiben mit *Studien über Hysterie* das erste Hauptwerk der Psychoanalyse.

1896
Almroth Edward Wright entwickelt den ersten wirksamen Impfstoff gegen Typhus.

1895

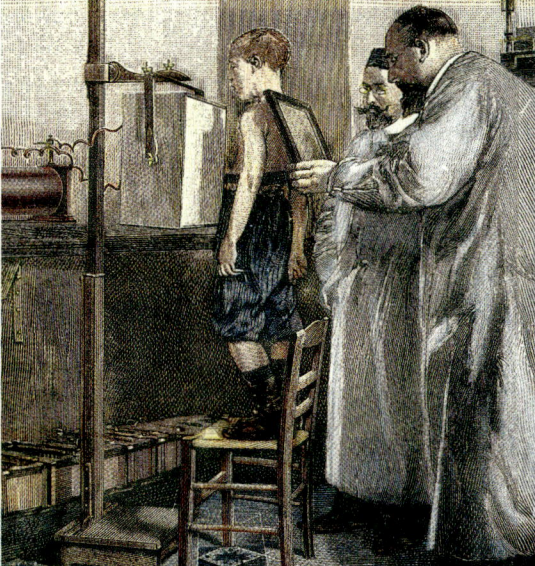
⌃ Frühe Röntgenuntersuchung

1896
John Hall-Edwards setzt erstmals Röntgenstrahlen bei einer Operation ein. Im gleichen Jahr berichtet er über Schäden durch Röntgenstrahlung, wie Haarausfall, Blasen, Verbrennungen und Schwellungen.

1896
Scipione Riva-Rocci entwickelt das Blutdruckmessgerät weiter, indem er eine Staumanschette für den Arm hinzufügt.

1897
Ein Pestimpfstoff wird entwickelt, aber seine begrenzte Wirksamkeit und die komplexe Natur der Infektion verhindern eine weitere Verbreitung.

1897
Chemiker bei Bayer, darunter Felix Hoffman und Heinrich Dreser, entwickeln in Deutschland eine synthetische Version der Salicylsäure, die der Körper besser annimmt, und nennen sie Aspirin.

1899
Aspirin geht in den weltweiten Vertrieb und wird eines der erfolgreichsten und anpassungsfähigsten Medikamente aller Zeiten.

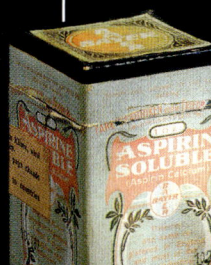
« Aspirinschachtel

1899
Sigmund Freud veröffentlicht *Die Traumdeutung*, in der er diverse psychologische Theorien darlegt, darunter auch seine Vorstellung vom »Unbewussten« und von der »Verdrängung«.

1899
Santiago Ramón y Cajal veröffentlicht seine für die Neurologie bahnbrechende *Vergleichende Studie der Sinnesbereiche der menschlichen Großhirnrinde*.

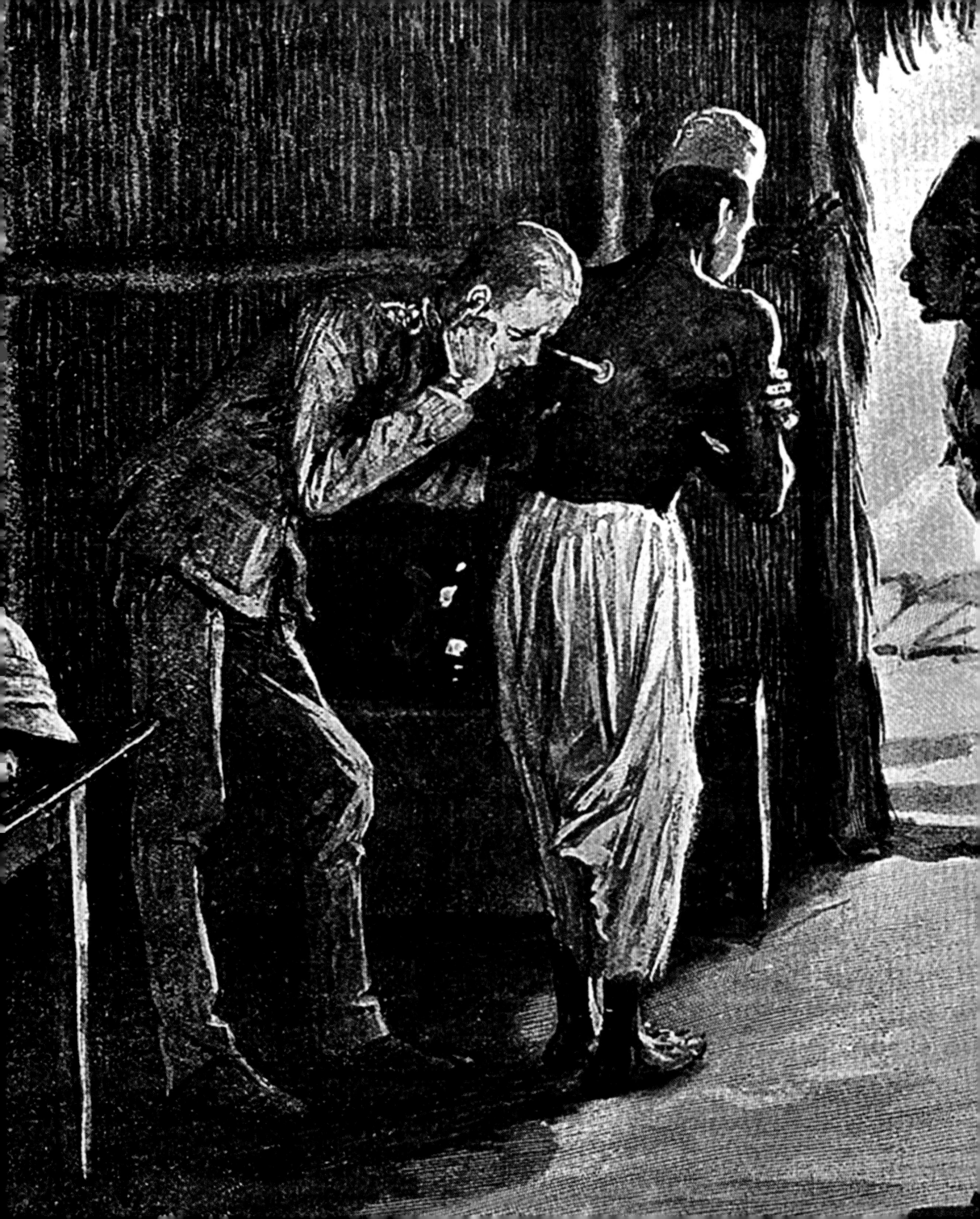

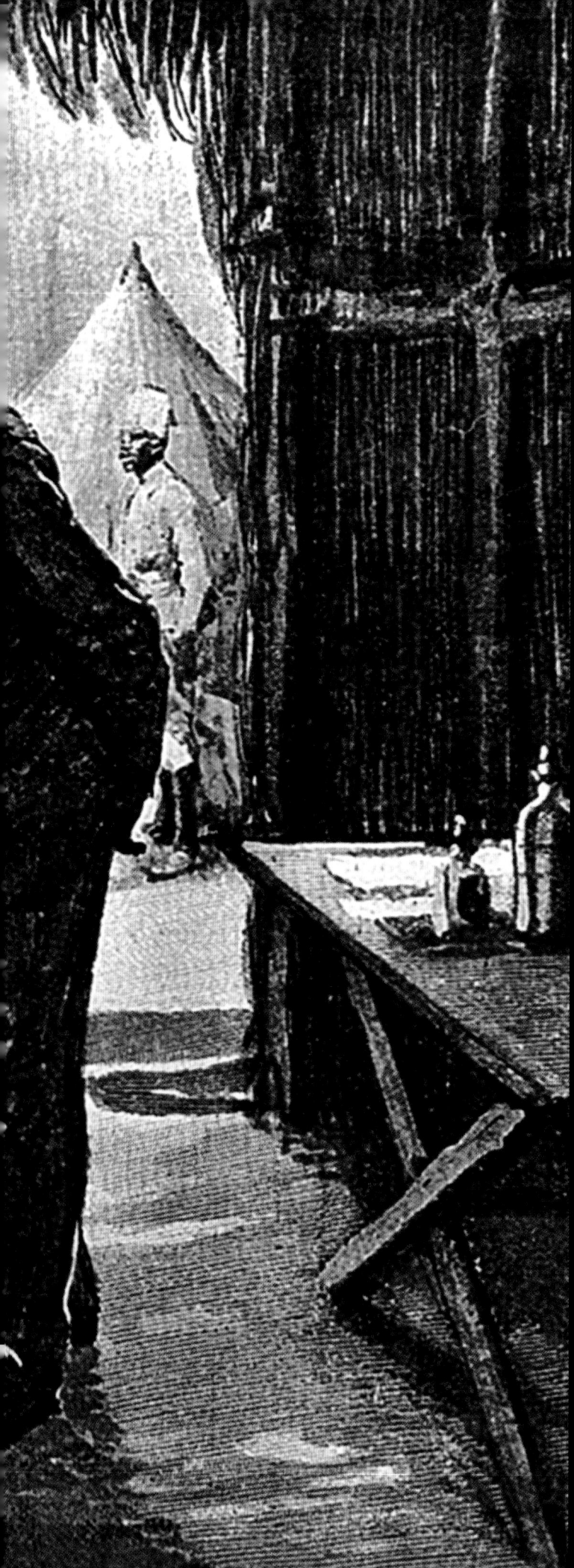

SIEGESZUG DER WISSENSCHAFT 1800–1900

Das erste Stethoskop

Die Erfindung des Stethoskops 1816 eröffnete den Ärzten ganz neue Möglichkeiten, den Patienten abzuhören. Als eine der bedeutendsten und gleichzeitig einfachsten Innovationen in der Diagnostik wurde es schnell zu einem unerlässlichen medizinischen Instrument und zum Symbol eines ganzen Berufsstands.

Nur wenig erinnert am ersten Stethoskop an die heutigen Exemplare. Im frühen 19. Jh. rollte der französische Arzt René Laënnec ein Blatt Papier zu einer Rolle auf, um den Herzschlag einer herzkranken Patientin abzuhören. Vorher legten Ärzte einfach ihr Ohr direkt auf den zu untersuchenden Bereich, was man als Auskultation (»Behorchen«) bezeichnet. Laënnec hielt es für unangemessen, einer Patientin so nahezutreten, und musste improvisieren. Er stellte fest, dass ein Papierkonus die Geräusche von Herz und Lunge verstärkte, und fertigte sich als geschickter Drechsler eine Holzröhre mit einer Öffnung für das Ohr an einem Ende und einem Trichter am anderen Ende an. Laënnec nannte diese Erfindung nach den griechischen Wörtern für »beobachten« und »Brust« das »Stethoskop«. Ab den 1850er-Jahren wurden Stethoskope weithin in der Medizin genutzt.

Mit seinem Stethoskop diagnostizierte Laënnec viele Erkrankungen, wie Bronchitis, Tuberkulose und Lungenentzündung, und veröffentlichte seine Befunde 1819 in *Traité de L'Auscultation médiate* (Über die indirekte Auskultation). Unter anderem ist der Laënnec-Abszess bei Tuberkulosekranken nach ihm benannt. In einer tragischen Wendung wurde 1826 bei Laënnec selbst von seinem Neffen und Arzt Mériadec Laënnec mittels eines Stethoskops Tuberkulose diagnostiziert.

»Überrascht und dankbar lauschte ich dem Herzschlag.«

RENÉ LAËNNEC ÜBER DIE VERWENDUNG EINER PAPIERRÖHRE ZUM ABHÖREN EINER PATIENTIN, 1816

◁ **Frühes Stethoskop**
Diese Zeichnung zeigt den Armee-Arzt Captain Whiston 1876 mit einem Stethoskop in einem Feldlazarett im Sudan, den anglo-ägyptische Truppen zurückerobern sollten. Das frühe Stethoskop erinnert ein wenig an ein kleines Teleskop.

SIEGESZUG DER WISSENSCHAFT 1800–1900

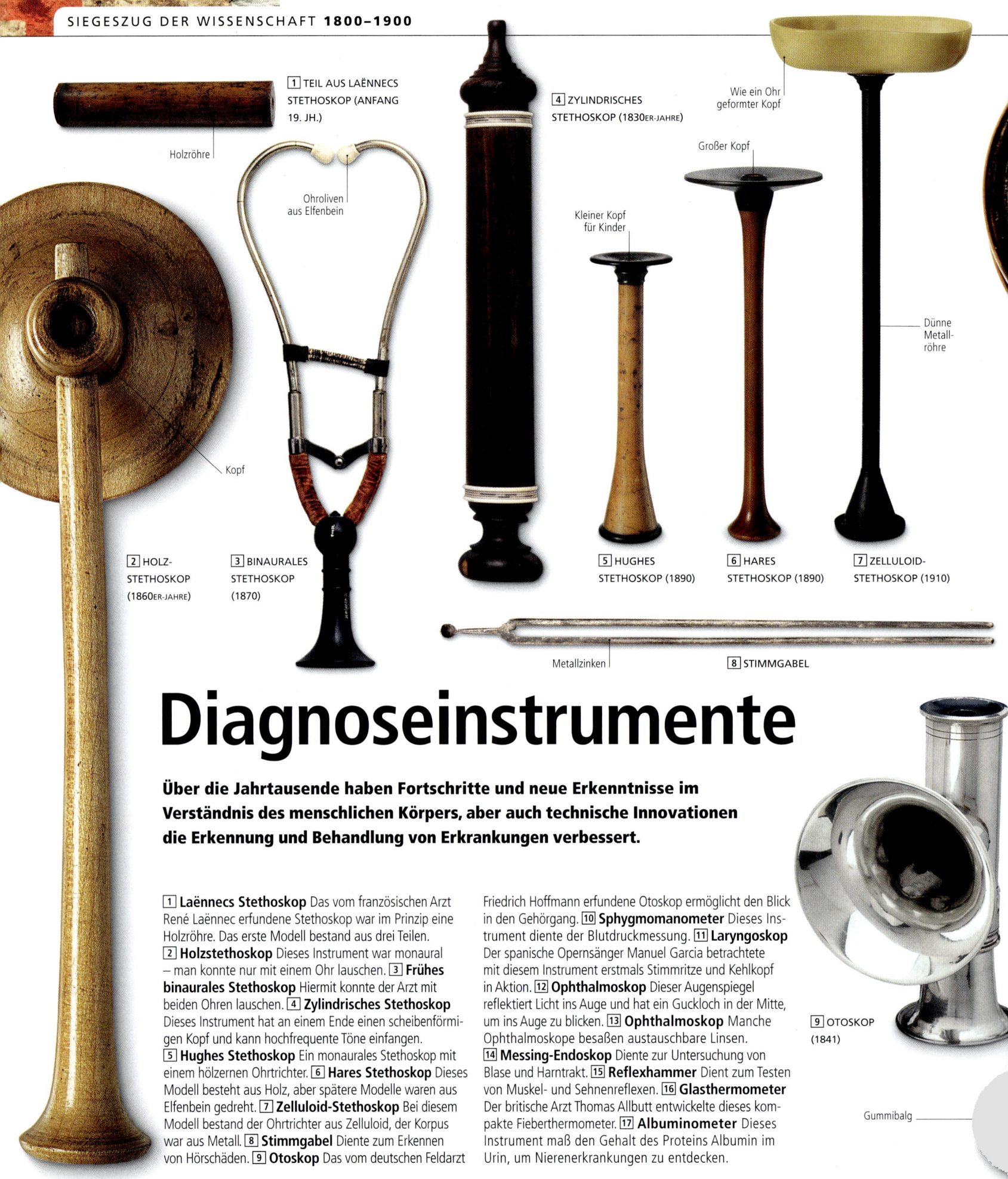

1 TEIL AUS LAËNNECS STETHOSKOP (ANFANG 19. JH.)
Holzröhre
4 ZYLINDRISCHES STETHOSKOP (1830ER-JAHRE)
Wie ein Ohr geformter Kopf
Großer Kopf
Ohroliven aus Elfenbein
Kleiner Kopf für Kinder
Dünne Metallröhre
Kopf
2 HOLZ-STETHOSKOP (1860ER-JAHRE)
3 BINAURALES STETHOSKOP (1870)
5 HUGHES STETHOSKOP (1890)
6 HARES STETHOSKOP (1890)
7 ZELLULOID-STETHOSKOP (1910)
Metallzinken
8 STIMMGABEL
9 OTOSKOP (1841)
Gummibalg

Diagnoseinstrumente

Über die Jahrtausende haben Fortschritte und neue Erkenntnisse im Verständnis des menschlichen Körpers, aber auch technische Innovationen die Erkennung und Behandlung von Erkrankungen verbessert.

1 **Laënnecs Stethoskop** Das vom französischen Arzt René Laënnec erfundene Stethoskop war im Prinzip eine Holzröhre. Das erste Modell bestand aus drei Teilen. 2 **Holzstethoskop** Dieses Instrument war monaural – man konnte nur mit einem Ohr lauschen. 3 **Frühes binaurales Stethoskop** Hiermit konnte der Arzt mit beiden Ohren lauschen. 4 **Zylindrisches Stethoskop** Dieses Instrument hat an einem Ende einen scheibenförmigen Kopf und kann hochfrequente Töne einfangen. 5 **Hughes Stethoskop** Ein monaurales Stethoskop mit einem hölzernen Ohrtrichter. 6 **Hares Stethoskop** Dieses Modell besteht aus Holz, aber spätere Modelle waren aus Elfenbein gedreht. 7 **Zelluloid-Stethoskop** Bei diesem Modell bestand der Ohrtrichter aus Zelluloid, der Korpus war aus Metall. 8 **Stimmgabel** Diente zum Erkennen von Hörschäden. 9 **Otoskop** Das vom deutschen Feldarzt Friedrich Hoffmann erfundene Otoskop ermöglicht den Blick in den Gehörgang. 10 **Sphygmomanometer** Dieses Instrument diente der Blutdruckmessung. 11 **Laryngoskop** Der spanische Opernsänger Manuel Garcia betrachtete mit diesem Instrument erstmals Stimmritze und Kehlkopf in Aktion. 12 **Ophthalmoskop** Dieser Augenspiegel reflektiert Licht ins Auge und hat ein Guckloch in der Mitte, um ins Auge zu blicken. 13 **Ophthalmoskop** Manche Ophthalmoskope besaßen austauschbare Linsen. 14 **Messing-Endoskop** Diente zur Untersuchung von Blase und Harntrakt. 15 **Reflexhammer** Dient zum Testen von Muskel- und Sehnenreflexen. 16 **Glasthermometer** Der britische Arzt Thomas Allbutt entwickelte dieses kompakte Fieberthermometer. 17 **Albuminometer** Dieses Instrument maß den Gehalt des Proteins Albumin im Urin, um Nierenerkrankungen zu entdecken.

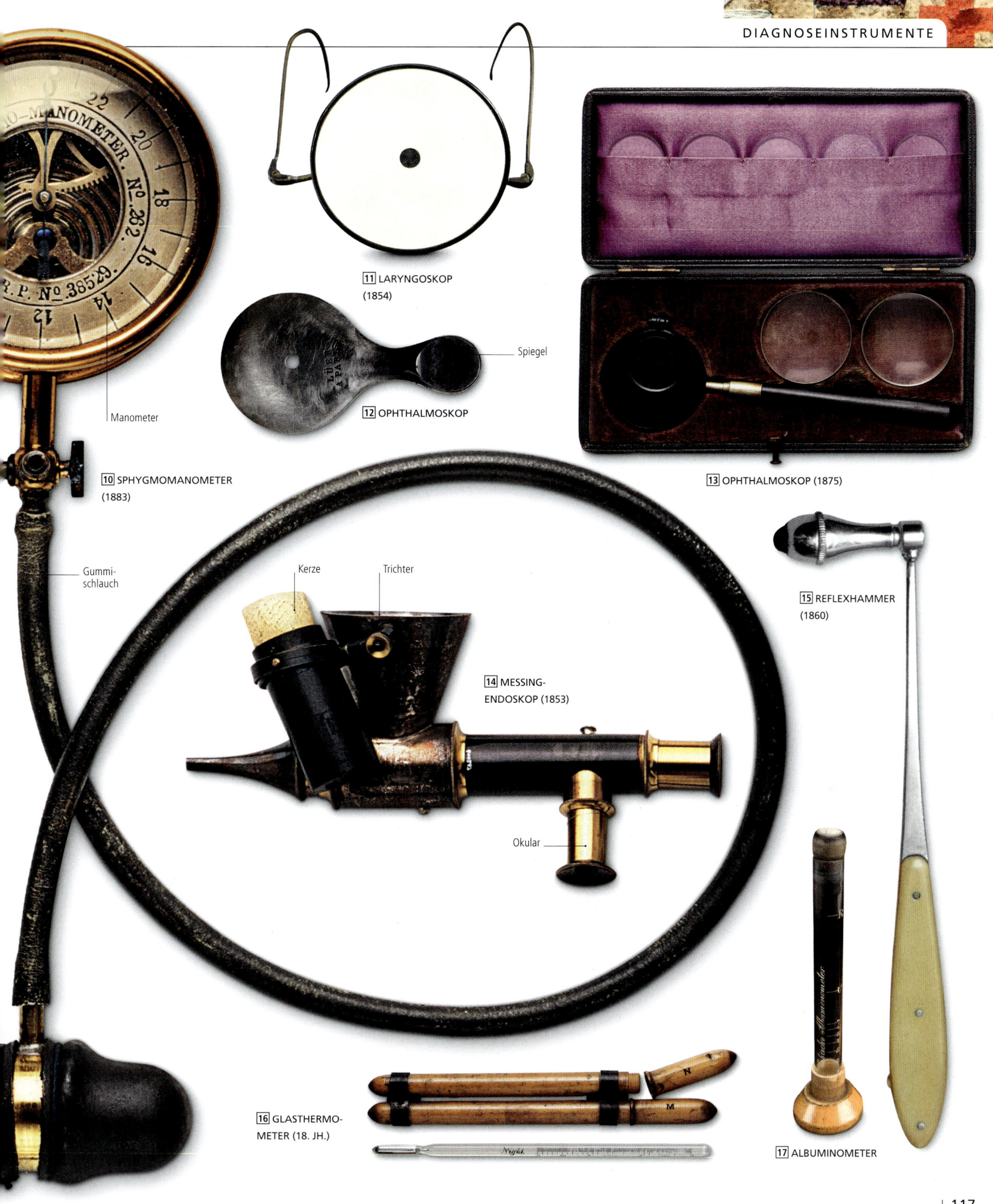

SIEGESZUG DER WISSENSCHAFT 1800–1900

Leichendiebstahl

Im 18. und 19. Jh. kam es in Großbritannien durch einen Mangel an Leichen, die seziert werden durften, zu einem grauen Markt für geraubte Leichen. Die Leichendiebe arbeiteten meist in Banden und gruben auf Friedhöfen frische Leichname für die Anatomen aus. Skandale führten schließlich dazu, dass das Gesetz geändert wurde und Leichen legal seziert werden konnten.

Seit dem Mittelalter wuden durch die Sektion von menschlichen Leichnamen Fortschritte in der Anatomie erzielt. Obwohl Papst Benedikt VIII. Sektionen 1300 unter Strafe der Exkommunizierung verboten hatte, wählten viele europäische Staaten eine eher pragmatische Herangehensweise und erlaubten Medizinern die Sektion von Armen. Die sehr präzisen anatomischen Studien des flämischen Anatomen Andreas Vesalius (siehe S. 72–75) in seiner Schrift *De Humani Corporis Fabrica* (Über den Aufbau des menschlichen Körpers, 1543) waren nur durch die Sektion menschlicher Leichname möglich.

In Großbritannien waren die Gesetze hingegen strenger. 1540 verlieh Heinrich VIII. der Company of Barber Surgeons das Recht, pro Jahr vier Leichname von Hingerichteten zu sezieren. Selbst nach dem Murder Act von 1752, das das Sezieren von hingerichteten Mördern zuließ, war der Bedarf der Medizinschulen viel höher als der Nachschub an Leichen. So kam es dazu, das Leichendiebe frisch Beerdigte ausgruben und an die Mediziner verkauften. Der Preis von bis zu 20 Guineen war weit höher als das durchschnittliche Wochengehalt eines damaligen Chirurgen. Das finstere, aber sehr lukrative Geschäft wurde mit der Zeit so verbreitet, dass das Edinburgh College of Surgeons 1721 eine Klausel in seinen Vertrag aufnahm, die Chirurgen in der Ausbildung Geschäfte mit Grabräubern verbot. Das Verbot wurde aber weitgehend ignoriert, da jeder angehende Chirurg Sektionen beiwohnen und/oder ausführen musste,

▽ **Die West-Port-Morde**
Der erste Leichnam, den Burke und Hare verkauften, war ein Pensionär, der in ihrer Unterkunft verstarb. Danach lockten sie Opfer, meist schutzlose Frauen, mit Alkohol ins Haus, machten sie betrunken und erstickten sie dann.

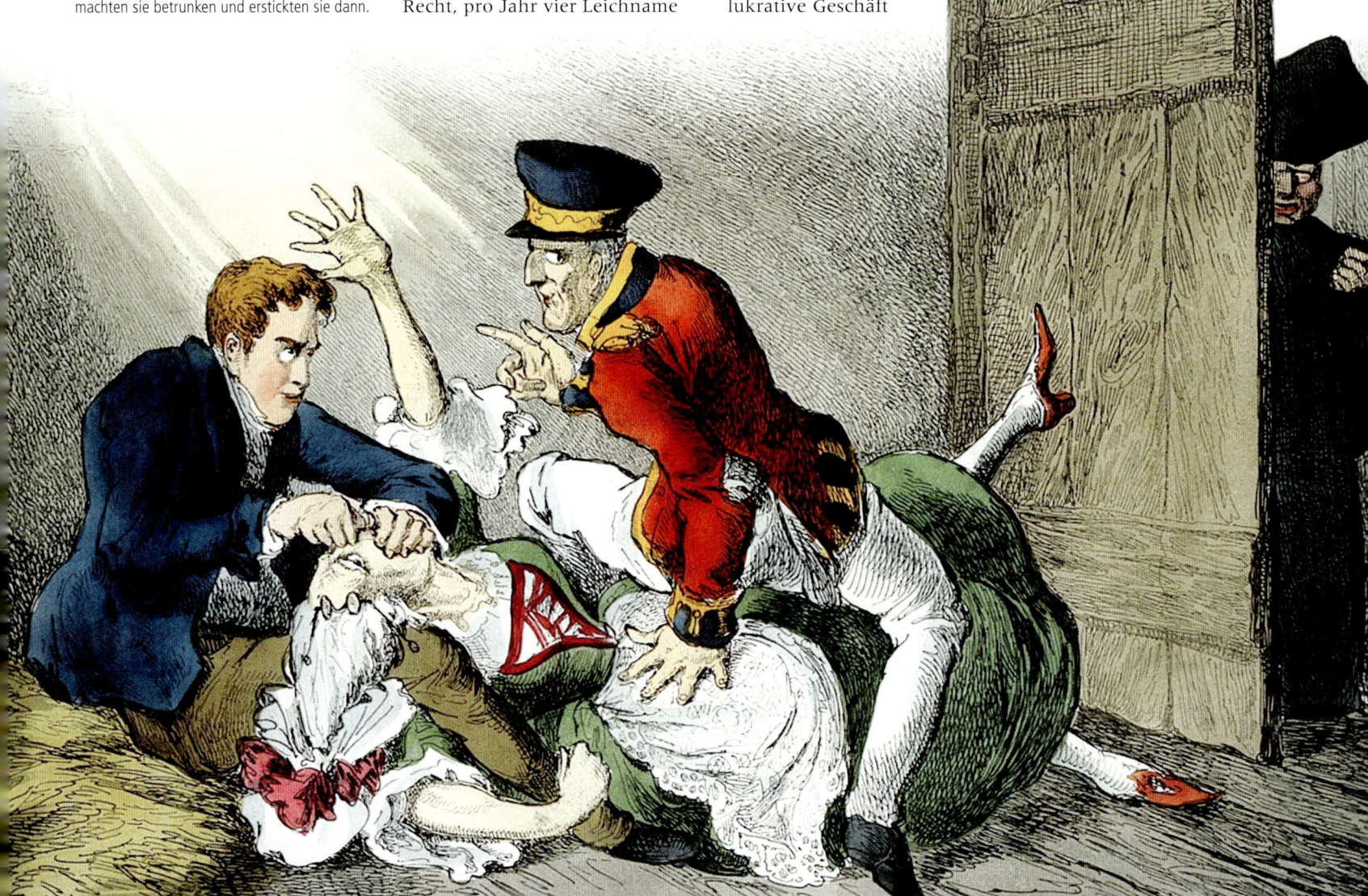

und die Grabräuber fanden immer Abnehmer für ihre makabre Ware.

Leichenräuberbanden

Leichenräuber arbeiteten oft in Banden und versorgten die medizinischen Fakultäten jedes Jahr mit reichlich Leichennachschub. Lieferten die Grabräuber bekannte Persönlichkeiten oder Bösewichte, wie etwa den englischen Straßenräuber Dick Turpin, der 1739 ausgegraben wurde, konnte der Preis leicht auf 500 Pfund steigen.

Der Leichendiebstahl war bald so verbreitet, dass es auf Friedhöfen zu Auseinandersetzungen kam, wenn die Trauernden bemerkten, dass im Hintergrund nicht Totengräber mit Hacke und Schaufel bereitstanden, sondern Leichenräuber. Manche Gemeinden ließen ihre Friedhöfe von Wächtern beschützen und reiche Familien investierten in Mortsafes, eiserne Gitterkäfige für die Grabstätten, oder in den 1818 erfundenen »Patent-Sarg« mit speziellen Metallriegeln, die verhindern sollten, dass Leichendiebe ihn öffneten.

Leichendiebe waren alles andere als beliebt. 1832 beteiligten sich mehrere tausend Menschen an einem Aufstand gegen die Machenschaften der West-Kent-Bande in Greenwich. Da die Behörden aber wegsahen, wurde kaum etwas gegen die Banden unternommen. Bis 1788, als ein Gericht befand, es verstoße »gegen Sitte und Anstand« und dem müsse ein Ende gesetzt werden, war der Diebstahl einer Leiche in Großbritannien keine Straftat. Es gab aber weiterhin kein Gesetz dagegen.

Anreiz zum Mord

Die Nachfrage nach Leichen war irgendwann so groß, dass ein paar Leichendiebe noch weiter gingen. Zwischen 1827 und 1828 verkauften die Iren William Burke und William Hare dem Edinburgher Arzt Robert Knox 16 Leichen. Nachdem man in ihrer Unterkunft die Leiche einer Frau unter einem Bett fand, stellte sich heraus, dass sie nicht Leichen ausgegraben, sondern Menschen ermordet und an den Arzt verkauft hatten. Nach einem aufsehenerregenden Prozess wurde Burke am 28. Januar 1829 gehängt und seine Leiche am nächsten Tag seziert. William Hare entging der Strafe, weil er gegen seinen Partner aussagte. Als diese Morde 1831–1832 in London Nachahmer fanden, wurde der Ruf nach einer Reform laut. Als der Liverpooler Chirurg William Gill 1828 wegen des Kaufs einer Leiche verurteilt wurde, wurde den Medizinern klar, dass nun auch sie für die Taten der Leichendiebe zur Rechenschaft gezogen werden konnten. Noch im gleichen Jahr setzte das britische Unterhaus ein Komitee ein, das feststellte, dass Sektionen für die anatomischen Wissenschaften notwendig waren. Anfangs gab es aber noch heftigen Widerstand gegen eine Lockerung des Gesetzes.

1832 wurde der Anatomy Act verabschiedet, ein Gesetz, dass es lizenzierten Anatomen erlaubte, Leichname aus Arbeitshäusern, Hospitälern und Gefängnissen, die niemand beanspruchte, zu sezieren. Da die Fakultäten nun einfacher an Leichen kamen, sank die Nachfrage, die Preise pro Leiche fielen und nach wenigen Jahren waren die Leichenhändler verschwunden.

349 Leichen wurden 1809–1810 laut Aussagen, die der **Sonderausschuss des Unterhauses 1828 zusammentrug, von Leichenräubern geliefert.**

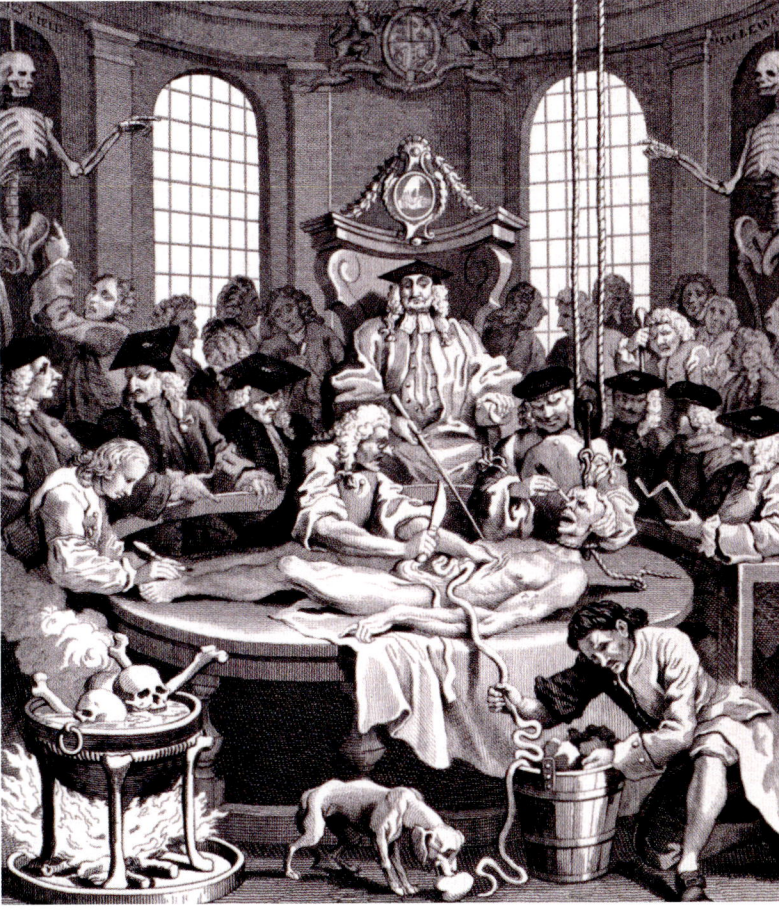

◁ **Posthume Bestrafung**
Die *Belohnung der Grausamkeit* (1751) ist eine Radierung mit Kupferstich von William Hogarth. Sie zeigt einen Mörder, der gehängt und öffentlich zerlegt wurde. Es sollte als weitere Abschreckungsmaßnahme zum im Folgejahr verabschiedeten *Murder Act* dienen, der die Leichen Hingerichteter in Ketten ausstellte.

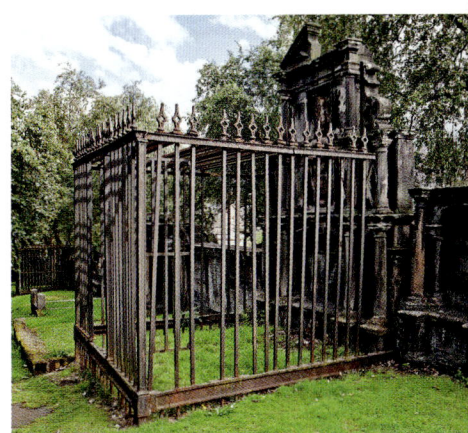

△ **Grabkäfige**
In Schottland wurden die Gräber von Wohlhabenden häufig mit Eisenkäfigen (sog. »Mortsafes«) geschützt, um Grabräuber am Diebstahl der Leichen zu hindern. Diese Käfige umschlossen die Särge vollständig oder waren in Betonfundamente eingegossen.

> »Der Sarg wurde aufgebrochen … und die traurigen, in Sackleinen gewandeten Überreste wurden **nach Stunden auf Karren** auf düsteren Wegen schließlich entblößt und vor Klassen gaffender Jungen **fürchterlich geschändet.**«
>
> ROBERT LOUIS STEVENSON, SCHOTTISCHER SCHRIFTSTELLER, IN *DER LEICHENRÄUBER*, 1884

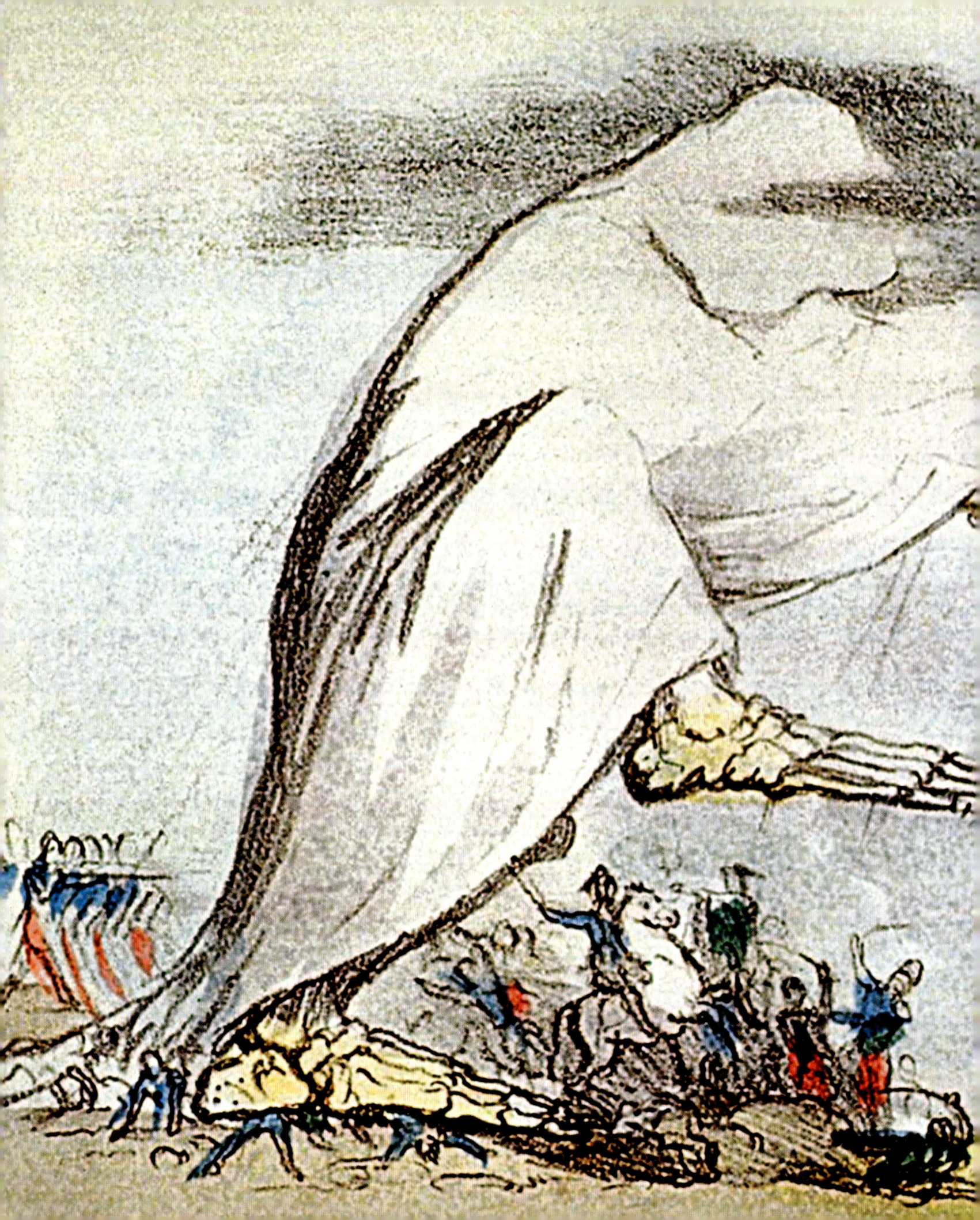

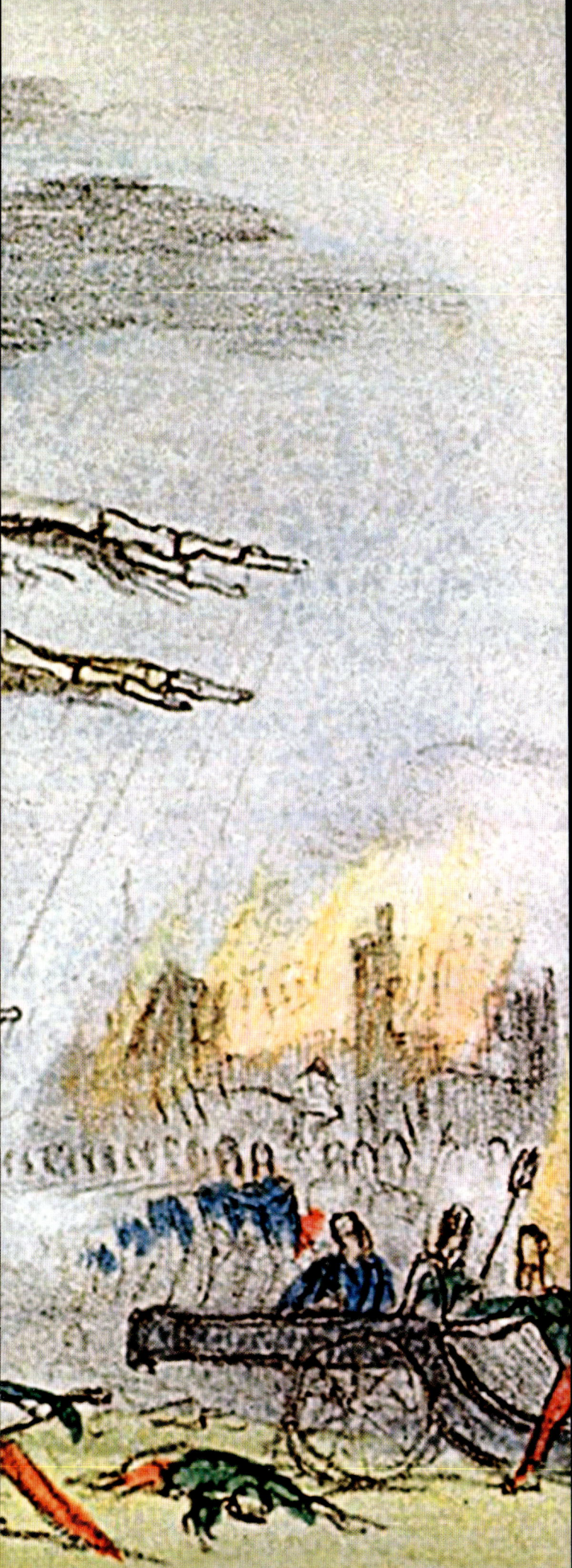

SIEGESZUG DER WISSENSCHAFT 1800–1900

Miasmentheorie

Üble Gerüche von Fäulnis und Verfall galten lange als Krankheitsursache. Die in der Antike entstandene Miasmentheorie besagt, dass Krankheiten durch eine Mischung aus übel riechenden Dünsten, Gasen und möglicherweise winzigen Teilchen übertragen werden.

Die Annahme, dass vergiftete Luft Krankheiten auslöst, entstand aus der Beobachtung, dass Krankheiten öfter in dicht bevölkerten Gegenden mit unhygienischen Bedingungen mit Fäulnis, Schimmel, verschmutztem Wasser, Exkrementen und üblen Gerüchen auftraten. In den wachsenden Städten des Mittelalters häuften sich ebenfalls die Ausbrüche von Seuchen wie Pest, Tuberkulose, Cholera und Malaria (ital.: *mal'aria*, schlechte Luft).

Als man im 18. Jh. die vorher unbekannten mikroskopisch kleinen Erreger entdeckte, wurde die Miasmentheorie angepasst, und man glaubte nun, giftige Ausdünstungen und winzige Teilchen aus Verwesungsprozessen, die für das Mikroskop zu klein, aber an ihrem üblen Geruch erkennbar sind, schwebten durch die Luft und verursachten beim Einatmen Krankheiten. John Snows Forschung während der Choleraausbrüche in London (siehe S. 122–123) deutete eher auf verseuchtes Wasser als auf die Luft als Krankheitsüberträger hin, aber seine Erkenntnisse wurden abgelehnt und man hing weiter der Miasmentheorie an. Erst in den 1870er-Jahren konnten die Erkenntnisse Robert Kochs und anderer den Glauben an Miasmen widerlegen (siehe S. 146–147). Allerdings halfen die auf falschen Annahmen fußenden Hygienemaßnahmen, die für sauberes Trinkwasser und Kanalisation sorgten, nicht nur gegen üble Gerüche, sondern auch gegen krank machende Keime.

» Als Grundregel der Pflege ist **die Luft** drinnen so **rein** wie draußen zu halten.«

FLORENCE NIGHTINGALE, ENGLISCHE KRANKENSCHWESTER, IN *NOTES ON NURSING; WHAT IT IS AND WHAT IT IS NOT*, 1898

◁ **Vergiftete Luft**
Der Cartoon *Cholera Tramples the Victor and the Vanquished Both* des britischen Zeichners Robert Seymour aus dem 19. Jh. zeigt eine Geistergestalt, die die Cholera auf einem Schlachtfeld verbreitet.

SIEGESZUG DER WISSENSCHAFT 1800–1900

Cholera

Als eine der virulentesten Krankheiten, die es je gab, hat die Cholera Millionen Leben gefordert und weltweit starke gesellschaftliche Auswirkungen gehabt. Die Mikrobiologie des 19. Jh. half dabei, sie einzudämmen, aber solange nicht alle Menschen Zugang zu sauberem Trinkwasser haben, wird es immer wieder zu Ausbrüchen kommen.

Die Cholera befällt Menschen schon seit vielen Jahrhunderten. Indische Aufzeichnungen von rund 1000 n. Chr. berichten schon von einer Krankheit, die starken Durchfall und Erbrechen verursacht, zu Dehydrierung und oft zum Tod führt. Allerdings breitete sie sich erst 1817 durch infizierte Reisende über Handelsrouten über den indischen Subkontinent hinaus aus. In den 1830er-Jahren hatte sie die USA erreicht.

Bevor der Zusammenhang zwischen Infektionskrankheiten und Bakterien mikrobiell erforscht war, glaubte man, die Cholera würde durch eine Überproduktion von Galle ausgelöst. So geht auch die Bezeichnung Cholera auf das griechische Wort für Galle, *cholé*, zurück und bedeutet »Gallenbrechdurchfall«. Cholera ließ sich schwer von anderen Brech- und Durchfallkrankheiten unterscheiden, aber die großen Pandemien im 19. Jh. führten zu einer intensiven Erforschung der Krankheitsursachen und die Wissenschaft begann heftig über die Vorzüge der Keimtheorie (siehe S. 146–147) gegenüber der Miasmentheorie (siehe S. 120–121) zu diskutieren.

Wichtigen Anteil an der Erforschung der Cholera hatte der britische Arzt John Snow (siehe S. 124–125), der nicht an eine Übertragung durch die Luft glaubte. Er vermutete, dass die Ansteckung über durch menschliche Ausscheidungen verunreinigtes Trinkwasser erfolgte. Während des Choleraausbruchs von 1854 stellte er fest, dass sich die Erkrankungen um die Wasserpumpe der Broad Street im Londoner Stadtteil Soho häuften. Als er die Pumpe stilllegte, breitete sich die Krankheit nicht weiter aus. Die Identifizierung des Krankheitserregers gelang Snow jedoch noch nicht.

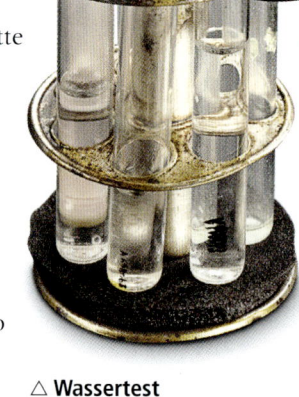

△ **Wassertest**
Nach John Snows Entdeckung, dass Cholera durch Wasser übertragen wird, stellte Frederick Danchell in den 1860er-Jahren diesen einfachen Wassertest zum Nachweis organischer und chemischer Verunreinigungen vor.

Entdeckung des Erregers

Als die Cholera Mitte des 19. Jh. Florenz erreichte, war der italienische Forscher Filippo Pacini, ein ausgezeichneter Mikroskopist, entschlossen, die Ursache der Krankheit und ihren Übertragungsmechanismus zu finden. Er führte Autopsien an Opfern durch und untersuchte ihre Eingeweide. So konnte er ein kommaförmiges Bakterium identifizieren, das zu einer Bakteriengruppe gehörte, die er Vibrionen nannte.

▷ **Cholerazentren**
Nach dem Erdbeben von 2010 kam es auf Haiti zu einem Choleraausbruch. Die Wasservorräte wurden kontaminiert und so breitete sich die Krankheit schnell aus. In diesem Behandlungszentrum liegen die Patienten auf Watten- bzw. Cholera-Betten, bei denen ihre Ausscheidungen durch ein Loch aufgefangen werden.

> »Ein seit dem **Schwarzen Tod** ungekanntes Maß an **Toten**.«
>
> MARTIN DAUNTON, PROFESSOR AN DER UNIVERSITÄT CAMBRIDGE, IN *LONDON'S »GREAT STINK«: THE SOUR SMELL OF SUCCESS*, 2004

Seine Forschung wurde aber erst 1965 – rund 80 Jahre nach seinem Tod – weltbekannt.

Fast 30 Jahre nach Pacinis Entdeckungen begann der deutsche Arzt Robert Koch mit der Erforschung der Cholera auslösenden Mirkoorganismen. Er reiste nach Ägypten, wo Cholera weitverbreitet war, und untersuchte die Därme von Choleraopfern. Wie Pacini fand er das Bakterium in der Darmschleimhaut. Er ging für weitere Forschungen nach Indien, wo er das Bakterium in Reinkultur züchten konnte und dessen Kommaform entdeckte. 1965 wurde es offiziell *Vibrio cholera* genannt. Koch bemerkte, dass das Bakterium in feuchter Umgebung, wie auf nassem Leinen, gedieh. Seine Forschung wurde weltweit anerkannt und Koch als Entdecker des Cholerabakteriums gefeiert.

Kochs Entdeckung hatte bedeutende gesellschaftliche Konsequenzen: Es wurde klar, dass verseuchtes Trinkwasser die Krankheit verursachte und dass die Bakterien durch Exkremente erneut ins Trinkwasser gelangen konnten.

Die Einführung von Filtersystemen in Wasserrohren sorgte für einen starken Rückgang der Krankheitsausbrüche. Aber das Wissen um ihre Ausbreitung konnte Erkrankte noch nicht heilen oder gar erneute Ausbrüche verhindern. Denn sauberes Trinkwasser war vor allem in Entwicklungsländern ein nur wenigen zugängliches Luxusgut.

Ein Mittel gegen Cholera

Die großen Pandemien des 19. Jh. machten die Suche nach einem Gegenmittel immer dringlicher. In den 1830er-Jahren entdeckten Ärzte, dass vor allem die Dehydrierung zum Tod führte. Sie experimentierten mit Flüssigkeitsersatztherapien durch intravenöse Gabe von Wasser und Salzen, und mit der Zeit konnten die Todesfälle reduziert werden, aber erst Mitte des 20. Jh. wurden entscheidende Fortschritte erzielt.

1958 erfand der US-Marinearzt und Forscher Raymond Watten ein Krankenbett mit einem Loch, das die Überwachung des Flüssigkeitsverlusts erlaubte und es ermöglichte, die vom Patienten verlorene Flüssigkeitsmenge mit der richtigen chemischen Zusammensetzung zu ersetzen. In den USA kommen die »Watten-Cods« genannten Betten bis heute in der Choleratherapie zum Einsatz.

> **3–5 MIO.** Cholerafälle werden alljährlich dokumentiert, die laut der Weltgesundheitsorganisation WHO rund 100 000 Opfer fordern.

Noch wichtiger war allerdings, dass man in den 1960er-Jahren erkannte, dass Glukose dem Darm hilft, Salz zu absorbieren, wodurch die ersten oralen Flüssigkeitsersatztherapien entstanden. Die effektive, einfach verabreichbare und relativ preiswerte Behandlung ist – in Kombination mit Antibiotika – bis heute die am weitesten verbreitete Behandlungsmethode für Cholera und andere Durchfallerkrankungen.

Seit der ersten dokumentierten Pandemie 1817 hat es mehrere weitere Ausbrüche gegeben. Ein besserer Impfschutz, effiziente Vorbeugung und die Kontrolle von Ausbrüchen bleiben weiter unverzichtbar.

▷ **Besiegt durch die Cholera**
Die Titelseite dieser Pariser Zeitung aus dem Jahr 1912 zeigt den Tod als Sensenmann, der die türkische Armee niedermäht. In ihren Lagern wütete während des ersten Balkankriegs 1912 die Cholera und tötete täglich 100 Soldaten.

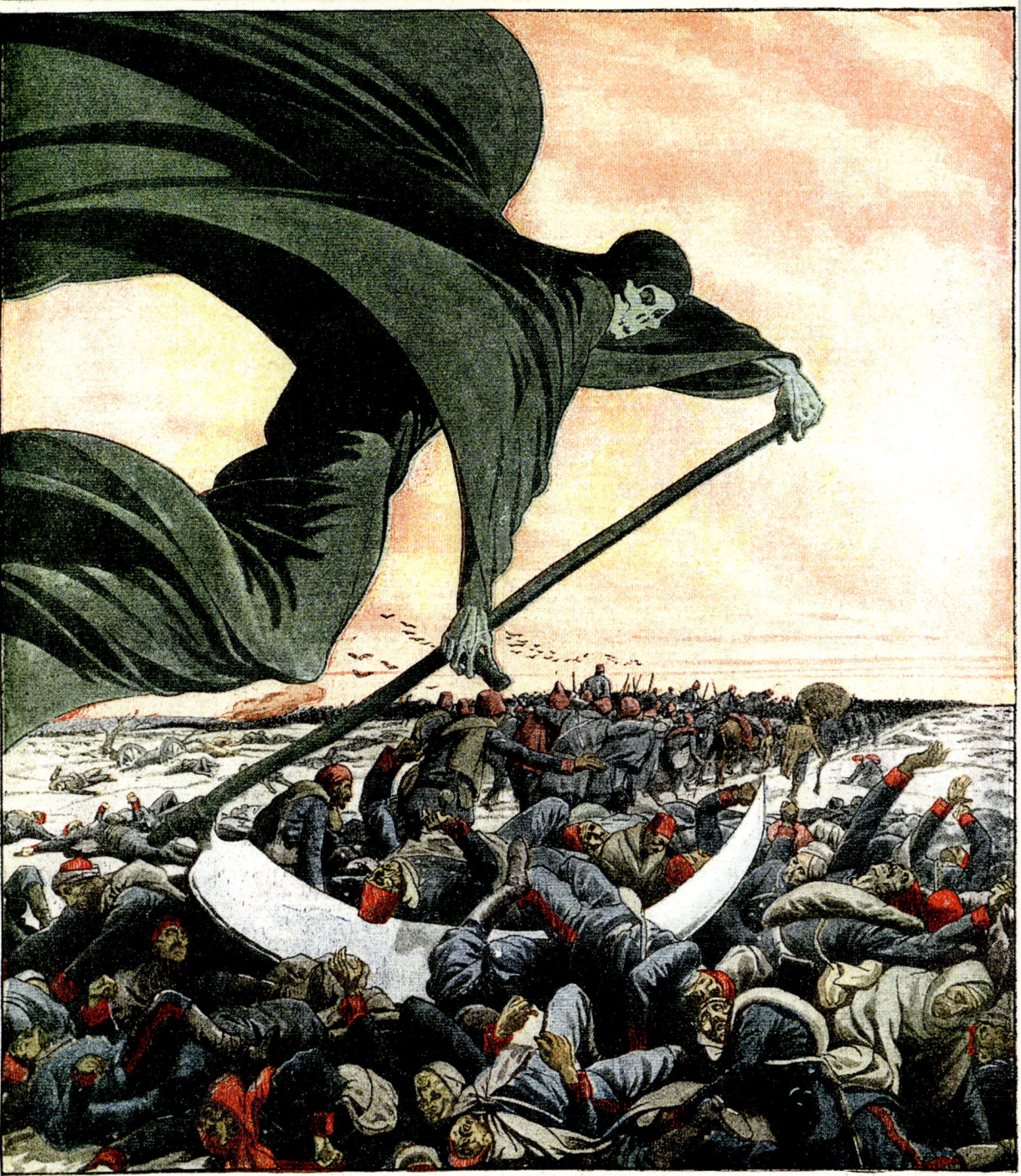

SIEGESZUG DER WISSENSCHAFT 1800–1900

ENGLISCHER ARZT * 1813 † 1858

John Snow

» Die **Cholera** suchte die Häuser heim, deren **Wasser verschmutzt** war.«

JOHN SNOW, IN *MODE OF COMMUNICATION OF CHOLERA*, 1855

Das heiße Wasser in der Flasche verdampft den Äther.

Mundstück

Der bescheidene und hart arbeitende englische Arzt John Snow hat unser Wissen über die Ausbreitung von Infektionskrankheiten, die Notwendigkeit eines öffentlichen Gesundheitswesens und die Bedeutung der Epidemiologie (siehe S. 126–127) entscheidend geprägt. Allerdings wurden seine bahnbrechenden Erkenntnisse zu seinen Lebzeiten nicht anerkannt. Er starb mit gerade einmal 45 Jahren und erlebte die Anerkennung seiner Leistung nicht mehr.

Nach seiner Schulzeit, in der er eine Begabung für Mathematik und Statistik zeigte, begann Snow eine medizinische Ausbildung in Newcastle upon Tyne. 1836 ging er nach London, wo er Medizin studierte, Präsident der Westminster Medical Society wurde und 1849 die Epidemiological Society of London mitbegründete, die sich dem Studium der Herkunft, Verbreitung, Eindämmung und Prävention von Epidemien widmete.

Äther und Anästhesie

In den 1840er-Jahren interessierte sich John Snow für die Anästhesie (siehe S. 128–131), die Verwendung von Chemikalien, um das Schmerzempfinden zu dämpfen und Bewusstlosigkeit herbeizuführen. 1846 kam die Nachricht aus Boston, dass man Äther unbedenklich als Anästhetikum in Zahnmedizin und Chirurgie verwenden könne. Snow befasste sich intensiv mit der Anästhe-

◁ **Teufels Beitrag**
Ein Cartoon von 1866 zeigt, wie Snows Schlussfolgerungen zur Cholera ein Jahrzehnt später anerkannt wurden.

▷ **Äther-Inhalator**
Dieses Gerät entwickelte John Snow 1847, nur ein Jahr nach der ersten Vorführung mit Äther in den USA. Die Dosierung wurde über die Temperatur des Wasserbads (rechts oben) geregelt.

sie und entwickelte auch eigene Gerätschaften. Er testete neue Gase wie Chloroform an Tieren und sich selbst (heute glauben Ärzte, dass diese Selbstversuche eine Vorerkrankung verschlimmert und zu seinem frühen Tod geführt haben). Er schrieb Artikel darüber und begründete den Beruf des spezialisierten Anästhesisten. Die Royal Medical and Chirurgical Society (eine Vorläuferin der Royal Society of Medicine) beschrieb ihn als »bewanderter und erfolgreicher als jeder andere auf diesem Gebiet«. Snow erhielt umfassende Anerkennung und trug dazu bei, die Anästhesie sicherer und wirksamer zu machen und ihr zu mehr Akzeptanz zu verhelfen.

Erforschung der Cholera

Snow kam erstmals 1831/1832 in einer Kohlenmine im nordenglischen Killingworth mit der Infektionskrankheit Cholera (siehe S. 122–123) in Kontakt. 1849 beobachtete er weitere Fälle und begann Ursache und Ausbreitung der Krankheit zu erforschen. Anhand der Hauptsymptome Erbrechen und Durchfall vermutete er eine Verdauungskrankheit, die wahrscheinlich durch die Einnahme kontaminierter Stoffe ausgelöst wurde. Allerdings war zu dieser Zeit die Miasmentheorie (siehe S. 120–121) fest etabliert und viele Experten hielten die Cholera für eine Blutkrankheit. In der Erstausgabe seines Pamphlets *On the Mode of Communication of Cholera* (Über die Übertragungswege der Cholera, 1849) schrieb Snow: »Es ist eine Tatsache, dass die Gegenseite großen Widerstand leistet und dass viele bedeutende Männer eine gegenteilige Meinung vertreten.«

1854 wendete Snow bei einer Untersuchung eines Choleraausbruchs im Londoner Stadtteil Soho eine epidemiologische Methodik an. Er besuchte Häuser, befragte deren Bewohner und studierte Pläne der Wasserversorgung und Kanalisation. Anschließend wandte er seine analytischen Fähigkeiten auf die so gewonnenen Daten an und

» Dieses Journal hat Dr. Snows **visionäre Arbeit** bei der Erforschung der **Choleraübertragung nicht anerkannt**.«

ENTSCHULDIGUNG FÜR AUSLASSUNGEN IN JOHN SNOWS NACHRUF IM FACHBLATT *THE LANCET*, 1958

zeichnete Karten, auf denen sich die Fälle eindeutig um eine Wasserpumpe in der Broad Street herum konzentrierten, was ein für diese Zeit revolutionärer Ansatz war. Mithilfe der lokalen Behörden ließ er den Schwengel der öffentlichen Pumpe entfernen, sodass sich die Anwohner ihr Wasser woanders besorgen mussten. Der Ausbruch war zwar bereits im Abklingen, aber Snow war überzeugt, dass seine Maßnahme die Eindämmung beschleunigt hatte.

Im Jahr darauf veröffentlichte Snow eine aktualisierte Ausgabe von *On the Mode of Communication of Cholera*. Obwohl seine Befunde überzeugend waren, wurden sie aus verschiedenen Gründen abgelehnt, nicht zuletzt wegen der hohen Kosten für eine Versorgung mit sauberem Wasser und eine funktionierende Kanalisation, aber auch dank gegensätzlicher Theorien, wie die des Bristoler Arztes William Budd, der die Cholera einem Pilz im Trinkwasser zuschrieb. Der enttäuschte Snow starb drei Jahre später und konnte den Erfolg seiner Arbeit nicht mehr erleben. In den

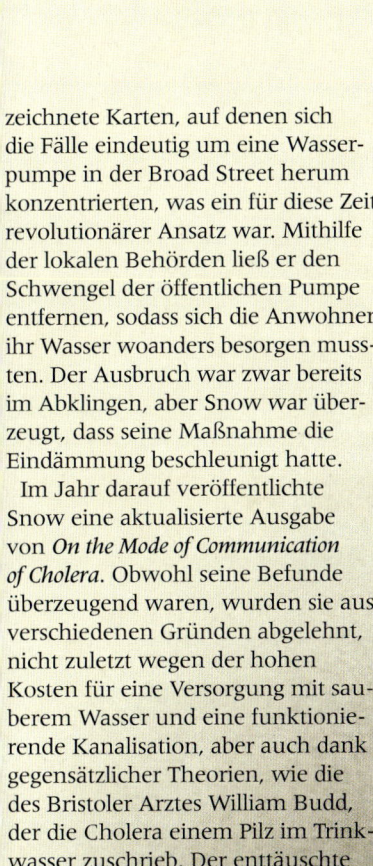

▷ **Ein einfacher Mann**
Snow war alles andere als flamboyant. Einem engen Freund zufolge »kleidete er sich einfach, blieb lieber für sich und fand alle Unterhaltung in seinen Fachbüchern, seinen Experimenten und schlichter Bewegung«.

nächsten Jahrzehnten wurde die Cholera aber mit detaillierteren Studien erforscht und man entwickelte die Keimtheorie (siehe S. 146–147). Auf diesem Weg wurden Snows Erkenntnisse bestätigt und er nahm seinen verdienten Platz in der Medizingeschichte ein.

CHRONIK

- **1813** Geburt in York, England, als ältester Sohn eines Bergarbeiters. Besuch einer lokalen Privatschule.
- **1827** Lehre beim Chirurgen William Hardcastle in Newcastle und Arbeit als Arzt in einer Kohlenmine während der Choleraepidemie von 1831–1832.
- **1836** Aufnahme des Studiums an der Hunterian School of Medicine in London, später Arbeit am Westminster Hospital.
- **1838** Mitglied des Royal College of Surgeons und einige Monate später der Society of Apothecaries.
- **1846** Zunehmendes Interesse an Äther als Anästhetikum und Forschung zur Verbesserung der Verabreichung. Versuche mit anderen Mitteln.
- **1847** *On the Inhalation of the Vapour of Ether* (Über die Inhalation von Ätherdämpfen) erscheint.
- **1849** *On the Mode of Communication of Cholera*, sein erster Bericht über die Übertragung durch verunreinigtes Trinkwasser, wird vom Institut de France ausgezeichnet.
- **1850** Eintritt ins Royal College of Physicians.
- **1853** Behandlung Königin Victorias mit Chloroform bei der Geburt des Prinzen Leopold und erneut 1857 bei der Geburt der Prinzessin Beatrice.
- **1855** Überarbeitete Auflage von *On the Mode of Communication of Cholera*, die jetzt den Choleraausbruch von 1854 in Soho einschließt.

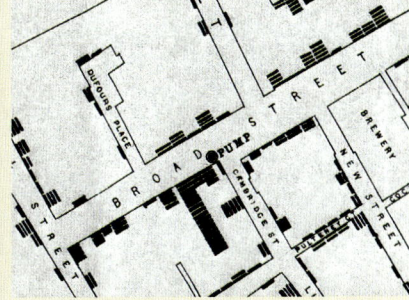

JOHN SNOWS KARTE VON SOHO MIT DEN MARKIERTEN CHOLERAFÄLLEN.

- **1858** *On Chloroform and Other Anaesthetics* (Über Chloroform und andere Anästhetika) erscheint. Snow stirbt an einer Kombination aus einem Schlaganfall und durch Selbstversuche mit Anästhetika verursachtes Nierenversagen. Beisetzung auf dem Brompton Cemetery in London.

SIEGESZUG DER WISSENSCHAFT 1800–1900

Epidemiologie und Gesundheitswesen

Bis zum 19. Jh. gab es kaum Fortschritte bei der Eindämmung von Epidemien in den schnell wachsenden Städten. Der Durchbruch kam erst mit der allmählichen Entdeckung der wahren Erreger der Krankheiten, die zu wirksamen Vorbeugungsmaßnahmen und einem echten öffentlichen Gesundheitswesen führte.

Im 4. Jh. v. Chr. versuchte der griechische Arzt Hippokrates die Krankheiten durch äußere Faktoren statt mit göttlicher Willkür zu erklären, wie es bis dahin üblich gewesen war. Die Ärzte waren aber weder in der Lage, Krankheiten zu verstehen, noch, ihre Ausbreitung zu verhindern. Nichtsdestotrotz zeigen die Einführung von Quarantäne und die Isolierung Kranker während der Pest im Italien des 14. Jh. eine gewisse Erkenntnis, dass eine Einschränkung des Kontakts mit Erkrankten die Seuche eindämmen kann.

Bessere Kanalisation

Die Epidemiologie, die Lehre von den Krankheitsmustern, Ursachen und Epidemien, entwickelte sich schneller als die Mittel zur Vorbeugung. 1662 analysierte der britische Statistiker John Graunt die Sterblichkeitsraten in England und differenzierte dabei nach Alter und Geschlecht der Verstorbenen, Jahreszeit und Ort. Bei vergleichbaren Studien kam Louis Villermé 1826 in Frankreich zum Schluss, dass Arme eine höhere Sterblichkeitsrate aufwiesen als ihre Zeitgenossen aus der Mittel- und Oberschicht. Die im 19. Jh. vorherrschende »Miasmentheorie« (siehe S. 120–121) besagte, dass üble Dünste in der Luft Krankheiten auslösten, und so unternahm man den Versuch, die infolge der industriellen Revolution unkontrolliert wachsenden Städte zu säubern. Die Choleraepidemie, die 1831–1832 London heimsuchte, führte zu Reformen. 1842 verfasste der britische Anwalt Edwin Chadwick einen Bericht über die Gesundheit in den Städten, der zur Gründung einer königlichen Kommission sowie lokaler Gesundheitsbehörden führte. Diese sollten für eine Durchsetzung von Gesundheits- und Hygienevorschriften sorgen. Gesetze verliehen ihnen die notwendige Autorität und ab 1848 konnten sie auch Gasthäuser kontrollieren und neue Kanalisation legen lassen. Als der britische Arzt John Snow den Übertragungsweg der Cholera entdeckte (siehe S. 122), sorgte man auch für sauberes Trinkwasser. 1858 stattete das britische Parlament das Metropolitan Board of Works mit 3 Millionen Pfund für den Bau neuer Abwasserkanäle in London aus. Als sie 1870 fertiggestellt waren, trugen sie entscheidend zum Ende der Choleraepidemien der letzten vier Jahrzehnte bei.

Öffentliche Impfprogramme

Die Erkenntnis, dass Krankheiten durch Bakterien und Viren übertragen werden (siehe S. 166–167), führte im späten 19. Jh. zu einer verstärkten Konzentration auf den Einsatz von Impfstoffen und Medikamenten gegen tödliche Erkrankungen. 1853 legte Großbritannien das erste große Impfprogramm gegen Pocken (siehe S. 100–101) auf, das in den folgenden Jahrzehnten in aller Welt übernommen wurde und 1977 zu einer Ausrottung der Krankheit führen sollte. Vergleichbare Maßnahmen gegen Polio, Typhus, Mumps und Masern ließen diese einst weitverbreiteten und oft tödlichen Infektionskrankheiten zur Seltenheit werden.

Nicht übertragbare Krankheiten

Als die Epidemien ansteckender Krankheiten in den Industrienationen nach dem Zweiten Weltkrieg seltener wurden, wendeten sich die Gesundheitsbehörden nicht ansteckenden Krankheiten wie Krebs und Diabetes, und Malaria,

3,06 PROZENT der Pariser Bürger in den Armenvierteln starben 1826.

1,91 PROZENT der Pariser Bürger in den Reichenvierteln starben 1826.

△ **»Typhus-Mary«**
Anfang des 20. Jh. war bekannt, dass auch Menschen ohne Symptome Träger des Typhuserregers sein und die Krankheit übertragen können. Die Köchin Mary Mallon steckte in den Haushalten, in denen sie arbeitete, mehr als 50 Menschen an.

BRITISCHE ÄRZTIN 1877–1967

JANET LANE-CLAYPON

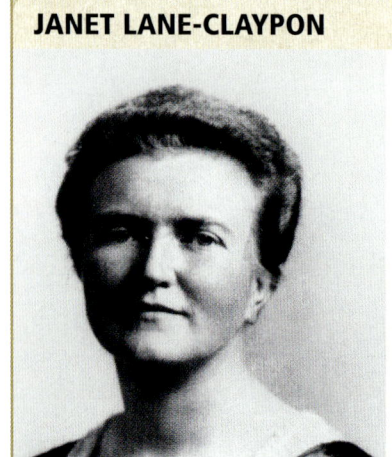

Als erste Frau, die ein Forschungsstipendium des British Medical Council erhielt, entwickelte die Ärztin Janet Lane-Claypon zwei grundlegende Untersuchungsmethoden der Epidemiologie. Sie verglich in Kohortenstudien die Gewichtszunahme zwischen einer Gruppe von Kindern, die gesäugt wurden, und einer Gruppe mit der Flasche ernährter Kinder. 1923 schloss sie in einer Fallkontrollstudie, dass Frauen, die früher heirateten, mehr Kinder bekamen und sie säugten, seltener Brustkrebs entwickelten.

> »Die vordringlichsten Maßnahmen sind Drainage, die **Entfernung aller Abfallstoffe** aus Wohngebieten, Straßen und Wegen und die **Verbesserung der Wasserversorgung**.«
>
> EDWIN CHADWICK, BRITISCHER ANWALT, ÜBER DIE SANITÄRE LAGE IN DER ARBEITENDEN BEVÖLKERUNG GROSSBRITANNIENS, 1850

▷ Tote im Krimkrieg

Diese von Florence Nightingale im Krimkrieg erstellte Grafik zeigt, dass mehr Soldaten an den Folgen von Infektionen starben als an ihren eigentlichen Verwundungen. Nightingale konnte schließlich mit ihrer hartnäckigen Kampagne die Hygiene in den Feldlazaretten verbessern.

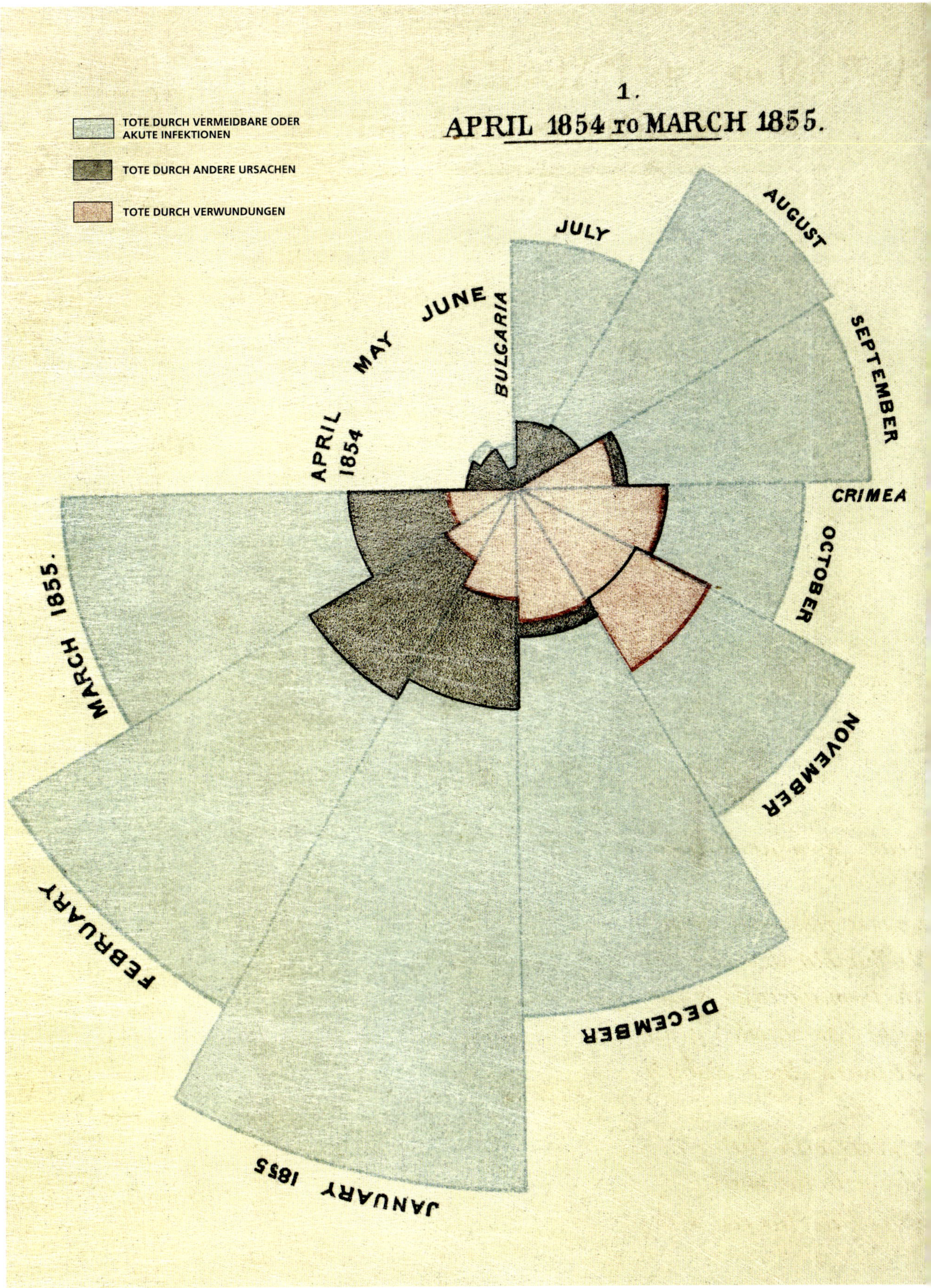

die vor allem in ärmeren Ländern grassierte, zu. In den 1950er-Jahren stellte man erstmals einen Zusammenhang zwischen Rauchen und Lungenkrebs her, was zum Versuch führte, den Tabakkonsum durch Steuern, Aufklärungskampagnen und Rauchverbot in der Öffentlichkeit einzuschränken.

Gesundheitsorganisationen

Auf nationaler Ebene übernahmen Organisationen, wie der 1948 gegründete britische National Health Service (NHS) und das 1946 gegründete amerikanische US Communicable Disease Center, die öffentliche Gesundheitsvorsorge. Weltweit koordiniert die Weltgesundheitsorganisation (WHO) seit 1948 Kriseneinsätze – so bei Ebola (2014–2015) in Westafrika und COVID-19 (seit 2020) – und plant langfristig die Ausrottung von Krankheiten (siehe S. 266–267).

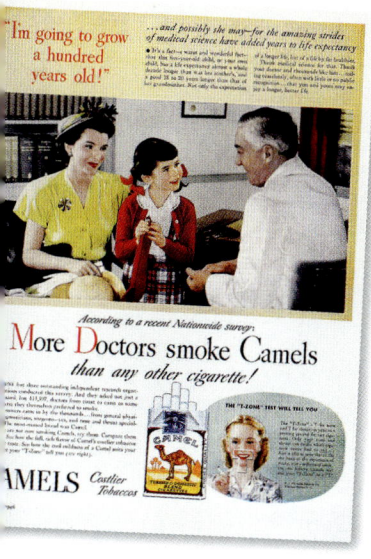

△ Rauchen und Lungenkrebs

Bevor medizinische Studien einen Zusammenhang zwischen dem Rauchen und Lungenkrebs belegten, propagierte Werbung Rauchen sogar als gesund. 1960 glaubte mehr als ein Drittel der amerikanischen Ärzte immer noch nicht, dass Rauchen zu Lungenkrebs führt.

SIEGESZUG DER WISSENSCHAFT 1800–1900

Anästhesie

Seit der Antike suchten Ärzte nach Möglichkeiten, die Schmerzen ihrer Patienten bei Operationen zu lindern. 1846 hatte der amerikanische Zahnarzt William Morton schließlich die Idee, seine Patienten mit Gas zu betäuben, und das Zeitalter der modernen, schmerzfreien Chirurgie begann.

Obwohl Ärzte Methoden zur Schmerzlinderung testeten, blieben Operationen lange Zeit nicht nur gefährlich, sondern auch schmerzhaft. Bereits im 2. Jh. setzte man in China Hanf als Anästhetikum ein, im Mittelalter nutzten arabische Ärzte mit Alraune und Opium getränkte »Schlafschwämme«. Im 18. Jh. wurden Nervenleitungen nahe der Operationsstelle mit Schraubzwingen abgeklemmt, was den Patienten aber nur noch mehr Schmerzen bereitete. In den 1770er-Jahren war der deutsche Arzt Franz Anton Mesmer mit seinem Animalischen Magnetismus erfolgreicher (siehe S. 160), mit dem er Patienten in Trance versetzte und so ihr Schmerzempfinden reduzierte.

80 PROZENT betrug die Sterblichkeitsrate geschätzt nach Operationen vor dem 19. Jh.

Lachgas
Als deutlich aussichtsreichere Methode entpuppte sich die Betäubung des Patienten durch das Einatmen von Gasen und Dämpfen. 1799 beobachtete der englische Chemiker Humphry Davy die betäubende Wirkung von Lachgas und glaubte, »es könnte während Operationen zum Vorteil eingesetzt werden«. Er verfolgte seine Idee aber nicht weiter und so blieb Lachgas jahrzehntelang vor allem ein Partyspaß.

Echte Fortschritte kamen aus den USA, wo der Zahnarzt Horace Wells in den 1840er-Jahren mit Lachgas experimentierte, das er über eine Holzröhre verabreichte, an der eine Tierblase hing. Er ließ sich sogar selbst einen Zahn ziehen, um zu beweisen, dass dies mit Lachgas schmerzfrei ging. 1845 schlug allerdings eine Vorführung von Wells in Boston fehl, als er seinen früheren Praxispartner William Morton operierte und dieser Schmerzen hatte. Morton suchte danach entschlossen nach Alternativen.

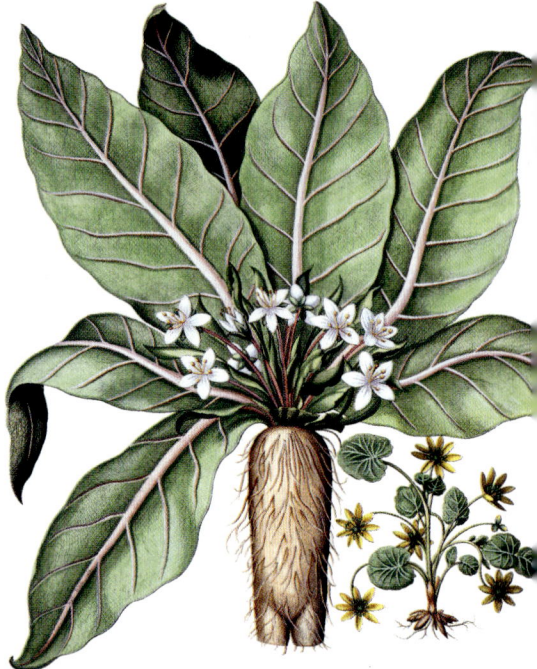

▷ **Alraune**
Die Wurzel der Alraune enthält halluzinogene und betäubende Komponenten und wurde im Mittelalter – manchmal mit Opium gemischt – als Betäubungsmittel eingesetzt. Allerdings führte eine zu hohe Dosis zu Delirium und Tod.

Äther und Chloroform
Die Eigenschaften von Diethylether (allg. Äther genannt) sind schon seit dem 16. Jh. bekannt, und bereits 1842 verwendete der Mediziner Crawford Long ihn in Georgia als allgemeines Anästhetikum. Long veröffentlichte seine Ergebnisse aber nicht und so wurde die erste erfolgreiche Operationsserie mit Anästhetika William Morton zugeschrieben.

Nachdem er den Äther zunächst an sich, einem Hund und mehreren Assistenten getestet hatte, zog Morton am 30. September seinem Patienten Eben Frost unter Äthernarkose einen Zahn. Der Patient spürte keinen Schmerz und Mortons Erfolg sprach sich schnell herum. Ein paar Tage später wurde er eingeladen, am Massachusetts General Hospital einem Patienten einen gutartigen Tumor am Hals zu entfernen. Inzwischen hatte er seine Methode verfeinert und tropfte den Äther nicht mehr direkt auf einen Schwamm, sondern verwendete eine Art Inhalator mit einer Glaskugel. Die Operation wurde vor den Augen einer Schar interessierter Mediziner durchgeführt und war erneut ein Erfolg.

Im November desselben Jahres waren Mediziner von Mortons Methode so weit überzeugt, dass sie bei einem siebenjährigen Mädchen, dass unter Tuberkulose im Knie litt, eine Amputation unter Äthernarkose durchführten. Danach verbreitete sich die Technik zügig und bereits am 19. Dezember 1846 wurde in Großbritannien die erste Operation unter Äther,

> »Dieser Yankee-Trick **schlägt Mesmerismus** um Längen.«
>
> ROBERT LISTON, SCHOTTISCHER CHIRURG, NACH DER ERSTEN AMPUTATION UNTER GASNARKOSE IN GROSSBRITANNIEN, 21. DEZEMBER 1846

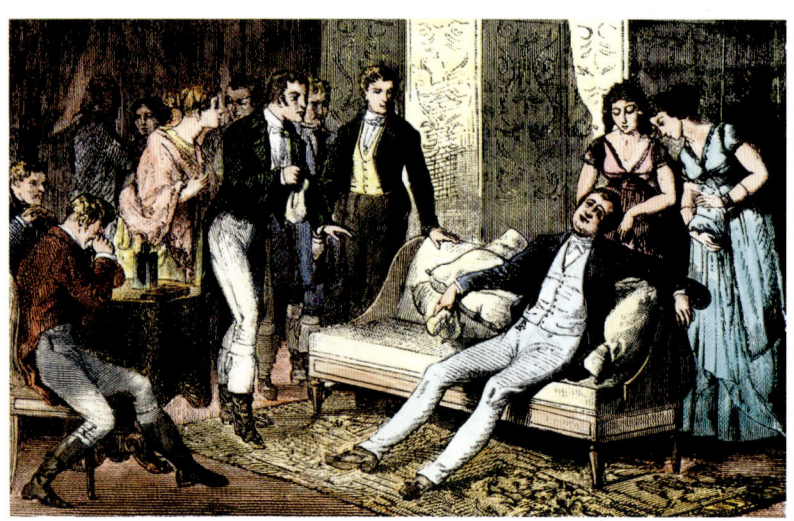

◁ **Lachgas**
Nachdem Humphry Davy die erheiternde Wirkung des Lachgases entdeckt hatte, wurde es auf Partys sehr beliebt. In den 1840er-Jahren wurde es als Gesellschaftsdroge vom einfacher zu transportierenden Äther abgelöst.

eine Zahnextraktion, durchgeführt und die zweite, eine Amputation, nur zwei Tage später. Sie verlief so reibungslos, dass der Patient fragte, wann die OP denn beginne, nachdem sein Bein bereits abgesägt war.

Im Januar 1847 erreichte die Anästhesie Frankreich und bereits sechs Monate später wurde in Australien zum ersten Mal unter Narkose operiert. Da Äther langsam wirkte und unangenehme Nebenwirkungen wie Erbrechen hatte, kam er schnell aus der Mode. James Young Simpson, ein Professor für Geburtshilfe in Edinburgh, experimentierte mit Chloroform und setzte es 1847 erstmals ein. Es wirkte schneller und sanfter und wurde in den 1850er-Jahren ein beliebtes Mittel gegen Geburtsschmerzen, nachdem John Snow es Königin Victoria bei ihren letzten beiden Geburten verabreicht hatte.

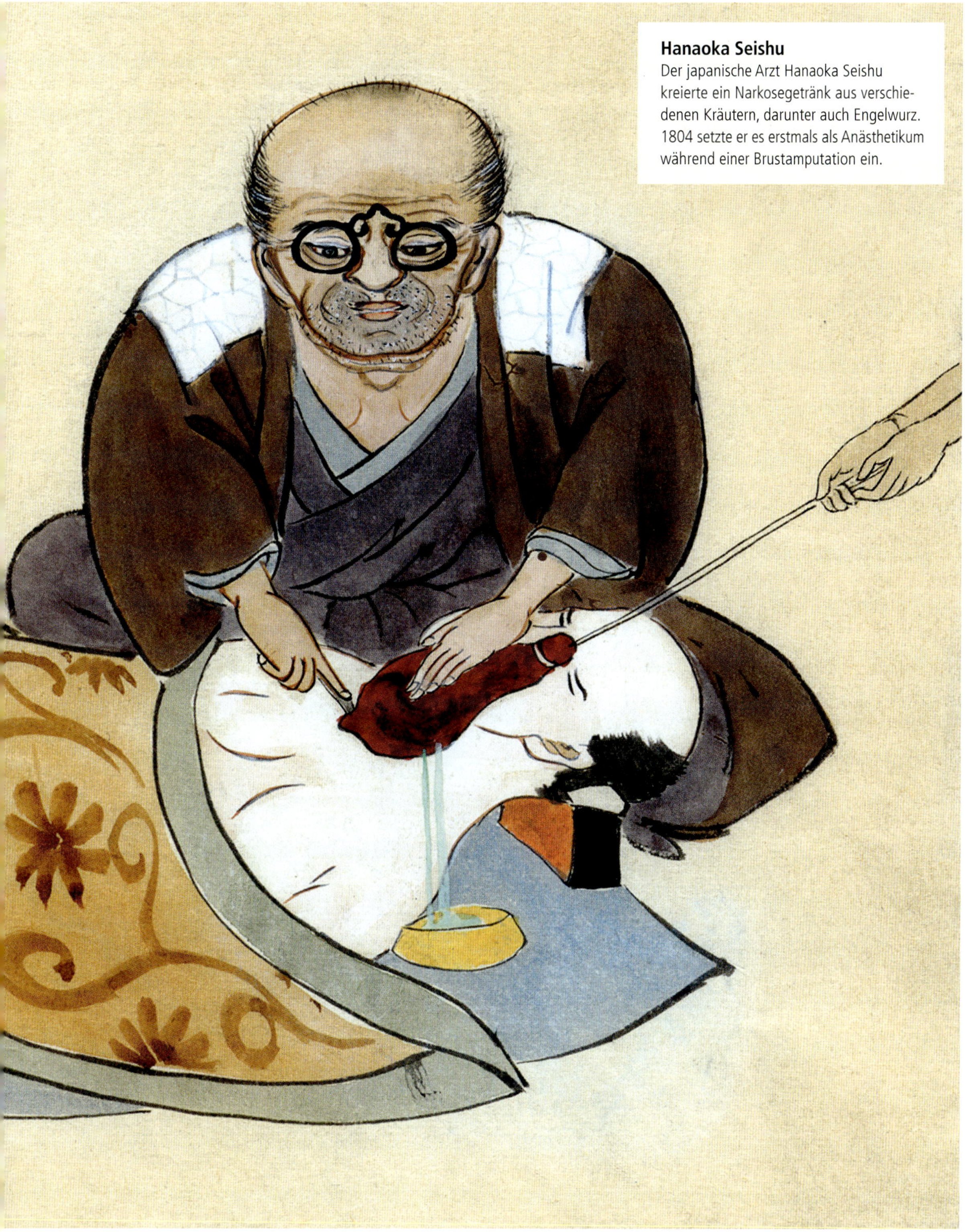

Ein langer Weg
Mortons erfolgreiche Anästhesie revolutionierte binnen eines Jahres die Chirurgie. Chirurgen konnten länger, langsamer und sorgfältiger operieren, ohne Angst, dass ihr Patient an Schock starb. In der zweiten Hälfte des 19. Jh. wurde die Anästhesie weiter verfeinert. Dank besserer Gase, Masken und Pumpen konnten Betäubungsmittel feiner dosiert werden. 1884 kam die Lokalanästhesie hinzu, als man während einer Operation Kokain als Augentropfen einsetzte. Intravenöse Anästhetika, die viel schneller wirkten als durch Inhalation verabreichte, wurden erstmals 1874 genutzt und in den 1890er-Jahren wurde die Spinalanästhesie entwickelt.

Die erstaunlichen Fortschritte, die die Anästhesie im 19. Jh. erzielte, revolutionierten die Chirurgie und ebneten den komplexeren Operationstechniken des 20. und 21. Jh. den Weg, die nun auch Eingriffe an inneren Organen erlaubten.

Hanaoka Seishu
Der japanische Arzt Hanaoka Seishu kreierte ein Narkosegetränk aus verschiedenen Kräutern, darunter auch Engelwurz. 1804 setzte er es erstmals als Anästhetikum während einer Brustamputation ein.

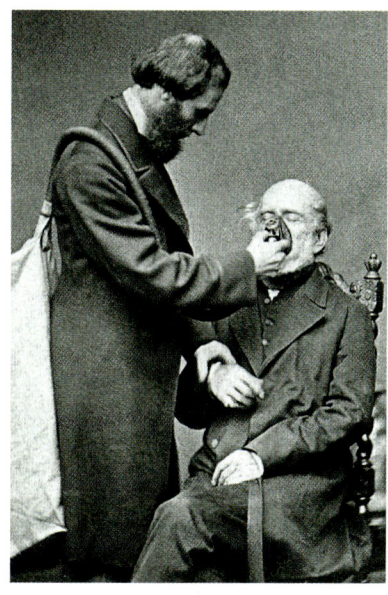

△ **Chloroforminhalator**
1862 erfand der englische Arzt Joseph Thomas Clover diesen Apparat, um seinen Patienten Chloroform dosiert verabreichen zu können. Zuvor waren Patienten hin und wieder an einer Überdosis gestorben.

SIEGESZUG DER WISSENSCHAFT 1800–1900

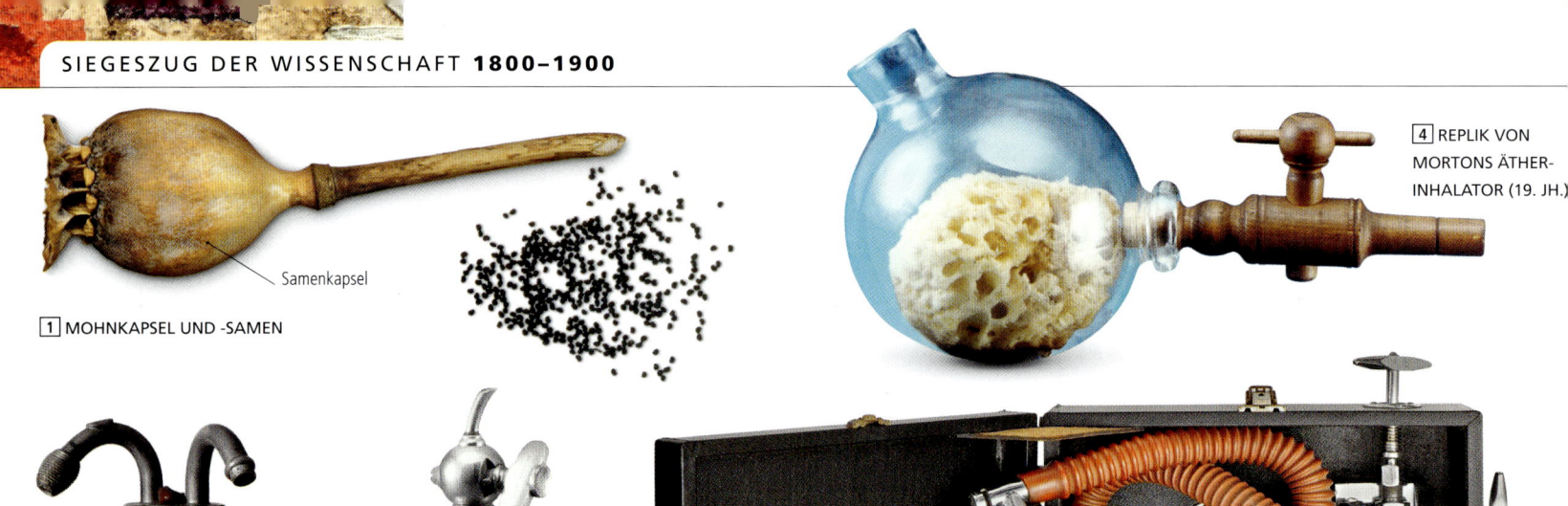

Samenkapsel

1 MOHNKAPSEL UND -SAMEN

4 REPLIK VON MORTONS ÄTHER-INHALATOR (19. JH.)

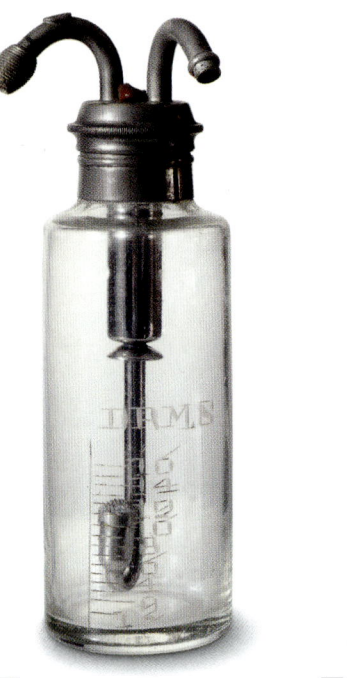

2 CHLOROFORMINHALATOR (1848)

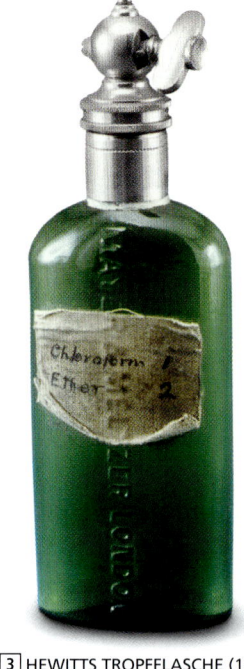

3 HEWITTS TROPFFLASCHE (1886)

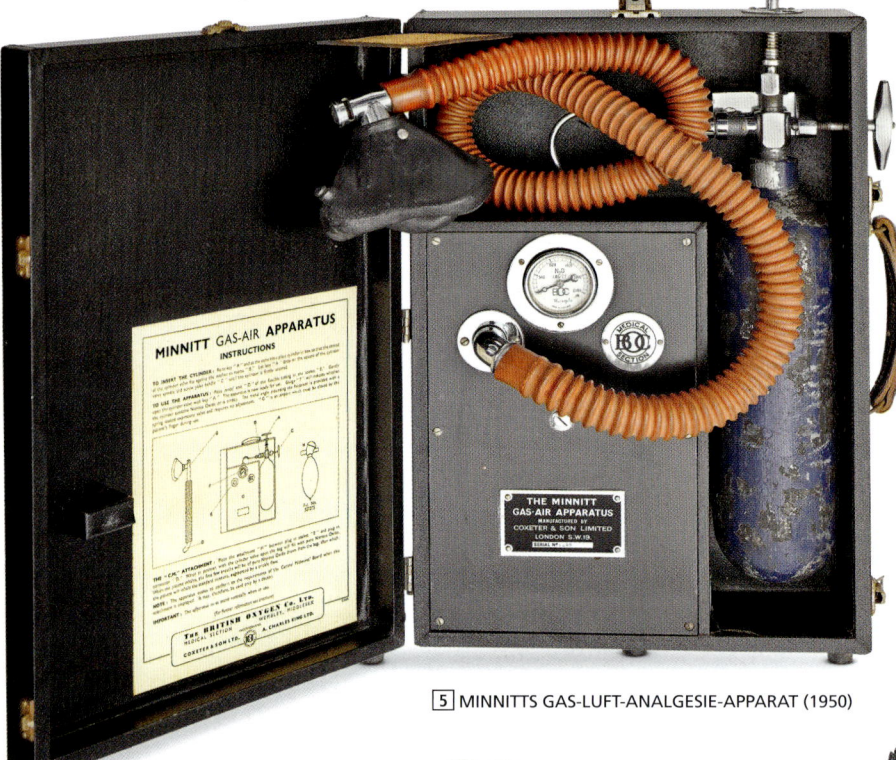

5 MINNITTS GAS-LUFT-ANALGESIE-APPARAT (1950)

6 ANÄSTHESIE-MASKE (19. JH.)

Gazeüberzug

7 GASMISCHGERÄT

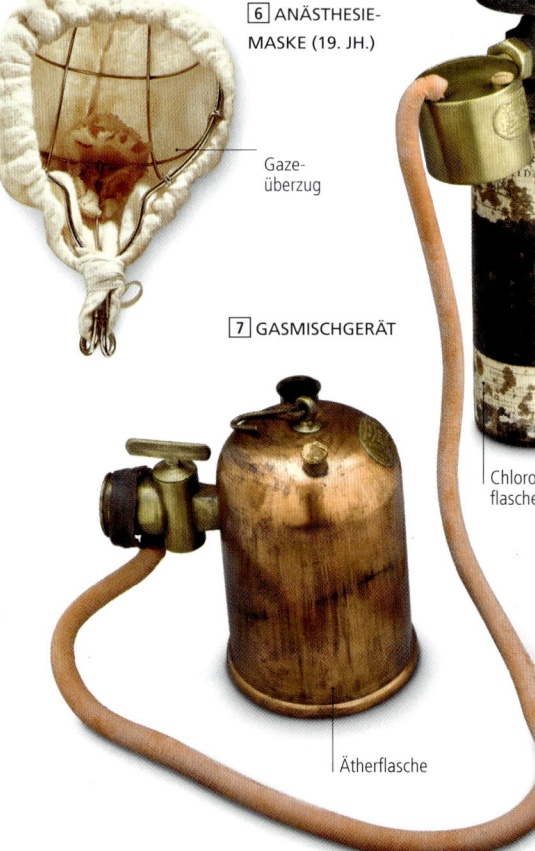

Chloroformflasche

Ätherflasche

Frühe Anästhesie

Die Anwendung von Anästhetika (siehe S. 128–129) erforderte anfangs komplizierte Apparate zum Erzeugen, Mischen und Verabreichen des Gases. Mit der Zeit aber wurden die Geräte kompakter und praktischer.

1 Mohnkapsel Die Samen des Schlafmohns wirken beruhigend und wurden in der Antike zur Schmerzlinderung eingesetzt. **2 Chloroforminhalator** John Snows Inhalator hat zwei Rohre, durch die Chloroform ein- bzw. wieder ausgeatmet wird. **3 Hewitts Tropfflasche** Mit dieser Flasche konnte man Chloroform oder Äther dosiert tropfenweise verabreichen. **4 Mortons Ätherinhalator** Dieser Inhalator wurde erstmals 1846 von William Morton eingesetzt. Durch den Hahn tropfte Äther auf den Schwamm und die Dämpfe wurden durch eine Gummimaske eingeatmet. **5 Minnitts Gas-Luft-Analgesie-Apparat** Die Gas-Luft-Maschine erzeugte ein Gemisch aus Lachgas und Luft, um Geburtsschmerzen zu lindern. **6 Anästhesiemaske** Diese Atemmaske aus dem 19. Jh. besteht aus einem Drahtgeflecht mit einem Gazeüberzug und einem in Äther getränkten Schwamm und wurde über Mund und Nase gelegt. **7 Gasmischgerät** Bei diesem Gerät wurde Chloroform oder Äther aus einem Zylinder in einen kleineren Messingzylinder geleitet. Ein Schlauch verband diesen Zylinder mit einer Atemmaske für den Patienten. **8 Injektionsspritze** Ermöglicht die intravenöse Injektion von Medikamenten. **9 Boyles Narkosegerät** Mit diesem Gerät konnte der Anästhesist die Verdampfung und Mischung des Narkosemittels gezielt und sicher steuern. **10 Clayfields Lachgasgerät** Dieses Gerät maß die Menge an Lachgas, die ein Patient einatmete. **11 Basket-Boyle-Narkosegerät** Diese Maschine ermöglichte einen kontinuierlichen Gasfluss. **12 Lachgasflaschen** Flaschen wie diese wurden ab den 1850er-Jahren in der Zahnmedizin genutzt.

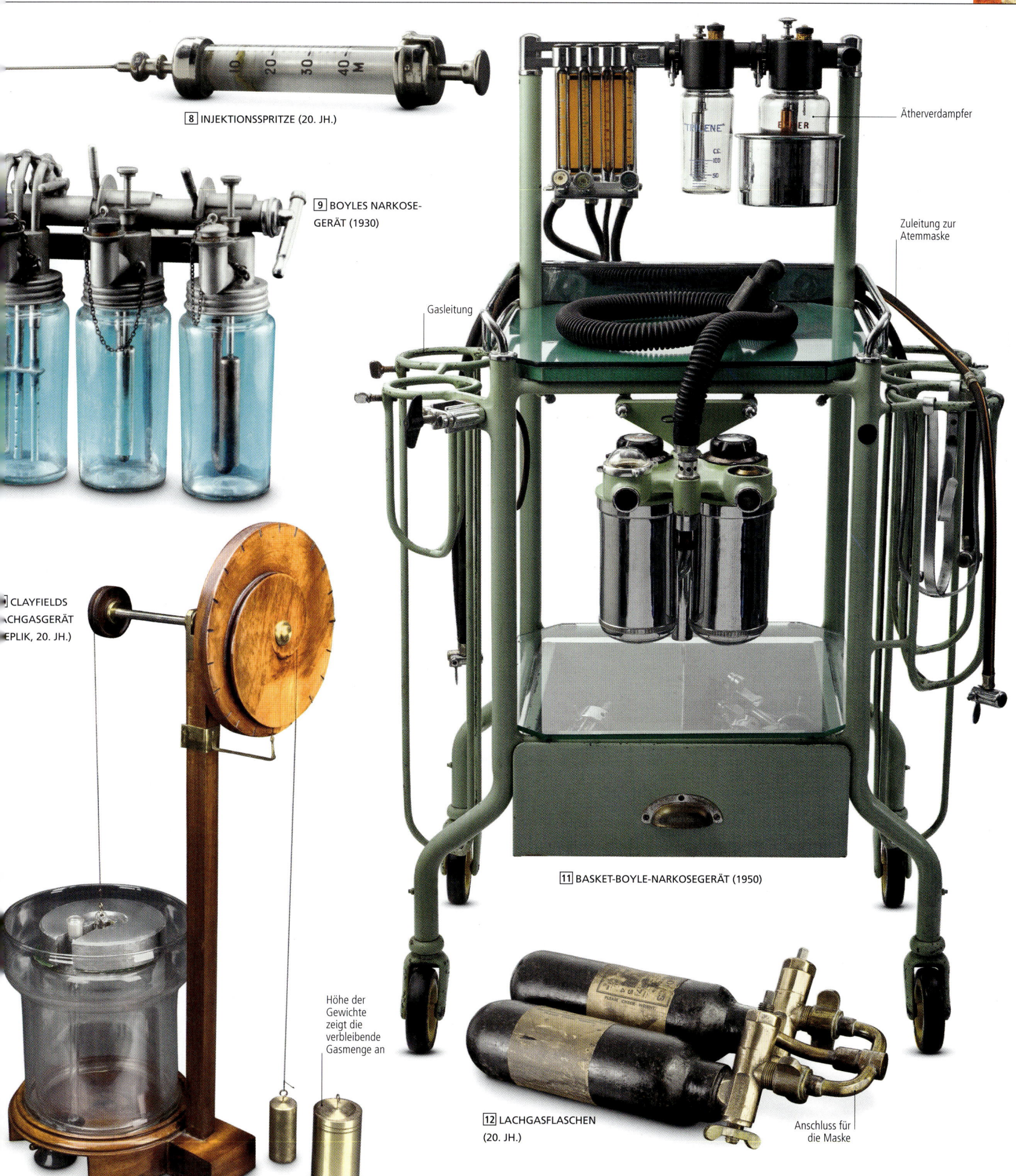

SIEGESZUG DER WISSENSCHAFT 1800–1900

Zahnheilkunde

Fortschritte in der Dentaltechnik haben die Mundgesundheit wesentlich verbessert. Wo man früher kariöse Zähne nur noch ziehen konnte, ist es heute oftmals möglich, die meisten, wenn nicht sogar alle Zähne zu erhalten.

Im Gegensatz zur landläufigen Meinung, dass die Menschen im Mittelalter den Mund voller verrotteter Zähne hatten, wussten die meisten schon damals, wie wichtig Zahnhygiene ist, und putzten sich regelmäßig die Zähne. Den Reichen standen Vorläufer heutiger Zahnärzte zu Verfügung, die Zähne zogen, Löcher füllten und Prothesen anfertigten, aber ihre Techniken waren primitiv und meist auch äußerst schmerzhaft.

Historiker schätzen, dass 20 Prozent der Europäer im Mittelalter unter Karies litten. Diese Zahl stieg durch den zunehmenden Konsum von Zucker im 19. Jh. bis auf 90 Prozent. Der steigende Bedarf an Behandlungen veränderte die Zahnmedizin nachhaltig. Das 19. Jh. brachte viele Fortschritte, wie den neigbaren Zahnarztstuhl, Amalgamfüllungen und den Einsatz von Anästhesie.

Im späten 19. Jh. verdrängten Bohrer die Feilen und Meißel als Operationsbesteck und man füllte kariöse Zähne lieber, statt sie zu ziehen. Auf Harringtons Uhrwerkbohrer von 1864 folgte 1872 der fußbetriebene Bohrer des amerikanischen Zahnarztes James Morrison. 1875 brach mit der Erfindung des elektrischen Zahnbohrers die moderne Ära der Zahnmedizin an. Ab 1957 kamen mit der Erfindung des Luftturbinenbohrers Hochgeschwindigkeitsinstrumente zum Einsatz und in der zweiten Hälfte des 20. Jh. kamen weitere Innovationen, wie flouridhaltige Zahncreme, Laser, Kunstharze als Füllmaterial, Keramik-Implantate und »unsichtbare« Spangen, hinzu und transportierten die Zahnmedizin ins 21. Jh.

> »Die **Zahnmedizin** ist eine eigene medizinische **Disziplin**.«
> CHARLES MAYO, AMERIKANISCHER ARZT, IN EINER REDE VOR DER AMERICAN MEDICAL ASSOCIATION, 1928

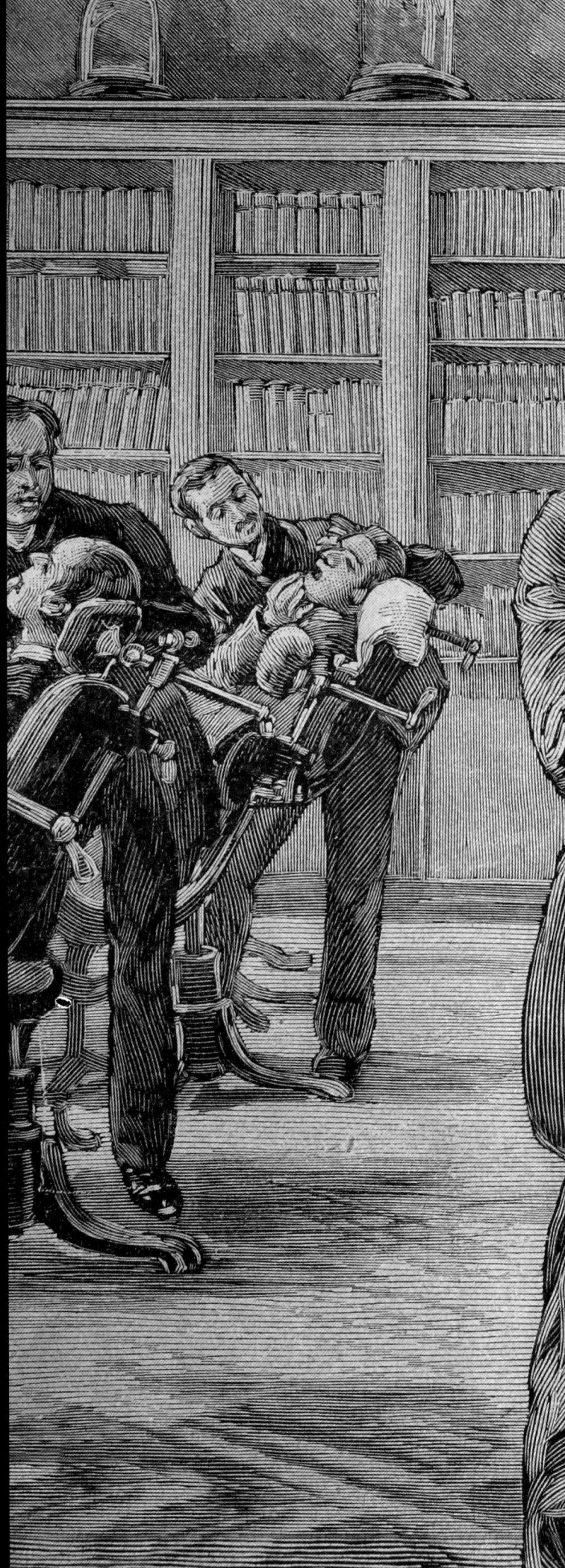

▷ Elektroanästhesie
Ab den 1840er-Jahren experimentierte man wie in dieser Pariser Schulzahnklinik mit Strom als Anästhetikum. Die Ergebnisse waren enttäuschend und letztlich setzte sich die chemische Narkose durch.

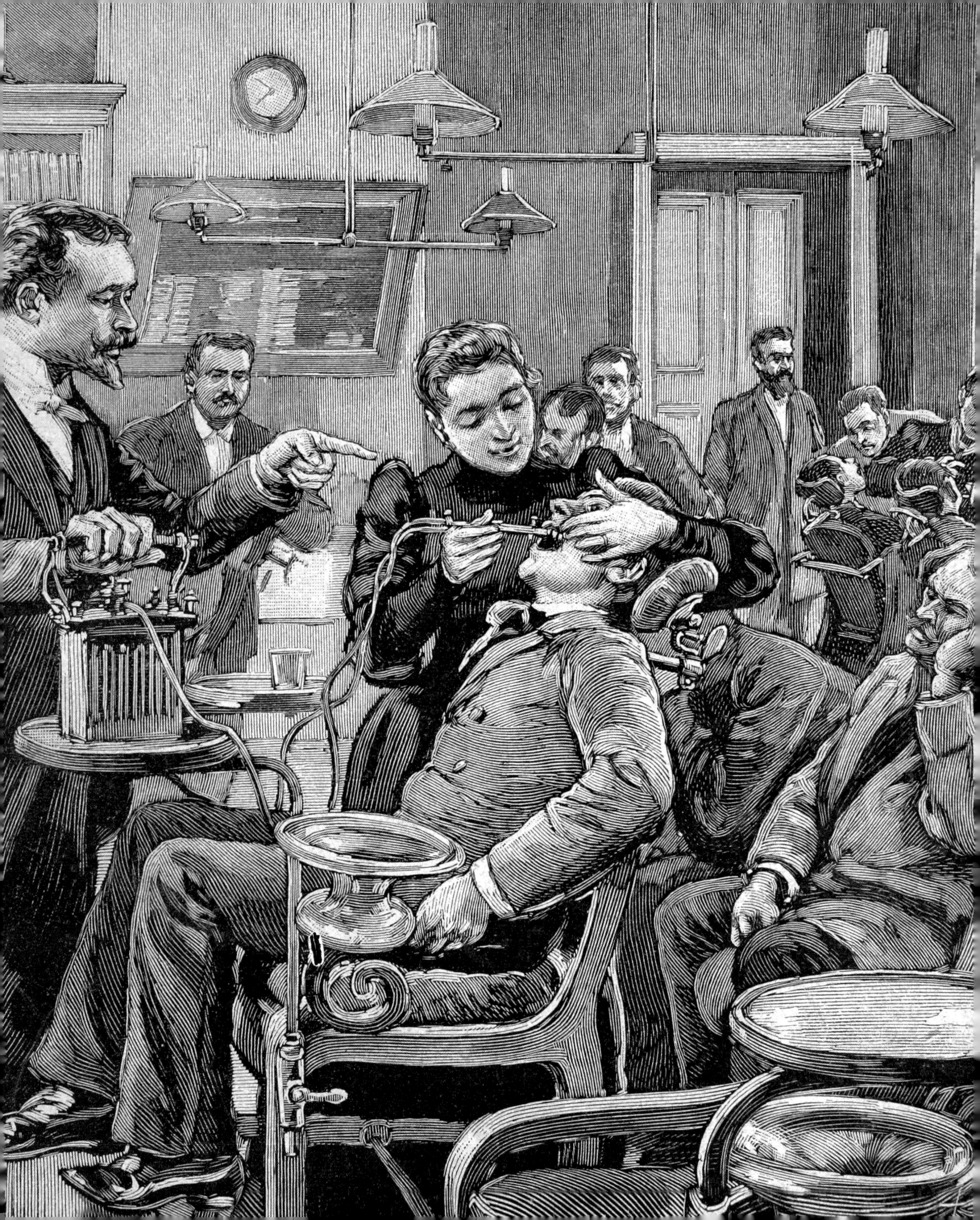

Schwangerschaft und Geburt

In vielen Kulturen war die Vorsorge für Frauen in der Schwangerschaft, die Geburt sowie die Versorgung von Kleinkindern kein Teil der allgemeinen Medizin. Hebammen wurden erst vor rund 100 Jahren offiziell anerkannt.

Heute gibt es innerhalb der Medizin Spezialgebiete für Frauen- und Kindergesundheit. Die Gynäkologie umfasst die Frauenheilkunde und Geburtshilfe, Hebammen begleiten normal verlaufende Schwangerschaften und Geburt. Kinderärzte sind für Kinder bis zur Pubertät zuständig. Derartige Fachgebiete existierten jedoch nicht immer.

Überliefertes Wissen

Jahrtausendelang waren Schwangerschaft und Geburt Privatsache, bei der nur Familienmitglieder und Freunde ohne Medizinkenntnisse beteiligt waren. Im alten Mesopotamien und Ägypten gab es Geburtshelferinnen, die die werdende Mutter unterstützten, und im Papyrus Ebers (siehe S. 20–21) werden Spezialistinnen – die Hebammen ihrer Zeit – beschrieben. Einer der ersten medizinischen Texte zur Frauengesundheit ist die *Gynaikeia* (Gynäkologie) des griechischen Arztes Soranos von Ephesos aus dem 1. Jh. Die erste wichtige chinesische Arbeit über Geburtshilfe und Gynäkologie ist *Jing Xiao Chan Bao* (Gesammeltes Wissen der Geburtshilfe) des chinesischen Arztes Zan Yin von etwa 850. Er erwähnt darin Methoden der traditionellen chinesischen Medizin (siehe S. 26–27) und pflanzliche Mittel, z. B. gegen morgendliches Erbrechen oder Fehlgeburten.

Der Kaiserschnitt (*Sectio caesarea*) ist eine der ältesten bekannten chirurgischen Eingriffe, schon vor 3000 Jahren wurde in China, vor 2200 Jahren in Indien darüber geschrieben. Die Bezeichnung soll auf den römischen Kaiser Julius Caesar zurückgehen. Dieser soll 100 v. Chr. mithilfe eines Kaiserschnitts auf die Welt geholt worden sein. Wahrscheinlicher ist aber das lateinische Wort *caedare* für »schneiden« als Ursprung.

1598 führte der französische Chirurg Jacques Guillemeau in seinem Buch über Geburtshilfe den Begriff der »section« (Schnitt) für die Operation ein. Der deutsche Gynäkologe Ferdinand Kehrer wandte 1881 bei einer Operation in Meckesheim eine bahnbrechende neue Kaiserschnittmethode an. Er machte quer über die Gebärmutter einen Schnitt, was den Blutverlust der Frau deutlich reduzierte.

Männer in der Gynäkologie

Im 16. Jh. erkannten europäische Mediziner, wie der französische Bader und Militärarzt Ambroise Paré (siehe S. 78–79), dass sich ihr medizinisches Wissen auch auf dem Gebiet anwenden ließ, das bisher von Hebammen ohne jegliche medizinische Ausbildung dominiert wurde. Der deutsche Arzt und Apotheker Eucharius Rösslin der Ältere verfasste mit *Der schwangeren Frauen und Hebammen Rosengarten* das erste wichtige Handbuch der Geburtshilfe, das wesentlich zur Verbreitung medizinischen Wissens beitrug.

Im Jahr 1609 verfasste Louyse Bourgeois, die fortschrittliche Hebamme des französischen Hofes, als erste Frau mit *Observations diverses sur la stérilité, perte de fruits, fécondité, accouchements et maladies des femmes et enfants nouveaux-nés* (Verschiedene Beobachtungen zu Sterilität, Fruchtverlust, Fruchtbarkeit, Geburt und Krankheiten von Frauen und Neugeborenen) eine medizinische Abhandlung über die Geburtshilfe. Doch mehr und mehr wurden die Aufgaben der Hebammen von Männern übernommen, die sich Geburtshelfer nannten.

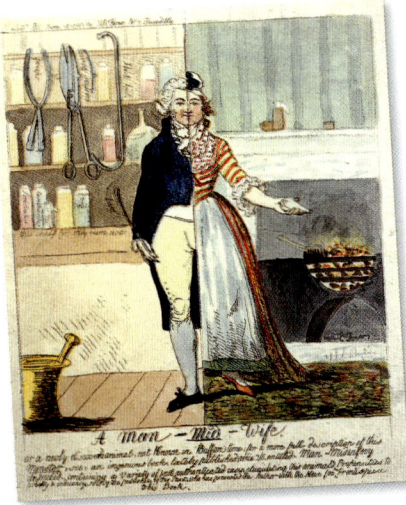
△ **Männliche Hebamme**
Diese Karikatur von 1793 macht sich über Männer als Hebammen lustig. Man hielt den häufig anerkannten Chirurgen vor, es ginge ihnen nicht um das Wohl von Mutter und Kind, sondern sie wollten ihren Ruhm und Einfluss vergrößern.

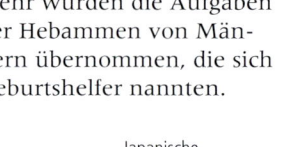

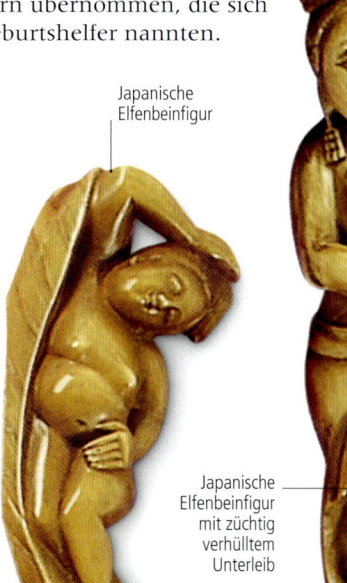
△ **Kaiserschnitt in Uganda**
Ursprünglich wurde der Kaiserschnitt durchgeführt, um das Kind zu retten, wenn die Mutter im Sterben lag. Medizinische Fortschritte im 19. Jh., wie Narkose und Desinfektion, verbesserten allerdings die Überlebenschancen der Mütter.

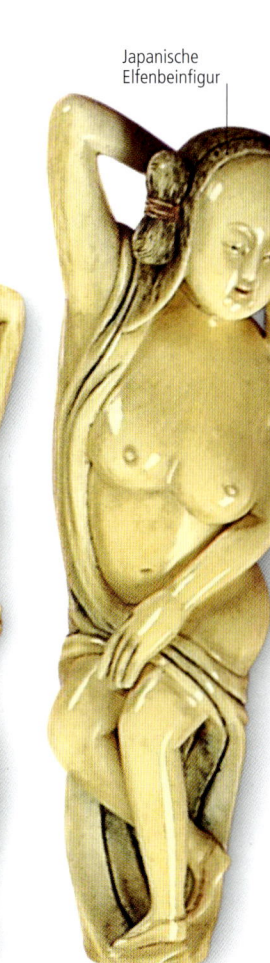

Japanische Elfenbeinfigur

Japanische Elfenbeinfigur

Japanische Elfenbeinfigur mit züchtig verhülltem Unterleib

SCHWANGERSCHAFT UND GEBURT

In der ersten Hälfte des 18. Jh. wurden Geburtszangen eingeführt, u. a. durch den schottischen Geburtshelfer William Smellie, der in den 1750er-Jahren *A Treatise on the Theory and Practice of Midwifery* (Eine Abhandlung über Theorie und Praxis der Geburtshilfe) verfasste. Solche Zangen waren bereits im alten Rom bekannt (siehe S. 42–43), wurden jetzt aber häufiger angewandt. Da immer mehr Geburten in Krankenhäusern stattfanden, vergrößerte sich der Einfluss männlicher Geburtshelfer. Ihnen fehlte es jedoch meist an Mitgefühl. Die mangelnde Krankenhaushygiene schließlich führte zu häufigem Kindbettfieber.

Anerkannte Hebammen

Durch die Arbeit Florence Nightingales und anderer Krankenschwestern (siehe S. 142–143) rückte die Arbeit von Hebammen stärker in den Fokus und bald wurde ihr Berufsstand weltweit anerkannt. 1861 wurde in den Niederlanden die erste Professionelle Stiftung zur Ausbildung von Hebammen gegründet. In Großbritannien gründete die Frauenrechtlerin Louisa Hubbard 1881 das spätere Midwive's Institute (Hebammen-Institut). 1902 wurden Hebammen dann in England und Wales gesetzlich als Berufszweig mit eigener Ausbildung und Zertifikat anerkannt. Aus dem Midwive's Institute wurde 1947 das Royal College of Midwives. Die französische Hebammenschule wurde 1949 gegründet und das American College of Nurse-Midwifery 1955. Ab der Mitte des 20. Jh. finden sich in vielen Ländern ähnliche Schulen.

AMERIKANISCHE HEBAMME UND AUTORIN (*1940)
INA MAY GASKIN

Die in Iowa, USA, geborene Gaskin veröffentlichte 1977 das Buch *Spiritual Midwifery*, in dem sie Schwangerschaft, Geburt und Stillen vom natürlichen Standpunkt aus erklärte. Sie betont dabei mentale, intellektuelle, emotionale und traditionelle Aspekte der Geburt, spricht aber auch über den medizinisch-körperlichen Ablauf. Sie ist eine Verfechterin der natürlichen Geburt und plädiert für ein minimales Eingreifen, eine aktive Rolle von Familie und Freunden und die Hausgeburt. Sie schrieb bis in die 2000er-Jahre eine Reihe von Bestsellern.

> »**Unsere Körper müssen recht gut funktionieren,** sonst gäbe es auf der Erde nicht so viele Menschen.«

INA MAY GASKIN, AMERIKANISCHE HEBAMME UND AUTORIN, IN *INA MAY'S GUIDE TO CHILDBIRTH*, 2003

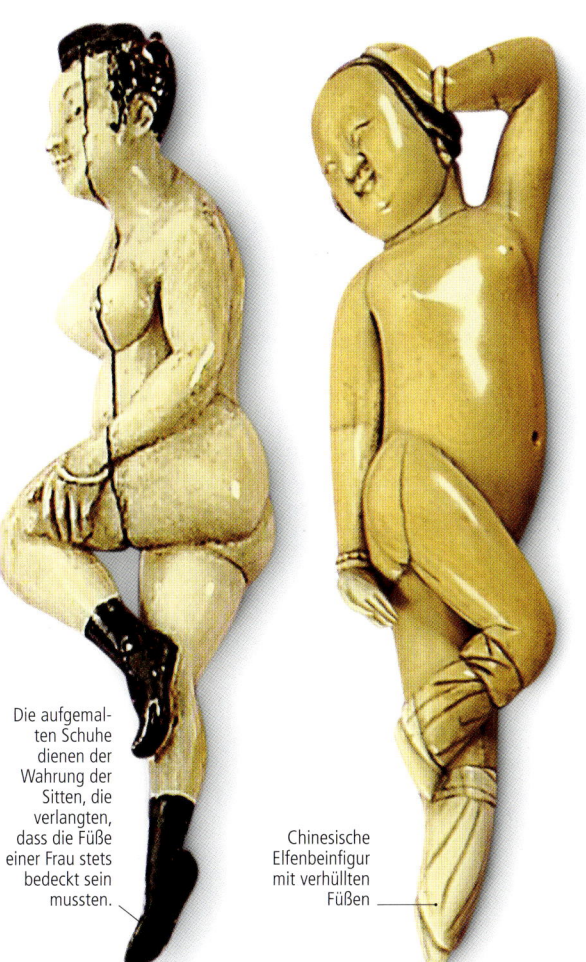

Die aufgemalten Schuhe dienen der Wahrung der Sitten, die verlangten, dass die Füße einer Frau stets bedeckt sein mussten.

Chinesische Elfenbeinfigur mit verhüllten Füßen

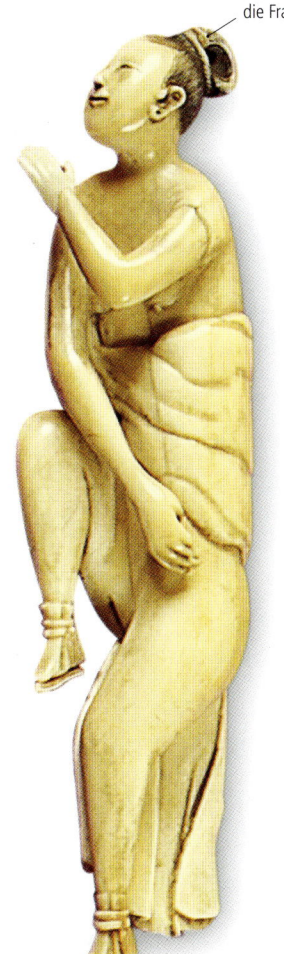

Der Haarknoten zeigt, dass die Frau erwachsen ist.

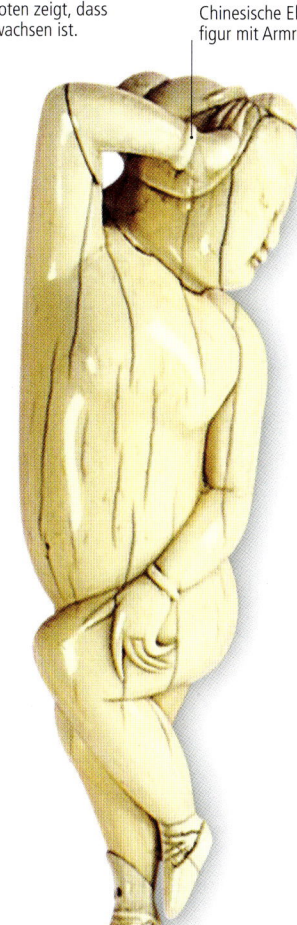

Chinesische Elfenbeinfigur mit Armreifen

▽ **Figuren zur Diagnostik**
Oft durften männliche Ärzte aufgrund kultureller Tabus den Genitalbereich von Frauen nicht untersuchen. Dann erklärten Frauen ihre Beschwerden anhand von Puppen. Die Figuren aus China und Japan stammen aus dem 18. und 19. Jh.

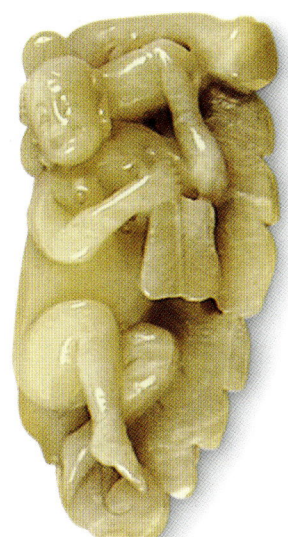

135

SIEGESZUG DER WISSENSCHAFT 1800–1900
Hebammen

Skulpturen und Papyri aus dem alten Ägypten zeigen bereits eigens ausgebildete Frauen, die Mütter während Schwangerschaft und Geburt begleiten, und in der arabischen Medizin waren Hebammen hoch angesehen. Diesen Status büßten sie jedoch ein, und erst seit dem 19. Jh. sind sie wieder Teil der Medizin.

Im Mittelalter verlor der Hebammenberuf vor allem in Europa an Bedeutung, und ihre Aufgaben übernahm in der Regel eine ältere Frau in der Gemeinde. Diese Frauen, meist ohne Schulbildung und medizinisches Wissen, kannten sich mit traditionellen Heilmitteln aus. In vielen Ländern gibt es auch heute noch solche Laien-Hebammen. Im Verlauf des 15. Jh. waren Hebammen wieder häufiger tätig, wenn auch inoffiziell. In einer von Männern dominierten Medizin fiel ihnen weiterhin eine untergeordnete Rolle zu. In Großbritannien gab es 1512 ein erstes Regelwerk für den Berufsstand, und Hebammen mussten nun einen Eid leisten. In Deutschland wurde die erste Hebammenordnung bereits 1492 in Regensburg verfasst.

Im 17. Jh. wurde Geburtshilfe, auch durch Accouchieranstalten, die den Universitäten angegliedert wurden, mehr und mehr Teil der ärztlichen Praxis. Der schottische Arzt William Smellie entwickelte in den 1750er-Jahren die Geburtszange, die nur von Ärzten angewendet werden durfte. Parallel dazu wurden Lehrstühle für Geburtshilfe und erste Hebammenschulen gegründet. Es dauerte bis zum 19. Jh., bis die Geburtshilfe wieder vermehrt von Frauen dominiert war. In vielen Ländern wurde Geburtshilfe fester Teil der Schulmedizin und 1919 gründete sich die International Confederation of Midwives (ICM).

> » Eine Welt, in der **jeder schwangeren Frau** eine **Hebamme** zur Seite steht.«
>
> ZUKUNFTSVISION DER INTERNATIONALEN HEBAMMENVEREINIGUNG ICM

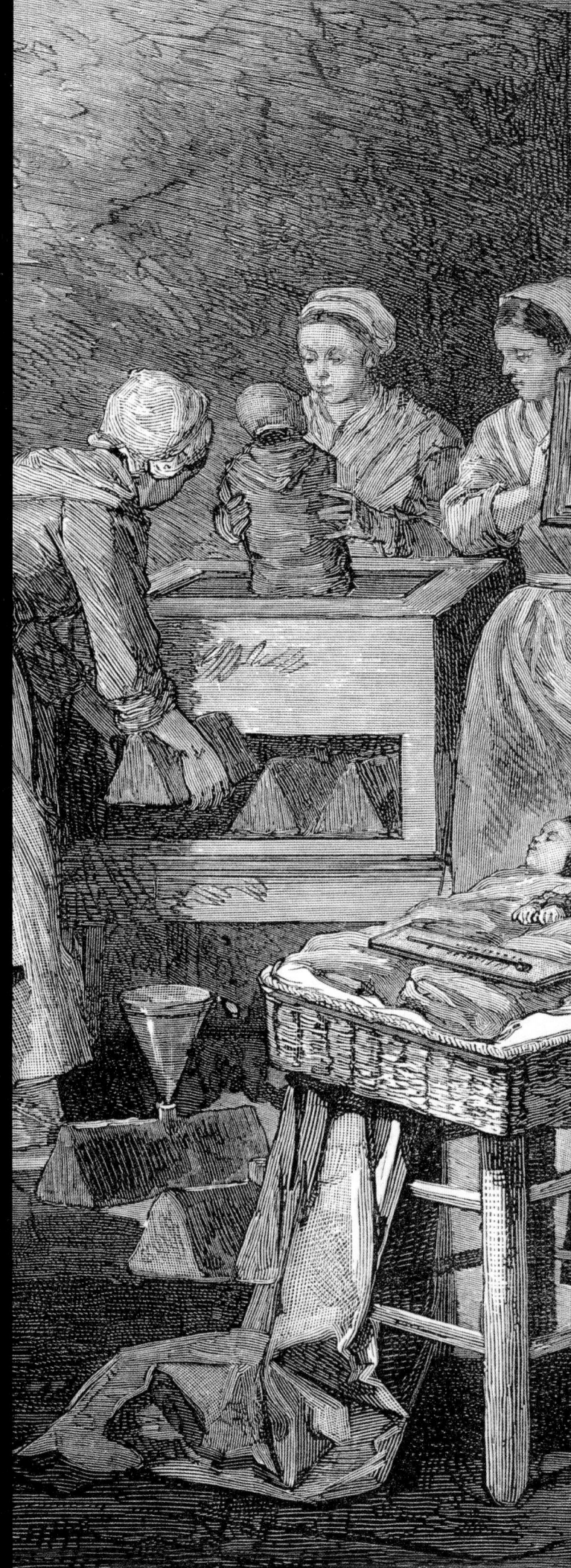

▷ **Hebammenschule**
Die Maternité de Paris in Port-Royal war ein Entbindungshaus für arme Frauen und eine Hebammenschule. Die Illustration zeigt Hebammen der Maternité de Paris bei der Pflege und mit den ersten Brutkästen, die dort in den 1880er-Jahren eingeführt wurden.

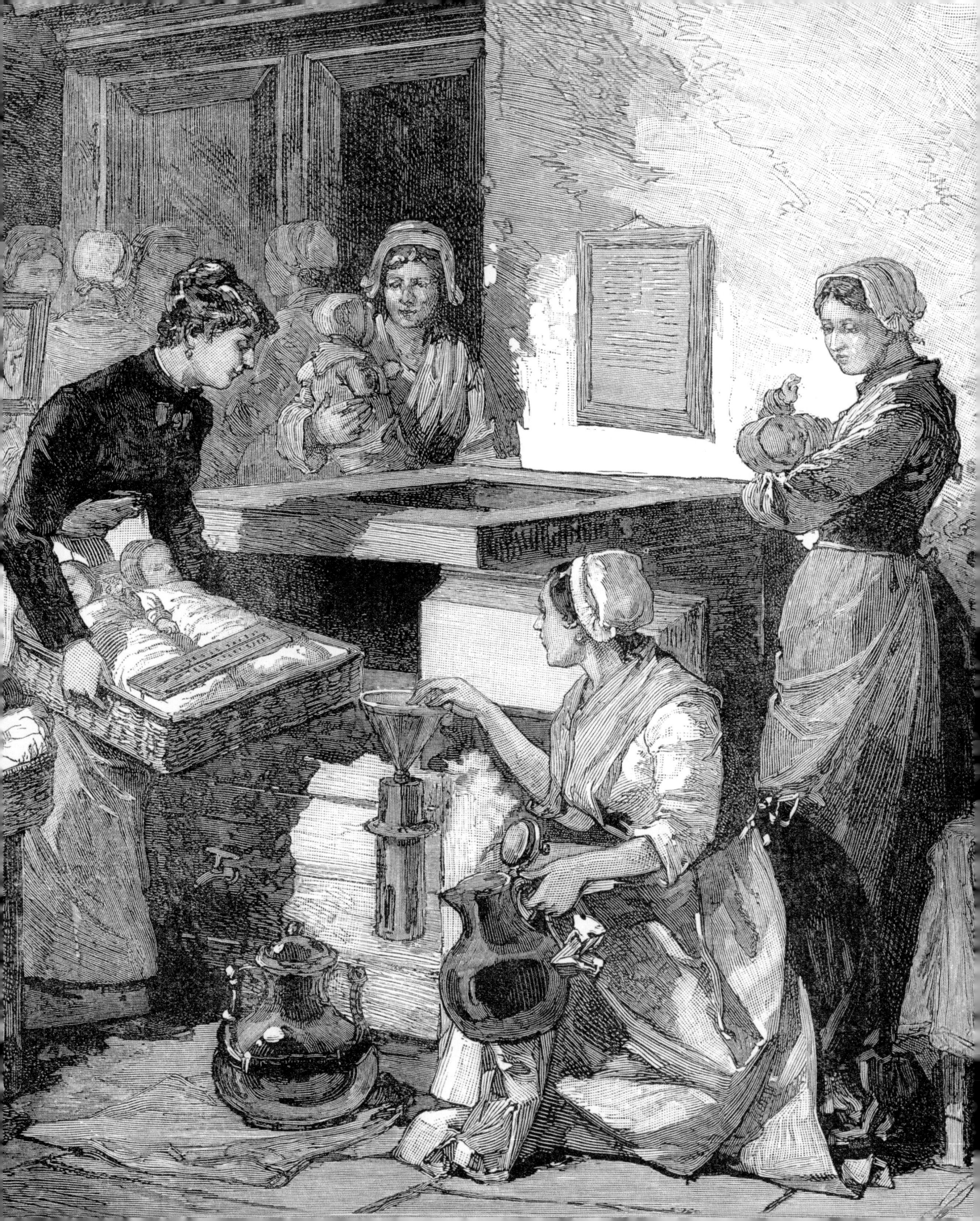

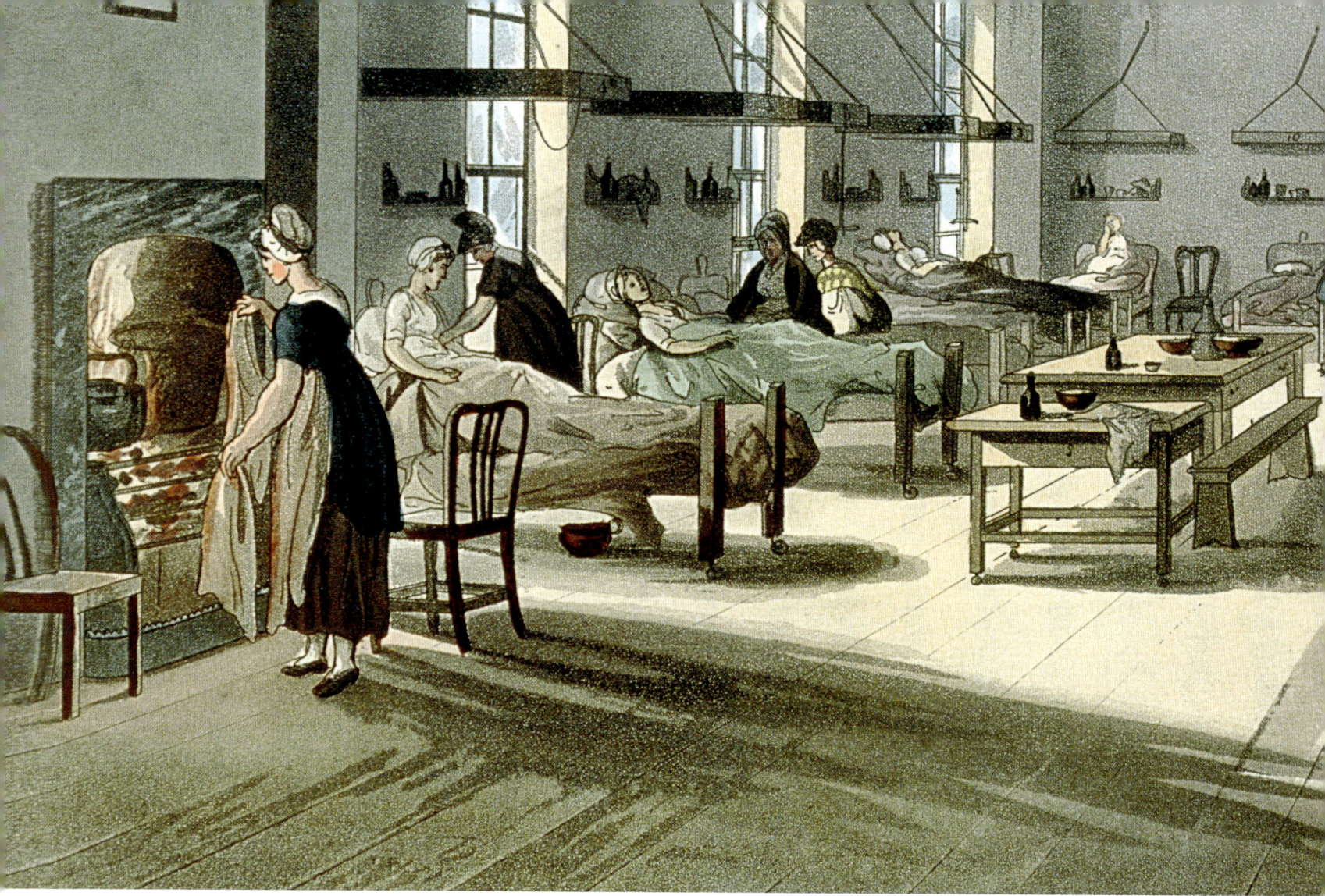

▷ **Handwäsche auf Geburtsstationen**
1847 stellte Ignaz Semmelweis fest, dass die Sterblichkeit auf der Geburtsstation 1 des Allgemeinen Krankenhauses Wien von 12–13 auf 1–2 Prozent fiel, nachdem er regelmäßiges Händewaschen angeordnet hatte.

Kindbettfieber

In den 1840er-Jahren konnte Ignaz Semmelweis das Auftreten des Kindbettfiebers durch einfache Maßnahmen stark reduzieren. Er wurde jedoch zunächst verhöhnt und seine Ergebnisse erst Jahre später mit der Verbreitung der Keimtheorie anerkannt.

Kindbettfieber war lange Zeit eine gefürchtete Infektion, an der viele Wöchnerinnen starben. Erst als Ignaz Semmelweis Änderungen am Ablauf auf der Geburtsstation eines Wiener Krankenhauses einführte, konnte die Sterberate reduziert werden.

Nach dem Medizinstudium in Wien wurde Semmelweis Assistent des Professors der Geburtsstation am Wiener Allgemeinen Krankenhaus. Zu dieser Zeit hatte die Zahl der Mütter, die dort an Kindbettfieber starben, epidemische Ausmaße – allerdings nur auf einer der beiden Geburtsstationen. Die unterschiedlichen Infektions- und Sterblichkeitsraten der beiden Stationen waren bekannt, aber niemand kannte den Grund. Dies verwunderte Semmelweis. Er begann, systematisch mögliche Faktoren, wie Speisen, Getränke, Temperatur, Luftfeuchtigkeit und andere Umgebungsfaktoren auszuschließen, notierte das Alter der Patientinnen, ihre Herkunft und ihre Religion. Der einzige deutliche Unterschied, den er zwischen beiden Stationen erkennen konnte, war das Personal: Auf der Geburtsstation des Klinikums 1 wurden die Medizinstudenten ausgebildet, auf der des Klinikums 2 ausschließlich die Hebammenschülerinnen.

Tödliche Teilchen

Im März 1847 verstarb Semmelweis' Kollege und Freund, der Gerichtsmediziner Jakob Kolletschka. Seine Sektion ergab, dass er einer Blutvergiftung erlegen war. Bei einer Leichensektion hatte er versehentlich eine Schnittwunde durch ein Skalpell erlitten, die die Infektion auslöste. Deren Verlauf war dem des Kindbettfiebers sehr ähnlich. Semmelweis folgerte, dass Kolletschka an einer ähnlichen Krankheit gestorben sein müsse und dass das Messer die Wunde infiziert und damit den Tod seines Kollegen verursacht habe.

Es schien also eine Verbindung zu geben, aber die Art der Verunreinigung blieb rätselhaft, da die Existenz von Keimen noch nicht bewiesen war. Semmelweis war überzeugt, dass infektiöses Material, das er

KINDBETTFIEBER

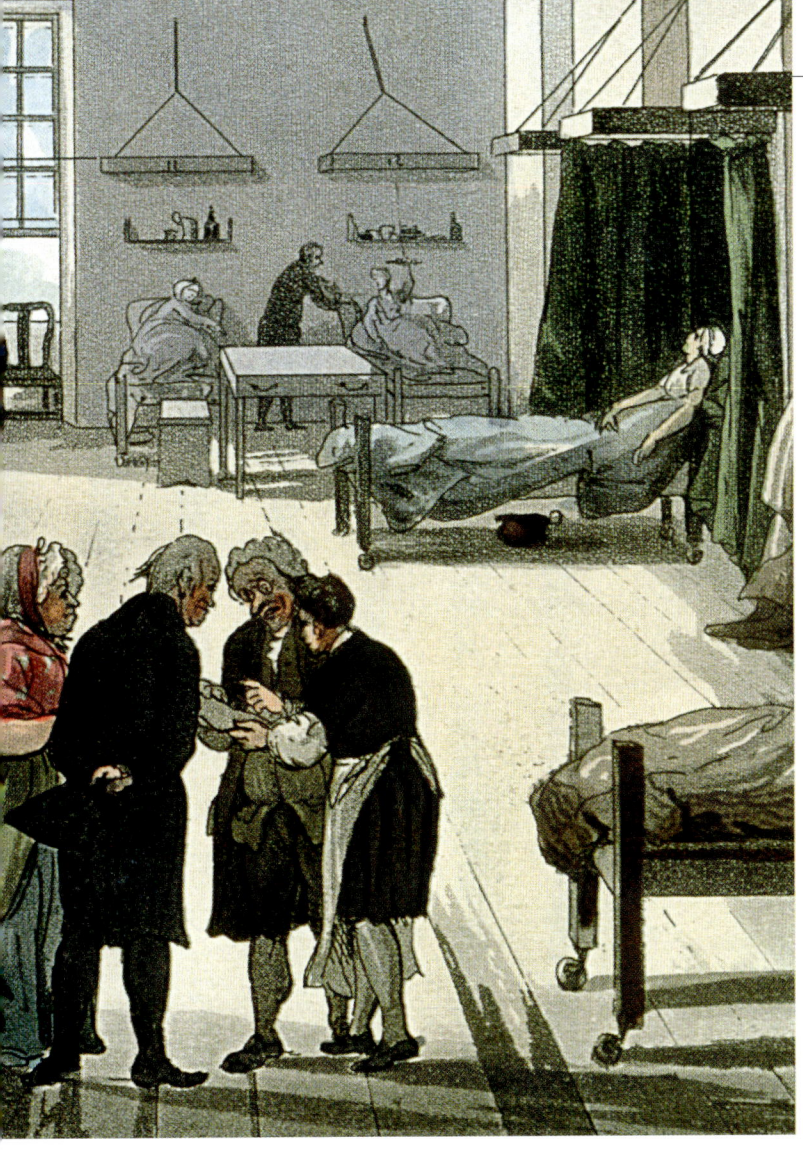

UNGARISCHER ARZT (1818–1865)
IGNAZ SEMMELWEIS

Der in Budapest geborene Semmelweis promovierte 1844 an der Universität Wien. Er wurde an die Geburtshilfeabteilung des Allgemeinen Krankenhauses berufen, wo er mit dem Problem des Kindbettfiebers konfrontiert wurde. Als ihm eine Dozentur verwehrt wurde, kehrte er 1850 nach Budapest zurück und arbeitete als Leiter der Geburtshilfe am Szent-Rokus-Hospital, wo er dieselben Hygienevorschriften einführte wie in Wien. 1855 wurde er Professor für Geburtshilfe an der Universität Pest und veröffentlichte 1861 sein Hauptwerk über Kindbettfieber, das jedoch wenig Beachtung fand. Nachdem er an einer Art Demenz erkrankte, wurde Semmelweis anscheinend immer unberechenbarer. Er wurde in die Landesirrenanstalt in Wien eingewiesen und verstarb dort nur zwei Wochen später.

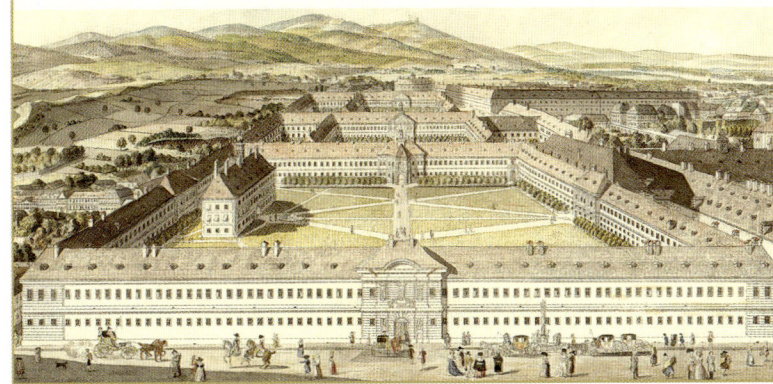

»Leichenpartikel« nannte, sowohl für den Tod Kolletschkas als auch für das Kindbettfieber verantwortlich war. Er schlussfolgerte, dass Ärzte und Medizinstudenten der Geburtsstation (des Klinikums 1) diese Partikel auf ihren Händen und Instrumenten mitbrächten, da sie an Autopsien teilnahmen, und die Mütter auf diese Weise infizierten.

Hygienevorschriften
Semmelweis war davon überzeugt, dass die Lösung des Problems der Kreuzkontamination eine gründliche Handreinigung sei. Da er Seife nicht für ausreichend hielt, wies er das Personal an, sich die Hände regelmäßig mit Chlorlösung zu desinfizieren. Dies brachte sofort Resultate und die Sterblichkeitsrate in der Geburtsstation des Klinikums 1 fiel auf etwa dieselben Werte wie die auf der Station des Klinikums 2. Im Folgejahr sanken sie sogar noch weiter.

Semmelweis sah seine Ansichten damit als bewiesen und lebenswichtig an. Dennoch fand er sich großer Kritik ausgesetzt und ein Großteil der Medizinerschaft reagierte nicht, da sie den neuen, unerprobten Ideen skeptisch gegenüberstand. Semmelweis konnte die Existenz der »Leichenpartikel« nicht nachweisen und seine Theorie widersprach den etablierten Lehren wie der Vier-Säfte-Lehre (siehe S. 34–35) und der Miasmentheorie (siehe S. 120–121). Zudem wollten viele Ärzte einfach nicht akzeptieren, dass sie die Verursacher der Krankheit wären. Aber auch Vorbehalte gegenüber dem jüdisch-ungarischen Arzt Semmelweis waren möglicherweise ein Grund für die Ablehnung.

1861 veröffentlichte Semmelweis das Buch *Die Ätiologie, der Begriff und die Prophylaxe des Kindbettfiebers*, das aber ebenfalls auf breite Ablehnung stieß. Im Jahr 1865 starb Semmelweis bei einem Aufenthalt in Wien unter ungeklärten Umständen. Im selben Jahr begann der britische Arzt Joseph Lister damit, eine desinfizierende Phenollösung bei Operationen einzusetzen. Er hatte Pasteurs Theorie über unsichtbare Krankheitserreger (siehe S. 146–147) gelesen, die teilweise ebenfalls auf die Suche nach der Ursache des Kindbettfiebers zurückging. Erst nach diesen Erfolgen wurde Semmelweis' Leistung wirklich anerkannt. Heute wird er für die Bekämpfung des Kindbettfiebers und die Einführung von Hygienevorschriften in Krankenhäusern geehrt, aber auch für seine Erforschung von Infektionskrankheiten und deren Ausbreitung.

> » **Sauberkeit war fehl am Platz.** Sie galt als pingelig und affektiert. «
>
> SIR FREDERICK TREVES, LEIBARZT DES BRITISCHEN KÖNIGS EDWARD VII., 1853–1923

◁ **Infektionsträger**
Zu Beginn des 18. Jh. kamen Geburtszangen häufig zum Einsatz. Da die Hygiene noch unerforscht war, waren sie die reinsten Infektionsherde und übertrugen oft Kindbettfieber.

SIEGESZUG DER WISSENSCHAFT 1800–1900

Frauen in der Medizin

Über die Jahrtausende hat der Heilberuf weltweit gesellschaftliche Gegebenheiten reflektiert. Leitende Ärzte gehörten überwiegend dem männlichen Geschlecht an. Das hat sich erst im letzten Jahrhundert zu ändern begonnen, wenn auch nicht in allen Ländern der Welt.

Frauen haben als Pflegerin, Krankenschwester (siehe S. 142–143) und Hebamme immer eine wichtige Rolle gespielt, aber erst im 19. Jh. gelang es einigen wenigen, höhere Positionen zu besetzen.

Eine der ersten bekannten Ärztinnen war vor rund 4700 Jahren die Ägypterin Merit-Ptah, über die man nicht viel mehr weiß, als dass ihre Grabinschrift sie als »Chefärztin« bezeichnet. Vor rund 3500 Jahren besuchten Studentinnen die Ärzteschule im ägyptischen Heliopolis, aber viel mehr ist nicht bekannt.

Auch im alten Griechenland wurden weibliche Ambitionen in der Heilkunst beschränkt. Als erste Fachautorin gilt die griechische Ärztin Metrodora. Vor rund 2300 Jahren verfasste sie *Über die Krankheiten und Therapien für Frauen*. Die Griechin Agnodike soll als Mann verkleidet als Ärztin praktiziert haben.

Frühe Vorbilder

In der islamischen Welt gibt es etwa ab dem 8. Jh. Berichte über Heilerinnen, die aber wie in vielen anderen Kulturen auch ausschließlich Frauen behandelten. Der türkische Chirurg Sabuncuoğlu Şerefeddin stellt in seinem illustrierten Werk *Cerrâhiyye-i Ilhâniyye* (Chirurgie des Reichs) Chirurginnen vor, während das christliche Europa deutlich weniger aufgeklärt war und man kaum Ärztinnen aus dieser Zeit kennt. So war Hildegard von Bingen (siehe S. 56–59) eine berühmte Äbtissin, Dichterin, Musikerin und Pflanzenkundige des 12. Jh. Zu ihren Werken zählen das *Liber Simplicis Medicinae* (Buch der einfachen Heilmittel), das später als *Physica* bekannt wurde und Hunderte von Heilmitteln aus Mineralien, Pflanzen und Teilen von Tieren beschreibt. Trota von Salerno, die in der zweiten Hälfte des 11. Jh. gelebt haben soll, werden mehrere Medizinbücher zugeschrieben. Das »Trotula-Ensemble« umfasst unter anderem die Bücher *Krankheiten der Frauen*, *Behandlung von Frauen* und *Kosmetika der Frauen*. Die Schriften waren erfrischend pragmatisch und befassten sich mit einer Vielfalt von Themen wie weibliche Hygiene, Fruchtbarkeit, Empfängnis, Schwangerschaft und Geburt.

Pionierinnen

Etwa ab dem 18. Jh. wurden Frauen allmählich auch in den Heilberufen anerkannt. 1732 wurde die Italienerin Laura Bassi zur Professorin der Anatomie an die Universität Bologna berufen und arbeitete später als Ärztin. In Preußen promovierte Dorothea Erxleben 1754 an der Universität Halle in Medizin. König Friedrich der Große selbst hatte dazu die Genehmigung erteilt.

1849 machte Elizabeth Blackwell als erste Amerikanerin ihren Abschluss

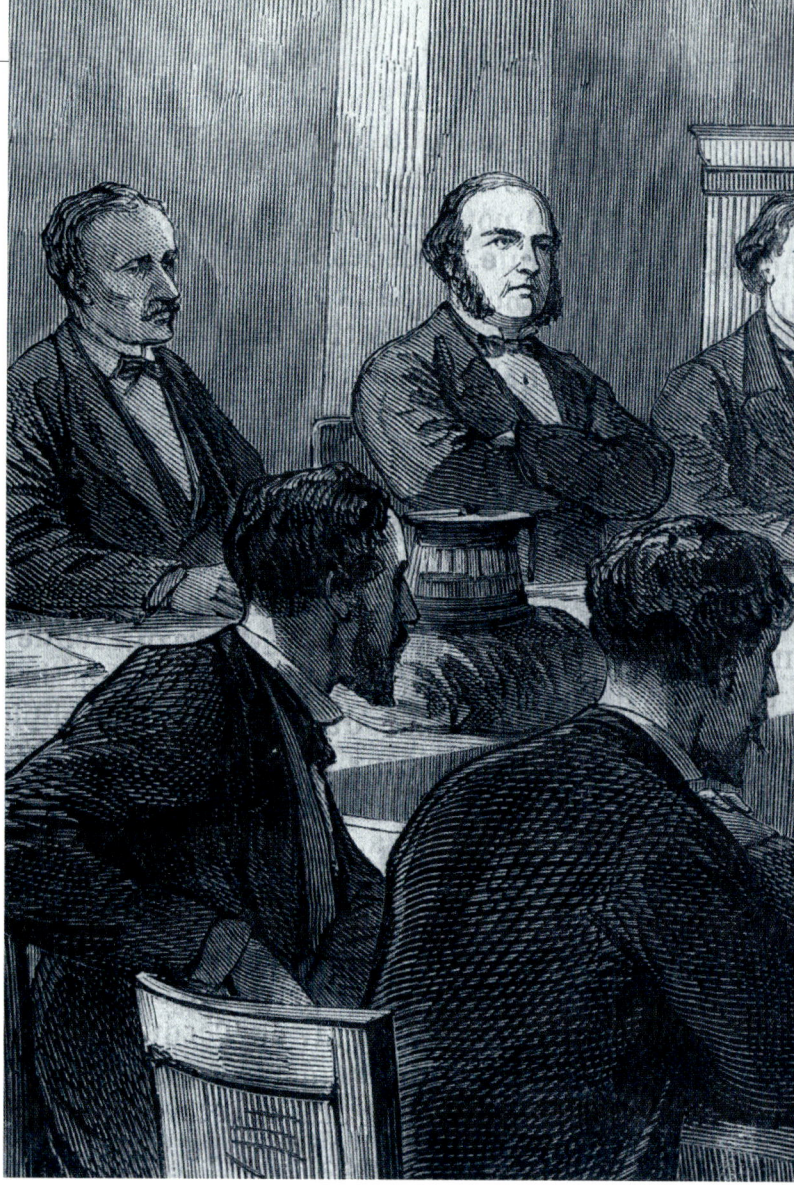

△ **Prüfungskommission**
Obwohl sie eine Zulassung in England hatte, durfte Elizabeth Garrett Anderson dort nicht in Krankenhäusern praktizieren, also ging sie nach Frankreich, um dort zu arbeiten. Diese Zeichnung zeigt sie bei der Prüfung vor der medizinischen Fakultät der Pariser Sorbonne.

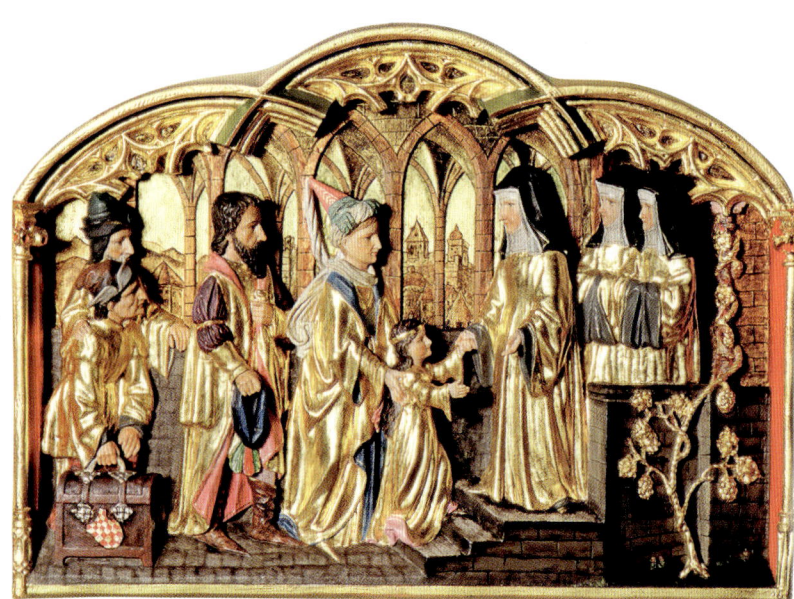

◁ **Hildegard von Bingen**
Dieses Altarbild zeigt Hildegards Ankunft mit ihrer Familie um 1112 in der Benediktiner-Abtei Disibodenberg. Hildegard verfasste eine Reihe wissenschaftlicher und medizinischer Werke und gründete als Äbtissin mehrere Klöster. 2012 ernannte der Papst sie zur »Kirchenlehrerin«.

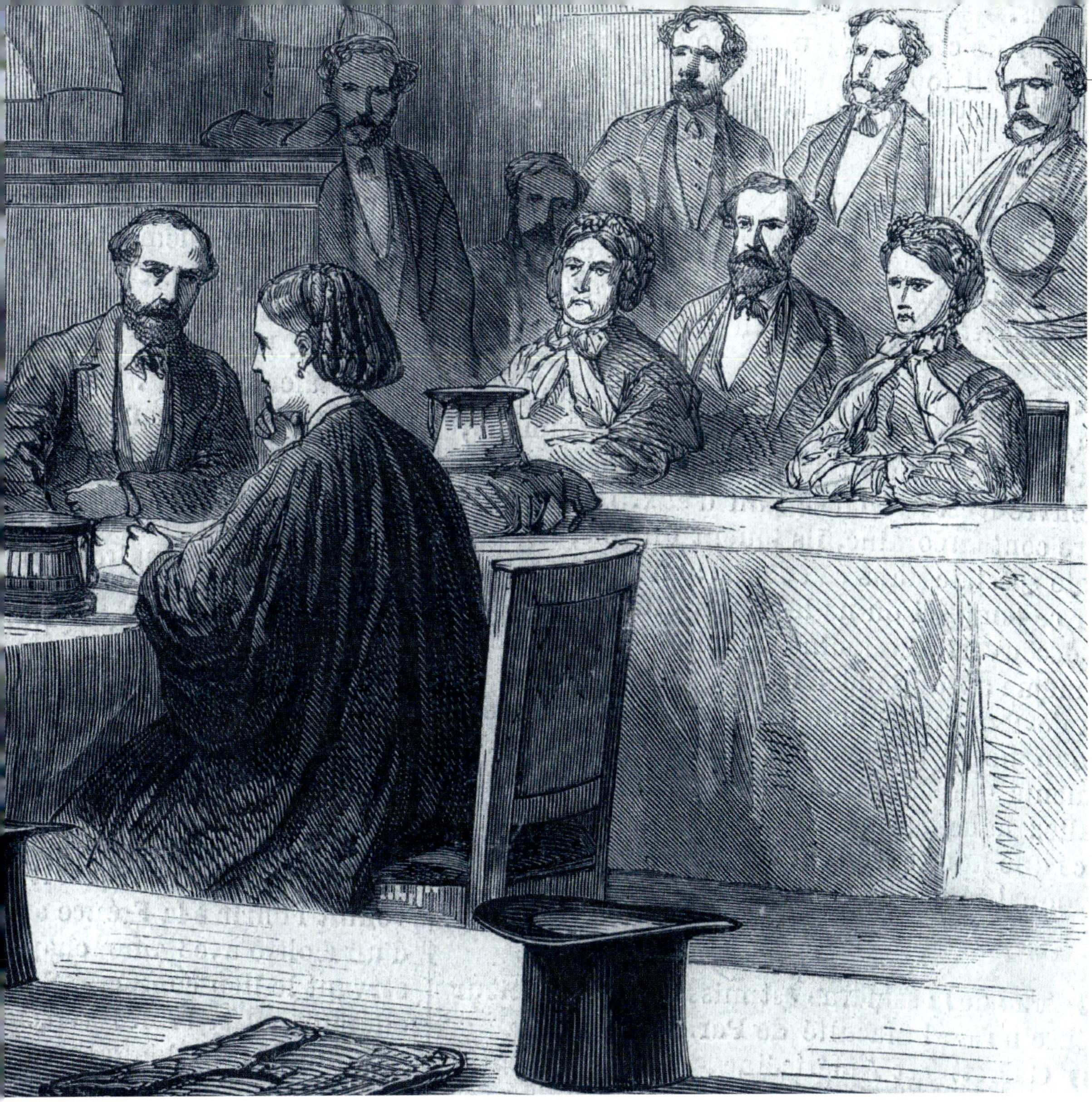

FRAUEN IN DER MEDIZIN

BRITISCH-AMERIKANISCHE ÄRZTIN (1821–1910)
ELIZABETH BLACKWELL

1847 schrieb sich Elizabeth Blackwell am Geneva Medical College im US-Bundesstaat New York ein. Sie promovierte 1849 als erste Ärztin mit einem Abschluss einer amerikanischen Hochschule. Sie hatte mit großen Widerständen zu kämpfen und eröffnete 1851 in New York ihre eigene Arztpraxis und Apotheke für verarmte Frauen, gefolgt 1875 von der Infirmary for Indigent Women and Children für mittellose Frauen und Kinder.

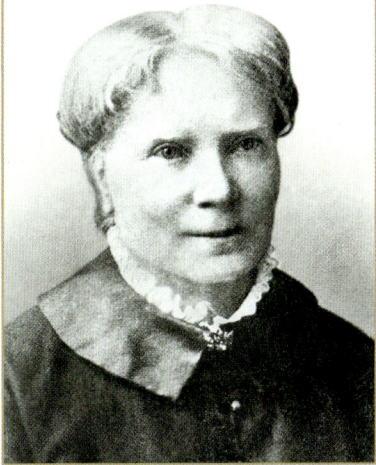

»Pionierin sein ist nicht leicht, aber so faszinierend!«

ELIZABETH BLACKWELL, BRITISCH-AMERIKANISCHE ÄRZTIN

in Medizin und begann eine lange und bemerkenswerte Karriere, in deren Verlauf sie einiges für Frauen in der Medizin erreichte. In England gründete sie 1874 zusammen mit den britischen Ärztinnen Sophia Jex-Blake und Elizabeth Garrett Anderson die London School of Medicine for Women.

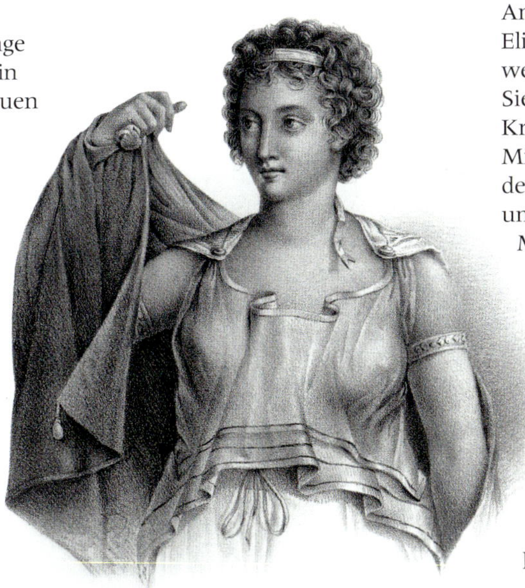

▷ **Agnodike**
Agnodike verkleidete sich etwa im 4. Jh. v. Chr. im alten Griechenland als Mann, um Frauen bei Schwangerschaft und Geburt zu helfen. Zu dieser Zeit war es Frauen bei Todesstrafe verboten, als Ärztinnen zu arbeiten..

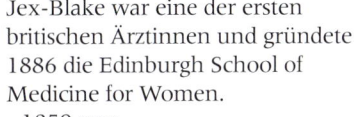

Jex-Blake war eine der ersten britischen Ärztinnen und gründete 1886 die Edinburgh School of Medicine for Women.

1859 war Elizabeth Garrett Anderson tief von Elizabeth Blackwell beeindruckt. Sie wurde Krankenschwester am Londoner Middlesex Hospital und trat 1862 der Society of Apothecaries bei, um als erste Frau eine Lizenz zum Medizinstudium zu erwerben. Sie eröffnete eine Privatpraxis, die St. Mary's Dispensary for Women and Children, und 1872 das New Hospital for Women (später in Elizabeth Garrett Anderson Hospital umbenannt). Sie ging unbeirrt ihren Weg, wurde das erste weibliche Mitglied der British Medical Association und kämpfte ihr gesamtes Leben lang für die Frauenrechte. 1876 wurde das Gesetz geändert, um Frauen uneingeschränkten Zugang zu Heilberufen zu ermöglichen, auch wenn sich die Vorbehalte gegen Ärztinnen noch Jahrzehnte halten sollten.

57 PROZENT aller britischen Allgemeinmediziner waren 2020 Frauen.

Auch in anderen Ländern, insbesondere in Europa, erhielten Frauen Zugang zum Arztberuf. So war Madeleine Brès 1875 die erste Französin, die eine Zulassung als Ärztin erhielt. Außerhalb Europas gründete die japanische Kämpferin für Frauenrechte Yoshioka Yayoi 1900 die Tokioter Women's Medical University. Gleichzeitig kam auch der Kampf um Frauenrechte und die Suffragetten-Bewegung in Fahrt und ab 1914 kämpfte die Frauenrechtlerin Margaret Sanger (siehe S. 226–227) auch für die Rechte der Frauen als Patientinnen.

SIEGESZUG DER WISSENSCHAFT 1800–1900

Krankenpflege

Obwohl die Pflege einer der ältesten medizinischen Berufe ist, hatte sie nicht immer einen guten Ruf. Erst durch den Einfluss einer außergewöhnlichen Frau – Florence Nightingale – wurde aus ungebildeten »Stationsmägden« der eigenständige, qualifizierte Beruf, den wir heute kennen.

Im Europa des Mittelalters wurden die meisten Krankenhäuser von Klöstern und Konventen betrieben, wo sich Mönche oder Nonnen um die Kranken kümmerten. Viele dieser Krankenstationen wurden im Zuge der Reformation im 16. Jh. geschlossen. Neue, weltliche Hospitäler entstanden in der Zeit der Industrialisierung (18. Jh.). Davor war die Qualität der Pflege meist miserabel. Patienten auf dem Weg der Besserung und Männer und Frauen, aus den Armenhäusern rekrutiert, kümmerten sich um das Wohl der Kranken, was dem Ruf der Pflege nicht zuträglich war.

Im 19. Jh. wurde in Europa der Ruf nach einer Reform der Pflege laut und erneut war die Kirche führend. Viele Deutschlandbesucher waren von der Arbeit des Pfarrers Theodor Fiedler beeindruckt, der 1836 sein Hospital eröffnete (siehe S. 106–107). Hier erhielten Pflegerinnen eine einfache klinische Ausbildung, auch in der Pharmazie. Die Ausbildung war für die damalige Zeit sehr fortschrittlich und Fiedlers berühmteste Schülerin Florence Nightingale verbrachte 1851 drei Monate in seinem Hospital. Mitte des 19. Jh. hatte sich dieses Ausbildungskonzept bewährt und etabliert.

Krankenpflege im Krieg

Der Krimkrieg (1853–1856) läutete einen grundlegenden Wandel in der Krankenpflege ein. In den Lagern der britischen Armee ging die Cholera um und Chirurgen mussten schwere Operationen und Amputationen ohne Licht, Anästhetika oder auch nur Bandagen ausführen. Als die britische Presse berichtete, dass Verwundete und Kranke nicht ordentlich versorgt wurden, entsandte die Regierung Krankenschwestern, um sich ihrer anzunehmen. Florence Nightingale wurde zur Leiterin der Pflegerinnen an den englischen Militärkrankenhäusern in der Türkei ernannt. Die mächtige Position trug ihr viel Aufmerksamkeit ein.

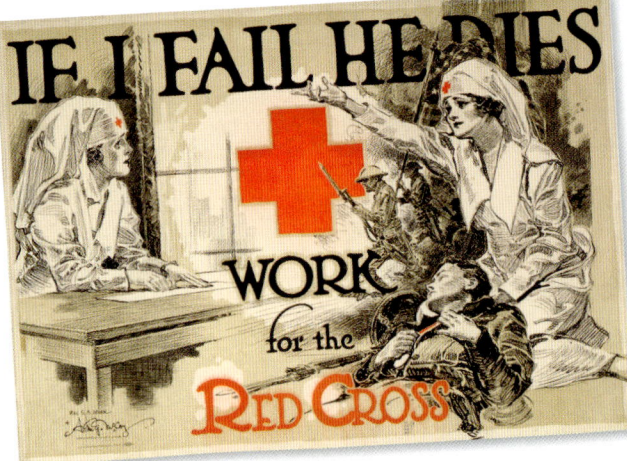

△ **Anwerbung von Krankenschwestern**
Im Ersten Weltkrieg zogen Tausende von Krankenschwestern aus England aufgrund von Anwerbeplakaten in den Krieg. Die ersten ausgebildeten Schwestern erreichten Frankreich nur acht Tage nach Beginn der Kampfhandlungen an der Westfront.

Nightingale führte einen Verhaltenskodex ein, untersagte ihren Schwestern das Fraternisieren mit Patienten oder Ärzten und forderte strikte Hygiene, gute Manieren und ein absolutes Alkoholverbot. Eine wichtige Rolle spielte auch die jamaikanische Pflegerin Mary Seacole. Sie und ihre Helferinnen zeigten, dass ihre Arbeit nicht länger eine männliche Domäne war. Als 1861 in Amerika der Bürgerkrieg ausbrach, wurde die Sanitary Commission, ein Vorläufer des Roten Kreuzes, gegründet, die auf den Erfahrungen des Krimkriegs aufbaute und zahllose Krankenschwestern verpflichtete. 1860 konnte Nightingale am Londoner St. Thomas Hospital ihren Traum von einer Krankenschwesternschule verwirklichen. Sie wurde zum Vorbild für eine Vielzahl an Schulen in Großbritannien und den USA. In der gesamten Welt gründeten sich Pflegeverbände, die nach und nach eine Standardisierung der Ausbildung und schließlich eine Anerkennung der Pflege als Beruf durchsetzten. 1863 wird das Internationale Rote Kreuz (siehe S. 166–127) ins Leben gerufen, dass die Ausbildung in der Pflege weiter vorantreibt.

Ein moderner Beruf

Bis zum Ersten Weltkrieg wurde die Pflege von Nightingales Vorstellungen dominiert. Krankenschwestern galten als Bewahrerinnen der Hygiene, spendeten Trost und waren ruhende Pole in der Hektik der Krankenhäuser. Ihre genauen Aufgaben waren aber eher vage beschrieben.

90 000 Freiwillige dienten im Ersten Weltkrieg in der Freiwilligenabteilung (VAD) des Roten Kreuzes.

Während des Ersten Weltkriegs lösten sich die Grenzen zwischen Arzt- und Pflegeberuf auf. Als die Zahl der Notoperationen in die Höhe schnellte, übernahmen

---

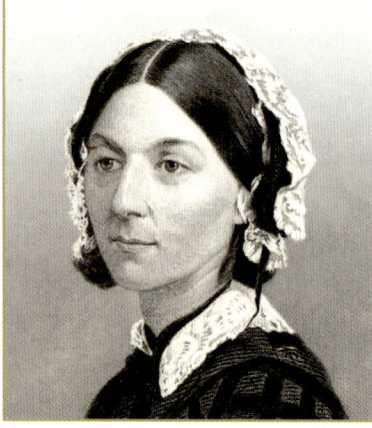

KRANKENSCHWESTER (1820–1910)

FLORENCE NIGHTINGALE

Die aus wohlhabendem Haus stammende Florence Nightingale revolutionierte den Pflegeberuf. Ein starker Wille und unermüdliche aufopfernde Pflege für die Soldaten im Krimkrieg machten sie zur »Lady with the Lamp« (Frau mit der Lampe). Ihre Reformen senkten die Sterberate erheblich. Am St. Thomas Hospital in London gründete sie 1860 eine Schwesternschule und etablierte die Pflege als achtbaren Beruf für Frauen.

» ... die wichtigste **Regel** ... den Kranken **nicht schaden**.«
FLORENCE NIGHTINGALE, IN *NOTES ON HOSPITALS* (ANMERKUNGEN ZU KRANKENHÄUSERN), 1859

Krankenschwestern auch Aufgaben der Ärzte, etwa das Verabreichen von Tropfinfusionen und Spritzen sowie die Gabe von Betäubungsmitteln. Zudem war das Pflegepersonal häufig dafür verantwortlich, neue Entwicklungen in der Infektionsbekämpfung umzusetzen und freiwillige Sanitätshelfer auszubilden, die zur Unterstützung des ärztlichen und pflegerischen Personals angeheuert wurden. Dazu mussten Krankenschwestern mit den verheerenden Auswirkungen neuer Waffen und Kampfstoffe umgehen lernen, wie etwa Soldaten nach Kontakt mit Senfgas Sauerstoff zu verabreichen und ihre erblindeten Augen mit Natron zu spülen.

Der Erste und Zweite Weltkrieg machten deutlich, wie nötig gut ausgebildetes Pflegepersonal ist. Heute sind ein Diplom oder eine universitäre Ausbildung in vielen Ländern Pflicht. Die Pflege hat sich von einer Tätigkeit für Arme und Ungebildete zu einem hochspezialisierten Beruf innerhalb der Gesundheitsbranche entwickelt.

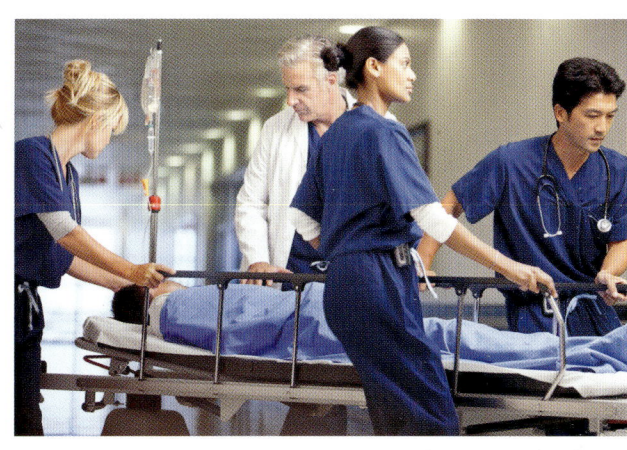

▷ **Moderne Pflege**
Der Pflegeberuf deckt eine immer größere Spannbreite von Pflichten im Gesundheitswesen ab. Heute sind Pfleger nicht nur in der Pflege, sondern auch im Umgang mit Technik hochqualifiziert. Sie müssen in der Lage sein, Krankheitszustände zu erkennen und entsprechend zu handeln.

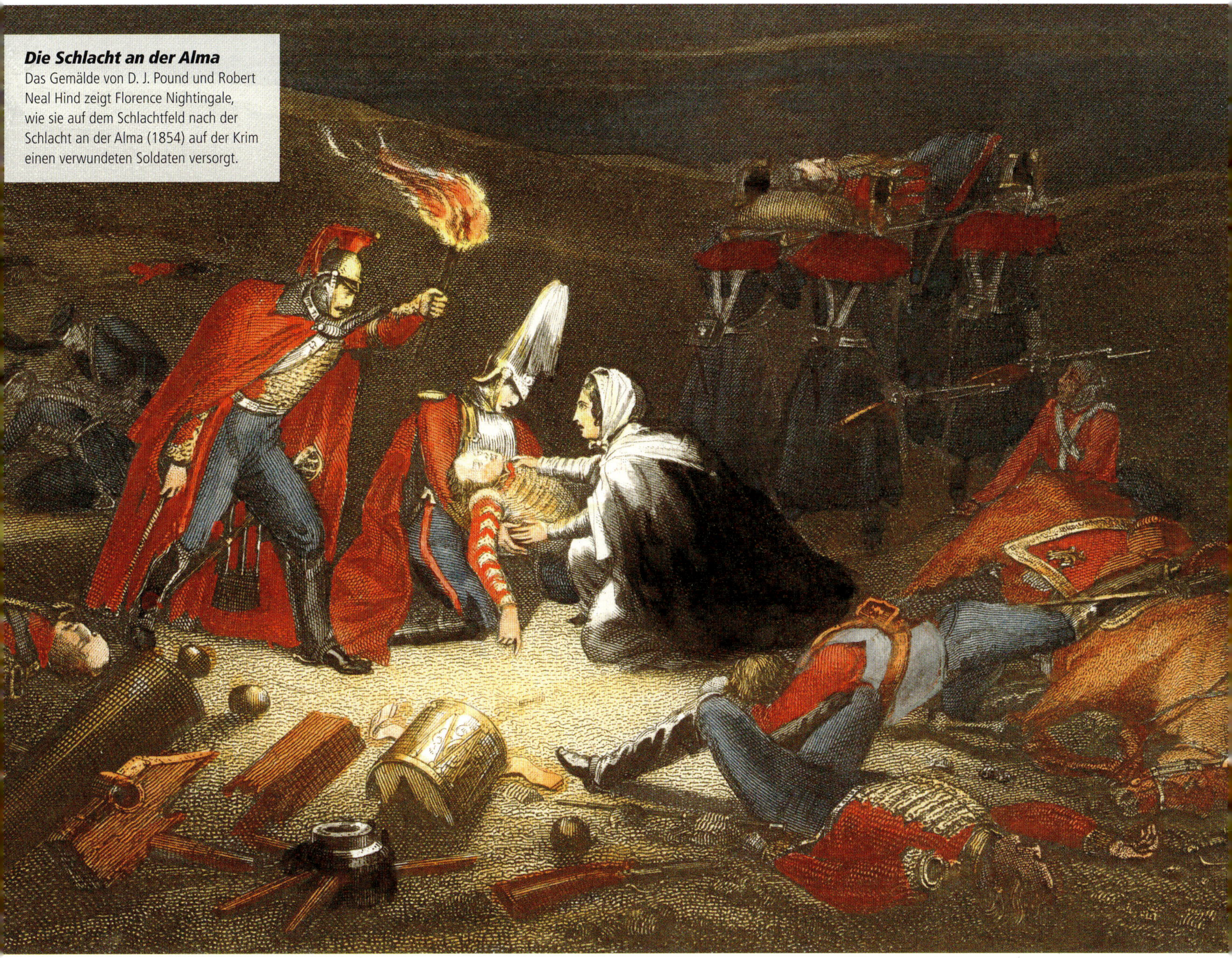

Die Schlacht an der Alma
Das Gemälde von D. J. Pound und Robert Neal Hind zeigt Florence Nightingale, wie sie auf dem Schlachtfeld nach der Schlacht an der Alma (1854) auf der Krim einen verwundeten Soldaten versorgt.

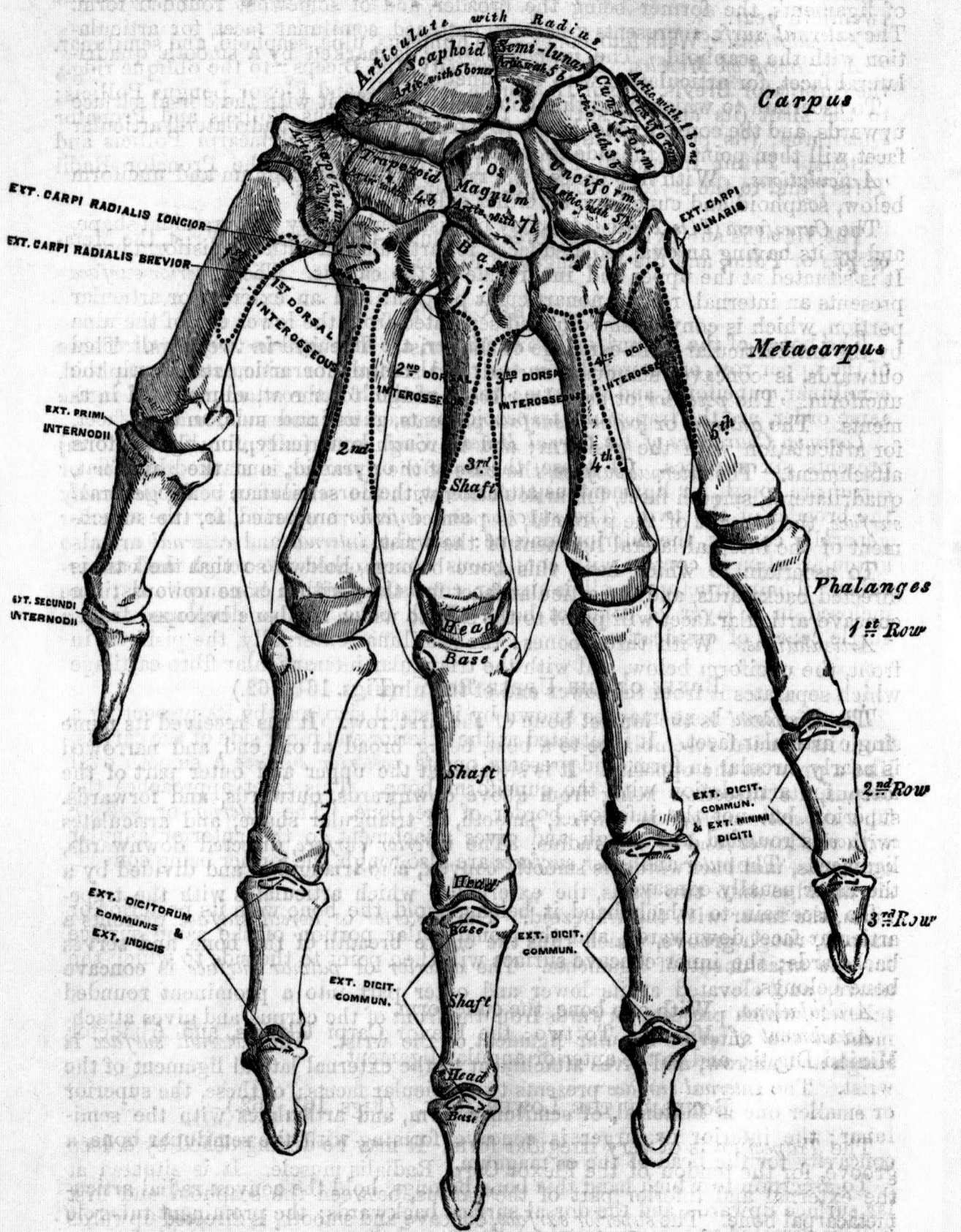

Fig. 161.—Bones of the Left Hand. Dorsal Surface.

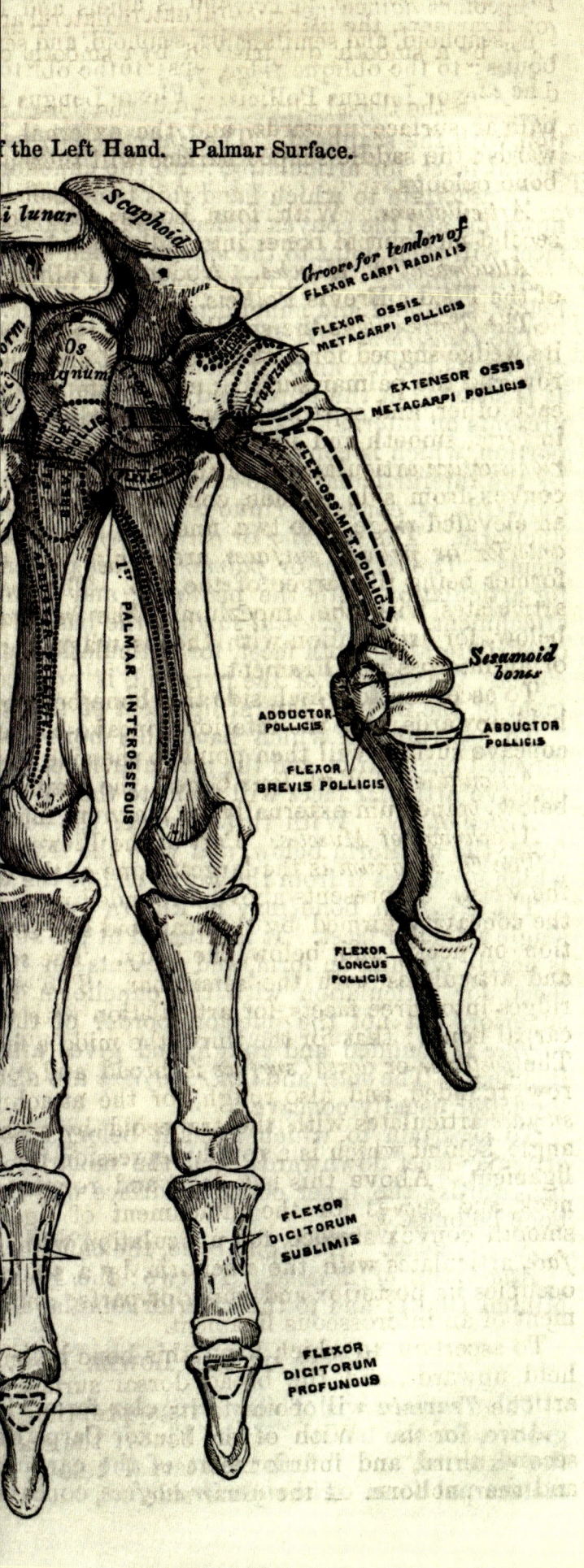

SIEGESZUG DER WISSENSCHAFT 1800–1900

Fachliteratur

1858 veröffentlichte der britische Anatom Henry Gray *Anatomy of the Human Body*, das sein Kollege Henry Vandyke Carter illustrierte. Gray starb drei Jahre später mit nur 34 Jahren, aber sein Name ist bis heute Synonym des wahrscheinlich berühmtesten Lehrwerks der Medizin.

1853 wurde Gray Dozent für Anatomie am St. George's Hospital in London. Sein Ziel war es, ein kompaktes, illustriertes Lehrbuch für Studenten zu schreiben, das wenig kostete und dennoch präzise und verbindlich war. Als Illustrator verpflichtete er Carter, der am St. George's Medizin studierte. Gemeinsam nahmen die beiden Männer Sektionen an Leichen vor, die ohne Angehörige waren, und hielten die Ergebnisse in Wort und Bild fest. Das Werk wuchs schnell an und so umfasste die erste Ausgabe 750 Seiten und mehr als 360 Bilder.

Kurz nach Erscheinen der zweiten Auflage starb Gray an Pocken, währen Carter als Arzt im Indian Medical Service 1858 nach Indien ging. Das Buch wurde in *Gray's Anatomy* umbenannt und in Folgeauflagen regelmäßig aktualisiert und erweitert. So wurden ihm mit der Zeit Mikroskopien, Röntgenaufnahmen, Bilder moderner bildgebender Verfahren sowie physiologische Diagramme hinzugefügt. Die 38. Auflage aus dem Jahr 1995 hatte bereits über 2000 Seiten. Im Jahr 2004 erschien die neu organisierte und gestraffte 39. Auflage mit 1600 Seiten und fast 200 Illustrationen – darunter 40 neue – mit CD-ROM und Online-Version. Bis heute (41. Auflage) ist *Gray's Anatomy* eines der wichtigsten anatomischen Lehrwerke für Mediziner weltweit.

> »**Jeder** heute lebende **Arzt** hatte **irgendwann Kontakt** mit **Gray's Anatomy**.«
> JOHN CROCCO, DOZENT FÜR KLINISCHE MEDIZIN, IN DER EINLEITUNG ZUR SAMMLEREDITION DER *GRAY'S ANATOMY*, 1977

◁ Die Knochen der Hand
Die Erkenntnisse Henry Grays gelten praktisch heute noch, sein Werk wurde aber regelmäßig um Details erweitert. Nach Carters Ausscheiden fertigte ab der 2. Auflage John Westmacott die Illustrationen an, wie etwa diese Abbildung aus der 20. Auflage.

SIEGESZUG DER WISSENSCHAFT 1800–1900

Mikrobiologie und Keimtheorie

Noch vor weniger als 200 Jahren war die Existenz von Keimen als Krankheitserreger völlig unbekannt. Die schrittweise Entdeckung der gefährlichen Mikroben und deren erfolgreiche Bekämpfung gehören zu den größten Fortschritten der Medizin.

Die Natur kann praktisch überall Leben erschaffen, winzigste Pflanzen und unzählige Tiere tauchen wie aus dem Nichts auf. Ohne gegenteilige Beweise ging der Mensch lange davon aus, dass aus unbelebter Materie Leben entstehen könne – ein Konzept, dass Spontan- oder Urzeugung genannt wird. Verbreitet war auch die Miasmentheorie (siehe S. 120–121), die vermutete, dass üble Dämpfe und Gase Krankheiten auslösten. Nach der Erfindung des Mikroskops (siehe S. 92–93) zu Beginn des 17. Jh. kamen diese Theorien langsam ins Wanken. Das neue Instrument zeigte zum ersten Mal, dass es überall winzige Lebewesen bzw. Mikroorganismen gab, woraufhin Wissenschaftler und Ärzte schlussfolgerten, dass diese möglicherweise für die Übertragung von Krankheiten verantwortlich sein könnten.

1668 begann der italienische Naturforscher und Arzt Francesco Redi das mutmaßlich spontane Auftreten von Maden auf totem Fleisch zu erforschen. Er experimentierte mit Fleisch in Gläsern, ließ einige offen und deckte andere mit Stoff oder Stopfen ab. Er bemerkte, dass Maden nur dort auftraten, wo Fliegen auf dem Fleisch landen konnten.

Ein Jahrhundert später kochte der italienische Priester Lazzaro Spallanzani Fleischbrühe, verschloss einen Teil in Gläsern und ließ einen anderen offen stehen. Die verschlossene Fleischbrühe blieb unberührt, die offene wurde schlecht.

Das 19. Jh. brachte viele Entdeckungen hervor. 1835 erkannte der italienische Entomologe Agostino Bassi, dass eine Art »Kontagion« (Erreger) bzw. »übertragbare Partikel« für eine Erkrankung bei Seidenraupen verantwortlich war. 1840 schrieb der deutsche Anatom und Histologe Jakob Henle, dass »die Materie der Kontagien nicht nur eine organische, sondern auch eine belebte« sei. 1847 schlussfolgerte der ungarische Geburtshelfer Ignaz Semmelweis, dass »Leichenpartikel« Kindbettfieber auslösten (siehe S. 138–139), und 1854 ging der britische Arzt John Snow davon aus, dass lebende Erreger die Cholera übertrugen (siehe S. 122–123). Die Keimtheorie, nach der lebende Partikel für Erkrankungen beim Menschen verantwortlich sind, gewann Zustimmung, obwohl die Miasmentheorie weiterhin dominierte.

Isolierung von Mikroben

1862 führte der französische Biologe Louis Pasteur (siehe S. 148–149) ein bahnbrechendes Experiment mit gekochter Fleischbrühe und Kolben mit Schwanenhals durch. In offenen Kolben bildete die Brühe Schimmel, aber nicht in denen mit Schwanenhals. Daher folgerte Pasteur, dass der Erreger aus der Luft kam. Trotz Protesten von Verfechtern der Spontanzeugung förderten Pasteurs Belege die Keimtheorie, nach der Krankheiten von lebenden Partikeln übertragen werden.

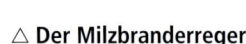

△ **Der Milzbranderreger**
Robert Koch kultivierte und testete 20 Generationen des stabförmigen Milzbrandbakteriums (*Bacillus anthracis*), um ihn als Krankheitserreger zu belegen. Er bemerkte auch, dass die Bakterien unter extremen Umweltbedingungen überlebten und schlafende Sporen bei besseren Bedingungen wieder aktiv wurden.

Der deutsche Arzt Robert Koch, zunächst Kollege und später Rivale von Pasteur, schloss 1866 das Medizinstudium an der Universität Göttingen mit Auszeichnung ab und widmete sich, angeregt durch seinen Professor Jakob Henle, der Mikrobiologie. In seinem Haus in Wollstein (heute Wolsztyn in Polen) betrieb er bakteriologische Forschung. Er befasste sich mit Milzbrand, einer hochinfektiösen Erkrankung bei Pflanzenfressern. Er impfte einige Mäuse mit Proben gesunder, andere mit Proben erkrankter Nutztiere. Die erste Gruppe blieb gesund, die zweite erkrankte. Anschließend isolierte er die Milzbrandbakterien, züchtete sie in einer Nährlösung und untersuchte sie unter dem Mikro-

▽ **Widerlegung der Spontanzeugung**
Francesco Redis *Experimente zur Erzeugung von Insekten* zeigten, dass Maden auf altem Fleisch nicht durch Spontanzeugung (Angeogenese) schlüpften, sondern aus Fliegeneiern. Die Theorie der Spontanzeugung hielt sich aber dennoch weitere zwei Jahrhunderte.

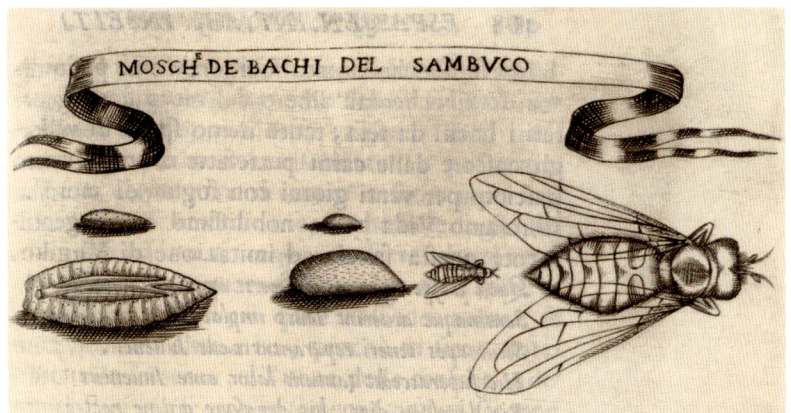

»**Die Erde ...** hat **niemals** Pflanzen oder Tiere **erschaffen ...** alles, was wir kennen ... [kommt] aus den eigentlichen **Samen** der Pflanzen und Tiere selbst.«

FRANCESCO REDI, IN *EXPERIMENTE ZUR ERZEUGUNG VON INSEKTEN*, 1668

MIKROBIOLOGIE UND KEIMTHEORIE

» Die **Reinkultur** ist die Basis aller **Erforschung** von Infektionskrankheiten.«

ROBERT KOCH, IN *ZUR UNTERSUCHUNG VON PATHOGENEN ORGANISMEN*, 1881

skop. 1876 veröffentlichte er seine Ergebnisse und konnte als Erster den Zusammenhang zwischen einer bestimmten Krankheit und einem Mikroorganismus als Erreger belegen. 1880 beschrieb er die Ursache-Wirkung-Beziehung zwischen Parasiten und ihren Wirten, Henle-Koch-Postulate genannt, die noch heute Gültigkeit besitzen.

Anschließend erforschte Koch die Tuberkulose und entdeckte 1882 den Tuberkelbazillus bzw. das *Mycobacterium tuberculosis*. Danach wandte er sich der Cholera zu (siehe S. 122–123) und reiste dafür nach Ägypten und Indien. 1884 gelang ihm die Isolierung des Krankheitserregers *Vibrio cholerae* in Reinkultur, und er erkannte, wie dieser sich über verseuchtes Wasser und Nahrung ausbreitete, und schlug Gegenmaßnahmen vor.

Kochs Beitrag zur Forschung wurde 1905 mit dem Nobelpreis für Physiologie oder Medizin gewürdigt, der ihm für seine »Untersuchungen und Entdeckungen auf dem Gebiet der Tuberkulose« verliehen wurde. Er ehrte Koch und andere, durch deren Arbeit die Keimtheorie sich gegen die Theorien der Miasmen und Spontanzeugung durchsetzen konnte.

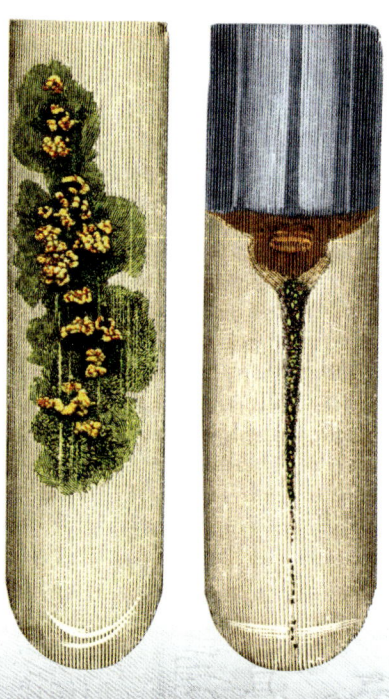

▷ **Bakterienkulturen**
Diese Illustration zeigt Reagenzgläser mit Bakterienkulturen von Tuberkulose (links) und Cholera (rechts), die beide von Koch isoliert wurden. Seine Arbeitsgruppe entwickelte viele Techniken, wie man Mikrobakterien für die Forschung züchten, einfärben, identifizieren und fotografieren kann.

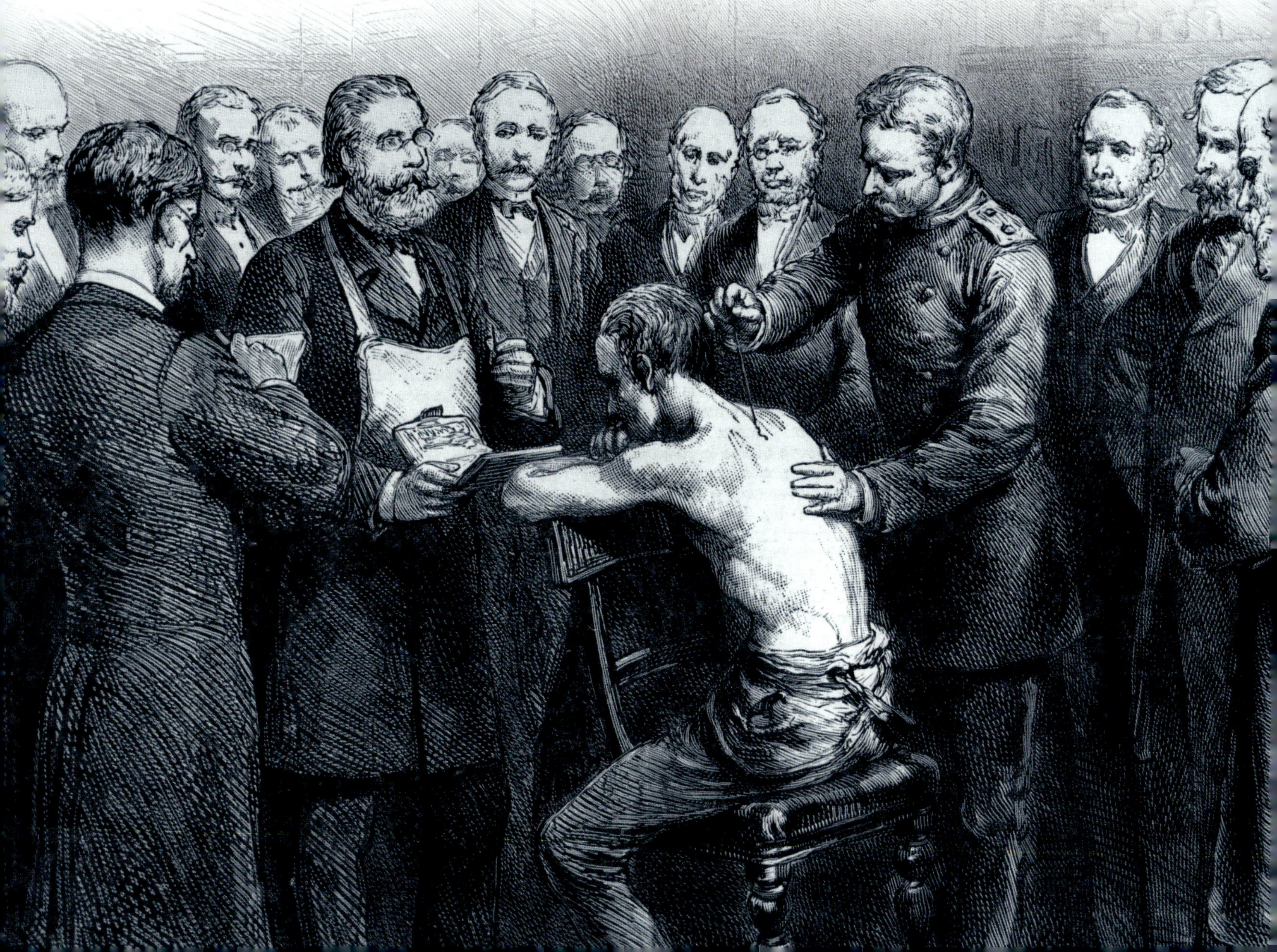

▽ **Der Versuch, Tuberkulose zu heilen**
Ein Patient erhält im Königlichen Hospital in Berlin um 1890 Kochs Mittel gegen Tuberkulose, Tuberkulin. Es versagte aber – genau wie die verbesserte zweite Version 1897. Das Tuberkulin wurde später genutzt, um einen Nachweis für eine Tuberkuloseinfektion zu entwickeln.

SIEGESZUG DER WISSENSCHAFT 1800–1900

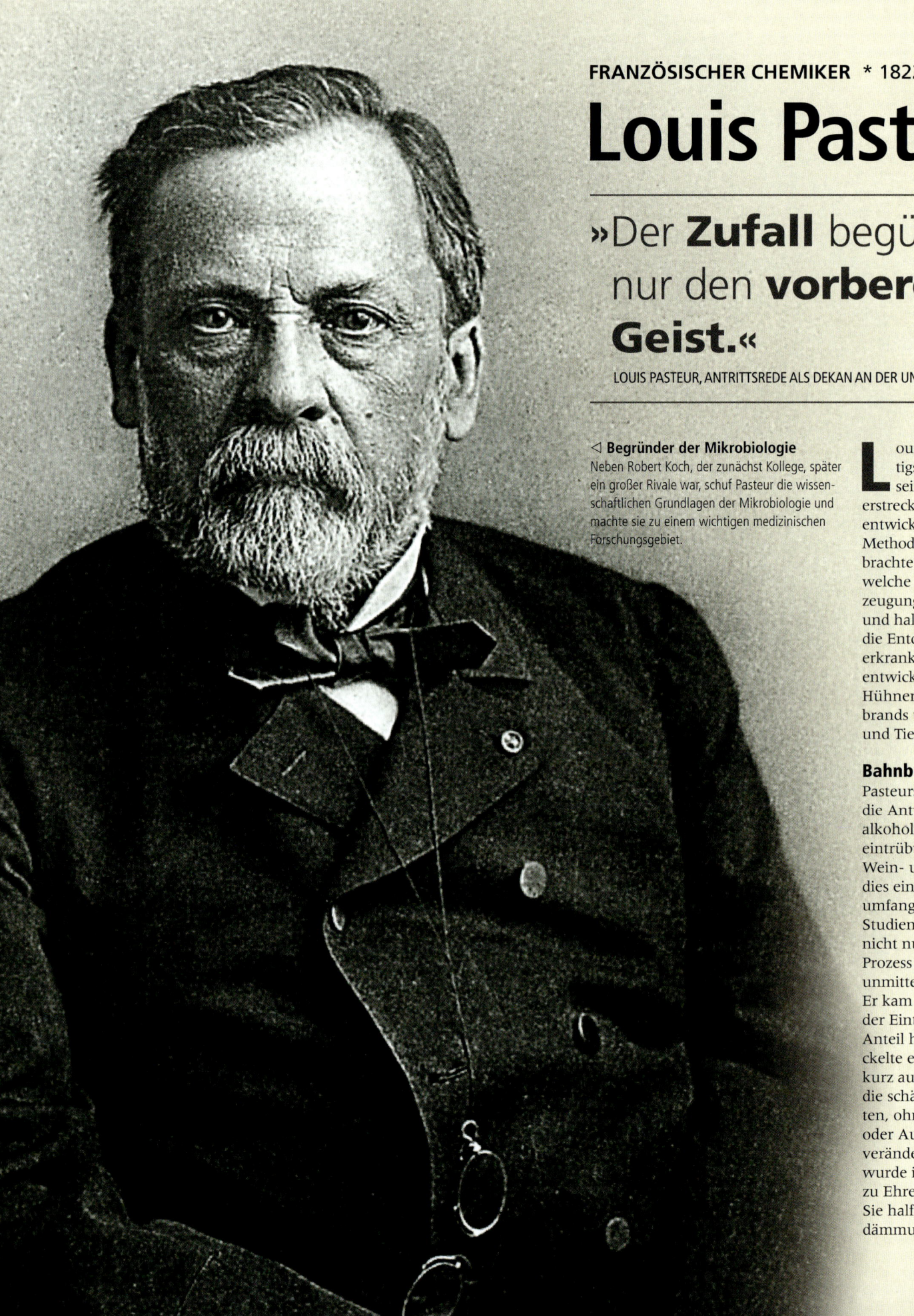

FRANZÖSISCHER CHEMIKER * 1822 † 1895

Louis Pasteur

»**Der Zufall** begünstigt nur den **vorbereiteten Geist.**«

LOUIS PASTEUR, ANTRITTSREDE ALS DEKAN AN DER UNIVERSITÄT LILLE, 1845

◁ **Begründer der Mikrobiologie**
Neben Robert Koch, der zunächst Kollege, später ein großer Rivale war, schuf Pasteur die wissenschaftlichen Grundlagen der Mikrobiologie und machte sie zu einem wichtigen medizinischen Forschungsgebiet.

Louis Pasteur zählt zu den wichtigsten Forschern überhaupt, seine bedeutenden Leistungen erstrecken sich auf viele Bereiche. Er entwickelte die Pasteurisierung, eine Methode, Keime mit Hitze abzutöten, brachte die Keimtheorie voran, welche die Theorie der Spontanzeugung (siehe S. 146–147) ablöste, und half der Seidenindustrie durch die Entdeckung einer Seidenraupenerkrankung. Ab den 1870er-Jahren entwickelte er Impfstoffe gegen Hühnercholera, Formen des Milzbrands und Tollwut bei Mensch und Tier (siehe S. 168–169).

Bahnbrechende Forschung

Pasteurs erster großer Erfolg war die Antwort auf die Frage, warum alkoholische Getränke manchmal eintrübten und verdarben. Für die Wein- und Bierproduktion war dies ein immenses Problem. Nach umfangreichen mikroskopischen Studien folgerte er, dass die Gärung nicht nur ein rein chemischer Prozess sei, sondern Hefebakterien unmittelbar daran beteiligt seien. Er kam zu dem Schluss, dass an der Eintrübung ebenfalls Bakterien Anteil haben müssten. 1864 entwickelte er die Lösung, die Getränke kurz auf 50–60 °C zu erhitzen, um die schädlichen Bakterien abzutöten, ohne Reifeprozess, Geschmack oder Aussehen der Getränke zu verändern. Diese Vorgehensweise wurde in den 1880er-Jahren ihm zu Ehren Pasteurisierung genannt. Sie half beispielsweise bei der Eindämmung der Tuberkulose, die sich auch über kontaminierte Milch verbreitete. Pasteur stellte auch die Theorie der Spontanzeugung infrage, die besagte, dass Leben aus unbelebter Materie entstehen könne. 1862 führte er ein Experiment mithilfe eines Kolbens mit S-förmigem Hals durch (siehe unten). Er bewies damit, dass auf einer Nährlösung trotz Luftkontakt keine Keime wuchsen, wenn diese vor einer Bakterienkontamination geschützt wurde. Pasteurs Experimente waren starke Argumente gegen die Spontanzeugung und führten dazu, dass sie in den nächsten Jahrzehnten von der Keimtheorie abgelöst wurde, derzufolge Mikroben für Krankheiten

▷ **Keimfreie Milch**
Kontaminierte Milch kann viele Krankheiten übertragen. Ab den 1880er-Jahren wurde die von Pasteur für Alkoholika entwickelte Hitzebehandlung auch auf Milchprodukte angewandt. Diese Zeichnung des Pasteurisierungsapparats erschien 1898 im französischen Wissenschaftsmagazin *La Science Illustrée*.

Milchbehälter

1881 prägt Pasteur den Begriff der Vaccination (Impfung), nach dem lateinischen Wort *vacca* für Kuh.

und Kontamination verantwortlich sind. 1865 belegte Pasteur, dass schädliche Mikroben Auslöser einer Erkrankung bei Seidenraupen waren. Er konnte infizierte Seidenraupen isolieren und dadurch eine weitere Übertragung verhindern.

Impfstoffe
Ab 1872 widmete sich Louis Pasteur ganz der Erforschung von Cholera, Milzbrand und anderen Erkrankungen. Er machte kaum

Fortschritte, bis ihm 1879 die Kultivierung lebender Erreger der Hühnercholera gelang. Hühner, die er mit einige Monate alten Kulturen infizierte, starben nicht daran. Pasteur vermutete daraufhin, dass die Bakterien geschwächt seien und die Hühner so immunisierten (siehe S. 158–159). Forschungen ermöglichten ihm die Entwicklung verschiedener Impfstoffe aus Krankheitserregern.

Der Milzbrand bei Tieren brachte der Landwirtschaft große Verluste. 1881 impfte Pasteur eine Gruppe von Kühen, Schafen und Ziegen mit geschwächten Milzbranderregern,

eine zweite Gruppe blieb ungeimpft. Als man die Tiere infizierte, überlebte nur die zuvor mit Erregern geimpfte Tiergruppe. 1885 gelang Pasteur die erste erfolgreiche Tollwutimpfung bei einem kleinen Jungen. Es war eines seiner letzten Forschungsprojekte. Er dozierte aber weiterhin, sammelte Gelder, nahm Preise entgegen und gründete in Paris das renommierte Institut Pasteur. Sein Tod im Jahr 1895 wurde weltweit betrauert. Obwohl Pasteur Chemiker und nicht Mediziner war, rettete seine Forschungsarbeit zahllosen Menschen und Tieren das Leben.

» **Es gibt keine angewandten Wissenschaften, nur Anwendungen der Wissenschaft.** «
LOUIS PASTEUR, IN *LA REVUE SCIENTIFIQUE*, 1871

▽ **Das Schwanenhals-Experiment**
Pasteur führte viele Experimente mit S-förmigen Kolben durch. Nachdem er die Nährlösung durch Hitze sterilisiert hatte, verdarb sie in dem Gefäß nicht, solange der lange, geschwungene Hals einen Kontakt der Lösung mit Staub, Mikroben und anderen Partikeln verhinderte, obwohl er nicht luftdicht verschlossen war.

CHRONIK

1822 Geburt in Dole im Osten Frankreichs, Kindheit und Jugend in Arbois.

1840 Baccalauréat in Geisteswissenschaften und in den Naturwissenschaften am Lycée Royal de Besançon.

1847 Promotion an der Faculté des Sciences de Paris.

1848 Nach verschiedenen Lehrtätigkeiten wird Pasteur Professor für Chemie an der Universität Straßburg. Er heiratet Marie Laurent. Sie haben fünf Kinder, von denen drei jung an Infektionskrankheiten sterben, was Pasteurs spätere Arbeiten vorantreibt. Bei Studien der Weinsäure entdeckt Pasteur, dass es Moleküle gibt, die sich zueinander wie Bild und Spiegelbild verhalten, die links- oder rechtsdrehend sind. Damit begründet er das neue Gebiet der Stereochemie.

1854 Ruf als Professor der Chemie und Dekan der Naturwissenschaftlichen Fakultät nach Lilles und Beginn der Erforschung der alkoholischen Gärung.

1857 Leiter der Naturwissenschaft an der École Normale Supérieure.

1865 Beweist, dass Mikroben bei Seidenraupen Krankheiten auslösen und dass dies verhindert werden kann. Seidenproduzenten weltweit greifen seinen Rat schnell auf.

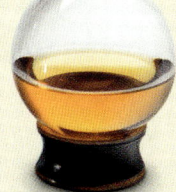
REPLIKAT DES KOLBENS, MIT DEM PASTEUR DIE KEIMTHEORIE BEWIES

1868 Teilweise Lähmung nach einem Schlaganfall, arbeitet aber weiter.

1879 Entwicklung des ersten Impfstoffs gegen Hühnercholera, Erforschung menschlicher Erkrankungen.

1882 Seit 1873 Mitglied der Académie de Médecine, wird Pasteur nun auch in die Académie Française aufgenommen.

1885 Impft den Jungen Joseph Meister nach Biss durch einen tollwütigen Hund.

1888 Gründet das Institut Pasteur in Paris für mikrobiologische Forschungen.

1895 Tod und Beisetzung in der Kathedrale Notre Dame.

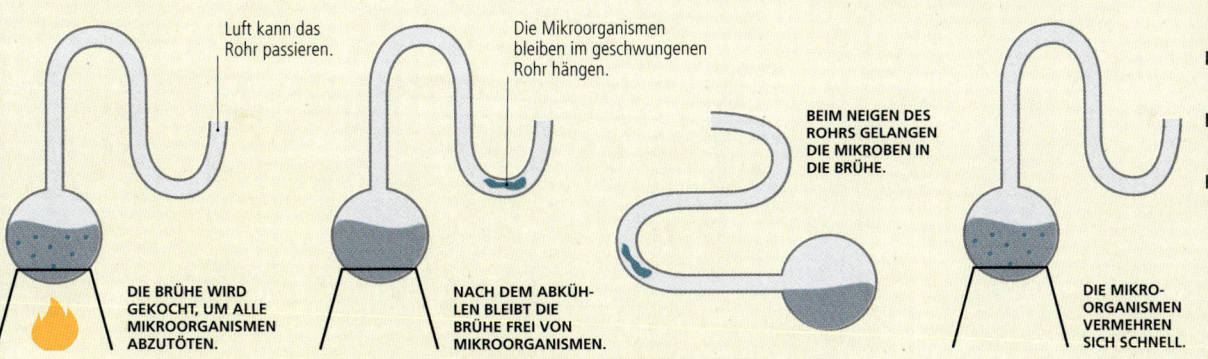

Luft kann das Rohr passieren.

Die Mikroorganismen bleiben im geschwungenen Rohr hängen.

BEIM NEIGEN DES ROHRS GELANGEN DIE MIKROBEN IN DIE BRÜHE.

DIE BRÜHE WIRD GEKOCHT, UM ALLE MIKROORGANISMEN ABZUTÖTEN.

NACH DEM ABKÜHLEN BLEIBT DIE BRÜHE FREI VON MIKROORGANISMEN.

DIE MIKROORGANISMEN VERMEHREN SICH SCHNELL.

SIEGESZUG DER WISSENSCHAFT 1800–1900

Die Zelltheorie

Vor dem 19. Jh. wusste niemand genau, wie die Bausteine des Lebens aussehen. Erst die Erfindung des Mikroskops (siehe S. 92–93) ermöglichte die Entwicklung der Zelltheorie, nach der alle Organismen aus Zellen bestehen. Das sollte die Medizin revolutionieren.

Erst die Erfindung des Mikroskops in den 1590er-Jahren machte es möglich, tierisches und pflanzliches Material mit einer für das bloße Auge unerreichbaren Detailgenauigkeit zu betrachten. 1665 beschrieb der britische Gelehrte Robert Hooke erstmals Pflanzenzellen. Er wählte den Begriff »Zelle«, weil ihn die Form an die Klosterzellen von Mönchen erinnerte. 1682 entdeckte der Niederländer Antoni van Leeuwenhoek den Kern einer Zelle in den roten Blutkörperchen eines Lachses. 1800 nutzte der französische Physiologe Marie-François Bichat die zunehmende Vergrößerung der Mikroskoplinsen, um die Struktur der menschlichen Haut zu katalogisieren, die er mit einem gewebten Stoff verglich.

Man verstand aber immer noch nicht, dass alle Lebensformen aus diesen kleinen Formen zusammengesetzt sind oder dass neue Zellen durch Teilung aus alten Zellen entstehen. Anfang des 19. Jh. glaubte man noch, dass Zellen spontan aus nicht organischem Material oder aus verwesendem lebendem Material entstehen könnten.

Bausteine des Lebens

1838 schrieb der Botanikprofessor an der Universität Jena, Matthias Schleiden, den Artikel *Beiträge zur Phytogenesis*, in dem er seine eigenen und die mikroskopischen Beobachtungen anderer Wissenschaftler für den Schluss heranzog, dass alle Pflanzenteile aus Zellen bestehen. Er erklärte seine Theorie seinem Freund, dem Physiologen Theodor Schwann, der vergleichbare Zellstrukturen im Notochord primitiver Fische gefunden hatte. Schwann entwickelte Schleidens Theorie einen Schritt weiter, indem er sie auf Tiere ebenso anwandte wie auf Pflanzen und die drei Bestandteile einer Zelle – Wand, Kern und Zellulose oder flüssige Füllung – definierte. 1839 veröffentlichte Schwann den Aufsatz *Mikroskopische Untersuchungen über die Uebereinstimmung in der Struktur und dem Wachsthum der Thiere und Pflanzen*, in dem er seine berühmt gewordene Beobachtung verewigte, dass »alle lebenden Dinge aus Zellen und Zellprodukten bestehen«.

Man wusste aber noch nicht, wie Zellen entstehen. Scheiden und Schwann glaubten, neue Zellen entstünden durch Kristallisation der Flüssigkeit, die sich zwischen bereits existierenden Zellen befand. Diese Konzentration auf Vorgänge außerhalb der Zellen selbst hielt die Zellbiologie einige Jahre lang in ihrer Entwicklung zurück.

Schließlich stellte der deutsche Botaniker Hugo von Mohl die Hypothese auf, dass neue Zellen aus der Teilung bestehender Zellen entstünden.

> **37 TRILLIONEN** Zellen gibt es schätzungsweise im menschlichen Körper.

Schon 1842 hatte der Schweizer Botaniker Karl von Nägeli kleine Strukturen im Zellkern entdeckt, die später Chromosomen genannt wurden und die Erbinformationen der Zelle enthalten. In den 1850er-Jahren waren die Mikroskope stark genug, um die Zellteilung beobachten zu können, und 1879 beobachtete der deutsche Militärarzt Walther Flemming, wie sich Chromosomen während der sogenannten »Mitose«, der Zellteilung, trennten. Man identifizierte auch weitere Zellbestandteile, darunter 1890 die Mitochondrien, die »Kraftwerke« der Zelle, die Zucker und Sauerstoff in Energie umwandeln, wie es der deutsche Pathologe Richard Altmann beschreibt.

Neue Entdeckungen

Die Entwicklung der Zelltheorie bot der Wissenschaft eine solide Grundlage für das Verständnis der Erblehre. 1869 entdeckte der Schweizer Biochemiker Friedrich

---

DEUTSCHER BOTANIKER (1804–1881)

MATTHIAS SCHLEIDEN

Der Rechtswissenschaften-Absolvent empfand die Jurisprudenz als unangenehm und wurde lieber Botaniker. Er lehnte die damals gängige Neigung zur Klassifizierung ab (die er spöttisch als den Versuch bezeichnete, »Pflanzen mit dem geringstmöglichen Aufwand« zu bestimmen) und untersuchte lieber Proben unter dem Mikroskop. Aus seinen Beobachtungen schloss er, dass alle Pflanzen aus Zellen bestehen, und legte so die Grundlage der Zelltheorie. Nach einem kurzen Abstecher als Dozent in Dorpat (Estland) kehrte er nach Deutschland zurück und arbeitete als Privatlehrer.

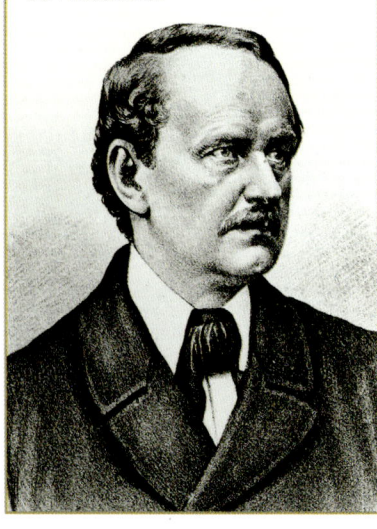

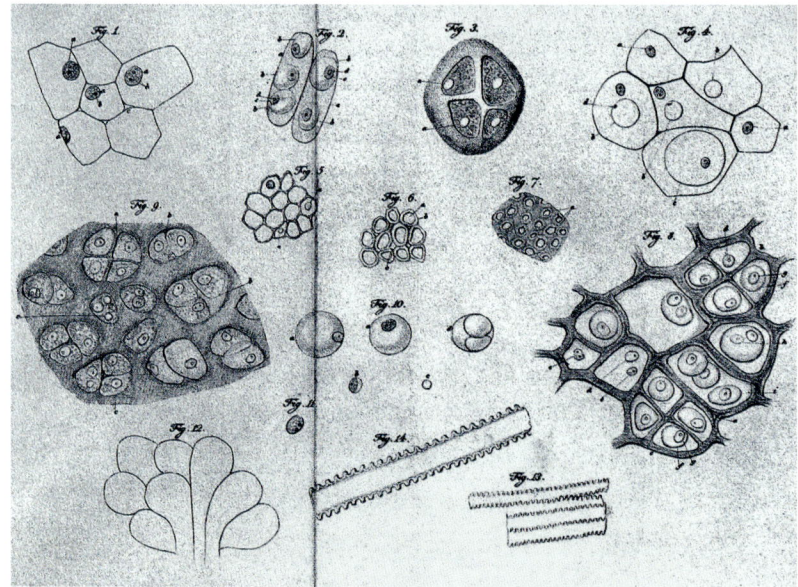

▷ **Schwanns Zeichnungen**
Schwanns Veröffentlichung von 1839 enthielt Zeichnungen diverser Tierzellen. Sie hatten zwar sehr unterschiedliche Formen, besaßen aber alle einen Zellkern und eine Membran als Zellwand. Es überzeugte Schwann, dass alle Zellen nur Varianten der prinzipiell gleichen Bauform waren.

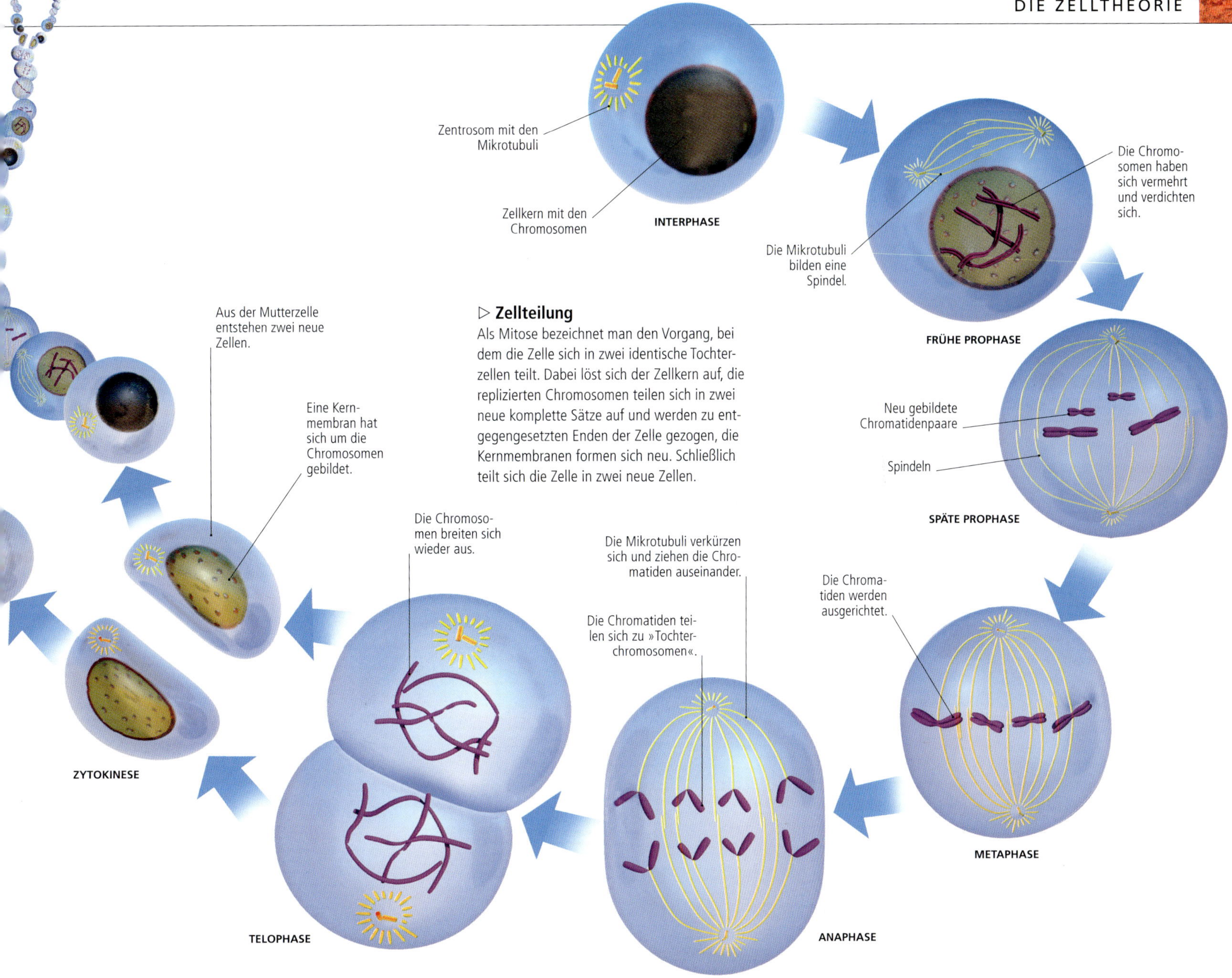

DIE ZELLTHEORIE

Zellteilung

Als Mitose bezeichnet man den Vorgang, bei dem die Zelle sich in zwei identische Tochterzellen teilt. Dabei löst sich der Zellkern auf, die replizierten Chromosomen teilen sich in zwei neue komplette Sätze auf und werden zu entgegengesetzten Enden der Zelle gezogen, die Kernmembranen formen sich neu. Schließlich teilt sich die Zelle in zwei neue Zellen.

INTERPHASE — Zentrosom mit den Mikrotubuli; Zellkern mit den Chromosomen

FRÜHE PROPHASE — Die Chromosomen haben sich vermehrt und verdichten sich. Die Mikrotubuli bilden eine Spindel.

SPÄTE PROPHASE — Neu gebildete Chromatidenpaare; Spindeln

METAPHASE — Die Chromatiden werden ausgerichtet.

ANAPHASE — Die Mikrotubuli verkürzen sich und ziehen die Chromatiden auseinander. Die Chromatiden teilen sich zu »Tochterchromosomen«.

TELOPHASE — Die Chromosomen breiten sich wieder aus.

ZYTOKINESE — Eine Kernmembran hat sich um die Chromosomen gebildet. Aus der Mutterzelle entstehen zwei neue Zellen.

Miescher die Nukleinsäure, die in Form der DNS (Desoyribonukleinsäure) den Baustein der Gene und Chromosomen bildet. 1905 prägten die englischen Biologen John Farmer und John Moore den Begriff der »Meiose« für die zweistufige Zellteilung, bei der während der geschlechtlichen Fortpflanzung die Anzahl der Chromosomen halbiert wird und Spermien oder Eizellen entstehen.

Die Zelltheorie trug auch zum Verständnis der Zellpathologie von Krankheiten bei. 1863 stellte der Anatom Rudolf Virchow seine Idee vor, dass Krebs an chronisch entzündeten Stellen im Körper entsteht und dass dies die Zellen zu einem unnatürlichen Wachstum anregt.

> » *Omnis cellula e cellula* **(jede Zelle entsteht aus einer Zelle).**«
>
> RUDOLF VIRCHOW, DEUTSCHER PATHOLOGE, 1855

Keine dieser Entwicklungen wäre ohne die Arbeit Schleidens und Schwanns, in der sie die universelle Natur der Zellen beschrieben, möglich gewesen. Auf ihren Erkenntnissen aufbauend, erweitert die Zelltheorie beständig unser physiologisches Wissen und ermöglicht die moderne Forschung in der Fortpflanzungsmedizin, Genetik, Pathologie und Pharmakologie.

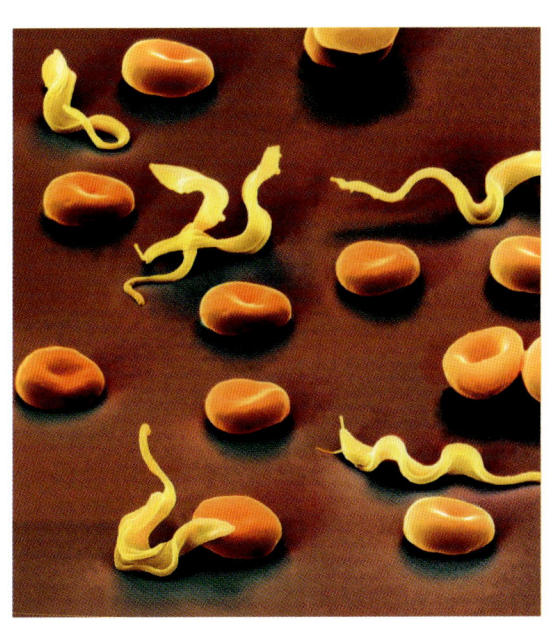

▷ **Einzelliger Parasit**
Auch winzige einzellige Organismen, wie das Urtierchen *Trypanosoma brucei*, das die Afrikanische Schlafkrankheit verursacht, besitzen einen Zellkern, der den wesentlich einfacher aufgebauten Bakterien fehlt.

Pathologie und Obduktionen

Ein Großteil unseres medizinischen Wissens stammt aus Obduktionen – Leichenöffnungen. Zunächst mit bloßem Auge, dann mit dem Mikroskop, konnten Wissenschaftler immer neue Erkenntnisse über Krankheiten gewinnen.

Die Zeit zwischen dem ausgehenden 18. und frühen 19. Jh. war eine entscheidende Phase für die Pathologie, die sich mit der Untersuchung von Organen, Gewebe und Körperflüssigkeiten befasst. Ohne Obduktionen bzw. Autopsien wäre das nicht möglich gewesen.

Forschung durch Obduktionen

Schon in der Antike nutzte man Leichenöffnungen, um neue Erkenntnisse über Krankheiten zu gewinnen, auch wenn sie nach römischem Gesetz verboten waren. Ab dem 13. Jh. wurden Obduktionen in einigen europäischen Ländern legalisiert, und im 17. Jh. führte eine ganze Reihe bedeutender Ärzte Leichenschauen durch, darunter der italienische Anatom Marco Aurelio und der niederländische Chirurg Nicolaes Tulp. Manche Ärzte veröffentlichten sogar »Obduktionsberichte«, allen voran der italienische Anatom Giovanni Battista Morgagni 1761 in seiner Beschreibung von über 640 Obduktionen *De Sedibus et Causis*

> **1850** etablierte sich die moderne Pathologie als eigene Fachdisziplin an den Universitäten. Als Initiator gilt Rudolf Virchow.

Morborum per Anatomen Indagatis (Über den Sitz und die Ursachen der Krankheiten, aufgespürt durch die Anatomie). Aus diesen präzisen Berichten entwickelte sich die moderne Pathologie, die heute Krankheiten mit den Organen des Körpers verbindet statt mit einem Ungleichgewicht der Körpersäfte (siehe S. 34–35), wie man in der Schulmedizin bis dahin annahm.

Ab Mitte des 19. Jh. herrschte in der Krankheitsforschung ein wissenschaftlicherer Geist, angeführt von den brillanten Köpfen Karl Rokitansky und Rudolf Virchow, und läutete eine neue Ära der Pathologie ein. Der Österreicher Rokitansky revolutionierte die Obduktionstechnik, indem er auf einer festen Abfolge bestand. Diese war durch und durch systematisch und endete mit einer präzisen schriftlichen Dokumentation der Befunde. Allerdings stand Rokitansky mit Mikroskopen auf Kriegsfuß, und einige seiner Theorien erwiesen sich später als falsch.

△ Anatomiestunde
In diesem Rembrandtgemälde von 1632 erklärt Nicolaes Tulp seinem faszinierten Publikum die Armmuskulatur. Menschen bezahlten Geld, um solchen Obduktionen meist hingerichteter Krimineller beiwohnen zu können.

Zellularpathologie

Im Gegensatz zu Rokitansky befürwortete Virchow die Nutzung der Mikroskopie und forderte von seinen Studenten »mikroskopisch zu denken«.

1858 veröffentlichte Virchow *Die Cellularpathologie*, worin er feststellte, man solle immer in der Zelle nach der Krankheitsursache suchen. Seiner Meinung nach entstand Krankheit aus abnormalen Veränderungen in den Zellen und aus der Vermehrung dieser veränderten Zellen durch Zellteilung.

DEUTSCHER PATHOLOGE (1821–1902)
RUDOLF VIRCHOW

Virchow gilt als einer der bedeutendsten Köpfe in der Geschichte der modernen Pathologie. Er studierte Medizin am Friedrich-Wilhelm-Institut in Berlin und bewies, dass Blutpfropfen durch Veränderungen in den Wänden von Blutgefäßen, im Blutstrom und seiner Viskosität entstehen (die »Virchow-Trias«). Virchow setzte in der Gewebeuntersuchung als Erster umfangreich auf die Mikroskopie und veröffentlichte 1855 sein bahnbrechendes Werk mit der These *Omnis cellula e cellula* – jede Zelle entsteht aus einer Zelle. Er erklärte das Tumorwachstum und machte erstmals Hoffnung, dass Krebstumore behandelbar seien. 1847 prägte er den Begriff der Leukämie zur Beschreibung von Blutkrebs, nachdem er beobachtet hatte, dass dieser ein Übermaß an weißen Blutzellen erzeugt.

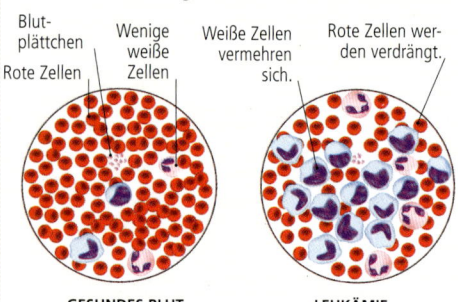
GESUNDES BLUT — Blutplättchen, Rote Zellen, Wenige weiße Zellen
LEUKÄMIE — Weiße Zellen vermehren sich, Rote Zellen werden verdrängt

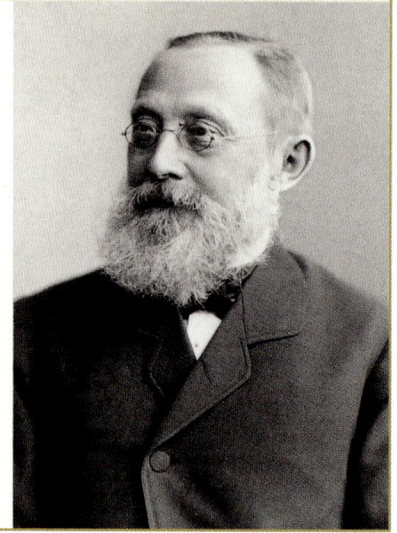

PATHOLOGIE UND OBDUKTIONEN

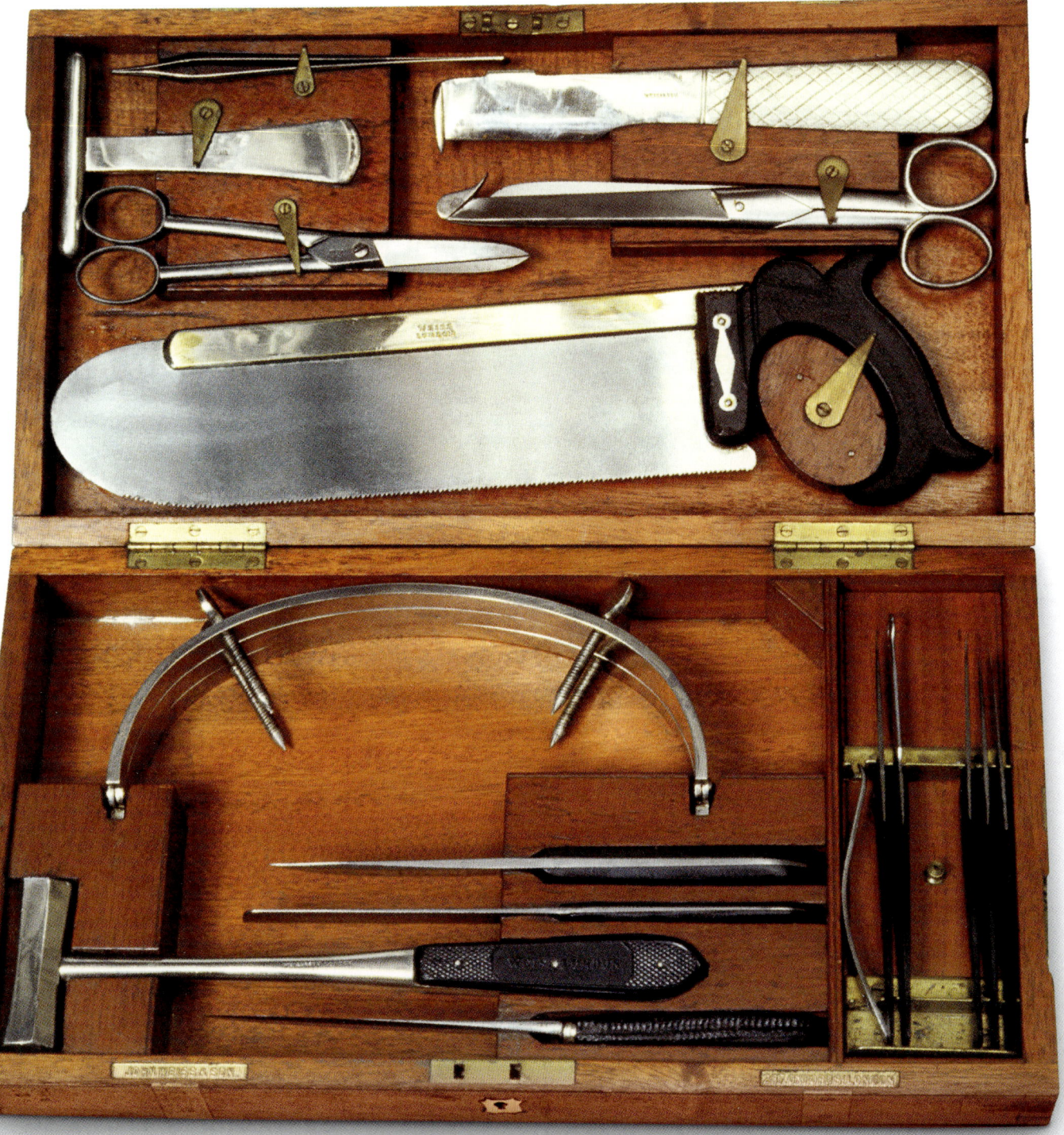

▷ **Sektionsbesteck**
Die wissenschaftlichere Herangehensweise bei Obduktionen verlangte ab dem 19. Jh. auch spezielle Instrumente. Dieser Kasten enthält Schädelzwinge, Knochensäge, Meißel, Schere und Hammer.

Dieser Kurswechsel von der Vorstellung weg von einer organ- und hin zu einer zellenbasierten Krankheit war ein entscheidender Schritt in der »neuen Pathologie«.

Im weiteren Verlauf des 19. Jh. gelangte Friedrich von Recklinghausen zu Prominenz. Der Virchow-Schüler veröffentlichte bedeutende Studien zu Thrombosen (Blutgerinnsel), Embolien (Gefäßverstopfung) und Infarkten (Gewebstod durch Sauerstoffmangel) und anderen pathologischen Befunden.

Verbindungen

Ein anderer Pathologiestudent Virchows, der Deutschschweizer Edwin Krebs, zog Verbindungen zwischen der Bakteriologie und Infektionskrankheiten. Er gilt als Entdecker des Bakteriums, das Diphtherie verursacht.

Der deutsche Pathologe Julius Cohnheim entwickelte eine bis heute übliche Methode zum Einfrieren von Gewebe, um es für die mikroskopische Untersuchung in dünne Scheiben zu schneiden. Sein Schüler Carl Weigert beschrieb die Mechanismen von Degeneration und Nekrose, den Tod von Zellen und lebendem Gewebe durch Krankheit oder Verletzung.

Im 20. Jh. war die Pathologie vollständig etabliert. Heute ermöglichen Fortschritte in der Mikroskopie und in computergestützten bildgebenden Verfahren präzisere Diagnosen als jemals zuvor.

»Die, **die schon viele [Körper] seziert** oder untersucht haben, **lernten zumindest zu zweifeln,** während diejenigen, die die Anatomie ignorieren, ohne jeden Zweifel sind.«

GIOVANNI BATTISTA MORGAGNI, ITALIENISCHER ANATOM, IN *DE SEDIBUS ET CAUSIS MORBORUM PER ANATOMEN INDAGATIS*, 1761

Die ersten Antiseptika

Wundinfektionen – besonders nach Operationen – führten früher zu einer hohen Sterberate. Erst in der Mitte des 19. Jh. entwickelte Joseph Lister eine Lösung in Form von Antiseptika, durch welche die Sterblichkeitsrate von Patienten nach Operationen erheblich gesenkt werden konnte.

Dass Wunden, die sich infizieren, eitern, war Ärzten schon lange bekannt. Dieser Vorgang, der bis zur Blutvergiftung führen kann, war so schwer zu behandeln, dass einige Ärzte ihn als normalen Teil des Heilungsprozesses betrachteten, obwohl viele ihrer Patienten starben. Seit jeher hatte man versucht, das Problem in den Griff zu bekommen: Bereits im 4. Jh. v. Chr. empfahl Hippokrates (siehe S. 36–37) Wundverbände mit Wein und Essig, die beide leicht antiseptisch wirken. Das war teilweise erfolgreich, half aber nie bei offenen Knochenbrüchen. Diese Verletzungen sind besonders anfällig für Infektionen, da dabei viele Knochenfragmente mit Luft in Kontakt kommen, wodurch Keime in den Körper eindringen können.

Ein Durchbruch gelang erst 1812, als der französische Chemiker Bernard Courtois Jod entdeckte. Eigentlich war er auf der Suche nach einem geeigneten Ersatz für Salpeter zur Herstellung von Schwarzpulver. Eine genauere Erforschung erfolgte aber erst später.

Bessere Hygiene

Der Glaube, dass »Miasmen« (üble Dünste in der Luft, siehe S. 120–121) Infektionen auslösten, war im 19. Jh. weit verbreitet und führte zu mehr Sauberkeit, was die Situation verbesserte. 1847 ordnete der in Wien arbeitende ungarische Arzt Ignaz Semmelweis etwa an, dass das Klinikpersonal seine Hände mit Chlorlösung reinigen sollte und chirurgische Instrumente und Wundverbände sauber sein mussten (siehe S. 138–139), was die Infektionsraten senkte.

Die wahren Gründe für die Infektionen blieben unerkannt, bis Louis Pasteur (siehe S. 148–149) in den 1850er-Jahren nachwies, dass Mikroorganismen Wunden befallen. Joseph Lister, ein junger Arzt in Edinburgh, stellte die Hypothese auf, man müsse die Organismen am Eindringen in die Wunde hindern, um das Problem zu lösen. Er experimentierte mit verschiedenen Stoffen, wie Zinkchlorid, die aber bei offenen Brüchen nicht wirkten. Dann hörte er, dass die britische Stadt Carlisle Karbolsäure (Phenol) gegen Abwassergestank einsetzte, und bat um eine Probe. Im August 1865 behandelte er die Beinwunde eines elfjährigen Jungen während der Operation mit Phenol. Die Säure verätzte zwar leicht das Fleisch, das Bein des Jungen blieb aber infektionsfrei. Im folgenden Jahr wurde die Säure bei neun Patienten verwendet, von denen sieben die Operationen ohne Infektion überstanden.

Antiseptisches Spray

Listers »antiseptische« Säure war so wirksam, dass sie in seinem Krankenhaus in Glasgow schnell routinemäßig verwendet wurde und die Infektionszahlen stark sanken. 1869 entwickelte Lister ein antiseptisches Spray, das ein lokales Betäubungsmittel mit Phenol kombinierte. Durch diese neue Methode der Wunddesinfektion wurden wesentlich komplexere Operationen möglich.

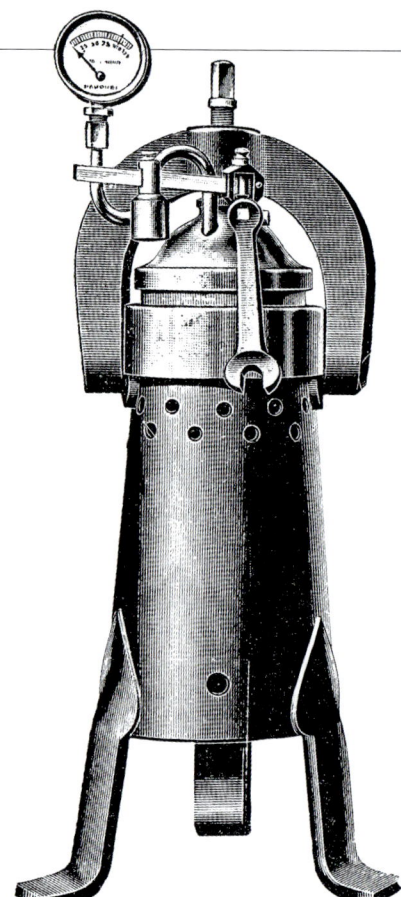

▷ **Sterile Instrumente**
Ein Autoklav ist eine Druckkammer zur Sterilisierung chirurgischer Instrumente bei hohem Druck und Dampf, der 1879 vom französischen Bakteriologen Charles Chamberland erfunden wurde. Er bedeutete einen großen Fortschritt für die antiseptische Chirurgie.

BRITISCHER ARZT (1827–1912)

JOSEPH LISTER

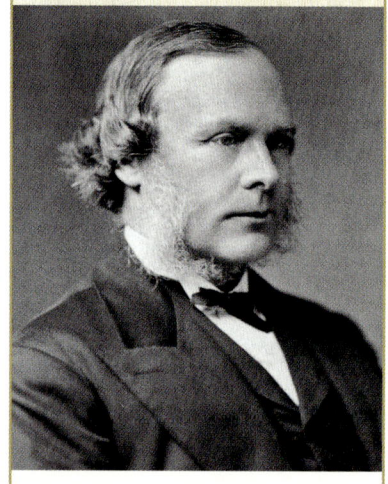

Lister erbte die wissenschaftliche Neugierde von seinem Vater, einem Weinhändler und Amateurphysiker mit großem Interesse an Mikroskopen. Lister studierte am University College London, wo er eine Arbeit über Entzündungen schrieb. Er wechselte 1853 an die Universität Edinburgh und ging 1860 als Regius Professor für Chirurgie nach Glasgow. Dort arbeitete er zum Thema Desinfektion. 1877 kehrte er nach England zurück und musste anfangs große Skepsis gegenüber Antiseptika überwinden. 1897 wurde er als erster britischer Chirurg in den Adelsstand erhoben.

> »Ich dachte mir, dass die Fäulnis der verletzten Stelle **verhindert werden könnte**, … wenn der Wundverband das **Leben in schwebenden Partikeln abtöten** könnte.«
>
> JOSEPH LISTER IN SEINER HUXLEY-VORLESUNG, CHARING CROSS HOSPITAL, 1900

---

46 PROZENT der Amputationspatienten der Glasgow Royal Infirmary starben vor der Einführung von Antiseptika an Infektionen.

15 PROZENT der Amputationspatienten der Glasgow Royal Infirmary starben nach der Einführung von Antiseptika an Infektionen.

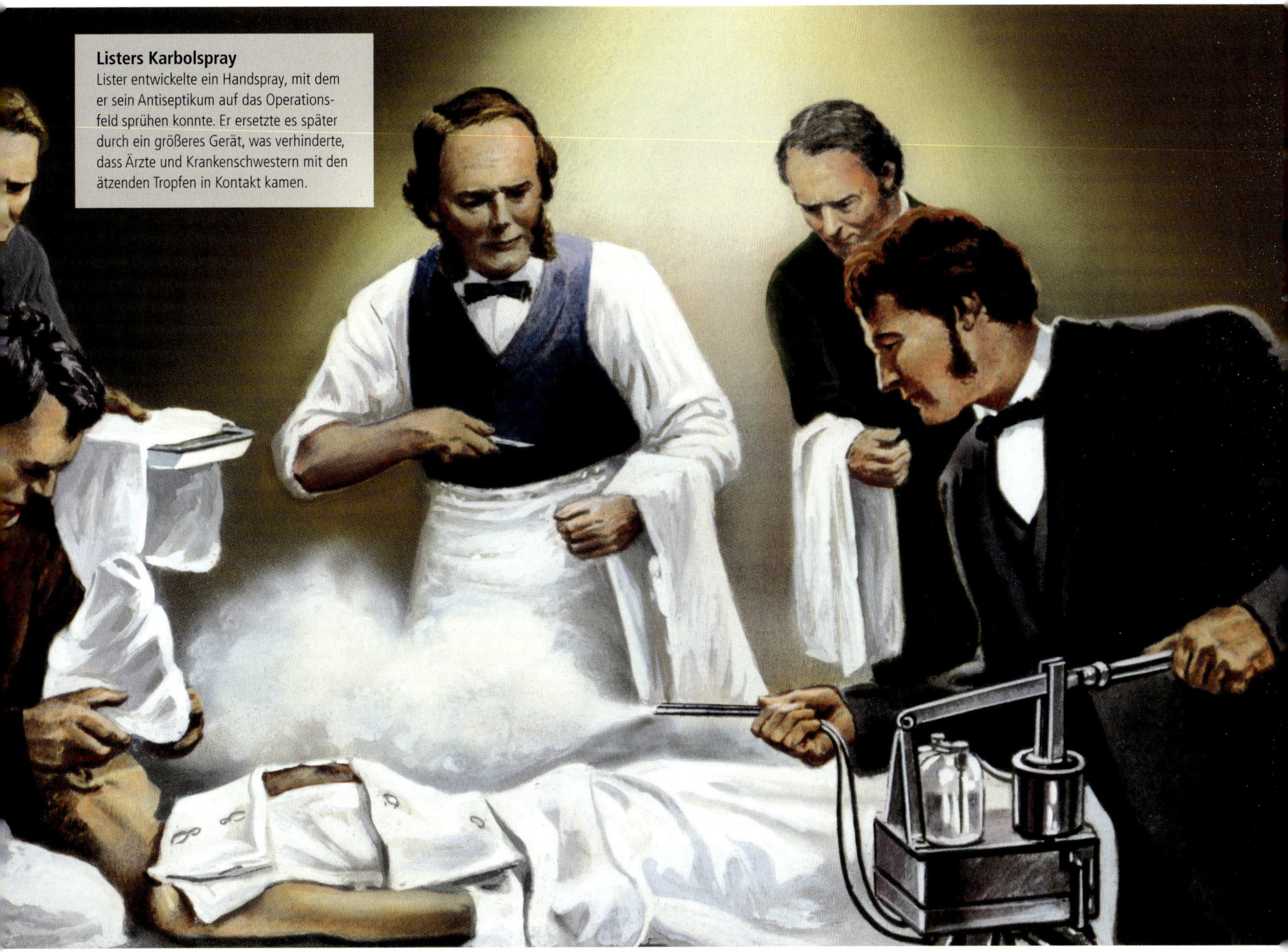

DIE ERSTEN ANTISEPTIKA

Listers Karbolspray
Lister entwickelte ein Handspray, mit dem er sein Antiseptikum auf das Operationsfeld sprühen konnte. Er ersetzte es später durch ein größeres Gerät, was verhinderte, dass Ärzte und Krankenschwestern mit den ätzenden Tropfen in Kontakt kamen.

In den 1870er-Jahren kam die Verwendung des Phenolsprays allerdings wieder aus der Mode, da die Angst vor Ansteckung über Pathogene in der Luft größer war als die Angst vor Ansteckung durch unsaubere Instrumente und Hände. Der schottische Chirurg William Macewen führte die Sterilisation chirurgischer Instrumente und Masken mit Dampf ein und erfand stählernes Operationsbesteck, das bei hohen Temperaturen sterilisiert werden konnte. Die Verwendung von Gummihandschuhen (ihre Verwendung wurde 1897 erstmals in Estland dokumentiert) senkte die Zahl der Infektionen weiter. Bis dahin hatten Chirurgen mit bloßen Händen gearbeitet. Die Kombination von »Asepsis« (Abwesenheit von Mikroorganismen) und »Antisepsis« (Abtöten vorhandener Mikroorganismen) führte die Chirurgie in ein neues Zeitalter. Die Infektionsgefahr war zwar nicht eliminiert, aber drastisch reduziert.

▷ **Jodtinktur**
Verdünntes Jod erwies sich als wirksames Antiseptikum. Wichtiger war es jedoch als Mittel gegen Kröpfe, eine Vergrößerung der Schilddrüse, die den Hals anschwellen lässt.

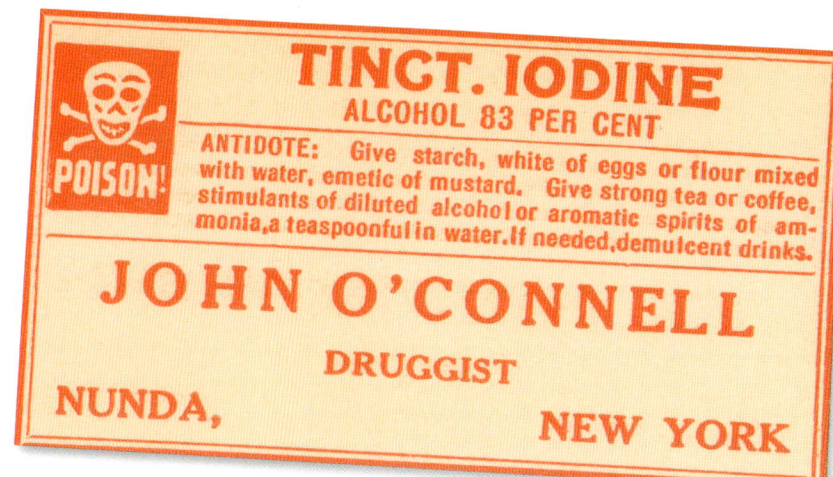

SIEGESZUG DER WISSENSCHAFT 1800–1900

Tuberkulose

Die Tuberkulose, kurz TB und früher Schwindsucht, Phthisis oder Weißer Tod genannt, ist eine der bekanntesten und am weitesten verbreiteten tödlichen Krankheiten. Bis heute infizieren sich jährlich 8–10 Millionen Menschen.

Steinzeitliche Funde lassen vermuten, dass die Tuberkulose bereits vor über 15 000 Jahren existierte, geschichtliche Aufzeichnungen belegen sie vor 7000 Jahren. Hippokrates (siehe S. 36–37) zufolge war sie die am weitesten verbreitete Krankheit seiner Zeit. In der Renaissance kam es in den schnell wachsenden Städten Europas zu zahllosen Ausbrüchen. Viele versuchten das zu erklären. Heute weiß man, dass sie eine bakterielle Infektionskrankheit ist, die vor allem die Lunge befällt. Ihre Symptome variieren aber so stark, dass sie erst in den 1830er-Jahren einer einzigen Krankheit zugeordnet werden konnten. Kurz darauf eröffneten die ersten Tuberkulose-Sanatorien. Sie waren meist in den Bergen gelegen, wo man hoffte, dass die Patienten durch Ruhe, saubere Luft und gutes Essen genesen würden.

1882 konnte Robert Koch (siehe S. 146–147) den Tuberkelbazillus *Mycobacterium tuberculosis* identifizieren. Es dauerte aber bis 1947, bis medizinische Tests den heilenden Effekt des erst kurz zuvor entdeckten Antibiotikums Streptomycin belegten und die Erkrankung teilweise kontrolliert werden konnte. Tuberkulose ist in Entwicklungsländern weiterhin weitverbreitet. Eines der größten Ziele der Weltgesundheitsorganisation WHO ist es, die Tuberkulose bis 2030 zu stoppen.

> »… die **überfüllten Behausungen** der Armen … [sind] die wahren **Brutstätten** der **Schwindsucht**.«
>
> ROBERT KOCH, DEUTSCHER MEDIZINER, IN SEINER REDE VOR DEM BRITISCHEN KONGRESS ZUR TUBERKULOSE, 1901

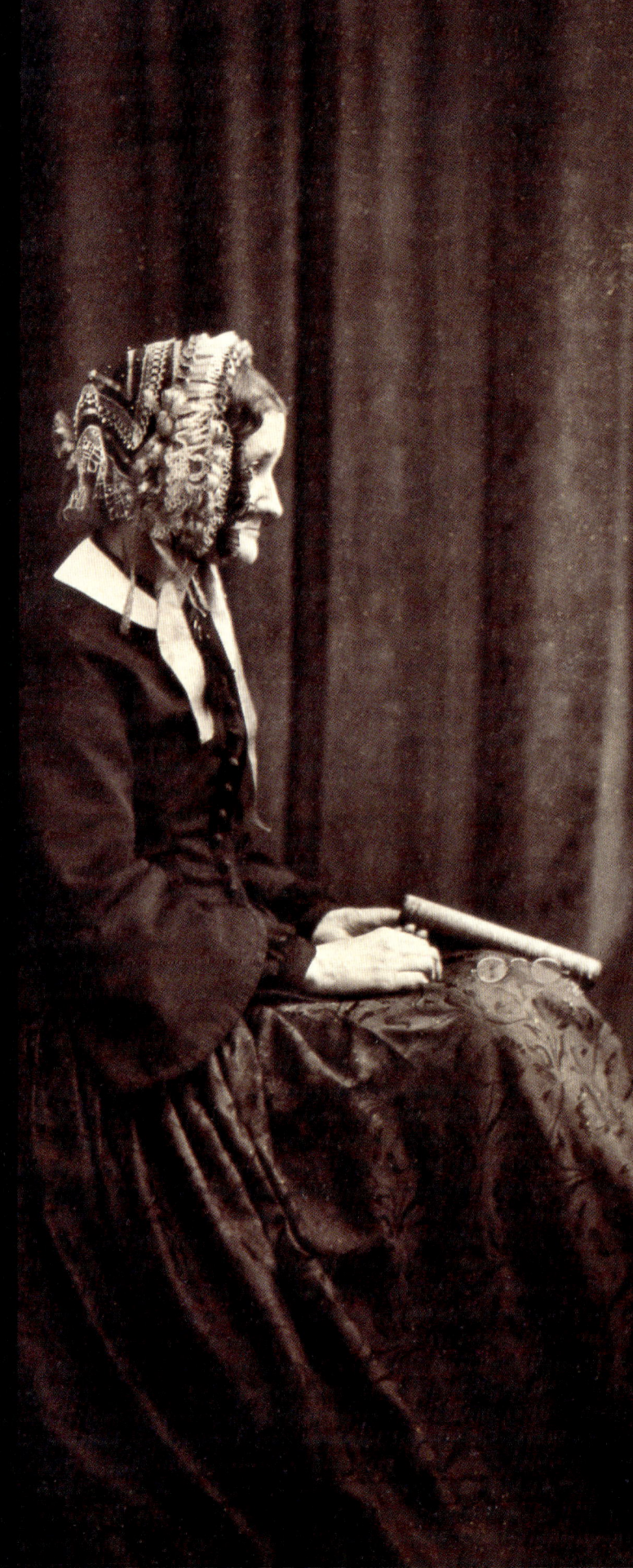

▷ *Dahinschwinden*
Vom 18. bis ins frühe 20. Jh. wurde die Tuberkulose von Schriftstellern, Dichtern und anderen Künstlern als eine Krankheit der Fähigen, Intelligenten und Kreativen »romantisiert«. Dieses aus fünf Negativen montierte Bild einer jungen Sterbenden stammt vom englischen Fotografen Henry Peach Robinson.

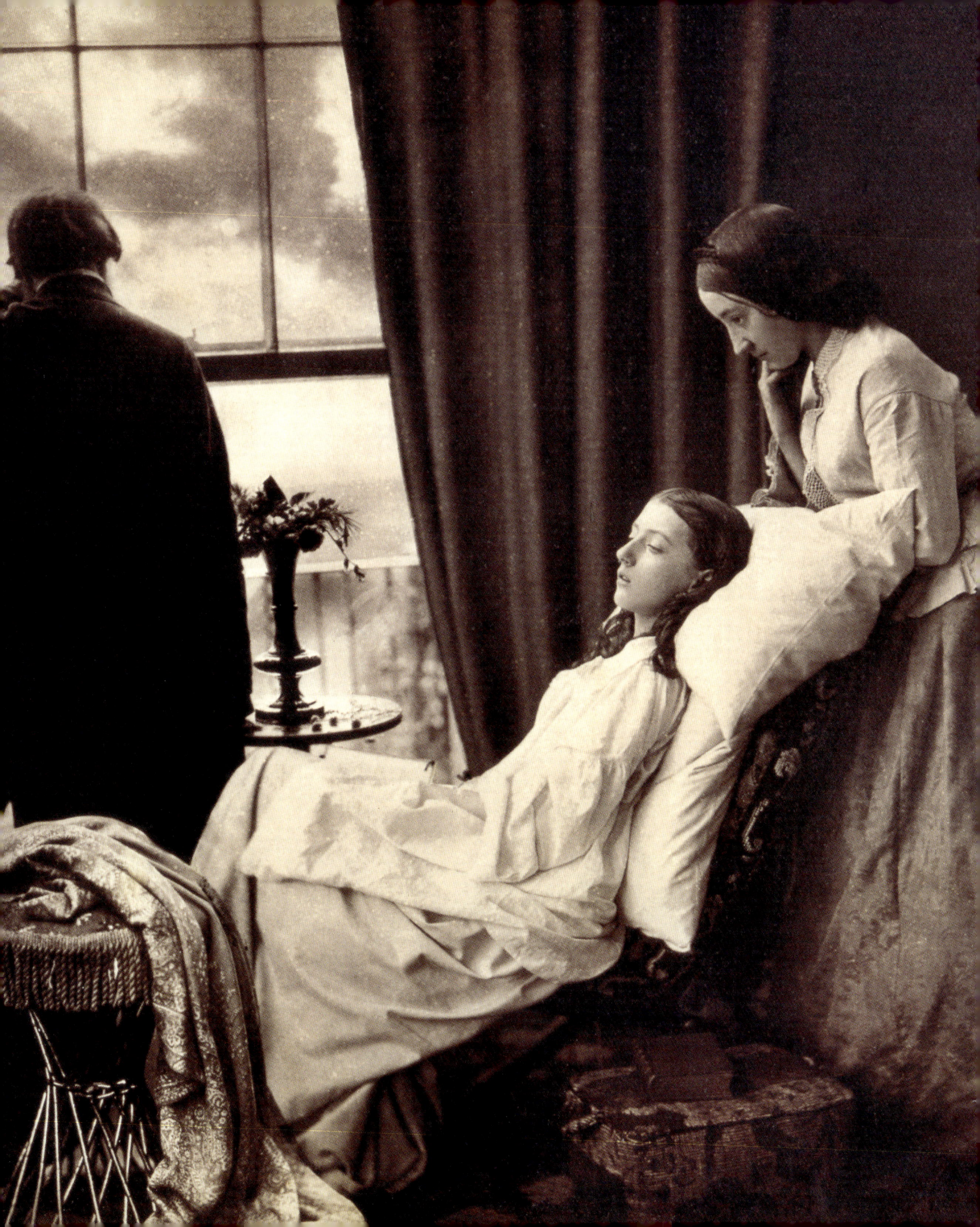

SIEGESZUG DER WISSENSCHAFT 1800–1900

Immer neue Impfstoffe

Im späten 19. Jh. revolutionierten Entdeckungen zur Krankheitsübertragung und Immunität die Medizin. Sie leiteten die Entwicklung neuer Impfstoffe ein, die gegen viele Infektionskrankheiten Schutz boten, die bis dahin alljährlich Zehntausende Leben gefordert hatten.

Durch die Forschung des französischen Mikrobiologen Louis Pasteur (siehe S. 148–149) zu Mikroben und Keimtheorie (siehe S. 146–147) kam Hoffnung auf, dass, abgesehen vom Pockenimpfstoff Edward Jenners (siehe S. 102-103), weitere Impfstoffe entwickelt werden könnten.

1879 gelang Pasteur mit dem ersten im Labor erzeugten Impfstoff ein großer Durchbruch. Er erforschte die Hühnercholera und injizierte Hühnern lebende Bakterien, um den Verlauf der tödlichen Krankheit beobachten zu können. Eines Tages bat er einen Assistenten, einigen Vögeln eine »frische« Bakterienkultur zu spritzen, was dieser vergaß.

Einen Monat später wurde den Tieren die nun »alte«, nicht verwendete Kultur verabreicht. Die Vögel zeigten zwar leichte Krankheitsanzeichen, überlebten aber. Pasteur spritze ihnen daraufhin frische Bakterien und sie blieben gesund. Er hatte das Prinzip der Attenuierung entdeckt, durch das ein Patient, dem ein abgeschwächter Krankheitserreger verabreicht wird, gegen die Krankheit immunisiert wird. 1882 wendete Pasteur das Prinzip auch auf Milzbrand und 1885 auf Tollwut an.

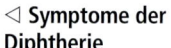

◁ **Symptome der Diphtherie**
Typisch sind Fieber, starker Husten und ein grauer Belag auf infizierten Bereichen, insbesondere im Rachen und über den Mandeln. Bleibt sie unbehandelt, verläuft die Diphtherie bei Kindern in 20 Prozent der Fälle tödlich.

Neue Impfstoffe

In den 1880er-Jahren erkannten Forscher, dass giftstoffbildende Bakterien unter anderem für Diphtherie und Tetanus verantwortlich sind. Der deutsche Physiologe Emil von Behring injizierte Meerschweinchen und später Pferden eine nicht tödliche Dosis der Diphtherie. Er entdeckte, dass entnommenes Blutserum dieser Tiere, das er anderen Tieren injizierte, diese gegen die Krankheit immunisierte. Die Serumtherapie war geboren. Nach der Entdeckung des Tetanus-Toxins 1889 gelang es von Behring und seinem Kollegen Shibasaburo Kitasato schon ein Jahr später, ein Gegengift zu entwickeln. Bereits 1892 kam die Diphtherie-Impfung auf den Markt und die Todesrate sank drastisch. Wurden 1914 in England und Wales noch 55 000 Diphtheriefälle dokumentiert, waren es 1956 nur noch 51.

Forschung an Viren

Die frühen Erfolge auf dem Gebiet der Impfstoffe betrafen nur Infektionskrankheiten, die von Bakterien übertragen wurden. Viren waren als Krankheitserreger zwar bereits in den 1890er-Jahren entdeckt worden, waren aber schwerer zu kultivieren als Bakterien. 1915 gelang es dem japanischen Physiologen Hideyo Noguchi Kuhpockenviren (die mit dem menschlichen Pockenvirus verwandt sind) im Hoden eines lebenden Kaninchens zu züchten. Ab den 1930er-Jahren gelang die Kultivierung von Viren in Hühnereiern, was eine Massenproduktion von Impfstoffen gegen Typhus (erstmals 1898 getestet) und die Herstellung eines wirksamen Impfstoffes gegen Kinderlähmung ermöglichte, der erstmals 1954 erprobt wurde.

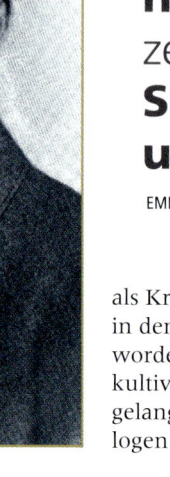

△ **Impfstoffampullen**
Diese Impfstoffampullen von 1915 enthalten Serum gegen Typhus und Paratyphus. Im Krieg spielte das Serum eine große Rolle, denn bis zu seiner Entdeckung waren mehr Soldaten an Typhus gestorben als an Kriegsverletzungen.

> »**Die Immunität … gegen Tetanus …** beruht auf der Fähigkeit der zellfreien Blutflüssigkeit, **toxische Substanzen** der Tetanusbazillen **unschädlich** zu machen.«
>
> EMIL VON BEHRING UND SHIBASABURO KITASATO, IN *DEUTSCHE MEDIZINISCHE WOCHENSCHRIFT*, 1891

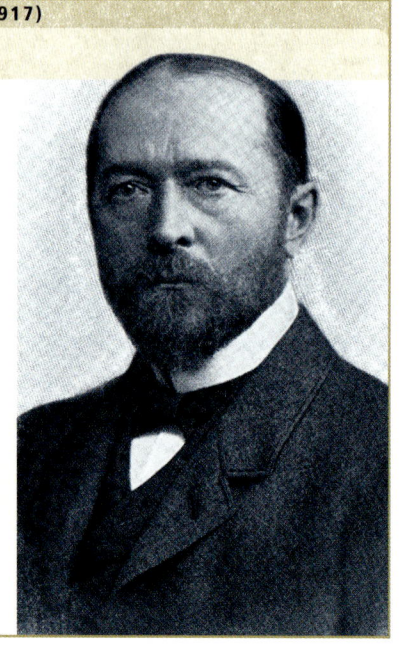

DEUTSCHER PHYSIOLOGE (1854–1917)
EMIL ADOLF VON BEHRING

Aus kinderreicher Familie stammend, konnte von Behring sich ein Studium nicht leisten und absolvierte seine Ausbildung daher an der preußischen militärärztlichen Akademie. In den 1880er-Jahren wies er nach, dass Jodoform Bakterien zwar nicht abtötete, die von ihnen produzierten Toxine aber neutralisierte.

1888 begann er seine Arbeit am Hygieneinstitut in Berlin. Hier entdeckte er, dass die Toxine von abgetöteten Diphtheriebakterien immunisierend wirkten, wenn man sie Tieren injizierte. 1901 wurde von Behring für seine Arbeit der erste Nobelpreis für Medizin verliehen, der jemals vergeben wurde.

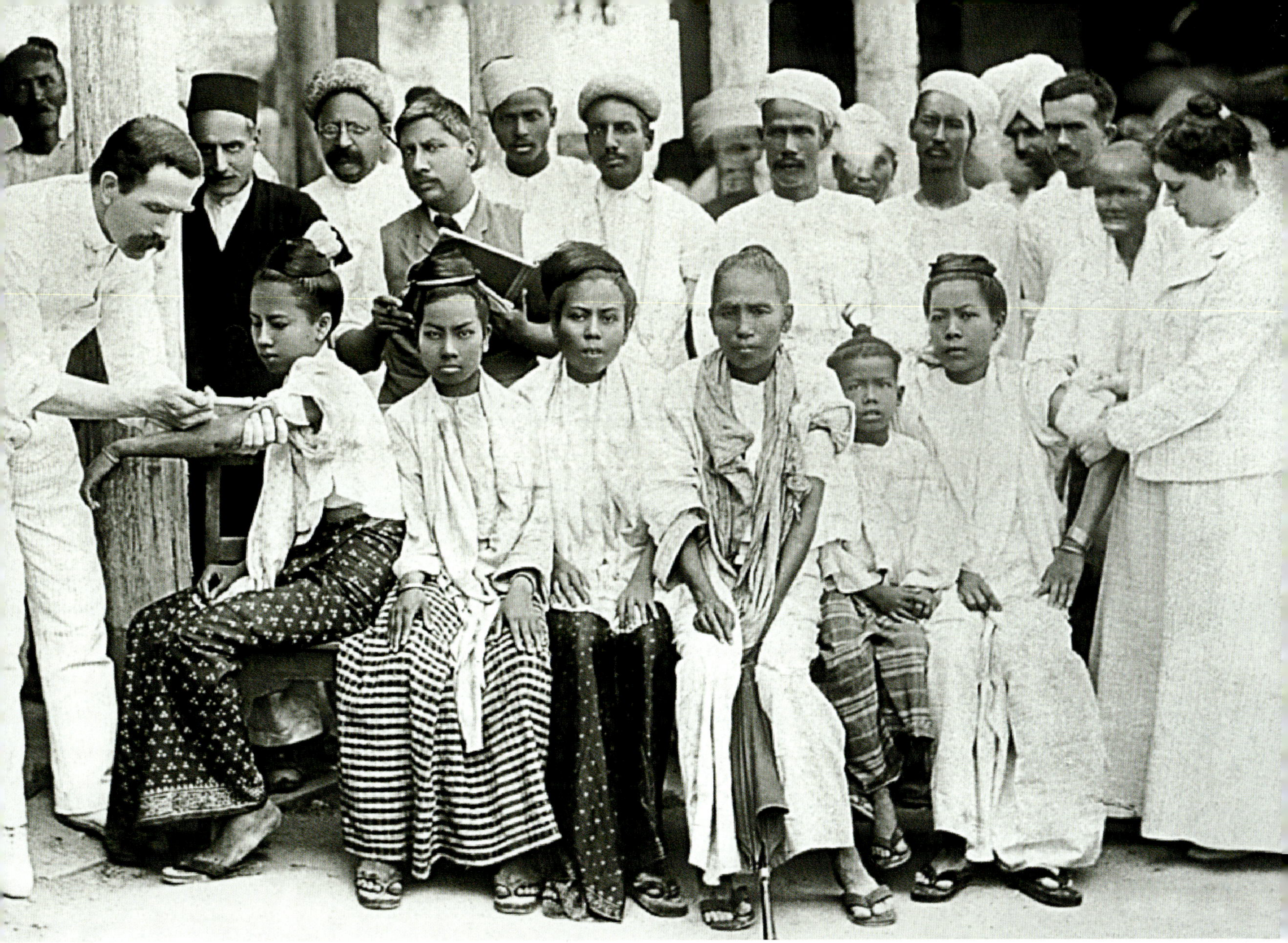

△ **Pestimpfung**
Beim Ausbruch der Pest in Burma (heute Myanmar) 1906 wurde mithilfe eines 1897 entwickelten Impfstoffs ein umfassendes Impfprogramm aufgelegt. Leider war der Impfstoff nicht ausgereift und es starben immer noch 6000 Menschen.

Impfkampagnen

Mit der zunehmenden Verfügbarkeit von Impfstoffen führten viele Länder Impfkampagnen ein, um Schutzimpfungen zu fördern, oder machten sie sogar gleich zur Pflicht. Als eines der ersten Länder verabschiedete Großbritannien 1853 eine Impfverordnung, nach der Kinder innerhalb von vier Monaten nach der Geburt gegen Pocken (siehe S. 100–103) geimpft werden mussten. 1963 wurde ein Impfstoff gegen Masern entwickelt und 1968 gegen Mumps, die in vielen Ländern sofort in die staatlichen Impfprogramme für Kinder aufgenommen wurden.

Wie viel Leid Menschen durch Impfungen erspart bleibt oder wie hoch der finanzielle Nutzen für das Gesundheitswesen ist, ist kaum abzuschätzen. Die Forschung arbeitet weiterhin an der Entwicklung von Impfstoffen gegen gefährliche, schwer behandelbare Krankheiten, wie etwa die Virusinfektionen HIV/AIDS (siehe S. 242–243) und Ebola (siehe S. 270–271) oder gegen Krankheiten, bei denen die Übertragung schwer einzudämmen ist, wie bei der Malaria (siehe S. 174–175) oder Impfstoffen gegen das Coronavirus (siehe S. 270–271).

27000 Menschen erkrankten beim Ausbruch 1918 in den USA an Kinderlähmung.

73 Fälle von Kinderlähmung gab es 2015 weltweit.

KONZEPT

SO WIRKEN IMPFUNGEN

Der Impfstoff enthält abgeschwächte Krankheitserreger oder Genmaterial (mRNA), die Antigene enthalten. Diese Antigene veranlassen das Immunsystem, spezielle Proteine (Antikörper) gegen die Infektion zu bilden. Diese Antikörper verbinden sich mit umgestalteten Zellen, die als »Gedächtniszellen« im Blut des Geimpften bleiben. Kommt der Geimpfte nun mit der Krankheit in Berührung, verfügt sein Körper bereits über Antikörper und kann sich wehren, sodass er nur schwach oder gar nicht erkrankt.

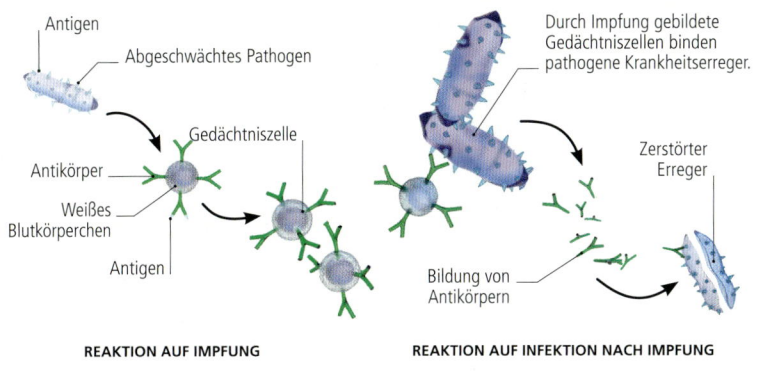

REAKTION AUF IMPFUNG — REAKTION AUF INFEKTION NACH IMPFUNG

Mysterium Gehirn

Medizinische Erkenntnisse über das Gehirn hinkten hinter denen anderer Organe hinterher, wohl auch weil es so statisch und strukturlos wirkt. Erst im 19. Jh. entwickelte sich mit dem wachsenden Wissen um seine Bedeutung die neue Disziplin der Neurologie.

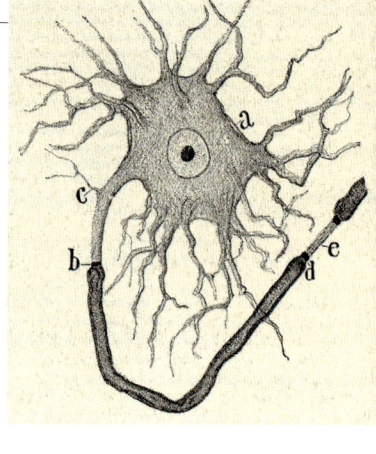

△ **Hirnzelle eines Fischs**
Mithilfe der Mikroskopie konnten Wissenschaftler wie Santiago Ramón y Cajal (siehe S. 97) Nervenzellen untersuchen. Diese Hirnzelle eines Fisches wurde mit Silbernitrat eingefärbt.

Das kaum strukturierte Äußere des Gehirns bietet nur wenige Hinweise auf seine Funktion. Zudem erschwert der Schädelknochen den Zugang. Nichtsdestotrotz haben Heiler schon sehr früh versucht, körperliche Gebrechen mit so drastischen Methoden wie dem Anbohren des Schädels (siehe S. 16–17) zu behandeln.

Auch die Nervenfasern geben keinen Hinweis auf ihre Funktion preis. Neurologische Erkrankungen wie Epilepsie und Migräne wurden daher oft bösen Geistern zugesprochen oder galten als Strafe Gottes. Im 4. Jh. v. Chr. behauptete Aristoteles, das Herz sei der Sitz von Emotionen und Intelligenz, während der römische Arzt Galen (siehe S. 40–41) dem Gehirn »Geisteshauch« und »psychische Fähigkeiten«, wie Vernunft, Denken, Erkenntnis und Gedächtnis, zuschrieb.

Erst mit der Entwicklung der Anatomie im 14. Jh. erkannte man die grobe Struktur des Gehirns. 1543 stellte der flämische Anatom Andreas Vesalius (siehe S. 72–75) die Hirnhäute sowie die Oberfläche, die Kammern, Nerven und Blutgefäße des Gehirns dar. Man schrieb den Kammern oder »Zellen« Funktionen zu: vorne die Fantasie, in der Mitte die Vernunft und hinten das Gedächtnis. Diese Hirnventrikel, wie sie seitdem genannt werden, enthalten in Wahrheit Gehirn-Rückenmarks-Flüssigkeit, die nichts mit den mentalen Prozessen zu tun hat.

1664 veröffentlichte der englische Arzt Thomas Willis *Cerebri anatome* (Anatomie des Gehirns) mit einer detailreichen anatomischen Darstellung des Gehirns und der Nerven. Er prägte den Begriff der »Neurologie« für die Lehre vom Nervensystem.

> **3000** Patienten behandelte der Neurologe Charcot in den 1860ern und 1870ern am Pariser Hôpital de la Salpêtrière.

Im 18. Jh. machte die Erforschung des Gehirns bedeutende Fortschritte, aber es entstanden auch Modevorstellungen von Geist und Verhalten ohne jede wissenschaftliche Basis.

Anfang des 18. Jh. war die Phrenologie (siehe S. 104–105), die Lehre von der Schädelform, sehr verbreitet. Eine weitere widerlegte Theorie war die vom »tierischen Magnetismus« des deutschen Arztes Franz Anton Mesmer, nach der eine unsichtbare magnetische Kraft oder Energie alle lebenden Dinge durchströmt. Beherrschte man die Kraft, konnte man auch heilen. Bei seinen Versammlungen wurden Patienten in eine Art Trance versetzt, sodass man den »Mesmerismus« heute mit der Hypnose vergleicht.

Die Geburt der Neurologie

Die Fortschritte in der Anatomie und Pathologie im 18. Jh. wurden unterstützt von der Mikroskopie und der Histologie (dem Studium der Gewebe und Zellen). Diese Entwicklungen machten es den Medizinern des 19. Jh., wie dem französischen Arzt Jean-Martin Charcot, erst möglich, die Neurologie als neue medizinische Disziplin zu etablieren.

Der talentierte Arzt Charcot befragte und untersuchte seine Patienten, diagnostizierte und therapierte sie. In seiner über 40-jährigen Karriere dokumentierte er Symptommuster seiner Patienten und unterstrich seine klinischen Befunde mit Mitteln der Anatomie, Pathologie und Mikroskopie mit Obduktionsbefunden. Dabei definierte er zahlreiche neurologische Erkrankungen, von denen 20 seinen Namen tragen.

Charcot unterschied klar zwischen Neurologie und Psychiatrie. Während sich die Neurologie mit dem Gehirn als Organ befasst und untersucht, wie anatomische und physiologische Probleme zu Krankheiten wie Schlaganfall oder Multiple Sklerose führen, untersucht die Psychiatrie die geistige Gesundheit und behandelt Beschwerden ohne körperliche Anzeichen, wie Angstzustände, Depression und Schizophrenie.

Charcot betrachtete den französischen Arzt Guillaume-Benjamin Duchenne, der als Erster diverse Nerven- und Muskelleiden samt

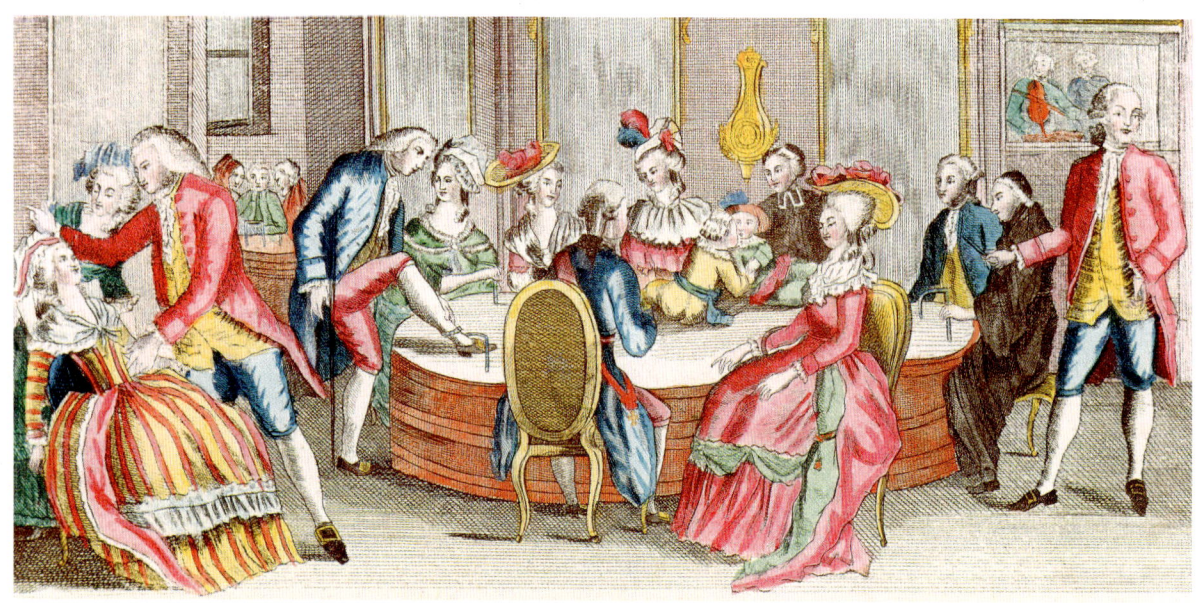

◁ **Ein Mesmer-Bankett**
Mesmer veranstaltete »Bankette«, bei denen reiche Patienten in »magnetisches Wasser« getauchte Metallstäbe hielten und in eine Art Trance fielen. Sie glaubten, dadurch innere »Ungleichgewichte« heilen zu können.

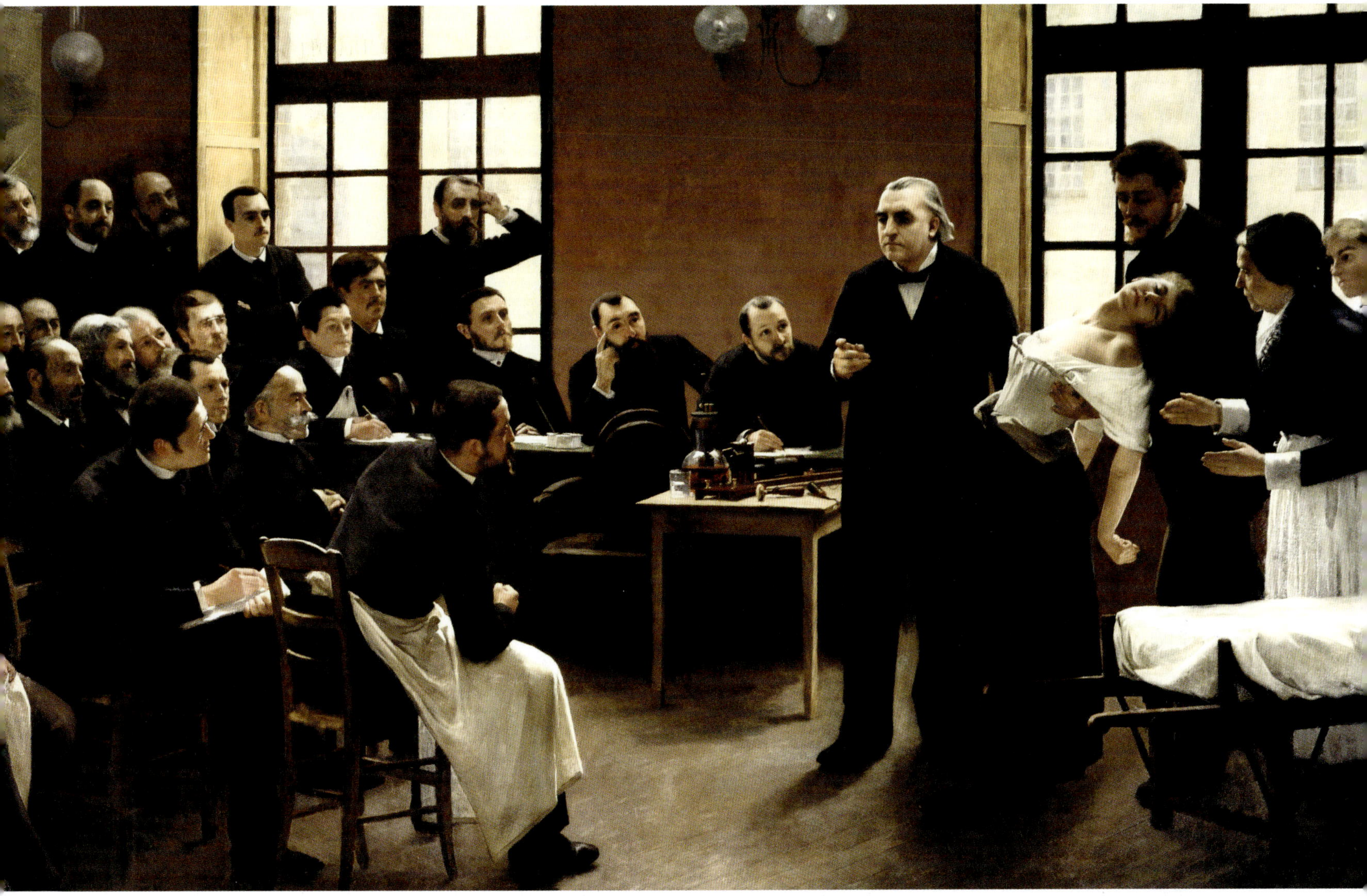

△ **Der Meister bei der Arbeit**
Charcot war ein innovativer Lehrer, der in seinen Vorlesungen Patienten befragte, untersuchte und hypnotisierte. Er zog auch seine eigenen Zeichnungen und Fotografien als Lehrmittel heran.

ihrer Behandlung beschrieb, als seinen »Lehrer der Neurologie«. Charcot inspirierte seinerseits andere, wie Sigmund Freud, den Begründer der Psychoanalyse (siehe S. 182–183), Pierre Janet, der die Psychologie in Frankreich etablierte, und berühmte Neurologen, wie Gilles de la Tourette. Charcot selbst interessierte sich für die Hypnose und ihren Einfluss auf die Hysterie und setzte sie in Vorlesungen und als mögliche Therapie ein.

Im späten 19. Jh. fanden die ersten neurochirurgischen Operationen statt, so entfernte der schottische Chirurg William Macewen 1878 einen Hirntumor und der englische Chirurg und Pathologe Victor Horsley operierte 1887 einen Rückenmarkstumor.

> »Um zu **heilen,** muss man die Krankheit erkennen.«
>
> JEAN-MARTIN CHARCOT, FRANZÖSISCHER NEUROLOGE

FRANZÖSISCHER NEUROLOGE (1825–1893)
JEAN-MARTIN CHARCOT

Der 1825 in Paris geborene Jean-Martin Charcot promovierte und arbeitete am Hôpital de la Salpêtrière in Paris. Er sprach mehrere Sprachen fließend und sammelte neue medizinische Erkenntnisse aus ganz Europa. 1856 wurde er zum »Arzt der Pariser Krankenhäuser« berufen, und 1872 wurde er Professor für anatomische Pathologie an der Universität Paris. In den 1880er-Jahren war die Salpêtrière das führende neurologische Krankenhaus Europas mit eigenen Lehrstühlen für Mikroskopie und Pathologie. Charcot starb 1893 in Paris.

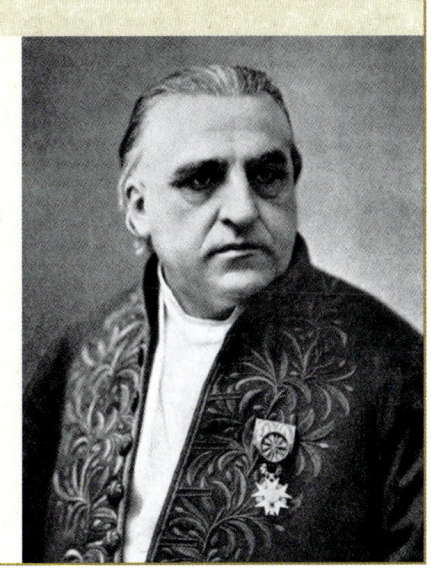

Geistige Erkrankungen

Im 18. und 19. Jh. sah man die Vorstellung, Geisteskranke von der Gesellschaft isoliert in Irrenhäusern zu behandeln, als Fortschritt an, aber die Realität dieser Einkerkerung und Behandlung bleibt bis heute ein schwarzer Fleck in der Medizingeschichte.

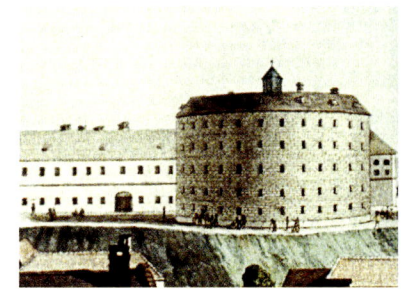

Vor 200 Jahren wusste man noch nicht viel über die Ursachen psychischer Erkrankungen. Im Altertum galten Anfälle von Wahnsinn als vom Mond verursacht oder auch als Botschaften und Prophezeiungen der Götter. Im alten Griechenland stellte man erstmals eine Verbindung zwischen psychischen Problemen und den vier Körpersäften (siehe S. 34–35) her und diese Vorstellung sollte sich bis ins Mittelalter und darüber hinaus halten.

In Gesellschaften, die hohen Wert auf überkommene Familienehre legten, war Wahnsinn eine Familienschande, und die Kranken wurden vor der Öffentlichkeit versteckt oder sogar verbannt. Im Europa des Mittelalters waren Kranke ohne Schutz durch eine Familie oft Missbrauch ausgesetzt, wenn sie sich nicht in ein Kloster oder Arbeitshaus flüchten konnten.

Die ersten Anstalten

Vorbilder für die Versorgung Geisteskranker gab es schon seit den ersten Einrichtungen im Bagdad des 8. Jh., die dem im Koran verankerten Grundsatz der menschlichen Behandlung »Geistesschwacher« folgten. Im Gegensatz dazu sperrte man in Europa seit dem 15. Jh. Geisteskranke in Irrenhäuser und setzte auf brutalen Umgang: Zu den »Behandlungen« zählten Auspeitschen, Ausziehen und in Ketten legen. Frühe Einrichtungen dieser Art waren in den 1640er-Jahren das

△ **Narrenturm**
Der Narrenturm am Wiener Allgemeinen Krankenhaus war 1784 das erste gezielt zu diesem Zweck gebaute Irrenhaus. Er besaß 139 Zellen, in denen die Insassen hausten.

▽ **Für eine menschliche Behandlung**
Der französische Arzt Philippe Pinel bestand als einer der Ersten auf einer »moralischen Behandlung« Geisteskranker. Auf diesem Gemälde befreit er Insassen des Pariser Hospitals Bicêtre 1793 von ihren Ketten.

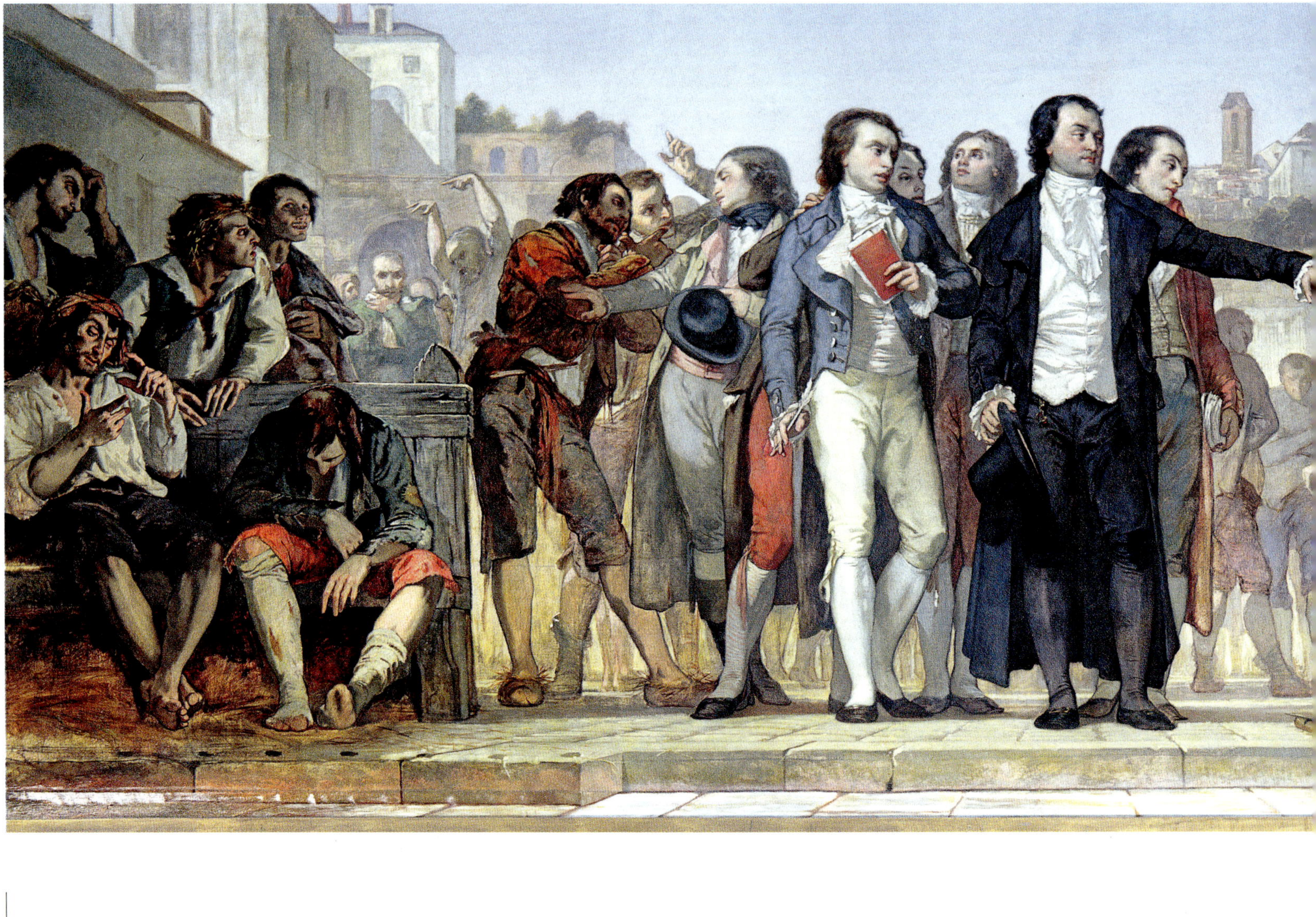

GEISTIGE ERKRANKUNGEN

Maison de Charenton in Paris und der Wiener Narrenturm (1784).

Im 19. Jh. wurden immer mehr Menschen mit psychischen Problemen in Irrenhäuser gepfercht. In Großbritannien forderten ab 1854 zwei Gesetze, dass lokale Behörden Verantwortung für »Verrückte« zu übernehmen hätten. In dieser Zeit wurden in Europa und auch in Nordamerika vermehrt »Irrenanstalten« errichtet.

Moralische Behandlung

Schon seit dem 18. Jh. gab es aber auch Widerstand gegen die brutale Behandlung, als Philippe Pinel und Jean-Baptiste Pussin in Paris forderten, psychisch Kranke wie Patienten zu behandeln und nicht wie Kriminelle (siehe S. 164–165). In England plädierte der Quäker William Tuke dafür, die Patienten mit minimalem Zwang in angenehmer Umgebung zu behandeln.

Die Bewegung der »moralischen Behandlung« fand auch in den USA Anklang. Nach dem Besuch von human geführten Quäker-Einrichtungen in England besuchte die amerikanische Lehrerin Dorothea Dix öffentliche und private Häuser in den USA und dokumentierte dort fürchterliche Zustände.

Doch die alten Gewohnheiten hielten sich hartnäckig. Als die Irrenhäuser überquollen, griff man auf Zwangsjacken und Isolierung zurück. Die Patienten waren entrechtet, und man probierte höchst unwissenschaftliche Theorien an ihnen aus. So hängte man z. B. oft Patienten in einem Geschirr auf, um »die Nerven zu beruhigen«.

Neue Methoden

In den 1890er-Jahren entwickelte der österreichische Neurologe Sigmund Freud die Psychoanalyse (siehe S. 182–183) zur Behandlung mentaler Erkrankungen, die im Unbewussten des Patienten gründeten. Freud war überzeugt, dass Geisteskrankheiten, vor allem die Hysterie, durch unterdrückte Emotionen und Erinnerungen verursacht werden, die man durch die Therapie entschlüsseln könne. Bei der »Sprechkur« sollten die Patienten freimütig über ihre Bedürfnisse, Sehnsüchte und Träume reden, die der Therapeut dann analysierte.

Im Ersten Weltkrieg entstand eine neue Methode zur Behandlung psychischer Störungen, als viele Tausend traumatisierte Soldaten in Spezialkliniken eingewiesen wurden. Die Kriegsneurose wurde als Krankheit anerkannt, die alle Ränge und Gesellschaftsschichten betraf, aber viele kranke Soldaten wurden auch als Deserteure hingerichtet.

Nach dem Ersten Weltkrieg erwachte die Begeisterung für »physische Therapien« für Geisteskrankheiten erneut und die Irrenanstalten waren das perfekte Versuchslabor für neue Behandlungsmethoden. So zeitigte die Lobotomie, das Durchtrennen der Verbindungen zwischen Schläfen- und Stirnlappen und anderen Gehirnteilen, unvorhersehbare und teils katastrophale Folgen.

1934 führte der ungarische Psychiater Ladislas Meduna in Budapest eine neue Behandlung der Schizophrenie mit chemisch induzierten epileptischen Anfällen ein. Dies war der Beginn der sogenannten Krampftherapien. 1938 ging man zur Elektrokrampftherapie (EKT) über, bei der man mit Stromstößen gezielt einen epileptischen Anfall auslöst. In den 1960er-Jahren behandelte man mit der EKT verschiedene Erkrankungen, vor allem schwere Depression. Sie wird gelegentlich bis heute angewendet, wobei Ärzte mittlerweile die medikamentöse Behandlung vorziehen.

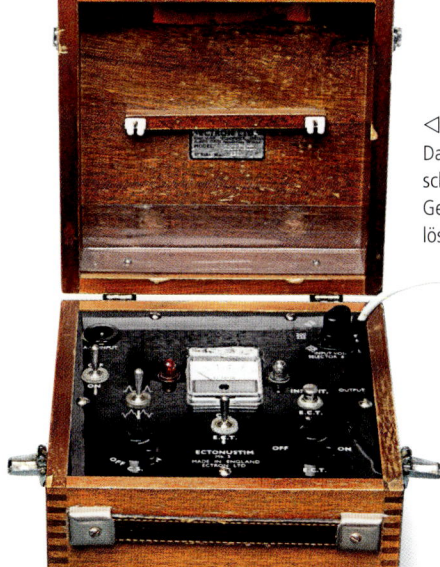

◁ **Elektrokrampftherapie**
Das Gerät Ectonustim 3 sandte einen elektrischen Strom mittels Kopfelektroden durch das Gehirn des narkotisierten Patienten. Der Strom löste Krampfanfälle aus, von denen man hoffte, dass sie psychische Störungen wie Depressionen linderten.

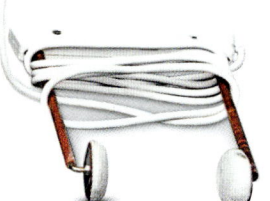

250 000 Menschen saßen 1900 in US-Anstalten ein. 1880 waren es noch 40 000 Insassen.

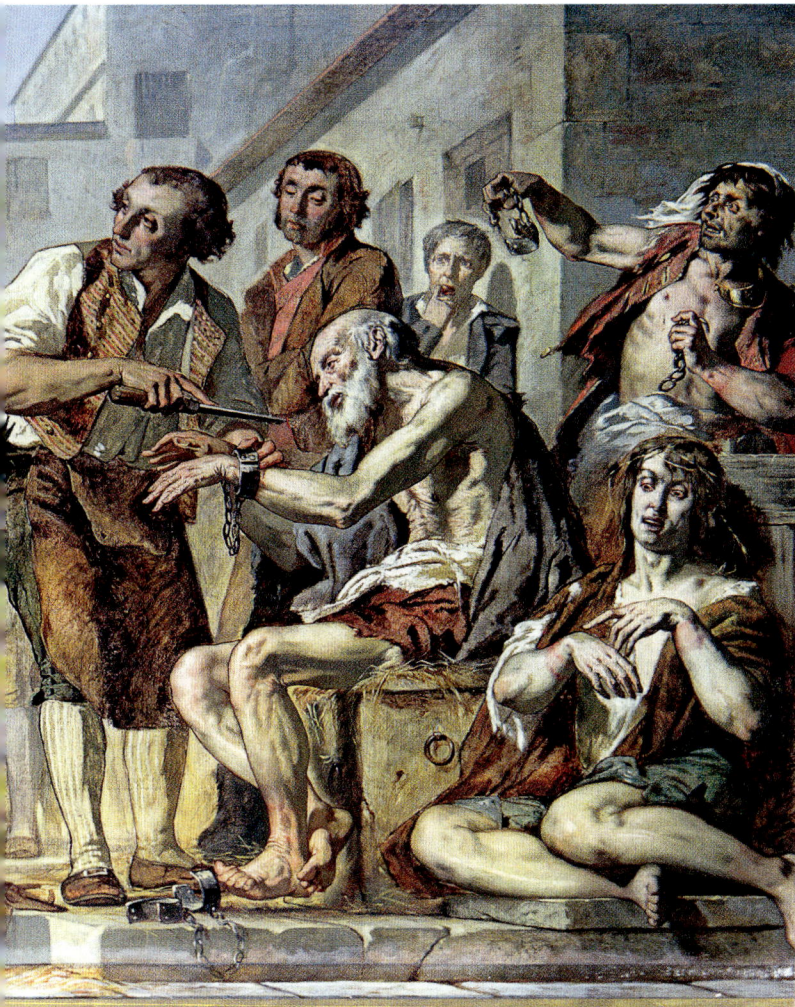

> »Versetzen wir uns doch in die **Lage** einiger dieser **armen Teufel** ohne jeden Verstand, von Freunden verlassen, **ohne Hoffnung** …«
>
> REFORMERIN DOROTHEA DIX, *UNTERSUCHUNGSBERICHT FÜR DIE REGIERUNG VON MASSACHUSETTS*, 1843

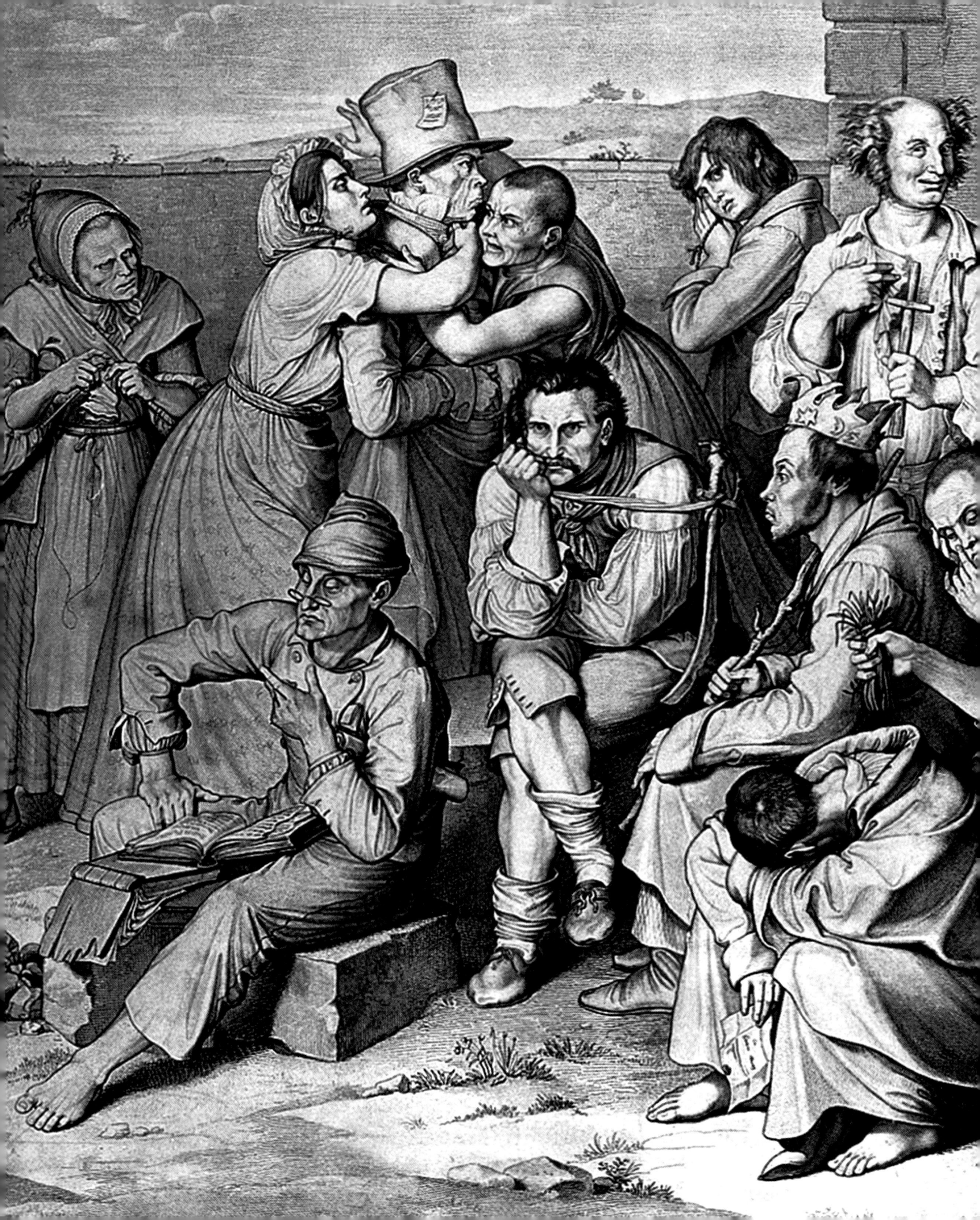

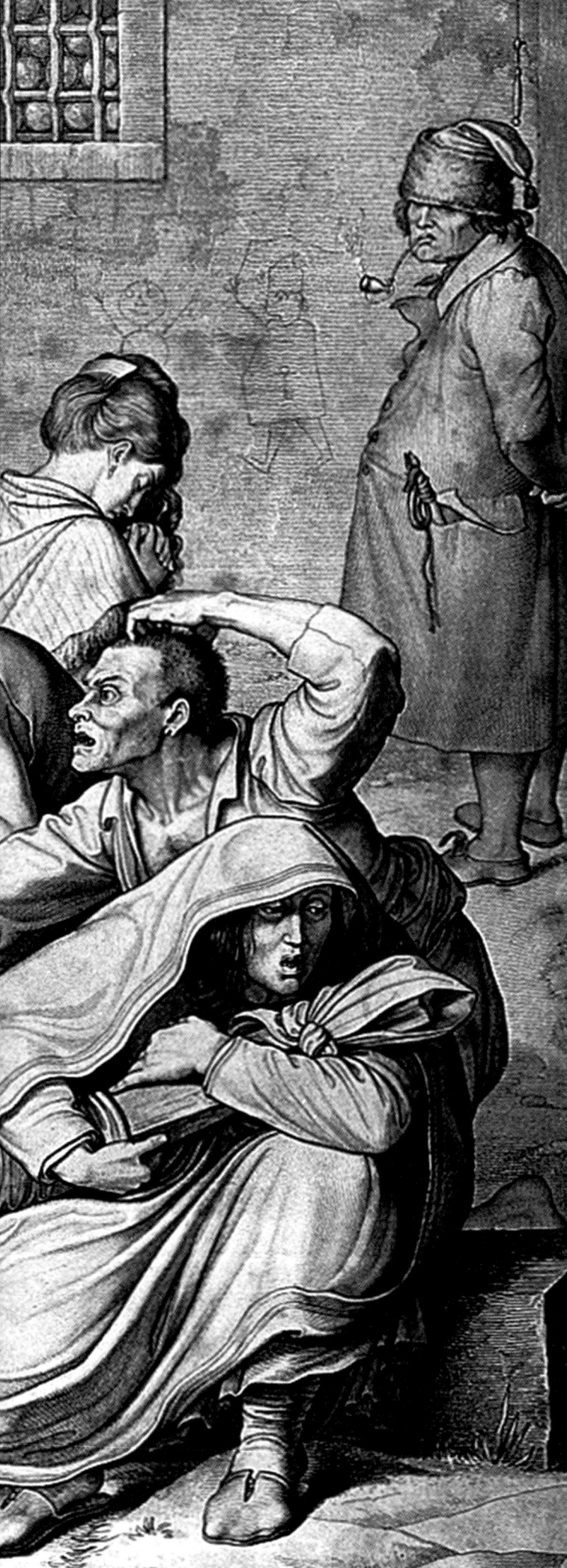

SIEGESZUG DER WISSENSCHAFT 1800–1900

Horror Irrenanstalt

Hippokrates und seine Anhänger glaubten: »Wo man die Kunst der Medizin liebt, liebt man auch die Menschlichkeit.« Allerdings ging dem Ärztestand Europas im 15.–18. Jh. nahezu jede Humanität ab, als man Menschen mit psychischen Erkrankungen einsperrte, misshandelte und auf abscheuliche Weise folterte.

Jahrhundertelang schrieb man geistige und psychische Erkrankungen einem Ungleichgewicht der Körpersäfte, bösen Geistern oder Dämonen zu. Die Kranken wurden gefürchtet und viele Ärzte hielten ihre Leiden für unheilbar. Ab dem 15. Jh. wurden Erkrankte unter unsäglichen Bedingungen in Gefängnissen oder Irrenhäusern weggesperrt. Man kettete sie an, warf ihnen Brosamen zu und ließ sie sterben. Andere mussten entsetzliche »Kuren« wie den Aderlass über sich ergehen lassen, um die Säfte ins Gleichgewicht zu bringen. Um Dämonen auszutreiben, peitschte man Menschen aus, hängte sie an Armen oder Beinen auf, erstickte oder ertränkte sie oder hungerte sie aus. Manche Anstalten stellten ihre leidenden Insassen auch zur Belustigung von Besuchern aus und nahmen Eintritt für die »Unterhaltung«.

Gegen Ende des 18. Jh. wurden Reformer auf diese schrecklichen Zustände aufmerksam. 1793 trat der französische Arzt Philippe Pinel seinen Dienst im Pariser Hospital Bicêtre, einer Irrenanstalt für Männer, an und führte zusammen mit dem Anstaltsleiter Jean-Baptiste Pussin und seiner Frau Marguerite Reformen ein, um die Pflege menschlicher zu gestalten und den Kranken zu helfen. Pinel und Pussin setzten ihre rationalen und wissenschaftlichen Reformen am Frauen vorbehaltenen Hôpital de la Salpêtrière fort. Sie verbannten die Ketten, verbesserten die Lebensumstände und behandelten die Insassen wie Patienten.

»Geistesstörungen sind … Nervenerkrankungen …«

HENRY MAUDSLEY, GRÜNDER DES PSYCHIATRISCHEN MAUDLEY HOSPITAL IN LONDON, IN *BODY AND MIND*, 1870

◁ **Schreckliches Schicksal**
»Narrenhaus«, eine Gravierung des Schweizer Künstlers Heinrich Merz von 1835, nach einer Zeichnung des deutschen Malers Wilhelm von Kaulbach. Die Gesichtsausdrücke der Patienten zeigen realistisch ihre Emotionen inmitten einer für die Zeit typischen trostlosen Umgebung.

SIEGESZUG DER WISSENSCHAFT 1800–1900

Wie Viren funktionieren

Im 18. Jh. hatten Virusinfektionen auf drei Kontinenten verheerende Auswirkungen. Die Wissenschaft suchte fieberhaft nach wirksamen Gegenmitteln. Es sollte aber noch über ein Jahrhundert dauern, bis die verantwortlichen Viren und ihre Verbreitungsmechanismen identifiziert waren.

Gegen Ende des 19. Jh. wurden die ersten Impfstoffe getestet. Dank der bahnbrechenden Arbeiten des englischen Arztes Edward Jenner (siehe S. 102–103) und des französischen Chemikers Louis Pasteur (siehe S. 148–149) wurden in vielen Ländern Impfprogramme eingeführt. Jenner entwickelte in den 1790er-Jahren den ersten Impfstoff überhaupt, ein Mittel gegen Pocken. Pasteur, der ein Jahr vor Jenners Tod geboren wurde, entwickelte in den 1880er-Jahren Impfstoffe gegen Tollwut und Milzbrand. Die Mechanismen dieser Krankheiten und die Funktionsweise ihrer Auslöser waren aber noch nicht wirklich erforscht. Erst 1892 – fast 100 Jahre nach der Entwicklung des ersten Impfstoffs – gelang dem russischen Mikrobiologen Dmitri Iwanowski die Beschreibung des ersten identifizierten Virus.

Anfänge der Virologie

Die Geschichte der Virologie, der Erforschung der Viren, beginnt mit kranken Tabakpflanzen im Labor von Adolf Mayer. Der deutsche Agrochemiker erforschte die Mosaikkrankheit, die Tabakpflanzen befiel und ganze Ernten vernichtete. Nach einem Jahrzehnt konnte er belegen, dass die Krankheit künstlich durch die Verwendung des Pflanzensafts erkrankter Pflanzen auf gesunde Pflanzen übertragen werden konnte. Das passierte selbst dann, wenn er Bakterien herausfilterte. Damit hatte Mayer die Grundlagen zur Entdeckung und Erforschung des ersten Virus gelegt.

Wenige Jahre später wiederholte Dmitri Iwanowski die Experimente Mayers. Auch er filterte den Saft an der Mosaikkrankheit erkrankter Tabakpflanzen, setzte diesmal aber einen feineren Filter ein. Er nutzte einen Chamberland-Filter, eine Porzellanröhre, die kleinste Spuren bakterieller Toxine mit Wasser ausfiltert. Der vom französischen Mikrobiologen Charles Chamberland 1884 entwickelte und von Louis Pasteur bei der Entwicklung seiner Impfstoffe eingesetzte Filter erlaubte es Iwanowski, sämtliche Bakterien aus dem Tabakpflanzensaft zu entfernen. Die gefilterten Proben blieben aber infektiös, was bewies, dass die Krankheit nicht durch Bakterien übertragen wurde.

Auf Iwanowskis Forschung aufbauend, schlussfolgerte der niederländische Mikrobiologe Martinus Beijerinck 1898 nicht nur, dass der Pflanzensaft der erkrankten Pflanzen auch nach dem Ausfiltern der Bakterien noch infektiös war, sondern dass der Erreger einen lebenden Wirt brauchte, um sich zu vermehren, und alleine nicht überlebensfähig sei. Beijerinck belegte zweifelsfrei, dass eine neue Art von Infektionserreger existierte, nämlich ein Virus. Die lateinische Bezeichnung bedeutet »Gift« oder »Schleim«.

Virus-Partikel

War Beijerinck noch davon ausgegangen, Viren seien eine Flüssigkeit, so konnten die deutschen Wissenschaftler Friedrich Loeffler und Paul Frosch bei der Forschung mit Nutztieren noch im selben Jahr belegen, dass es sich um Partikel handelte. Mit der Entdeckung des

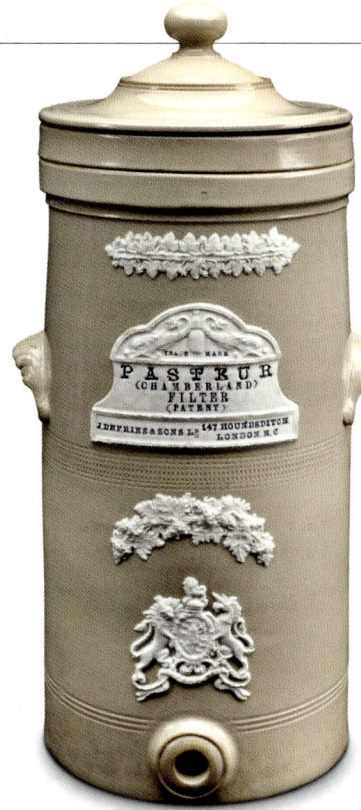

△ **Chamberland-Filter**
Der von Chamberland in den 1880er-Jahren entwickelte Porzellanfilter war entscheidend für die von Louis Pasteur betriebene Entwicklung von Impfstoffen. Die Poren im Porzellan waren kleiner als Bakterien und konnten diese ausfiltern.

Kapsid oder Kapsel aus Proteinen

Genmaterial – DNS (Desoxyribonukleinsäure) oder RNS (Ribonukleinsäure)

Viruskapsel lagert sich an die Wirtszelle an.

1 ANLAGERN

2 EINDRINGEN

Die Viruskapsel löst sich auf und setzt das Genmaterial frei.

3 REPRODUKTION

Zellkern der Wirtszelle

WIE VIREN FUNKTIONIEREN

> »Plötzlich **verstand ich**: … ein filterbarer **Virus** – ein parasitärer Virus auf Bakterien.«
>
> FÉLIX D'HÉRELLE, KANADISCHER MIKROBIOLOGE, 1917

RUSSISCHER MIKROBIOLOGE (1864–1920)
DMITRI IWANOWSKI

Iwanowski begann 1887 als Botanikstudent an der Universität St. Petersburg mit der Erforschung einer Krankheit, die Tabakpflanzen befiel und in Moldawien und auf der Krim ganze Plantagen befallen hatte. Er fand heraus, dass bakterienfreie Proben immer noch infektiös waren, und bewies damit die Existenz eines neuen Infektionsorganismus – des Virus. Trotz seines Erfolgs erforschte Iwanowski Viren nicht weiter, sondern beschäftigte sich mit Chloroplasten und ihrer Rolle als Blattpigmente.

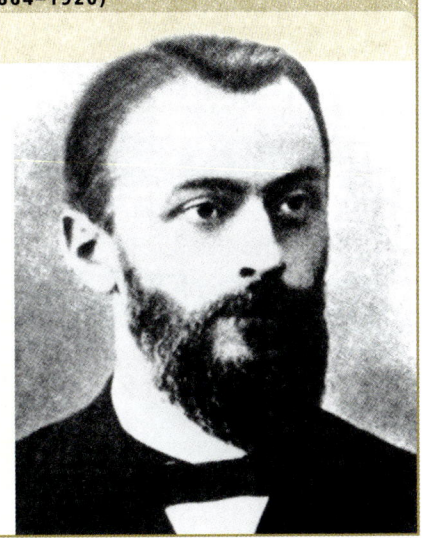

Erregers der Maul- und Klauenseuche identifizierten sie den zweiten Virus. Bis in die 1920er-Jahre wurden insgesamt 65 Infektionsviren identifiziert, wie etwa 1901 der Erreger des Gelbfiebers, 1903 der Tollwut- und 1908 der Poliovirus.

Bakterien als Wirte

Der nächste Meilenstein war 1915 die Entdeckung des englischen Bakteriologen Frederick Twort, dass einige Viren Bakterien infizieren und sie als Wirte für ihre Vermehrung nutzen. Am Institut Pasteur in Paris entwickelte der Mikrobiologe Félix d'Hérelle eine Methode, mit der man die Viren, die sich in einigen Bakterien fanden, zählen konnte. Er nannte diese Viren »Bakteriophagen« (Bakterienfresser).

Nachdem in den ersten Jahrzehnten des 20. Jh. immer mehr Viren identifiziert wurden, konzentrierte sich die Forschung darauf, neue Impfstoffe gegen einige der verheerendsten Krankheiten, wie die Kinderlähmung (siehe S. 210–211), zu finden. Heute konzentriert sich die Forschung darauf, wie Viren wie SARS-CoV-2 (Corona) sich vermehren und mutieren, um wirksame Behandlungen zu entwickeln.

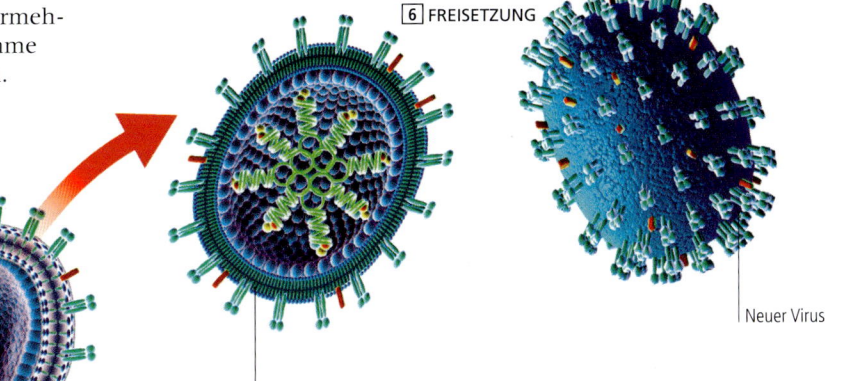

5 ZUSAMMENBAU

6 FREISETZUNG

Neuer Virus

Der neue Virus wird aus der sterbenden Zelle freigesetzt.

Zytoplasma der Wirtszelle

Kapsid-Proteine sammeln sich um das neue Virus-Genmaterial und bilden einen neuen Virus.

Virusgene veranlassen den Bau neuer Virusbestandteile.

Genmaterial des Virus dringt in Zellkern ein.

4 SYNTHESE

▽ **Bakteriophage**
Ein bakteriophager Virus verhält sich wie ein Parasit. Er injiziert sein Genmaterial in die Zellen der Wirtsbakterien, die häufig im Boden, in Meerwasser oder im Magen von Tieren leben. Ist die DNS oder RNS des Virus einmal in die Zelle eingedrungen, vermehrt sie sich und zerstört oder übernimmt dabei die Zelle.

Kampf gegen Tollwut

Die schon in der Antike gefürchtete Tollwut, die über das Nervensystem bis ins Gehirn wandert – verursacht Schmerzen, aggressives Verhalten, Lähmungen und schließlich den Tod. Die Entwicklung eines Impfstoffs durch Louis Pasteur war ein großer Durchbruch.

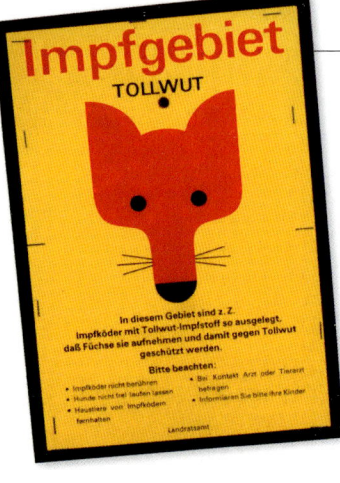

△ **Warnung vor Tollwut**
Dieses Warnschild weist auf die Impfung wilder Füchse zur Eindämmung der Tollwut hin und warnt, dass Menschen und Haustiere nicht mit den Ködern in Kontakt kommen sollten.

Im späten 19. Jh. waren Ärzte bei der »Hundswut«, wie die Tollwut lange genannt wurde, weithin ratlos und konnten Patienten kaum helfen. Das Jahr 1880 brachte den Durchbruch, als der französische Mikrobiologe Louis Pasteur (siehe S. 148–149) sich der Erforschung zuwandte. Zu dieser Zeit wurde Frankreich von wilden Hunderudeln heimgesucht, unter denen die Tollwut grassierte. Ein Tierarzt in Paris, der wusste, dass die Krankheit durch Bisse übertragen wurde, schickte Pasteur Speichelproben von zwei verstorbenen Hunden.

> **60 STUNDEN** nach den Bissen eines tollwütigen Hundes erhielt der Junge Joseph Meister die erste von 13 Injektionen über zwölf Tage – er ist der erste erfolgreich gegen Tollwut geimpfte Mensch.

Entwicklung des Impfstoffs

Die Arbeit mit Viren war im späten 19. Jh. eine langwierige, schwierige und gefährliche Aufgabe. Die üblichen Lichtmikroskope, die kleine Objekte mithilfe von Licht und Linsen vergrößern, reichten bei Weitem nicht aus, um den Tollwutvirus, der weniger als 0,0002 mm lang ist, zu sehen. Da Viren sich in lebenden Zellen vermehren, mussten Pasteur und sein Mitstreiter Émile Roux Tests an lebenden Tieren, wie Hunden, Affen und Kaninchen, durchführen. Ein weiteres Problem war, dass, je nachdem, wie schnell sich der Virus im Nervensystem bis zum Gehirn ausbreitete, es zwischen einigen Tagen bis mehrere Monate dauern konnte, bis Symptome auftraten. Pasteur testete viele Virenstämme, wählte die schnell wirkenden aus und injizierte sie den Versuchstieren direkt ins Gehirn.

Immunisierung

Um einen Impfstoff zu entwickeln, musste Pasteur den Virus zunächst so weit abschwächen, dass er die Krankheit nicht mehr auslösen konnte. Gemeinsam mit Roux und anderen entnahm er an Tollwut gestorbenen Kaninchen eine Rückenmarkprobe und gab diese in offene Glasbehälter mit Kaliumhydroxid. Dieser Ätzkalk wirkt austrocknend und stoppt den Zerfallsprozess. Zunächst injizierte Pasteur gesunden Tieren Viren aus 14 Tage altem, getrocknetem Rückenmark, die nun stark abgeschwächt waren. Er wiederholte den Test alle paar Tage, zunächst mit 13 Tage altem Rückenmark, dann mit zwölf Tage altem, um nach und nach eine Immunität aufzubauen. Schließlich injizierte er den Tieren frisch extrahiertes infiziertes Knochenmark, das den aggressivsten Virenstamm enthielt. Alle Tiere überlebten. Nun bestand die Herausforderung in der Entwicklung eines für Menschen unbedenklichen Impfstoffs.

Versuche am Menschen

Pasteur begann nun mit der Erprobung des Impfstoffs an Menschen, doch die ersten beiden Versuche misslangen. Der erste, ein älterer Mann, brach den Versuch nach nur einer Injektion ab, und ein Mädchen, dessen Infektion weit fortgeschritten war, starb. Am 6. Juli 1885 brachte eine verzweifelte Mutter ihren neunjährigen Sohn zu Pasteur. Der kleine Joseph Meister war zwei Tage zuvor mehrfach von einem tollwütigen Hund gebissen worden. Pasteur zögerte zunächst, den Jungen zu impfen, da er keine Symptome zeigte. Schließlich stimmte er aber zu, ihn zu behandeln. Er verabreichte Meister 13 Injektionen, wobei er mit Viren aus 15 Tage altem Rückenmark begann und die Dosis dann steigerte. Pasteur notierte: »In den letzten Tagen impfte ich Joseph Meister mit dem aggressivsten Tollwutvirus.« Der Junge überlebte die Behandlung.

> »Wenn ich über eine **Krankheit nachdenke,** denke ich nicht, wie ich ein **Heilmittel** finden, sondern wie ich den Ausbruch **verhindern kann.**«
>
> LOUIS PASTEUR, FRANZÖSISCHER CHEMIKER UND MIKROBIOLOGE, 1884

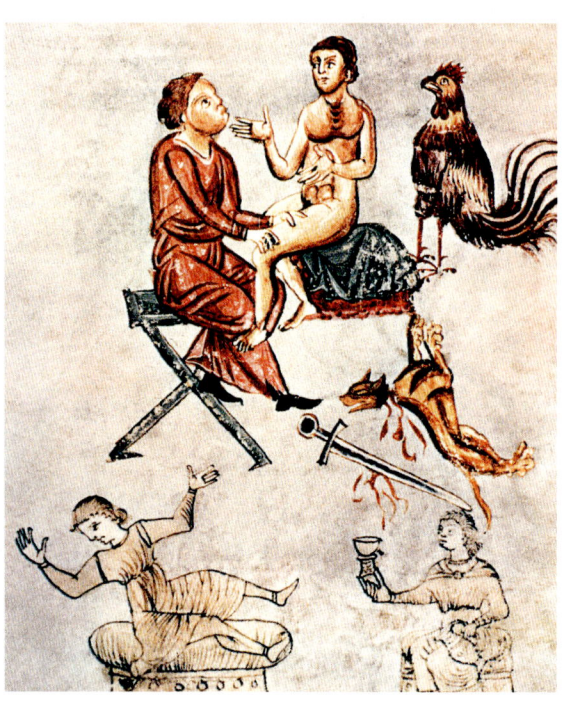

◁ **Alte Mittel**
Im Lauf der Geschichte wurden erfolglos die unterschiedlichsten Methoden getestet. Das Bild aus dem 13. Jh. zeigt die Wundbehandlung mit Eisenkraut. Der tollwütige Hund, der zugebissen hatte, wurde getötet.

KAMPF GEGEN TOLLWUT

Pasteur wiederholte die Impfung an einem Hirten, der von einem tollwütigen Hund gebissen worden war, dann folgten andere. Als er später im Jahr seine Resultate veröffentlichte, verbreitete sich die Neuigkeit in aller Welt.

Ein Impfstoff für die Zukunft
Im Dezember kamen vier Jungen aus dem US-Staat New Jersey zu Pasteur, die von einem tollwütigen Hund gebissen worden waren. Ihre weite Reise wurde durch Spenden ermöglicht. Sie kehrten gesund zurück. Danach strömten immer mehr Tollwutkranke nach Paris, um sich behandeln zu lassen. Im März 1886 erklärte Pasteur, er habe 350 Patienten behandelt, von denen nur einer gestorben sei. Ab 1890 gab es Impfzentren gegen Tollwut in den USA, Brasilien, Europa, Indien und China. Der heutige weiterentwickelte Tollwutwirkstoff steht auf der Liste der unentbehrlichen Arzneimittel der Weltgesundheitsorganisation (WHO) und wird jährlich rund 30 Millionen Gebissenen verabreicht.

▽ **Tollwutbehandlung**
Als sich die Nachricht von Pasteurs Impfstoff verbreitete, strömten die Menschen zu ihm, einige wegen akuter Infektionen, andere als Schutz gegen mögliche zukünftige Infektionen – das eigentliche Ziel seiner Forschung.

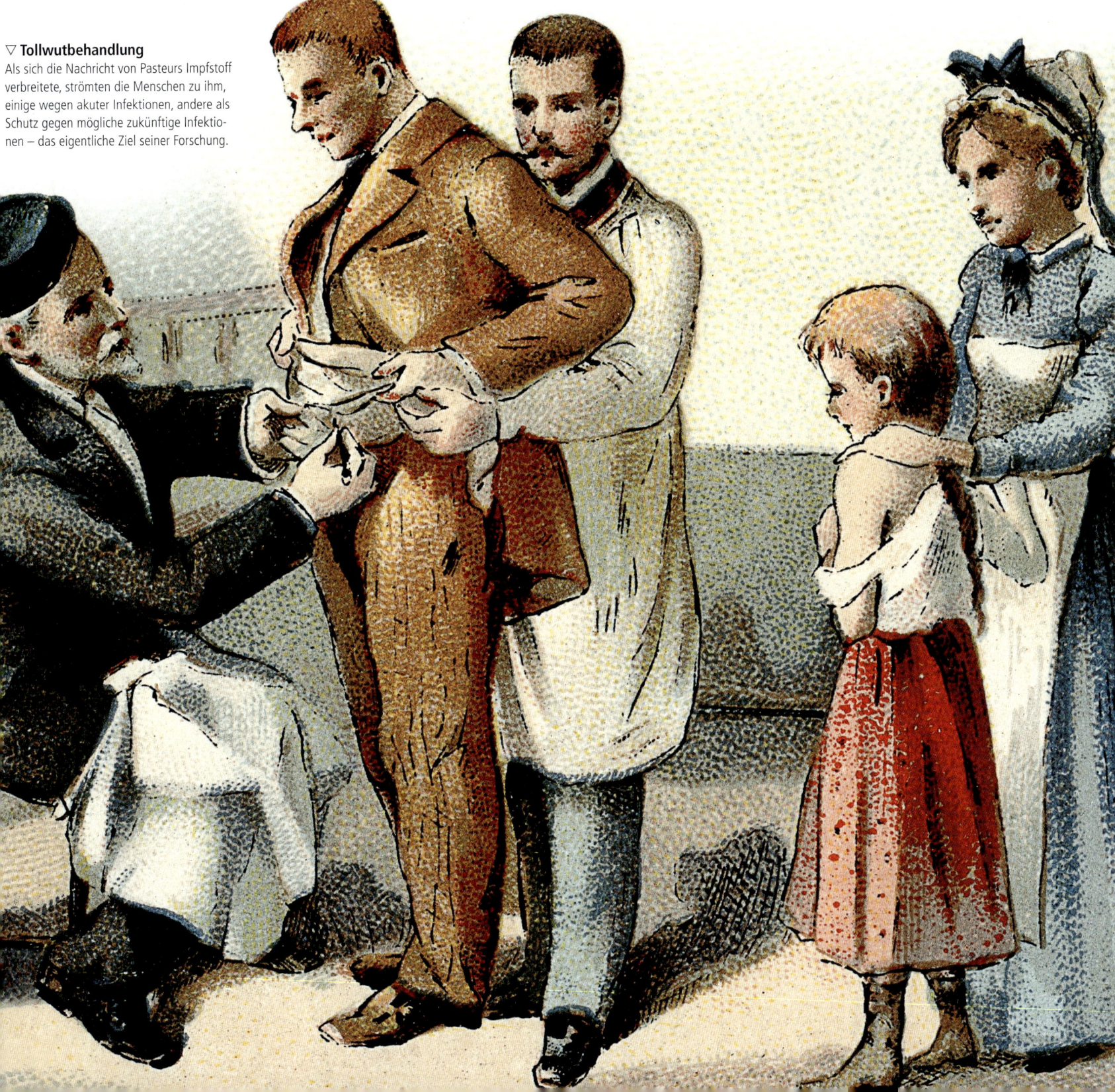

SIEGESZUG DER WISSENSCHAFT 1800–1900

Entdeckung des Aspirins

Viele verschiedene Zivilisationen hatten bereits Weidenrinde zur Linderung von Beschwerden verwendet, aber erst im 19. Jh. identifizierten Wissenschaftler den aktiven Wirkstoff und führten Experimente damit durch. Das Resultat ihrer Bemühungen ist das am häufigsten eingenommene Medikament der Welt.

Die Suche nach einem wirksamen Schmerzmittel ist so alt wie die Menschheit selbst. Bemerkenswerterweise kamen dabei die Menschen schon vor Tausenden von Jahren auf den Hauptwirkstoff des modernen Aspirins. Die alten Ägypter linderten Schmerzen mit Weidenrindenextrakt, während der griechische Arzt Hippokrates Frauen zur Linderung von Geburtsschmerzen Weidenblättertee empfahl. Fast zweitausend Jahre später führte der englische Geistliche Edward Stone in den 1750er-Jahren ein fünfjähriges Experiment durch, mit dem er bewies, dass Weidenrindenpulver fiebersenkend wirkt. Die Royal Society veröffentlichte seine Erkenntnisse 1763.

Auch Wissenschaft und Ärzte zeigten zunehmend Interesse an den schmerzlindernden Eigenschaften der Weidenrinde. Als man im 19. Jh. die Wissenschaften als Profession und nicht mehr als Naturphilosophie ansah, erlebten sie im Fahrwasser der Industrialisierung eine Blütezeit. Viele Forscher suchten nach wirksamen Medikamenten, und so begann man auch damit, die Weidenrinde zu untersuchen.

Experimente mit Salicin

1828 extrahierte der Pharmakologe Joseph Buchner an der Münchner Universität eine kleine Menge eines Wirkstoffs der Weidenrinde, den er Salicin nannte. Im folgenden Jahr verfeinerte der französische Chemiker Henri Le Roux den Prozess und extrahierte Salicin in kristalliner Form. Etwa zur gleichen Zeit entdeckte der Schweizer Pharmakologe Johann Pagenstecher Salicin auch im Mädesüß, aber erst 1853 gelang dem französischen Chemiker Charles Frédéric Gerhardt der Durchbruch, der die Massenproduktion des Medikaments ermöglichte.

Das in Weide und Mädesüß vorkommende Salicin ist relativ schwach konzentriert und wirkt nur schwach schmerzlindernd. Gerhardt extrahierte ein stärkeres Derivativ namens Salicylsäure und entwickelte eine Möglichkeit, sie im Labor in einer deutlich höher konzentrierten Form als in der Natur herzustellen. Salicylsäure lindert Schmerzen, ist allerdings auch schwer verdaulich und kann Übelkeit, Durchfall und Blutungen verursachen. Um diese Nebenwirkungen auszuschließen, muss sie neutralisiert werden. Bei seiner Arbeit mit Säureanhydriden machte Gerhardt den ersten Schritt in diese Richtung, indem er Acetylchlorid mit Salicylsäure mischte und so erstmals eine rudimentäre Form der Acetylsalicylsäure synthetisierte. Gerhardt selbst zeigte wenig Interesse an einer Weiterentwicklung, ganz im Gegensatz zu anderen Wissenschaftlern.

Zwei Jahrzehnte später veröffentlichte das Fachmagazin *The Lancet* 1876 die erste klinische Studie zum Salicin. Der schottische Arzt

△ **Weidenrinde**
1763 entdeckte man, dass Weidenrinde Schüttelfrost, der in seinen Symptomen der Malaria ähnelt, deutlich lindern kann. Später identifizierte man den Wirkstoff der Weidenrinde als Salicylsäure, die Grundlage des Aspirins.

Thomas Maclagan beobachtete, dass eine Gruppe von Rheumapatienten nach Einnahme der Chemikalie über eine Linderung von Fieber und Gelenkentzündungen berichtete. Maclagan hatte sich für Salicin statt für die stärkere Salicylsäure entschieden, weil es magenverträglicher und damit besser für seine Patienten geeignet war.

Letzte Schritte

Dem Chemiker Felix Hoffmann, einem Angestellten der Farbenfabrik Friedrich Bayer & Co., gelang es schließlich, ein starkes Schmerzmittel ohne schwere Nebenwirkungen zu erzeugen. Hoffmanns Vater litt an Rheuma und bat seinen Sohn, ein Schmerzmittel zu entwickeln, das den Magen weniger reize als die gängigen Medikamente mit Salicylsäure. Hoffmann und seine Kollegen bei Bayer schufen eine leicht zu synthetisierende, wirksame Form der Acetylsalicylsäure, die den Magen deutlich weniger stark belastete als die Salicylsäure. So entstand 1897 die erste reine Acetylsalicylsäure.

40 000 TONNEN Aspirin werden jährlich rund um den Globus konsumiert.

> » Aspirin ist ein seit vielen Jahren eingesetztes Medikament – es ist **wirksam, preiswert** und **überall erhältlich**. «
>
> JEFFREY BERGER, AMERIKANISCHER ARZT, IN *JOURNAL OF THE AMERICAN MEDICAL ASSOCIATION*, 2006

FRANZÖSISCHER CHEMIKER (1816–1856)
CHARLES FRÉDÉRIC GERHARDT

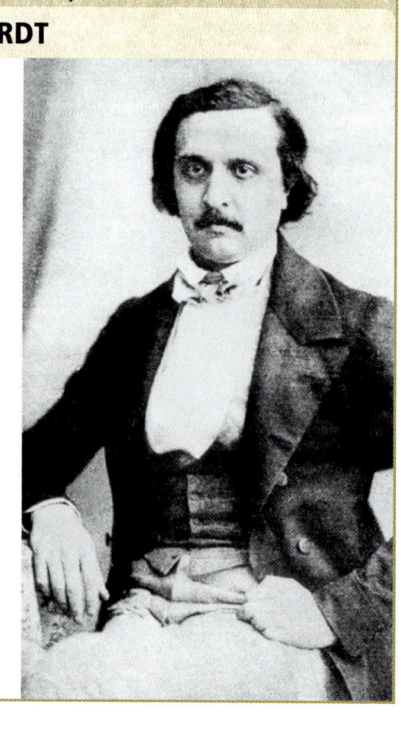

Der in Straßburg geborene Charles Frédéric Gerhardt kam schon früh mit der Chemie in Kontakt, da sein Vater eine Bleiweißfabrik besaß, aber selber keine wissenschaftliche Ausbildung hatte. Aus diesem Grund schickte er seinen Sohn zum Chemiestudium an das Polytechnikum Karlsruhe. Gerhardt studierte später auch an der Universität Gießen und in Paris, wo er die beste Ausbildung genoss, die in Frankreich und Deutschland zu finden war. Er widmete seine wissenschaftliche Karriere der Vereinfachung chemischer Klassifizierungen, aber seine größte Leistung war die Synthese von Säureanhydriden, die schließlich zur Entwicklung des Aspirins führte.

ENTDECKUNG DES ASPIRINS

Das Unternehmen patentierte die Erfindung und vertrieb das Medikament ab 1899 unter dem Handelsnamen »Aspirin«.

Die »Wunderdroge«

In den ersten 50 Jahren dominierte Aspirin den Markt als das meistverkaufte Schmerzmittel der Welt, aber in den 1970er-Jahren entdeckten Forscher eine ganz neue Anwendungsmöglichkeit. Studien deuteten darauf hin, dass Aspirin das Blut verdünnt und so helfen kann, Thrombosen zu verhindern. Die neuere Forschung hat zudem bestätigt, dass gering dosiertes Aspirin vorbeugend gegen Herzinfarkte eingesetzt werden kann. Darüber hinaus soll es vorbeugend gegen Schlaganfälle, Magengeschwüre, einige Krebsformen und schwere COVID-19-Verläufe helfen. Hoffmann konnte sich vermutlich gar nicht vorstellen, dass seine Erfindung hundert Jahre später zu einer wahren Wunderdroge werden würde.

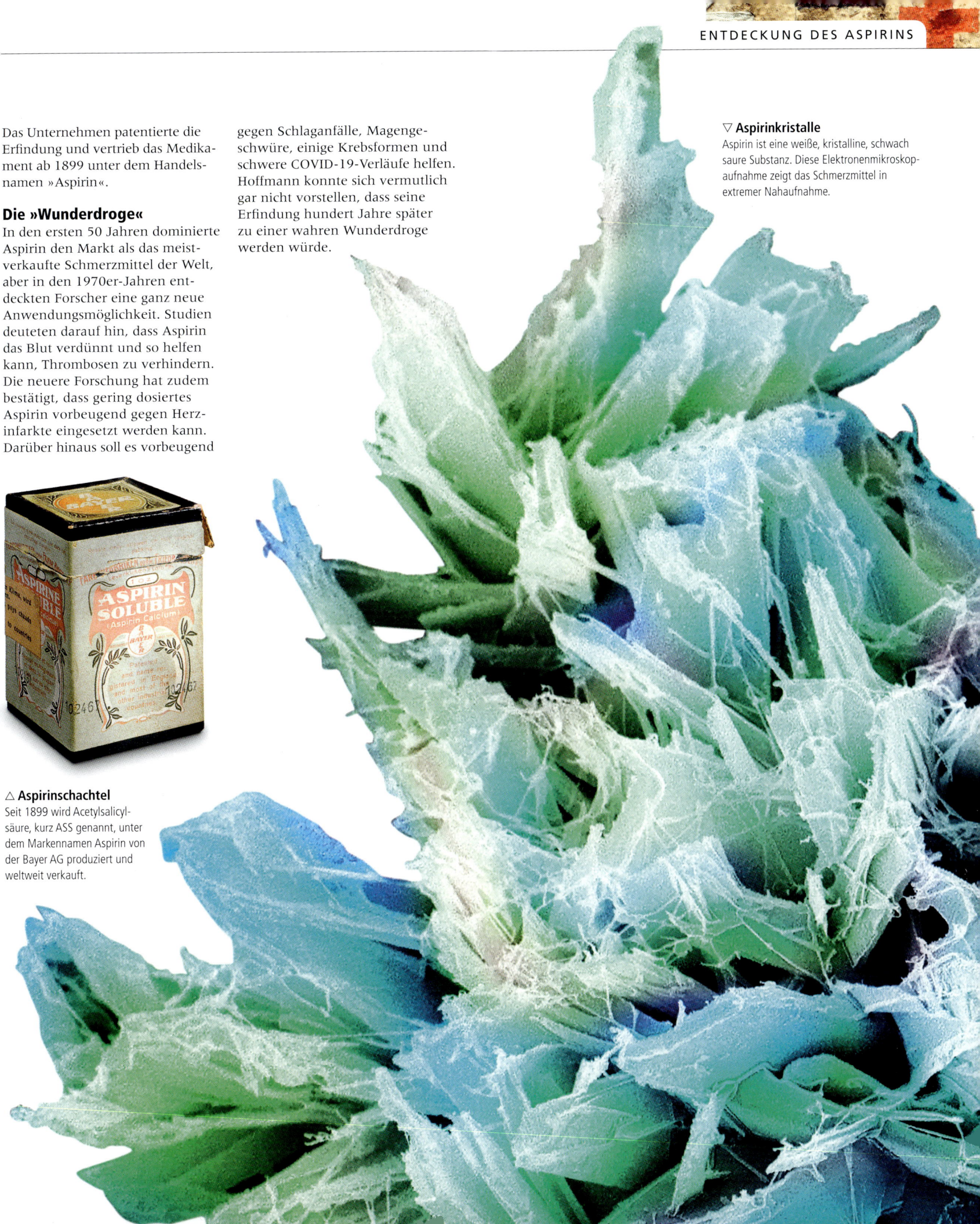

△ **Aspirinschachtel**
Seit 1899 wird Acetylsalicylsäure, kurz ASS genannt, unter dem Markennamen Aspirin von der Bayer AG produziert und weltweit verkauft.

▽ **Aspirinkristalle**
Aspirin ist eine weiße, kristalline, schwach saure Substanz. Diese Elektronenmikroskopaufnahme zeigt das Schmerzmittel in extremer Nahaufnahme.

Röntgenstrahlen

Die Zufallsentdeckung eines deutschen Physikers läutete gegen Ende des 19. Jh. ein neues Zeitalter der medizinischen Diagnostik ein, denn jetzt war es Ärzten erstmals möglich, ins Körperinnere zu sehen, ohne operieren zu müssen.

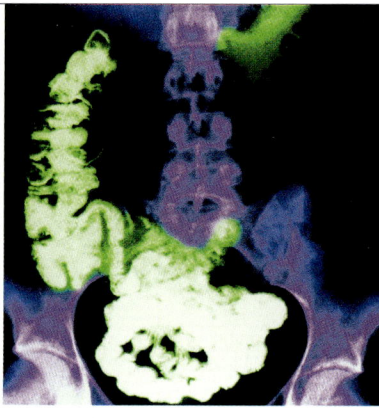

△ **Kontrastmittelaufnahme**
Das unlösliche Bariumsulfat blockiert Röntgenstrahlen auf die gleiche Weise wie Metall oder Knochen. Nach der Einnahme kann man damit den sonst unsichtbaren Magen-Darm-Trakt mit all seinen Details im Röntgenbild sichtbar machen.

Der deutsche Physiker Wilhelm Conrad Röntgen führte am 8. November 1895 in seinem Labor ein Experiment mit Kathodenstrahlen durch, bei dem er die Luft aus einer Glasröhre saugte, sie mit einem Gas füllte und einen elektrischen Strom hindurchleitete. Dabei begann die Röhre zu fluoreszieren. Röntgen verdunkelte den Raum und umhüllte die Röhre mit dicker schwarzer Pappe, um alles Licht auszuschließen. Obwohl die Röhre jetzt vollständig verhüllt war, begann ein mit einer fluoreszierenden Schicht überzogenes Papier im Raum zu leuchten. Röntgen kam nach eingehenden Untersuchungen zu dem Schluss, dass es sich um eine bisher unbekannte Strahlung handeln musste, die sich vom herkömmlichen Licht unterschied. Er nannte die Strahlen »X-Strahlen«, wobei das X für eine unbekannte Größe stand.

Röntgen versuchte die Strahlen mit einer Reihe dichterer Materialien, wie Holz, Kupfer und Aluminium, zu blockieren, aber die Strahlung durchdrang jedes einzelne davon.

Blick in den Körper

Als er aber eine Bleischeibe vor die Röhre halten wollte, sah er zu seinem Erstaunen ein Abbild seiner Handknochen auf dem Papier. Dies war das allererste radiographische Bild. Als Nächstes positionierte er die Hand seiner Frau auf eine Fotoplatte und nahm das erste Röntgenbild auf. Die Knochen waren klar erkennbar, während das Weichgewebe fast unsichtbar war. Sechs Wochen später veröffentlichte Röntgen den Bericht *Über eine neue Art von Strahlen*.

Röntgens Entdeckung war eine Sensation. Die Möglichkeiten eines Blicks ins Innere des menschlichen Körpers waren faszinierend, und schon bald nutzte man X-Strahlen zur Diagnose einer ganzen Reihe von Krankheiten. Innerhalb eines Jahres entstand in einem Glasgower Krankenhaus die erste radiologische Station und lieferte die ersten Aufnahmen eines Nierensteins und einer verschluckten Münze.

Die ersten Geräte waren einfach und strahlten nur schwach, sodass die Patienten 30 Minuten und länger stillhalten mussten. Außerdem zeigte sich, dass die Strahlung Verbrennungen und Haarausfall verursachte. Aber die Wissenschaftler entdeckten auch schon früh, dass man mit kontrollierter Dosierung Krebstumore und Hautkrankheiten behandeln konnte. Im Ersten Weltkrieg konnten die Ärzte mithilfe von X-Strahlen Geschosse und Schrapnelle in den Körpern verwundeter Soldaten lokalisieren.

> »Ich **dachte** nicht, ich **forschte**.«
>
> WILHELM RÖNTGEN, IN EINEM INTERVIEW IM *MCCLURE'S MAGAZINE*, 1896

1904 starb der Assistent Thomas Edisons, Clarence Dally, der viel mit X-Strahlen arbeitete, an Krebs. Sein Tod führte dazu, dass die Wissenschaft die Gefahren der Strahlung ernst zu nehmen begann.

Einsatzmöglichkeiten

Es war noch ein weiter Weg bis zum umfassenden Verständnis der X-Strahlen. 1912 richtete der deutsche Physiker Max von Laue sie auf Kristalle und stellte dabei fest, dass sie wie Licht gebeugt werden können. Die Beugungsmuster zeigten die Anordnung der Atome im jeweiligen Kristall. Diese Technik erwies sich als entscheidend für die Analyse von Molekularstrukturen. Die Röntgenkristallographie diente später zur Erforschung der Struktur von Proteinen und kam weltweit zum Einsatz. Diese Arbeit hat nicht nur die Chemie, sondern auch die Molekularbiologie entscheidend vorangebracht.

Röntgenstrahlen werden nach wie vor medizinisch genutzt, aber man setzt sie auch auf vielen anderen Gebieten ein, von Biotechnologie, Genetik und Astronomie bis hin zur Durchleuchtung von Gepäckstücken.

Röntgen war ein bescheidener Mensch, der die Aufmerksamkeit verabscheute, die seine Entdeckung mit sich brachte. Als er 1901 den Nobelpreis für Physik erhielt, stiftete er das Preisgeld der Forschung und weigerte sich weiterhin, seine Strahlen zu patentieren, damit die Öffentlichkeit von ihnen profitieren konnte.

DEUTSCHER PHYSIKER (1845–1923)

WILHELM CONRAD RÖNTGEN

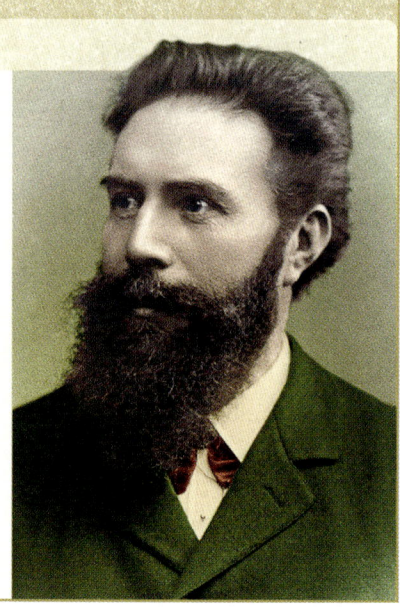

Wilhelm Röntgen wurde als Sohn einer wohlhabenden Tuchhändlerfamilie in Lennep geboren und verbrachte seine Kindheit in den Niederlanden. Er war alles andere als ein guter Schüler und wurde von der Schule gewiesen. Seine Berufung fand er erst unter der Anleitung eines inspirierenden Tutors.

Röntgen ist zwar am ehesten für seine Entdeckung der X-Strahlen bekannt, befasste sich aber auch mit Gasen, Wärmetransport und Licht. Er starb an Darmkrebs, der aber wahrscheinlich nicht durch Strahlung verursacht war.

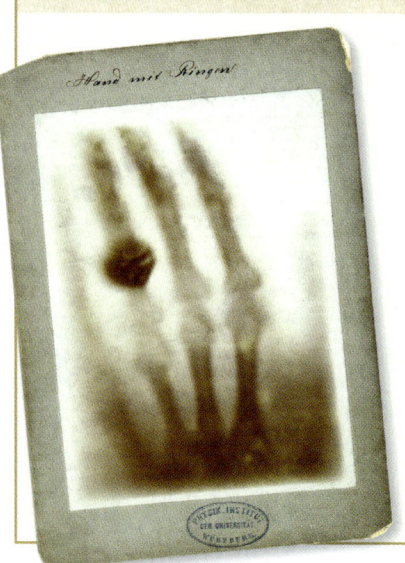

RÖNTGENAUFNAHME DER LINKEN HAND FRAU RÖNTGENS MIT DEM GUT ERKENNBAREN EHERING

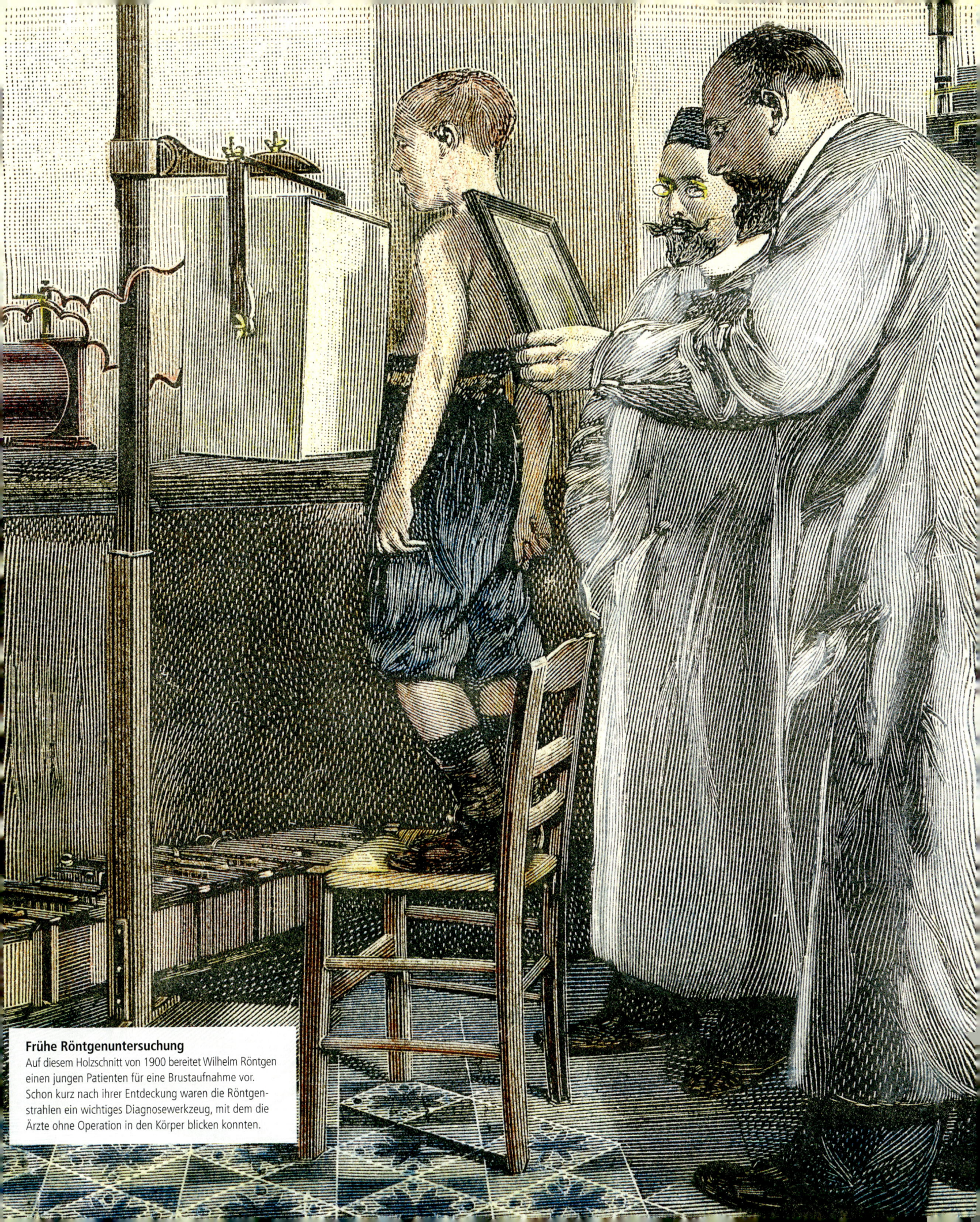

Frühe Röntgenuntersuchung
Auf diesem Holzschnitt von 1900 bereitet Wilhelm Röntgen einen jungen Patienten für eine Brustaufnahme vor. Schon kurz nach ihrer Entdeckung waren die Röntgenstrahlen ein wichtiges Diagnosewerkzeug, mit dem die Ärzte ohne Operation in den Körper blicken konnten.

SIEGESZUG DER WISSENSCHAFT 1800–1900

Der Kampf gegen die Malaria

Als eine der tödlichsten Krankheiten hat die Malaria die Weltgeschichte beeinflusst, indem sie zu Migration und Ansiedlung führte, Kriege auslöste und entschied. Die bis heute andauernde Suche nach einem Heilmittel wird mit größter Anstrengung vorangetrieben.

Malaria wird durch Einzeller der Gattung *Plasmodium* verursacht. Überträger ist die weibliche *Anopheles*-Mücke, die, nachdem sie einen erkrankten Menschen gestochen hat, einen gesunden sticht und so infiziert. Die Symptome ähneln der Grippe, etwa Fieber, Schüttelfrost, Kopf- und Muskelschmerzen und Erschöpfung. Möglich sind auch Übelkeit, Erbrechen und Durchfall. In schweren Fällen kommt es zu Nierenversagen, Verwirrtheit, Krämpfen, Koma und Tod. Die Symptome setzen meist 7–30 Tage nach der Infektion ein, ruhen manchmal aber bis zu ein Jahr. Bei manchen Formen kehrt die Krankheit über Jahre hinweg immer wieder, weil der Parasit in Leberzellen überlebt.

Zwei mehr als 2000 Jahre alte Texte erwähnen ein Kräuterheilmittel für die Malaria: das chinesische *Huangdi Neijing* (Buch des Gelben Kaisers zur Inneren Medizin) und die indische *Susruta Samhita*. Letztere erwähnt auch, dass die Krankheit mit Insektenstichen zusammenhängt.

220 MILLIONEN Menschen erkranken schätzungsweise jedes Jahr an Malaria.

Der griechische Arzt Hippokrates beschrieb die Symptome der Malaria, und die alten Römer nannten sie »Sumpffieber«, weil sie glaubten, dass sie durch die übel riechenden Ausdünstungen von Sumpfgebieten verursacht werde – aus dieser Vorstellung leitete sich die Miasmentheorie (siehe S. 120–121) ab. Sie hielt sich bis ins Mittelalter hinein, als sie den Namen »Malaria« vom italienischen *mal'aria* – »schlechte Luft« erhielt.

Behandlung und Ursachen

Eines der ersten wirksamen Medikamente war die Chinarinde (siehe S. 88–89), die in den 1630er-Jahren aus Südamerika nach Europa kam. Der Wirkstoff der Rinde wurde als Chinin identifiziert, das bis heute zur Behandlung genutzt wird. Allerdings war der Auslöser der Infektion unbekannt, bis der französische Militärarzt Alphonse Laveran 1880 die mikroskopisch kleinen Parasiten im Blut Malariakranker entdeckte.

1886 bewies der italienische Arzt Camillo Golgi, dass es unterschiedliche Formen der Malaria gibt und dass Fieber und Schüttelfrost mit dem Eintritt des Parasiten ins Blut zusammenfallen. 1890 identifizierten die italienischen Forscher Giovanni Grassi und Raimondo Feletti mehrere Malariaparasiten. Im gleichen Jahr entdeckte Ronald Ross, dass Mücken den Parasiten

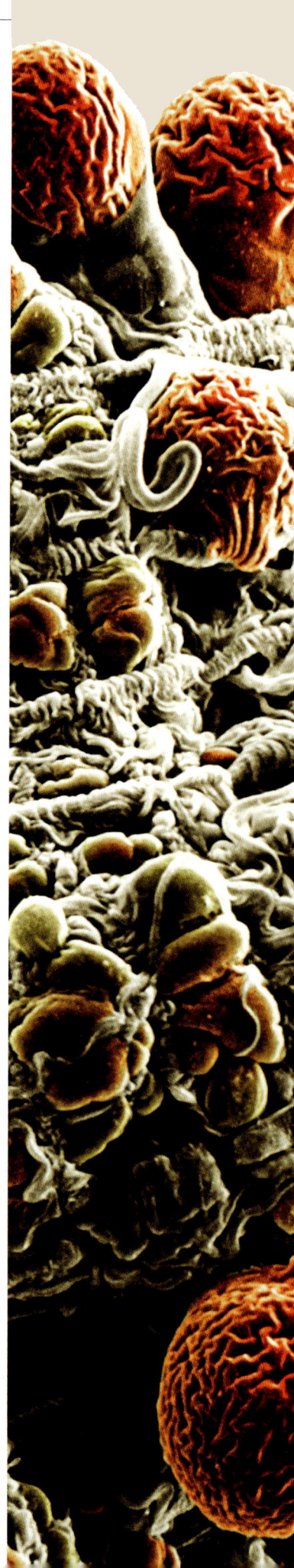

▷ **Malariaparasit**
Die roten Kugeln sind Eierpakete des Malariaparasiten im Darm einer Mücke. Aus jedem Paket entstehen Tausende Parasiten, die zu den Speicheldrüsen der Mücke wandern und beim Stich auf den Menschen übertragen werden.

> »Ich bin zunehmend der Überzeugung, dass die Krankheit durch **Mückenstiche übertragen** wird.«
>
> RONALD ROSS, IN EINEM BRIEF AN DEN ARZT PATRICK MANSON, 1896

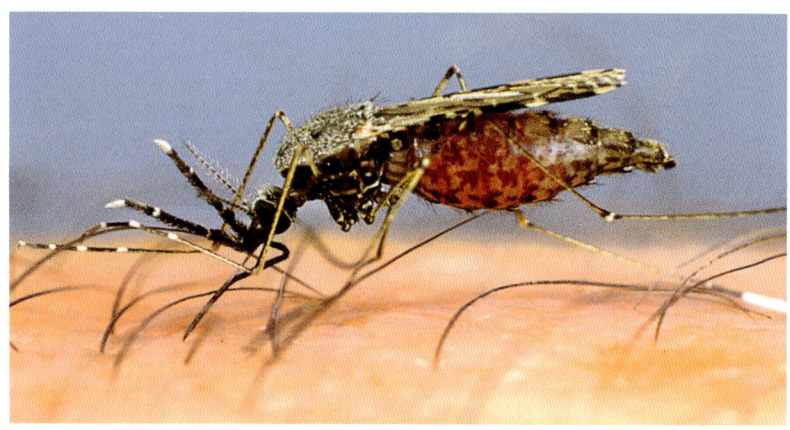

◁ **Malariaüberträger**
Diese Stechmücke ist die in Südamerika heimische *Anopheles albimanus*. Es gibt schätzungsweise 430 *Anopheles*-Arten, aber nur 30 bis 40 von ihnen übertragen auch die Malaria. *Anopheles*-Mücken kommen außer in der Antarktis überall auf der Welt vor.

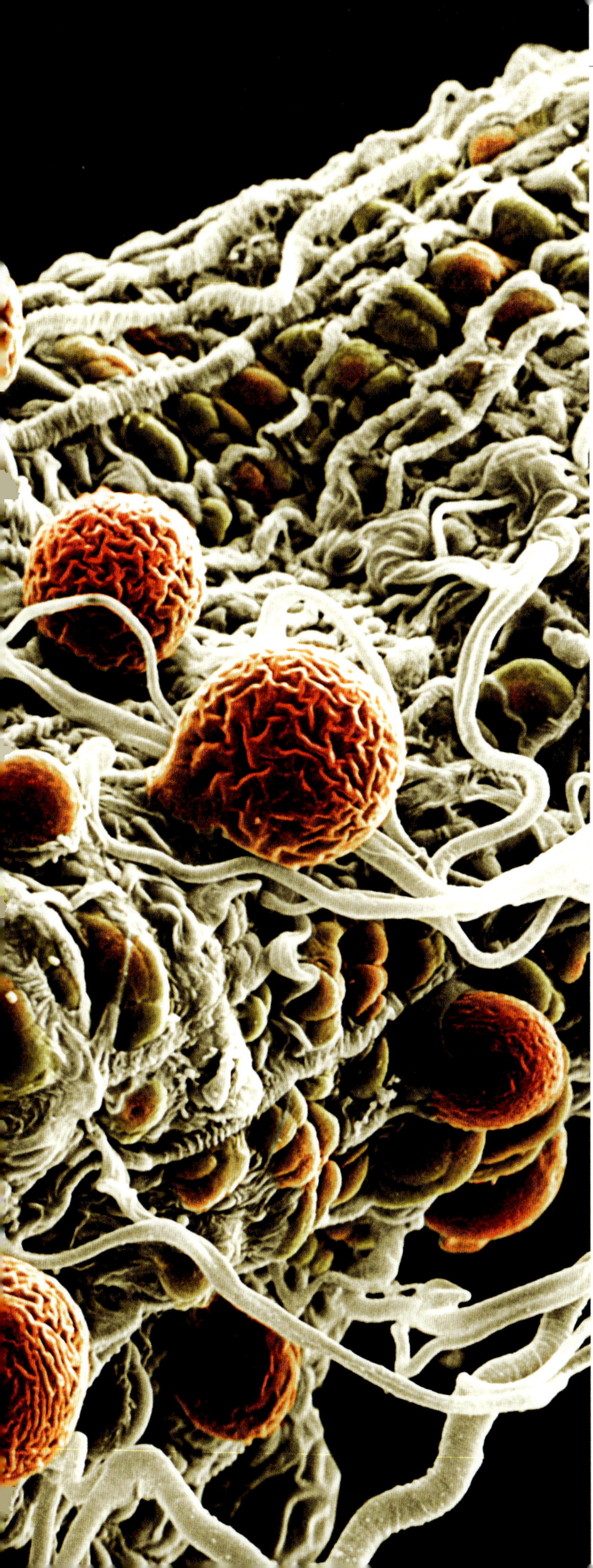

DER KAMPF GEGEN DIE MALARIA

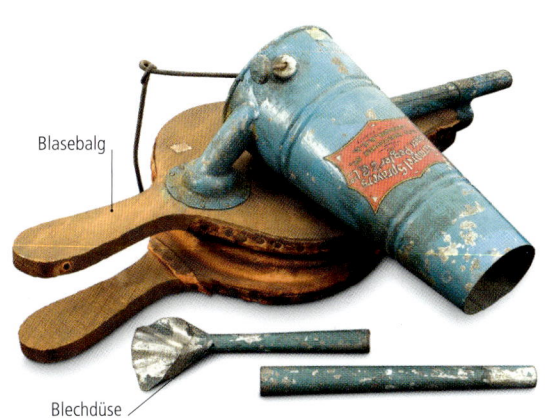

◁ **Malariaspray**
Mit dieser Spritze wurde das Insektizid Schweinfurter Grün, eine giftige Mischung aus Kupfer und Arsen, versprüht. Das Pulver wurde in den 1940er-Jahren eingesetzt, bis man entdeckte, dass es auch für Pflanzen und Menschen schädlich ist.

Blasebalg
Blechdüse

aufnehmen und weitergeben. 1898–1899 fand Grassi heraus, dass nur weibliche *Anopheles*-Mücken die Malaria übertragen.

Suche nach Heilung

1904 übernahmen die USA den Bau des Panamakanals, nachdem die Franzosen vor allem wegen der hohen Fallzahlen von Malaria und Gelbfieber aufgeben mussten. Die US-Armee begann, die Sümpfe trockenzulegen, in denen Mücken gediehen, setzte Pestizide ein und schützte ihre Arbeiter mit Moskitonetzen und Medikamenten. Damit konnten die Infektionen eingedämmt werden.

1939 entdeckte der Schweizer Chemiker Paul Hermann Müller die insektizide Wirkung von DDT, das schnell zur Universalwaffe gegen Schädlinge und Krankheitsüberträger wurde. Als in den 1960er- und 1970er-Jahren die gesundheitsschädliche Wirkung des Pestizids bekannt wurde, stellte man die Verwendung allerdings wieder ein. 1955 legte die WHO ein Programm zur Eliminierung der Malaria mit Vorbeugung (z. B. Moskitonetze), Insektiziden und Medikamenten auf. In den 1980er-Jahren entwickelte man einfache Tests zur Diagnose, sodass Malariaausbrüche schnell eingedämmt werden konnten. 1981 kam Artemisinin als wirksames Medikament auf den Markt. Im 21. Jh. gibt es zunehmend erfolgreiche Impfstudien.

Die Malaria ist aber eine komplexe und hartnäckige Krankheit. Im Lauf des 20. Jh. entdeckte man weitere Stämme und Überträger und manche Parasitenstämme sind mittlerweile resistent gegen Medikamente. Auch wenn viele Regionen malariafrei sind, hält sie sich nach wie vor in mehr als 100 Ländern.

> **410 000** Menschen sterben schätzungsweise jedes Jahr an einer Malariainfektion.

BRITISCHER ARZT (1857–1932)

RONALD ROSS

Der in Indien geborene Ronald Ross studierte am Londoner St. Bartholomew's Hospital Medizin. Er trat 1881 in den Indian Medical Service ein und erforschte ab 1892 die Malaria. 1899 kehrte Ross nach Großbritannien zurück, um an der Liverpool School of Tropical Medicine zu lehren, und arbeitete im Ersten Weltkrieg als medizinischer Sachverständiger für die britische Regierung. 1926 wurde er Generaldirektor des zu seinen Ehren gegründeten Ross Institute for Tropical Diseases in London.

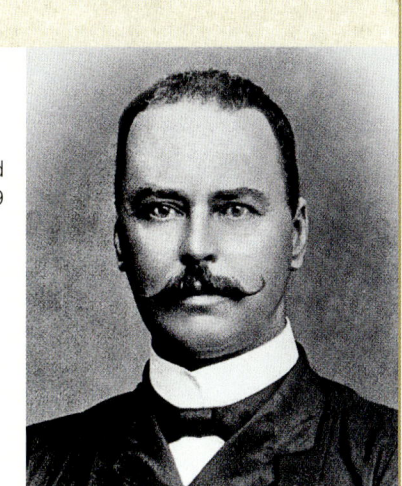

SIEGESZUG DER WISSENSCHAFT 1800–1900

Bluttransfusionen

Heute ist eine Bluttransfusion ein alltäglicher Vorgang, der Millionen Leben rettet. Auf dem Weg dorthin gab es aber viele fehlgeschlagene Versuche. Den entscheidenden Durchbruch brachte erst eine Entdeckung gegen Anfang des 20. Jh., die alles verändern sollte.

Nach der Veröffentlichung einer Beschreibung des Blutkreislaufs 1628 durch den britischen Arzt William Harvey (siehe S. 84–85) befassten sich viele Mediziner mit der Übertragung von Blut von einem Lebewesen auf ein anderes. Das erste Problem, das man bei Experimenten beobachtete, war, dass Blut bei Luftkontakt sofort gerinnt. 1654 schrieb der italienische Arzt Francesco Folli, dass er Blut mit dünnen Röhrchen, die er in die Blutgefäße von Spender und Empfänger einführte, direkt von einem Patienten zum anderen übertragen konnte. Die Ergebnisse dokumentierte er aber nicht.

Frühe Versuche

1665 übertrug der britische Arzt Lochard Lower durch eine Verbindung der Blutgefäße Blut von einem Hund auf einen anderen. 1667 beschrieb der französische Arzt Jean-Baptiste Denys die Verwendung von Lammblut zur Behandlung eines Fieberpatienten. Im gleichen Jahr übertrugen Lower und sein Kollege Edmund King Blut von einem Lamm auf einen kränkelnden Patienten, der überlebte und von einer Besserung berichtete. Vor allem in Frankreich, Italien und England experimentierte man weiter, aber unvorhersehbare Resultate sorgten bald für ein Verbot der Experimente.

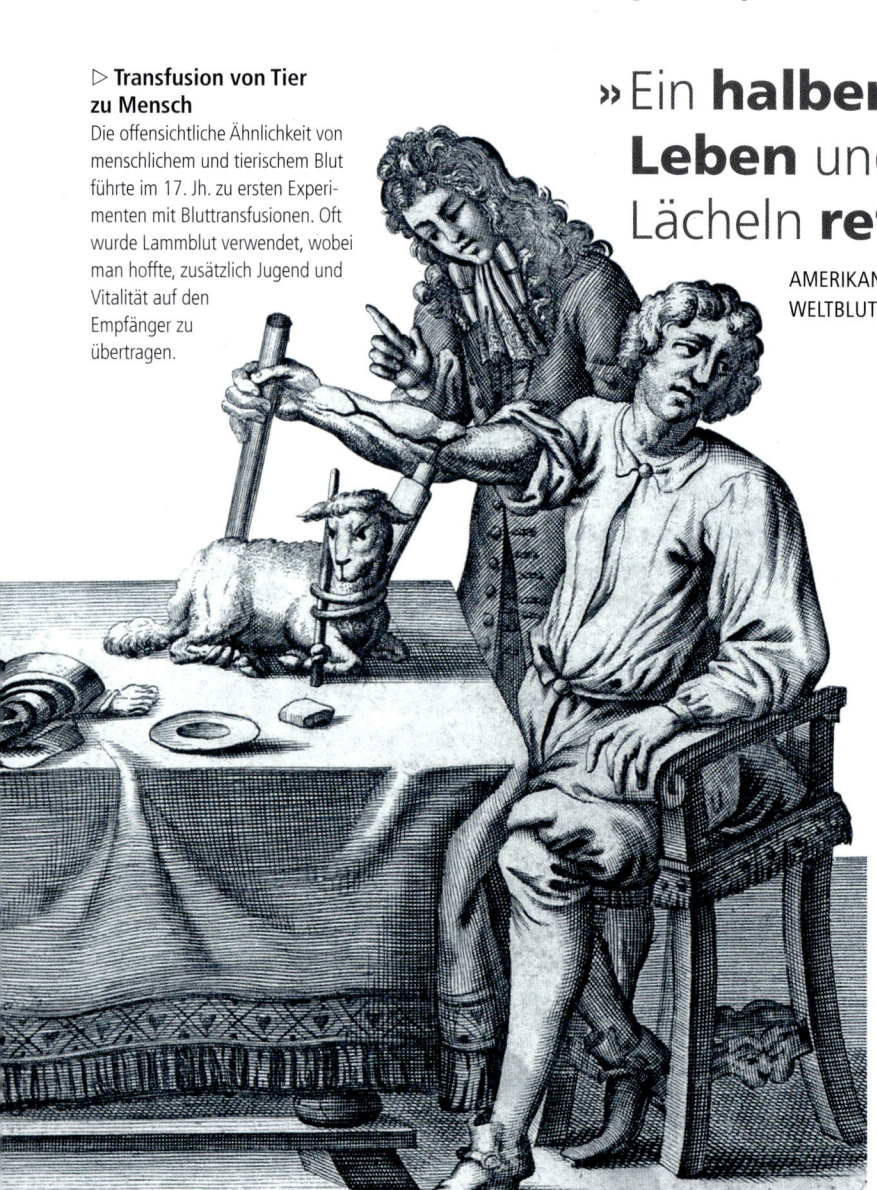

▷ **Transfusion von Tier zu Mensch**
Die offensichtliche Ähnlichkeit von menschlichem und tierischem Blut führte im 17. Jh. zu ersten Experimenten mit Bluttransfusionen. Oft wurde Lammblut verwendet, wobei man hoffte, zusätzlich Jugend und Vitalität auf den Empfänger zu übertragen.

» **Ein halber Liter** kann drei **Leben** und eine Million Lächeln **retten**. «

AMERIKANISCHES POSTER ZUM WELTBLUTSPENDETAG 2012

1828 griff der Londoner Geburtsarzt James Blundell die Idee erneut auf, um Mütter zu behandeln, die bei der Geburt viel Blut verloren hatten. Der Spender war oft ein naher Verwandter und das Blut wurde direkt übertragen. Andere entwickelten für die Übertragung Trichter, Spritzen und Ventile. Die Ergebnisse waren unbefriedigend. Der Versuch, die Blutgerinnung mit Chemikalien zu verlangsamen, blieb ebenfalls ohne Erfolg.

Das AB0-System

1875 beschrieb der deutsche Physiologe Leonard Landois den Prozess der Blutplasma-Mischung zweier Tiere. Er hatte festgestellt, dass dabei die roten Blutkörperchen sehr oft Klumpen bildeten (heute Agglutination genannt) und sogar platzen konnten. 1885 begann Karl Landsteiner sich dafür zu interessieren, wie die Körperabwehr sich verteidigt und

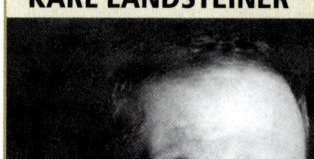

ÖSTERREICHISCH-AMERIKANISCHER ARZT (1868–1943)

KARL LANDSTEINER

In Baden bei Wien geboren, studierte Landsteiner an der Universität Wien Medizin und promovierte dort auch 1891. Fünf Jahre später ging er ans Hygieneinstitut, wo er den Großteil seiner Forschung zum Blut durchführte. Nach dem Ersten Weltkrieg übersiedelte er in die USA und arbeitete am Rockefeller Institute for Medical Research in New York. 1930 erhielt er den Nobelpreis für Physiologie oder Medizin für die »Entdeckung der Blutgruppen des Menschen«. Er starb 1943 in New York.

Angreifer abwehrt. Er konzentrierte sich auf das Blutserum – Blutplasma ohne Blutkörperchen und Gerinnungsfaktoren. 1900 führte er eine lange, komplexe Serie von Experimenten durch, um zu erforschen, ob die Agglutination immer bei der Mischung menschlicher Blutproben auftrat. Dies war nicht der Fall. 1901 hielt er fest, dass das Blut jedes Menschen einer von drei Gruppen angehört, die er A, B und C nannte. Landsteiner hatte

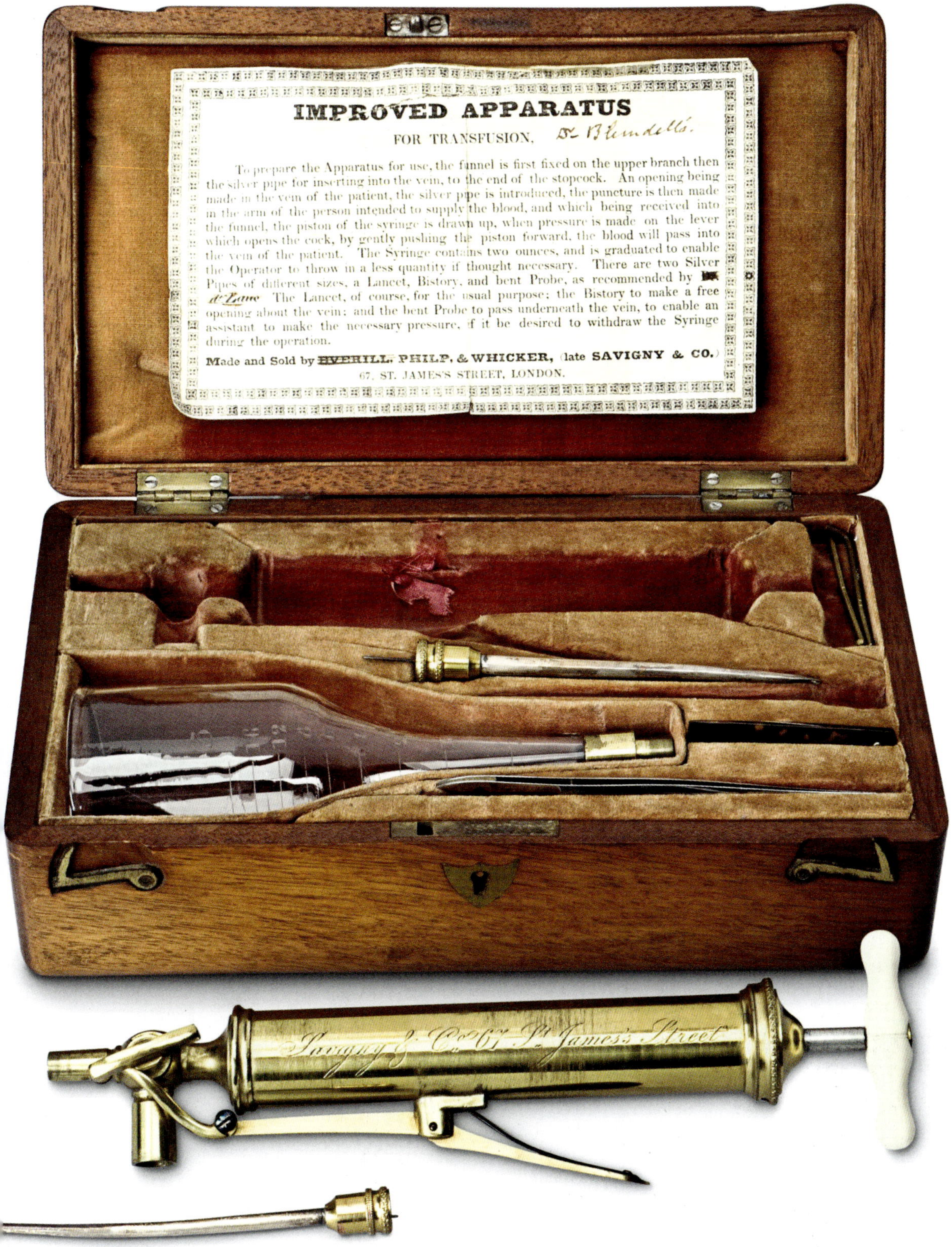

BLUTTRANSFUSIONEN

◁ **Blundells Transfusionsapparat**
James Blundell erprobte Bluttransfusionen, um Mütter zu retten, die bei der Geburt viel Blut verloren. Das Blut wurde der Vene des Spenders per Spritze entnommen und dann sofort in die Arterie der Empfängerin injiziert.

amerikanische Serologe Alexander Wiener das Rhesusfaktor-Antigen (RH). Weitere Forschung entdeckte insgesamt 30 Blutgruppensysteme.

Lagerung von Blutkonserven

Obwohl Bluttransfusionen bis zum Ersten Weltkrieg wesentlich sicherer geworden waren, war die Lagerung weiterhin schwierig. Der belgische Mediziner Albert Hustin erkannte, dass Natriumcitrat und Glukose gerinnungshemmend

108 MILLIONEN Blutspenden wurden 2012 weltweit gesammelt – etwa 50 Prozent kamen aus den Erstweltländern, die laut WHO Heimat von rund 18 Prozent der Weltbevölkerung sind.

wirkten. 1915 bestimmte der deutschstämmige Chirurg Richard Lewisohn die niedrigste mögliche Natriumcitratkonzentration ohne Gerinnung, damit der Empfänger nicht geschädigt wurde. 1916 konnte Blut bereits so lange gelagert werden, dass es an Feldlazarette geliefert wurde und Tausende Leben rettete. Heute sind Bluttransfusionen Routine.

beobachtet, dass es zur Agglutination kam, wenn Antikörper im Blutserum mit Antigenen genannten Substanzen auf der Oberfläche der roten Blutkörperchen reagierten. Mischte er aber das Blut eines Menschen aus der A-Gruppe mit dem einer anderen A-Person (oder B mit B), passierte dies nicht. Ebenso stellte er fest, dass C-Zellen bei einer Mischung mit Blutserum A oder B nicht verklumpten, da sie keine Antigene besitzen. Die Blutgruppe C wird heute 0 genannt und ihr Serum hat sowohl A- als auch B-Antikörper, weshalb es auch Menschen mit Blutgruppe A oder B gegeben werden kann. 1902 wurde eine vierte Blutgruppe mit Namen AB entdeckt.

Der Rhesusfaktor

Landsteiner zog nach New York und arbeitete mit dem russischstämmigen Hämatologen Philip Levine zusammen, mit dem er das MNS-Blutgruppensystem entdeckte, das auf den an der Oberfläche roter Blutkörperchen sitzenden Antigenen basiert. 1937 entdeckten Landsteiner und der

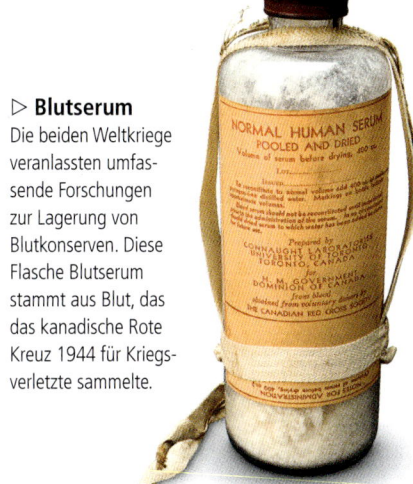

▷ **Blutserum**
Die beiden Weltkriege veranlassten umfassende Forschungen zur Lagerung von Blutkonserven. Diese Flasche Blutserum stammt aus Blut, das das kanadische Rote Kreuz 1944 für Kriegsverletzte sammelte.

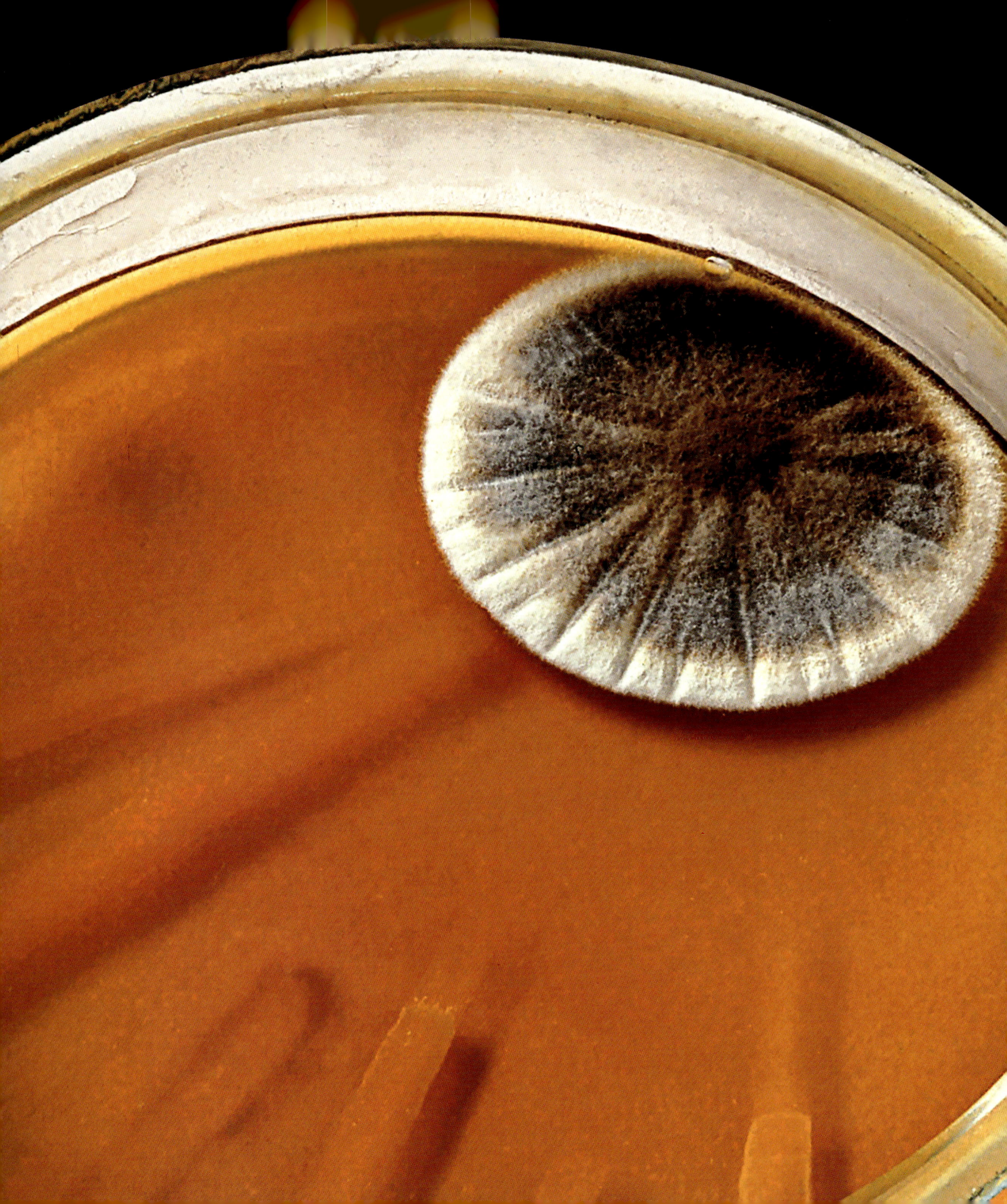

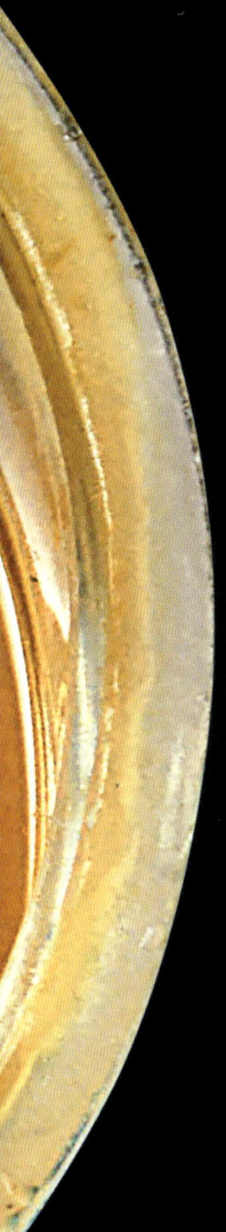

4

ÄRA DER SPEZIALISIERUNG
1900–1960

« Wirkung des Penicillins auf Bakterien

ÄRA DER SPEZIALISIERUNG
1900–1960

1900

1901
Alois Alzheimer beschreibt als Erster eine Form der Demenz, die als Alzheimerkrankheit bekannt wird.

1901
Karl Landsteiner entdeckt die Existenz der Blutgruppen A-B-0 (zunächst A, B und C genannt).

1903
Willem Einthoven erfindet das erste brauchbare Gerät für Elektrokardiogramme (EKG).

⌄ Einthovens Saitengalvanometer – das erste EKG-Gerät

1905
Fritz Schaudinn und Erich Hoffmann entdecken den Syphilis-Erreger, das Bakterium *Treponema pallidum*.

« *Treponema pallidum*

1905
Eduard Zirm führt die erste erfolgreiche Organtransplantation durch.

1906
Claudius Regaud entdeckt, dass Röntgenstrahlen unfruchtbar machen können, und beginnt daraufhin mit der Erforschung der Radiotherapie in der Krebsbehandlung.

1910

1910
Hans Christian Jacobaeus führt eine frühe laparoskopische (minimalinvasive) Operation durch.

1910
Paul Ehrlich entdeckt mit Salvarsan das erste wirksame Medikament gegen Syphilis.

1916
Fortschritte in der Gerinnungshemmung und Lagerung von Blut retten im Ersten Weltkrieg Soldatenleben.

⌃ Lazarett in einer Schulsporthalle in den USA während der Spanischen Grippeepidemie

1918
Die Spanische Grippe weitet sich zur Pandemie aus. Mit 100 Millionen Opfern ist sie eine der schwersten Grippeepidemien der Geschichte.

1920

1921
Der von Albert Calmette und Camille Guérin entwickelte Lebendimpfstoff Bacillus Calmette-Guérin (BCG) kommt erstmals gegen Tuberkulose zum Einsatz.

1921
Margaret Sanger und Kolleginnen gründen in den USA im Kampf für das Recht der Frau auf Kontrolle über den eigenen Körper die American Birth Control League.

1921
Edward Mellanby belegt, dass ein Vitamin-D-Mangel Rachitis verursacht.

1921–1922
Frederick Banting und Charles Best behandeln diabetische Hunde mit Bauchspeicheldrüsenextrakt (das Insulin enthält) und wenden die Methode dann erfolgreich beim Menschen an.

» Banting und Best mit dem ersten Hund, der dank Insulin überlebte

1923
George N. Papanicolaou entwickelt den Pap-Test (Pap-Abstrich) zur Erkennung von Gebärmutterhalskrebs.

1924
Erfolgreiche Einführung eines Toxoidimpfstoffs gegen Tetanus.

1924
Hans Berger nimmt die erste Elektroenzephalografie (EEG) eines Menschen vor und macht die elektrische Hirnaktivität sichtbar.

1926
Alexander Glenny kann die Wirksamkeit von Toxoidimpfstoffen gegen Diphtherie stark erhöhen, es bleiben aber Probleme.

1927
Karl Landsteiner und Philip Levine entdecken das MNS- und das P-Blutgruppensystem.

1928
Durch eine verunreinigte Laborprobe entdeckt Alexander Fleming das Antibiotikum Penicillin.

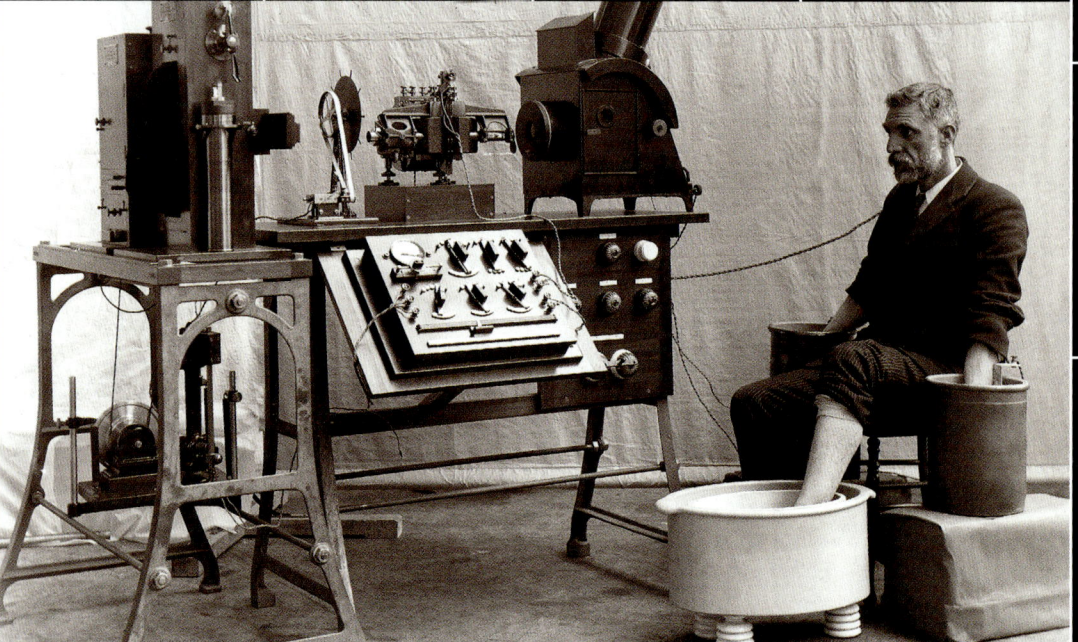

1900–1960

Im 20. Jh. entwickelte sich die Medizin mit neuen Impfstoffen, verbesserten Prothesen und Fortschritten im Bereich der Bluttransfusion und anderen Teilen der Notfallmedizin rasant weiter – nicht zuletzt angetrieben durch die Weltkriege. Im Zweiten Weltkrieg kommt es zur Massenproduktion von Penicillin und der Entdeckung weiterer Antibiotika. Als es 1922 gelingt, Insulin zur Diabeteskontrolle zu gewinnen, erkennt man, wie wichtig Hormone für die Gesundheit sind. Es entstehen neue Spezialgebiete wie Geriatrie, Notfallmedizin und Onkologie, die im Kampf gegen Krebs Vorsorgeuntersuchungen, Chemo- und Strahlentherapie entwickelt.

1930

1935
Zwei frühe Impfstoffe gegen Kinderlähmung haben in den USA katastrophale Folgen mit Lähmungen und sogar Tod.

» Patienten in einem Polio-Behandlungs- und Rehabilitationszentrum

1935
Das erste antibakteriell eingesetzte Sulfonamid kommt unter dem Namen Prontosil auf den Markt.

1937
Max Theiler und Hugh Smith stellen mit »D17« den ersten wirksamen Impfstoff gegen Gelbfieber her.

1937
Daniel Bovet entdeckt die antiallergenen Eigenschaften von Antihistaminika.

⌄ Kasten für Haut-Allergietest

1937
Ein Team um Karl Landsteiner und Alexander Wiener entdeckt das Antigen-System der Rhesusfaktoren (RH) im Blut.

1940

1940
Die erste künstliche Hüfte wird implantiert. Form und Material werden in den 1960er-Jahren stark verbessert.

1941
Während des Zweiten Weltkriegs werden US-Blutspenderdienst und die Blutbank des Amerikanischen Roten Kreuzes gegründet.

1942
Die ersten Antihistaminika werden entwickelt.

1943
Willem Kolff konstruiert und testet das erste Dialysegerät, zunächst mit geringem Erfolg – der kommt zwei Jahre später.

1944
Die von Daniel Bovet entdeckte Verbindung Mepyramin wird als Antihistaminikum eingeführt.

1945
Erstmals wird auf breiter Basis gegen Grippe geimpft.

1946
Nachdem er jahrelang nur in Einzelfällen genutzt wurde, wird der Pap-Test nun allgemein eingeführt.

1950

⌄ Einer der ersten Asthmainhalatoren

1950
Richard Lawler führt die erste erfolgreiche Nierentransplantation durch.

1952
Charles Hufnagel implantiert die erste künstliche Herzklappe in Kugelform, die er selbst entwickelt hat.

1952
Das britische Royal College of General Practitioners (RCGP) wird gegründet. Es unterstreicht die wichtige Bedeutung der Grundversorgung durch Hausärzte.

1953
Francis Crick und James Watson gelingt die Entschlüsselung der Struktur des »Moleküls des Lebens« – der DNS. Es ist eine Doppelhelix.

1955
George Maison erfindet den Treibgas-Dosieraerosol-Inhalator (der bei jeder Anwendung denselben Druck liefert). Er ist für Erkrankungen wie Asthma geeignet.

1955
R. Adams Cowley beginnt mit der Verbreitung des Konzepts der »Stunde der Rettung« in der Notfallmedizin.

⌃ Protest gegen Thalidomid (Wirkstoff im Contergan)

1957
Der »Wunderwirkstoff« Thalidomid wird für verschiedenste Beschwerden angepriesen. Doch bald entsteht der Verdacht, dass die Einnahme in der frühen Schwangerschaft zu Missbildungen und Behinderungen beim Kind führt.

1958
Åke Senning implantiert den ersten von Rune Elmqvist entwickelten Herzschrittmacher. Die Russische Grippe breitet sich aus und Dexamethason geht in die klinische Erprobung – es soll in der COVID-19-Pandemie Millionen von Leben retten.

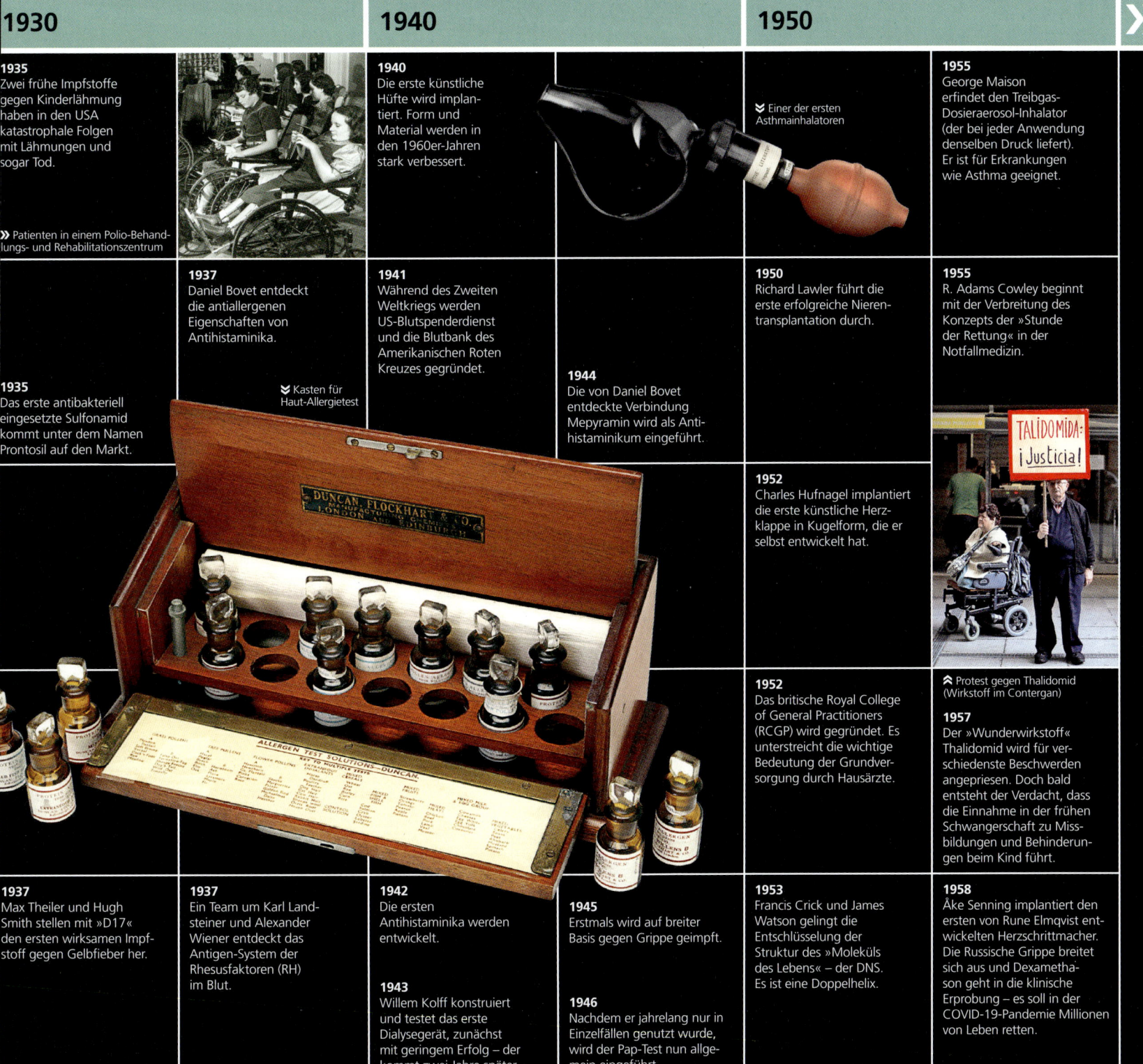

181

ÄRA DER SPEZIALISIERUNG 1900–1960

ÖSTERREICHISCHER NEUROLOGE * 1856 † 1939

Sigmund Freud

» **Träume** sind der Königsweg zum **Unbewussten**. «

SIGMUND FREUD, *DIE TRAUMDEUTUNG*, 1900

Wenige Menschen haben ein medizinisches Fachgebiet so stark geprägt wie Sigmund Freud die Psychoanalyse. Von einer einfachen Methode, mit der Freud in den 1880er-Jahren erstmals eine junge Frau behandelte, hat sich die Psychoanalyse zu einem Zweig der Psychotherapie entwickelt, die das Denken des 20. Jh. – in der Wissenschaft wie in der Kultur – nachhaltig geprägt und unsere Auffassungen von Identität, Gedächtnis, Kindheit und Sexualität verändert hat.

▷ Vater der Psychoanalyse
Freud begründete die Psychoanalyse, eine neue Theorie über Psyche und Verhalten, die großen Einfluss hatte. Er gilt als eine der einflussreichsten und kontroversesten Persönlichkeiten des 20. Jh.

Frühe Jahre
Freud wurde in Freiberg in Mähren (heute Příbor, Tschechien) geboren. Er war drei Jahre alt, als die Familie nach Wien zog. Dort studierte er

▽ Abbild der Psyche
Freud nahm an, dass die menschliche Psyche einem Eisberg ähnelt. Das Es (Triebe und Affekte) liegt im Unbewussten verborgen. Das Ich, das dem bewussten Denken entspricht, reguliert sowohl das Es als auch das Über-Ich (erworbene Werte und Normen).

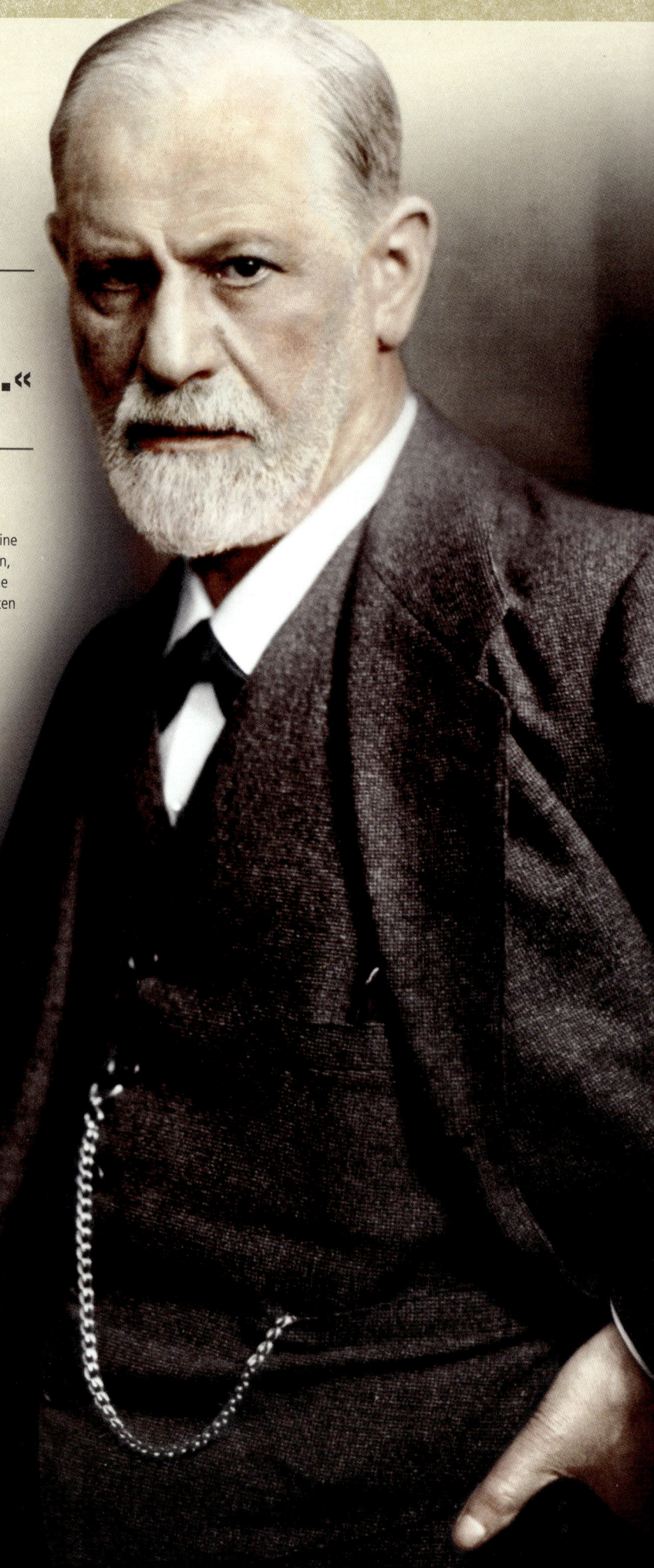

182

SIGMUND FREUD

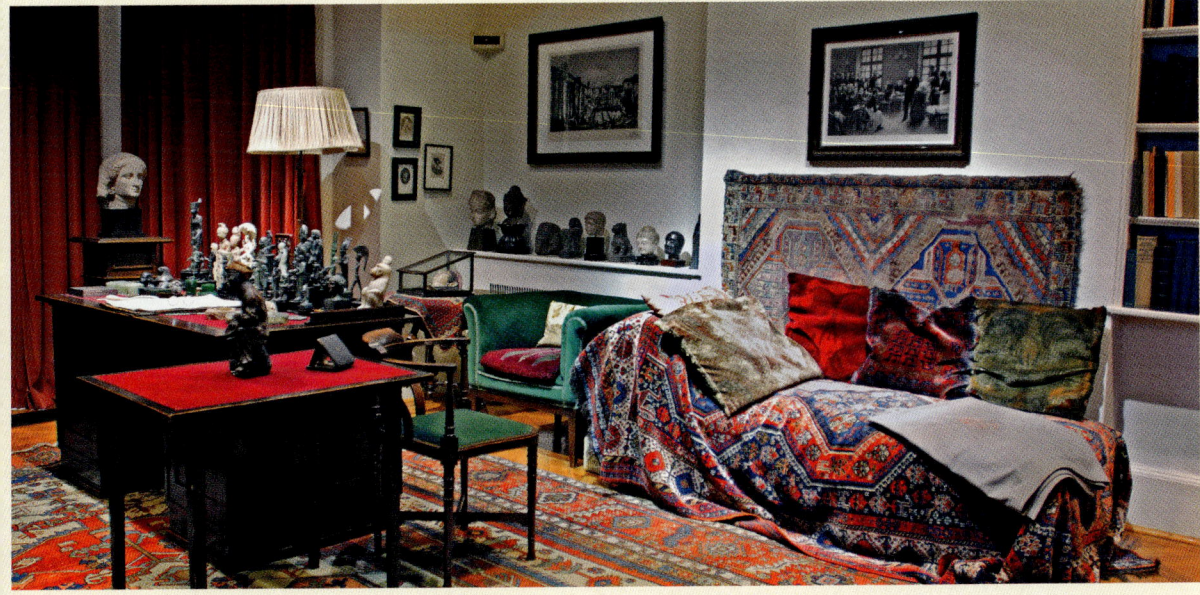

△ **Die Couch des Meisters**
Diese Couch steht in Freuds Haus im Londoner Exil, das heute Museum ist. Auf ihm lagen die Patienten und sprachen, während Freud hinter ihnen saß und aufmerksam zuhörte.

später bei dem Psychologen Ernst Brücke. Freud interessierte sich für die Hypnose und reiste 1885 nach Paris, um bei dem renommierten Neurologen Jean-Martin Charcot (siehe S. 161) zu studieren.

Er kehrte nach Wien zurück und begann die Zusammenarbeit mit dem österreichischen Arzt Joseph Breuer, der die Hysterie erforschte. Breuer behandelte die Hysterie-Patientin Anna O. (siehe S. 250–251), indem er sie in Trance versetzte und reden ließ. Er bemerkte, dass sie in diesen Sitzungen traumatische Erlebnisse erinnerte, die damit verbundenen Emotionen fühlte und die Symptome ihrer Erkrankung zurückgingen. Dies veranlasste Freud zur Theorie, der Geist habe drei Bewusstseinsebenen. Er schloss, das menschliche Verhalten sei stärker vom Unbewussten – versteckten Motiven, Ängsten und Wünschen – beeinflusst als durch bewusste rationale Gedanken.

Freud sah die Verdrängung als Mechanismus, mit dem unerträgliche Gefühle aus dem Bewusstsein ins Unterbewusstsein verschoben werden. Manchmal tauchen sie aber in getarnter Form wieder auf, wie etwa in einem Versprecher – heute »freudscher Versprecher« genannt – oder in Träumen. Um solche unterdrückten Gedanken freizusetzen, entwickelte Freud später die Technik der »freien Assoziation«, bei der Patienten über alles reden sollten, was ihnen in den Sinn kam. Dadurch gaben sie Einblick in ihr Unterbewusstsein und ihre unterdrückten Emotionen und Erinnerungen. Dies führte sie auf den Weg der Besserung. Seitdem hat die Psychologie neue Theorien entwickelt, aber die »Sprechtherapie« hat überdauert.

1897 begann Freud mit der Deutung seiner Träume, denen er symbolische Bedeutung zumaß. Er nahm an, dass unbewusste Wünsche ihren Ursprung in der frühen Kindheit haben und mit der sexuellen Entwicklung zusammenhängen. Er identifizierte eine Reihe psychosexueller Entwicklungsstadien, wie den Ödipuskomplex. In dieser Phase, die im Alter zwischen drei und fünf Jahren auftritt, fühlt sich das Kind vom andersgeschlechtlichen Elternteil angezogen und betrachtet den gleichgeschlechtlichen Elternteil als Rivalen. Dies erzeugt Angst und Schuldgefühle, die dazu führen, dass das Kind seine Wünsche unterdrückt, was seine Persönlichkeitsbildung beeinflusst. Spätere Psychoanalytiker, wie der Schweizer Psychiater Carl Gustav Jung, maßen dem Sexualtrieb weniger Bedeutung bei.

Kartografie der Psyche

In *Das Ich und das Es* (1923) teilte Freud die Persönlichkeit in drei sich gegenseitig beeinflussende Teile ein: das Es, das Ich und das Über-Ich. Das Es repräsentierte dabei die primäre Energiequelle der Psyche, das Ich nutzte diese Energie, um mit der Realität klarzukommen, und das Über-Ich ist der kontrollierende Einfluss über das Es, der das Ich an moralische Ziele bindet. Freud glaubte, dass Konflikte zwischen den dreien Neurosen auslösten.

Freuds Vermächtnis wirkt bis heute nach. Seine Methoden finden, wenn auch stark weiterentwickelt, bis heute Anwendung. Die Debatte, ob die »Sprechtherapie« wissenschaftlich ist, dauert an.

> »Es gibt eine **psychoanalytische Technik,** die es ermöglicht, **Träume zu interpretieren.**«
> SIGMUND FREUD, IN *DIE TRAUMDEUTUNG*, 1900

CHRONIK

- **1885–1886** Studium bei Jean-Martin Charcot am Hôpital Salpêtrière in Paris, wo er sich mit der Hysterie und dem Einsatz von Hypnose befasst.
- **1887–1902** Rückkehr nach Wien. Korrespondenz mit dem deutschen Arzt Wilhelm Fließ in Berlin. Die posthum veröffentlichten Briefe geben Einblick, wie Freud seine Theorien entwickelte.
- **1888** Behandelt Hysterie nicht weiter mit Hypnose, sondern mit freier Assoziation.
- **1895** Veröffentlicht mit Josef Breuer *Studien über Hysterie*, das Konzept und Symptome der Hysterie als Repräsentationen traumatischer Erinnerungen, möglicherweise sexueller Natur, darlegt.

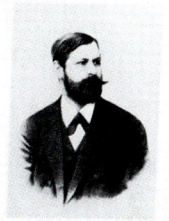

STUDIEN ÜBER HYSTERIE VON JOSEF BREUER UND SIGMUND FREUD, 1895

- **1896** Führt den Begriff Psychoanalyse ein.
- **1900** Veröffentlicht *Die Traumdeutung*, die den Kern seiner Theorie bildet.
- **1905** Die *Drei Abhandlungen zur Sexualtheorie* zeigen erstmals die Entwicklungsphasen des Sexualtriebs vom Kind zum Erwachsenen auf.
- **1908** Erster psychoanalytischer Kongress in Salzburg. Jung und Freud werden zu Vorträgen in die USA eingeladen.
- **1909** Schreibt seine Fallstudien, darunter auch die erste Analyse eines Kindes, des fünfjährigen Hans.
- **1915–1917** Legt seine gesamten Theorien und Beobachtungen in einer Reihe von 28 Vorlesungen an der Universität Wien dar. Sie erläutern seine wichtigsten Konzepte, wie das der Libido, der freien Assoziation und die Theorien des Unbewussten.
- **1923** Veröffentlicht *Das Ich und das Es*. Erkrankt an Krebs.
- **1933** Die Nazis verbrennen in Deutschland Freuds Bücher.
- **1938** Emigriert nach London und stirbt dort ein Jahr später.

ÄRA DER SPEZIALISIERUNG 1900–1960

Die Entwicklung des EKGs

Ein Elektrokardiogramm (EKG) ist die Aufzeichnung der elektrischen Aktivität des Herzmuskels. Heute misst man diese mit Elektroden auf der Haut, aber am Anfang füllten die Geräte ganze Zimmer und die Patienten mussten Hände und Füße in Salzwasser tauchen.

Etwa 1786 beobachtete der italienische Biophysiker Luigi Galvani, dass ein Froschschenkel zuckte, wenn er mit bestimmten Metallen in Berührung kam. Er hielt dies für ein Merkmal aller Lebewesen und nannte es »Tierelektrizität«. Einige Jahre später bewies Galvanis Rivale Alessandro Volta, dass beim Kontakt zwischen Muskeln und Metallen ein elektrischer Strom floss, der den Muskel zum Zucken brachte. Diese Entdeckungen führten zu einer genaueren Erforschung elektrischer Ströme in allen Lebewesen, von Würmern bis hin zu Menschen.

Frühe Technik

Galvanis Name ist im nach ihm benannten Galvanometer (einem 1820 entwickelten Gerät zur Messung von Strömen) verewigt. Nach einigen Verbesserungen an der Technik und Empfindlichkeit des Geräts konnte der italienische Physiker Leopoldo Nobili in Froschschenkeln winzigste elektrische Ströme messen. 1838 verband ein Schüler Nobilis, der Physiker Carlo Matteucci, das Herz eines Frosches mit seinem Schenkelmuskel und beobachtete, dass dieser synchron mit dem Herzschlag zuckte. Das deutete darauf hin, dass das Herz selbst elektrischen Strom erzeugte.

Mitte des 19. Jh. waren die Elektrizität und ihr Zusammenhang mit dem Magnetismus noch unerforscht. Dessen ungeachtet, wurden alle möglichen Batterien, Generatoren und Maschinen erfunden, von denen einige auch für die Behandlung Kranker angepriesen wurden. Diese Gerätschaften sandten kleine, »prickelnde« und manchmal auch starke und schmerzhafte Ströme durch den

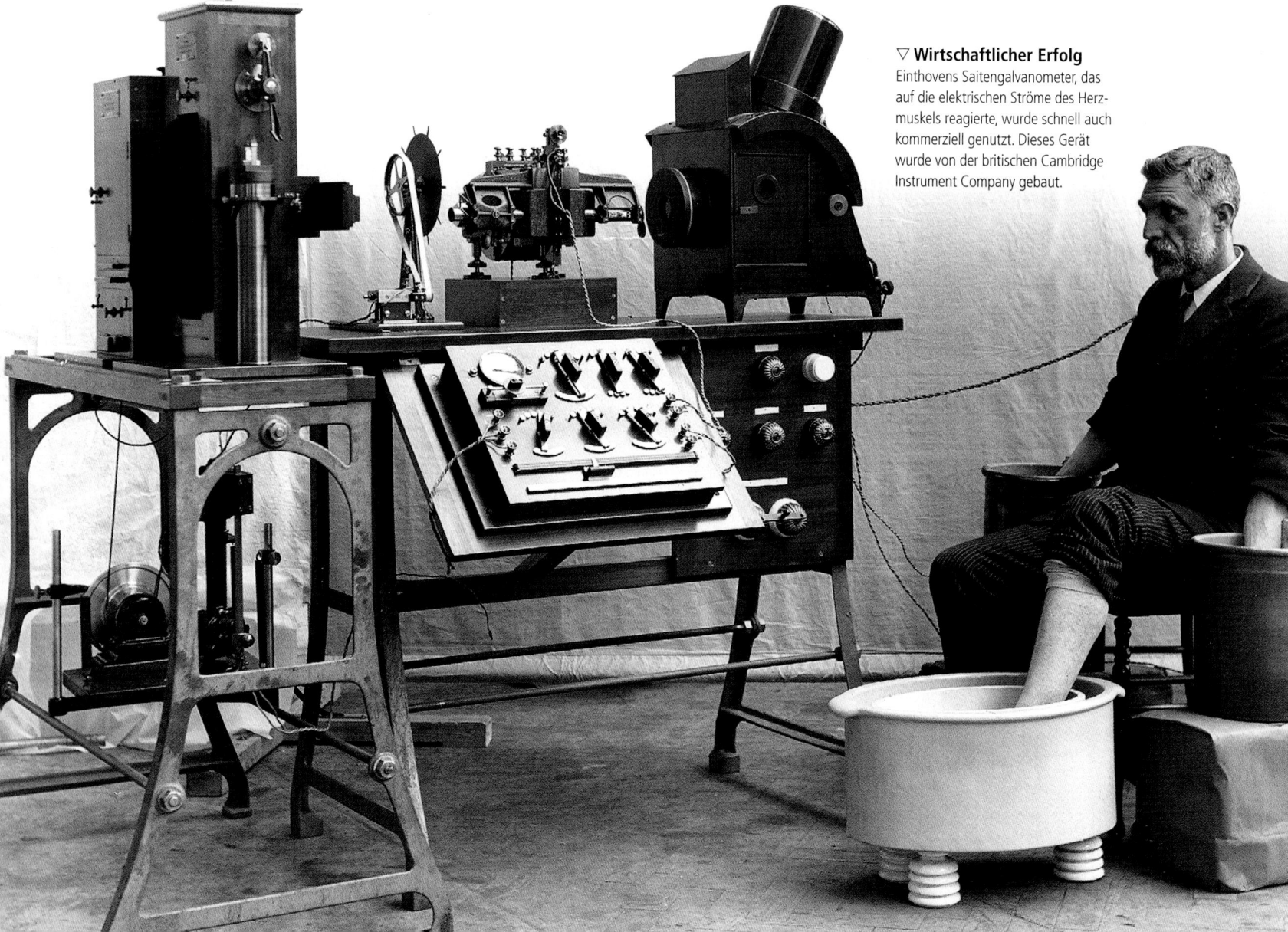

▽ **Wirtschaftlicher Erfolg**
Einthovens Saitengalvanometer, das auf die elektrischen Ströme des Herzmuskels reagierte, wurde schnell auch kommerziell genutzt. Dieses Gerät wurde von der britischen Cambridge Instrument Company gebaut.

DIE ENTWICKLUNG DES EKGS

> »Ein **Instrument** bezieht seinen wahren Wert aus der **Arbeit**, die es **leistet**.«
>
> WILLEM EINTHOVEN IN EINEM BRIEF AN DEN ENGLISCHEN KARDIOLOGEN THOMAS LEWIS, 1922

Herzmessungen

1843 entdeckte der deutsche Physiologe Emil du Bois-Reymond eine kleine elektrische Spannung in einem ruhenden Tiermuskel. Er beobachtete, dass sie sich bei einer Kontraktion veränderte, und nannte das Phänomen »Aktionspotenzial«. 1856 maß man an offenen Tierherzen einen Spannungswechsel bei jedem Herzschlag. Dazu kamen Berichte von Patienten mit Atem- und/oder Herzstillstand, die durch Elektroschocks im Brustbereich von 300 Volt oder mehr wiederbelebt werden konnten. 1887 veröffentlichte der britische Physiologe

0,25 mV beträgt die Spannung einer P-Welle eines EKGs, das ist 1/400 eines Volts.

Agustus Waller an der Londoner St. Mary's Medical School den Artikel *A Demonstration on Man of Electromotive Changes Accompanying the Heart's Beat* (Demonstration der Elektromotorischen Veränderungen im Zusammenhang mit dem Herzschlag am Menschen), in dem er das erste Elektrokardiogramm am Menschen beschreibt. Das Gerät maß Herzströme über Kabel mit Elektroden an den Händen und Füßen des Patienten statt direkt am offenen Herzen. Die Prozedur war allerdings sehr kompliziert und für den medizinischen Alltag ungeeignet.

1890 veröffentlichte der britische Arzt George J. Burch in Oxford mehrere Artikel, in denen er beschrieb, wie Spannungsschwankungen, die zu schnell für eine Messung mit dem Galvanometer waren, berechnet werden konnten, um so das Wellenmsuter der elektrischen Herztätigkeit sichtbar zu machen. Im folgenden Jahr verbesserten die Physiologen William Bayliss und Edward Starling am University College London diese Technik und stellten einen Zusammenhang zwischen den Strömen und Kontraktion und Entspannung des Herzmuskels her.

Der niederländische Physiologe Willem Einthoven hatte 1889 Wallers Vorführung seines EKG-Geräts beim ersten internationalen Physiologenkongress in Basel gesehen. Er prägte 1893 den Begriff »Elektrokardiogramm« und berichtete in *Neue Methoden der klinischen Untersuchung* über weitere Fortschritte. In den folgenden Jahren entwickelte Einthoven Messtechnik, Aufzeichnung und Auswertung des EKGs sowohl für gesunde als auch für kranke Herzen.

EKG im Einsatz

Ab etwa 1910 begannen Herzspezialisten EKGs zur Diagnose von Erkrankungen wie Vorhofflimmern (schnelles, unregelmäßiges Zittern der oberen Herzkammern), Angina (eingeschränkte Blutversorgung des Herzens) und akuter Herzmuskelinfarkt (meist kurz als »Herzinfarkt« bezeichnet). Da die Untersuchungen nicht invasiv erfolgten, konnten Herzerkrankungen besser behandelt und sogar verhindert werden. Allerdings waren diese frühen Gerätschaften sehr groß und füllten oft ein eigenes Zimmer.

1928 tauchten die ersten von einer Autobatterie betriebenen tragbaren EKG-Geräte auf. Sie wogen aber noch mehr als 20 kg und waren unhandlich. Erst die Entwicklung der Transistortechnik ermöglichte ab den 1960er-Jahren Tischgeräte. Miniaturisierung und Computertechnologie führten zur Entwicklung von EKG-Aufzeichnungsgeräten, die mühelos auf eine Handfläche passen.

NIEDERLÄNDISCHER PHYSIOLOGE (1860–1927)
WILLEM EINTHOVEN

Der in Niederländisch-Ostindien (heute Indonesien) geborene Einthoven studierte an der Universität Utrecht Medizin und wurde 1886 als Professor an die Universität Leiden berufen.

Er entwickelte aus mehreren Innovationen ein erstes funktionsfähiges EKG-Gerät. 1895 entdeckte er mithilfe eines Galvanometers und neu entwickelter Formeln die Wellenformen der elektrischen Aktivität des Herzmuskels, die er mit P, Q, R, S und T bezeichnete, den Buchstaben, die dem O folgen, das für den Ursprung (lat.: *origin*) des Graphen steht.

1901 entwickelte Einthoven einen neuen Apparat, das Saitengalvanometer mit einem sehr dünnen versilberten Draht, der zwischen zwei starke Elektromagnete gespannt ist. Der Draht wurde mit einem starken Licht bestrahlt und unter ihm lief ein Streifen Fotopapier durch. Bei Spannungsschwankungen geriet diese Saite in Schwingungen, die sich auf dem Papier abzeichneten. 1906 veröffentlichte Einthoven eine erste Reihe normaler und anormaler EKGs für zehn Herzerkrankungen. Er wurde 1924 für seine Entdeckung des Elektrokardiogramms mit dem Nobelpreis für Physiologie oder Medizin ausgezeichnet. Er starb 1927 in Leiden.

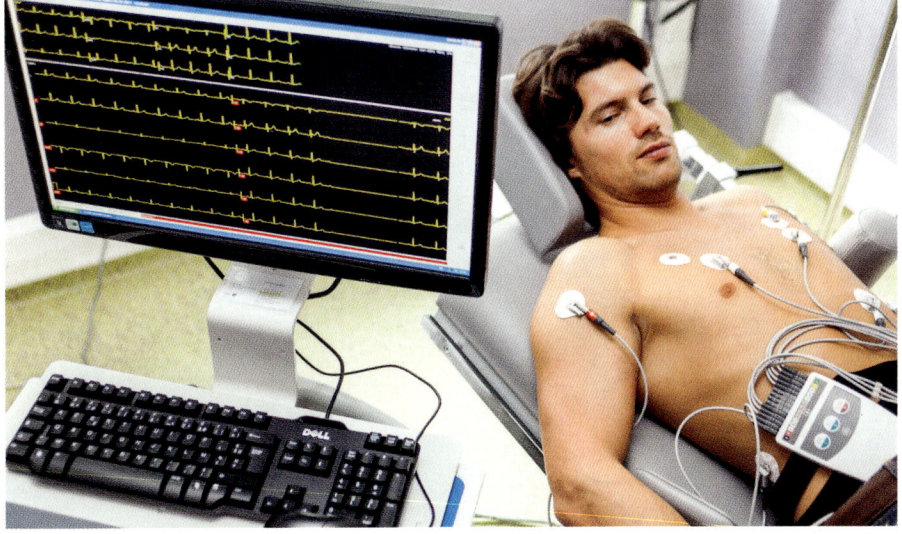

▷ **Modernes EKG**
Man befestigt entweder stationär Elektroden auf der Haut des Patienten oder gibt ihm ein mobiles Gerät zur Messung mit, dass er bequem bei sich tragen kann. Dieser portable Apparat zeichnet die Ableitungen über einen längeren Zeitraum auf, während der Patient ganz normal seinem Alltag nachgeht. Anschließend lädt der Arzt die Daten auf einen Computer herunter.

Heilmittel für Syphilis

1495 schwappte eine Krankheit durch Europa, die sexuell oder bereits im Mutterleib übertragen wurde. Sie verursachte schmerzhafte Ausschläge, Wahnsinn und Tod und forderte über vier Jahrhunderte viele Opfer. 1909 wurde dann ein Heilmittel gefunden, das den »harten Schanker« zur schweren, aber behandelbaren Krankheit machte.

Die ansteckende Krankheit forderte Tausende Leben, zuvor litten die Opfer an schmerzhaften, eitrigen Ausschlägen und Geschwüren, manchmal fraßen sich sogar Knoten in Fleisch und Knochen. Wer die Siphylis überlebte, blieb von Narben entstellt und wurde stigmatisiert, als bekannt wurde, dass sie auf sexuellem Wege übertragen wurde.

Ungeklärter Ursprung

Über den Ursprung der Syphilis gibt es verschiedene Theorien. Zuerst glaubte man, sie sei von Söldnern des französischen Königs bei der Belagerung Neapels eingeschleppt worden. So nannten die Franzosen sie die »italienische Krankheit«, in Italien galt sie als französisch und wurde »Franzosenkrankheit« genannt – kein Land wollte selbst Verursacher sein. Andere glaubten, die Seeleute von Kolumbus hätten sie aus Südamerika mitgebracht. Diese Theorie wird von Funden gestützt, die belegen, dass viele antike Skelette in Südamerika Spuren von Erkrankungen mit Treponema-Bakterien aufweisen, zu denen auch die Syphilis-Erreger gehören.

1502 war die Syphilis in ganz Mittel- und Nordeuropa verbreitet. Ihre Virulenz hatte sich bis dahin aber offensichtlich abgeschwächt. In Europa war sie von da an allgegenwärtig, stets waren rund zehn Prozent der Menschen infiziert. Ärzte probierten verschiedene Therapien, keine schlug an. Quecksilber war dabei oft das Mittel der Wahl. Man glaubte, es helfe, die Giftstoffe der Krankheit auszuschwitzen. Unglücklicherweise wurden die Nebenwirkungen des Quecksilbers, wie Mundgeschwüre, Zahnverlust und Knochenabbau, häufig mit den ähnlichen Symptomen der Syphilis verwechselt. Daher litten viele Patienten noch mehr.

Bestimmung der Syphilis

Anfangs wurde Syphilis oft mit Lepra verwechselt, vom 16- bis 19. Jh. oft auch mit Gonorrhö, einer Krankheit, die ebenfalls sexuell übertragen wird. Das machte die Auslösersuche schwierig. Erst 1837 belegte der französische Venerologe Philippe Ricord, dass Syphilis und Gonorrhö zwei verschiedene Infektionen sind.

Ricord beschrieb auch die drei Phasen der Syphilis: In der ersten Phase bilden sich an der Stelle der Infektion Schanker (kleine, schmerzfreie, am Rand verhärtete Geschwüre). In der zweiten Phase kommt es zu grippeähnlichen Beschwerden sowie Ausschlag. In der dritten Phase können Geschwüre im ganzen Körper auftreten und das Nervensystem angegriffen werden, was zu Blindheit und Wahnsinn führt. Ricord beobachtete auch, dass die dritte Phase der Syphilis auch nach Jahren des Abklingens auftreten kann. 1876 entdeckten Ärzte auch die kardiovaskuläre Syphilis, die sich durch das Blut verbreitet, waren dem Erreger aber weiterhin nicht näher gekommen, geschweige denn einer Heilmethode. Daher versuchte man, die Syphilis mit anderen Methoden einzudämmen. In Großbritannien wurde 1864 beispielsweise ein Gesetz (Contagious Desease Act) erlassen, das regelmäßige Untersuchungen für Prostituierte vorschrieb. Bei Erkrankung wurden sie inhaftiert und einer Zwangsbehandlung unterzogen.

Suche nach Heilung

1905 gelang dem deutschen Zoologen Fritz Schaudinn schließlich die Identifizierung des Syphiliser-

△ **Treponema pallidum**
Syphilis wird durch ein spiralförmiges Bakterium ausgelöst, das durch sexuellen Kontakt übertragen wird. Die Bezeichnung »pallidum« bezieht sich auf die fahle Färbung des Bazillus, die seine Entdeckung lange verhinderte.

40 VON 100 000 Menschen starben vor Penicillin in Frankreich an der Syphilis.

5 VON 100 000 Menschen starben nach Penicillin in Frankreich an der Syphilis.

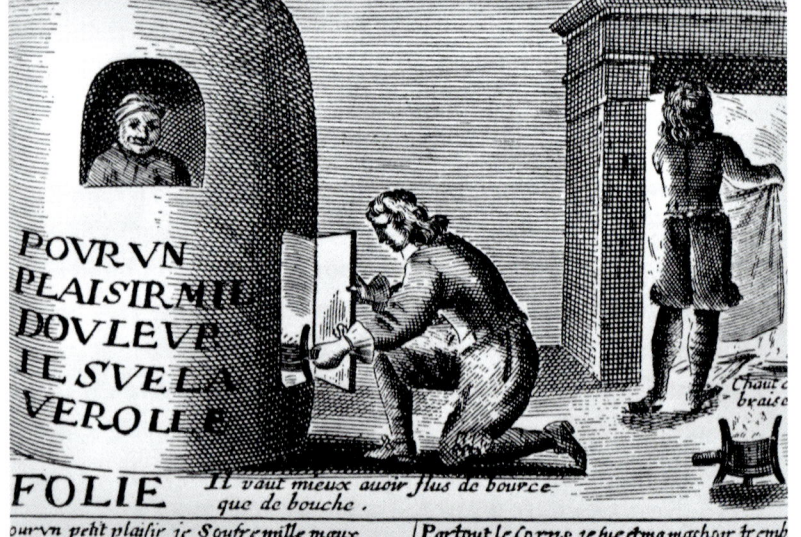

▽ **Lust und Schmerz**
Diese Gravur aus dem 17. Jh. ist eine Warnung vor der sexuellen Übertragung der Syphilis. Sie unterstreicht die Kluft zwischen der »einen Wonne«, die das Opfer empfinden mag, und den »tausend Schmerzen«, die folgen.

» Eine so **grausame, quälende Krankheit** … nichts, das fürchterlicher oder widerwärtiger wäre, hat die Erde je gekannt. «

JOSEPH GRÜNPECK, IN *TRACTATUS DE PESTILENTIA SCORRA*, 1496

regers (*Treponema pallidum*), und die Suche nach einem Heilmittel begann.

Die entscheidenden Schritte gelangen dem deutschen Immunologen Paul Ehrlich. Er untersuchte verschiedene Arsenpräparate auf ihre Wirkung und suchte nach – wie er es nannte – der »Magischen Kugel«, einem Medikament, dass ohne Nebenwirkungen nur den Krankheitserreger trifft. Damit begründete er das Konzept der chemischen Therapie, heute als Chemotherapie bekannt.

Im Mai 1909 untersuchte Sahachiro Hata, Ehrlichs japanischer Forschungsassistent, das 606. Arsenpräparat und bemerkte, dass es gegen *Treponema pallidum* wirkte. Bald darauf wurde das neue Therapeutikum mit Namen Salvarsan an Menschen erprobt und war schon nach wenigen Jahren erhältlich. Es war das erste Medikament gegen ein spezifisches Pathogen.

Salvarsan und sein wenige Jahre später erschienener Nachfolger Neosalvarsan blieben über zwei Jahrzehnte das Mittel gegen Syphilis, bis sich 1943 herausstellte, dass das neue Antibiotikum Penicillin (siehe S. 198–199) noch wirksamer war.

Die Erfindung des Wassermann-Tests 2006, benannt nach dem deutschen Bakteriologen August Paul von Wassermann, erleichterte den Krankheitsnachweis. Er testete das Blut auf Antikörper gegen das Syphilis-Bakterium, wodurch auch Erkrankte identifiziert werden konnten, die keine Symptome zeigten.

Im Griff, aber nicht geheilt

Mit der Verfügbarkeit von Penicillin ging auch die Zahl der Syphilisinfektionen drastisch zurück und erreichte in den 1950er-Jahren ihren Tiefpunkt. Seitdem fluktuiert die Zahl der Erkrankungen weltweit und zeigte in den 2000er-Jahren einen Anstieg. Mit jährlich über 100 000 Todesfällen in den 2010er-Jahren und schweren Langzeitfolgen bleibt die Syphilis auch weiterhin eine ernste Bedrohung.

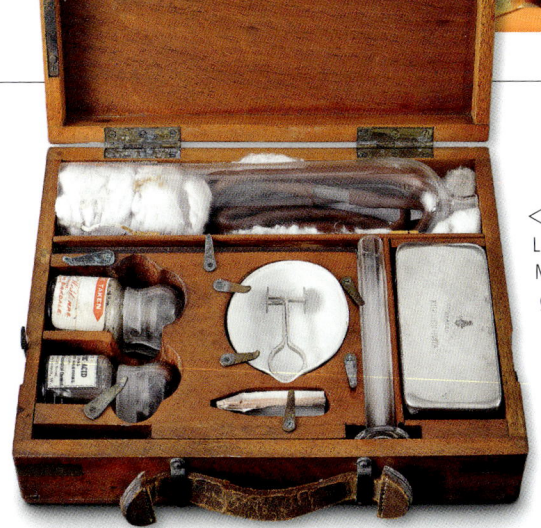

◁ **Behandlungs-Set**
Labortests zeigten, dass das Medikament Salvarsan wirksam gegen das Syphilis-Bakterium half. Die Nachfrage nach dem Mittel war so hoch, dass Paul Ehrlich gedrängt wurde, es ohne weitere Erprobung auf den Markt zu bringen. Dies ist ein Behandlungs-Set von 1910.

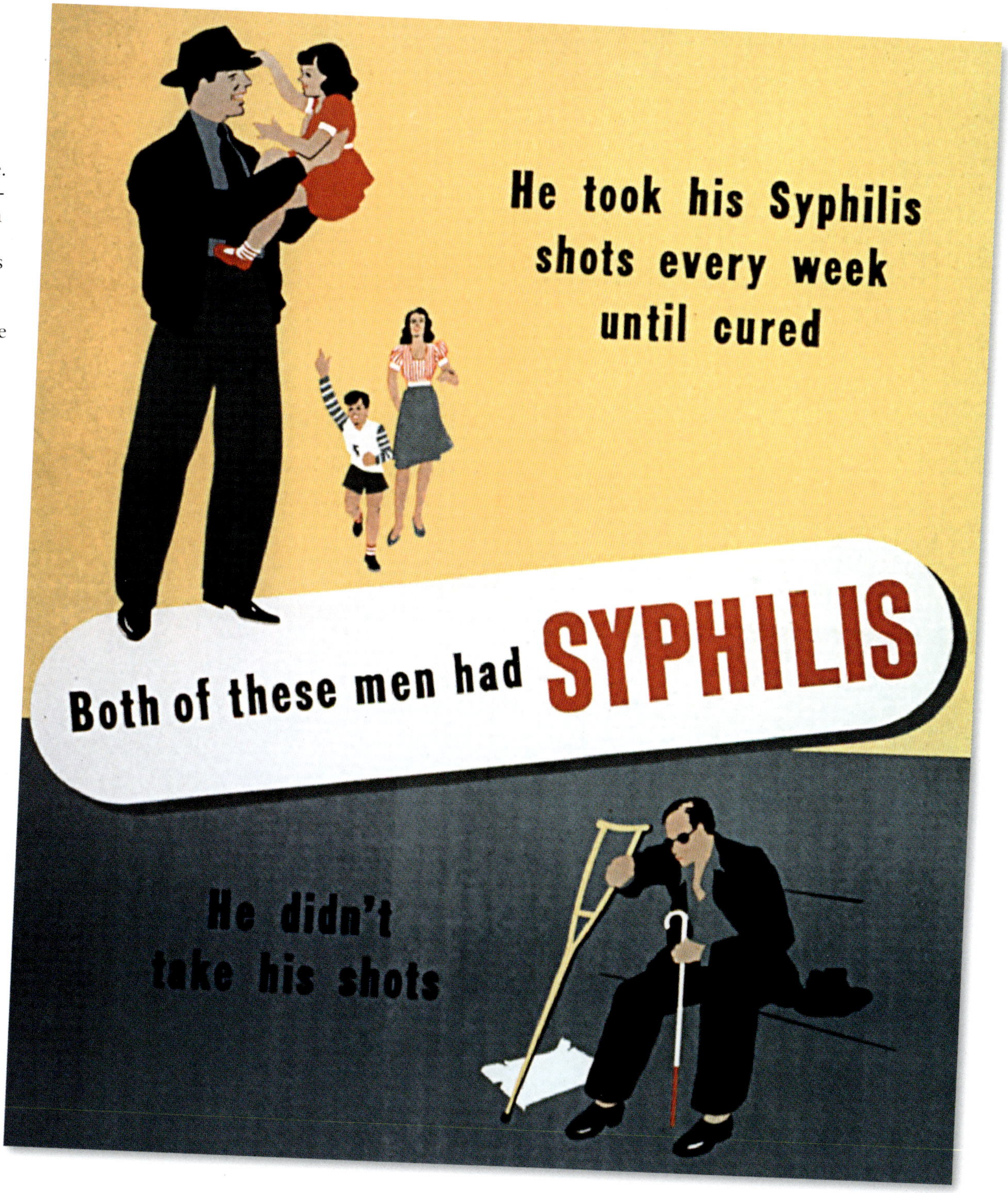

▷ **Impfwerbung**
Da Salvarsan einige Nebenwirkungen hatte, hielten nur rund 25 Prozent der Patienten die insgesamt zwei Jahre dauernde Therapie durch. Dadurch wurde die Wirksamkeit des Medikaments stark eingeschränkt.

ÄRA DER SPEZIALISIERUNG 1900–1960

Minimalinvasive Chirurgie

Früher hatten Chirurgen keine andere Wahl, als große Öffnungen in den Körper zu schneiden, um das Operationsfeld zu erreichen. Durch Fortschritte bei Operationsbesteck und -technik wurden die Schnitte kleiner, bis neue Technologien im 20. Jh. Chirurgen erlaubten, durch winzige Schnitte zu operieren.

Funde aus dem Neolithikum belegen, dass bereits damals sogenannte Trepanationen (siehe S. 16–17) durchgeführt wurden, bei denen man ein Loch in den Schädel bohrte. Auch aus dem antiken Griechenland und Rom sind einfache Operationen bekannt. Über die Jahrhunderte gab es vor allem auf den Gebieten der Antiseptika und der Narkose viele Neuerungen, aber es war weiterhin notwendig, den Patienten aufzuschneiden und wieder zuzunähen.

Revolution der Chirurgie
Chirurgische Eingriffe ohne große Schnitte, auch bekannt als minimalinvasive Chirurgie, wurden erst im 20. Jh. möglich. Im Gegensatz zur klassischen offenen Chirurgie, bei der das Operationsfeld durch mindestens einen großen Schnitt geöffnet wird, benötigt man in der minimalinvasiven Chirurgie nur einen kleinen Schnitt, durch den eine winzige Lichtquelle, eine Optik (gewöhnlich eine Faseroptik) und kleine

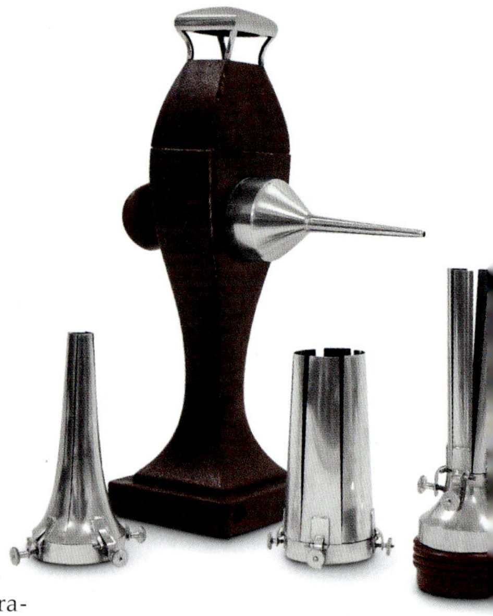

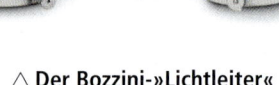

△ **Der Bozzini-»Lichtleiter«**
Das erste Endoskop mit interner Beleuchtung wurde 1806 vom deutschen Arzt Philipp Bozzini entwickelt. Es bestand aus einer Aluminiumröhre mit einer Kerze und einem Spiegel, der das Kerzenlicht so reflektierte, dass es dem Arzt eine gute Sicht auf die Organe ermöglichte.

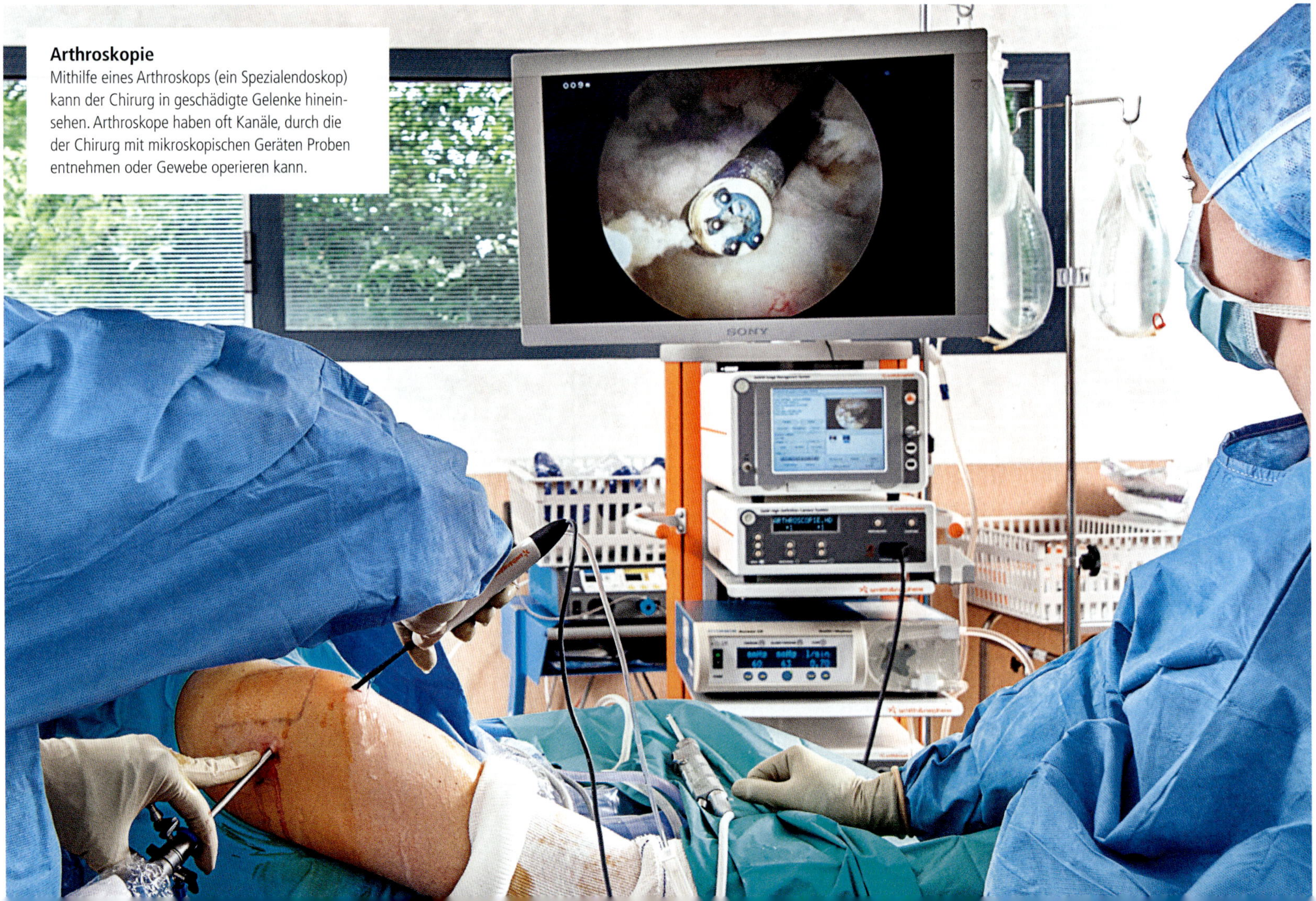

Arthroskopie
Mithilfe eines Arthroskops (ein Spezialendoskop) kann der Chirurg in geschädigte Gelenke hineinsehen. Arthroskope haben oft Kanäle, durch die der Chirurg mit mikroskopischen Geräten Proben entnehmen oder Gewebe operieren kann.

MINIMALINVASIVE CHIRURGIE

chirurgische Instrumente eingeführt werden. Da die Schnitte nur 0,5–1,5 cm groß sind, spricht man auch von »Schlüssellochchirurgie«. Die hochauflösende Optik ist mit einem Bildschirm verbunden, auf dem der Chirurg und sein Team das Operationsfeld sehen können. Diese Art der Chirurgie bietet zahlreiche Vorteile, wie etwa weniger Schmerzen für den Patienten, eine schnellere Genesung, minimale Vernarbung und ein geringeres Risiko von Infektionen und anderen Komplikationen.

Minimalinvasive Chirurgie wird heute überall auf der Welt routinemäßig durchgeführt. Vielfach hat sie traditionelle Operationen völlig abgelöst, wie etwa bei der Gallenblasen- oder Nierenentfernung, Tumorresektion an Kopf, Nacken, Lunge, Blase und Uterus sowie bei Hernien- und Herzoperationen.

Blick in den Körper

Die minimalinvasive Chirurgie wurde erst durch die Erfindung des modernen Endoskops möglich. Dieses Gerät ist eine lange, dünne, heute meist flexible Röhre mit einer kräftigen Lichtquelle und einer kleinen Kamera, die durch eine natürliche Öffnung, wie Mund oder After, oder durch einen winzigen Hauteinschnitt eingeführt werden kann. Die Kamera überträgt die Bilder live auf einen Bildschirm, sodass der behandelnde Arzt sehen kann, was sich im Körperinneren abspielt. Die Endoskopie ist nicht neu. Schriften des Hippokrates (siehe S. 36–37) aus dem 4. Jh. v. Chr. bezeugen, dass bereits in der Antike innere Untersuchungen mithilfe von Werkzeugen erfolgten. Aber erst im 19. Jh. gab es signifikante Fortschritte.

DEUTSCHER CHIRURG (1866–1945)
GEORG KELLING

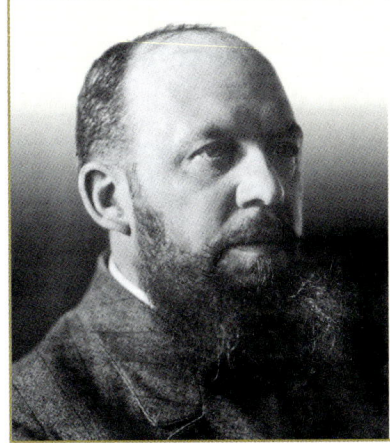

Georg Kelling wuchs in Dresden auf und studierte ab 1885 zunächst an der Universität Leipzig Medizin. Nach seinem Militärdienst setzte er das Studium an der Universität Berlin fort.

Er studierte unter einigen der führenden Forscher der damaligen Zeit und promovierte 1890. Später war er am Stadtkrankenhaus Dresden-Friedrichstadt tätig, wo er sich auf gastroenterologische Beschwerden spezialisierte. Um diese besser verstehen zu können, führte er die erste Laparoskopie durch – eine Prozedur namens Coelioskopie. Bei dieser Operation an einem lebenden Hund nutzte er auch eine Technik namens »Insufflation«, um die Bauchdecke vor Einführen des Zystoskops (ein frühes Endoskop mit Vergrößerungslinse und Lichtquelle) anzuheben. Damit legte Kelling die Grundlagen für die moderne minimalinvasive Chirurgie. Er erfand zudem das Ösophagoskop, ein Endoskop für die Betrachtung der Speiseröhre (Ösophagus). Er und seine Frau kamen bei den Luftangriffen auf Dresden durch die Alliierten 1945 ums Leben.

Ein Durchbruch gelang 1878 dem deutschen Urologen Maximilian Carl-Friedrich Nitze mit dem ersten funktionsfähigen Zystoskop – einem langen, röhrenförmigen Gerät mit eingebautem elektrischem Licht und Linse zur Einsicht in die Blase. Die Erfindung der Glühlampe in den 1870er- und 1880er-Jahren machte weitere Verbesserungen des Zystoskops möglich.

Eine der wichtigsten Herausforderungen bestand darin, eine so starke Lichtquelle zu finden, die auch engste Körperhöhlen beleuchten konnte. 1806 konstruiert der deutsche Arzt Philipp Bozzini den »Lichtleiter« (siehe S. 188). Da er sehr heiß wurde und die Handhabung schwierig war, wurde er zu Bozzinis Lebzeiten nicht an Patienten eingesetzt. 1853 entwickelte der französische Chirurg Antoine Desormeaux Bozzinis Lichtleiter weiter, gab ihm den Namen »Endoskop« und setzte ihn erstmals bei einem Patienten ein. Aber auch dieses Gerät wurde sehr heiß und erwies sich daher als unpraktisch.

1910 führte der schwedische Internist Hans Christian Jacobaeus als Erster eine Laparoskopie an einem Menschen durch.

Neue Entwicklungen

1901 führte der deutsche Arzt Georg Kelling die erste minimalinvasive Operation mit einem Nitzeschen Zystoskop durch. Es handelte sich um eine Bauchhöhlenspiegelung bei einem Hund. Später wendete er dieselbe Technik bei zwei menschlichen Patienten an.

Kellings Erfolge zogen eine Reihe technischer Neuerungen in der minimalinvasiven Chirurgie nach sich. 1938 entwickelte der ungarische Internist János Veres eine Kanüle mit Federmechanismus, mit der Flüssigkeiten und Gase abgesaugt werden konnten. 1970 entwickelte der US-amerikanische Arzt Harrith Hasson eine Technik, die Laparoskopien durch noch kleinere Einschnitte ermöglichte. Die 1980er-Jahren führten die Endoskopie mit Videoskopen in ein neues Zeitalter. Erstmals kamen leistungsstarke Minikameras und andere bildgebende Verfahren zum Einsatz.

In der jüngeren Vergangenheit hat der Einzug von Robotern (siehe S. 254–255) einen der größten Fortschritte in der minimalinvasiven Chirurgie gebracht. Der Chirurg bedient dabei einen Operationsroboter über eine Computerkonsole mit hochauflösendem Monitor. Auch OP-Einschnitte sind heute oft nur noch wenige Millimeter groß und der technologische Fortschritt macht Riesensprünge.

> »Laparoskopie setzt ein **besonderes Know-how** voraus.«
> M. CENK ÇAVUŞOĞLU, DIREKTOR DES MEDICAL ROBOTICS AND COMPUTER INTEGRATED SURGERY LABORATORY IN OHIO, 2006

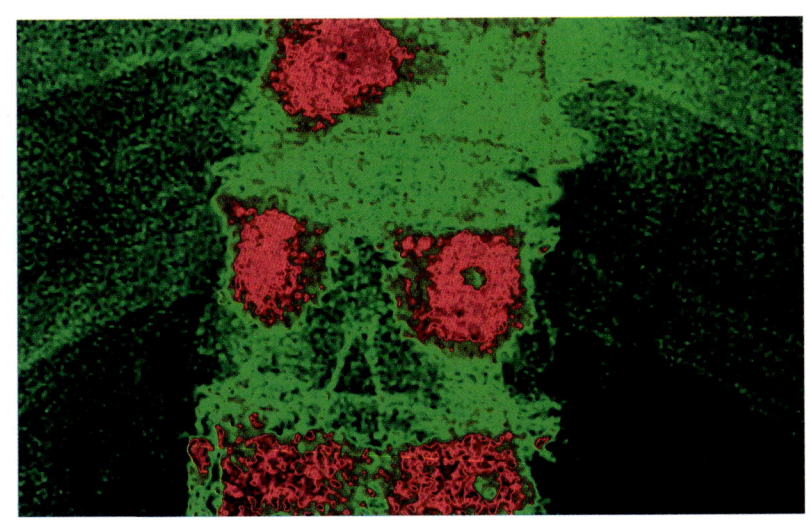

◁ **Vertebroplastie**
Die Vertebroplastie ist ein Verfahren zur Behandlung von Wirbelbrüchen und bei Kompressionen des Rückenmarks. Der Chirurg injiziert dabei durch eine Hohlnadel Knochenzement (hier rot eingefärbt) in den geschädigten Wirbel.

Diabetes und Insulin

Ärzte kennen den Diabetes, eine Erkrankung der Bauchspeicheldrüse, schon seit Tausenden von Jahren, aber erst die Entdeckung des Hormons Insulin im Jahr 1921 machte es endlich möglich, Menschen, die an Diabetes litten, zu helfen.

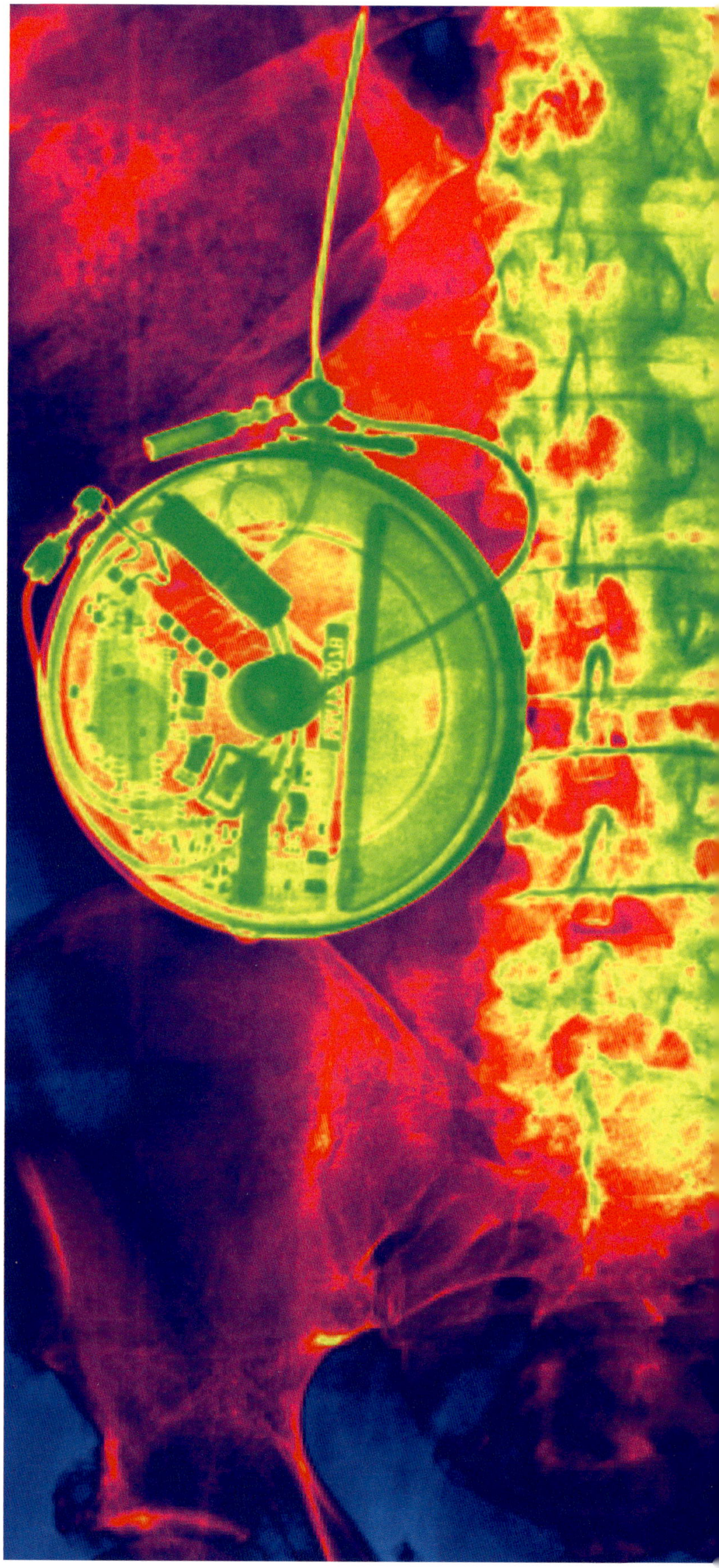

Seine erste Erwähnung findet der Diabetes in einem ägyptischen Papyrus von ca. 1500 v. Chr. Hier wird die Krankheit als »eine zu starke Harnausscheidung« beschrieben. Diese sogenannte Polyurie beobachtete im Altertum auch der griechische Arzt Aretaios von Kappadokien. Er beschrieb auch den starken Durst, der damit einhergeht. Im 6. Jh. identifizierte der indische Arzt Sushruta den typischen süßen Honiggeschmack des Diabetikerurins. Allerdings fand man kein Heilmittel gegen diese Krankheit und so starben die meisten Diabetiker schon jung.

Die Süße des Urins rückte der britische Arzt Thomas Willis im 17. Jh. erneut ins Blickfeld; nach dem lateinischen Wort *mel* für Honig gab er der Krankheit den Namen *Diabetes mellitus*. Es dauerte allerdings bis 1776, als der Liverpooler Arzt Matthew Dobson erkannte, dass der verdunstete Urin einen zuckerartigen Rückstand hinterließ, bevor Ärzte wirklich verstanden, dass die Krankheit mit einem Blutzuckerüberschuss verbunden ist. 1815 identifizierte man diesen Rückstand dann als Glukose.

Kranke Bauchspeicheldrüse

Die Ursache der Krankheit blieb aber unerkannt. 1673 entdeckte der Schweizer Arzt Johann Conrad Brunner, dass ein Hund nach Entfernung von Milz und Bauchspeicheldrüse an Polyurie erkrankte. 1889 wiederholten der deutsche Physiologe Josef von Mering und der litauische Pathologe Oskar Minkowski das Experiment und wieder führte das Entfernen der Bauchspeicheldrüse bei Hunden zu Diabetes. Sie stellten aber auch fest, dass die Krankheit abklang, wenn sie einen Teil des Organs ersetzten.

1884 erkannte der deutsche Biochemiker Friedrich von Frerichs, dass ein Fünftel der Diabetiker Läsionen oder andere Schäden an der Bauchspeicheldrüse hatten, was erneut auf ihre Bedeutung für die Krankheit hinwies. 1893 gelang dem französischen Pathologen Gustave-Édouard Laguesse die

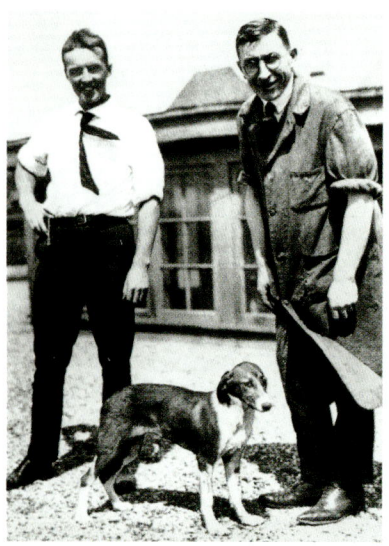

◁ **Hunde-Insulin**
Der amerikanische Wissenschaftler Charles Best (links) und der kanadische Arzt Frederick Banting entfernten Hunden die Bauchspeicheldrüse, die daraufhin Diabetes entwickelten, aber dank Insulingaben überlebten. 1923 wurde Banting mit dem Nobelpreis ausgezeichnet.

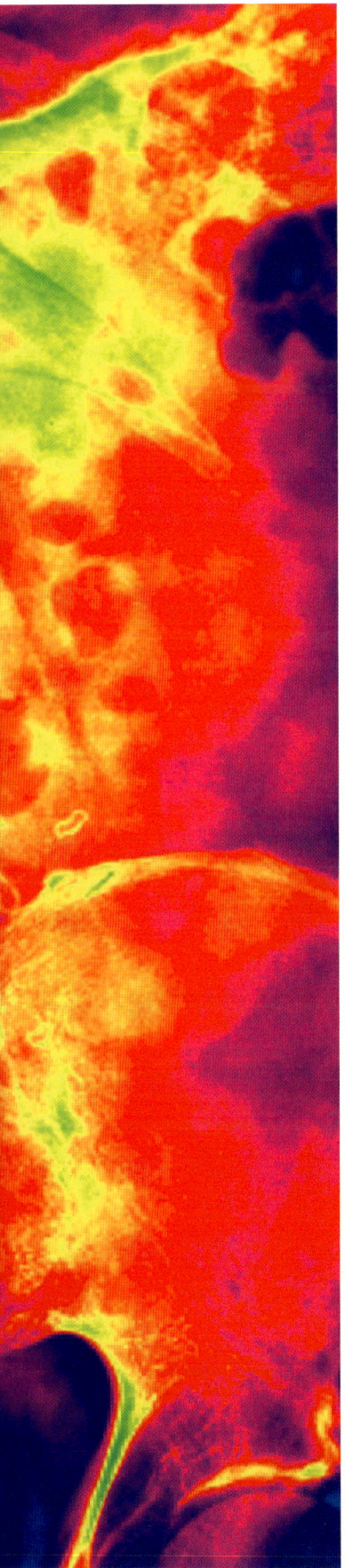

DIABETES UND INSULIN

Verbindung zwischen einem von den Langerhans-Inseln in der Bauchspeicheldrüse ausgeschiedenen Hormon und der Regulierung des Blutzuckerspiegels. Das Hormon selbst aber blieb weiterhin unbekannt, und die Behandlungsmöglichkeiten beschränkten sich auf eine Steuerung des Blutzuckerspiegels des Patienten. Erleichtert wurde dies durch einen Blutzuckertest, den der deutsche Chemiker Hermann Fehling 1841 entwickelte.

Die Ärzte versuchten, die Auswirkungen des Diabetes zu mildern, hilfreich dabei war die Entdeckung des britischen Arztes Frederick Pavy von 1861, nach der kohlenhydratarmes Essen den Blutzuckerspiegel senken konnte. Die Ergebnisse waren aber durchwachsen und die Patienten litten unter Augen- und Nervenschäden und Durchblutungsstörungen, die manchmal Amputationen notwendig machten: In Extremfällen fielen Erkrankte ins Koma.

Insulin-Extraktion

1921 extrahierten der kanadische Chirurg und sein Assistent Charles Best das Hormon Insulin aus den Bauchspeicheldrüsen von Hunden. Als sie es Kaninchen verabreichten, sank deren Blutzuckerspiegel. Die

◁ **Künstliche Bauchspeicheldrüse**
Ab 1966 führte man Pankreas-Transplantationen durch, die aber kaum Erfolg hatten. Das führte 1978 zur Entwicklung einer subkutanen Insulinpumpe. Im Jahr 2000 waren weltweit mehr als 200 000 solcher Pumpen im Einsatz.

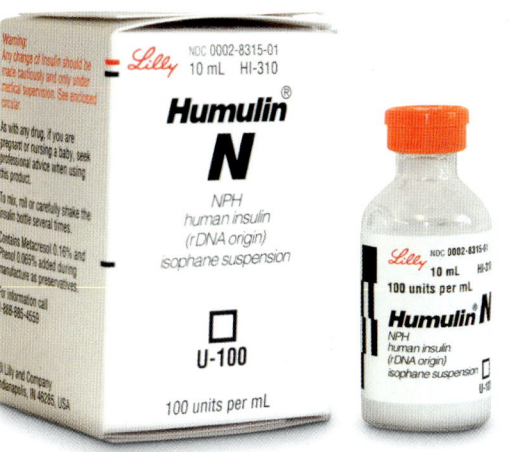

◁ **Menschliches Insulin**
Das erste Humaninsulin wurde 1981 aus genetisch veränderten *E.-coli*-Bakterien gewonnen. Ab den 1990er-Jahren gab es langsam und schnell wirkende Varianten, die eine wirksamere Behandlung ermöglichten.

Insulintherapie wurde erstmals im Januar 1922 im Toronto General Hospital bei einem Menschen angewandt. Mit dem gereinigten Insulin konnten seine Symptome gemildert werden. Damit war bewiesen, dass Insulin einen zu hohen Blutzuckerspiegel verhindern kann, und es wurde binnen Kurzem weitflächig eingesetzt.

1936 beschrieb der britische Wissenschaftler Harold Himsworth dann den Unterschied zwischen Diabetes des Typs 1 und des Typs 2.

Neue Herausforderungen

Über die Jahrzehnte verbesserte sich die Produktion von Insulin. 1936 kam ein über 24 Stunden wirksames Insulin auf den Markt.

> » Es ist ein **Dahinschmelzen** der Glieder in den Harn … der Patient lässt **ununterbrochen Wasser** …«
>
> ARETAIOS VON KAPPADOKIEN, GRIECHISCHER ARZT, 2. JH. N. CHR.

Nachdem man das Hormon zunächst aus tierischen Proteinen synthetisieren musste, gelang 1981 die Synthese menschlichen Insulins.

Heute liegt der Schwerpunkt auf der Aufklärung der Patienten und langfristiger Pflege, um die typischen Komplikationen zu vermeiden. 2020 litten weltweit mehr als 450 Millionen Menschen an Diabetes, rund zwei Millionen Menschen starben jährlich daran. 90 Prozent der Patienten leiden an Diabetes des Typs 2. Diese Zahlen haben sich seit 1980 vervierfacht. Ein üppiger Lebensstil hat zu einer Zunahme des Typs 2 geführt, und da es bis heute keine Heilung gibt, bleibt Diabetes eine der größten medizinischen Herausforderungen.

KONZEPT

DIABETES (TYP 1 UND 2)

Beim Typ 1 produziert der Körper nicht genügend Insulin, um Blutzucker abzubauen. Ursache sind möglicherweise durch Viren geschädigte Insulinproduzierende Drüsen in der Bauchspeicheldrüse. Der Zuckerüberschuss schädigt die Nerven. Beim Typ-2-Diabetes führen lebenswandelbedingte Faktoren wie Fettleibigkeit zu einem zu hohen Blutzuckerspiegel, der den Körper mit der Zeit resistent gegen Insulin werden lässt, sodass er Glukose nicht mehr verarbeiten kann.

AUTOIMMUNERKRANKUNG MEIST JUNGER MENSCHEN
- Muskel kann die Glukose dank des Insulinmangels nicht abbauen.
- Insulinmangel führt zu einem zu hohen Blutzuckerspiegel.
- Bauchspeicheldrüse
- Unzureichende Insulinproduktion

TYP-1-DIABETES

DURCH FETTLEIBIGKEIT, BEWEGUNGSMANGEL, VERERBUNG UND ANDERE FAKTOREN AUSGELÖSTE INSULINRESISTENZ
- Dank einer Insulinresistenz kann der Muskel die Glukose nicht abbauen.
- Glukose tritt ins Blut ein.
- Bauchspeicheldrüse
- Ausreichende Insulinproduktion

TYP-2-DIABETES

ÄRA DER SPEZIALISIERUNG 1900–1960

Medizin im Krieg

Im Ersten Weltkrieg machte die Medizin an mehreren Fronten Fortschritte, konnte aber mit den Verletzungen durch immer neue Waffenarten nicht mithalten, vor allem nicht mit den schrecklichen und umfassenden Schäden durch Gas-, chemische und biologische Waffen.

Dank der Keimtheorie (siehe S. 146–147) waren Infektionsursachen wohlbekannt, und so war der Erste Weltkrieg der erste große Krieg, in dem mehr Menschen auf dem Schlachtfeld starben als durch Infektionen und Hunger. Am Ende zählte man bis zu 20 Millionen Gefallene und etwa gleich viele Verwundete, zwei Drittel davon ließen ihr Leben im Kampf.

Während des Krieges kämpften Ärzte unter anderem gegen Tetanus und Typhus. Dank der Erfindung des Automobils konnten Verwundete schnell in Feldlazarette gebracht werden. Eine neue Ära der Notfallmedizin (siehe S. 256–257) nahm ihren Anfang. Man nutzte flächendeckend Röntgenstrahlen (siehe S. 172–173), sodass die Ärzte Projektile und Granatsplitter im Körper schnell aufspüren konnten. Die kurz zuvor entwickelte Lagerung und Transfusion von Blut wurde ebenfalls rapide weiterentwickelt.

Da viele Männer im Krieg kämpften, übernahmen Frauen immer mehr zivile Arbeitsplätze. Sie fuhren Krankentransporte, dienten als Melderinnen und versorgten als Schwestern die Verwundeten in den Feldlazaretten und Krankenhäusern.

Das Kriegsende 1918 fiel mit einer weltweiten Grippepandemie (siehe S. 196–197) zusammen. Wahrscheinlich wurde sie durch überfüllte Quartiere, Mangelernährung und Virusmutationen noch beschleunigt. Bis 1920 starben vermutlich doppelt so viele Menschen an der Pandemie wie im Krieg.

> »**Kriege ...** haben die **Heilkunst vorangebracht.**«
> EMIL GEIST, AMERIKANISCHER ARZT, IM *JOURNAL OF THE AMERICAN MEDICAL ASSOCIATION*, 1919

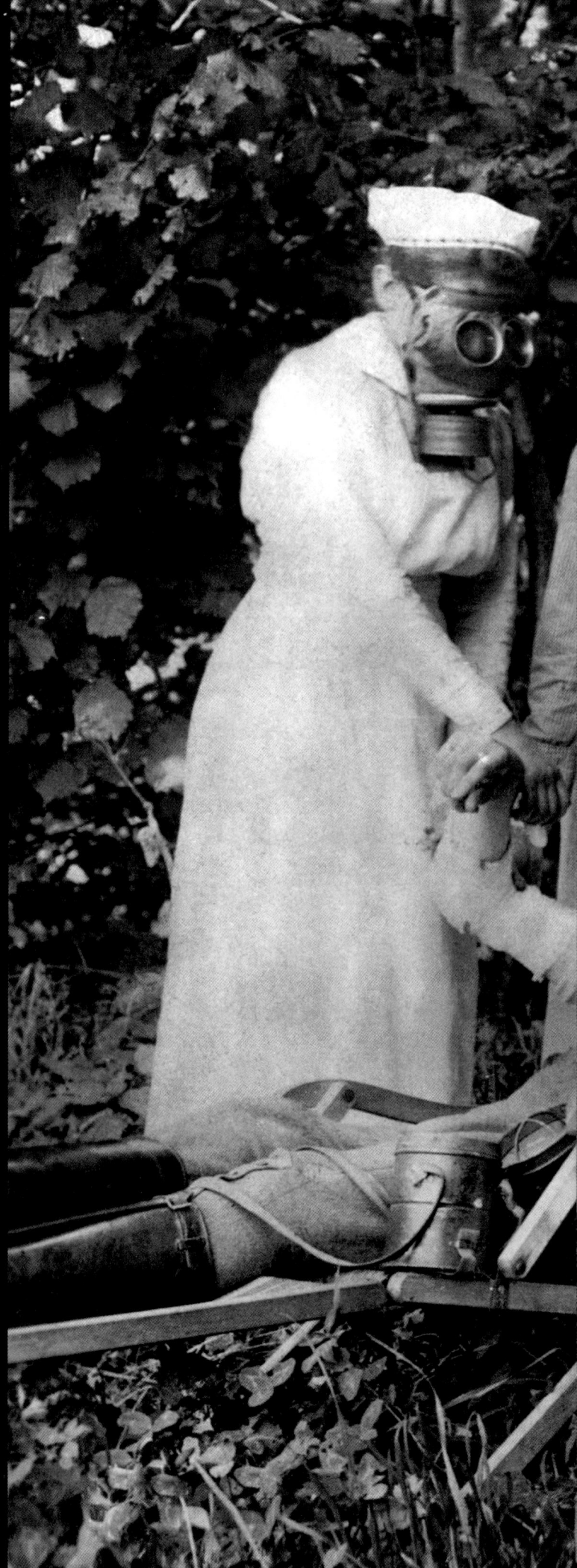

▷ Gasangriff
Angriffe mit Giftgas bedrohten im Ersten Weltkrieg die Gesundheit von Soldaten und Zivilisten gleichermaßen und beschleunigten die Erforschung von Atemwegserkrankungen und -verletzungen. Hier pflegen Schwestern die deutschen Opfer eines alliierten Gasangriffs an der Westfront.

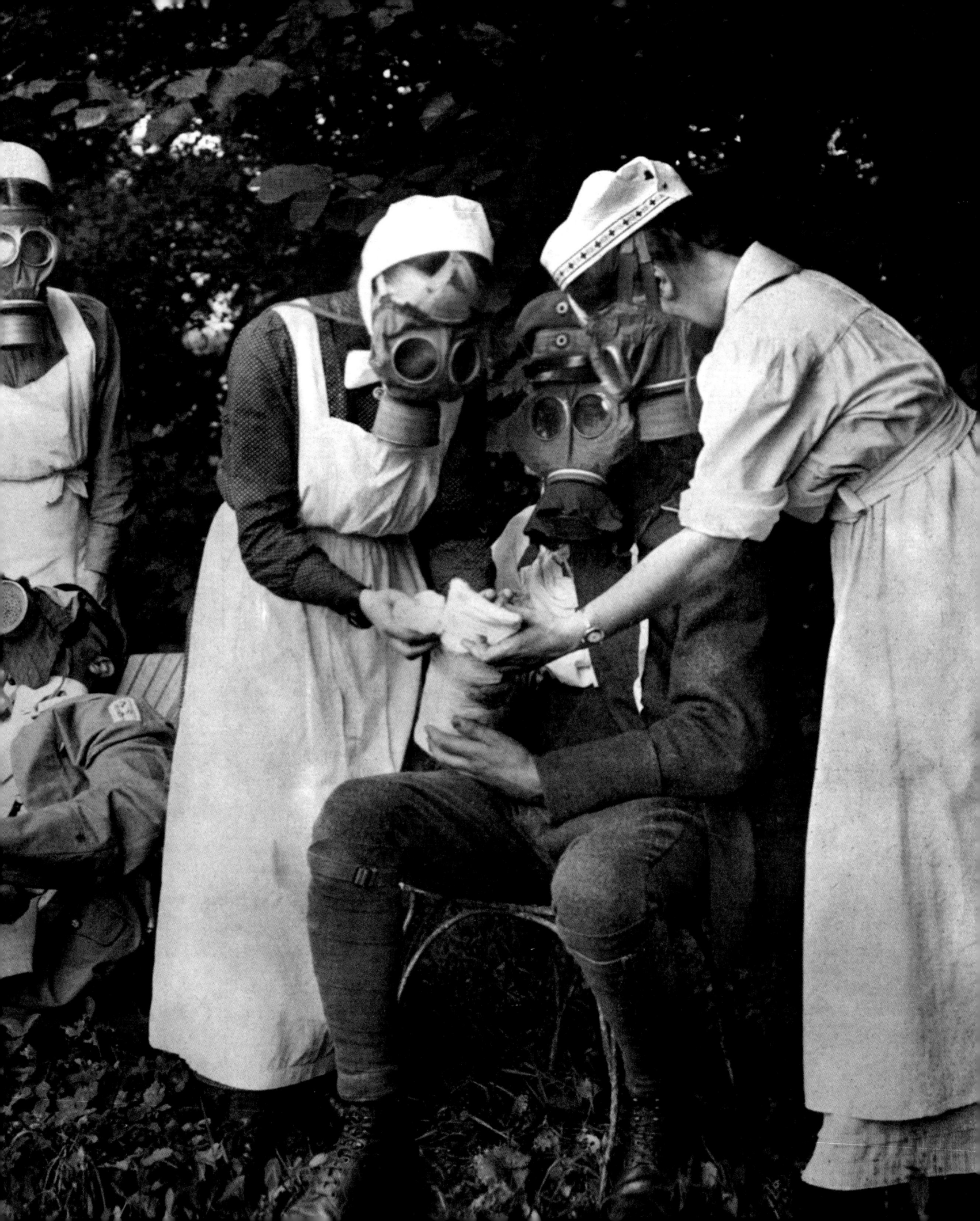

ÄRA DER SPEZIALISIERUNG 1900–1960

Feldmedizin im Zweiten Weltkrieg

Die Heilkunst machte im Zweiten Weltkrieg infolge eines hochorganisierten Versorgungssystems Fortschritte auf den Gebieten der Infektionsprävention, Medikation, Schockmedizin, Unfallchirurgie und des schnellen Transports Verletzter.

Es heißt, im Krieg würden mehr Menschen an Krankheiten sterben als durch Waffen. Im Zweiten Weltkrieg starben in der Tat Millionen an Malaria (siehe S. 174–175). Nachschubengpässe und Blockaden ließen das Malariamedikament Chinin knapp werden, sodass sich die Infektion unter den alliierten Soldaten ungehindert ausbreiten konnte. In den 1930er-Jahren war in Deutschland eine synthetische Variante entwickelt worden, die im Krieg Betroffenen verabreicht wurde. Auch wenn die Tabletten bitter schmeckten und oft Kopfschmerzen und Erbrechen auslösten, so waren sie doch wirksam. Eine weitere Infektionskrankheit war vor allem in Europa und Nordafrika der durch Läuse übertragene Typhus. 1942 entstand die US-Typhus-Kommission zur Erforschung der Prävention und Behandlung der Krankheit. Sie stellte drei Millionen Dosen des Impfstoffs bereit, setzte Insektizide ein, um Soldaten, Ausrüstung und Lager zu besprühen, und schulte das Personal darin, Bedingungen zu vermeiden, die eine Verbreitung des Typhus fördern, wie unzureichende Sanitäranlagen und gammelnde Abfälle.

Gegen Ende des Krieges setzte man neben den bereits üblichen Sulfonamiden (siehe S. 200–201) erfolgreich Penicillin als Antibiotikum ein (siehe S. 198–199). Viele Soldaten trugen eine Erste-Hilfe-Tasche mit antibakteriellem Sufonamidpulver zur Behandlung offener Wunden und Bandagen bei sich. Zusätzlich zum Pulver waren Sanitäter und Feldärzte auch mit Sulfonamidtabletten ausgestattet.

Lebensretter Blut

In der Bluttransfusion (siehe S. 176–177), die erstmals im Ersten Weltkrieg eingesetzt wurde, gab es Fortschritte. Durch neue Techniken konnte Blut fortan in Plasma und rote Blutkörperchen getrennt werden. Das Plasma war länger lagerfähig, ließ sich leichter transportieren und wirkte in vielen Fällen genauso gut wie Vollblut. Die nächste bedeutende Entwicklung war getrocknetes Plasma, das mit destilliertem Wasser rehydriert werden konnte. Im weiteren Verlauf des Kriegs entwickelte der amerikanische Biochemiker Edwin Cohn eine Technik, Blutplasma aufzutrennen und unter anderem das Eiweiß Albumin zu isolieren, das für Blutvolumen, Blutdruck und Gewebewachstum verantwortlich ist. Es wurde auch gegen den hämorrhagischen Schock eingesetzt und rettete Tausenden Soldaten das Leben.

Auch neu aufgelegte Blutspendeprogramme waren erfolgreich. In den 1940er-Jahren rief die Kampagne »Blood for Britain« zu Spenden auf und das Amerikanische Rote Kreuz exportierte in New York gespendetes Plasma nach Großbritannien. 1941 wurden der US Blood Donor Service und die American Red Cross Blood Bank gegründet.

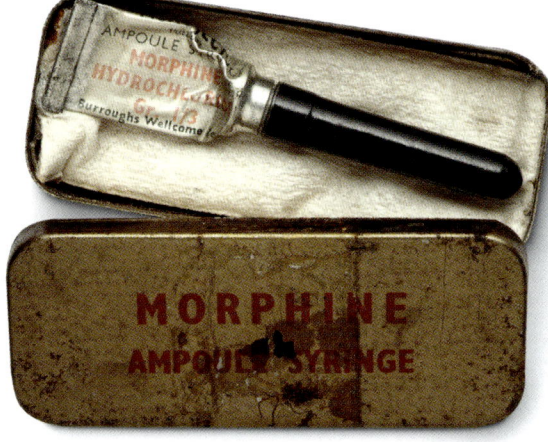

◁ **Schmerzkiller**
Das aus Mohnsamen gewonnene Morphin wurde im Zweiten Weltkrieg als Schmerzmittel genutzt. Um eine Überdosierung zu verhindern, wurde das Medikament mit einer Einmalspritze, die genau eine Dosis enthielt, verabreicht. Anschließend befestigte man sie am Kragen des Verwundeten, um die verabreichte Dosis zu dokumentieren.

◁ **Wichtige Arbeit**
Nach ihrer Rückkehr leisteten viele kriegsversehrte Veteranen ihren Beitrag, indem sie Prothesen produzierten, die sie selber testeten und verbesserten. Der Krieg brachte auch viele Neuerungen in der rekonstruktiven und plastischen Chirurgie (siehe S. 238–239).

> »Wenn ich alle Amerikaner erreichte, würde ich ihnen für **Plasma und Blut** danken.«
>
> DWIGHT D. EISENHOWER, OBERBEFEHLSHABER DER ALLIIERTEN TRUPPEN IN EUROPA IM ZWEITEN WELTKRIEG UND SPÄTERER US-PRÄSIDENT

Notfallversorgung

Gegen Ende des Krieges hatten die Alliierten ein umfassendes System zur medizinischen Versorgung aufgebaut, das sich vom Schlachtfeld bis zu den Krankenhäusern in der Heimat erstreckte. Sanitäter leisteten Erste Hilfe vor Ort, hinter den eigenen Linien gelegene Truppenverbandsplätze versorgten Schwerverwundete und im alliierten Gebiet liegende Lazarette übernahmen die weitere Versorgung mit frischen Verbänden, Schmerzmitteln und anderen Notfallmaßnahmen. Der Einsatz der Triage (siehe S. 256–257) stellte sicher, dass schwere Fälle zu chirurgischen Feldlazaretten transportiert werden konnten.

Im August 1945 richteten die USA ihre MASH-Einheiten (Mobile Army Surgical Hospital – Mobiles chirurgisches Feldlazarett) ein, die im Korea- (1950–1953) und Vietnamkrieg (1955–1975) mit ihren Ambulanzhubschraubern (siehe S. 256–257) eine wichtige Rolle spielten. Auch andere Nationen setzten vergleichbare Einheiten ein. Heute übernehmen moderne Combat Support Hospitals (CSH) diese Aufgabe.

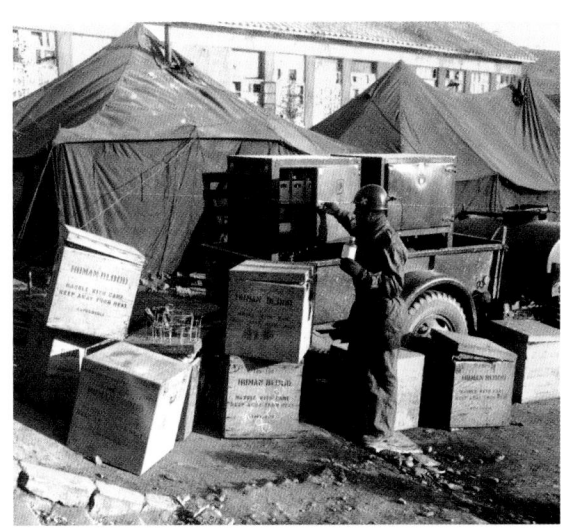

▷ **MASH in Korea**
Ein Soldat wählt während des Koreakriegs Blutkonserven für einen Patienten in einer MASH-Einheit aus. Ein schwer verwundeter Soldat hatte in einem solchen Lazarett eine 97-prozentige Überlebenschance.

▽ **Erstversorgung**
Transfusionen von Blut, Plasma und Serumalbumin noch vor Ort stabilisierten die Verwundeten für den Abtransport. Hier erhält ein verwundeter Soldat bei der Landung in der Normandie 1944 eine Transfusion, bevor er auf ein Lazarettschiff evakuiert wird.

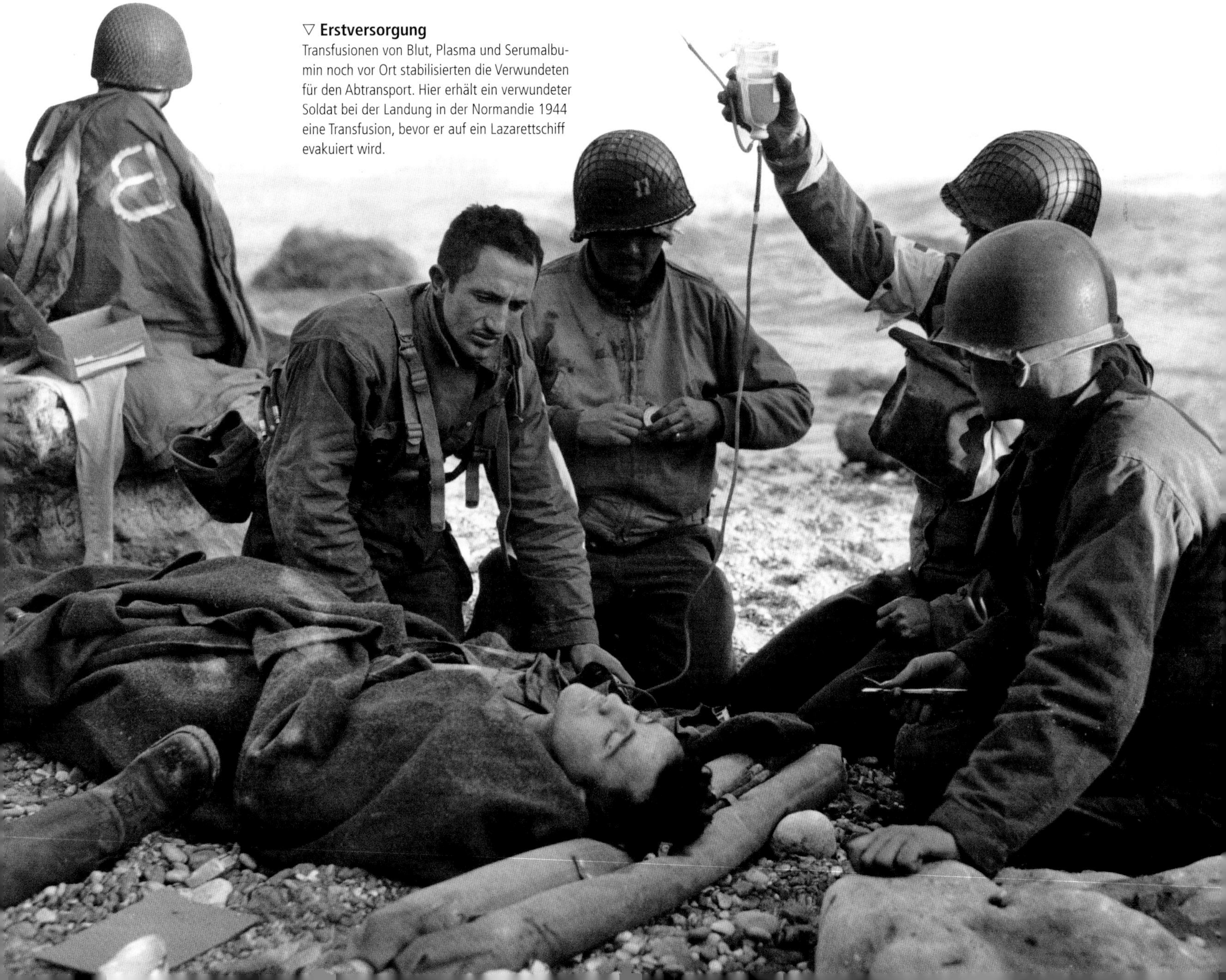

ÄRA DER SPEZIALISIERUNG 1900–1960

Die Grippepandemie

Die Pandemie der Spanischen Grippe 1918/19 entwickelte sich zu einer der größten medizinischen Katastrophen des 20. Jh. Rund eine Milliarde Menschen wurden infiziert und in nur einem Jahr starben rund 50 Millionen Menschen, das sind sechs Prozent der Weltbevölkerung.

Am 11. März 1918 meldete sich der US-Gefreite Albert Gitchell auf der amerikanischen Militärbasis Fort Riley krank. Er klagte über eine starke Erkältung, Schmerzen und Fieber, einen brennenden Hals und Husten. Er wurde in einem Zelt für Soldaten mit Infektionskrankheiten unter Quarantäne gestellt. Zur Mittagszeit meldeten sich aber bereits 107 Soldaten mit den gleichen Symptomen und gegen Ende der Woche waren 522 Männer erkrankt. Sie alle litten nicht etwa unter einer Erkältung, sondern hatten sich eine Virusgrippe zugezogen.

Die Grippe war keineswegs unbekannt, aber dieser Virusstamm H1N1 war besonders virulent und tödlich. Er verursachte eine Reihe heftiger Symptome, die bei einer Grippe eher ungewöhnlich sind, wie Schleimhautblutungen vor allem in Nase, Ohren, Magen und Darm. Außerdem waren die Erkrankten anfällig für bakterielle Infektionen und so starben viele an Lungenentzündung.

Von der Epidemie zur Pandemie

Da Soldaten im Ersten Weltkrieg von Schlachtfeld zu Schlachtfeld zogen, verbreitete sich das Virus schnell auf dem ganzen Globus. Es kam zu einer Pandemie, einer Infektionskrankheit, die sich über ein großes Gebiet ausbreitet. Man bezeichnete die Infektion später als »Spanische Grippe«, weil die spanische Presse als Erste über sie berichtet hatte.

Die Ärzte kämpften mit allen zu Gebote stehenden Mitteln gegen das Virus, fanden aber kein Heilmittel. Wenn sie schnell genug erfolgte, war die Isolierung des Patienten erfolgreich. Man forderte die Bevölkerung auf, Menschenansammlungen zu meiden, was aber kaum durchzusetzen war. Am 28. September 1918 versammelten sich zwei Millionen Menschen im amerikanischen Philadelphia zum vierten Liberty Loan Drive, einer Parade, bei der Geld zu Kriegszwecken gesammelt wurde. Im folgenden Monat starben 12 000 Einwohner an der Spanischen Grippe. In Großbritannien feierten am 11. November 1918 Tausende auf dem Trafalgar Square in London den Waffenstillstand und verbreiteten die Grippe so weiter.

▷ **Improvisiertes Krankenhaus**
Diese Schulsporthalle in den USA wurde während der Grippepandemie von 1918 zum Krankenhaus umfunktioniert. Atemmasken waren Pflicht. Die Patienten sind nur durch Laken voneinander getrennt.

Die Pandemie verschwand 1919 so schnell, wie sie 1918 aufgetreten war. Ein Virus, das Menschen in der Regel nur einige Tage außer Gefecht setzt, hatte 50 Millionen Leben gekostet. In nur einem Jahr

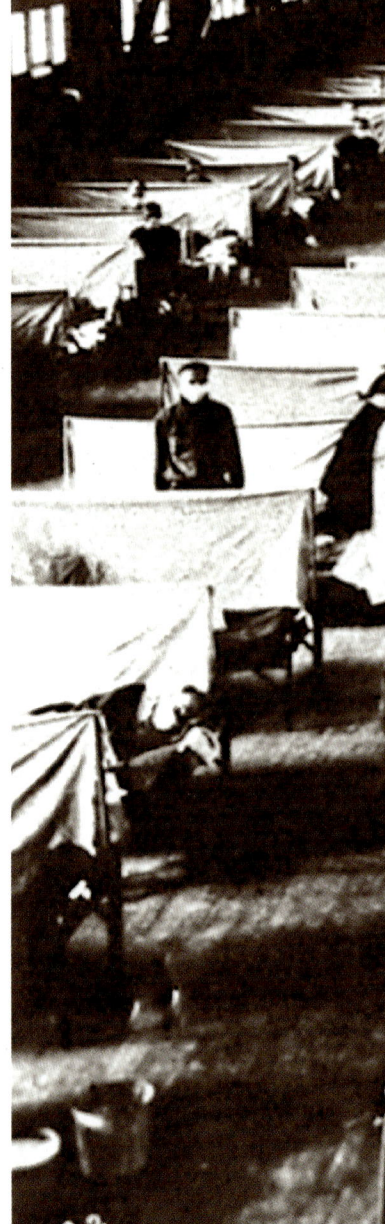

> **KONZEPT**
>
> ### WIE GRIPPEVIREN MUTIEREN
>
> Das Grippevirus nutzt zwei Proteine, Hämagglutinin (HA) und Neuraminidase (NA), um in Zellen einzudringen und sich zu vermehren. Das Virus kann auf zwei Arten mutieren.
>
> Die Antigendrift ist eine Veränderung, die H und N betrifft und gegen die Menschen teilweise immun sind. Sie tritt bei einer Übertragung von Mensch zu Mensch auf.
>
> Antigenshift ist gefährlicher, weil es eine Veränderung der Antigene umfasst, die Tiere und Menschen befallen. Das Virus kommt hier zu einem neuen H- oder N-Glykoprotein, das der menschlichen Immunabwehr unbekannt ist und zu Pandemien führt.
>
>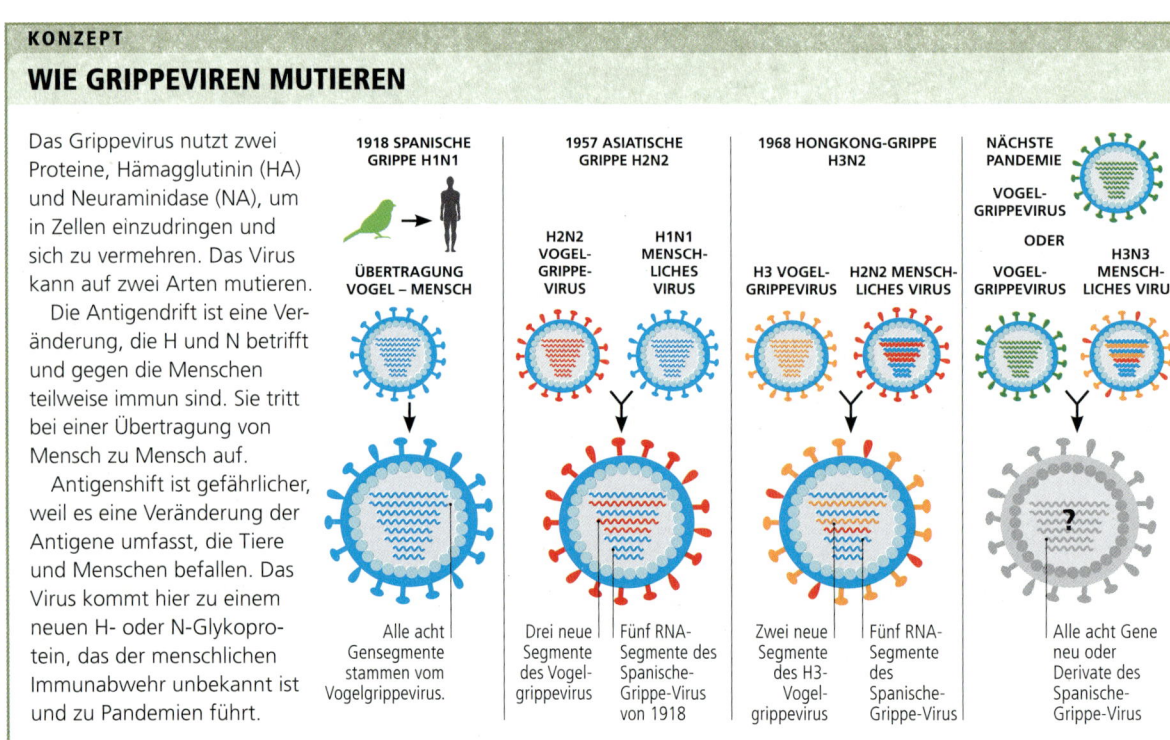

> »Keiner hat mich so **fachkundig über die Grippe** befragt wie er.«
> SIR FRANK MACFARLANE BURNET, AUSTRALISCHER ARZT, ÜBER SEIN TREFFEN MIT DEM JUNGEN JONAS SALK, 1943

▷ **Grippe zu H1N1**
Diese Partikel wurden aus dem Virenstamm nachgebildet, der die Spanische Grippe von 1918 auslöste. Wissenschaftler versuchen so das Virus vollständig zu analysieren und neue Impfstoffe zu finden.

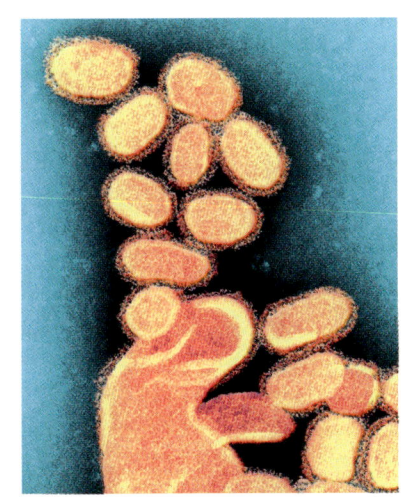

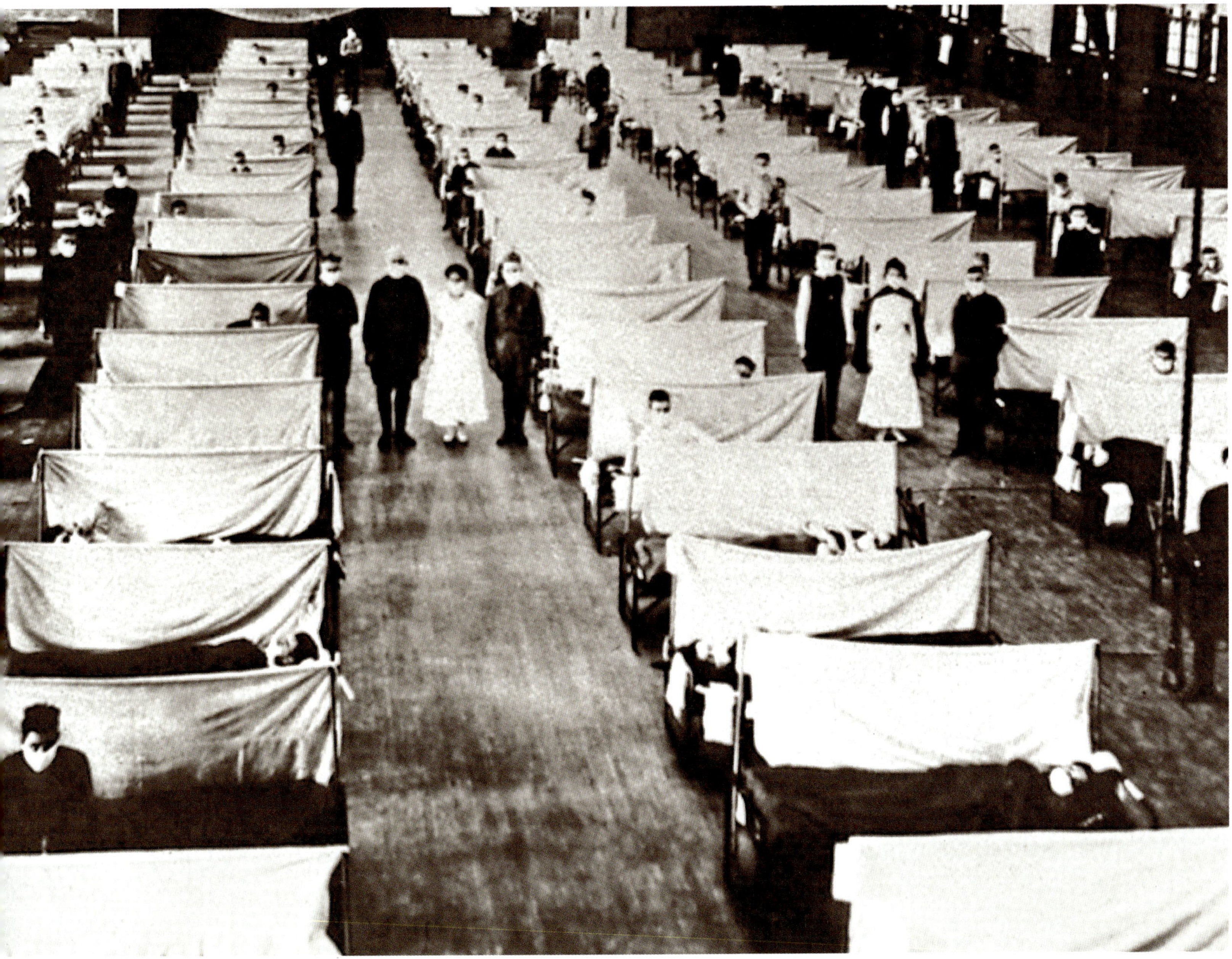

waren mehr Menschen gestorben als im Mittelalter in einem Jahrhundert an der Pest.

Suche nach Medizin

In den 1920er- und 1930er-Jahren suchten Forscher erfolglos nach dem Ursprung der Grippe. 1997 fanden amerikanische Wissenschaftler das genetische Material des Virus in einer Gewebeprobe aus dem Jahr 1918 und folgerten, dass das Virus zunächst von Vögeln auf Schweine überging und dann auf den Menschen. Dieser Stamm war vermutlich so tödlich, weil er die Lunge rasant mit Flüssigkeit füllte, sodass der Patient quasi ertrank.

1938 entwickelten die amerikanischen Ärzte Jonas Salk und Thomas Francis den ersten Grippeimpfstoff, der später verwendet wurde, um amerikanische Truppen im Zweiten Weltkrieg zu immunisieren.

Die Grippeimpfstoffe sind zwar immer besser geworden, aber eine lebenslange Immunisierung ist weiterhin nicht möglich, weil das Grippevirus beständig mutiert.

ÄRA DER SPEZIALISIERUNG 1900–1960

Die Entdeckung des Penicillins

Die Entdeckung Alexander Flemings, dass ein Schimmelpilz namens *Penicillium* das Wachstum krankheitserregender Organismen stoppen konnte, läutete 1928 eine neue Ära ein, in der man schließlich mit aus Penicillin gewonnenen Antibiotika und ähnlichen Substanzen Infektionskrankheiten heilen konnte.

Schimmel, wie man ihn auch auf altem Brot findet, wurde traditionell zur Behandlung infizierter Wunden eingesetzt. Der britische Apotheker John Parkington empfahl dies bereits 1640. Da aber nicht klar war, wie der Schimmel wirkt, konnten Ärzte ihn nicht gezielt gegen Infektionen einsetzen.

Erst durch die Arbeiten des französischen Mikrobiologen Louis Pasteur (siehe S. 148–149) zur Keimtheorie (siehe S. 146–147) entdeckte die Wissenschaft die Mechanismen bakterieller Infektionen und fand erste Mittel zu ihrer Bekämpfung. 1871 beobachtete der britische Physiologe John Sanderson, dass Sporen des Schimmelpilzes *Penicillium* das Wachstum von Bakterien zu behindern schienen. 1877 stellten Pasteur und der deutsche Mikrobiologe Robert Koch fest, dass Sporen aus der Luft das Wachstum des Milzbrandbazillus eindämmten. Der französische Bakteriologe Jean Paul Vuillemin nannte dieses Phänomen 1889 »Antibiose« und Wissenschaftler begannen mit Versuchen, sie therapeutisch nutzbar zu machen.

Der britische Arzt Joseph Lister hatte bereits in den 1870er-Jahren versucht, Infektionen mit Schimmel zu behandeln. 1895 injizierte der italienische Forscher Vicenzo Tiberio mit Typhus infizierten

> **10** Menschen konnten 1942 mit der vorhandenen Penicillinmenge behandelt werden.
>
> **600 MILLIARDEN** Penicillindosen produzierte die US-Pharmaindustrie bereits 1945.

Mäusen einen *Penicillium*-Extrakt und notierte, er würde die Krankheit hemmen. 1897 veröffentlichte der französische Militärarzt Ernest Duchesne seine Doktorarbeit *Der Antagonismus von Schimmelpilzen und Mikroben*, in der er beschreibt, dass *Penicillium* Bakterienwachstum verhindern kann. Er konnte seine Forschung aber nicht fortsetzen und so blieb der Wirkstoff, der für die Antibiose verantwortlich ist, weiterhin unentdeckt.

Wendepunkt

Der Durchbruch gelang 1928 am St. Mary's Hospital in Paddington, wo der Pharmakologe Alexander Fleming die Wirkung von Lysozymen (Enzyme, die die Zellwände von Bakterien zerstören können) untersuchte, wofür er Staphylokokken benötigte. Als er nach einem Urlaub ins Labor zurückkehrte, fand er seine Bakterienkulturen in einem Waschbecken. Die meisten Petrischalen waren von Staphylokokken bedeckt, aber in einer Schale fand sich eine schimmelartige Substanz, die das Bakterienwachstum anscheinend verhindert hatte. Fasziniert vermehrte Fleming den Schimmelpilz und fand heraus, dass er die antibakterielle Wirkung replizieren konnte.

Der Weg zum Medikament

Fleming veröffentlichte seine Ergebnisse ein Jahr später. Der Schimmel wurde als *Penicillium notatum* identifiziert und die Substanz, die er absonderte, wurde Penicillin genannt. Doch Versuche, Penicillin zu isolieren, verliefen entmutigend.

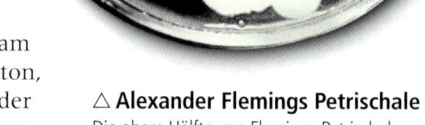

△ **Alexander Flemings Petrischale**
Die obere Hälfte von Flemings Petrischale von 1928 ist mit Streptokokken übersät. Am unteren Rand hat ein *Penicillium*-Pilz das Wachstum der Bakterien gehemmt, weshalb sich auf der unteren Hälfte nur wenige Bakterienkolonien finden.

Von 1930–1932 arbeitete Harold Raistrick, Biochemiker an der Londoner Hygiene- und Tropenmedizinhochschule, an der Gewinnung von Penicillin, es blieb aber chemisch instabil.

In den späten 1930er-Jahren löste ein Team unter Leitung des australischen Pathologen Howard Florey und des deutschbritischen Biochemikers Ernst Chain an der Universität Oxford das Problem durch Gefriertrocknung, wodurch das Penicillin lange genug stabil blieb. 1940 verbesserten Chain und Florey das Verfahren, indem sie ein Lösungsmittel zur Extraktion und Reinigung des Penicillins verwendeten. Dadurch konnten sie genug

---

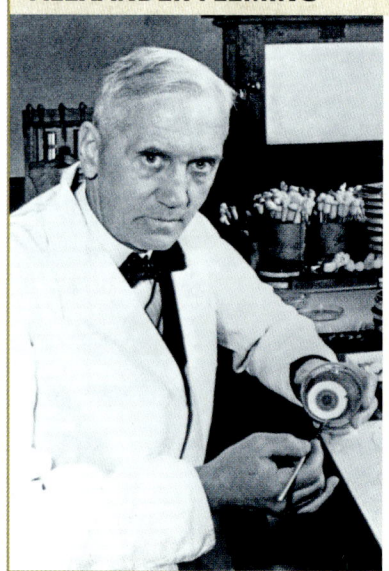

SCHOTTISCHER PHARMAKOLOGE (1881–1955)
ALEXANDER FLEMING

Alexander Fleming, Sohn eines schottischen Bauern, studierte in London Medizin. Zu seinen Lehrern gehörte der britische Bakteriologe Almroth Wright, ein Pionier der Immunologie. Nach seinem Dienst im Ersten Weltkrieg forschte Fleming an Lysozymen – Enzymen, die aber nicht therapeutisch genutzt werden konnten. 1928 wurde er Professor an der Universität London. Per Zufall entdeckte er die antibakterielle Wirkung des Penicillins, wofür er 1945, gemeinsam mit den Forschern Howard Florey und Ernst Chain, den Nobelpreis in Physiologie oder Medizin erhielt.

» [Die Entdeckung des] **Penicillins** war ein Zufall. Mein einziger **Verdienst** ist, sie **nicht missachtet** zu haben.«

ALEXANDER FLEMING IN SEINER NOBELPREISREDE, 1945

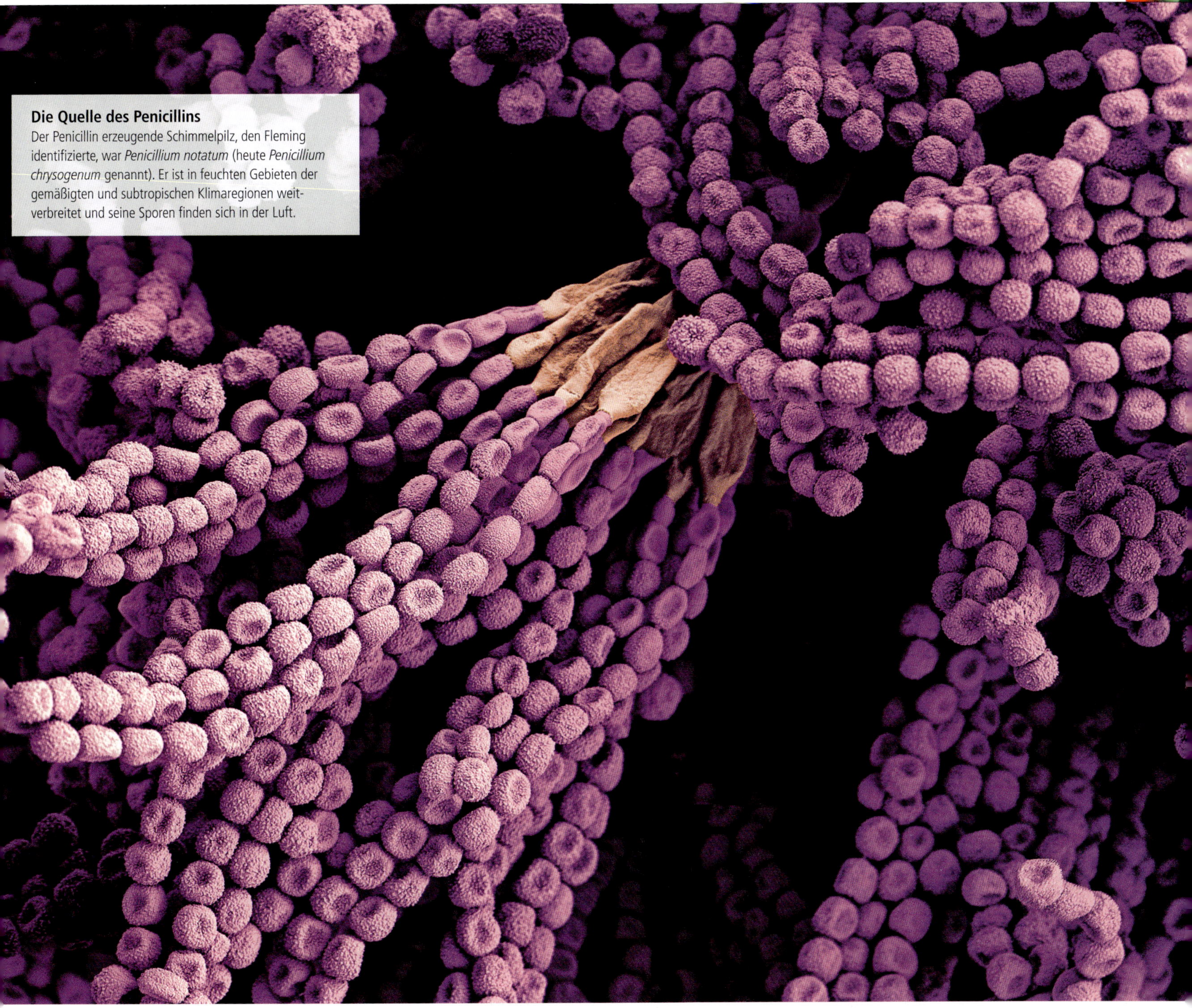

Die Quelle des Penicillins

Der Penicillin erzeugende Schimmelpilz, den Fleming identifizierte, war *Penicillium notatum* (heute *Penicillium chrysogenum* genannt). Er ist in feuchten Gebieten der gemäßigten und subtropischen Klimaregionen weitverbreitet und seine Sporen finden sich in der Luft.

davon herstellen, um erstmals einen Menschen zu behandeln – einen Polizisten, der an einer Blutvergiftung litt. Anfangs ging die Infektion zurück, doch die Wirkung des Penicillins war zu kurz, sodass es alle drei Stunden injiziert werden musste. Als der Vorrat aufgebraucht war, starb der Patient.

Interesse der Pharmaindustrie

Die Ergebnisse waren aber vielversprechend genug, dass die Arzneimittelhersteller Interesse zeigten. Im vom Krieg gezeichneten Großbritannien fehlten die Mittel, doch US-Firmen entwickelten die Methode weiter und konnten Penicillin bald in großen Mengen herstellen. 1943 erprobte man es in Nordamerika an Kriegsversehrten, und als die Alliierten 1944 in der Normandie landeten, wurde es bereits routinemäßig eingesetzt. Nach dem Krieg wurde Penicillin im großen Stil eingesetzt und rettete Tausende Leben. Ärzte hatten nun im Kampf gegen bakterielle Erkrankungen und Infektionen ein wirksames Mittel zur Hand.

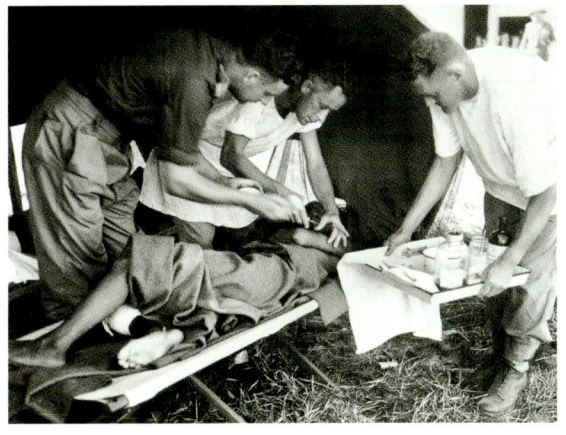

▷ **Penicillin im Zweiten Weltkrieg**
Im Mai 1943 erhielt erstmals ein verwundeter Soldat eine Penicillin-Injektion. Im Juni 1945 produzierten die USA bereits genügend Antibiotikum, um 250 000 Verwundete zu behandeln. Die Sterblichkeitsrate bei Soldaten mit Brustwunden fiel nach der Einführung des Medikaments um rund zwei Drittel.

ÄRA DER SPEZIALISIERUNG 1900–1960

Bevor Penicillin in den 1940er-Jahren allgemein verfügbar war, gab es Antibiotika bereits in Form von Sulfonamiden. Sie verhindern, dass Bakterien Folsäure produzieren, sodass sie sich nicht mehr vermehren können. Sulfonamide wurden in den 1930er-Jahren in Deutschland entwickelt, nachdem man beobachtet hatte, dass aus Teer gewonnene Azofarbstoffe antibakteriell wirken. 1932 entdeckte der deutsche Pathologe Gerhard Domagk, dass Sulfanilamid bei Mäusen antibakteriell wirkte. Er testete die Chemikalie an Menschen, darunter auch seine Tochter, die an einer Infektion erkrankt war. Das 1935 unter dem Namen Prontosil auf den Markt gebrachte Mittel war das erste Breitbandantibiotikum. Für seine Arbeit wurde Domagk 1939 mit dem Nobelpreis in Physiologie oder Medizin ausgezeichnet.

Angriffswege

Um zu verstehen, wie verschiedene Medikamente funktionieren, oder um neue zu entdecken, muss man ihre atomare Struktur kennen. Penicillin gehört zu einer Klasse von Antibiotika, die als ß-Lactame bekannt sind. Diese Antibiotika haben einen ß-Lactamring, eine quadratische Molekularstruktur aus einem Stickstoffatom und drei Kohlenstoffatomen, von denen eines an ein Sauerstoffatom gebunden ist. Sie unterbinden die Erneuerung

Antibiotika in Aktion

Die Entdeckung des Penicillins 1928 (siehe S. 198–199) und seine Einführung setzten weltweit Bemühungen in Gang, weitere Antibiotika zu finden. Heute gibt es über 20 Gruppen bzw. Klassen, die sich nach ihrer Struktur, ihrer Wirkung auf Bakterien und nach der Art der Bakterien, die sie angreifen, unterscheiden.

▷ **Verschiedene Angriffsmechanismen**
Antibiotika greifen Bakterien auf unterschiedliche Weise an. Sie können die Zellwand schädigen, die Ribosomen an der Proteinsynthese hindern oder verhindern, dass das Bakterium seine Erbinformation kopiert, und damit seine Vermehrung stoppen.

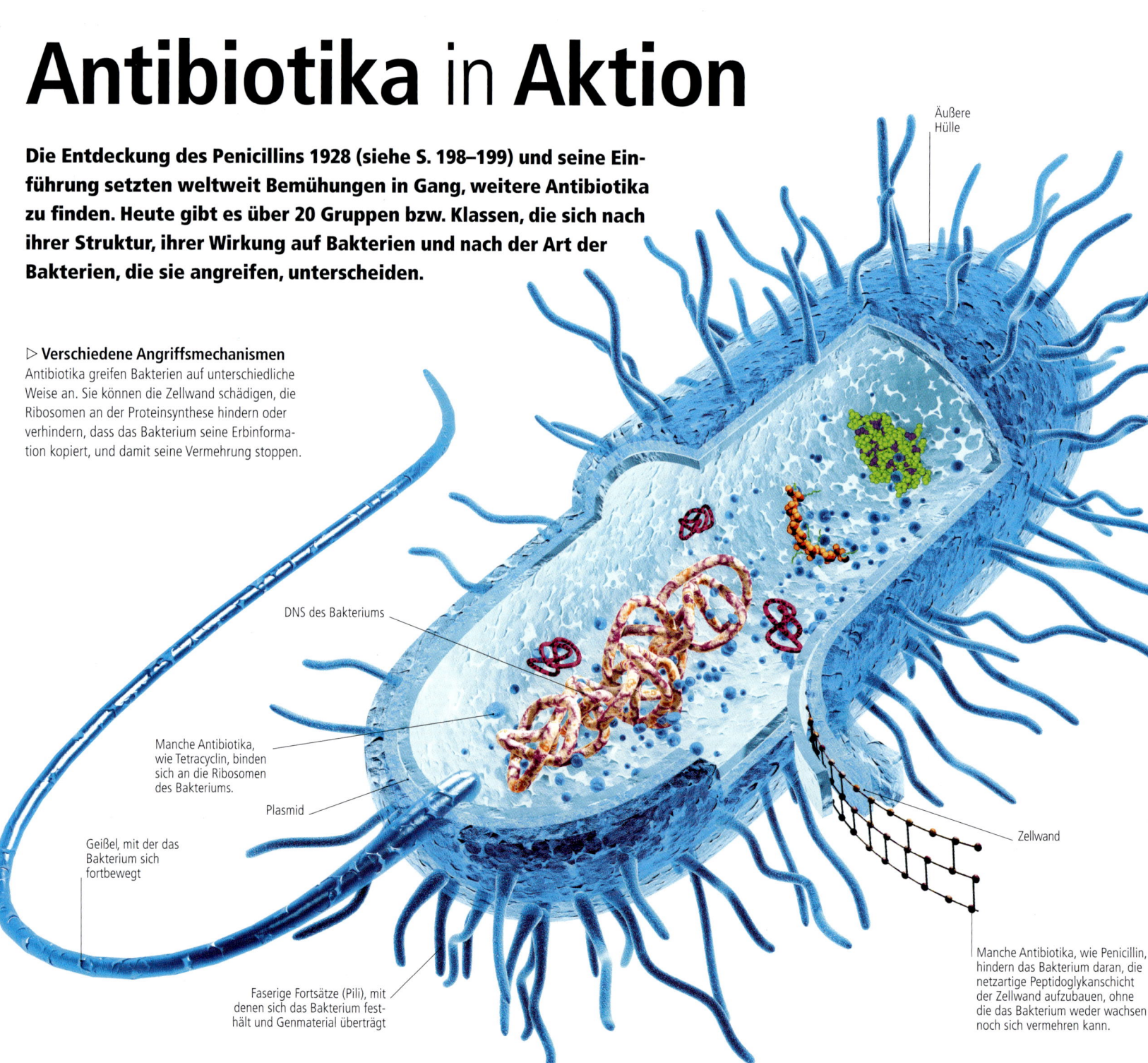

Äußere Hülle

DNS des Bakteriums

Manche Antibiotika, wie Tetracyclin, binden sich an die Ribosomen des Bakteriums.

Plasmid

Geißel, mit der das Bakterium sich fortbewegt

Faserige Fortsätze (Pili), mit denen sich das Bakterium festhält und Genmaterial überträgt

Zellwand

Manche Antibiotika, wie Penicillin, hindern das Bakterium daran, die netzartige Peptidoglykanschicht der Zellwand aufzubauen, ohne die das Bakterium weder wachsen noch sich vermehren kann.

der Zellwände der Bakterien. Penicillin wird u. a. bei Blutvergiftung, Wund- und Hautinfektionen eingesetzt. Ampicillin, das 1961 auf den Markt kam, erweiterte den Einsatz von ß-Lactam-Antibiotika auf Erreger von Lungenentzündung und bakterieller Meningitis. Eines der am häufigsten eingesetzten ß-Lactam-Antibiotika ist Amoxicillin, das in den 1960er-Jahren in England entwickelt wurde.

Eine Untergruppe der Zellwand zerstörenden ß-Lactam-Antibiotika sind die Cephalosporine. Sie wurden aus dem Schimmelpilz *Cephalosporium acremonium* (heute *Acremonium chrysogenum*) extrahiert, der um die Mündung einer Abwasserleitung vor Cagliari auf Sardinien im Meerwasser lebt. Der Pilz wurde 1945 von Giuseppe Brotzu entdeckt, als dieser untersuchte, warum es in der Stadt weniger Typhusfälle gab als andernorts. Er erkannte, dass der Pilz gegen den Typhuserreger *Salmonella typhi* wirkte. Nach einer langen Erprobungsphase kamen die Cephalosporine schließlich in den 1960er-Jahren in allgemeinen Gebrauch. In der Zwischenzeit sind mehrere Generationen Cephalosporine entwickelt worden.

Weitere Antibiotika-Klassen

Eine weitere Klasse, die Aminoglycosid-Antibiotika, behindern die Arbeit der Ribosomen, die in der Zelle für den Aufbau der Proteine, aus denen die Zellstrukturen und Enzyme der Bakterien bestehen, zuständig sind. Als Erstes dieser Klasse wurde das noch heute viel verwendete Streptomycin entdeckt. Es wurde aus dem Bakterium *Streptomyces griseus* gewonnen, das der amerikanische Mikrobiologe Albert Schatz 1943 auf der Suche nach einem Antibiotikum gegen Tuberkulose in einer Bodenprobe fand. Er arbeitete als Doktorand unter Professor Selman Abraham Waksman, der im Jahr zuvor den Begriff »Antibiotikum« geprägt hatte und dessen Team verschiedene Antibiotika identifizierte. Waksman erhielt 1952 für diese Entdeckung den Nobelpreis für Physiologie oder Medizin. Weitere Aminoglycoside sind das 1949 entdeckte Neomycin und das 1963 entdeckte Gentamicin.

Die Tetracycline, die ebenfalls erstmals in einer Bodenprobe entdeckt wurden, verhindern die Proteinsynthese der Ribosomen. Auch sie werden von einem Bakterium produziert, dem *Streptomyces aureofaciens*. Ihre Entdeckung gelang 1948 dem 76-jährigen Pflanzenphysiologen Benjamin Duggar. Während seiner Erprobungsphase konnte mit diesem Antibiotikum das Leben des fünfjährigen Tobey Hocket gerettet werden, der an einem Blinddarmdurchbruch litt. Das wegen seiner vier Kohlenstoff-Sechsringe Tetracyclin genannte Antibiotikum wurde später Chlortetracyclin getauft, um es von den vielen anderen Antibiotika zu unterscheiden, die folgten.

Es gibt diverse Antibiotika-Klassen, die unterschiedliche Bakterien auf unterschiedliche Weise angreifen. Zu ihnen zählen Amphenicol-Antibiotika, wie das 1947 gefundene Chloramphenicol, Makrolide, wie Erythromycin von 1949, die Glycopeptide, wie das 1952 in einer Bodenprobe auf Borneo identifizierte Vancomycin, das 1957 isolierte Rifampicin, Chinolone, Streptogramine, Nitroimidazole, einige 1987 entdeckte Lipopeptide, die seit 2000 verwendeten Oxazolidinone und die seit den 2020er-Jahren entwickelten doppelt wirkenden Immunantibiotika (DAIAs).

Alle Antibiotika dieser Klassen haben unterschiedliche Wirkspektren und Nebenwirkungen. Sie sind notwendig, da Bakterien Resistenzen gegen Medikamente entwickeln können, was nach wie vor eines der größten Probleme der Medizin ist (siehe S. 258–259).

> ▷ **Antibiotika und Viren**
> Die meisten Antibiotika helfen wenig bis gar nicht gegen Viruserkrankungen. Ein Virus hat keine eigenen Zellstrukturen, sondern nutzt die seines Wirts, wogegen Antibiotika nicht helfen.

170 verschiedene Antibiotika sind seit der Einführung von Prontosil 1935 auf den Markt gekommen.

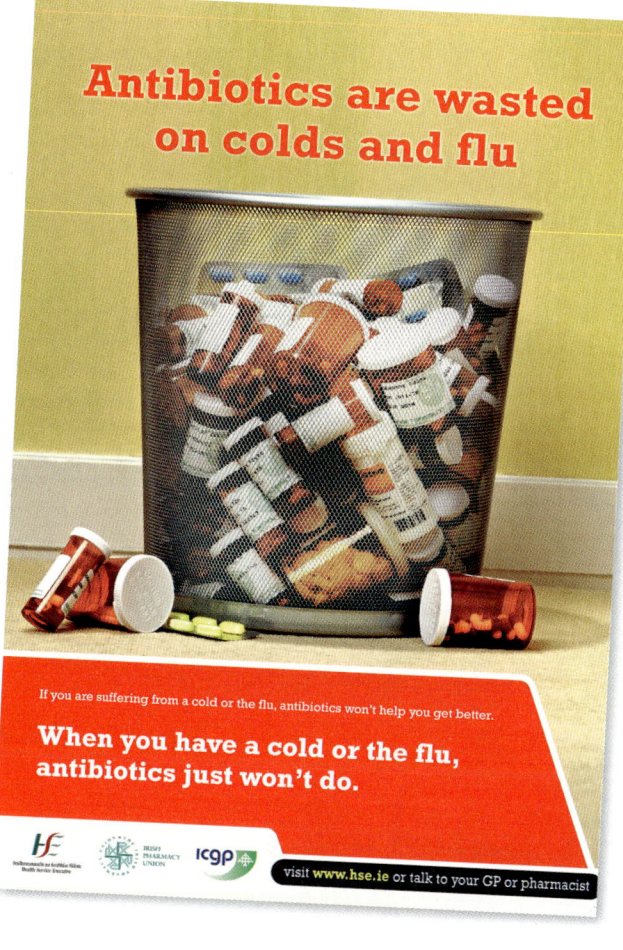

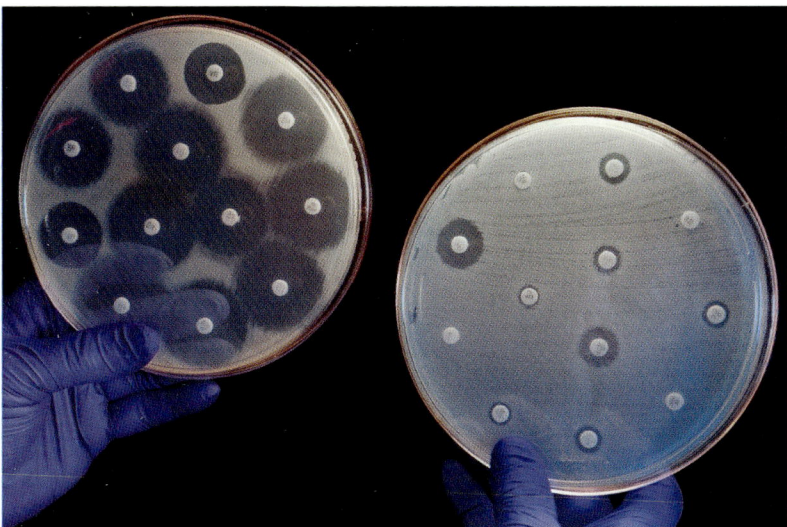

▽ **Antibiotika-Erprobung**
Bakterien werden auf einem Nährboden gezüchtet und dann gibt man Antibiotika dazu. Das Antibiotikum links konnte die Bakterien töten, was an den klaren Ringen (Hemmzonen) erkennbar ist. Das Antibiotikum rechts war weniger wirksam.

» Von Geburt an … ist der Mensch … **unzähligen Mikroben ausgesetzt.**«

SELMAN WAKSMAN BEI DER VERLEIHUNG DES NOBELPREISES, 1952

ÄRA DER SPEZIALISIERUNG 1900–1960

Die Evolution der Spritze

Eine Spritze besteht aus einem Zylinder und einem Kolben, der Flüssigkeit ansaugen oder herausdrücken kann. Die Erfindung der Injektionsspritze 1855 fügte dem eine Nadel hinzu, mit der man Medizin subkutan (unter die Haut) injizieren konnte.

[1] **Silberzylinder mit Kolben** Der arabische Arzt Alcasis extrahierte damit Blasensteine. [2] **Klistierspritze** Solche Spritzen dienten dazu, dem Patienten einen Einlauf zu verabreichen. [3] **Mechanische Spritze** Mit mechanisch betriebenen Spritzen wie dieser konnte man Körperflüssigkeiten entnehmen. [4] **Einwegspritze** Diese vom neuseeländischen Apotheker Colin Murdoch erfundene Einwegspritze vermeidet Kreuzinfektionen durch Mehrfachgebrauch. [5] **Tuberkulinspritze** Diese Spritze mit ihren mehreren Stacheln diente dem Test auf Tuberkulose. [6] **Mehrweg-Glasspritze** Die Erfindung der sterilisierbaren, präzisionsgefertigten Zylinder erlaubte ab den 1940er-Jahren eine präzise Befüllung und Dosierung der Injektion. [7] **Autoinjektor** Die zur Selbstmedikation entwickelten Autoinjektoren oder »Pens« sind mit einer Dosis befüllt. Sie helfen vor allem Allergikern, die einen anaphylaktischen Schock erleiden. [8] **Insulin-Pen mit Patrone** Mithilfe dieser Pens können Diabetiker ihr Insulin bequem bei sich tragen und dosieren. [9] **Schachtel mit Kanülen** Diese in Deutschland hergestellten Kanülen wurden vermutlich von Soldaten im Ersten Weltkrieg genutzt. [10] **Flügelkanüle** Diese auch »Butterfly« genannte Konstruktion ermöglicht eine sichere Handhabung der Kanüle für intravenöse Injektionen und Blutabnahmen. [11] **Gewachste Kanülen** Diese von britischen Ärzten im Zweiten Weltkrieg verwendeten Nadeln in ihren praktischen Röhren waren mit Paraffin überzogen, damit sie nicht rosteten. [12] **Trokar** Trokare bestehen aus einer Röhre mit einem scharfen Ende und dienen u. a. zum Aufstechen von Furunkeln.

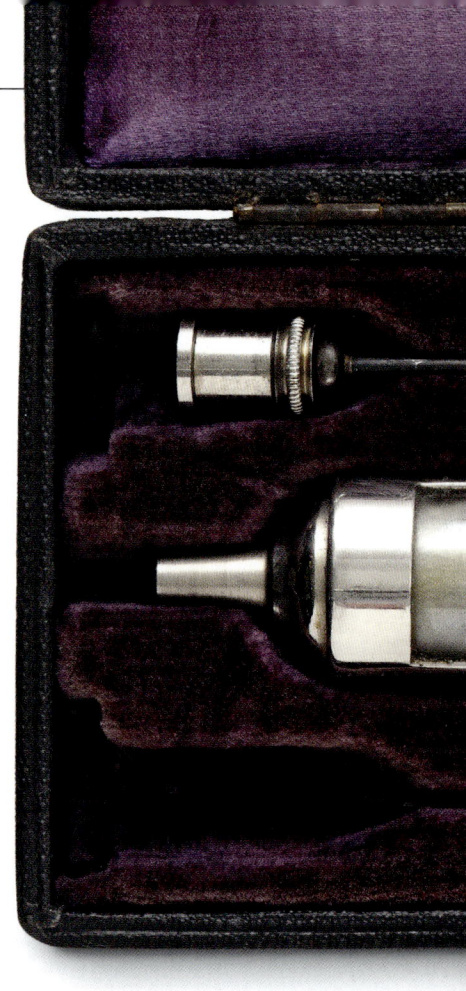

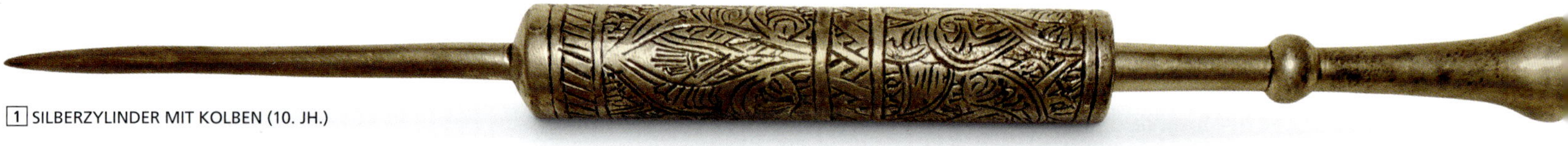

[1] SILBERZYLINDER MIT KOLBEN (10. JH.)

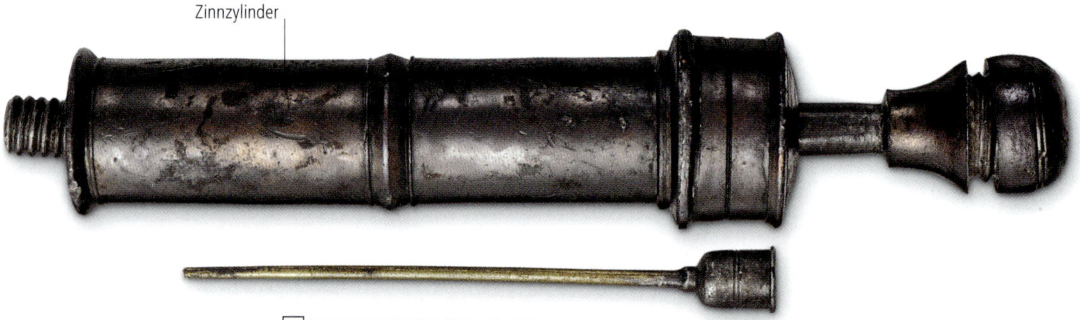

[2] KLISTIERSPRITZE (17.–18. JH.)

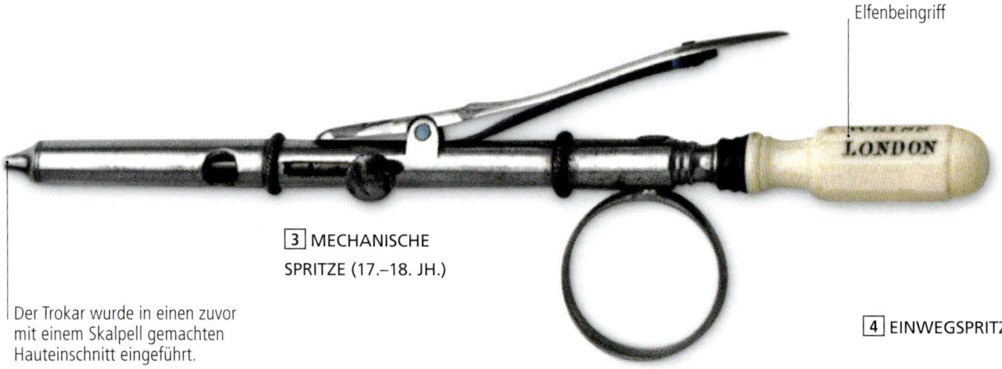

[3] MECHANISCHE SPRITZE (17.–18. JH.)

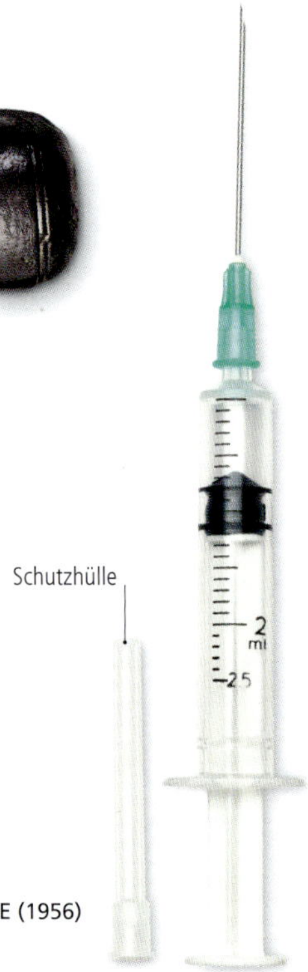

Der Trokar wurde in einen zuvor mit einem Skalpell gemachten Hauteinschnitt eingeführt.

[4] EINWEGSPRITZE (1956)

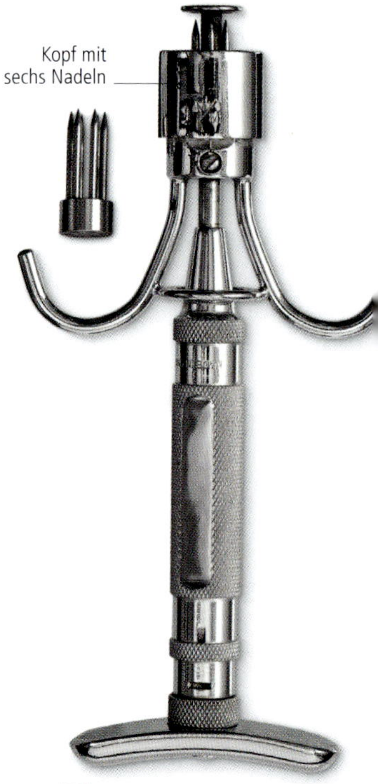

[5] TUBERKULINSPRITZE (1960)

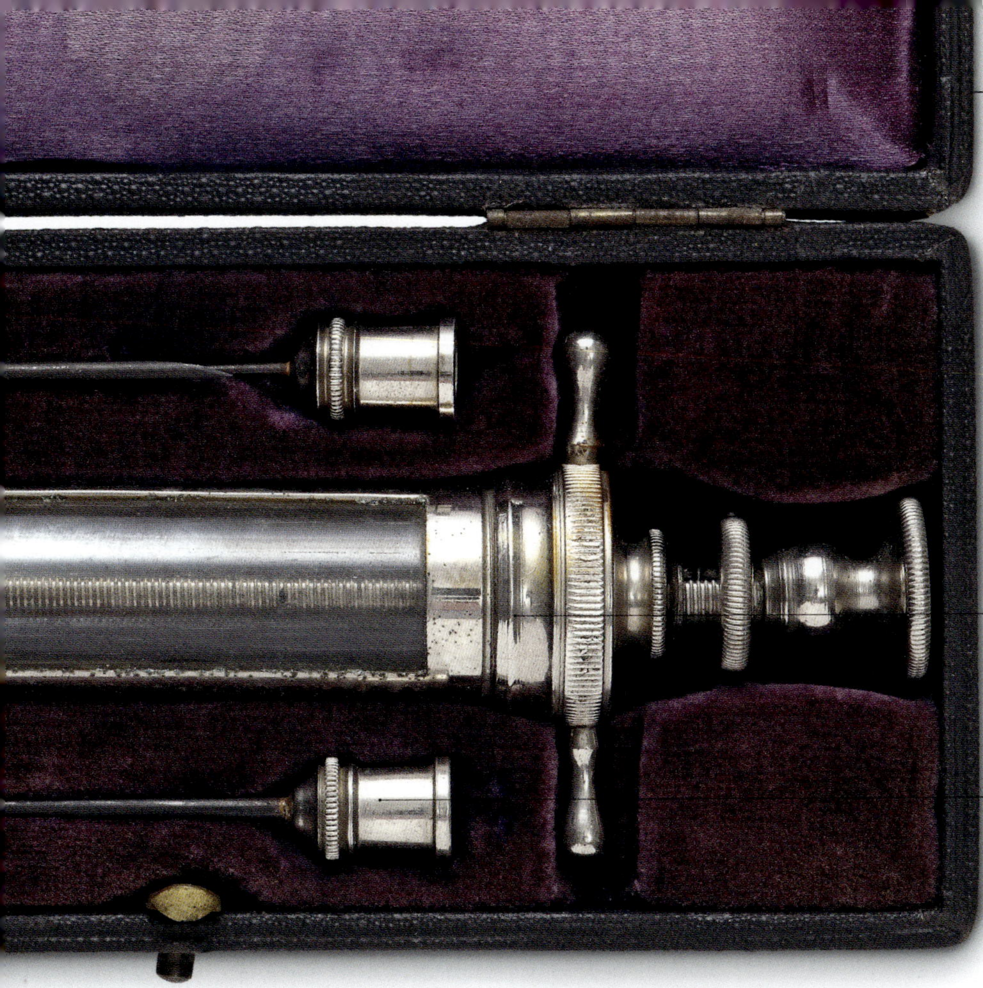

DIE EVOLUTION DER SPRITZE

Glaszylinder in Metallgehäuse

Schraubgewinde zum Ansetzen der Kanüle

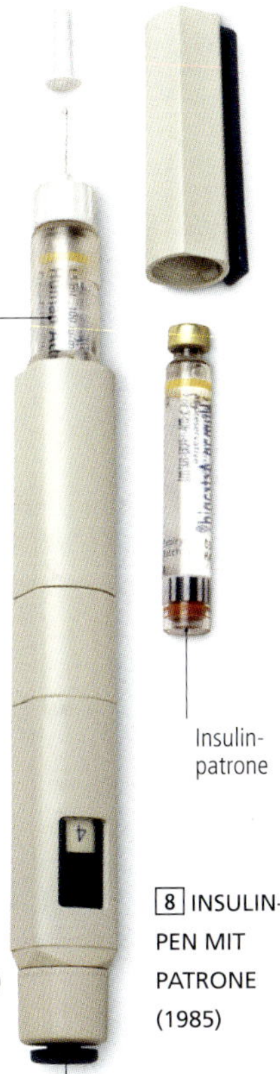

Dosierfenster

Insulinpatrone

6 MEHRWEG-GLASSPRITZE (1940ER-JAHRE)

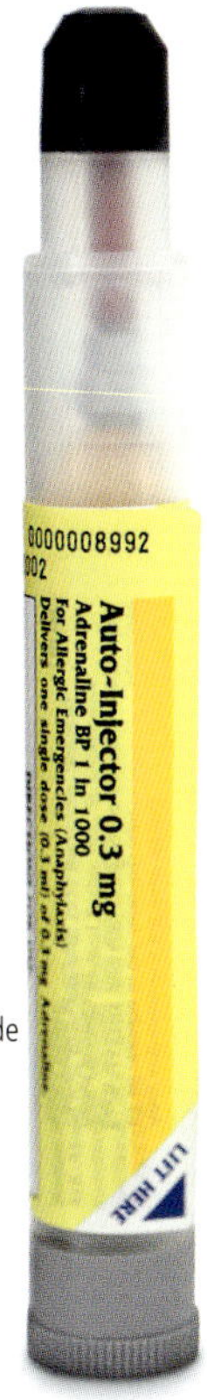

7 AUTO-INJEKTOR (SPÄTES 20. JH.)

8 INSULIN-PEN MIT PATRONE (1985)

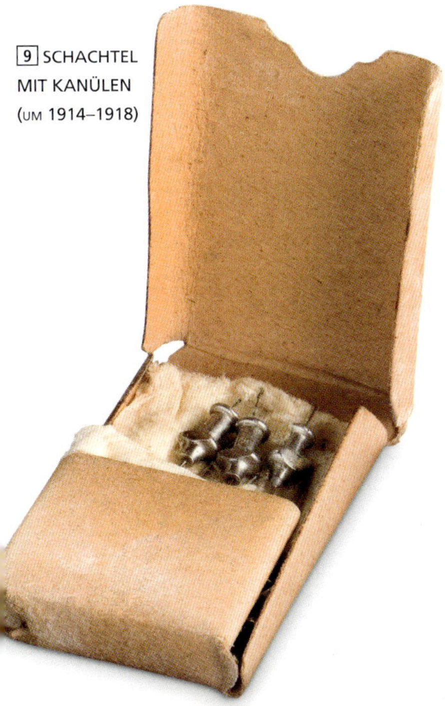

Auslöser

9 SCHACHTEL MIT KANÜLEN (UM 1914–1918)

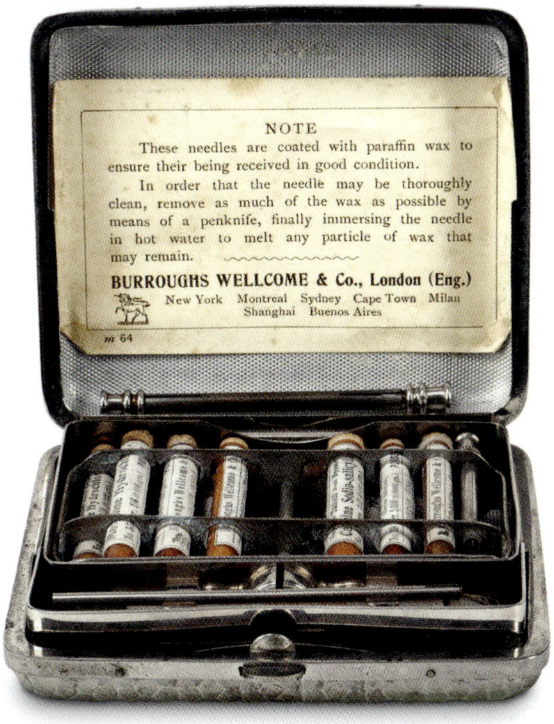

NOTE
These needles are coated with paraffin wax to ensure their being received in good condition.
In order that the needle may be thoroughly clean, remove as much of the wax as possible by means of a penknife, finally immersing the needle in hot water to melt any particle of wax that may remain.
BURROUGHS WELLCOME & Co., London (Eng.)
New York   Montreal   Sydney   Cape Town   Milan
Shanghai   Buenos Aires

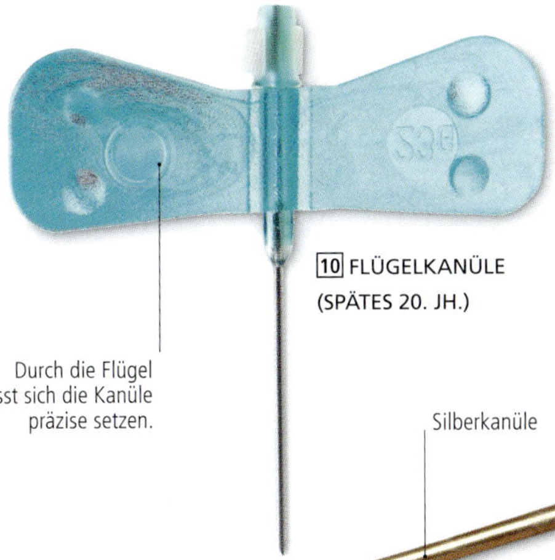

Durch die Flügel lässt sich die Kanüle präzise setzen.

10 FLÜGELKANÜLE (SPÄTES 20. JH.)

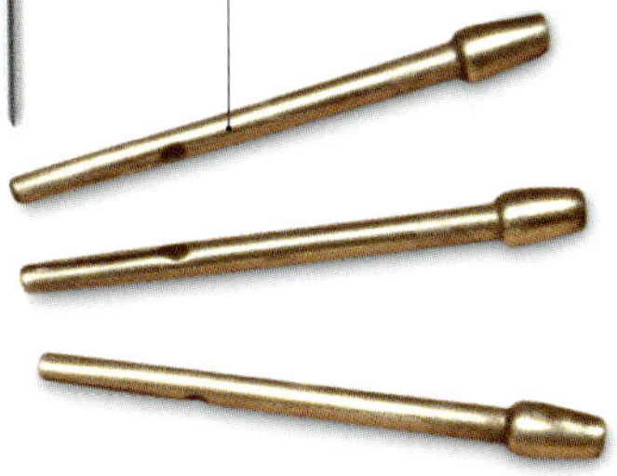

Silberkanüle

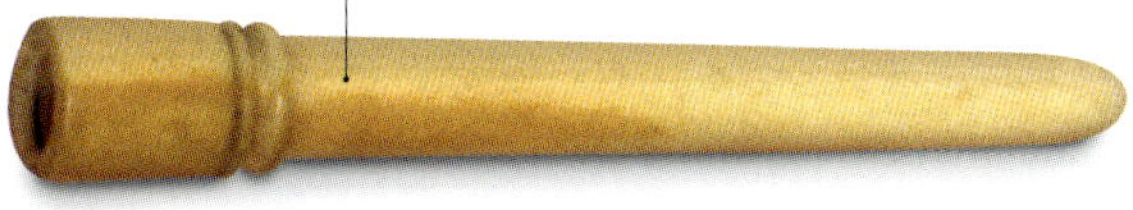

Elfenbeinfutteral

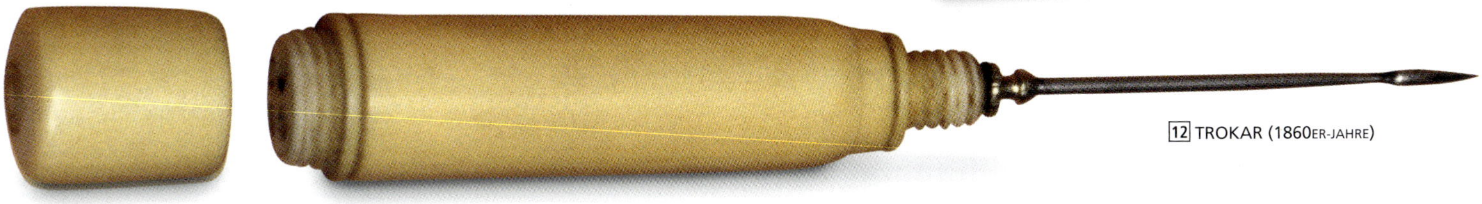

11 GEWACHSTE KANÜLEN (UM 1939–1945)

12 TROKAR (1860ER-JAHRE)

ÄRA DER SPEZIALISIERUNG 1900–1960

Frauenheilkunde

Das 20. Jh. brachte große Fortschritte im Bereich der Frauenheilkunde. Die Entdeckung von Östrogen und Progesteron sowie die Entwicklung eines Früherkennungstests für Gebärmutterhalskrebs verbesserten die Lebensqualität und -erwartung von Frauen.

Zu Beginn des 20. Jh. waren Frauen für die weitgehend männliche Ärzteschaft immer noch ein Mysterium. Auch Sigmund Freud (siehe S. 182–183), der Begründer der Psychoanalyse, gab zu, dass er es schwer fand, Frauen zu verstehen. Die weibliche Hysterie, seit der Antike ein Begriff, verfestigte sich im 19. und 20. Jh. zur medizinischen Diagnose. In einer Zeit, in der ein direkter Zusammenhang zwischen psychischen Problemen und den Fortpflanzungsorganen der Frau gesehen wurde, griff man zu radikalen Operationen, wie Ovariektomie (Entfernung der Eierstöcke) und Hysterektomie (Entfernung der Gebärmutter), um eine Heilung zu erzielen.

Frühe Untersuchungen

Das Spekulum wird als gynäkologisches Instrument bereits seit der Römerzeit verwendet, aber erst im 19. Jh. entwickelte sich die heutige Form. Dies löste heftige Debatten aus. Ärzte hielten diese Untersuchungsmethode für unsittlich und glaubten, sie würde Frauen verletzen. Es war aber die einzige Möglichkeit, den Gebärmutterhals zu untersuchen und Gewebeproben zu entnehmen.

In den 1930er-Jahren führte der gynäkologische Pathologe Walter Schiller an der Universitätsklinik Wien Studien zu Gebärmuttertumoren durch. Er verfolgte dabei die Entwicklung von Läsionen im Gebärmuttermund, die seiner Meinung nach auf vorhandene Krebszellen hindeuteten. Er schloss daraus, dass sich Gebärmutterkrebs langsam entwickle und eine Ausbreitung bei früher Erkennung verhindert werden könne. Er entwickelte einen einfachen Jod-Test und setzte sich für regelmäßige Vorsorgeuntersuchungen ein. Zur Behandlung schlug er eine radikale Hysterektomie mit anschließender Strahlentherapie vor.

Trotz Schillers Errungenschaften lag die Gesundungsrate bei nur rund 30 Prozent. Sein Jod-Test stellte sich zudem als nicht präzise genug heraus.

Ungefähr zur selben Zeit wurde eine effizientere Früherkennungsmethode eingeführt, bei der ein Abstrich gemacht wird und die so entnommenen Zellen untersucht werden. Man spricht von Exfoliativzytologie.

Die Geburt des Pap-Tests

Diese Vorsorgeuntersuchung, bei der ein Zellabstrich vom Muttermund gemacht wird, wurde als Pap-Test bekannt. Sie ist nach George Nicolas Papanicolaou benannt, der 1925 mit Unterstützung des Anatomischen Instituts der Cornell Universität an der New Yorker Frauenklinik eine Studie durchführte. Er untersuchte Gewebeveränderungen während des Menstruationszyklus und konnte Krebszellen entdecken.

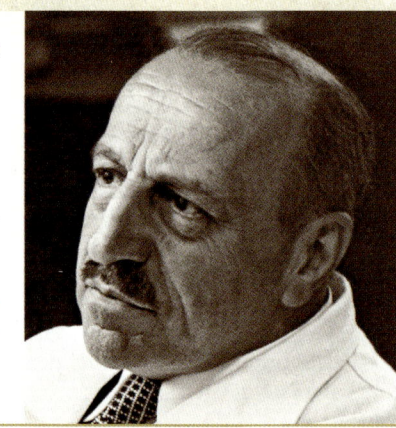

AMERIKANISCHER PATHOLOGE (1883–1962)

GEORGE PAPANICOLAOU

Der aus Griechenland stammende Arzt Papanicolaou arbeitete von 1913 bis 1962 an der Medizinischen Fakultät der Cornell Universität in New York. Als er den Menstruationszyklus von Meerschweinchen untersuchte, fand er in deren Vaginalabstrichen Krebszellen aus der Gebärmutter. 1943 publizierte er *Diagnosis of Uterine Cancer by the Vaginal Smear*. Der Abstrichtest wurde später als Pap-Test bekannt und führte zur Anerkennung zytologischer Tests zur Krebserkennung.

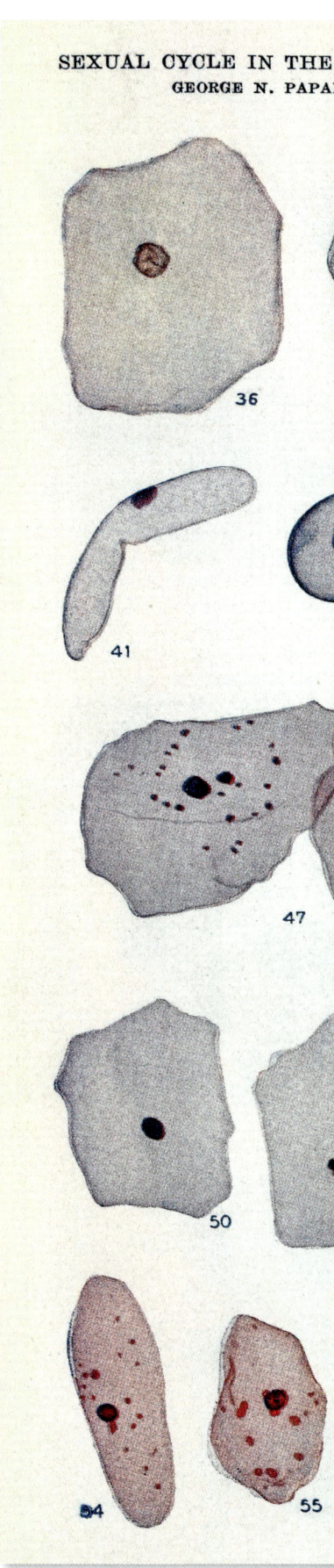

▷ **Zellen in einem gesunden Abstrich**
Der Pap-Test hat Millionen Frauen das Leben gerettet. Nachdem Krankenhäuser den Test einführten, war die Erkennung bestimmter Zellen und Veränderungen für eine korrekte Diagnose zwingend notwendig. Diese Zeichnungen von George Papanicolaou zeigen verschiedene gesunde Gebärmutterzellen.

> »Als ich **erstmals Krebszellen** in … [der] Gebärmutter entdeckte, … war es der **spannendste Moment** meiner Karriere.«
>
> GEORGE PAPANICOLAOU ÜBER DIE UNTERSUCHUNG EINES GEBÄRMUTTERABSTRICHS

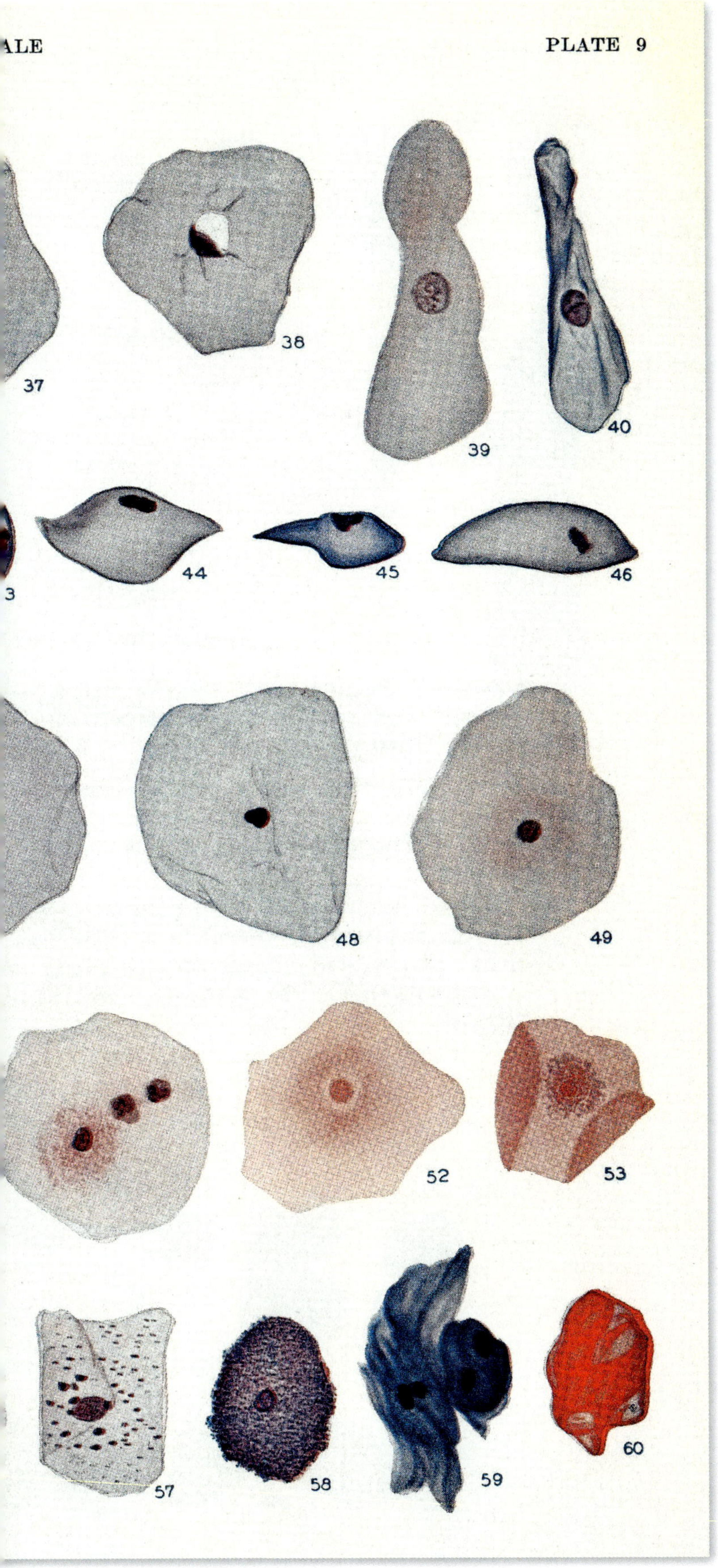

In den 1940er-Jahren, als der Pap-Test erstmals eingeführt wurde, war Gebärmutterhalskrebs eine häufige Todesursache bei Frauen. Der Früherkennungstest hatte weltweit eine Reduzierung der Sterberate zur Folge. Zytologische Untersuchungen verwendete man auch zur Erforschung des Menstruationszyklus, von Amenorrhö, Unfruchtbarkeit und in der Hormontherapie.

60 PROZENT weniger Erkrankungsfälle an Gebärmutterhalskrebs konnten die USA von der Einführung des Pap-Tests in den 1940er-Jahren bis 1992 verzeichnen.

Die Entdeckung der Hormone

Auch die Entdeckung der weiblichen Sexualhormone Östrogen und Progesteron revolutionierte die Frauenheilkunde. 1905 prägte der britische Physiologe Ernest Starling den Begriff »Hormone« für bestimmte Drüsensekrete, was die Endokrinologie einen großen Schritt nach vorn brachte.

Die amerikanischen Forscher Edgar Allen und Edward Doisy isolierten 1929 erstmals Östrogen. Mitte der 1930er-Jahre produzierten Pharmafirmen bereits Östrogenprodukte für die Behandlung von Klimakteriumsbeschwerden. Nach der Entdeckung von Progesteron 1934

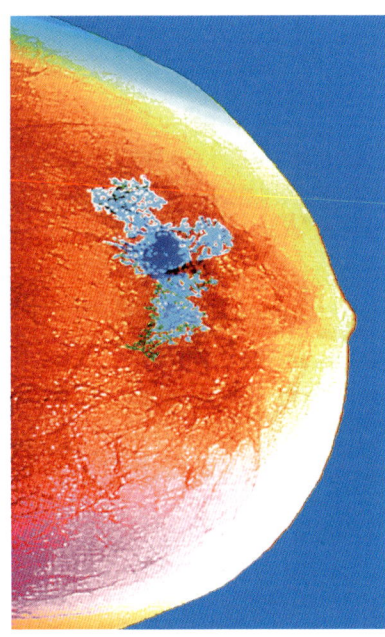

△ **Brustkrebsuntersuchung**
Dieses farbige Mammogramm zeigt einen Tumor. Das Geschwür ist blau hervorgehoben. Regelmäßige Selbstuntersuchungen und Vorsorgeuntersuchungen können helfen, Brustkrebs frühzeitig zu entdecken, und erlauben eine wirksame Behandlung, bevor sich Metastasen bilden.

nutzte man es, um Fehlgeburten zu verhindern, zur Behandlung von Unfruchtbarkeit sowie zur Verhütung (siehe S. 224–225). 1942 war mit Premarin erstmals ein Medikament für die Hormonersatztherapie (HET) erhältlich. Inzwischen wusste man, dass wechseljahrsbedingte Hitzewallungen sich mit Östrogen- und Progesterongaben lindern ließen.

Weitere Entwicklungen

Das 20. Jh. brachte weitere Fortschritte in der Frauenheilkunde. So entwickelte man mit der Mammografie (in den 1960er-Jahren eingeführt) eine Früherkennung für Brustkrebs, die Pille zur Erleichterung der Familienplanung, In-vitro-Fertilisation (IVF), sicherere Geburtshilfe sowie Mittel zur Schmerzlinderung während der Geburt.

Aufgrund besserer Kenntnis der Vorgänge im weiblichen Körper verbesserte sich die Lebenserwartung von Frauen etwa in den USA von 48 Jahren in 1900 auf 78 Jahre im Jahr 1980.

IN DER PRAXIS
PROGESTERON

Das weibliche Sexualhormon Progesteron konnte erst fast zwei Jahrzehnte nach seiner Entdeckung für therapeutische Zwecke genutzt werden. 1934 erstmals durch den amerikanischen Anatom George Corner, den amerikanischen Gynäkologen Willard Allan und den deutschen Biochemiker Adolf Butenandt isoliert, ließ es sich nur schwer extrahieren. Erst 1951 gelang dem bulgarisch-amerikanischen Chemiker Carl Djerassi die künstliche Herstellung für die Firma Synthex, gefolgt 1952 vom amerikanischen Chemiker Frank Colton für Searle.

ÄRA DER SPEZIALISIERUNG 1900–1960

Herzerkrankungen

Herzerkrankungen umfassen Fehlfunktionen und Versagen der Herzklappen und des Herzmuskels und sind weltweit die Todesursache Nummer eins. Das heutige umfassende Wissen um die Funktionsweise des Herzens macht eine Behandlung möglich, kennt aber keine Heilung.

Für die Ärzte des Altertums war das Herz ein für das Wohlbefinden wichtiges Organ, und der griechische Philosoph Aristoteles erachtete es sogar als wichtiger als das Gehirn. Erst als der englische Arzt William Harvey (siehe S. 84–85) 1628 den Blutkreislauf entdeckte, begannen Mediziner zu verstehen, dass durch Schäden am Herzen verursachte Veränderungen dieses Kreislaufs tödlich sein können.

Wachsendes Wissen

Erste Erkenntnisse über das Herz stammen von Leichenobduktionen, wie sie der italienische Arzt Giovanni Mara Lancisi durchführte. Sein Werk *De Subitaneis Mortibus* (Über den plötzlichen Tod) von 1707 beschreibt die Folgen der kardialen Dilatation – die Herzvergrößerung und Dehnung des Herzmuskels – auf die Herzklappen. In den 1720er-Jahren stellte der deutsche Physiologe Friedrich Hoffmann die Theorie auf, dass eine bei einigen Patienten beobachtete Arterienverengung zu Erkrankung und Tod führen könnte. Er wurde 1912, fast zweihundert Jahre später, vom amerikanischen Kardiologen James B. Herrick bestätigt.

Im späten 18. Jh. konzentrierte die Kardiologie sich auf die Angina Pectoris, durch verstopfte Arterien verursachte starke Brustschmerzen, die der englische Arzt William Heberden 1768 erstmals als Krankheit einstufte. Als man den schottischen Arzt John Hunter 1793 nach seinem tödlichen Angina-Anfall obduzierte, waren seine Herzkranzgefäße verhärtet, was die Vermutungen über die Art der Krankheit bestätigte.

Ärzte verfassten immer detailliertere Berichte über den Zustand von Herzen mit Erkrankungen, die auf Arteriosklerose (verstopfte Arterien) zurückzuführen waren, darunter *A Treatise on the Diseases of the Heart and Great Vessels* (Abhandlung über Erkrankungen des Herzens und der großen Gefäße) des englischen Arztes James Hope von 1831. Was fehlte, war eine wirksame Behandlung der Krankheit.

Es gab aber auch Fortschritte bei der Erkennung von Herzerkrankungen, wie die Erfindung des Stethoskops durch den französischen Arzt René Laënnec 1816 (siehe S. 114–115). 1855 entwickelte der deutsche Physiologe Karl von Vierordt den Sphygmografen, ein Gerät, mit dem man den Puls aufzeichnen konnte. Andere verbesserten diese Technologie. 1890 fand der schottische Kardiologe James Mackenzie eine Möglichkeit, zwischen arteriellem und Venenpuls zu unterscheiden und so Unregelmäßigkeiten im Herzschlag besser beobachten zu können.

Lebensweise als Ursache

Nach Herricks Entdeckung von 1912 wussten die Ärzte, welche Rolle die Arteriosklerose spielte. Es dauerte allerdings noch einige Zeit, bis auch die Lebensweise des Patienten als Faktor erkannt wurde. 1948 legte die amerikanische Gesundheitsbehörde die Framingham-Herzstudie auf, um Verhaltensweisen zu entdecken, die zu Herzerkrankungen führen können. Als Risikofaktoren erkannte man Rauchen, Alkoholmissbrauch,

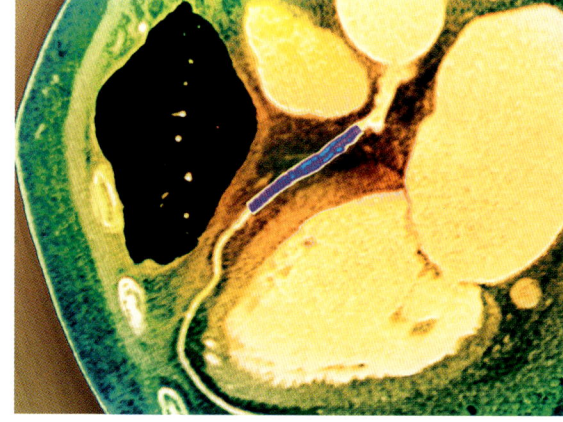

▷ **Blockadebrecher**
Koronarangioplastien dienen der Erweiterung verengter Herzkranzgefäße, damit mehr Blut hindurchgelangt. Dabei weitet man den Engpass zunächst mit einem Ballonkatheter und führt dann ein Stent genanntes Röhrchen (hier blau dargestellt) ein, das das Gefäß offen hält.

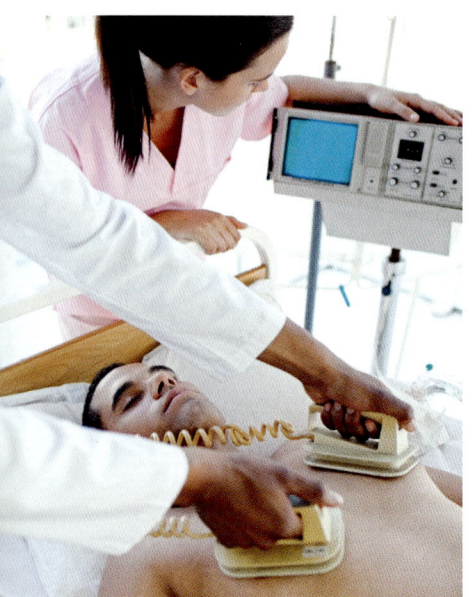

◁ **Starthilfe fürs Herz**
Ein Herz, das während eines Infarkts stehen bleibt oder unregelmäßig schlägt, kann mit einem Defibrillator, der die Kontraktionen mittels Stromstößen anregt, stimuliert werden. Das Gerät wurde 1930 vom amerikanischen Elektroingenieur William Kouwenhoven erfunden.

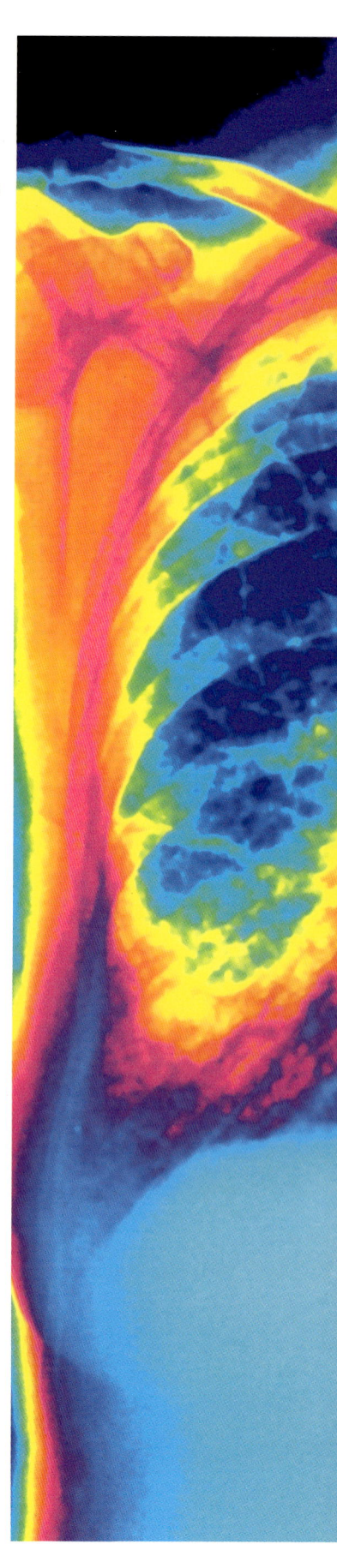

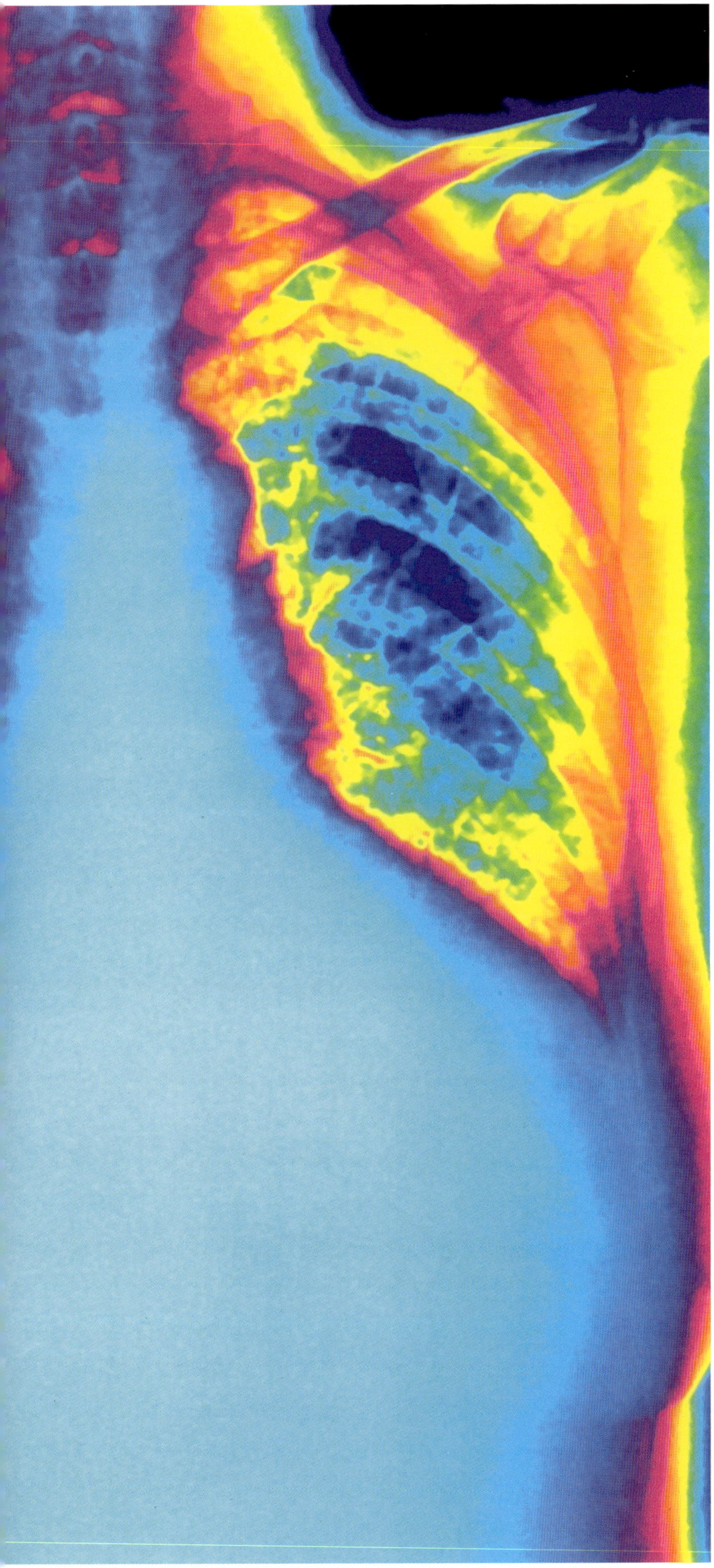

HERZERKRANKUNGEN

IN DER PRAXIS
BYPASSOPERATION

Bei einer Bypassoperation wird eine durch Arteriosklerose verengte Arterie mit einem meist aus Bein, Arm oder Brust entnommenen Gefäßabschnitt überbrückt. Der Bypass verbindet dabei die Aorta (die Hauptschlagader) mit einer Stelle hinter der verengten Stelle der Herzkranzarterie (die Blut zum Herzen transportiert). Damit kann das Blut die Blockade umfließen und erreicht wieder ungehemmt den Herzmuskel. Der erste Koronararterien-Bypass wurde 1960 in den USA vom deutschstämmigen Chirurgen Robert Goetz gelegt. Heute zählen dreifache (hier zu sehen), vier- oder sogar fünffache Bypässe zu den Routineoperationen.

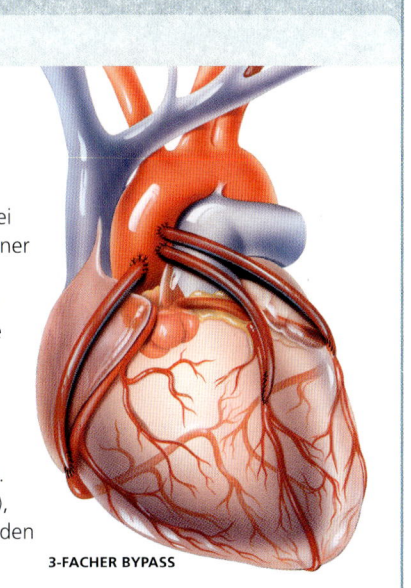

3-FACHER BYPASS

Bewegungsmangel, Fettleibigkeit und Diabetes. Mit zunehmendem Wohlstand in der Bevölkerung nahmen auch diese Probleme zu, sodass man heute davon ausgeht, dass 90 Prozent der koronaren Herzerkrankungen durch eine rechtzeitige Änderung der Lebensgewohnheiten zu vermeiden wären.

Chirurgische Lösungen

Schäden durch koronare Gefäßerkrankungen, Herzinsuffizienz (durch schwache oder geschädigte Herzklappen) oder Myokardinfakt (Herzinfarkt) sind unumkehrbar. Eine gewisse Hoffnung bietet aber die Entwicklung der Herzchirurgie. 1925 führte der englische Chirurg Henry Souttar in London die erste Operation an einer verengten Mitralklappe (die die beiden linken Herzkammern verbindet) durch, und 1944 operierte man im Johns Hopkins Hospital im amerikanischen Baltimore erstmals angeborene Fehlbildungen bei einem Säugling. Ab 1952 ermöglichten Operationen am offenen Herzen eine größere Bandbreite an heilenden Eingriffen. 1967 schließlich eröffnete die erste Herztransplantation den Ersatz eines kranken Herzens durch ein Spenderorgan.

Koronare Herzerkrankungen, die man schon bei ägyptischen Mumien aus der Zeit um 1000 v. Chr. feststellte, stellen Ärzte auch 3000 Jahre später vor Herausforderungen. 2020 starben jährlich mehr als zehn Millionen Menschen an dieser Krankheit, die auch die Risiken von COVID-19 erhöht. Präventiv wird eine Ernährungs- und Lebensstiländerung empfohlen, medikamentös wird mit CSE-Hemmern behandelt.

◁ **Vergrößertes Herz**
Wenn sich die Arterien verengen, versucht das Herz dies oft mit kräftigerem Schlagen auszugleichen. Diese Anstrengung vergrößert den Muskel (hier unter dem linken Rippenbogen blau dargestellt) und führt zum Herzversagen.

> » Man kann der Krankheit manchmal **vorbeugen,** aber man kann sie **nicht heilen.** «
>
> JEAN-NICOLAS CORVISART, FRANZÖSISCHER KARDIOLOGE, IN EINEM ESSAY ÜBER ERKRANKUNGEN UND SCHÄDEN AN HERZ UND GROSSEN GEFÄSSEN, 1806

ÄRA DER SPEZIALISIERUNG 1900–1960

Allergien und Antihistaminika

Im 20. Jh. begann man Allergien besser zu verstehen und Ärzte erforschten Mittel zur Vorbeugung, Behandlung und Heilung. Asthma (siehe S. 214–215) und andere Allergien nehmen allerdings so schnell zu, dass sie zur Epidemie des 21. Jh. geworden sind.

Allergien sind nichts Neues: Berichte über allergische Reaktionen gibt es schon seit Tausenden von Jahren. Der chinesische Kaiser Shennong (um 2700 v. Chr.) behandelte als Erster Atemnot mit Meerträubel, einem Strauch, der mit Kiefern und Fichten verwandt ist. Bis zum 19. Jh. wusste man aber nicht viel über Allergien, bis der englische Arzt John Bostock den Heuschnupfen als Erkrankung der oberen Atemwege beschrieb. Heute weiß man, dass allergische Reaktionen eine übertriebene Antwort der Immunabwehr auf harmlose Stoffe sind, die man Allergene nennt. Sie können jahreszeitlich bedingt und verbreitet auftreten (wie Heuschnupfen, die verbreitetste Allergie), aber auch schwer und lebensbedrohlich sein (wie Reaktionen auf Medikamente, auf Insektenstiche oder auf Lebensmittel).

Allergien und Anaphylaxie

Als man Impfstoffe gegen ansteckende Krankheiten erprobte, konnte man unerklärliche Reaktionen manchmal erst nach einer zweiten Injektion beobachten. 1902 prägten die französischen Mediziner Paul Portier und Charles Richet den Begriff »Anaphylaxie« für lebensbedrohliche Reaktionen auf bestimmte Medikamente. Ein anaphylaktischer Schock kann binnen Minuten nach dem Kontakt mit dem Allergen auftreten und sich durch Schwellungen, Atem- oder Schluckbeschwerden, einen plötzlichen Abfall des Blutdrucks und sogar Bewusstlosigkeit ausdrücken.

1906 beobachtete der österreichische Kinderarzt Clemens von Pirquet, dass der Kontakt mit einer bestimmten allergenen Substanz den Körper zur Bildung von Antikörpern anregt. Er nannte diese Reaktion »Allergie« nach den griechischen Wörtern *allos* (anders) und *ergon* (Reaktion). Die Symptome wurden durch den Versuch des Körpers ausgelöst, einen Krankheitserreger zu bekämpfen. Demnach kann man Heuschnupfen als Sekretproduktion zum Schutz der Nasenschleimhaut vor eigentlich harmlosen Pollen beschreiben.

Als Erste beschrieben die britischen Mediziner Henry Dale und Patrick Playfair Laidlaw 1910 Histamin als Ursache für allergische Reaktionen. Dieser Stoff wird von den Zellen freigesetzt, wenn der Körper von einem Fremdstoff irritiert wird. Der Körper versucht, den angenommenen Eindringling loszuwerden, und das verursacht die typischen allergischen Reaktionen. 1932 wurde Histamin als Auslöser der allergischen Reaktion bestätigt.

Antihistaminika

In den 1930er-Jahren suchte der italienische Pharmakologe Daniel Bovet nach Mitteln zur Linderung der Allergiesymptome. 1937 entdeckte er das erste Antihistamin, das die Wirkung des Histamins blockierte und so zur Behandlung allergischer Reaktionen diente. Diese Entdeckung führte schließlich 1942 zur Entwicklung der ersten Antihistaminika. Weitere Meilensteine waren die Identifizierung von Allergenen wie Pollen, Hausstaubmilben, Erdnüssen und Latex. 1967 entdeckten die japanischen

△ **Bovets Durchbruch**
Daniel Bovet erhielt für seine Entwicklung des ersten Antihistaminikums den Nobelpreis für Physiologie oder Medizin. 1947 wurde er Direktor des chemotherapeutischen Laboratoriums im Gesundheitsamt in Rom, wo er mit seiner Frau Filomena Bovet-Nitti zusammenarbeitete.

▷ **Hautallergietest**
Dieser Allergietestkasten aus dem frühen 20. Jh. enthält eine Reihe von potenziellen Allergenen. Diese Allergieauslöser werden auf die Haut aufgetragen oder injiziert, um zu sehen, ob sie eine allergische Reaktion, wie beispielsweise eine Rötung, auslösen.

KONZEPT
WIE ANTIHISTAMINIKA WIRKEN

Zu einer allergischen Reaktion kommt es, wenn der Körper einen harmlosen Stoff wie ein Hundehaar oder eine Polle für einen gefährlichen Eindringling hält. Als Reaktion auf das Allergen schütten die Mastzellen Histamin aus. Dieses besetzt die Histaminrezeptoren und löst Reaktionen wie örtliche Schwellungen, Jucken oder tränende Augen aus. Es gibt vier Arten von Histaminrezeptoren: H_1 bis H_4. An den Symptomen des Heuschnupfens sind vorwiegend die H_1-Rezeptoren beteiligt. Antihistaminika blockieren das Andocken des Histamins an den Rezeptoren und verhindern so deren Aktivierung und damit die allergische Reaktion.

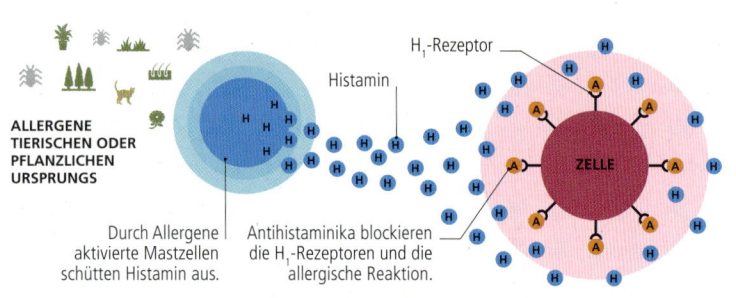

»Was für manche ein **Lebensmittel**, ist für andere ein **Gift**.«

LUKREZ, RÖMISCHER PHILOSOPH, IN *DE RERUM NATURA* (ÜBER DIE NATUR DER DINGE), 56 V. CHR.

ALLERGIEN UND ANTIHISTAMINIKA

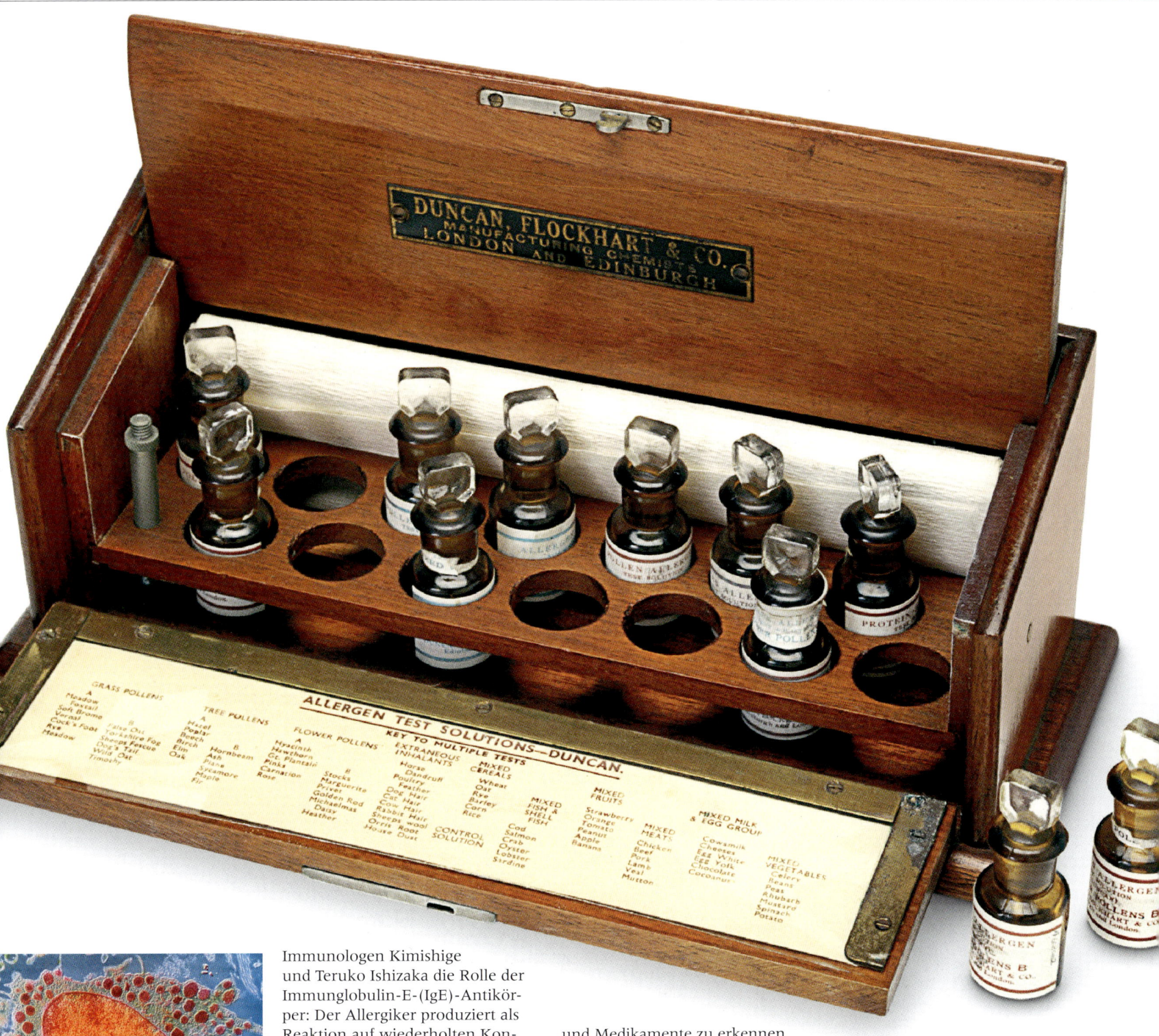

△ **Mastzelle**
Mastzellen enthalten Histamin, einen wichtigen Stoff für die Infektionsabwehr. Bei einer allergischen Reaktion schüttet die Mastzelle Histamin in großer Menge ins Blut aus.

Immunologen Kimishige und Teruko Ishizaka die Rolle der Immunglobulin-E-(IgE)-Antikörper: Der Allergiker produziert als Reaktion auf wiederholten Kontakt mit einem Allergen IgE-Antikörper, die die Mastzellen zum Ausstoß von Histaminen veranlasst. Medikamente, die diesen Vorgang unterbinden, können allergische Reaktionen verhindern.

Bei manchen allergischen Reaktionen ist der Auslöser schwer zu diagnostizieren. 1894 gab es den ersten Hautallergietest, und heute setzt man häufig auf sogenannte Pricktests, um bestimmte Allergien gegen Lebensmittel, Insektengifte und Medikamente zu erkennen. Dabei setzt man einen Tropfen eines flüssigen Allergens auf die Haut und sticht mit einer Nadel hindurch. Binnen 15 Minuten zeigt sich eine juckende Hautreaktion, wenn der Patient gegen diesen Stoff allergisch ist. Es gibt auch Testkits für die Selbstanwendung, die aber umstritten sind.

Die Anzahl der Allergiker hat in den letzten Jahren zugenommen. Die Zahl der Lebensmittelallergiker verdoppelt sich grob geschätzt alle zehn Jahre, und die Fälle von Erdnussallergie alleine haben sich zwischen 2000 und 2020 verdreifacht. Mit dieser Zunahme Hand in Hand geht die Häufung von Ekzemen und Asthma, und es scheint, als seien die westlichen Industrienationen stärker betroffen als die Entwicklungsländer. Die Erforschung der Ursachen dauert an, aber es gibt wohl einen Zusammenhang mit Urbanisierung, Umweltfaktoren, Luftverschmutzung und Ernährungsweise.

ÄRA DER SPEZIALISIERUNG 1900–1960

Polio – die globale Bedrohung

Jahrtausendelang hat die hochansteckende Virusinfektion Poliomyelitis (Kinderlähmung) zu Lähmungen, Deformationen und Tod geführt. Die schlimmsten Epidemien traten Anfang des 20. Jh. auf, konnten aber mithilfe von Impfprogrammen ab Mitte der 1950er-Jahre zurückgedrängt werden. Es besteht sogar Hoffnung auf eine komplette Ausrottung.

Das Poliovirus aus der Gattung *Enterovirus*, deren Angehörige den Verdauungstrakt angreifen, verbreitet sich durch Schleim oder andere Mund- und Nasensekrete sowie über kontaminiertes Wasser und Lebensmittel. Bis zu 98 Prozent der Infizierten zeigen keine oder nur milde Symptome, wie Fieber, Erbrechen und Durchfall. Je nach Virusstamm und Alter und Gesundheit des Betroffenen (Kinder sind stärker betroffen als Erwachsene) kann es in 1–2 Prozent der Fälle zu einer schweren Erkrankung kommen. Das Virus wandert dann aus dem Darm in die Nervenbahnen, vor allem das Rückenmark, und verursacht Deformationen, Muskelschwund und Lähmungen, vor allem der unteren Extremitäten. Polio kann auch die Hals- und Brustmuskulatur befallen und das Schlucken und Atmen erschweren.

△ **Opfer in der Antike**
Die vielleicht früheste Darstellung von Polio findet sich auf dieser rund 1440 Jahre alten ägyptischen »Polio-Stele«. Sie zeigt einen Mann (vermutlich ein Priester) mit deformiertem Bein.

Lange Geschichte
Poliomyelitis oder »Kinderlähmung« gab es vermutlich schon im Altertum, aber erst im 19. Jh. finden sich schriftliche Belege, was wohl daran liegt, dass die Symptome schwer einzuordnen waren. Der deutsche Arzt Jakob von Heine beschrieb sie 1840 erstmals als eigene Krankheit, und 1874 erhielt sie ihren endgültigen Namen von dem deutschen Arzt Adolf Kußmaul.

Anfang des 20. Jh. trat Polio vermehrt in Europa und Nordafrika auf. Schwere Fälle führten zu dauerhafter Lähmung, starken Atembeschwerden und sogar zum Tod. 1916 wurden in den USA fast 28 000 Infektionen und mehr als 6000 Todesfälle dokumentiert. Die Gründe für diese plötzliche Zunahme ist unbekannt, aber die Hygiene-Hypothese deutet darauf hin, dass die zunehmende Sauberkeit des Umfelds die natürliche Immunität abnehmen lässt.

Die USA übernehmen die Führung in der Polioforschung und 1935 wurden an der New York University und an der Temple University in Philadelphia zwei erste Impfstoffe einer intensiven Prüfung unterzogen. Beide verwendeten abgeschwächte Viren und versagten mit zahlreichen Erkrankungen

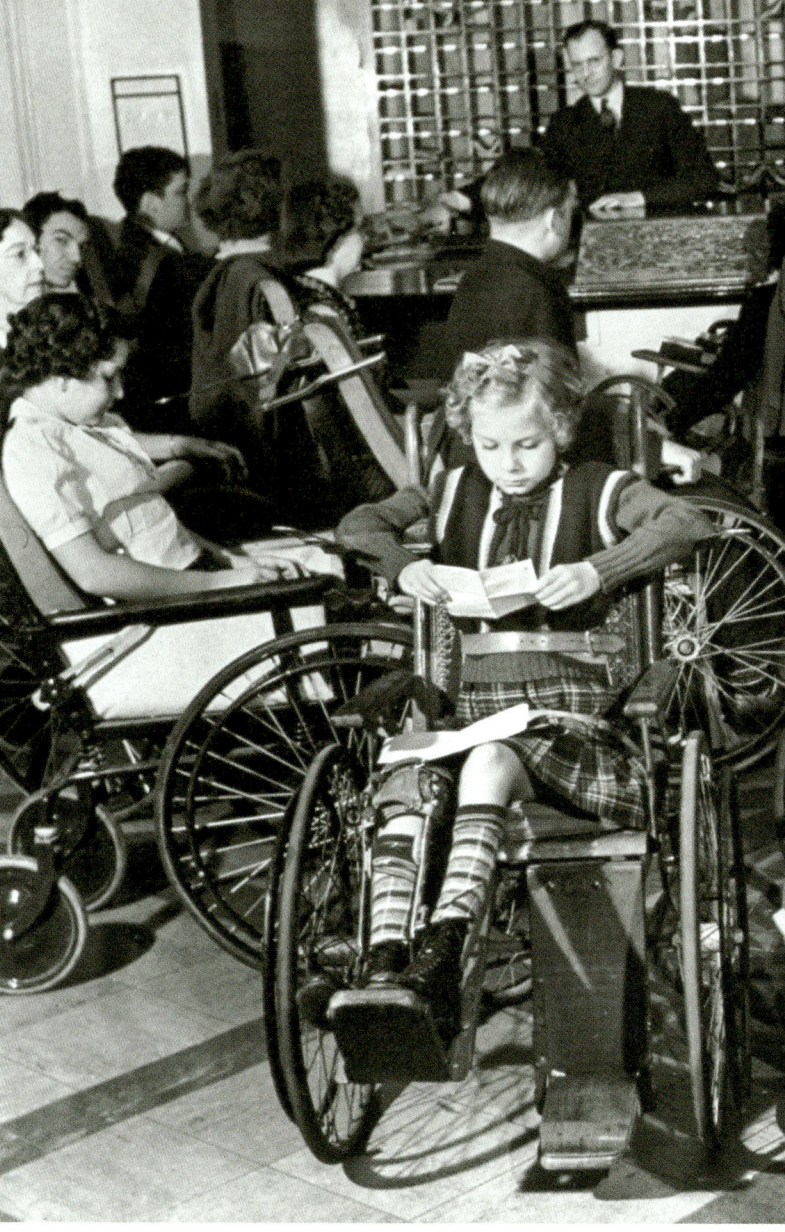

▷ **Rehabilitation**
1927 gründete US-Präsident Franklin D. Roosevelt die Georgia Warm Springs Foundation (heute Roosevelt Warm Springs) für die Behandlung und Rehabilitation von Poliopatienten, die hier 1950 gerade ihre Post von zu Hause lesen.

◁ **Salk bei der Impfung**
1953 machte Jonas Salk den Kampf gegen Polio weithin bekannt, als er sich selbst und seine Familie mit den Worten mit seinem neuesten Impfstoff impfte: »Es ist sicher, sicherer geht es nicht mehr.«

POLIO – DIE GLOBALE BEDROHUNG

> »Der Polioimpfstoff gehört **allen Menschen** ... Kann man denn die Sonne patentieren?«

JONAS SALK, AMERIKANISCHER ARZT UND FORSCHER, 1955

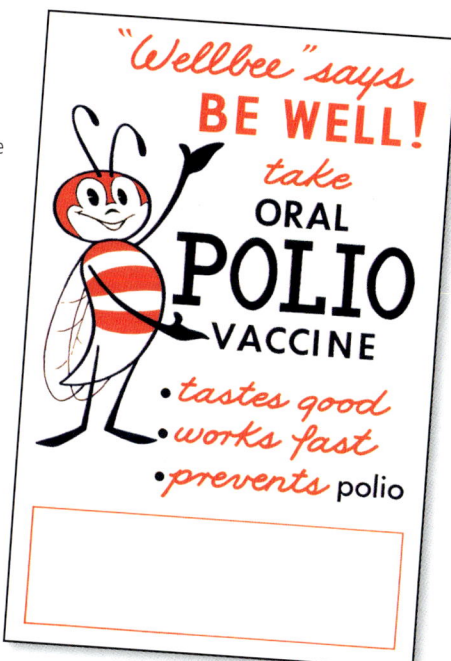

▷ **Werbung für Schluckimpfung**
Vor mehr als 50 Jahren schuf die amerikanische Gesundheitsbehörde Communicable Disease Center die Wellbee, eine landesweite Symbolfigur für öffentliche Gesundheit. Erste Aufgabe des für Gesundheit stehenden Maskottchens war, landesweite Aufmerksamkeit für Sabins Polio-Schluckimpfung zu schaffen.

und einigen Todesfällen komplett. Drei Jahre später wurde Präsident Franklin D. Roosevelt, der selber 1921 an Polio erkrankte, zur Gallionsfigur der »March of Dimes«-Kampagne, in deren Verlauf die Bürger aufgefordert waren, zehn Cents für die Bekämpfung der Krankheit zu spenden.

1941 entdeckten Albert Sabin und seine Kollegen in den USA das Poliovirus im Verdauungstrakt, was auf eine Infektion über den Mund hinwies. 1949 entwickelte man neue und preiswertere Methoden, um das Virus für die Impfstoffherstellung zu züchten, und 1950 führten weitere Studien endlich zum Erfolg.

Polioimpfstoff

1952 kam es in den USA zur bisher schlimmsten Polioepidemie mit mehr als 57 600 dokumentierten Fällen, 21 000 davon mit Lähmungen. Das Team des amerikanischen Immunologen Jonas Salk erforschte neue Impfstoffe mit dem abgetöteten Virus, die eine kurzfristige Immunität verliehen. 1954 begann man mit groß angelegten klinischen Tests und impfte über eine Million Kinder mit Salks Impfstoff. Er erwies sich zu 90 Prozent wirksam.

Zur gleichen Zeit entwickelte Albert Sabin eine Schluckimpfung mit lebenden, abgeschwächten Viren, die sich nach einem weiteren umfangreichen Test ebenfalls als erfolgreich erwies. Sie war leichter zu verabreichen als Salks Impfstoff und ahmte den natürlichen Infektionsweg nach. Anfang der 1960er wurden schließlich rund um die Welt umfassende Impfprogramme aufgelegt.

Verbesserte Impfstoffe und globale Impfkampagnen machten Polioausbrüche bis in die 1990er-Jahre zu einer Seltenheit. Sie hielt sich aber noch in manchen Regionen wie Indien (das schließlich 2011 für poliofrei erklärt wurde), Afghanistan, Pakistan und Syrien. Die Weltgesundheitsorganisation WHO rief 1988 zusammen mit mehreren Regierungen die weltweite Kampagne zur Ausrottung von Polio ins Leben. Die 2013 mit Impfseren statt Schluckimpfung neu angestoßene Kampagne will die Krankheit weltweit ausrotten.

▽ **Schluckimpfung**
Heerscharen von Freiwilligen haben sich bereits in Programmen zur Ausrottung der Kinderlähmung engagiert. Hier werden Kinder im afghanischen Ghazni geimpft.

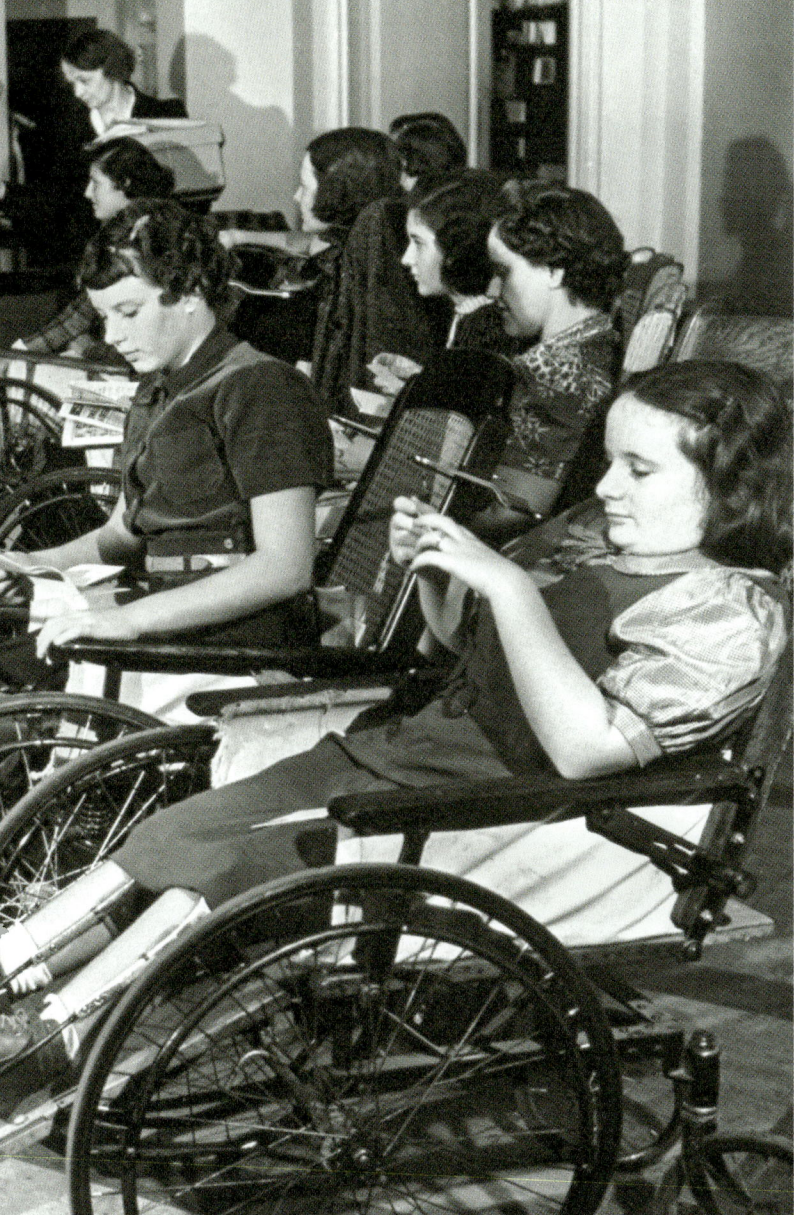

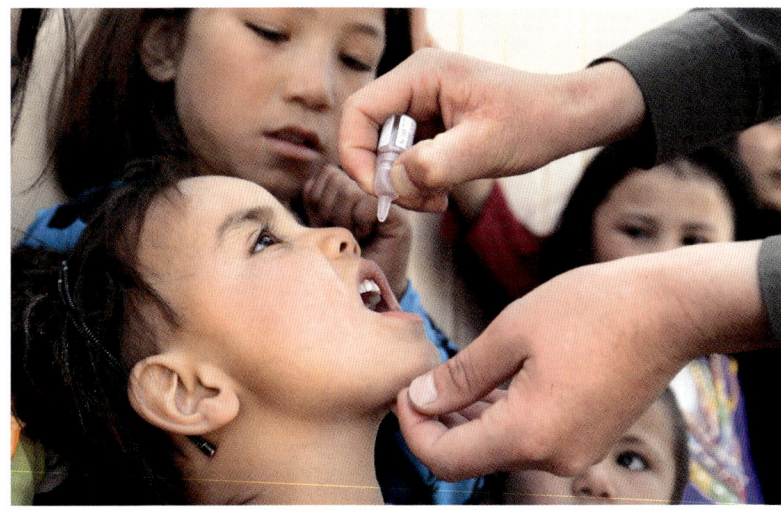

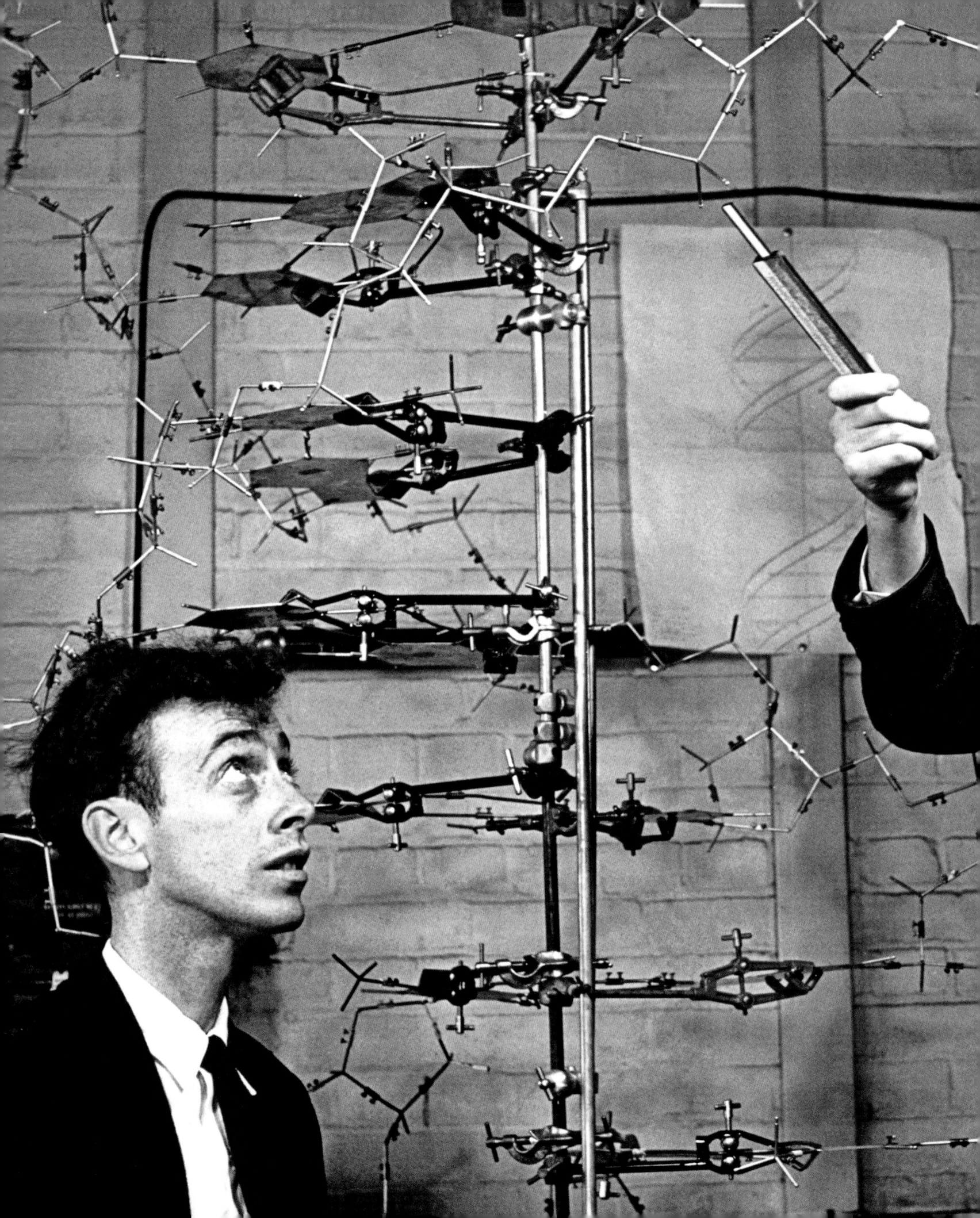

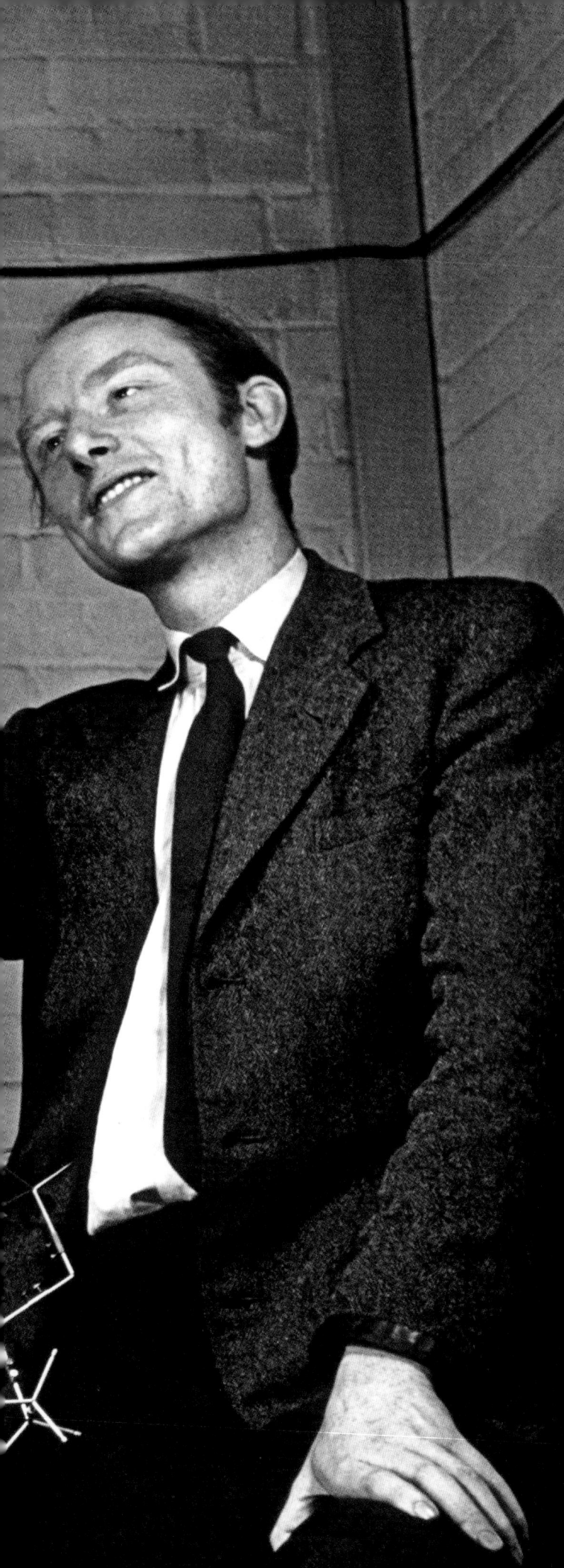

ÄRA DER SPEZIALISIERUNG 1900–1960
Die Struktur der DNS

Einer der größten Fortschritte des 20. Jh. gelang den Wissenschaftlern Francis Crick und James Watson 1953 in Cambridge, als sie die Doppelhelixstruktur der DNS identifizierten. Ihre Entdeckung eröffnete ein neues Gebiet der biologischen Forschung sowie Möglichkeiten, Ursachen und Heilmittel für Krankheiten zu finden.

Der Durchbruch des britischen Physikers und Biochemikers Francis Crick und des amerikanischen Biologen James Watson war Teil einer groß angelegten Forschungsoffensive zur DNS (Desoxyribonukleinsäure, engl.: DNA), die man bereits 1944 als Trägerin der Erbinformation identifiziert hatte. Crick und Watson wussten, dass sie sich irgendwie kopieren musste, um von einer Zelle zur nächsten und vom Elternteil auf ein Kind zu gelangen. Ihr wichtigster Beitrag lag in der Entschlüsselung der gedrehten, leiterartigen Struktur der DNS, die aus spezifischen Basenpaaren aufgebaut ist. Die Reihenfolge der Basenpaare ergibt den genetischen Code. Werden die Paare getrennt, ergänzen sich die einzelnen Stränge mit den entsprechenden Basen, wodurch zwei identische DNS-Stränge entstehen. Weitere Forschung entschlüsselte den gesamten genetischen Code und erlaubte Einblicke in die Arbeitsweise der Gene (siehe S. 246) und bestimmte Erbmuster. Dies eröffnete neue potenzielle Heilmethoden für viele Krankheiten, von Erbkrankheiten über Infektionen bis zu Krebs.

Watson und Crick profitierten von der Arbeit der britischen Chemikerin Rosalind Franklin, die mithilfe von Röntgenstrahlen die Helixform nachweisen konnte. Sie starb 1958, und so wurde 1962 der Nobelpreis in Physiologie oder Medizin nur an Crick, Watson und Maurice Wilkins vergeben.

»Mit dem **molekularen Unterbau** allen Lebens könnten wir ›Gott spielen‹«

JAMES WATSON, AMERIKANISCHER BIOLOGE,
IN *DNA: THE SECRET OF LIFE*, 2003

◁ Watson und Cricks DNS-Modell
Watson (links) und Crick verwendeten häufig Papier- und Metallstücke, Bälle, Stöcke, Fäden und Labormaterialien, um Atommodelle wie ihr berühmtes Modell der DNS (hier im Bild) zu bauen.

ÄRA DER SPEZIALISIERUNG 1900–1960

Inhalatoren und Vernebler

Asthma und andere Atemwegserkrankungen werden seit Tausenden von Jahren durch Inhalieren von Medikamenten behandelt. Ende des 18. Jh. wurden spezielle Inhalationsapparate erfunden, die sich heute zu hochpräzisen Geräten entwickelt haben, die eine genaue Dosierung erlauben.

Die heilende Wirkung des Rauchs bestimmter Kräuter oder des Dampfes eines Kräuteraufgusses war schon vor mindestens 4000 Jahren bekannt. Anfangs wurde dafür einfach der Rauch eines Feuers oder der Dampf über einem Kochtopf eingeatmet, aber in vielen antiken Gesellschaften entwickelten sich präzisere Inhalationstherapien. Im alten Ägypten etwa wurden Kräuter auf heiße Steine gelegt und der dabei entstehende Dampf eingeatmet, die indische Medizin Ayurveda empfahl das Rauchen von Heilpfeifen mit Kräutern und Stechapfelwurzel, das heute als Bronchien weitendes Bronchospasmolytikum bekannt ist. Ähnliche Heilpfeifen mit Kräutern wurden in Mittel- und Südamerika verwendet.

Erste Inhalatoren
Der erste Inhalator wurde vermutlich vom berühmten Arzt Hippokrates (siehe S. 36–37) im antiken Griechenland erfunden. Er bestand aus einem einfachen Kochtopf mit einem Loch im Deckel, durch das ein Strohhalm eingeführt wurde. Der Topf wurde mit einem Aufguss aus Kräutern, Gewürzen und anderen Medikamenten gefüllt und erhitzt und anschließend

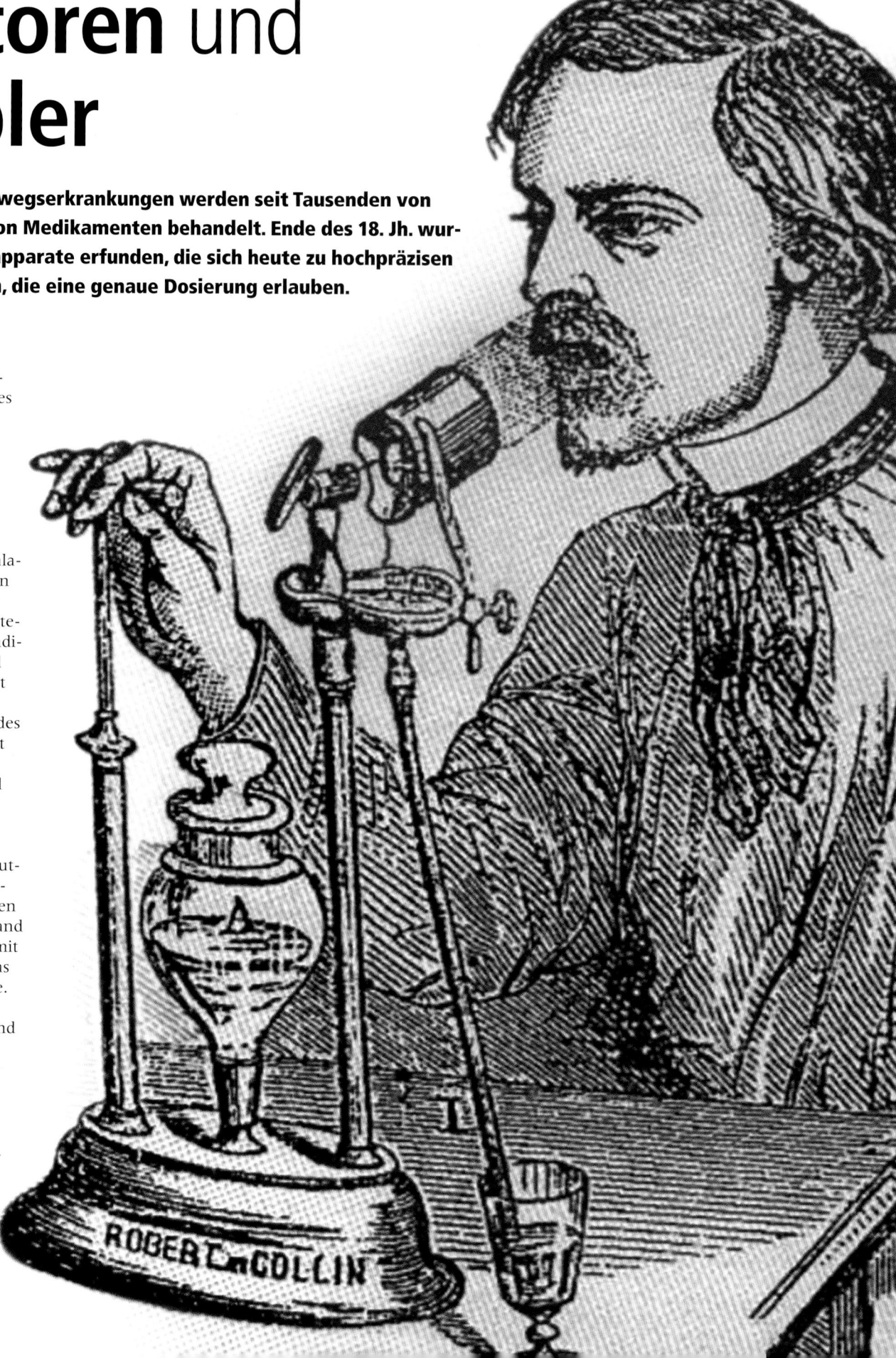

▷ **Erster Druckluftinhalator**
Der von Jean Sales Girón erfundene »pulverisateur« wurde 1858 mit dem silbernen Preis der Académie Nationale de Médecine in Paris ausgezeichnet. Durch Betätigen des Griffs wurde Flüssigkeit aus dem Behälter gepumpt und durch eine Düse zerstäubt.

INHALATOREN UND VERNEBLER

»Das Gerät verwandelt die Lösung in einen feinen, frei schwebenden Nebel.«

AUS DER BEDIENUNGSANLEITUNG DES ASTHMANEFRIN-VERNEBLERS, 1940

KONZEPT
BRONCHIALASTHMA

Die charakteristischen Atembeschwerden bei Asthmaanfällen gehen auf eine entzündungsbedingte Verengung der Atemwege zurück. Neben Anschwellen der Bronchien und Verhärtung der Muskeln bildet sich übermäßig viel und zäher Schleim, der das Atmen weiter erschwert. Im akuten Fall können die Atemwege durch das Inhalieren von Medikamenten geweitet werden. Zu den komplexen Ursachen das Asthmas zählen Veranlagung und Umweltfaktoren. Luftverschmutzung, Pollen, Tierhaare (siehe S. 208–209) und Temperaturschwankungen können Anfälle auslösen, aber auch Sport, Stress oder Aufregung spielen hierbei eine wichtige Rolle.

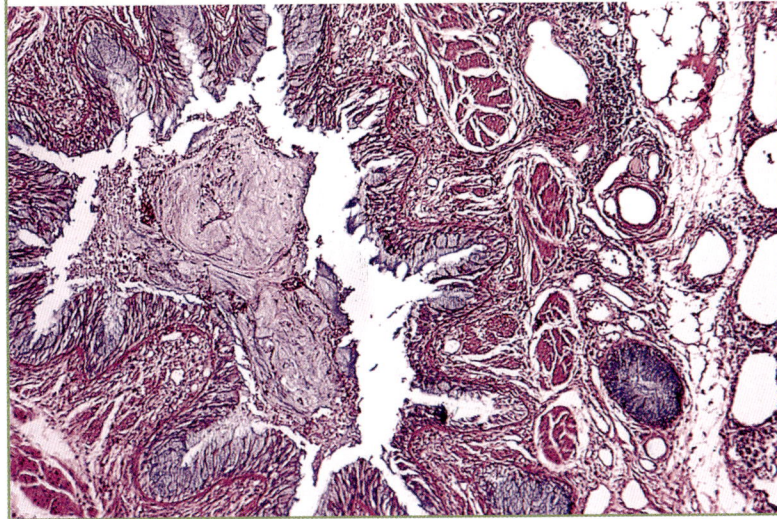

konnte der Dampf durch den Strohhalm eingeatmet werden. So einfach das antike Modell war, wurde es doch zur Vorlage des ersten modernen Inhalators aus dem späten 18. Jh.

Zu dieser Zeit lief die industrielle Revolution in England auf Hochtouren und überall lagen Innovationen in der Luft – aber auch jede Menge Luftverschmutzung durch die von der Industrie verwendete Kohle. Daher überrascht es kaum, dass der britische Arzt John Mudge 1778 die Idee des Inhalationskessels aufgriff. Er nutzte für seine Version einen Bierkrug aus Zinn, der dem antiken Inhalator sehr ähnelte. Durch Löcher im Griff konnte Luft in den Krug einströmen und der Patient inhalierte durch einen Schlauch, der im Deckel befestigt war. Mudges Inhalator machte schnell Schule und so waren im 19. Jh. Keramikversionen weitverbreitet. Während Mudge selbst die Anwendung des Inhalators mit einen Opiumaufguss empfahl, wurden seit dem 18. Jh. vermehrt Stechapfelpflanzen aus Indien importiert, die für ihre die Bronchien weitende Wirkung bekannt waren. Sie wurden zum üblichen Medikament für Inhalationstherapien. Viele Anwender inhalierten aber auch nur warmen Wasserdampf.

Die Erfindung des Verneblers

Ein Durchbruch bei der Entwicklung der Inhalatoren gelang Mitte des 19. Jh. mit der Erfindung des ersten Verneblers durch den französischen Arzt Jean Sales-Girón. Der Apparat, der sowohl dem Fortschritt der Medizin als auch der französischen Parfümindustrie geschuldet ist, verwendete Druckluft, um eine Flüssigkeit zu feinsten Tröpfchen zu vernebeln, die dann inhaliert werden konnten. Diese Technik erlaubt es, auch nicht flüchtige Wirkstoffe in einen Nebel zu verwandeln, der durch Nase und Mund eingeatmet werden kann. Wurde Jean Sales-Giróns tragbares Gerät noch über eine Handpumpe betrieben, entwickelte der deutsche Arzt Emil Siegle wenig später einen dampfbetriebenen Inhalator. Die ersten Geräte waren dazu gedacht, das Mineralwasser von Kurorten zu vernebeln, wurden später aber auch für andere Wirkstoffe genutzt. Als man zu Beginn des 20. Jh. entdeckte, dass Adrenalin ebenfalls die Bronchien weitet, nutzte man es auch bei der Behandlung von Asthma. Das führte zum immer häufigeren Gebrauch von Zerstäubern, die mit der Zeit immer kleiner und praktischer wurden und durch Drücken eines kugelförmigen Balgs betrieben wurden. Eine weitere wichtige Innovation aus den 1930er-Jahren war die Verwendung eines elektrischen Kompressors, der präzise gesteuert werden konnte.

Weitere Entwicklungen

Eine genaue Dosierung blieb aber weiterhin schwierig, bis 1948 die Forscher der Riker Laboratories in den USA den Aerohaler entwickelten, der gezielte Dosen von Isoprenalin- oder Isotharinpulver abgab, wenn man durch ihn einatmete. Die Entwicklung von treibmittelbetriebenen Dosierinhalatoren (pMDI vom engl. *pressurized metered-dose inhaler*) brachte in den 1950er-Jahren die Wende. Sie verwendeten Druckcontainer mit Ventilen, die präzise Dosen des Aerosols abgaben.

Unglückseligerweise verwendete man aber Fluorchlorkohlenwasserstoffe (FCKW) als Treibmittel für die Druckbehälter, die 1987 zum Schutz der Ozonschicht verboten und durch Hydrofluoralkene (HFAs) ersetzt wurden. Daneben unterstützen Pulverinhalatoren und ihre elektronischen Versionen Patienten bei der Dosierung.

340 MILLIONEN Menschen auf der Welt leiden laut einer Studie des Projekts Global Burden of Disease (GBD) von 2016 an Asthma.

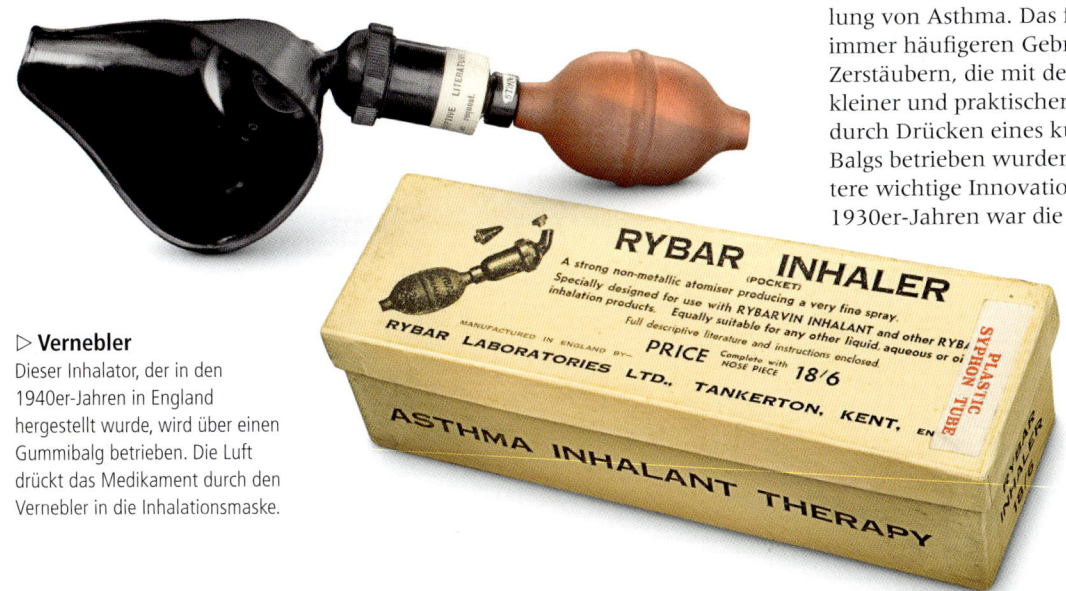

▷ **Vernebler**
Dieser Inhalator, der in den 1940er-Jahren in England hergestellt wurde, wird über einen Gummibalg betrieben. Die Luft drückt das Medikament durch den Vernebler in die Inhalationsmaske.

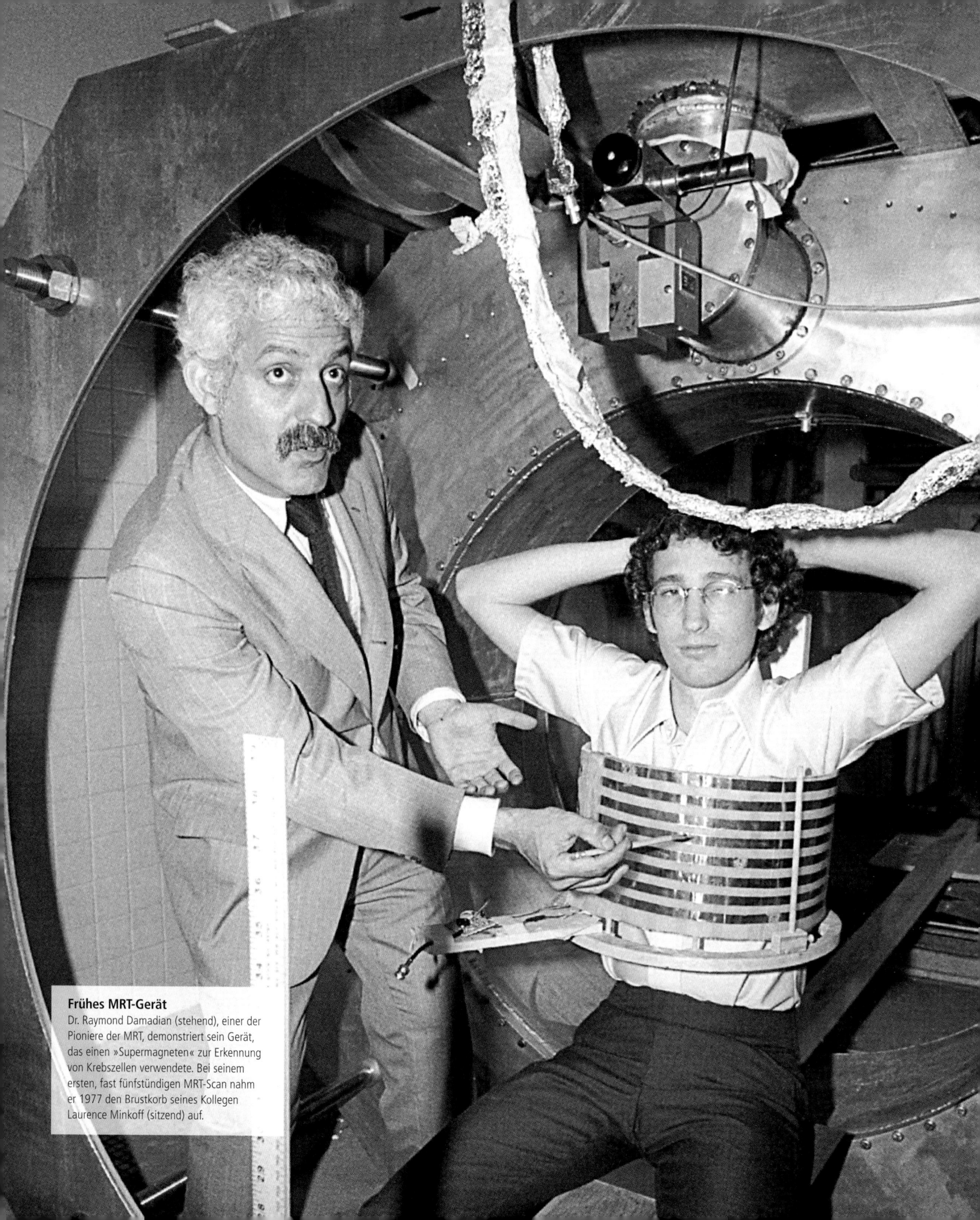

Frühes MRT-Gerät
Dr. Raymond Damadian (stehend), einer der Pioniere der MRT, demonstriert sein Gerät, das einen »Supermagneten« zur Erkennung von Krebszellen verwendete. Bei seinem ersten, fast fünfstündigen MRT-Scan nahm er 1977 den Brustkorb seines Kollegen Laurence Minkoff (sitzend) auf.

Bildgebende Verfahren

Die Entdeckung der Röntgenstrahlung 1895 ermöglichte einen Blick in den Körper, ohne operieren zu müssen. Die Technik entwickelte sich in der zweiten Hälfte des 20. Jh. weiter und es entstanden verschiedene bildgebende Verfahren, die detaillierte dreidimensionale Bilder liefern können.

Die Suche nach einer Verbesserung der von Röntgenbildern (siehe S. 172–173) vermittelten Informationen führte Anfang des 20. Jh. zur Entwicklung der Tomografie (von griech. *tome*, Schnitt und *graphein*, schreiben). Anfangs benötigte man dafür eine Röntgenquelle und einen Detektor, der über dem Patienten hing und ein einzelnes, unscharfes Bild mit einer scharf gezeichneten Ebene lieferte. Ab Mitte des 20. Jh. konnte man dann mehrere Röntgenschichtaufnahmen aus verschiedenen Blickwinkeln zu einem Gesamtbild zusammenfügen.

Computertomografie

Die ersten Maschinen für Computertomografie (CT oder CAT für axiale Computertomografie) entstanden in den frühen 1970er-Jahren und waren riesig und langsam. Heutige Computertomografen nehmen binnen Sekunden Tausende von Röntgenbildern auf, die der Computer nahezu verzögerungsfrei in ein Gesamtbild umrechnet. Während der Patient durch das tunnelförmige Gerät fährt, rotieren Röhre und der Detektor um ihn herum und senden bzw. empfangen dabei Röntgenstrahlen. Ein Computer berechnet aus den Einzelbildern dann eine dreidimensionale Darstellung.

Schon kurz nach ihrer Einführung wurden CT-Maschinen in der Medizin unverzichtbar. Die Technologie beschränkte sich aber nicht nur auf Röntgenstrahlen. Bei Erscheinen der Computertomografen lief bereits die Erforschung von Alternativen, wie Funkwellen und Magnetfelder.

Magnetresonanztomografie

Wenn man einen Körper einem sehr starken Magnetfeld aussetzt, werden seine Protonen gleich ausgerichtet. Wenn sie dann in ihre ursprüngliche Ausrichtung zurückkehren, strahlen sie Radiowellen ab. Diese Signale unterscheiden sich je nach Gewebeart, sodass man ein klares Abbild von Knochen und Weichgewebe einschließlich von Tumoren erhält.

Die Magnetresonanztomografie (MRT, siehe S. 232–233) wurde 1970 eingeführt und ist heute weitverbreitet. Anders als beim Röntgen und bei der Computertomografie ist der Patient keiner Strahlung ausgesetzt. Er muss aber absolut still liegen, während er durch den Scanner gefahren wird, der im Prinzip einfach ein großer Ringmagnet ist.

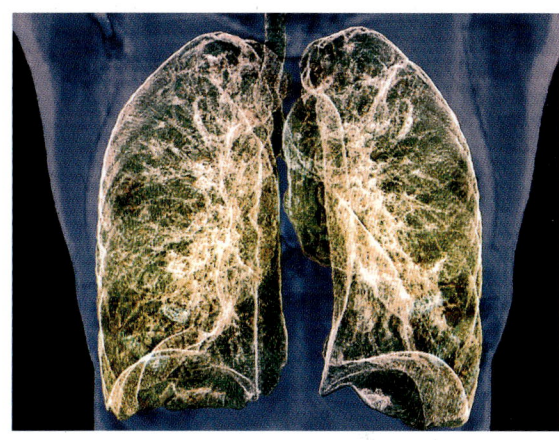

▷ **CT einer gesunden Lunge**
Die 3-D-Fähigkeit von CT-Scannern ist bei der Abtastung der inneren Strukturen der Lunge besonders hilfreich, die man in der einfachen Radiografie nicht deutlich erkennen kann.

Andere Verfahren

Die in den 1950er-Jahren entwickelte Ultraschalluntersuchung nutzt, ähnlich wie das Sonar eines U-Boots, hochfrequente Schallwellen und deren Echos, um den Körper zu durchleuchten. Ultraschallgeräte liefern heute Bewegtbilder in Echtzeit. Sie sind wesentlich einfacher zu transportieren als andere bildgebende Apparate und es gibt sogar mobile Geräte.

Neue bildgebende Geräte, die auf Entdeckungen der Nuklearmedizin basieren, wie Einzelphotonen-Emissionscomputertomografie (SPECT) und Positronen-Emissions-Tomografie (PET) nutzen Gammastrahlung und werden in Hybridgeräten zusammen mit CT oder MRT genutzt. Elektromagnetisch-akustische Verfahren nutzen langwellige Funkwellen und Ultraschall zur Erstellung von 3-D-Bildern.

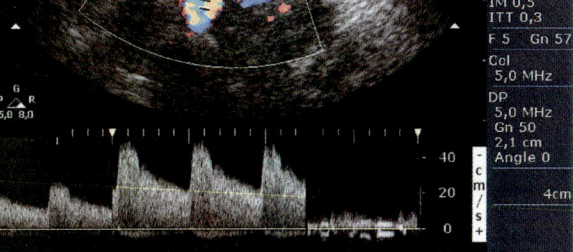

◁ **Dopplereffekt**
Moderne Ultraschallgeräte können den Blutfluss in Gefäßen darstellen, indem sie hochfrequente Schallwellenpulse senden und empfangen und dabei den Dopplereffekt nutzen, Änderungen der Wellenfrequenz, die mit der Bewegungsrichtung zusammenhängen.

BRITISCHER ELEKTROTECHNIKER (1919–2004)

SIR GODFREY HOUNSFIELD

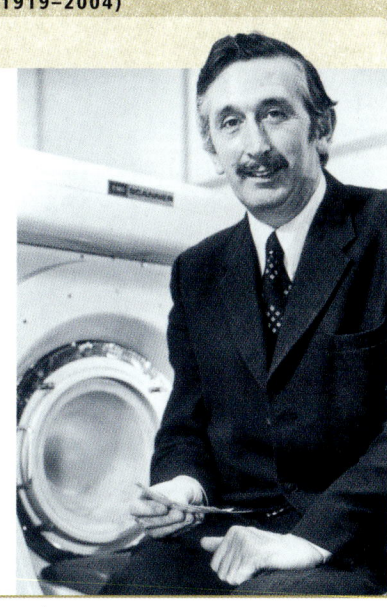

Godfrey Hounsfield war in den 1960er- und 1970er-Jahren ein Pionier der Computertomografie. Der schon als Kind von der Elektronik faszinierte Hounsfield arbeitete im Zweiten Weltkrieg bei der britischen Luftwaffe mit Elektronik und Radar und studierte später im Faraday House in London Elektrotechnik. Ab 1949 arbeitete er bei der EMI (Electrical and Musical Industries) und entwickelte dort die Idee, mittels Röntgenstrahlen Schnittbilder eines Körpers aus verschiedenen Winkeln aufzunehmen. Er erhielt 1979 zusammen mit dem Physiker Allan McLeod Cormack den Nobelpreis für Physiologie oder Medizin.

ÄRA DER SPEZIALISIERUNG 1900–1960

Die Pharmaindustrie

Die Ursprünge der pharmazeutischen Industrie gehen bis ins Mittelalter zurück, als kleine Apotheken traditionelle Heilmittel herstellten und verkauften. Heute ist diese Industrie ein global operierendes Geschäft, das Tausende Medikamente produziert und weltweit das Gesundheitswesen revolutioniert hat.

In den letzten 200 Jahren haben die Entwicklung und der Vertrieb von Medikamenten ein gewaltiges Wachstum erlebt. Bahnbrechende Entdeckungen im 19. Jh. ermöglichten Chemikern die Isolierung von Wirkstoffen wie Morphin aus Opium oder Chinin aus der Chinarinde. In dieser Zeit begannen kleine Unternehmen, wie Merck in Deutschland, Hoffmann-LaRoche in der Schweiz, Burroughs Wellcome in England und Smith Kline in den USA, Medikamente zu produzieren und zu vertreiben. Andere heute weithin bekannte Firmen begannen als Chemiefabriken, die Farben und andere chemische Stoffe für die Textilindustrie produzierten. Dazu zählen unter anderen Bayer in Deutschland und Pfizer in den USA. Bayers erster Schritt als Pharmahersteller war die Entwicklung von Aspirin (siehe S. 170–171). 1899 ging das Unternehmen mit dem erfolgreichsten Medikament aller Zeiten an den Markt.

Gegen Ende des 19. Jh. entstanden auch zahlreiche Impfstoffe, beispielsweise gegen Diphtherie und Tetanus (siehe S. 158–159), die den jungen Unternehmen neue Geschäftsfelder eröffneten. 1909 entdeckten der deutsche Forscher Paul Ehrlich und sein Assistent Sahachiro Hata, dass das Präparat Salvarsan Syphiliserreger abtötete. Die Nachfrage nach dem Medikament war so hoch, dass Ehrlich es ohne weitere Erprobung auf den Markt brachte (siehe S. 186–187).

Vor dem Ersten Weltkrieg waren Deutschland und die Schweiz führend im Ausbau der pharmazeutischen Industrie, aber 1918 musste Bayer seine Markenrechte an Aspirin an die Siegermächte abgeben und die US-Tochter von Merck wurde vom deutschen Mutterunternehmen abgespalten. Deutschland verlor seine führende Rolle in der Pharmaherstellung und andere Unternehmen, vor allem aus den USA, nutzten dies aus. Die Pharmaindustrie erlebte ein phänomenales weltweites Wachstum, das durch Entwicklungen wie die Isolierung von Insulin für die Diabetes-Therapie (siehe S. 190–191) und die Entdeckung des Penicillins 1928 (siehe S. 198–199) beflügelt wurde.

1,3 BILLIONEN US-DOLLAR betrug der Gesamtumsatz der pharmazeutischen Industrie 2020.

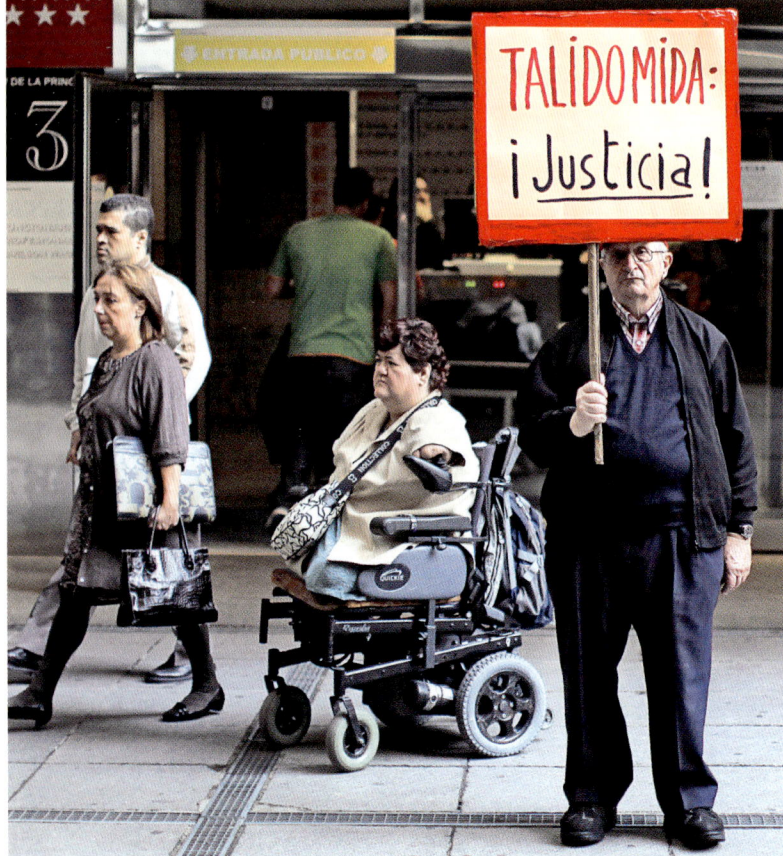

◁ **Contergan-Opfer**
Ein Opfer des Wirkstoffs Thalidomid (Contergan) verlässt eine Gerichtsverhandlung gegen den Hersteller in Madrid, während ein Demonstrant Gerechtigkeit fordert. Der Hersteller Grünenthal wurde international mit Klagen überzogen.

Der Contergan-Skandal
Allerdings waren nicht alle Medikamente auch wirklich sicher. Da es nur selten eingehende Tests gab, wurde die Schädlichkeit mancher Medikamente zu spät entdeckt. Ein Beispiel ist der von der deutschen Firma Chemie Grünenthal unter dem Handelsnamen Contergan verkaufte Wirkstoff Thalidomid in den 1950er- und 1960er-Jahren. Contergan wurde als Schlaf- und Beruhigungsmittel vor allem für Schwangere vertrieben. Nach kurzer Zeit beobachteten Geburtshelfer aber zunehmend Fehlbildungen bei Neugeborenen. Man identifizierte sehr schnell das Medikament Contergan als Ursache, das 1961 vom Markt genommen wurde. Der Skandal führte zu Protesten gegen die laxe Erprobung neuer Medikamente und die Politik erließ umfassende neue gesetzliche Bestimmungen.

Blockbuster-Medikamente
In der Nachkriegszeit wurde eine ganze Reihe umwälzender Medikamente entwickelt. Die 1960 eingeführte Antibabypille (siehe S. 224–225) veränderte die Gesellschaft und das Leben von Frauen. 1963 brachte Roche Valium (Diazepam) auf den Markt, das vor allem

» **Das Leid mit Contergan** ereignete sich vor 50 Jahren, in einer **Welt**, die **völlig anders** war als **heute**. «

HARALD STOCK, VORSITZENDER DER KONZERNLEITUNG, IN EINER ENTSCHULDIGUNGSREDE, 2012

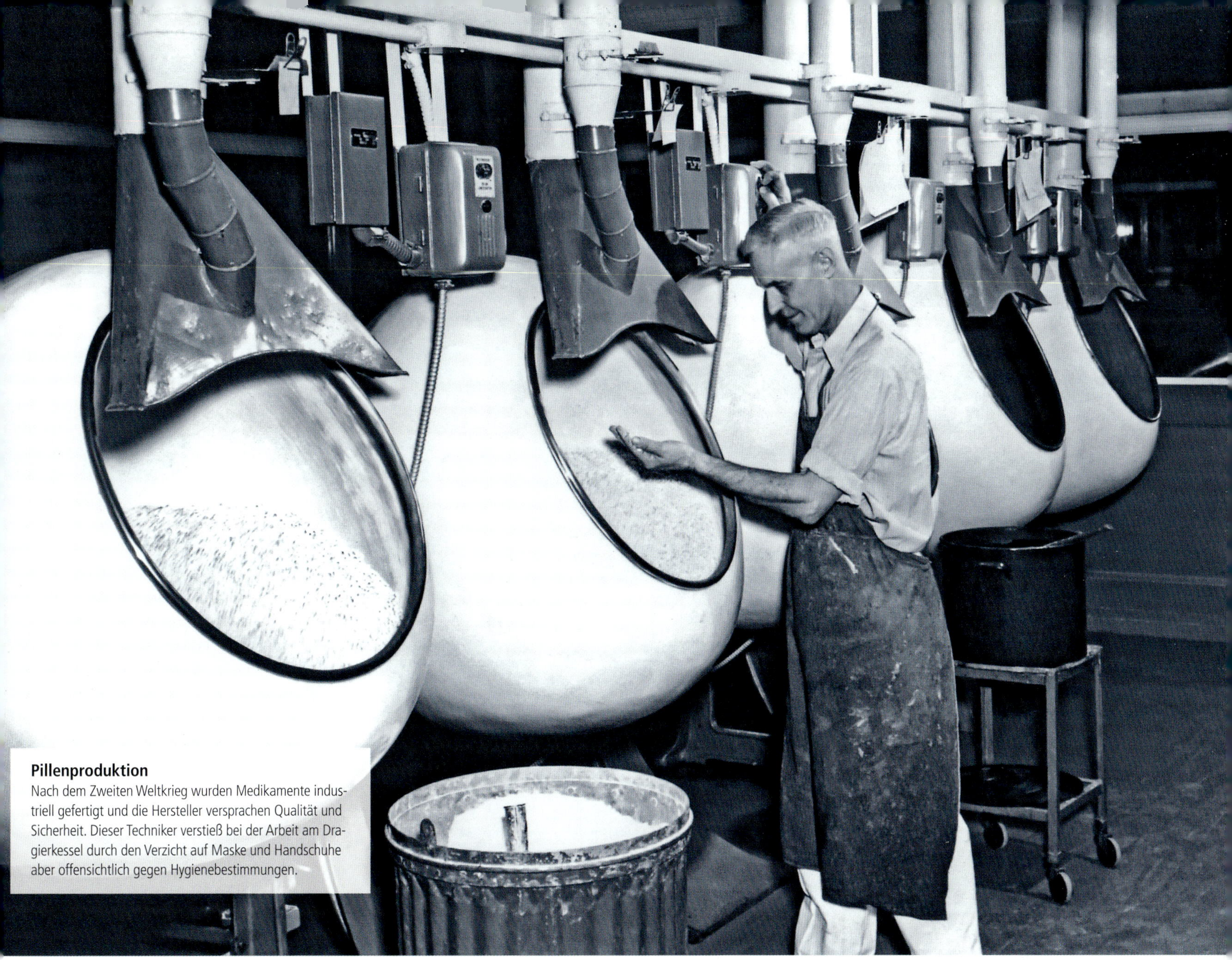

Pillenproduktion
Nach dem Zweiten Weltkrieg wurden Medikamente industriell gefertigt und die Hersteller versprachen Qualität und Sicherheit. Dieser Techniker verstieß bei der Arbeit am Dragierkessel durch den Verzicht auf Maske und Handschuhe aber offensichtlich gegen Hygienebestimmungen.

gegen Angststörungen, Krampfanfälle und Alkoholentzugserscheinungen eingesetzt wurde, gefolgt von Monoaminooxidase-Inhibitoren (MAOI) gegen Depressionen. Die heute allgegenwärtigen Medikamente Paracetamol und Ibuprofen entstanden 1956 bzw. 1969. In den 1970er-Jahren machte die Krebstherapie große Fortschritte. 1975 kamen ACE-Hemmer gegen Bluthochdruck auf den Markt und 1977 wurde Tagamet (Cimetidin) zum allerersten »Blockbuster«-Medikament, das seinen Schöpfern den Nobelpreis und dem Hersteller mehr als eine Milliarde Dollar im Jahr einbrachte. Dies führte zu einem neuen Trend, als Pharmahersteller miteinander um das nächste »große Ding« zu wetteifern begannen.

Die Pharmaproduktion ist zu einer der größten Industrien der Welt geworden, aber ihr Ruf hat dabei erheblich gelitten. Angesichts von Medikamenten, die mehr als 100 000 Dollar für eine komplette Kur kosten, während die Herstellungskosten nur einen Bruchteil davon betragen, müssen die Konzerne sich den Vorwurf der Profitgier gefallen lassen, argumentieren aber mit den Entwicklungskosten. Kritik ernten sie auch aufgrund der Einstellung der Entwicklung von Medikamenten, die den Armen helfen könnten. Die COVID-19-Pandemie brachte ganz unterschiedliche Reaktionen: Manche Unternehmen verzichteten auf einen Gewinn, während andere Vakzine vergünstigt an arme Länder abgaben.

▽ **Pillendesign**
Ein Forscher modelliert am Computer die Bindung eines Krebsmedikaments an ein Enzym. Die Bioinformatik ermöglicht die computergestützte Entwicklung und Erprobung von Medikamenten.

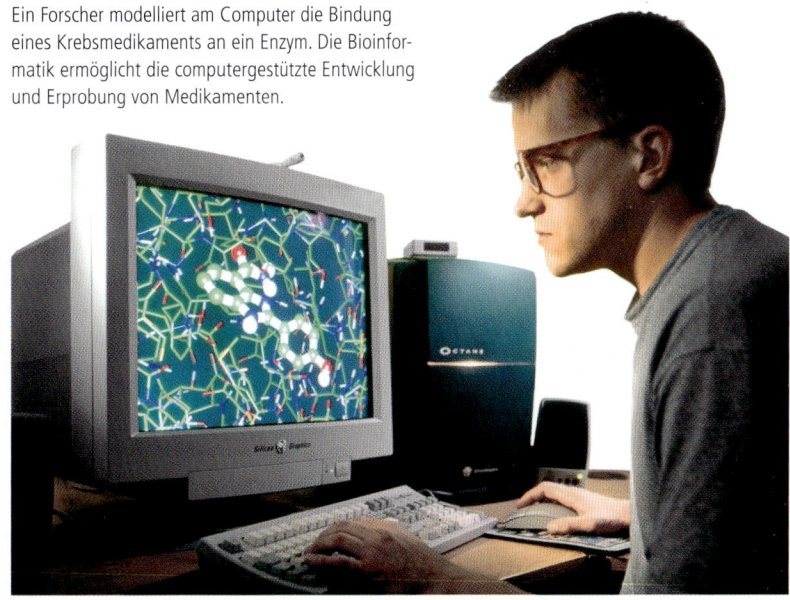

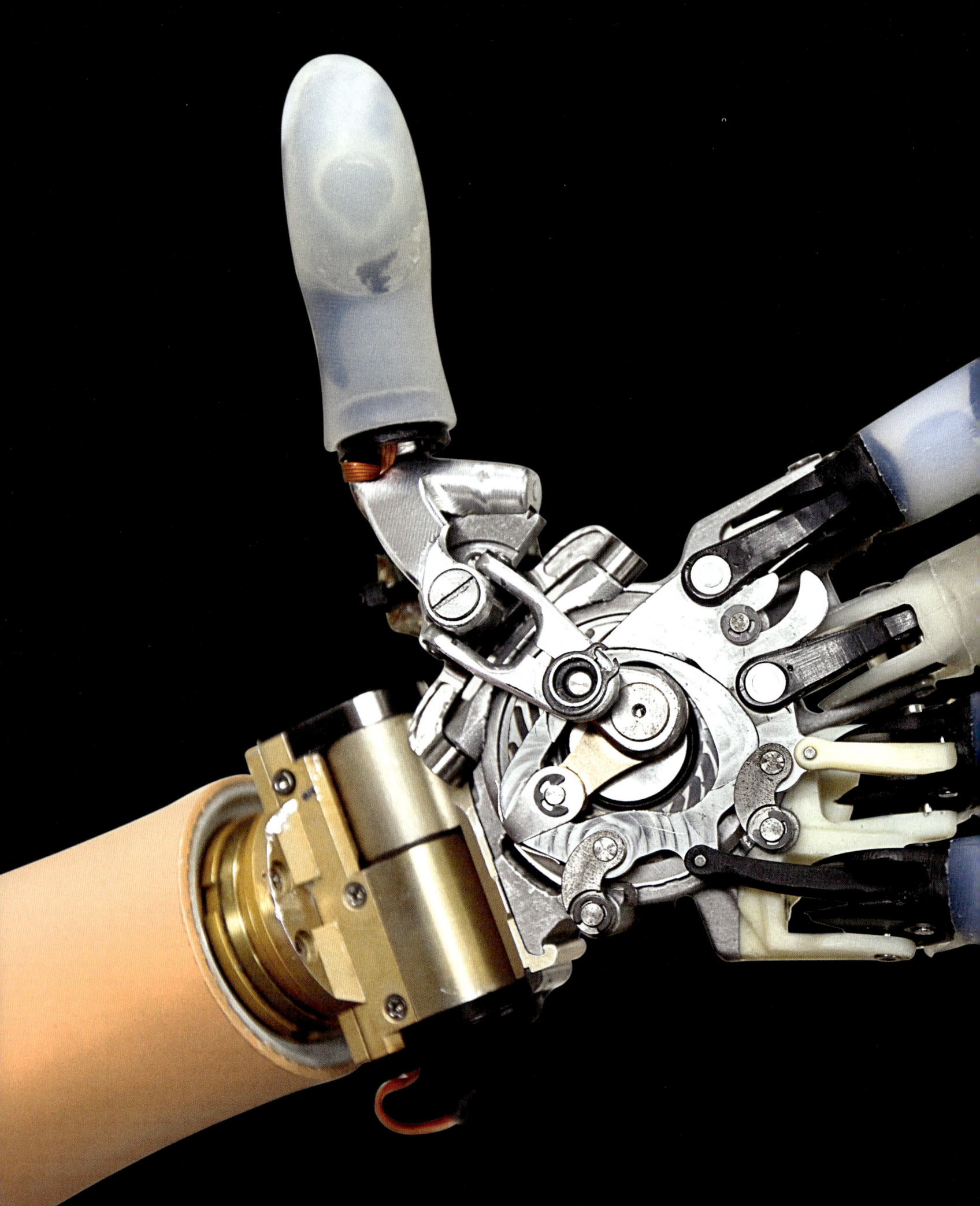

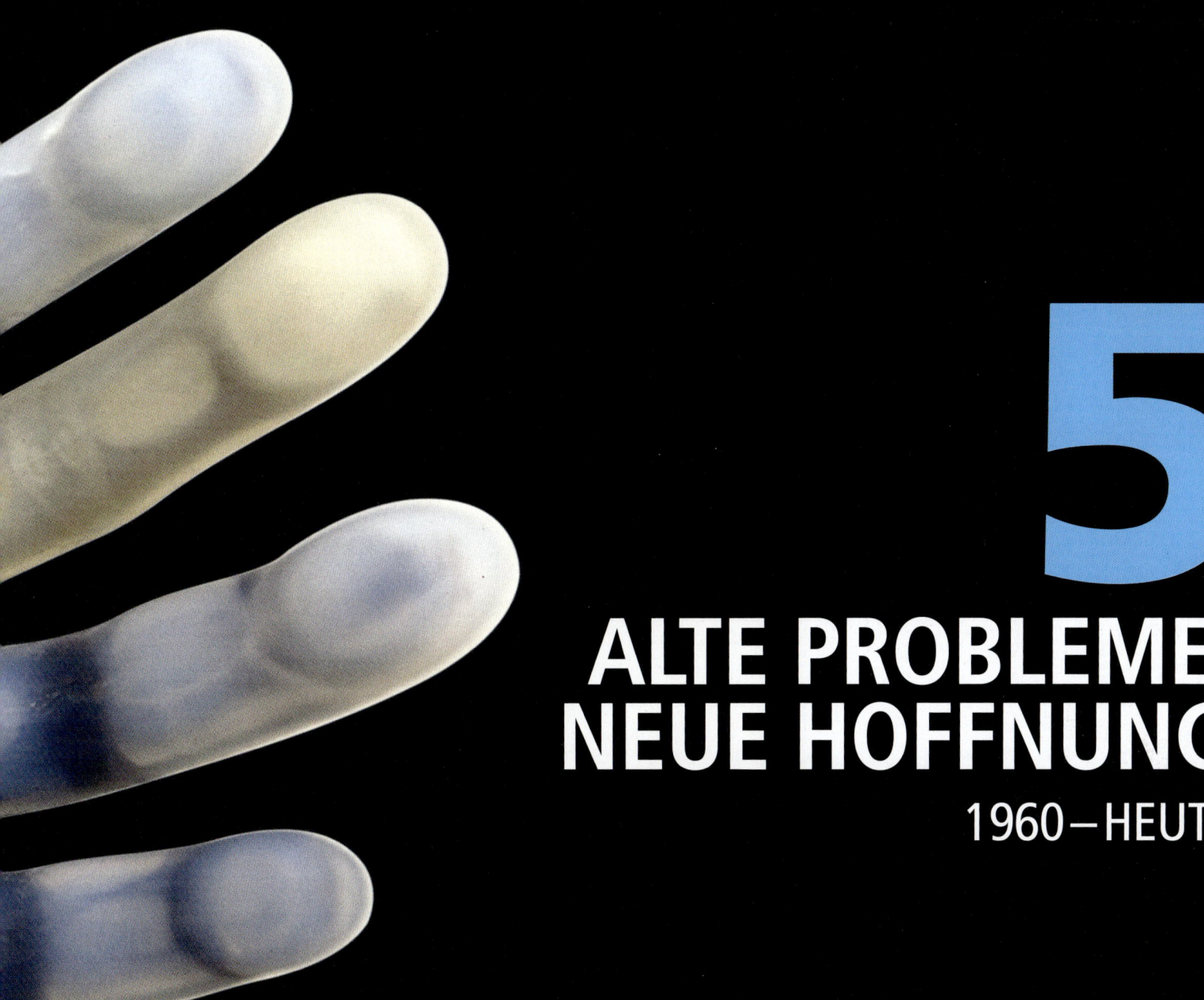

5
ALTE PROBLEME, NEUE HOFFNUNG
1960 – HEUTE

« Bionischer Arm Proto 1

ALTE PROBLEME, NEUE HOFFNUNG
1960–HEUTE

1960

1960
In den USA kommt die erste Antibabypille auf den Markt.

⌄ Antibabypillenspender

1961
Veröffentlichung erster Berichte über den antibiotikaresistenten Keim MRSA (Methicillin-resistenter *Staphylococcus aureus*).

1967
Cicely Saunders gründet mit Kollegen das St. Christopher's Hospice in London und begründet damit die moderne Hospizbewegung.

1962
John Charnely stellt ein stark verbessertes künstliches Hüftgelenk vor, das zum Standardimplantat wird.

1963
Ein Team unter Thomas E. Starzl führt die erste Lebertransplantation beim Menschen durch.

1969
Domingo Liotta und Denton Cooley implantieren das erste künstliche Herz und überbrücken damit die Zeit, bis ein menschliches Spenderherz verfügbar ist.

1967
In Kapstadt führt Christiaan Barnard mit seinem Team die erste Herztransplantation von Mensch zu Mensch durch.

1969
Der Swann-Report der britischen Regierung warnt erstmals vor übermäßigem Einsatz von Antibiotika in der Landwirtschaft.

» Pioniere der Chirurgie, darunter Dr. Christiaan Barnard (links)

1970

1971
Der von Godfrey Hounsfield erfundene Computertomograf (CT) wird in der Medizin erstmals zur Untersuchung des Gehirns eines Patienten eingesetzt.

1971
Maurice Hilleman entwickelt mit Kollegen den MMR-Impfstoff gegen Masern, Mumps und Röteln.

1972
Stanley Cohen und Herbert Boyer entwickeln künstliche rekombinante DNS (rDNS) und begründen damit die »Gentechnik«.

⌃ MRT-Scan eines Gehirns

1977
Raymond Damadian, Larry Minkoff und Kollegen führen die erste Magnetresonanztomografie (MRT) am Menschen durch.

1972
Es entstehen die ersten Gehirnbilder mit einem Positronen-Emissions-Tomografen (PET).

1976
Eine gefährliche, oft tödlich verlaufende Viruserkrankung in West- und Zentralafrika erhält den Namen Ebolafieber.

1977
Die Bezeichnung „Alzheimerkrankheit" wird für präsenile und senile Demenzerkrankungen anerkannt. Sie gilt nicht mehr als Alterserkrankung.

⌃ Intrazytoplasmatische Spermieninjektion – eine Methode der künstlichen Befruchtung

1978
Von Patrick Steptoe und Robert Edwards entwickelte Techniken ermöglichen die erste künstliche Befruchtung. Als erstes »Retortenbaby« kommt Louise Joy Brown in Nordengland zur Welt.

1979
Michael Bishop und Harold Varmus entdecken mit Tyrosinkinase Src (kurz c-Src) das erste Onkogen (Krebs-Gen).

1980

1980
Die Weltgesundheitsorganisation (WHO) »erklärt feierlich, dass die Welt und ihre Völker die Freiheit von den Pocken erlangt haben«.

1981
Erstmals wird das erworbene Immundefektsyndrom AIDS diagnostiziert und im Folgejahr benannt.

1982
Barry Marshall und Robin Warren gelingt die Entdeckung des *Helicobacter pylori* und seiner Bedeutung für Magengeschwüre und Magenkrebs.

1983
Unabhängig voneinander gelingt den Teams um Robert Gallo und Luc Montagnier die Entdeckung des AIDS-Virus. Es wird 1986 offiziell Humanes Immundefizienz-Virus (HIV) benannt.

» Struktur des HI-Virus

1983
Harald zur Hausen gelingt mit seiner Arbeitsgruppe die Isolierung von humanen Papillomviren (HPVs) aus an Gebärmutterhalskrebs erkranktem Gewebe.

1984
Die US-Gesundheitsbehörde beginnt mit der Planung des Humangenomprojekts, um die Sequenz aller 3235 Millionen Basenpaare zu entschlüsseln. Andere Nationen beteiligen sich.

1985
Alec John Jeffreys entwickelt die Technik des genetischen Fingerabdrucks bzw. des DNS-Profils, die die für ein Individuum einzigartige DNS-Sequenzen sichtbar macht.

1986
Eine groß angelegte klinische Studienreihe legt nahe, dass Streptokinase bei Herzinfarkten ein effektives Thrombolytikum (Thrombose lösendes Mittel) ist.

1989
Das erste, auf Defibrillation spezialisierte Telemedizinsystem, bei dem Arzt und Patient räumlich getrennt sind, wird in Betrieb genommen.

1960–HEUTE

Das Ende des 20. Jh. verhieß revolutionäre Heilverfahren dank der neuen Gen- und Stammzellentherapie. Zu Beginn des 21. Jh. ist der Optimismus gebremst, da nicht alle Methoden den erhofften schnellen Erfolg bringen. Die Pocken scheinen besiegt, doch andere Infektionskrankheiten zeigen sich bisher resistent. Die Präventivmedizin und der Kampf gegen Krebs und Herzerkrankungen schreiten gut voran. Auch die Technologie bringt große Fortschritte, z. B. bei der Entwicklung von Vakzinen gegen COVID-19. Die Medizin hat die Lebenserwartung weltweit von 31 Jahren im Jahr 1900 auf heute 70 Jahre erhöht, mit mehr Jahren bei guter Gesundheit.

1990

1990
Erstmalig wird eine Gentherapie (Einfügen von Nukleinsäuren in Körperzellen) erprobt. Die Resultate sind durchwachsen.

1990
Ein vierjähriges Mädchen, das an einer sehr seltenen Krankheit, dem Mangel an Adenosin-Desaminase (ADA-Mangel), leidet, erhält die erste gentherapeutische Behandlung.

1990
Das Humangenomprojekt startet unter Schirmherrschaft des US-Department of Energy und der National Institutes of Health. Sein Abschluss wird für 2005 terminiert.

1992
Der erste Impfstoff gegen Hepatitis-A wird entwickelt.

1998
James Thomson und John Gearhart isolieren und züchten die ersten embryonalen Stammzellen.

1998
Als einer der ersten humanisierten monoklonalen Antikörper wird Trastuzumab gegen Brustkrebs eingesetzt.

≫ DNS-Sequenzierung

2000

⌃ Ferngesteuerte Roboterchirurgie

2000
Die US-Behörden lassen das robotergestütze Operationssystem Da Vinci zum Einsatz bei Operationen zu.

2001
Die Lindbergh-Operation beweist, dass telemedizinische Verfahren über den Atlantik hinweg möglich sind. In New York steuert ein Chirurg den Roboter, der einen Patienten in Straßburg operiert.

2003
Erste Erprobungsverfahren zu Gentherapie gegen Parkinson.

2003
ENCODE (aus engl. ENCyclopedia Of DNA Elements, Enzyklopädie der DNA-Elemente), der Nachfolger des Humangenomprojekts, startet. Ziel ist es, die funktionalen Elemente des menschlichen Genoms zu identifizieren.

2003
Ein Team um Ian Wilmut klont das Schaf Dolly, das erste aus einer erwachsenen Zelle geklonte Säugetier.

2007
Die i-LIMB-Hand von David Gow und seinem Team ist die erste bionische Hand auf dem freien Markt.

2010

2010
Erster Einsatz von embryonalen Stammzellen bei Patienten mit Rückenmarksverletzungen, der aber wenig bis keine Verbesserung bringt.

2010
In Spanien und Frankreich gelingen die ersten vollständigen Gesichtstransplantationen.

2010
Über 20 Malariaimpfstoffe befinden sich in der fortgeschrittenen Entwicklung.

2013
Im westafrikanischen Guinea bricht eine Ebolafieberepidemie aus, die bis 2015 über 11 000 Leben fordert.

≫ Elektronenmikroskopaufnahme des Ebola-Virus

2013
Es gelingt, menschliches Lebergewebe aus Stammzellen zu züchten, was die Hoffnung auf aus den Zellen des Patienten gezüchtete Ersatzorgane weckt.

2014
3-D-Drucker werden vor allem in der rekonstruktiven Chirurgie immer häufiger medizinisch genutzt.

⌃ Handprothese aus dem 3-D-Drucker

2016
Der erste Malariaimpfstoff RTS,S (Mosquirix) wird für eine großangelegte Erprobung ab 2019 zugelassen.

2019
In Wuhan taucht ein neuer Stamm von Coronaviren auf, der die Welt bald mit der COVID-19-Pandemie ungekannten Ausmaßes überzieht. Binnen 18 Monaten stehen Mitte 2021 bis zu zehn Vakzine in Massenproduktion zur Verfügung.

≫

ALTE PROBLEME, NEUE HOFFNUNG 1960–HEUTE

Die Antibabypille

Eine Antibabypille kam erstmals 1960 in den USA auf den Markt. Da sie Frauen erlaubte zu bestimmen, wann sie schwanger werden wollten, läutete ihre Einführung einen umfangreichen gesellschaftlichen, gesundheitlichen und ökonomischen Wandel ein.

Frauen hatten auch in der Vergangenheit schon diverse Methoden zur Verhütung verwendet. Einige, wie die im alten Ägypten eingesetzten Pessare aus Baumwolle, Dattelsaft, Akazienharz und Honig, mögen effektiv gewesen sein. Zu den zweifelhafteren Methoden zählen die Ratschläge aus dem Mittelalter, einer Schwangerschaft mit Kräuterkränzen, getrockneter Katzenleber oder Wieselhoden vorzubeugen.

Der italienische Arzt Gabriele Fallopio nennt 1564 in seinem Werk über die Syphilis erstmals Kondome als Möglichkeit, eine Ansteckung zu verhindern. Im 17. Jh. waren sie als Verhütungsmittel weitverbreitet. Ende des 19. Jh. waren Scheidenpessare, dünne Gummischeiben, die den Spermien den Weg versperrten, eine Frühform des Diaphragmas, die häufigste Verhütungsmethode.

17,1 Prozent der Amerikanerinnen zwischen 15 und 44 Jahren nutzten 2010 zur Verhütung die Pille.

Insgesamt waren diese Methoden jedoch umständlich, teuer oder nur wenig wirksam.

Die Entwicklung der Pille

In den 1920er-Jahren nährte die Erforschung der Hormone, die den weiblichen Zyklus steuern, die Hoffnung auf chemische Verhütungsmethoden. 1921 implantierte der österreichische Physiologe Ludwig Haberlandt den Eierstock einer nicht schwangeren Ratte einer schwangeren Ratte, worauf die Ovulation sofort stoppte. Dies führte 1934 zur Entdeckung des Sexualhormons Progesteron.

1942 gelang es dem amerikanischen Chemiker Russel Marker, Progesteron aus einer Yamswurzel zu gewinnen. 1951 konnte der österreichisch-amerikanische Chemiker Carl Djerassi dann synthetisches Progesteron gewinnen, das die Eigenproduktion des Körpers imitieren konnte. Der letzte Schritt gelang dem US-Chemiker Gregory Pincus und dem Gynäkologen John Rock, die zeigten, dass Progesteron die Ovulation bei Kaninchen stoppen konnte. Sie unternahmen Tests mit Djerassis synthetischem Progesteron und einem ähnlichen, von Frank Colton bei Searle entwickelten Produkt.

Auswirkungen der Verhütung

1956 begann in Puerto Rico eine groß angelegte Testreihe beim Menschen mit kombinierten (Progesteron-Östrogen) Antibabypillen, an der über 200 Frauen teilnahmen. Ihre Erfolgsquote lag bei 100 Prozent verhüteten Schwangerschaften. 1960 ließ die amerikanische Behörde für Lebens- und Arzneimittel FDA die Antibabypille zur Verhütung zu. 1961 kam sie auch in Großbritannien und Deutschland auf den Markt. 1965 nahmen bereits 6,5 Millionen Frauen in den USA die Pille. Sie konnten endlich selbst bestimmen, wann sie schwanger wurden, und eine riskante und in vielen Ländern illegale Abtreibung vermeiden. Dadurch nahm die Zahl der erwerbstätigen Frauen enorm zu – in den USA von 26,2 Millionen in 1965 auf 73 Millionen in

> » … zur Fortpflanzungsmedizin gehören **Verhütung, Familienplanung** und die Möglichkeit, legal und sicher abzutreiben.«
>
> HILLARY CLINTON, US-AUSSENMINISTERIN, BEIM G8-GIPFEL, 2010

2014. Einige Menschen fürchteten jedoch, dass die »sexuelle Revolution«, die die Pille ermöglichte, sich verheerend auf die Moral auswirken würde. 1968 untersagte deshalb Papst Paul VI. katholischen Frauen die Verhütung mit der Pille.

Die Pille hatte aber auch schwerwiegende Nebenwirkungen: Einige der Testteilnehmerinnen aus Puerto Rico litten an Übelkeit und Schwindel, später fand man Zusammenhänge mit Thrombosen und Koronar-Embolien. 1970 beschloss der US-Senat nach einer heftigen Debatte, die Pille nicht

---

KONZEPT

WIE DIE PILLE WIRKT

Die Pille enthält die weiblichen Hormone Östrogen und Progesteron. Östrogen verhindert, dass die Hirnanhangsdrüse ein weiteres Hormon ausschüttet, das den Eisprung auslöst. Das Progesteron verhindert ein Dickerwerden der Gebärmutter und das Einnisten der Eizelle, und es verdickt den Schleim um den Gebärmuttermund, sodass Spermien schwer durchdringen können.

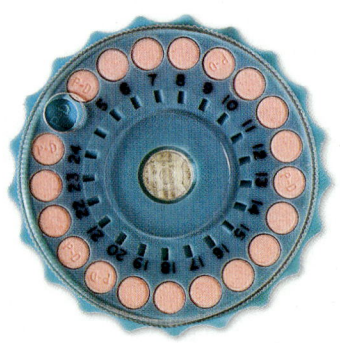

ANTIBABYPILLENSPENDER, 1960ER-JAHRE

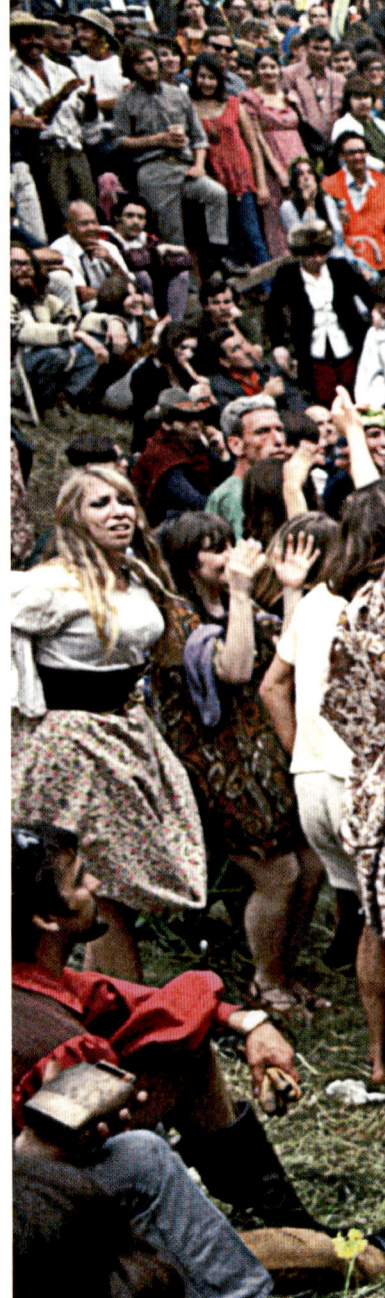

224

DIE ANTIBABYPILLE

zu verbieten, aber der Packungsbeilage einen Warnhinweis beizufügen.

1982 kam eine Pille mit einer geringeren Progesterondosis auf den Markt, die die Nebenwirkungen verringerte. In den 1990er-Jahren wurde »die Pille danach« entwickelt, ein Präparat mit hohem Progesterongehalt zur postkoitalen Empfängnisverhütung. Mit der Forschung an einem männlichen Verhütungsmittel, dass mittels Testosteron die Spermienfunktion bremst, verspricht das 21. Jh. eine noch größere Auswahl an Verhütungsmethoden.

▷ **Feministische Bewegung**
Erfolgreiche Verhütung ermutigte die feministische Bewegung dazu, Gleichberechtigung einzufordern. Großbritannien verabschiedete 1975 den Sexual Discrimination Act, der die Ungleichbehandlung von Männern und Frauen verbot. Das Equal Rights Amendment von 1972 wurde in den USA hingegen nie Gesetz.

▽ **Der »Sommer der Liebe«**
Die sexuelle Befreiung durch die Pille spielte eine große Rolle in der jugendlichen Gegenkultur der Hippiebewegung und ermöglichte so auch den »Sommer of Love« 1967, in dem in den USA Tausende Hippies nach San Francisco strömten.

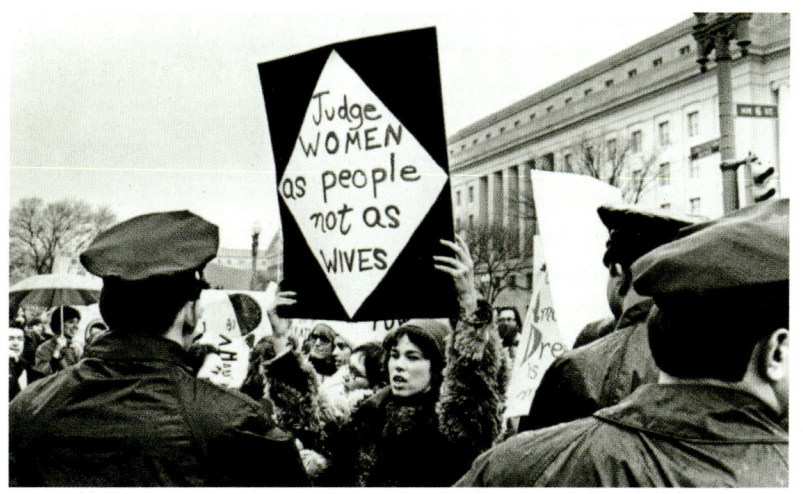

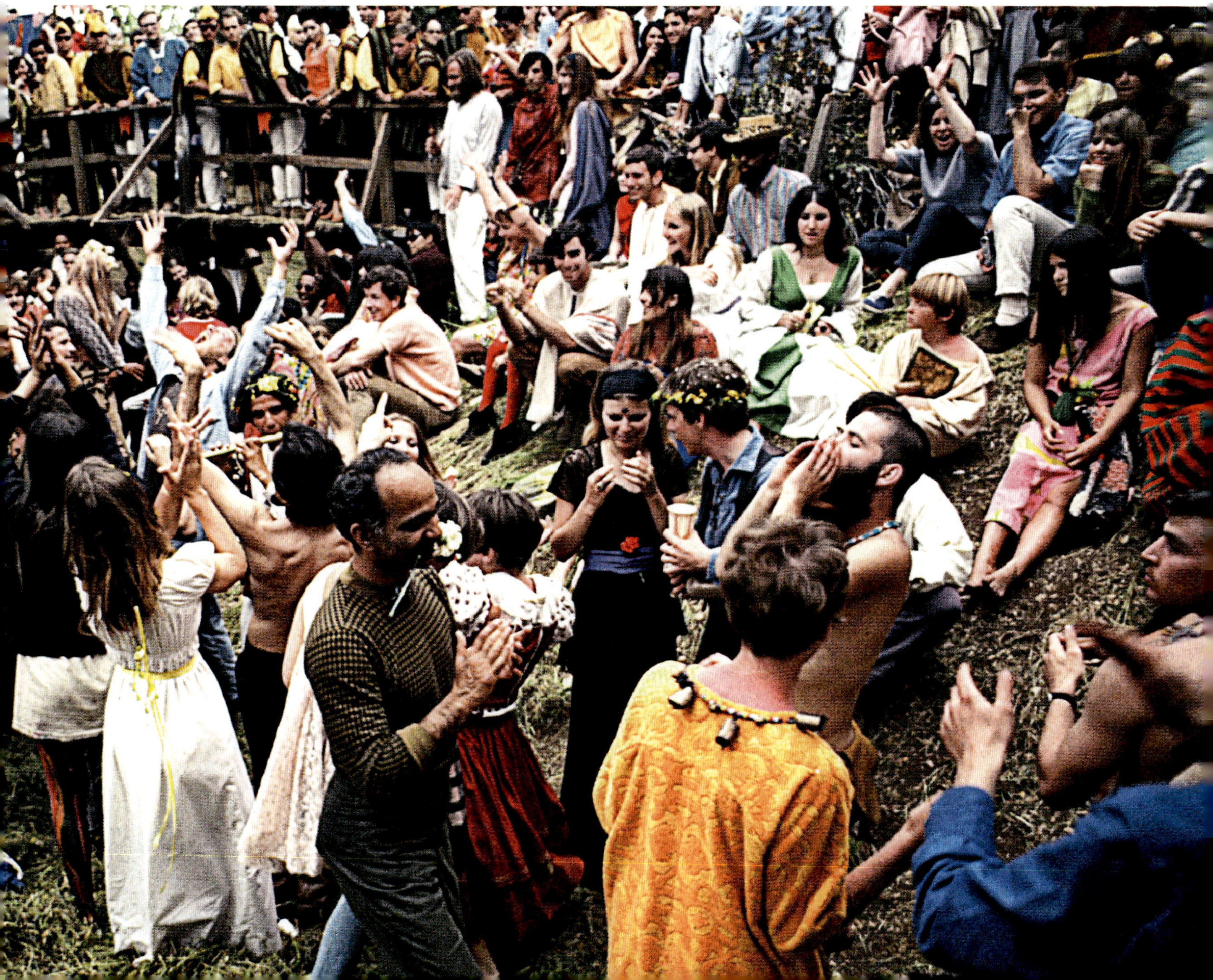

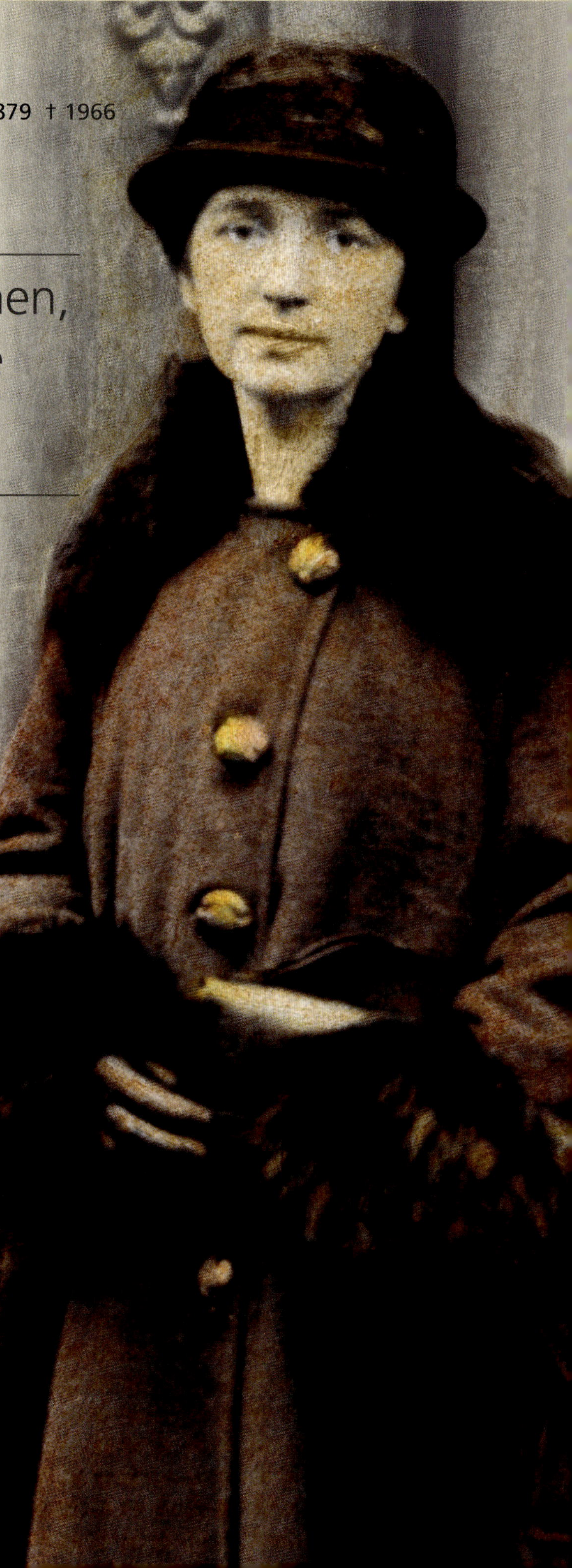

ALTE PROBLEME, NEUE HOFFNUNG **1960–HEUTE**

AMERIKANISCHE KRANKENSCHWESTER UND AKTIVISTIN * 1879 † 1966

Margaret Sanger

» Keine Frau kann sich **frei** nennen, bevor sie **wählen** kann, ob sie **Mutter** werden möchte.«

MARGARET SANGER, IN *WOMAN AND THE NEW RACE*, 1922

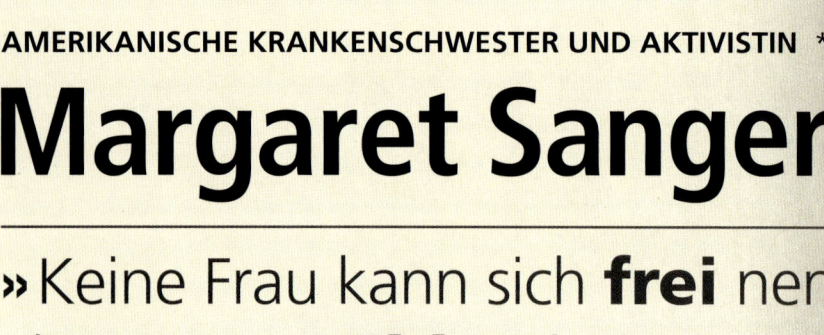

Die Freidenkerin, Aktivistin und Krankenschwester Margaret Sanger gilt als Vorkämpferin des Rechts der Frau auf freie Entscheidung und auf Geburtenkontrolle (ein von ihr geprägter Begriff). Ihr Kampf für den freien Zugang zu Verhütungsmitteln galt lange Zeit als feministisch und liberal, aber jüngere Erkenntnisse deuten darauf hin, dass die Bewegung rassistische, klassistische und ableistische Untertöne hatte, nicht zuletzt wegen ihrer Berührungspunkte mit der Eugenik-Bewegung, die die Geburtenrate von ihr als minderwertig angesehener Menschen begrenzen wollte.

▷ **Aktivistin vor Gericht**
1916 wurde Sanger angeklagt, nachdem sie die erste Klinik zur Geburtenkontrolle der USA in New York eröffnet hatte. Sie wurde für schuldig befunden und die Klinik geschlossen, aber ihre Bewegung erhielt einen gewaltigen Schub.

Die frühen Jahre

Sanger wurde stark durch ihre Kindheit geprägt. Ihre Mutter brachte innerhalb von 23 Jahren 18 Kinder zu Welt, von denen elf überlebten. Als sie mit nur 49 Jahren verstarb, erlernte Sanger den Beruf der Krankenschwester. Sie unterbrach ihre Ausbildung, um zu heiraten und drei Kinder zu bekommen. Gemeinsam mit ihrem Ehemann William Sanger entwickelte sie ihre politischen Ansichten zur Geburtenkontrolle weiter. Nach dem Umzug nach New York trat sie linken Gruppierungen bei, ging zu sozialistischen Kundgebungen und arbeitete als Krankenschwester in den Armenvierteln. Dort begegnete sie Arbeiterfrauen, die nichts über Verhütung wussten und oft an den Folgen illegaler Abtreibungen litten.

Sanger war überzeugt, Frauen sollten das Recht haben, selbst über ihren Körper, ihre Gesundheit und ihre Sexualität und Mutterschaft zu bestimmen. Doch im frühen 20. Jh. galten die 1873 verabschiedeten

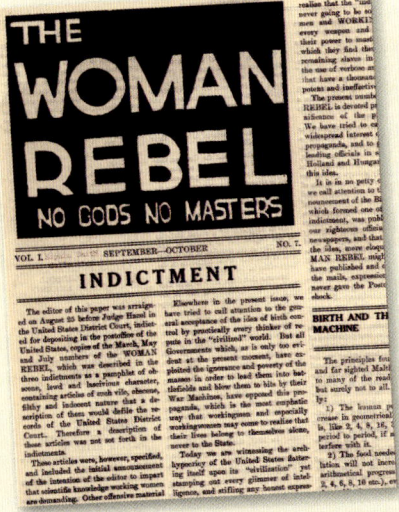

△ **Radikale Frauenzeitschrift**
Margaret Sanger gab im März 1914 die erste Ausgabe von *The Woman Rebel* heraus. Das Magazin vertrat die Meinung, jede Frau solle »über ihren Körper selbst bestimmen können«.

MARGARET SANGER

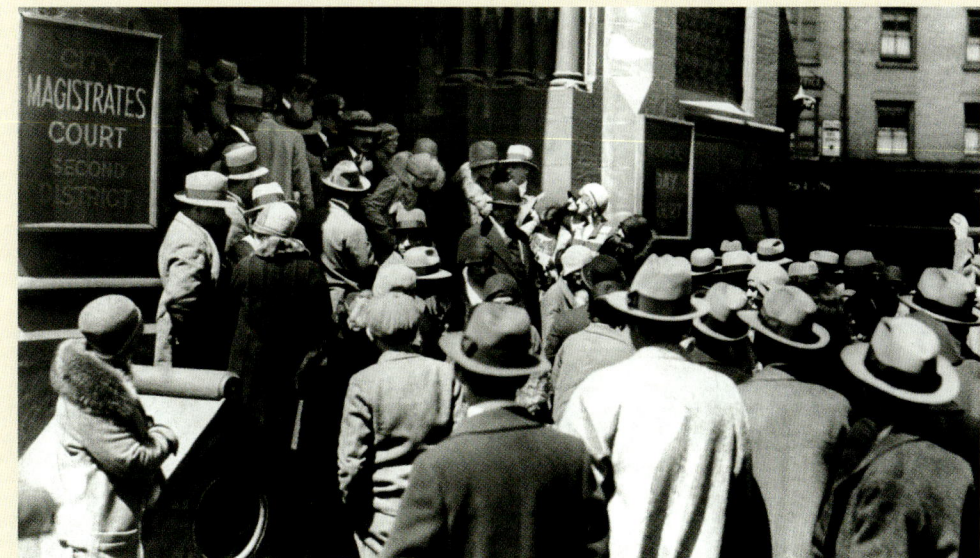

▷ **Geburtenkontrolle vor Gericht**
1929 strömten Menschenmassen in New York ins Gericht, um die Anhörung zur Schließung einer Klinik zur Geburtenkontrolle zu verfolgen. Die Klinik, die über Verhütung aufklärte, geriet ständig mit den Comstock-Gesetzen in Konflikt.

> »**Verhütung** kann den Schrecken der **Abtreibung** und des **Kindesmords** ein Ende setzen.«
>
> MARGARET SANGER, IN *WOMAN AND THE NEW RACE*, 1922

Comstock-Gesetze, die Verhütung mit einem unanständigen Lebenswandel gleichsetzten. Danach war die Verbreitung von Informationen und Mitteln zur Verhütung per Post oder über Staatsgrenzen hinweg strafbar. Einzelne US-Staaten gingen noch weiter und erklärten, wie etwa Connecticut, Verhütung in der Ehe für strafbar.

Die damals verfügbaren Methoden zur Verhütung waren stark eingeschränkt. Kondome waren einfach und unterlagen der Kontrolle des männlichen Partners. Frauen standen »Ehehygieneprodukte« wie etwa Schäume, Cremes, Spülungen und Zäpfchen zur Verfügung, die aber unangenehm, oft unzuverlässig und manchmal auch ungesund waren.

Entkriminalisierung

Etwa 1911 begann Sanger, für die Tageszeitung *New York Call*, die der sozialistischen Partei nahe- stand, eine Kolumne zu schreiben. Sie klärte darin in sehr offenen Worten über Sexualität und Empfängniskontrolle auf.

1915 wurde sie angeklagt, weil sie ein Diaphragma per Post verschickt hatte. Im Jahr darauf eröffnete sie die erste Geburtenkontrollklinik der USA in Brownsville. Tage später wurde sie verhaftet und kam ins Gefängnis. Die Klinik wurde geschlossen, doch der Fall trug ihr viel öffentliche Unterstützung ein.

Ein neuer Richterspruch erlaubte Ärzten ab 1918 in den USA die Verschreibung von Verhütungsmitteln – eine erste Schwächung der Comstock-Gesetze. 1921 gründeten Sanger und ihre Mitstreiterinnen die American Birth Control League. Sie reiste durchs Land, hielt Vorträge und schrieb. 1923 gründete sie mit Verbündeten das Clinical Research Bureau, um Frauen die Geburtenkontrolle aus »therapeutischen Gründen« zu ermöglichen. 1936 wurde sie erneut festgenommen,

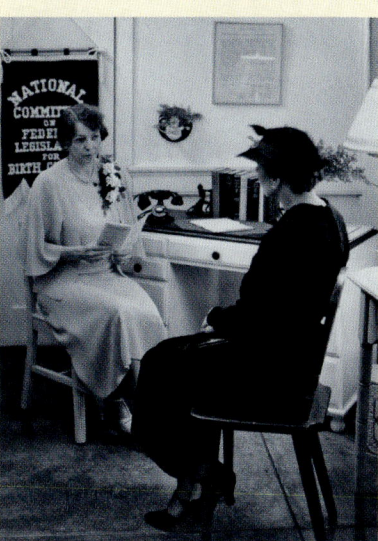

nachdem sie Verhütungsmittel per Post bestellt hatte, doch der Fall weichte die Comstock-Gesetze weiter auf. Ein Jahr später befand auch die American Medical Association, Geburtenkontrolle müsse Teil des medizinischen Standardangebots sein.

Die Ziellinie

In den 1940er-Jahren hob Sanger ihr Anliegen auf internationale Ebene und wurde Gründungsmitglied des International Committee on Planned Parenthood. Sie hatte die Vision einer preiswerten, effektiven und einfach zu nutzenden Verhütungsmethode, die die Frauen selbst kontrollierten, und spielte in den 1950er-Jahren eine wichtige Rolle in der Entwicklung der Antibabypille (siehe S. 224–225). Ein Jahr vor ihrem Tod erlebte Sanger noch das Ende der letzten Comstock-Regularien, als ein Gericht entschied, Geburtenkontrolle sei nun das Recht aller US-Bürger.

◁ **Werbung für Geburtenkontrolle**
1929 gründete Sanger das National Committee on Federal Legislation for Birth Control, um gezielt gegen Gesetze arbeiten zu können, die Verhütung als obszön und unmoralisch abstempelten.

CHRONIK

- **1879** Geburt als Margaret Louise Higgins in Corning, New York, als Tochter einer irisch-amerikanischen Familie.
- **1899** Die Mutter stirbt an einer Tuberkulose-Erkrankung.
- **1900** Beginn der Ausbildung zur Krankenschwester am White Plains Hospital.
- **1902** Heirat mit dem Architekten William Sanger. Sie bekommen drei Kinder.
- **1911** Umzug nach New York und Arbeit in den Armenvierteln der East Side.
- **1914** Prägung des Begriffs »Geburtenkontrolle«. Sie reist nach England, um einer Gerichtsverhandlung zu entgehen.
- **1916** Nach mehreren Verwarnungen durch die Behörden wird Sanger wegen der Gründung einer Geburtenkontrollklinik verhaftet. Ihre Pamphlete *What Every Mother Should Know* (Was jede Mutter wissen sollte) und *What Every Girl Should Know* (Was jedes Mädchen wissen sollte) erscheinen als Bücher.
- **1921** Gründung der American Birth Control League, Vorläufer der Birth Control Parenthood Federation of America.
- **1922** Heirat mit dem Ölmagnaten Noah Slee nach Scheidung von ihrem ersten Ehemann im Jahr zuvor. 1943 starb ihr zweiter Ehemann Slee.

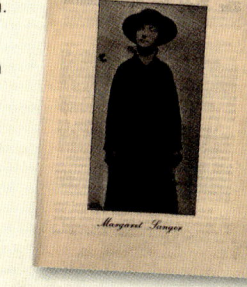

MARGARET SANGERS AUTOBIOGRAFIE, 1931

- **1946** Mitarbeit an der Gründung des International Committee on Planned Parenthood (der späteren International Planned Parenthood Federation).
- **1951** Trifft auf den amerikanischen Biologen Gregory Pincus und die Erbin Katharine McCormick. Unterstützt die Entwicklung der Antibabypille.
- **1960** Die Behörden lassen Envoid als erste Antibabypille für den Markt zu.
- **1965** Der Supreme Court der USA entscheidet, dass der private Gebrauch von Verhütungsmitteln legal und ein verfassungsmäßiges Recht ist.
- **1966** Sanger stirbt in Tucson, Arizona, an Herzversagen.
- **2020** Planned Parenthood streicht Sanger aus dem Namen ihrer Klinik in Manhattan, »um den schädlichen Verbindungen ihrer Gründerin zur Eugenik-Bewegung Rechnung zu tragen.«

ALTE PROBLEME, NEUE HOFFNUNG 1960–HEUTE

Krebs

Als eine der häufigsten Todesursachen weltweit war Krebs den Menschen lange Zeit ein Rätsel, und immer noch kreisen viele Theorien um seine Entstehung. Die letzten 50 Jahre haben aber große Fortschritte in der Erforschung der Ursachen und der Behandlung gebracht.

Die Krankheit ist seit der Antike bekannt. Je nach Krebs werden unterschiedliche Organe befallen, und je nach Art trifft es eine bestimmte Altersgruppe oder ein Geschlecht. Daher erkannte man bis ins 18. Jh. nicht, dass es sich um eng verwandte Krankheiten handelt.

Allen Krebserkrankungen ist ein unkontrolliertes Zellwachstum gemein. Sie folgen nicht dem üblichen Schema von Wachstum, Funktion und Absterben. Mutierte Zellen arbeiten nicht normal, vermehren sich zu schnell, bilden Tumore und können sich ausbreiten. Benigne (gutartige) Tumore sind kein Krebs. Bei malignen (bösartigen) Tumoren spalten sich Zellen ab, wandern durch den Körper und bilden Sekundärtumore, die man Metastasen nennt. Bei manchen Krebsarten kommt es nicht zur Tumorbildung, wie etwa bei Leukämie, aber auch hier vermehren sich Zellen unkontrolliert.

Geschichte des Krebses

Belege für Krebsgeschwüre finden sich bereits vor über 3000 Jahren im alten Ägypten. Anormale Knochenformen bei Mumien deuten auf Tumore hin und die Papyri Edwin Smith und Ebers (siehe S. 20–21) beschreiben vermutlich Krebs. Noch ältere Berichte über »Geschwüre, die sich ausbreiten«, finden sich bei den Sumerern, und das indische *Susruta Samhita* (siehe S. 30–31) beschreibt Geschwulste auf der Haut, im Rektum und in den Harnwegen.

> **8,5 MILLIONEN** Todesopfer fordert Krebs jedes Jahr. In Deutschland erkranken jedes Jahr fast eine halbe Million Menschen an Krebs, fast halb so viele sterben an einem bösartigen Tumor.

Der griechische Arzt Hippokrates (siehe S. 36–37) notierte, die sich in und um Tumore bildenden Adern erinnerten ihn an die Beine von Krebsen, oder *karkínos* in Altgriechisch. Galen (siehe S. 40–41) bezeichnete sich nicht ausbreitende Schwellungen, Massen oder Tumore als *onkos*. Davon leitet sich die Bezeichnung Onkologie für die Krebswissenschaft ab.

Berühmte arabische Ärzte (siehe S. 48–51), wie Al-Razi und Ibn Sina (Avicenna), beschrieben Geschwulste im Bereich von Auge, Nase, Zunge, Magen, Leber, Niere, Blase, Hoden und Brust.

Mögliche Ursachen

Die alten Griechen führten Krebs auf ein Ungleichgewicht der vier Körpersäfte zurück (siehe S. 34–35). Im 17. Jh. ging man von einer Ansteckung aus, später hielt man eine Übertragung durch Parasiten für möglich. 1761 legte der italienische Anatom Giovanni Battista Morgagni die ersten wissenschaftlichen Grundlagen, als er eine Verbindung zwischen Symptomen mit später bei der Autopsie entdeckten abnormalen Befunden feststellte.

1838 begründete der deutsche Physiologe, Biologe und Anatom Johannes Müller die Blastemtheorie, nach der Krebs aus aufkeimenden, im gesunden Gewebe verteilten Elementen (Blastemen) entstand. Sein Student Rudolph Virchow (siehe S. 152–153) ging von einer Gewebeirritation aus, andere Theorien, die

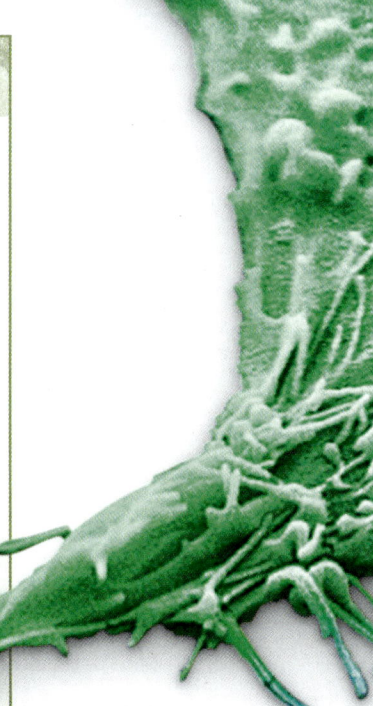

KONZEPT

WIE AUS ZELLEN KREBSZELLEN WERDEN

Gene tragen die Informationen zu Wachstum, Funktion, Teilung und Sterben der Zellen. Sie befinden sich in den stäbchenförmigen Chromosomen, die in allen Zellen vorliegen. Proto-Onkogene sind spezielle Gene, die die Abläufe des normalen Zellzyklus kontrollieren, wie etwa die Zellteilung, die Reparatur beschädigter Gene und die Selbstzerstörung von Zellen mit fehlerhaften Genen. Karzinogene wie ultraviolettes Licht, bestimmte Chemikalien oder Viren können Mutationen bei Proto-Onkogenen auslösen. Teilweise versagt dann ihr Selbstreparaturmechanismus. Fortschreitende Schädigung verwandelt die Proto-Onkogene in Onkogene, die abnormales Zellverhalten auslösen können, das schließlich zu Krebs wird. Ererbte fehlerhafte Onkogene machen eine Krebsbildung wahrscheinlicher.

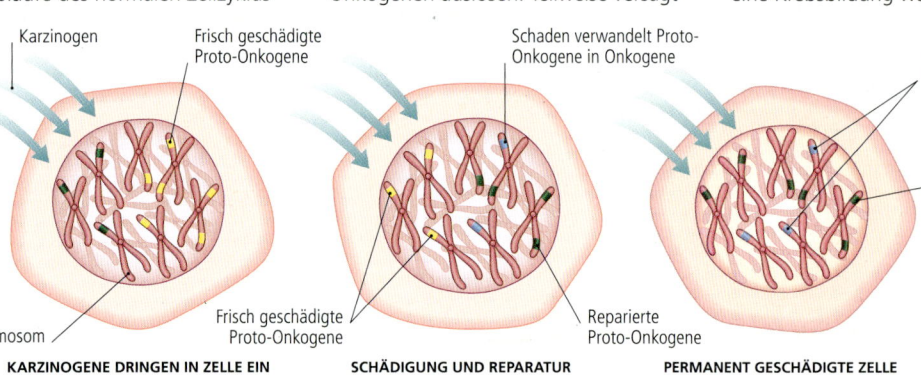

KARZINOGENE DRINGEN IN ZELLE EIN — **SCHÄDIGUNG UND REPARATUR** — **PERMANENT GESCHÄDIGTE ZELLE**

▷ CT-Scan eines Lungenkrebses
Wie bei vielen Krebsarten treten anfänglich bei Lungenkrebs wenige bis keine Symptome auf. Oftmals hat er sich bereits ausgebreitet – metastasiert –, bevor er, wie in dieser Computertomografie (blau), entdeckt wird.

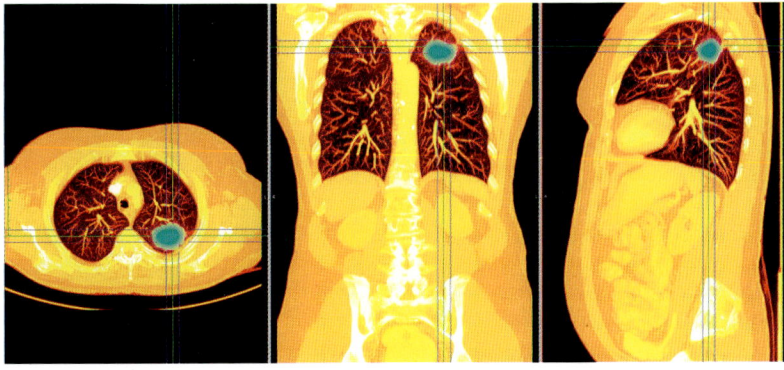

sich bis in die 1910er-Jahre hielten, sprachen eher von Traumata.

Mitte des 20. Jh. erkannten erste Studien einen Zusammenhang zwischen dem Rauchen und Lungenkrebs. Bereits 1775 hatte Percivall Pott (siehe S. 230) einen chemischen Krebsauslöser nachgewiesen, in den 1940er- und 1950er-Jahren fand sich dann eine Fülle von Belegen dafür, dass Chemikalien im Tabak krebserregend waren. Die Tabakindustrie kämpfte lange gegen die sich häufenden medizinischen Beweise, aber in den 1960er-Jahren galt Rauchen als erwiesene wichtige Krebsursache.

Neben karzinogenen Chemikalien gelten Faktoren wie Strahlung, ultraviolettes Licht, Viren und genetische Veranlagung als Ursachen für Krebs, indem sie Mutationen hervorrufen oder gesunde Gene in Onkogene verwandeln, die in Wachstum und Teilung der Zellen eingreifen. 1989 erhielten die amerikanischen Virologen John Michael Bishop und Harold Elliot Varmus den Nobelpreis in Physiologie oder Medizin für ihre Forschung zu Onkogenen. Sie zeigten, dass Onkogene nicht aus Viren stammen, wie bis dahin gedacht, sondern mutierte Gene sind, die in Viren vorkommen. Normalerweise kontrollieren spezielle Gene, die Tumorsuppressoren, den Zellzyklus, reparieren defektes Genmaterial und programmieren den Zeitpunkt des Zelltods. Bei Krebszellen tun sie dies nicht.

Von einer Reihe von Viren ist bekannt, dass sie karzinogene Veränderungen hervorrufen können. So werden Hepatitis-B und -C mit Leberkrebs in Verbindung gebracht und HIV mit Krebsarten wie Kaposi-Sarkom und einer Lymphomart.

Stadien und Vorsorge
1977 veröffentlichte das American Joint Committee on Cancer (AJCC) erstmals Richtlinien zur TNM-Klassifikation – einer Methode zur Feststellung, wie weit sich »

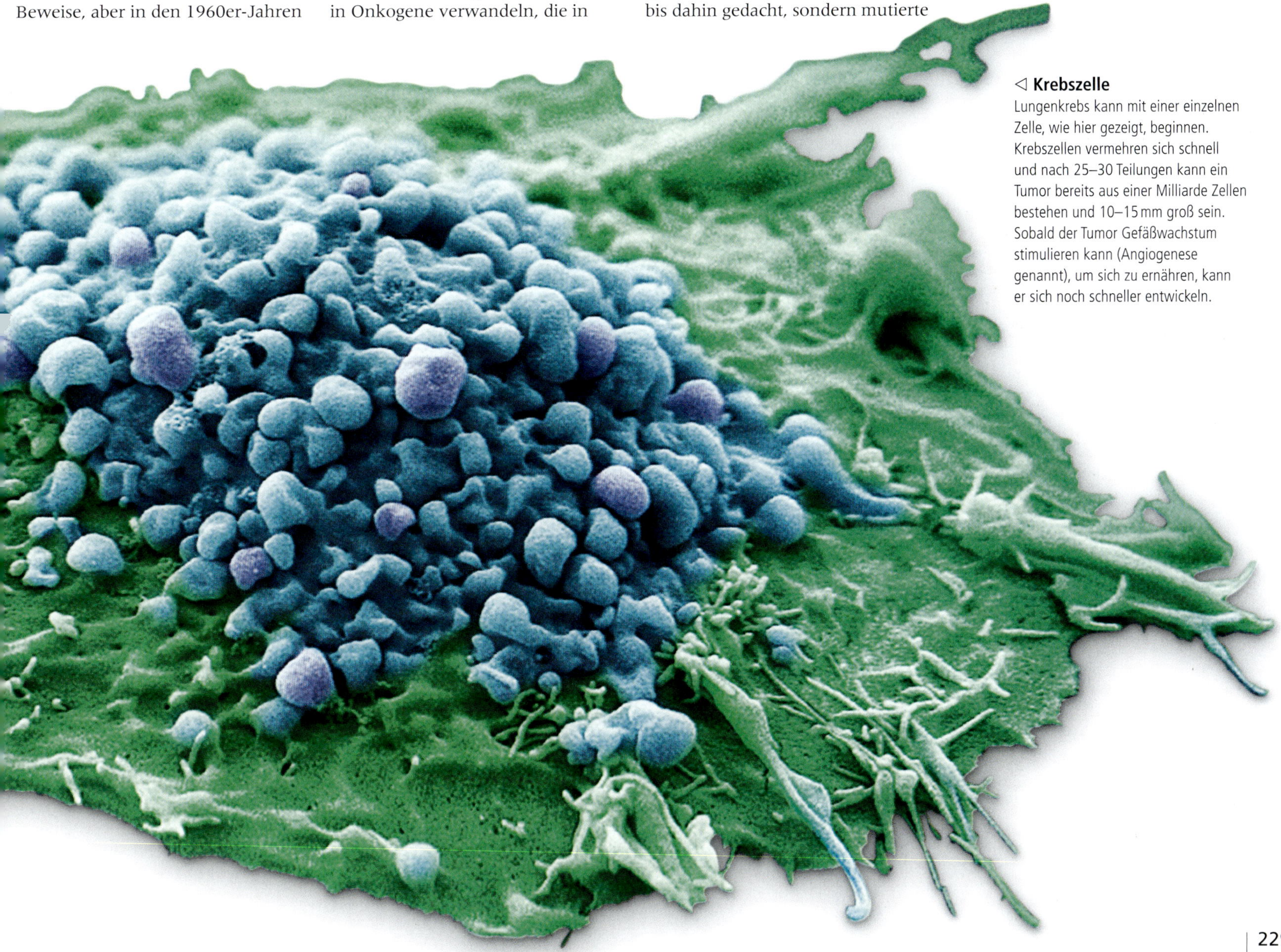

◁ Krebszelle
Lungenkrebs kann mit einer einzelnen Zelle, wie hier gezeigt, beginnen. Krebszellen vermehren sich schnell und nach 25–30 Teilungen kann ein Tumor bereits aus einer Milliarde Zellen bestehen und 10–15 mm groß sein. Sobald der Tumor Gefäßwachstum stimulieren kann (Angiogenese genannt), um sich zu ernähren, kann er sich noch schneller entwickeln.

ALTE PROBLEME, NEUE HOFFNUNG 1960–HEUTE

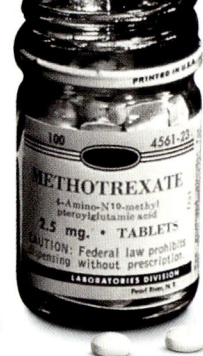

▷ **Frühe Chemotherapie**
Methotrexat war ein frühes Krebsmittel, das erstmals in den 1950er-Jahren zur Leukämiebehandlung empfohlen wurde. Als Folsäure-Antagonist wirkt es sich auf die Replikation der DNS aus.

George Papanicolaou entwickelte PAP-Test zur Früherkennung von Gebärmutterhalskrebs (siehe S. 204–205), der seit den 1960er-Jahren allgemeine Anwendung findet. Ihm folgte in den 1970er-Jahren die Mammografie zur Erkennung von Brustkrebs. In Großbritannien gibt es zudem seit 2006 Früherkennungsuntersuchungen für Darmkrebs.

bösartige Tumore ausgebreitet haben. T bezeichnet die Größe des Primärtumors, N zeigt eine mögliche Beteiligung von Lymphknoten (lat. *Nodus lymphoideus*), da sich Krebs über das Lymphsystem ausbreitet, und M steht für Metastasen.

Zur Vorsorge gibt es zwei Screening-Arten. Die eine sucht nach genetischer Veranlagung, die das Krebsrisiko erhöht, wie etwa die Brustkrebsgene BRCA1 und BRCA2 (Brustkrebs Typ 1 und 2), die beide in den frühen 1990er-Jahren entdeckt wurden.

Die zweite ist die Früherkennung von Tumoren, um die Heilchancen zu verbessern. Der erste solche Test war der in den 1920er-Jahren von dem griechischstämmigen Arzt

Chirurgie und Pathologie
Im 18. Jh. unterschied der schottische Chirurg John Hunter erstmals zwischen sicher entfernbaren und nicht entfernbaren Tumoren. Der amerikanische Chirurg William Halsted führte 1882 die radikale Mastektomie bei Brustkrebs ein, um die Überlebenschancen der Patientin zu erhöhen.

Durch den Einsatz von Mikroskopen konnten Pathologen veränderte Zellen und Gewebe untersuchen und klären, ob das Tumorwachstum gestoppt war. Bildgebende Verfahren wie Röntgentechnik (siehe S. 172–173) und Scans, aber auch die Endoskopie erleichtern das Auffinden von Tumoren. Zu modernen Behandlungen zählen Kryo- und Laserchirurgie.

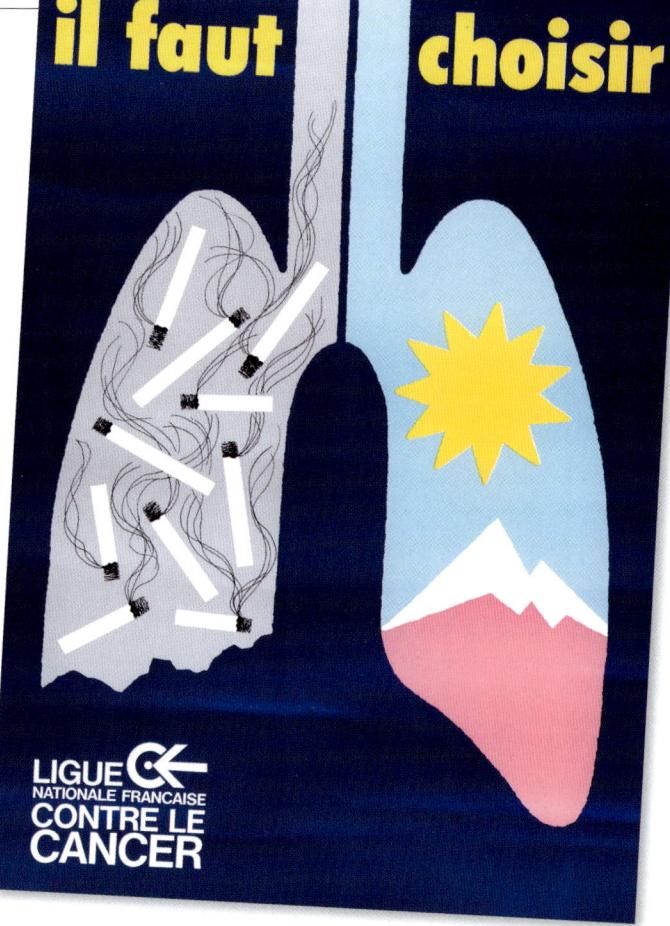

Radio- und Chemotherapie
Schon kurz nach der Entdeckung der Röntgenstrahlen 1896 begann man mit der Strahlenbehandlung von Krebs, um die Zellteilung zu stoppen. In den 1920er-Jahren fand der französische Arzt Claudius Regaud heraus, dass mehrere kleiner werdende Röntgendosen genauso gut wirkten, aber weniger Nebenwirkungen hatten. Technisch wurden Dosierung und der punktgenaue Einsatz der Strahlung immer besser kontrollierbar. Bei der im 20. Jh. entwickelten internen Strahlentherapie werden radioaktive Implantate in oder an den Tumor gebracht.

Der deutsche Arzt und Forscher Paul Ehrlich führte 1910 die Chemotherapie, den gezielten Einsatz chemischer Stoffe gegen Krankheiten ein. Einer der ersten chemotherapeutischen Krebswirkstoffe war das in den 1940er-Jahren verwendete Mechlorethamin. Im Ersten Weltkrieg hatte man den toxischen Effekt von Senfgas auf sich schnell teilende Zellen beobachtet. Die Erforschung verwandten Chemikalien zeigte, dass sie Tumorwachstum unterdrücken konnten. Seitdem wurden Hunderte anderer Wirkstoffe gefunden, die oft kombiniert werden.

Immuntherapeutika, wie etwa Monoklonale Antikörper (MCA), unterstützen die Immunabwehr des Körpers beim Aufspüren und Zerstören von Krebszellen. Zu den ersten dieser speziellen MCA gehört Trastuzumab, das 1998 erstmals gegen Brustkrebs zum Einsatz kam.

Während die klassische Chemotherapie meist verschiedenste, sich schnell teilende Zellen angreift, setzt die gezielte Krebstherapie bei den Eigenheiten des Krebsgewebes an, um Nebenwirkungen zu reduzieren. Ein solcher Ansatz ist die

△ **Starke Karzinogene**
70 chemische Stoffe im Tabakrauch werden mit Krebs in Verbindung gebracht, und zwar in Lunge, Atemwegen, Speiseröhre, Magen, Darm, Bauchspeicheldrüse, Leber, Nieren, Blut, Eierstöcken und Brust. Die dadurch entstehenden Gesundheitskosten schätzt man auf weltweit jährlich 500 Milliarden Dollar.

15 PROZENT der weiblichen Krebsopfer sterben an Brustkrebs.
25 PROZENT der männlichen Krebsopfer sterben an Lungenkrebs.

ENGLISCHER CHIRURG (1714–1788)
PERCIVALL POTT

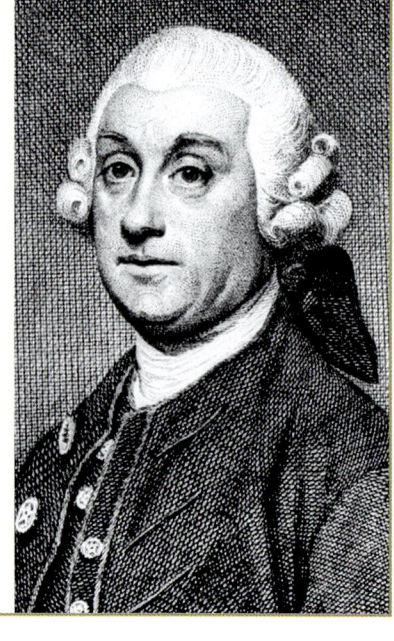

Mit über 40 Jahren Dienst am St. Bartholomew's Hospital in London war Pott der renommierteste Chirurg seiner Zeit. Er wurde 1736 in die Company of Barber Surgeons (Verband der Bader) aufgenommen. 1745 wurde er Assistenzchirurg, 1749 Chirurg. Er beschrieb viele Krankheiten, die noch heute seinen Namen tragen.

1775 beschrieb er eine Häufung von Krebs des Hodensacks bei Schornsteinfegern, vor allem bei Jungen, die viele Jahre arbeiteten. Sie entwickelten den Krebs in der Pubertät. Damit stellte er erstmals eine medizinische Verbindung zwischen einem Karzinogen (Ruß), einer Berufsgruppe (Schornsteinfeger) und Krebs her. Dies führte dazu, dass die Arbeitsbedingungen von Schornsteinfegern verbessert wurden.

Angiogenese-Hemmung, der die Gefäßneubildung unterdrückt und den Tumor so aushungert.

Die Antihormontherapie geht auf den britischen Arzt George Thomas Beatson zurück, der bei Brustkrebspatientinnen mit mäßigem Erfolg die Eierstöcke entfernte. Dies führte zur Entwicklung von Wirkstoffen wie Tamoxifen, die die brustkrebsfördernde Wirkung des Sexualhormons Östrogen unterbinden. Der in den USA tätige Chirurg Charles Brenton Huggins erhielt für die Entwicklung der Hormontherapie gegen Prostatakrebs 1966 den Nobelpreis. Weitere Nobelpreise gingen an Leland Hartwell, Tim Hunt und Paul Nurse für die Entdeckung entscheidender Regulatoren des Zellzyklus (2001), an Harald zur Hausen, der humane Papillomviren erforschte (2008), und an James Allison und Tasuku Honjo für die Entwicklung von Krebstherapien (2018).

> »Krebs ist eine unebene **Schwellung, grob, unansehnlich, dunkel** und **schmerzhaft** – und bei Operation **breitet er sich** durch Erosion **aus …**«
>
> PAULOS VON AIGINA (625–690), *MEDIZINISCHE SAMMLUNGEN IN SIEBEN BÜCHERN*

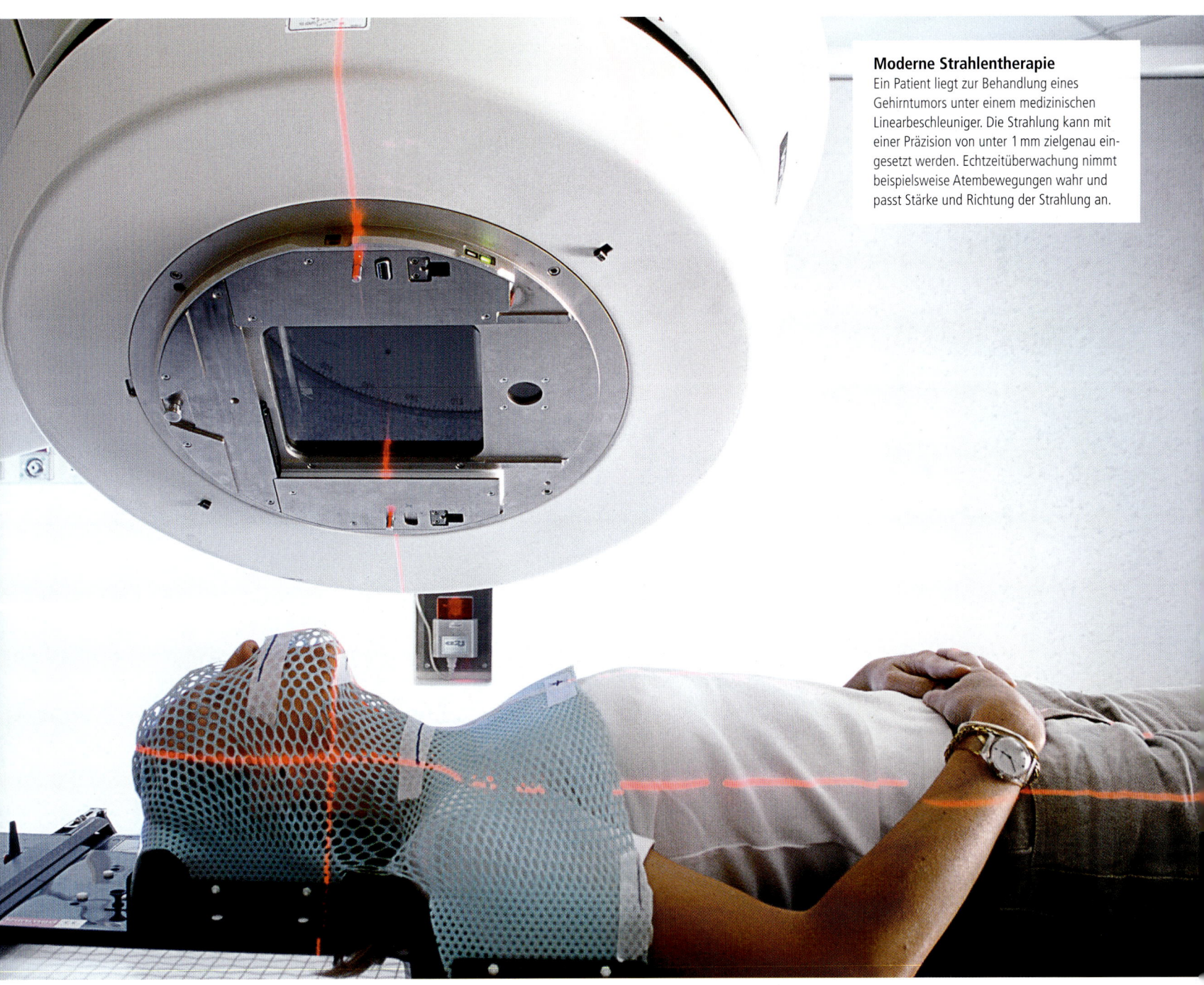

Moderne Strahlentherapie
Ein Patient liegt zur Behandlung eines Gehirntumors unter einem medizinischen Linearbeschleuniger. Die Strahlung kann mit einer Präzision von unter 1 mm zielgenau eingesetzt werden. Echtzeitüberwachung nimmt beispielsweise Atembewegungen wahr und passt Stärke und Richtung der Strahlung an.

ALTE PROBLEME, NEUE HOFFNUNG 1960–heute

Moderne Bildgebung

1895 ermöglichte die Röntgentechnik (siehe S. 172–173) erstmals den nichtinvasiven Blick in den Körper. Das folgende Jahrhundert brachte viele Fortschritte in bildgebenden Verfahren, von denen die 1980 eingeführte Magnetresonanztomografie (MRT) heute führend ist.

Medizinische Bildgebung entwickelt sich oft parallel zur Forschung auf anderen Gebieten, wie etwa Biologie, Physik, Elektronik und Datenverarbeitung. Das Konzept der MRT beruht auf dem der Kernspinresonanz (NMR, engl. Nuclear Magnetic Resonance), nach der Atomkerne elektromagnetische Strahlung aufnehmen und abgeben (siehe S. 217). MRTs nutzen dieses Verhalten, besonders das des häufig im Körper vorkommenden Wasserstoffs. Während der MRT werden die Atomkerne im Körper einem starken Magnetfeld ausgesetzt, wodurch sie sich parallel ausrichten. Dann werden sie mit Radiowellen angeregt, wodurch sie wieder ihre ursprüngliche Ausrichtung annehmen. Dabei senden sie Mikroimpulse aus, die aufgezeichnet und computergestützt in Schnittebenen verwandelt werden, die dann zu 3-D-Bildern zusammengesetzt werden.

Die MRT hat gegenüber anderen bildgebenden Verfahren den Vorteil, dass keine potenziell schädliche Strahlung entsteht, sie eine feinere Auflösung bietet und zwischen weichem und hartem Gewebe unterscheiden kann. So kann sie in der Neurologie zur Visualisierung von Nerven und Gehirngewebe verwendet werden. Eine Weiterentwicklung, die funktionelle Magnetresonanztomografie (fMRT), kann Gehirnaktivitäten in Echtzeit abbilden. Aufbauend auf dieser Technik, versucht man nun, noch detailliertere Verfahren zu entwickeln.

> »Ich hoffte … wir könnten einen **Scanner** entwickeln, … der **Krebs aufspüren** kann.«
>
> RAYMOND DAMADIAN, ERFINDER DER MRT, 2011

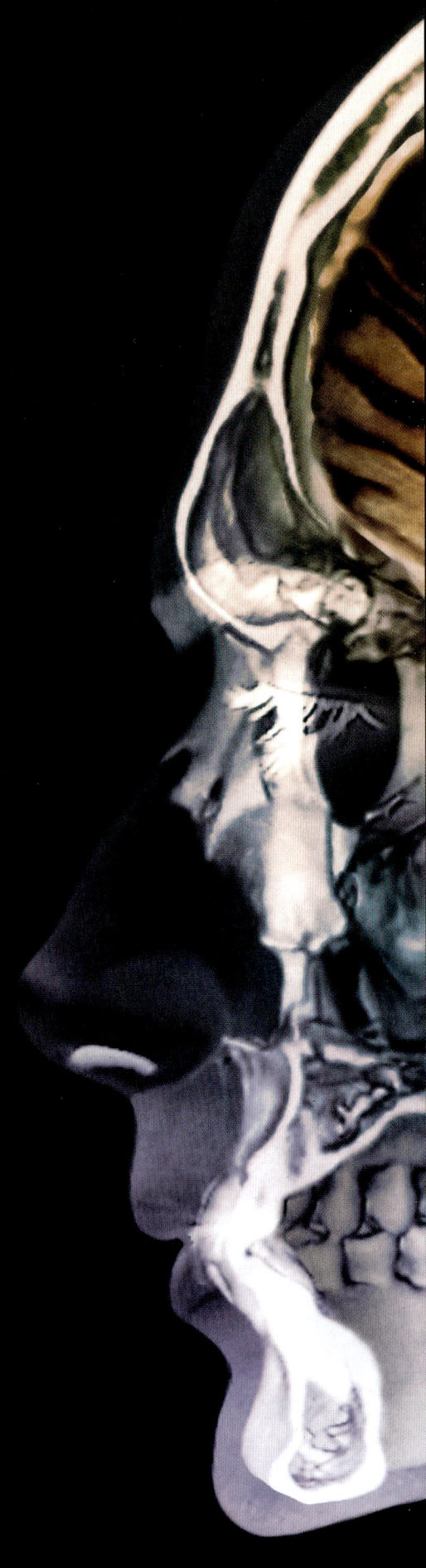

▷ **Gehirn-Scan**
Diese MRT zeigt feinste Details des Kopfs eines 35-jährigen Patienten, wie Nervenbahnen, Blutgefäße, Bindegewebe und den mit Flüssigkeit gefüllten Hohlraum unter der Hirnrinde. Gesichts- und Nackenknochen wurden mittels Computertomografie (CT) aufgenommen.

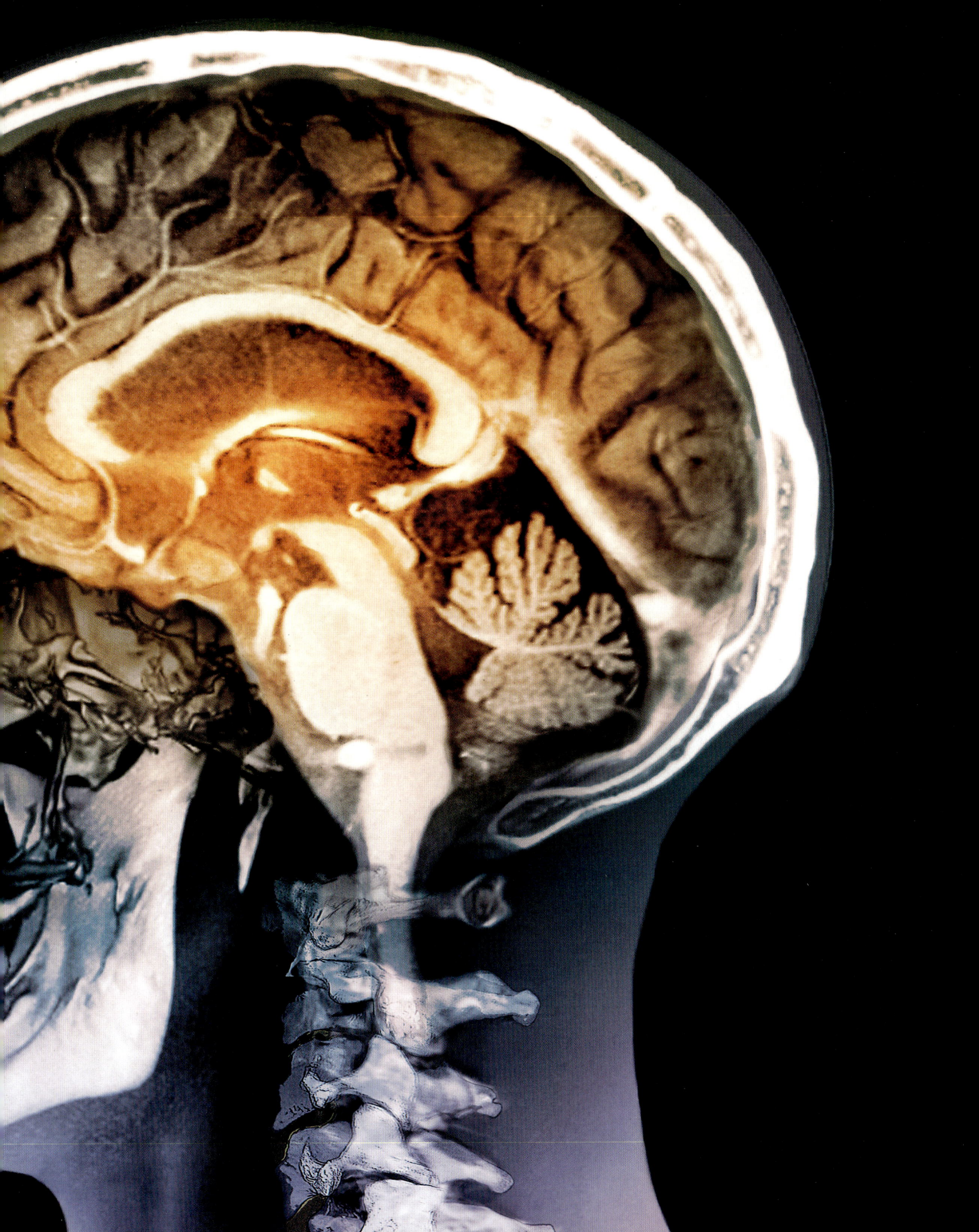

ALTE PROBLEME, NEUE HOFFNUNG **1960–HEUTE**

Die **erste Herztransplantation**

Bis in die 1960er-Jahre hinein waren Erkrankungen der Herzkranzgefäße und Herzinsuffizienz ein Todesurteil. Dann transplantierte der südafrikanische Chirurg Christiaan Barnard das Herz eines menschlichen Spenders einem herzkranken Patienten und läutete eine neue Ära der Transplantationsmedizin ein.

Die ersten kleinen Schritte hin zu einer erfolgreichen Transplantation gab es schon in den 1890er-Jahren, als man einem Patienten erfolgreich die eigene Haut transplantierte, aber das funktionierte noch nicht mit Spenderhaut. 1894 scheiterte auch der Versuch, eine Bauchspeicheldrüse zu transplantieren, weil die Ärzte die Rolle der Immunabwehr noch nicht verstanden hatten.

Eine weitere Voraussetzung für den erfolgreichen Austausch eines kranken Organs gegen ein gesundes Spenderorgan war die Fähigkeit, durchtrennte Gefäße wieder zusammennähen zu können. Dies gelang erst dem französischen Chirurgen Alexis Carrell zu Beginn des 20. Jh.

Erste Transplantationen

Die ersten Transplantationen versuchte man an Hunden, beginnend mit den Nieren. 1959 führten Norman Shumway und Richard Lower in Stanford dann die erste erfolgreiche Herztransplantation bei einem Hund durch. Mithilfe der Hypothermie-Technik froren sie das Spenderherz ein, damit es während der mehrstündigen Operation keinen Schaden nahm.

1954 erfolgte der nächste Schritt. Damals transplantierte man erstmals eine Niere zwischen zwei eineiigen Zwillingen. Eine große Gefahr ist immer die Abstoßungsreaktion, bei der die Immunabwehr des Körpers das fremde Gewebe als Eindringling erkennt und angreift, aber in diesem Fall waren Spender und Empfänger genetisch identisch und der Empfänger überlebte neun Jahre. Im Allgemeinen war die Überlebensrate aufgrund der Abstoßung deutlich geringer. Zu dieser Zeit konnte man

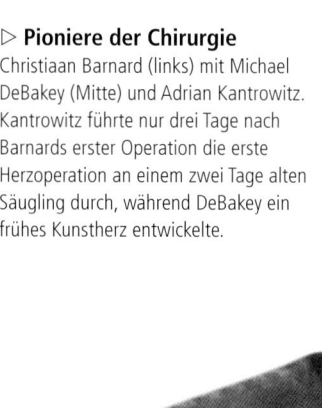

▷ **Pioniere der Chirurgie**
Christiaan Barnard (links) mit Michael DeBakey (Mitte) und Adrian Kantrowitz. Kantrowitz führte nur drei Tage nach Barnards erster Operation die erste Herzoperation an einem zwei Tage alten Säugling durch, während DeBakey ein frühes Kunstherz entwickelte.

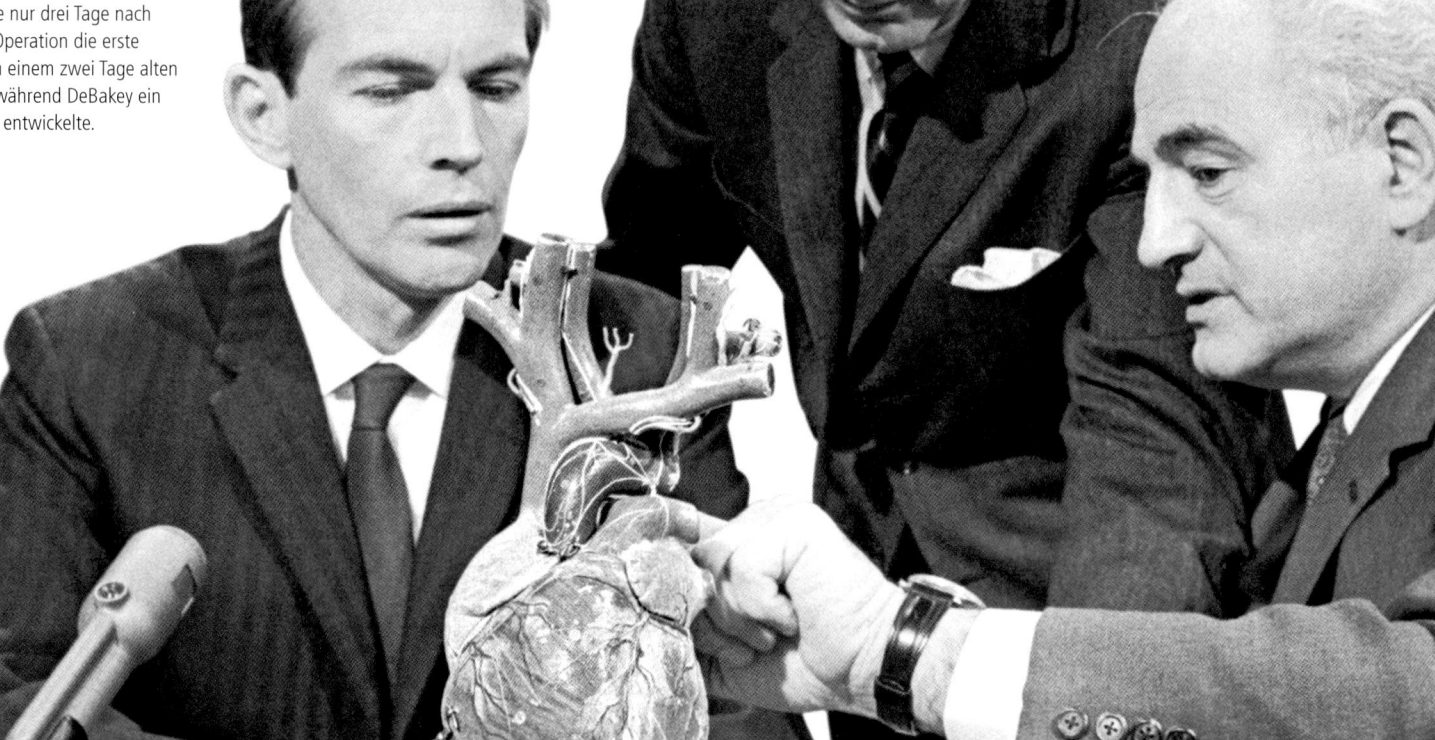

sie nur durch massive Bestrahlung mit Röntgenstrahlen verhindern, um das Immunsystem des Patienten zu unterdrücken. 1959 kamen die ersten vom britischen Arzt Roy Calne entwickelten Immunsuppressiva auf den Markt, die die Immunabwehr des Körpers vermindern. Die Überlebenschancen verbesserten sich. Es waren diese Medikamente und bessere Herz-Lungen-Maschinen, die Herztransplantationen überhaupt erst möglich machten. Allerdings verhinderten ethische Bedenken noch mehrere Jahre lang eine erste erfolgreiche Operation.

33 JAHRE überlebte Rekordhalter John McCafferty nach seiner Herztransplantation. Er starb am 9. Februar 2016.

Der große Schritt

Am 3. Dezember 1967 transplantierte schließlich der südafrikanische Chirurg Christiaan Barnard am Groote Schuur Hospital in Kapstadt erfolgreich das Herz eines Spenders – einer 24-jährigen Frau, die bei einem Verkehrsunfall gestorben war – in den Körper des todkranken 54-jährigen Louis Washkansky. Die Operation dauerte nahezu fünf Stunden:

IN DER PRAXIS
HERZTRANSPLANTATION

Herztransplantationen werden heute auf verschiedene Arten durchgeführt und richten sich dabei auch nach dem Zustand von Spender- und Empfängerherz.

Beim heterotropen Verfahren bleibt das Empfängerherz an seinem Platz, sodass es sich erholen oder übernehmen kann, sollte das Spenderherz versagen. Beim orthotropen Verfahren öffnet man den Brustkorb, durchtrennt die Blutgefäße und entfernt das kranke Herz des Empfängers. Das neue, durch Kälte konservierte Spenderherz wird anschließend mit den Gefäßen des Empfängers vernäht.

Seit 2006 verpflanzt man auch schlagende Herzen. Hier wird das Spenderherz nicht gekühlt, sondern mit einer Maschine verbunden, die es weiter Blut pumpen lässt, sodass es länger funktionsfähig bleibt.

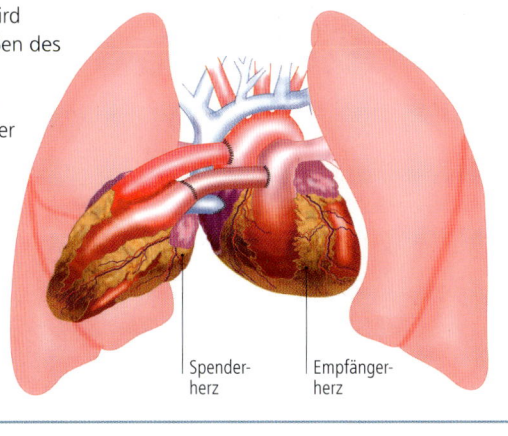

HETEROTROPES VERFAHREN — Spenderherz, Empfängerherz

Die Chirurgen entfernten zunächst Washkanskys krankes Herz und vernähten dann seine Blutgefäße mit denen des Spenderorgans. Das neue Herz wurde anschließend mit einem Defibrillator gestartet. Die Operation gelang, aber Washkansky starb 19 Tage später an einer Lungenentzündung, weil sein Immunsystem das Spenderorgan abstieß.

Im Januar 1968 operierte Barnard seinen zweiten Patienten Philip Blaiberg, der 594 Tage überlebte. Auch in anderen Ländern führten Chirurgen Herztransplantationen durch und so wurden bis 1971 180 Herzen transplantiert, wobei die Überlebensraten weiter entmutigend blieben. Es kam häufig zu Abstoßungen und die Immunsuppressiva hatten schwere Nebenwirkungen. 1976 entdeckte dann der belgische Immunologe Jean-François Borel die immununterdrückende Wirkung von Ciclosporin, das deutlich weniger Nebenwirkungen besaß und 1983 für Transplantationen zugelassen wurde. Die Überlebensraten stiegen und die Zahl der Transplantationen nahm bis Anfang des 21. Jh. auf rund 3500 Operationen pro Jahr zu.

Manche Herztransplantationspatienten leben heute länger als 30 Jahre und die Zehnjahresüberlebensrate liegt bei 65 bis 70 Prozent. Ein ungelöstes Problem bleiben Erkrankungen der Herzkranzgefäße, die nach der Operation an den Nahtstellen übermäßig verengt sind. Sie sind die häufigste Todesursache nach Herztransplantationen und stellen für die moderne Herzchirurgie eine der größten Herausforderungen dar.

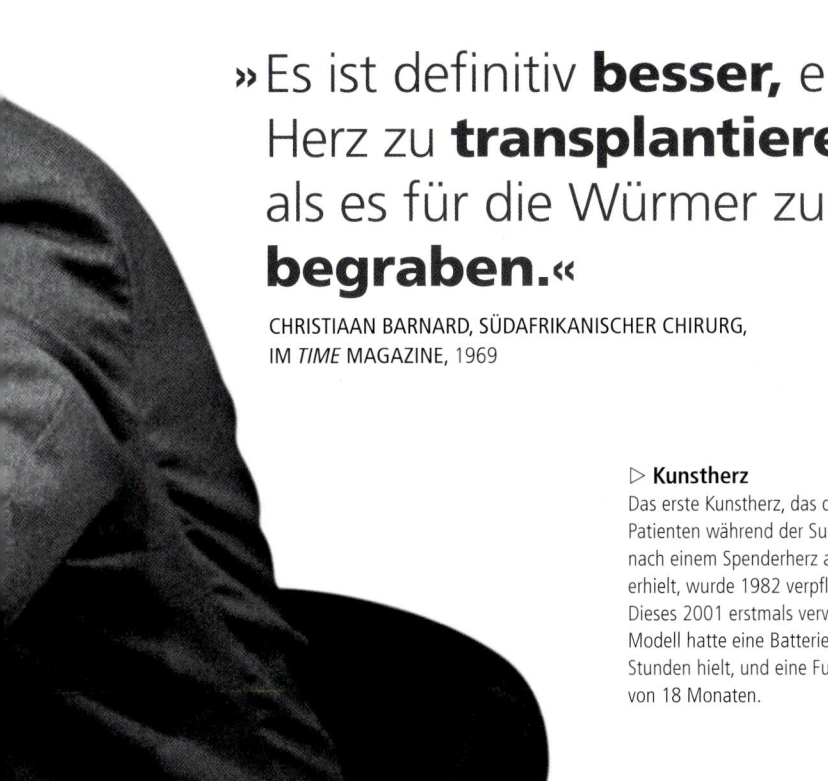

» Es ist definitiv **besser**, ein Herz zu **transplantieren**, als es für die Würmer zu **begraben**. «

CHRISTIAAN BARNARD, SÜDAFRIKANISCHER CHIRURG, IM *TIME* MAGAZINE, 1969

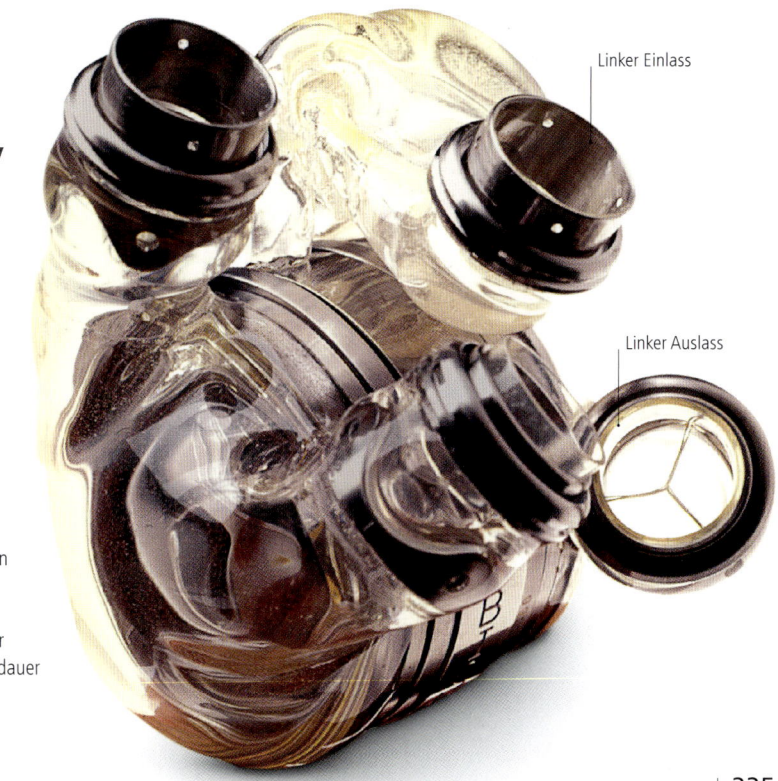

▷ **Kunstherz**
Das erste Kunstherz, das den Patienten während der Suche nach einem Spenderherz am Leben erhielt, wurde 1982 verpflanzt. Dieses 2001 erstmals verwendete Modell hatte eine Batterie, die vier Stunden hielt, und eine Funktionsdauer von 18 Monaten.

Linker Einlass
Linker Auslass

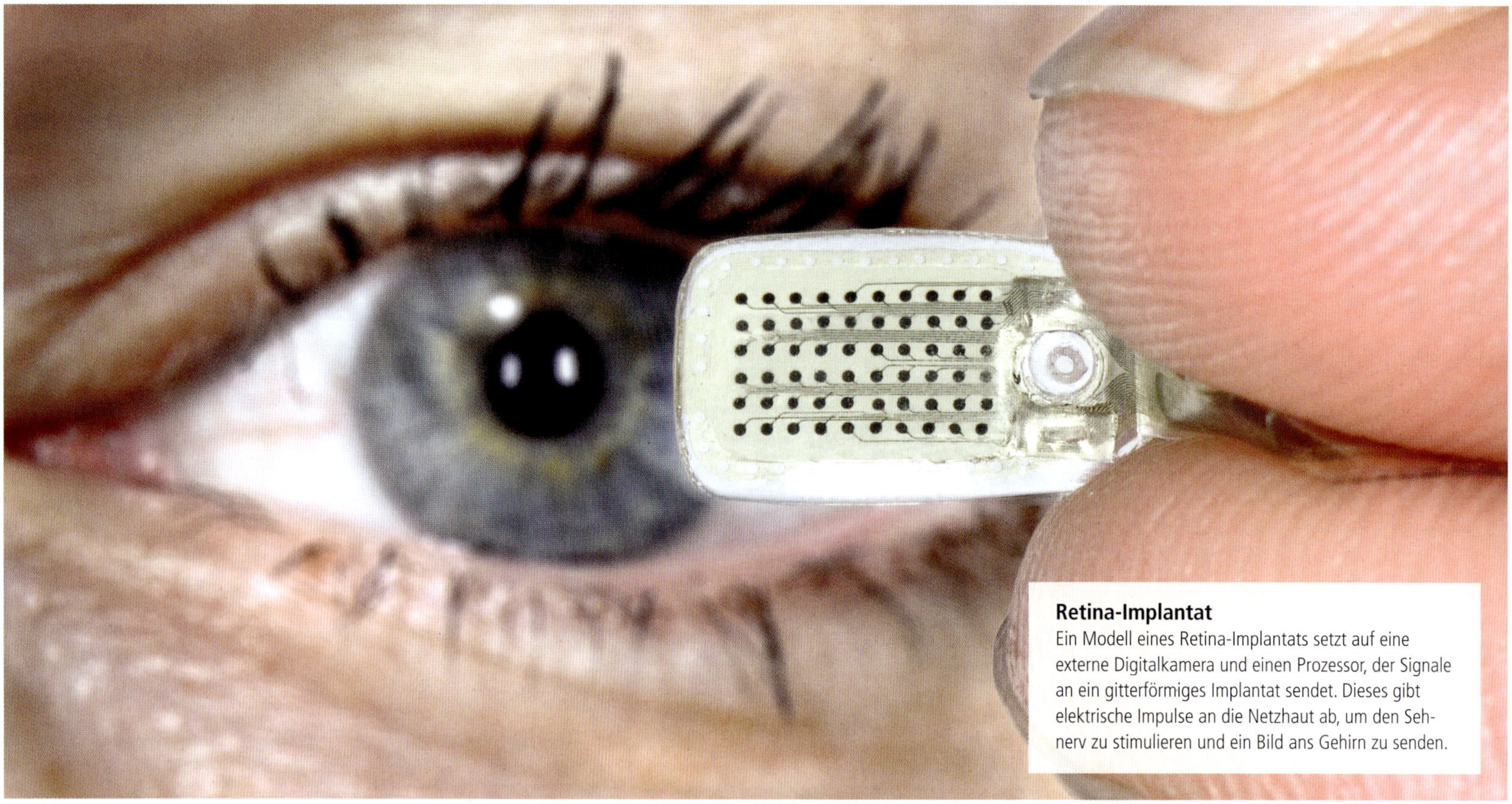

ALTE PROBLEME, NEUE HOFFNUNG 1960–HEUTE

Retina-Implantat
Ein Modell eines Retina-Implantats setzt auf eine externe Digitalkamera und einen Prozessor, der Signale an ein gitterförmiges Implantat sendet. Dieses gibt elektrische Impulse an die Netzhaut ab, um den Sehnerv zu stimulieren und ein Bild ans Gehirn zu senden.

Implantate und Prothesen

Seit dem Altertum haben Ärzte zerstörte Glieder, Augen, Zähne und andere Organe durch künstliche Körperteile ersetzt und mit zunehmendem anatomischem Wissen und dank neu entwickelter Materialien wurden diese Prothesen immer besser. Heute arbeiten Forscher an Implantaten, die eine Steuerung der Prothesen über Nervensignale erlauben.

Zu den ersten Prothesen zählten künstliche Gliedmaße, die meist amputierte oder durch Krieg oder Unfall verlorene Arme und Beine ersetzten. Schon im 4000 Jahre alten hinduistischen Text *Rigveda* werden Prothesen erwähnt. Das älteste erhaltene künstliche Bein aus mit Bronze und Eisen überzogenem Holz stammt von 300 v. Chr. und wurde im italienischen Capua gefunden. Zu den frühen Prothesen gehören Holzbeine, die den Unterschenkel ersetzten. Sie bestanden aus einer Holzstelze, die an den Stumpf geschnallt wurde und dem Träger eine gewisse Mobilität verlieh. Diese »Stelzbeine« waren die häufigste Prothese im Mittelalter.

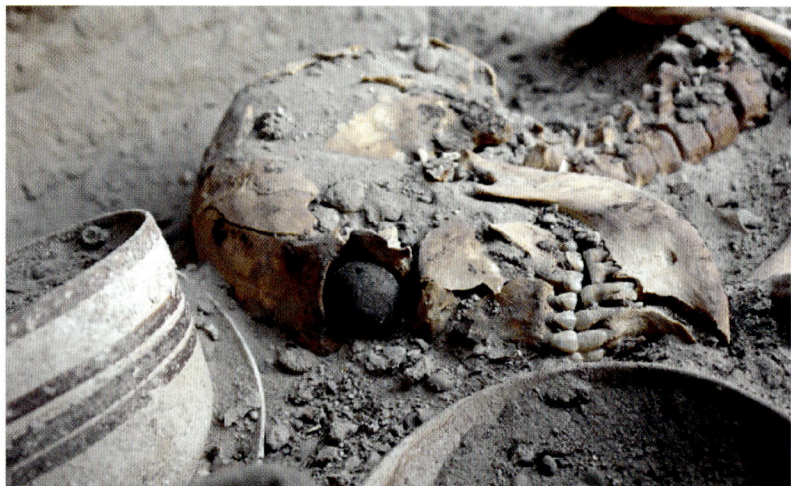

▷ **Frühes Kunstauge**
Dieser im Iran gefundene 4800 Jahre alte künstliche Augapfel ist die älteste bekannte Augenprothese. Sie besteht aus Teer, Talg und Golddraht, der die natürliche Äderung des Auges simulieren soll.

1575 veröffentlichte Ambroise Paré (siehe S. 78–79) seine gesammelten Werke, in denen er auch auf Grundlage seiner Erfahrungen als Feldchirurg mehrere komplexe künstliche Beine mit einstellbaren Lederriemen und arretierbaren, beugefähigen Knien beschrieb. Mit der Zeit wurden die Prothesen zwar zunehmend komfortabler und funktionaler, aber gerade bei Patienten mit Unterschenkelamputationen fehlte nach wie vor eine Möglichkeit, das »Knie« der

Prothese zu beugen. Erst 1805 konstruierte der englische Prothetiker James Potts ein Kunstbein mit beweglichen Knie-, Fuß- und Zehengelenken. 1913 erfanden die Gebrüder Desoutter ein leichteres Aluminiumbein, nachdem der Flieger Martin Desoutter bei einem Absturz ein Bein verloren hatte.

Obwohl nach zwei Weltkriegen mit unzähligen Amputationsopfern eine dringende Nachfrage nach künstlichen Gliedern bestand, ließ der nächste große Entwicklungsschritt bis zu den 1980er-Jahren auf sich warten. Der amerikanische Prothetiker John Sabolich entwi-

350 000 Menschen trugen im Jahr 1939 in Großbritannien eine Augenprothese aus Glas.

ckelte den CAT-CAM-Schaft. Dieses neue Schaftsystem für Oberschenkelprothesen verteilte das Körpergewicht gleichmäßiger auf Knochen und Muskeln und war so komfortabler zu tragen.

In den 1990er-Jahren kamen mikroprozessorgesteuerte Prothesen auf, die Muskelbewegungen in elektrische Signale umsetzten und so einen fast normalen Gang ermöglichten. Die Entwicklung moderner Materialien wie Kohlefaser erlaubte nun auch die Konstruktion wesentlich leichterer und haltbarerer Prothesen.

Arme und Hände

Schon im 3. Jh. v. Chr. finden sich Erwähnungen von künstlichen Armen. Es war zur Zeit des Zweiten Punischen Krieges (218–201 v. Chr.), als der römische General Marcus Sergius eine eiserne Hand erhielt. Handprothesen bestanden meist aus starrem Metall, aber schon im 16. Jh. trug der deutsche Ritter Götz von Berlichingen eine künstliche Hand mit beweglichen Fingern. Um 1812 erfand der Berliner Zahnarzt Peter Baliff eine Prothese für Unterarmamputierte, die die Schultermuskulatur nutzte, um die federgespannten Finger zu strecken. Weitere Erfindungen bei Hand- und Armprothesen folgten den Entwicklungen der künstlichen Beine.

Augenersatz

Die ersten Augenprothesen entstanden im alten Ägypten und wurden meist außerhalb der Augenhöhle platziert. Erst nachdem venezianische Glasbläser etwa 1561 künstliche Glasaugen entwickelt hatten, konnte man diese Prothesen in die Augenhöhle einsetzen. Sie blieben bis in die 1930er-Jahre hinein praktisch unverändert. Damals führte ein Exportverbot Deutschlands, damals führend in der Herstellung, zur Entwicklung von Augen aus Kunststoff und Kunstharz. Das »Glasauge« hatte aber nach wie vor nur einen ästhetischen Nutzen, der das Aussehen des Trägers verbesserte, ihm aber sein Augenlicht nicht wiedergab. Anfang des 21. Jh. schließlich arbeitete eine Reihe von Projekten an der Entwicklung »bionischer Augen«, Implantaten, die die Netzhaut ersetzen können. Seit 2007 zeigen amerikanische und europäische Studien mit Retina-Implantaten, dass man einen Teil der Sehkraft wiederherstellen kann, sodass erblindete Patienten Formen und Bewegung erkennen können.

▷ **Stent-Elektrode**
Diese büroklammergroße »Stentrode« (Stent-Elektrode) wird dicht am motorischen Cortex, dem Bewegungszentrum des Gehirns, in ein Blutgefäß eingesetzt. Sie soll dort Nervenimpulse auffangen und entsprechende Funksignale an bewegliche Prothesen senden.

IN DER PRAXIS
DIE ZUKUNFT DER PROTHETIK

Der DEKA-Arm des amerikanischen Erfinders Dean Kamen wurde vom amerikanischen Verteidigungsministerium finanziert und 2014 zugelassen, um Veteranen mit einer besseren Prothese versorgen zu können.

Der batteriebetriebene Arm ist eine myoelektrische Prothese, die von den Nervenimpulsen des Trägers lebensecht bewegt wird. Sie wird entweder durch Fußbewegungen oder durch Elektroden an verbliebenen Nerven in Schulter oder Arm gesteuert. Die Nervenimpulse werden von einem Mikroprozessor entschlüsselt und in Bewegung umgesetzt. Der Arm (den der ehemalige Soldat Fred Downs hier vorführt) besitzt mehrere bewegliche Gelenke, die eine präzisere Steuerung der Finger mit sechs verschiedenen Griffarten und das Fassen so unterschiedlicher Dinge wie einer Traube, eines Reißverschlusses und eines Bohrers erlauben. 2020 ließ die US-Arzneimittelbehörde ihn für die allgemeine Nutzung zu.

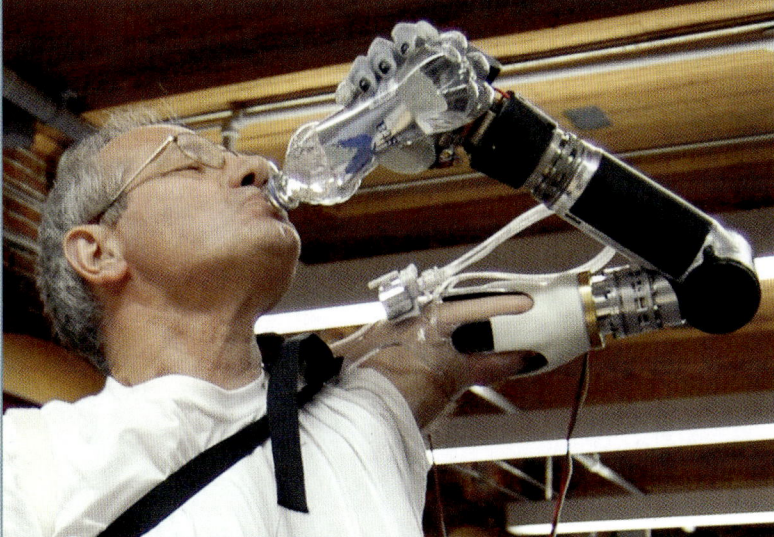

Technologische Sprünge

Moderne Technologien ermöglichen heute die Konstruktion komplexerer, zuverlässigerer und preiswerterer Prothesen. Sie erleichtern das Leben mit einem künstlichen Körperteil. Mittlerweile sind die Prothesen aus Plastik relativ erschwinglich, sodass insbesondere Kinder, die ihren Prothesen entwachsen, davon profitieren können. 2012 wurden die ersten Handprothesen in einem 3-D-Drucker hergestellt, die über Nervenimpulse bewegt werden können. Es gibt Experimente, die nach einer direkten Steuerung von Roboterarmen durch das Gehirn forschen. In der jüngeren Vergangenheit wurden immer mehr Implantate und Prothesen entwickelt, darunter auch Kunstherzen (2005 entwickelt) mit Batterien, die durch die Haut geladen werden, synthetische Luftröhren (2011 vorgestellt), ein bionisches Rückgrat (2016) und »Gerüste« diverser Organe aus dem 3-D-Drucker, wie Eierstöcke, die mit den Zellen der Patientin überzogen werden, bevor man sie implantiert.

»Ein Marsianer wäre wohl verblüfft, mit welcher Energie wir **Glieder abreißen** und mit welcher Zärtlichkeit wir sie **dann ersetzen**.«

AUS DEM FACHMAGAZIN *THE LANCET*, MAI 1944

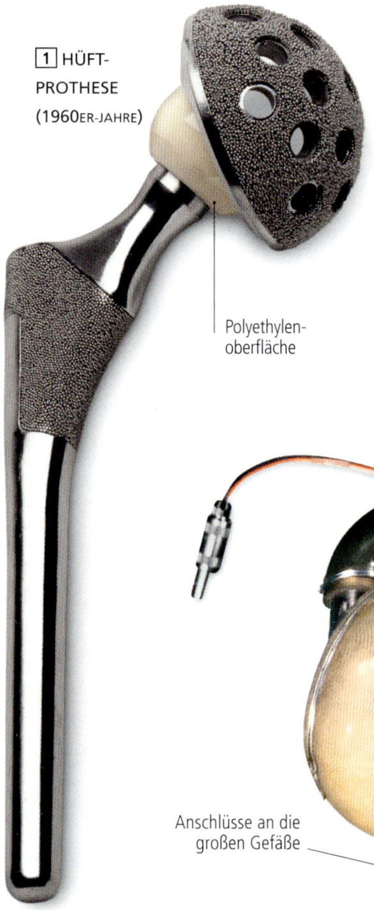

ALTE PROBLEME, NEUE HOFFNUNG 1960–HEUTE

1 HÜFTPROTHESE (1960ER-JAHRE) — Polyethylenoberfläche

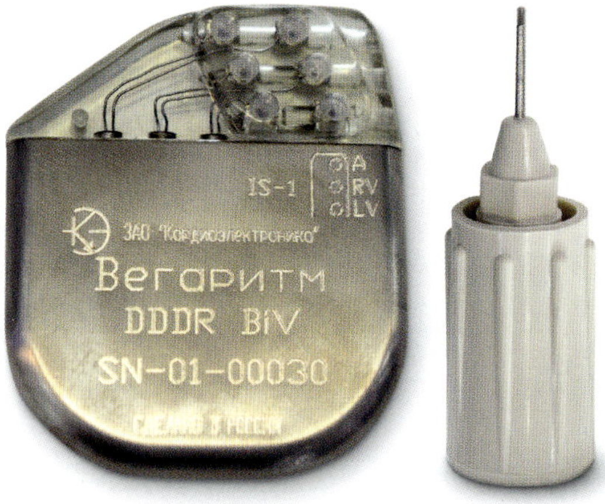

2 RUSSISCHER SCHRITTMACHER (2015)

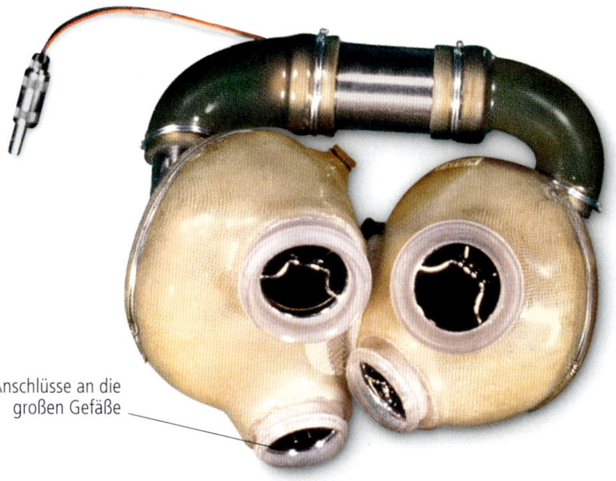

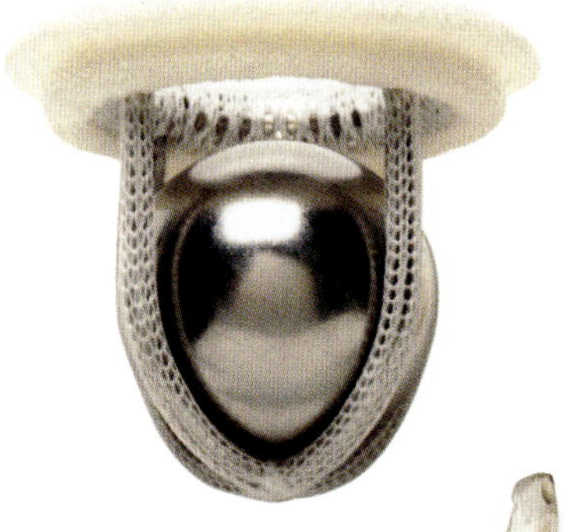

3 KUNSTHERZ JARVIK-7 (1982) — Anschlüsse an die großen Gefäße

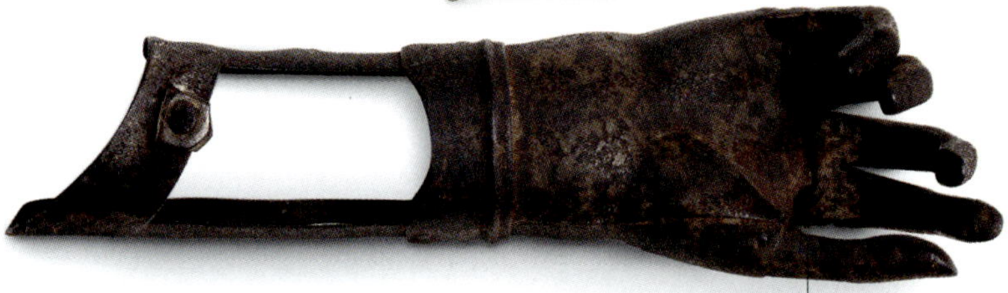

4 HERZKLAPPE (1978/79)

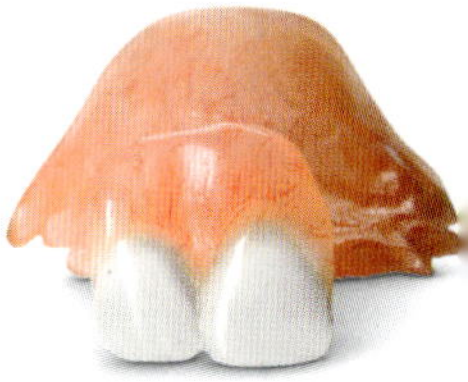

5 PLASTIKGEBISS (20. JH.)

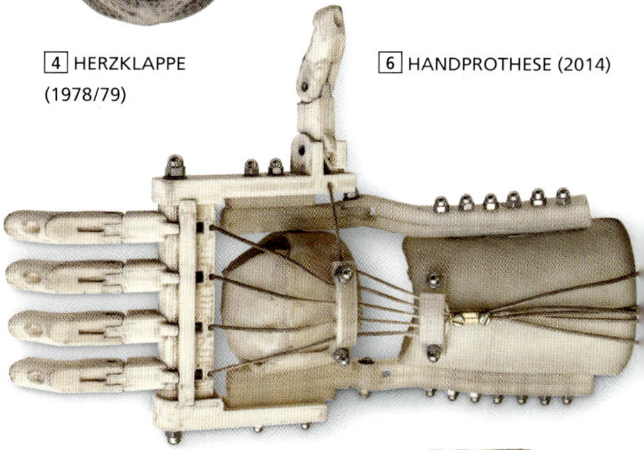

6 HANDPROTHESE (2014)

7 ARMPROTHESE (1550–1780)

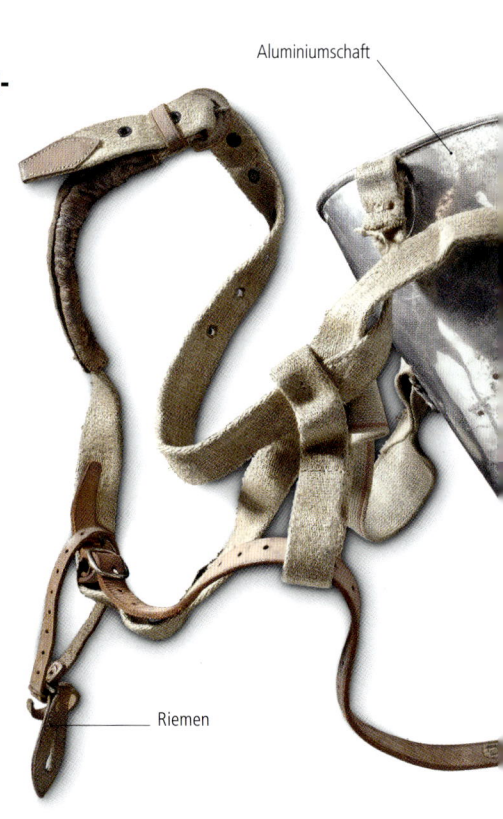

Metallfinger · Aluminiumschaft · Riemen

Künstliche Körperteile

Eine der ältesten bekannten Prothesen, eine ägyptische Zehe aus Holz und Leder, stammt aus ca. 1000 v. Chr. Die modernen bionischen Prothesen bestehen aus Verbundstoffen und haben motorisierte Gelenke, die auf Nervenimpulse reagieren.

1 Hüftprothese Dieses reibungsarme Modell hat haltbare Polyethylenflächen und ist damit den ersten künstlichen Gelenken überlegen, die aus Glas und Metall gefertigt waren. **2 Russischer Herzschrittmacher** Dieses Modell besitzt eine zusätzliche Leitung, die den Schlag der linken und rechten Kammern synchronisiert. Die ersten Schrittmacher wurden 1958 eingepflanzt. **3 Kunstherz Jarvik-7** Das erste künstliche Herz, das einem Menschen implantiert wurde, brauchte eine 180 kg schwere Stromquelle. Heute verwendet man tragbare externe Batterien. **4 Herzklappen** Diese Starr-Edwards-Herzklappe diente zum Ersatz von Mitralklappen. Die dazu benötigte Technik wurde 1960 entwickelt. **5 Plastikgebiss** Im 20. Jh. ersetzten Prothesen aus Kunststoff solche aus Elfenbein, Porzellan oder auch aus den echten Zähnen toter Soldaten. **6 Handprothese** Wie bei dieser Prothese setzt man immer häufiger auf die Möglichkeiten des 3-D-Drucks, vor allem in der Rekonstruktionschirurgie. **7 Armprothese** Diese eiserne Prothese für Arm und Hand war für Unterarmamputierte gemacht. Die Hand war noch vollständig ohne eigene Funktion. **8 Künstliches Auge** Im Zweiten Weltkrieg verdrängten Augenprothesen aus Kunststoff die Glasaugen. **9 Bionischer Arm** Dieser motorisierte Arm entstand im 3-D-Druckverfahren, das bald die Massenproduktion solcher Prothesen zu einem Bruchteil der bisherigen Kosten ermöglichen könnte. **10 Moderne Beinprothese** Dieses Bein aus leichtem Material besitzt maßgeschneiderte Gelenke, kontrolliert über einen Mikroprozessor, der einen weitgehend normalen Gang ermöglicht. **11 Herkömmliche Beinprothese** Knie und Sprunggelenk sind arretierbar und die perforierte Manschette sorgt für Kühlung des Stumpfs. **12 Armprothese** Dieser Arm aus Aluminium ist wesentlich beweglicher als seine hölzernen Vorgänger. **13 Künstliches Kniegelenk** Dieser in den 1970er-Jahren entwickelte Kniegelenksersatz ahmte die Bewegung des natürlichen Kniegelenks nach. **14 Frühe elektrische Fußprothese** Dies war der erste künstliche Fuß, der durch die Nervenimpulse seines Trägers gesteuert wurde.

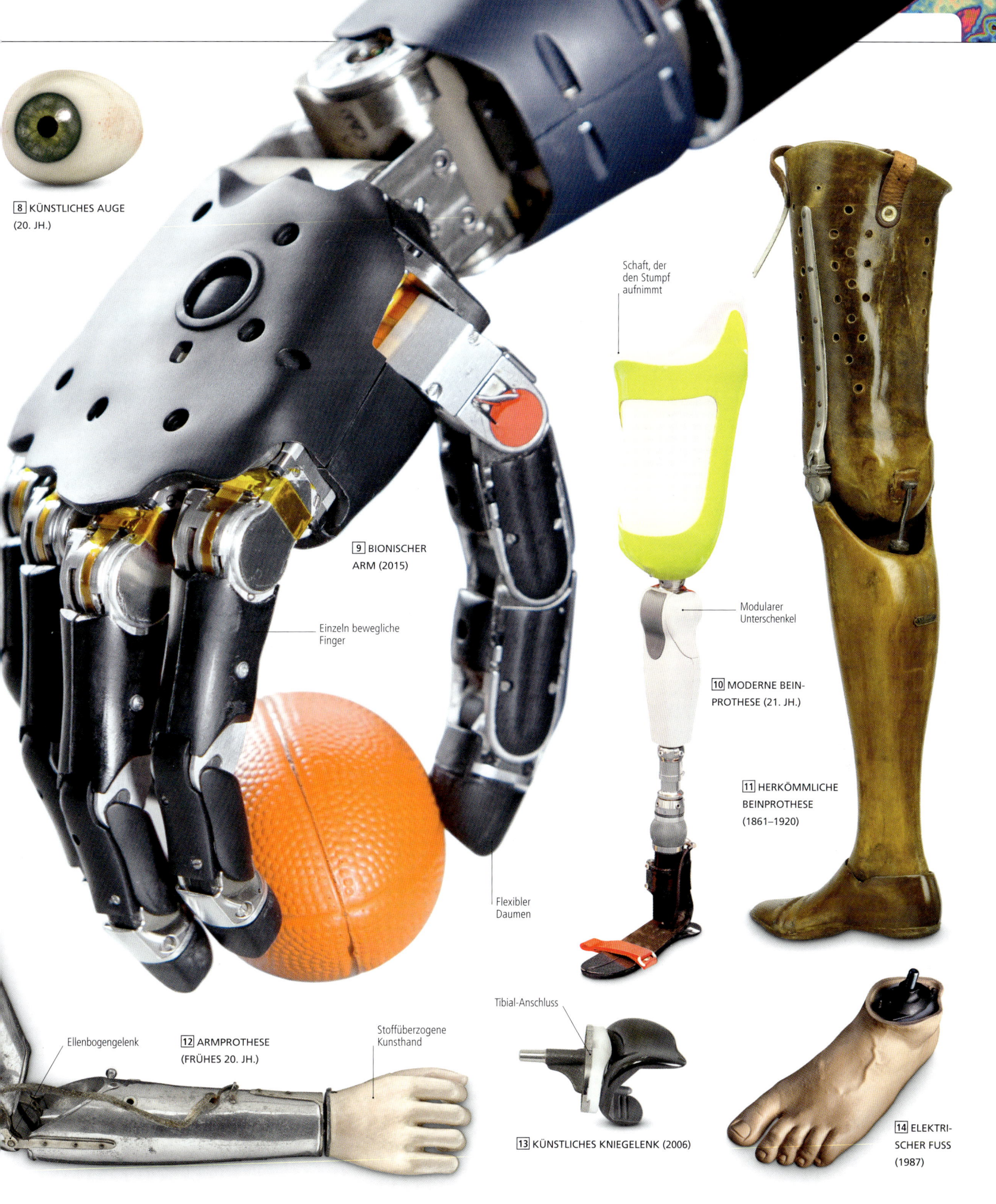

ALTE PROBLEME, NEUE HOFFNUNG 1960–heute
In-vitro-Fertilisation

Das erste *in vitro* (Befruchtung des Eis außerhalb des Mutterleibs) gezeugte Baby war 1978 Louise Joy Brown. Das bahnbrechende Verfahren wurde in Gemeinden, Religionsgruppen und der Politik kontrovers aufgenommen. Seitdem sind über drei Millionen Babys durch künstliche Befruchtung (IVF) geboren worden.

Die erste Geburt nach künstlicher Befruchtung, die vom britischen Physiologen Robert Edwards und dem britischen Gynäkologen Patrick Steptoe entwickelt wurde, hätte ohne die Vorleistungen anderer Wissenschaftler nie stattfinden können. 1884 kam es zur ersten Befruchtung durch Spendersamen. Der amerikanische Arzt Wiliam Pancoast ergriff eigenmächtig und sittenwidrig Maßnahmen, um einem kinderlosen Paar zu helfen. Er injizierte der Patientin in Narkose ohne ihr Wissen Sperma eines Medizinstudenten. Die Frau brachte einen Jungen zur Welt. Pancoasts Handeln wurde aber erst nach seinem Tod bekannt.

Erst 1934 schien eine Befruchtung außerhalb des Mutterleibs möglich zu werden. Der Harvard-Wissenschaftler Gregory Pincus führte Experimente zur künstlichen Befruchtung an Kaninchen durch und hielt sie auch beim Menschen für möglich. Viele Wissenschaftler verdammten seine Arbeit, doch den Gynäkologen John Rock faszinierte die Möglichkeit der IVF beim Menschen. Gemeinsam mit seiner Assistentin befruchtete er ein Ei im Reagenzglas. Andere wiederholten den Versuch, darunter auch Robert Edwards, der gemeinsam mit Steptoe als Erster einer Frau ein befruchtetes Ei implantierte. Durch ihre zehnjährige Forschung verhalfen sie schließlich John und Leslie Brown zu einem Baby. Edwards erhielt dafür den Nobelpreis.

> » ... als diese Leben spendende Behandlung erwogen wurde, war sie **sehr umstritten**.«
> ROBERT WINSTON, BRITISCHER ARZT UND FRUCHTBARKEITSEXPERTE

▷ **Unfruchtbarkeit**
Bei der intrazytoplasmatischen Spermieninjektion (ICSI) wird – wie bei allen Methoden der künstlichen Befruchtung – die Eizelle außerhalb des Mutterleibs befruchtet. Dabei wird die Samenzelle mithilfe einer Spritze direkt in die Eizelle eingebracht.

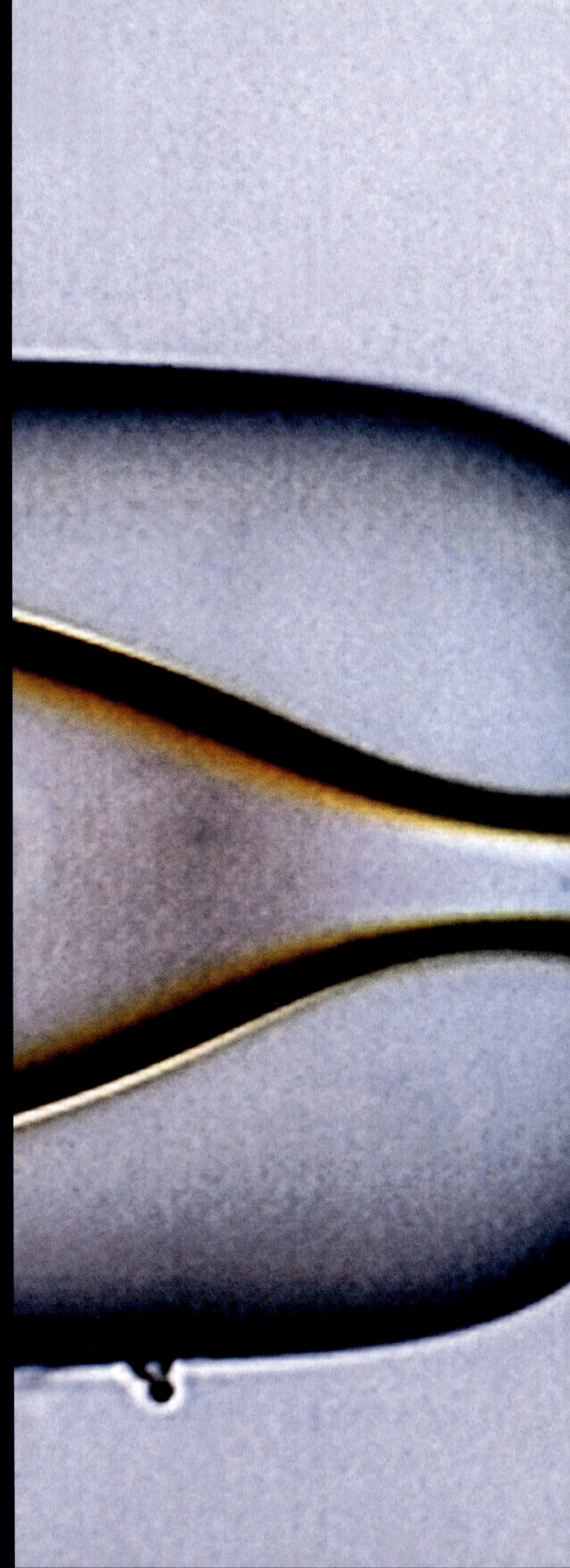

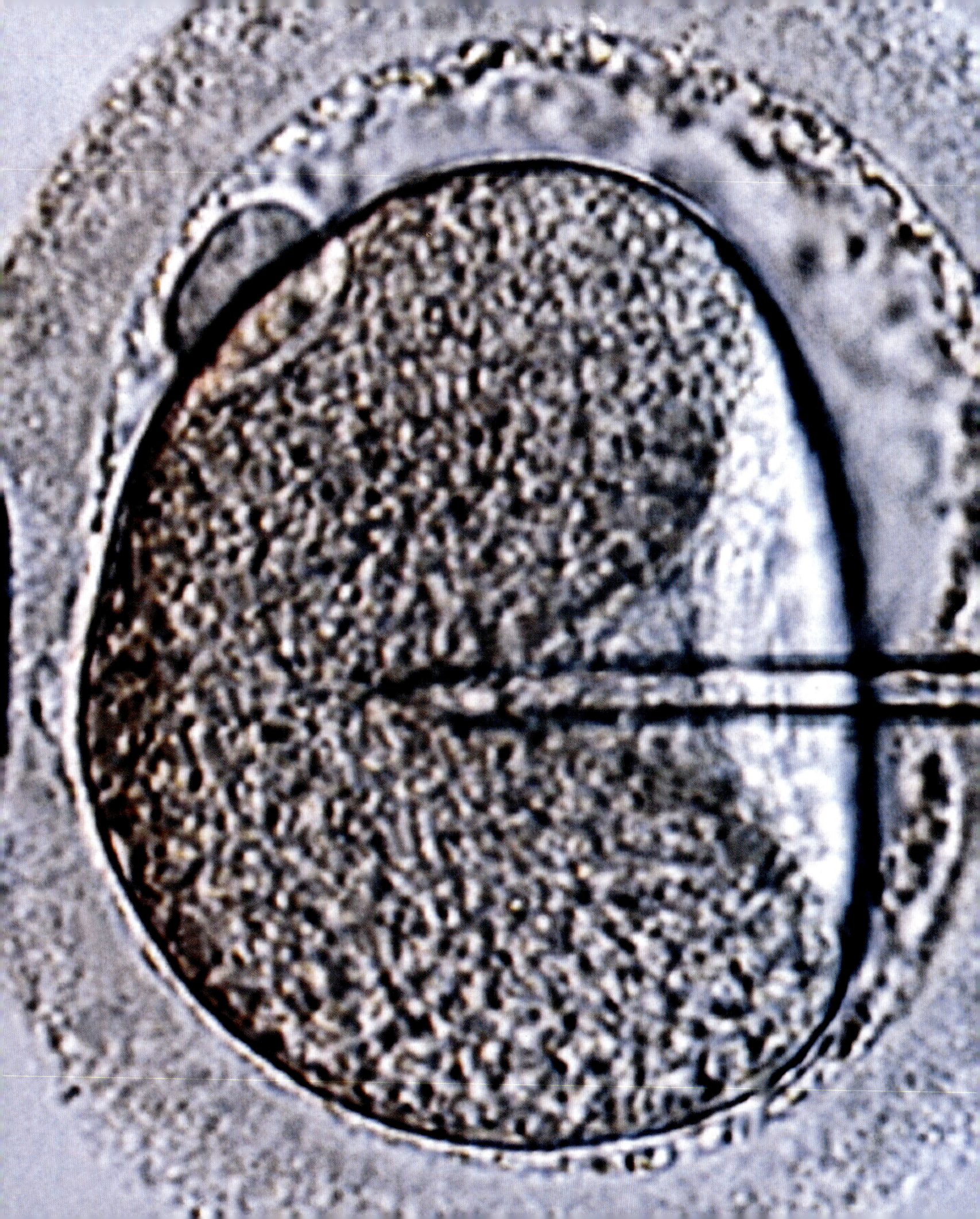

ALTE PROBLEME, NEUE HOFFNUNG **1960–HEUTE**

HIV und AIDS

1982 entdeckten amerikanische Ärzte die neue Krankheit AIDS, die die Immunabwehr des Infizierten unterdrückt und ihn für weitere opportunistische Infektionen anfällig macht. Weltweit sind bisher mehr als 40 Millionen Menschen an AIDS gestorben. Ein Heilmittel oder auch nur ein Impfschutz fehlen bis heute.

In den späten 1970er-Jahren bemerkten Ärzte in Kalifornien ein gehäuftes Auftreten von Kaposi-Sarkomen, einer seltenen Krebsart, und von *Pneumocystis carinii*, einer Lungenentzündung, die man bisher nur bei Patienten mit Immunschwäche gesehen hatte. 1981 diagnostizierten die amerikanischen Gesundheitsbehörden eine neue Krankheit, die man Acquired Immune Deficiency Syndrome (engl.: erworbenes Immundefektsyndrom) oder kurz AIDS nannte.

Übertragungswege
Ursprünglich sah man eine Häufung von Infizierten unter Homosexuellen, Drogenabhängigen und Empfängern von Blutprodukten. Dies deutete auf eine Ursache im Zusammenhang mit dem Austausch von Blut oder anderen Körperflüssigkeiten hin. 1983/84 entdeckten zwei Forscherteams dann das verantwortliche Virus.

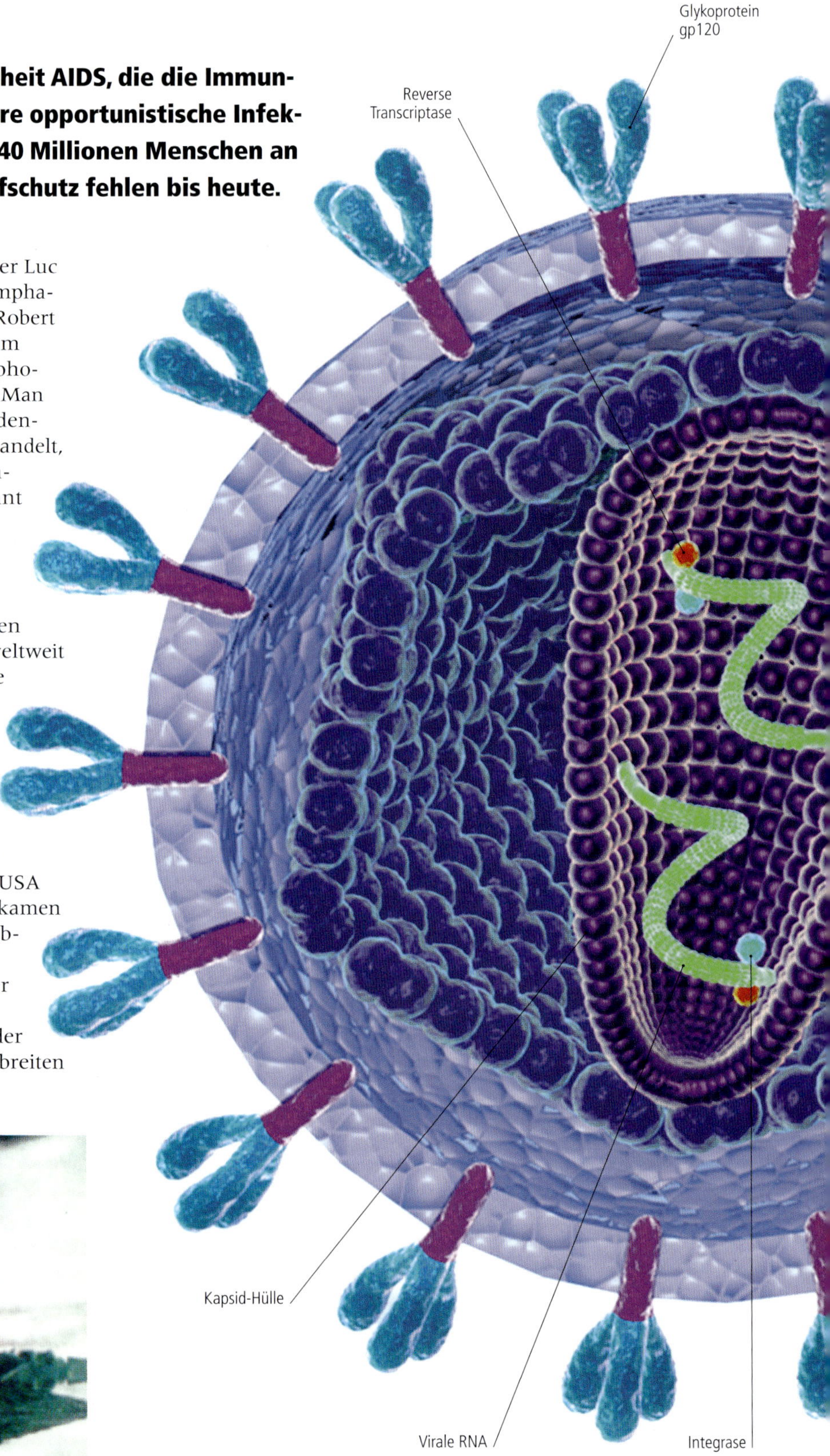

▽ **Spitze des Eisbergs**
Gesundheitskampagnen setzten wie hier 1987 auf TV-Spots, um die Gefährlichkeit von AIDS zu verdeutlichen, das zahlreiche Leben gefordert hat und weiter fordern wird, wenn man es ignoriert.

Das französische Team unter Luc Montagnier nannte es »lymphadenotropes Virus« (LAV), Robert Gallos' amerikanisches Team nannte es humanes T-lymphotropes Virus III (HTLV-III). Man erkannte, dass es sich um denselben Mikroorganismus handelt, der 1986 humanes Immundefizienzvirus (HIV) genannt wurde.

Die Suche nach einem Heilmittel drängte, als AIDS sich zur Epidemie ausweitete. Bis 1989 wurden in den USA 100 000 und weltweit weitere 142 000 AIDS-Fälle bekannt. Die Zahl stieg bis 1993 auf 30 Millionen. Anfangs konzentrierten sich die Infektionen auf die Schwulenszene, aber das änderte sich bald, als die Infektionszahlen unter Drogenabhängigen in den USA und Europa stiegen. Dazu kamen Millionen von Fällen in Subsahara-Afrika, wo sich die Krankheit vorwiegend über heterosexuelle Kontakte und die Übertragung von der Mutter auf ihr Kind zu verbreiten schien.

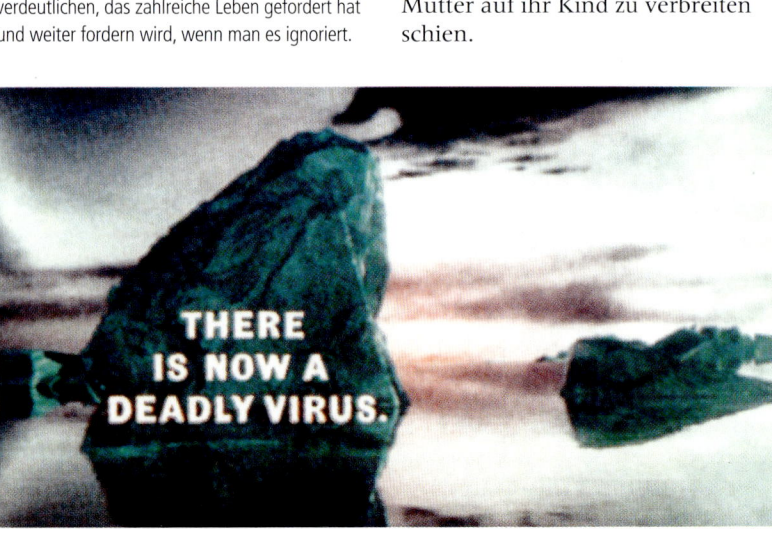

HIV UND AIDS

> »Die erfolgreiche **antiretrovirale Therapie** ermöglicht … nahezu normale **Lebenserwartung**.«
>
> NOBELVERSAMMLUNG ZUR VERLEIHUNG DES NOBELPREISES AN BARRÉ-SINOUSSI UND MONTAGNIER FÜR DIE ENTDECKUNG VON HIV

Wie HIV wirkt

1984 wurde ein Test auf HIV-Antikörper entwickelt. Forscher fanden heraus, dass HIV ein Retrovirus ist, das seine genetischen Informationen in einem RNS-Strang (Ribonukleinsäure) kodiert. Das Virus dringt in die Wirtszelle ein, bindet seine RNS an die DNS (Desoxyribonukleinsäure) des Wirts und schützt sich so vor dessen Immunabwehr. HIV greift CD4-tragende T-Helferzellen an, die den Körper bei der Immunabwehr unterstützen. Das Virus vermehrt sich und beginnt die CD4-Zellen des Wirts zu zerstören. In diesem Stadium gilt der Wirt als HIV-positiv. Wenn die Zahl der T-Helferzellen unter einen bestimmten Wert fallen und die Immunabwehr zusammenbricht, gilt der Wirt als AIDS-krank. Unbehandelt beträgt die Zeit von der Infektion bis zum Tod im Durchschnitt zwei bis drei Jahre. Ab 1986 gab es eine medikamentöse Behandlung mit AZT (Azidothymidin), das die Viren-RNS daran hindert, sich in die DNS der Wirtszelle einzuschleusen. Die Entwicklung der wirksameren Hochaktiven antiretroviralen Therapie (HAART) ermöglichte es HIV-Patienten ab 1995, bis zu sieben Jahre lang AIDS-frei zu leben. Heute können antiretrovirale Medikamente (siehe den Textkasten) das Virus in Schach halten und die Lebenserwartung beträchtlich erhöhen.

Vergangenheit und Zukunft

Die Suche nach einem Heilmittel oder Schutz vor HIV/AIDS ist schwierig, weil es so viele unterschiedliche Subtypen des Virus gibt. Dazu sucht die Forschung auch noch nach seinem Ursprung. 1989 entdeckte man bei Schimpansen in Westafrika das ähnliche SIV (simiane Immundefizienz-Virus), und es wurde deutlich, dass das Virus irgendwann, vermutlich beim Verzehr von Affenfleisch, auf den Menschen übergegangen sein musste. Es hatte sich dann durch die Prostitution in den Städten Westafrikas und durch die mehrfache Verwendung von Injektionsnadeln im unterfinanzierten und von Bürgerkriegen überlasteten Gesundheitswesen verbreitet. In den 1970er-Jahren bemerkten Ärzte in Uganda eine »slim« genannte, den Patienten auszehrende Krankheit, die dem Endstadium von AIDS glich. 2015 kamen etwa 70 Prozent der HIV-positiven Patienten aus Subsahara-Afrika.

Analysen von 1959 und 1960 in Belgisch-Kongo, der heutigen Demokratischen Republik Kongo, genommenen Gewebeproben deuten darauf hin, dass HIV/AIDS und das Virus um 1920 auf den Menschen übergegangen sein könnte.

AIDS bleibt weiterhin eine Bedrohung und ein ökonomisches Problem für afrikanische Staaten, wo viele Erwachsene durch die Krankheit erwerbsunfähig sind. Die Forschung zeigt, dass 2020 jeden Tag mehr als 300 Kinder direkt oder indirekt an AIDS starben.

38 MILLIONEN Menschen waren 2020 weltweit HIV-positiv.
26 MILLIONEN Menschen erhielten eine antiretrovirale Therapie.

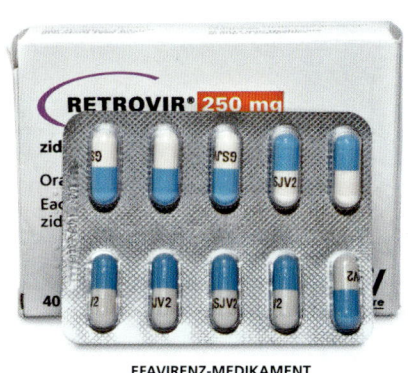

IN DER PRAXIS
ANTIRETROVIRALE MEDIKAMENTE

Antiretrovirale Medikamente wirken auf mehreren Stadien des Lebenszyklus des HI-Virus. Entry-Inhibitoren verhindern das Eindringen des Virus in die gesunde Zelle. Reverse-Transkriptase-Inhibitoren wie Efavirenz verhindern eine Vermehrung. Integrase-Inhibitoren blockieren ein Einfügen der HIV-RNS in die Wirts-DNS. Protease-Inhibitoren stoppen seine Proteinproduktion. Es sind keine Heilmittel, verlängern das Leben aber um Jahre.

EFAVIRENZ-MEDIKAMENT

△ **Aufbau und Vermehrung des HIV**
HIV nutzt seine reverse Transkriptase, um seine eigene RNS in die DNS der Wirtszelle einzubinden. Die infizierte Zeller produziert Proteine, die von der Protease des HI-Virus zu neuen Virus-Kopien zugeschnitten werden.

Matrixprotein

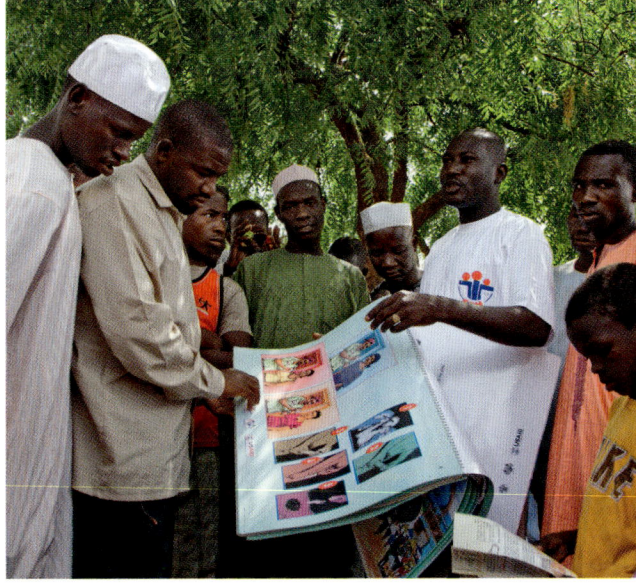

▷ **Aufklärung**
Aufklärungskampagnen sind bei der Eindämmung von HIV/AIDS unerlässlich. Hier zeigen Mitarbeiter des nigerianischen Gesundheitsamts Poster, die erläutern, wie weniger wechselnde Geschlechtspartner das Infektionsrisiko senken.

ALTE PROBLEME, NEUE HOFFNUNG 1960–HEUTE

Neue Erkenntnisse zu alten Krankheiten

Ende des 20. Jh. fand man heraus, dass chronische Erkrankungen, wie Magengeschwüre, und Krebsarten, wie Haut-, Gebärmutterhals- und Blasenkrebs, von Mikroorganismen ausgelöst werden. Das eröffnete die Möglichkeit, ihnen durch Impfungen vorzubeugen.

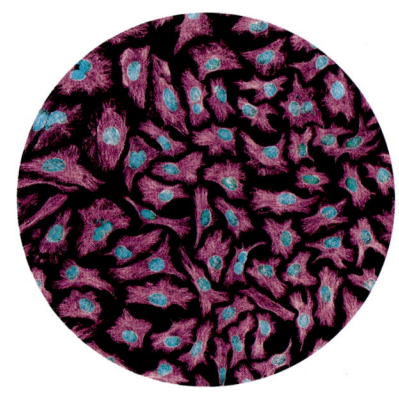

△ **HeLa-Zellen für die Forschung**
Diese Zellen sind Teil einer Zelllinie, die 1950 dem Tumor einer Patientin mit Gebärmutterhalskrebs entnommen wurde. Die Linie war mit dem humanen Papillomvirus HPV-18 befallen und spielte eine wichtige Rolle bei der Entwicklung der HPV-Impfung.

Schon seit Längerem stellte eine Reihe von Erkrankungen, die durch Entzündungen und Geschwüre gekennzeichnet waren, die Wissenschaft vor Rätsel. Ihr Verlauf war bekannt, aber ihre Ursache unklar. Magengeschwüre und diverse Krebsarten führte man auf Umweltverschmutzung, schlechten Lebensstil, Erbanlagen und den Alterungsprozess zurück.

Bakterien und Krebs

Lange ging man davon aus, dass Geschwüre und Verletzungen in der Schleimhaut des Magens oder Zwölffingerdarms mit überschüssiger Säure in Verbindung stehen. Patienten wurde daher meist schonende Kost und und Stressabbau empfohlen. Eine andere Erklärung kam zutage, als der australische Pathologe John Robin Warren 1979 bei einer Biopsie im Magen eines Patienten, der an Dyspepsie litt, das Bakterium *Helicobacter pylori* entdeckte. Er führte mit seinem Kollegen, dem Mediziner Barry Marshall, weitere Untersuchungen durch, und sie fanden einen Zusammenhang zwischen dem Vorhandensein des Bakteriums und Zwölffingerdarmgeschwüren. 1982 stellten sie ihre Ergebnisse vor, stießen aber zunächst auf geringe Akzeptanz. Erst 1996 wurde die Behandlung von Magengeschwüren mit Antibiotika anerkannt. Heute ist bekannt, dass *Helicobacter pylori* für 80 Prozent aller Magengeschwüre verantwortlich ist und eine entscheidende Rolle bei der Entwicklung von Magenkrebs spielt.

Viren und Impfstoffe

Gebärmutterhalskrebs ist die vierthäufigste Krebsart bei Frauen und fordert weltweit jährlich über 250 000 Todesopfer. In Entwicklungsländern ist er die häufigste Krebsart bei Frauen. 1974 entdeckte der deutsche Virologe Harald zur Hausen erstmals einen möglichen Zusammenhang zwischen Gebärmutterhalskrebs und humanen Papillomviren (HPV), Mitglieder einer Virenfamilie, die Infektionskrankheiten auslösen. 1986 konnte zur Hausen die beiden Typen HPV-16 und HPV-18 als Auslöser des Krebses identifizieren. Dies führte letztlich zur Entwicklung von HPV-Impfstoffen, die vermutlich Tausende Leben retten.

Entzündungskrankheiten

Jüngere Studien gehen davon aus, dass andere entzündliche Erkrankungen und Krebsarten mit Infektionserregern in Verbindung stehen. Eine Verbindung zwischen der durch einen Saugwurm ausgelösten Bilharziose, die vor allem in Südamerika, Asien, Afrika und dem Nahen Osten verbreitet ist, ist schon seit den 1970er-Jahren bekannt. Beim Bakterium *Chlamydophila pneumoniae*, das Lungenentzündung auslösen kann, vermutet man inzwischen einen Zusammenhang mit Arteriosklerose.

Neueste Studien liefern Hinweise, dass auch die Parkinsonkrankheit, eine fortschreitende Nervenerkrankung, mit einer Entzündung des Gehirns zusammenhängen kann, die durch Grippe oder Japanische Enzephalitis ausgelöst wird. Es ist wahrscheinlich, dass die Forschung noch weitere Beispiele zutage fördern wird.

AUSTRALISCHE MEDIZINER UND PATHOLOGEN

BARRY MARSHALL (*1951) UND ROBIN WARREN (*1937)

Marshall (links) und Warren (rechts) nahmen im Rahmen ihrer Erforschung der bakteriellen Ursache von Magen- und Zwölffingerdarmgeschwüren Biopsien an 100 Patienten vor. 1984 schluckte Marshall im Rahmen der Studie sogar eine Kultur der *Helicobacter*-Bakterien im Selbstversuch, woraufhin bei ihm eine akute Gastritis festgestellt wurde. Es dauerte nahezu ein Jahrzehnt, bis die Ergebnisse der australischen Forscher in der Gastroenterologie akzeptiert wurden. 2005 erhielten sie für ihre Arbeit den Nobelpreis für Physiologie oder Medizin.

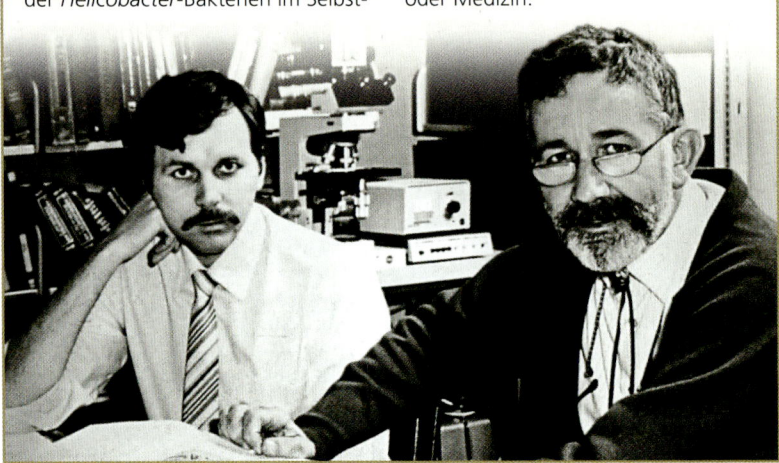

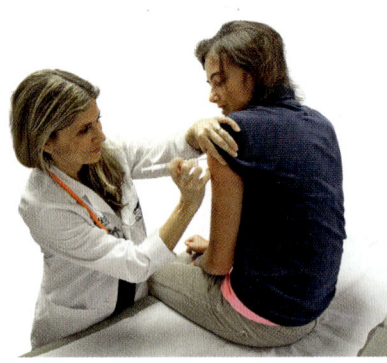

△ **Schutz gegen HPV**
Die 2006 erstmals zugelassenen HPV-Impfungen an jungen Mädchen werden inzwischen in fast 60 Ländern routinemäßig vorgenommen. Wie effektiv die Impfungen wirken, lässt sich derzeit noch nicht gesichert feststellen, da Gebärmutterhalskrebs sich über viele Jahre entwickelt.

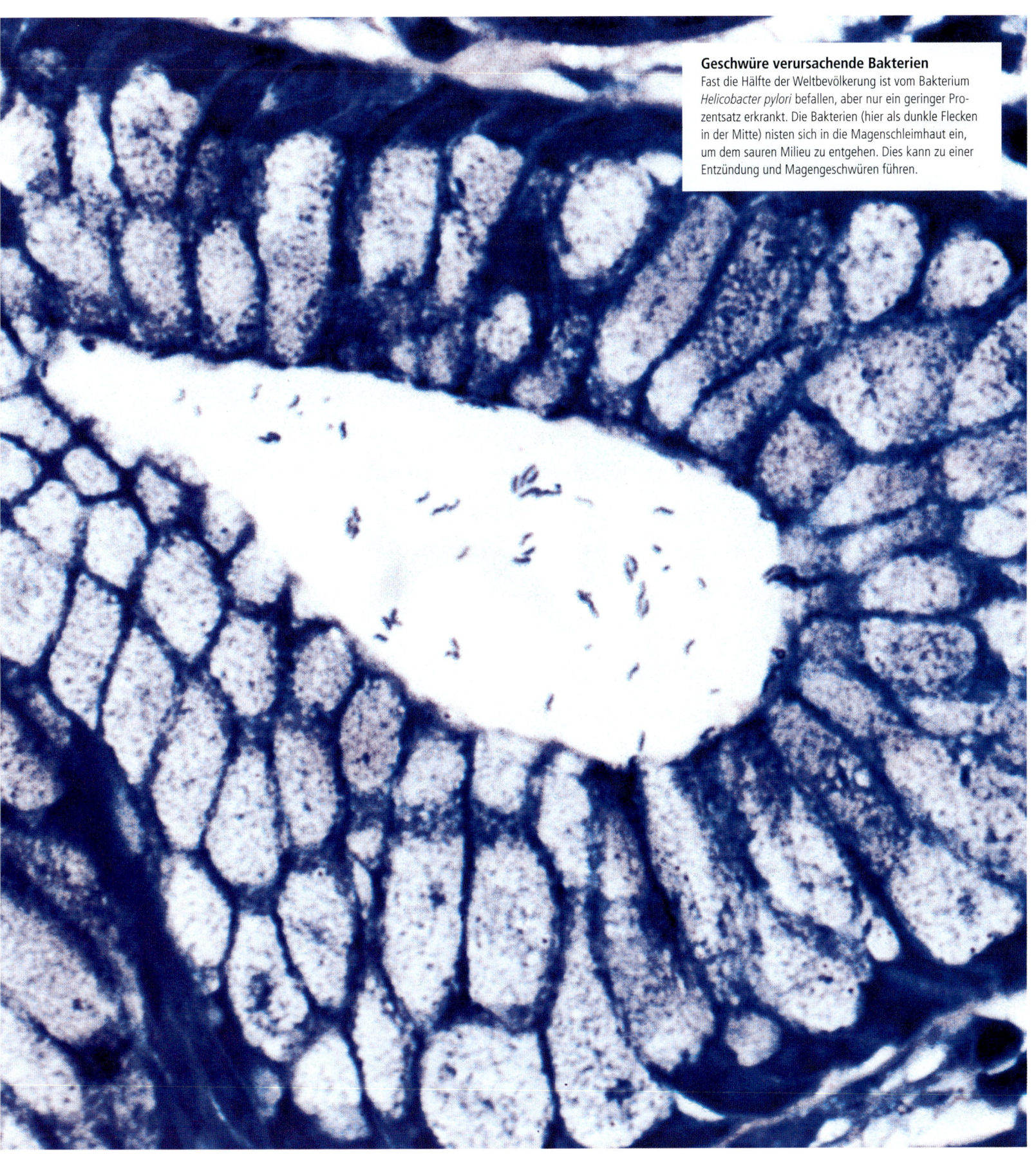

Geschwüre verursachende Bakterien
Fast die Hälfte der Weltbevölkerung ist vom Bakterium *Helicobacter pylori* befallen, aber nur ein geringer Prozentsatz erkrankt. Die Bakterien (hier als dunkle Flecken in der Mitte) nisten sich in die Magenschleimhaut ein, um dem sauren Milieu zu entgehen. Dies kann zu einer Entzündung und Magengeschwüren führen.

ALTE PROBLEME, NEUE HOFFNUNG 1960–heute
Die DNS-Revolution

Das Humangenomprojekt startete 1990 mit dem Ziel, alle Gene des Menschen (das Genom) vollständig zu kartografieren und zu entschlüsseln. 2003 verkündete des Projekt, dass es drei Milliarden Basenpaare, also den »Code« der menschlichen DNS (siehe S. 212–213) identifiziert habe. Im selben Jahr startete ENCODE (Enzyklopädie der DNS-Elemente) mit dem Ziel, die Funktion aller genetischen Instruktionen zu entschlüsseln.

Nach der Entdeckung der DNS-Struktur 1953, des genetischen Codes in den 1960er-Jahren und der prinzipiellen Funktionsweise der Gene in den 1970er-Jahren konzentrierten sich die Wissenschaftler darauf, alle Gene zu lokalisieren und ihre Funktion zu verstehen. Man fand heraus, dass der Anteil Protein-kodierender DNS weniger als zwei Prozent beträgt, während der Rest als funktionslose Junk-DNA (»Müll-DNS«) betrachtet wird. Seit 2010 weiß man, dass die in den 1990ern geschätzte Menge von mehr als 100 000 Genen falsch war und dass das menschliche Genom aus nur 20 000 Genen besteht (etwa genauso viele wie beim 1 mm langen Fadenwurm *Caenorhabditis elegans*, dem ersten Tier, dessen Genom vollständig sequenziert wurde). Darüber hinaus stellte man fest, dass ein Großteil der sogenannten »Müll-DNS« in Wahrheit Instruktionen für Tausende nicht kodierende RNS mit vielfältigen Funktionen enthält.

Dieses wachsende Verständnis des Genoms hat enorme Bedeutung für die Medizin. Teile der DNS eines Menschen werden sequenziert, um eine personalisierte Medikation zu entwickeln. Gleichzeitig entstehen Medikamente, die gezielt in die Genregulierung eingreifen.

> »Alle funktionalen Elemente des **Genoms** identifizieren.«
>
> ZIEL DES ENCODE-PROJEKTS, INITIIERT VOM NATIONAL HUMAN GENOME RESEARCH INSTITUTE (NHGRI), 2003

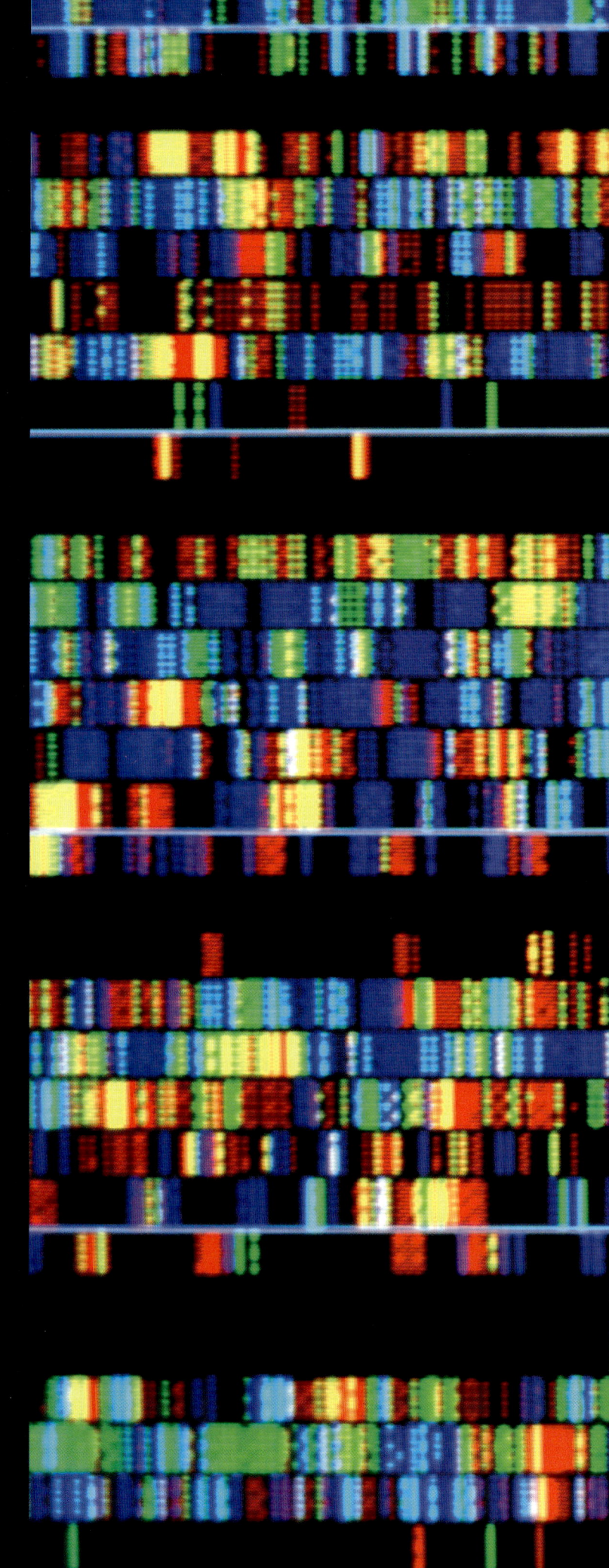

▷ **DNS-Sequenzierung**
Computer stellen DNS-Sequenzen anhand ihrer farblich markierten Basen dar: A, T, G und C. Kleinste Variationen der 3,2 Milliarden Basenpaare, die zwischen Individuen im Durchschnitt um 0,1 Prozent voneinander abweichen, werden zu Forschungszwecken ausgewertet.

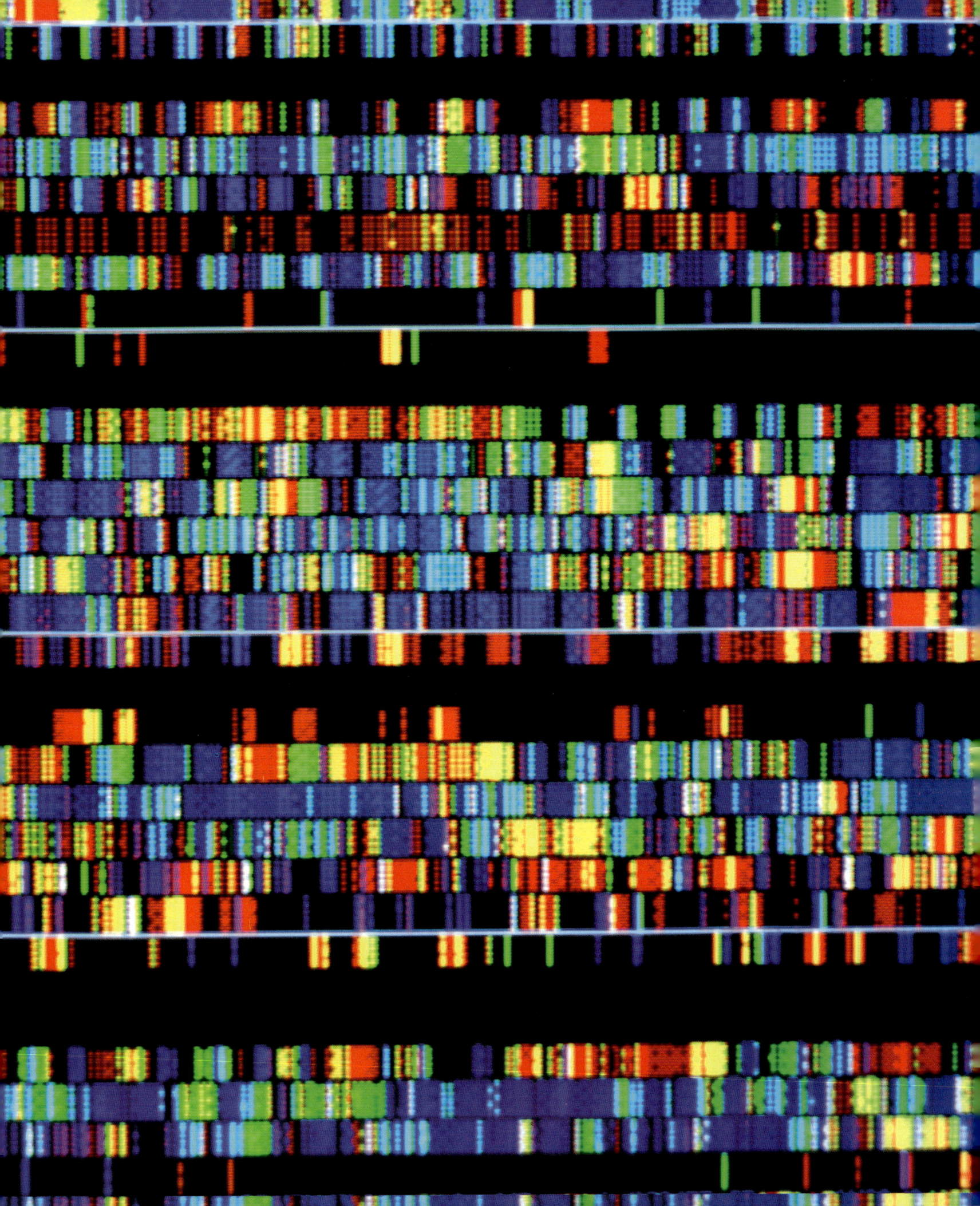

ALTE PROBLEME, NEUE HOFFNUNG 1960–HEUTE

Genetischer Fingerabdruck

Die Erforschung der molekularen Struktur der DNS (Desoxyribonukleinsäure) in den 1980er-Jahren führte zu einem besseren Verständnis von Erbkrankheiten und erschloss ein ganz neues medizinisches Forschungsgebiet, das maßgeschneiderte Therapien möglich machen kann.

Eine der wichtigsten Entdeckungen war, dass jeder Mensch einen »genetischen Fingerabdruck« in Form einer einzigartigen Abfolge der Gene auf seinen Chromosomen besitzt. Die Bestimmung dieses Fingerabdrucks (ein Gentest) ist für kriminaltechnische Untersuchungen und Vaterschaftsbestimmungen von unschätzbarem Wert, aber noch bedeutsamer ist der Umstand, dass sie die unterschiedlichsten Fachgebiete der Medizin revolutioniert hat. So kann man nun mutierte oder geschädigte Gene bestimmen, die für Erbkrankheiten verantwortlich sind. Die Forschung vor allem des internationalen Humangenomprojekts von 1990 bis 2003 führte zu einer Reihe von Methoden zur Identifizierung von etwa 20 000 Protein-kodierenden Genen in der menschlichen DNS.

Analyseverfahren

Die Entnahme einer DNS-Probe ist einfach und schmerzlos. Man kann für den genetischen Fingerabdruck nahezu jedes Gewebe nehmen, sei es Blut, Haut oder Haare; in der Regel entnimmt man mit einem Tupfer eine Speichelprobe aus dem Mund.

Auch Gentests an Ungeborenen sind möglich, indem man eine Fruchtwasserprobe entnimmt. Sie wird dann an ein Labor geschickt, das die DNS isoliert und die genetische Struktur analysiert. Hochentwickelte chemische Analyseapparate wie DNS-Sequenzierer und Computersoftware, die die Befunde kommentieren können, sind heute alltäglich und liefern zuverlässige Ergebnisse bei der Suche nach Gendefekten. Mit einem zunehmenden Bewusstsein für genetische Störungen wächst

> »Die Gentherapie ist **ethisch,** weil sie vom grundlegenden moralischen Prinzip der Wohltätigkeit gestützt wird: Sie kann **menschliches Leid lindern.**«
>
> WILLIAM FRENCH ANDERSON, AMERIKANISCHER FORSCHER,
> IN GENETICS AND HUMAN MALLEABILITY (GENETIK UND FORMBARKEIT DES MENSCHEN), 1990

◁ **Biochemische Analyse**
Proben mit der entnommenen DNS eines Menschen werden zur Analyse in separate Behälter gegeben. Die chemische Analyse kann einzelne Gene identifizieren, sodass man Gendefekte bestimmen und Krankheitsrisiken erkennen kann.

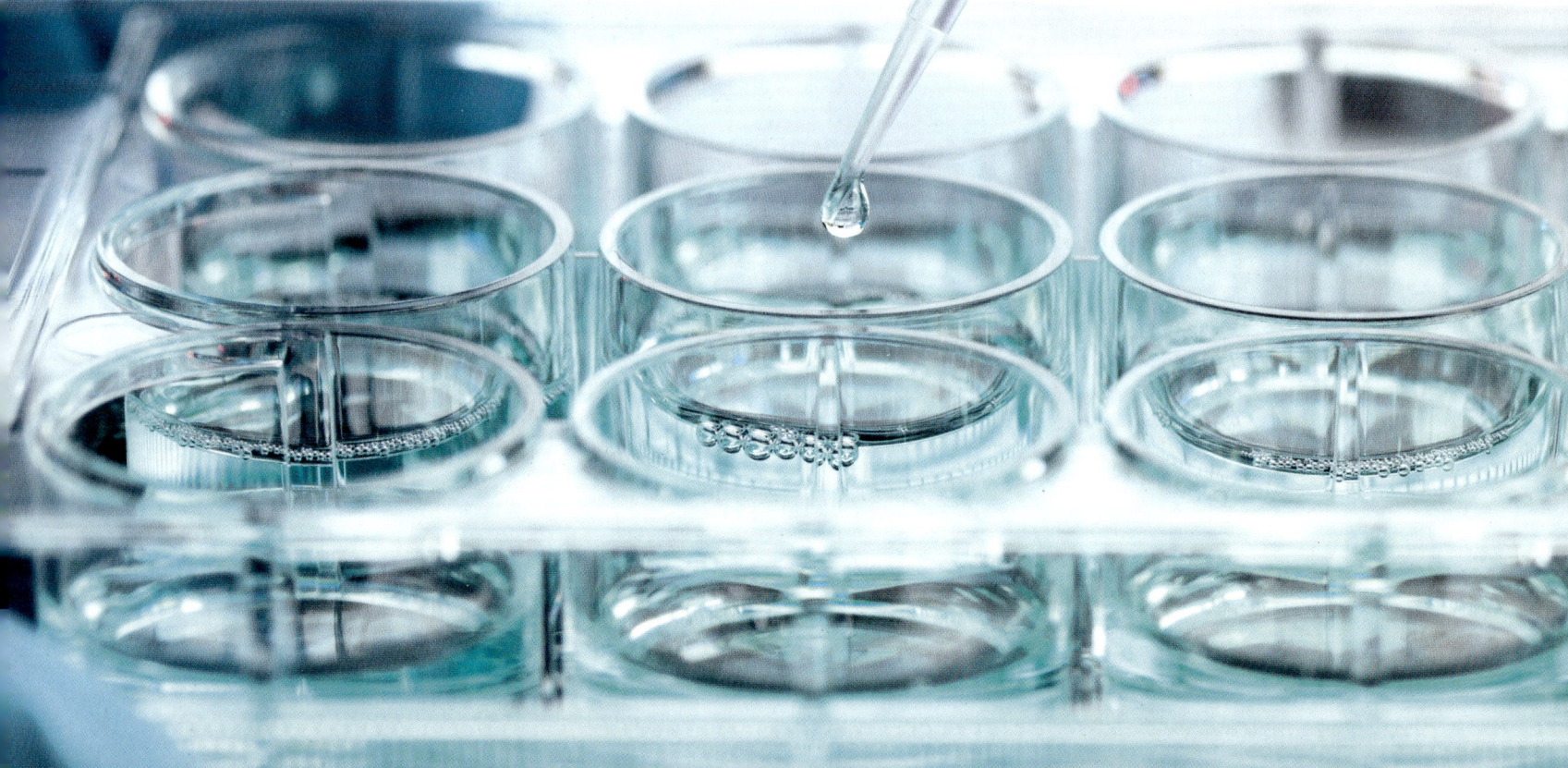

GENETISCHER FINGERABDRUCK

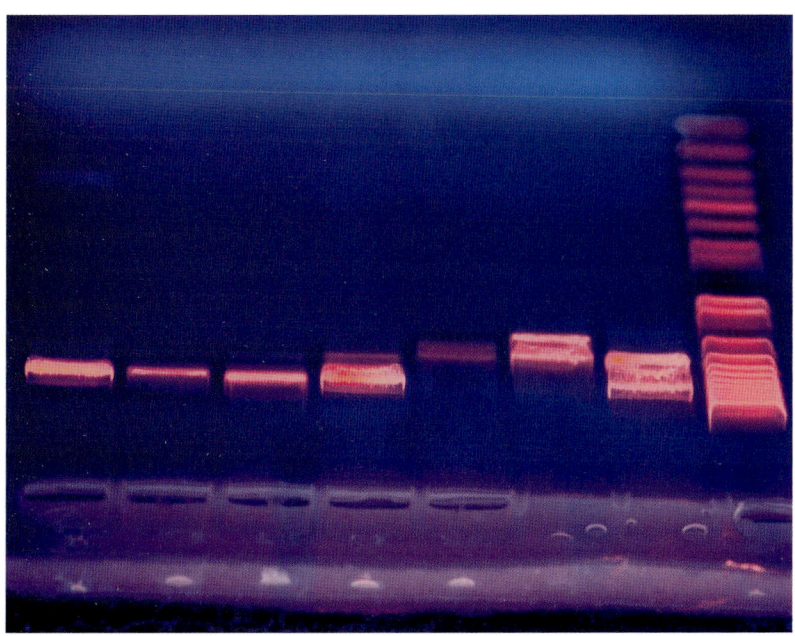

◁ **Elektrophorese im UV-Licht**
Die Gel-Elektrophorese ist eine Technik zur Analyse der molekularen Zusammensetzung von DNS-Proben. Diese werden in ein Gel gegeben, dann trennt ein elektrischer Strom die DNS-Moleküle nach ihrer Größe und Ladung.

Diagnose und Behandlung

Anfangs drehte sich bei Gentests alles darum, defekte oder mutierte Gene zu finden, die für Erbkrankheiten verantwortlich sind. In jüngerer Zeit hat man zudem bestimmte genetische Eigenschaften gefunden, die auf eine Veranlagung für Krankheiten, wie bestimmte Arten von Krebs und Herzerkrankungen, hindeuten und sogar Hinweise geben, wie gut der Patient auf bestimmte Medikamente anspricht. Heute gibt es mehrere Tausend spezifische Gentests für unterschiedlichste Anwendungen. So kann man Gentests zur Diagnose einsetzen, wenn ein Patient Symptome zeigt, die auf einen Gendefekt hindeuten. Indem der Arzt nach bestimmten Genmutationen und -schäden sucht, kann er eine bestimmte genetische Erkrankung bestätigen oder ausschließen. Diese Art der Untersuchung ist vor allem bei Kindern von Vorteil, die möglicherweise eine Erbkrankheit erworben haben, die, frühzeitig erkannt, noch heilbar ist. Daher werden viele Neugeborene bereits genetisch untersucht. Mittels Fruchtwasserprobe kann die pränatale Diagnostik eine drohende Genschädigung wie das Downsyndrom frühzeitig bestätigen oder ausschließen.

Gentests sind aber keineswegs auf die Diagnose bestehender Erkrankungen beschränkt. Die Genmedizin arbeitet auf immer mehr Feldern mit präsymptomatischen Tests, meist bei Patienten mit einer familiären Vorbelastung und Angehörigen von Gruppen mit dem genetisch bedingt hohen Risiko, beispielsweise einen schweren Verlauf einer COVID-19-Erkrankung zu erfahren. Dazu kommt das aufregende neue Fachgebiet der Pharmakogenetik, die untersucht, wie die individuelle genetische Veranlagung eines Menschen die Wirkung und Verträglichkeit von verschiedenen Medikamenten beeinflusst. Ihre Ergebnisse können dazu dienen, Medikation auf einen Patienten maßzuschneidern, sodass man größtmögliche Wirkung bei geringsten Nebenwirkungen und Risiken erzielen kann.

3,2 MILLIARDEN Basenpaare finden sich annähernd im menschlichen Genom.

auch die Nachfrage nach Gentests, und so bieten zahlreiche Hersteller heute auch Heimtests an, mit denen man selber Proben entnehmen und zur Analyse an ein Labor schicken kann.

Gendefekte

Viele Krankheiten, wie Mukoviszidose, Sichelzellenanämie und Bluterkrankheit, sind angeboren und werden durch ein von einem oder beiden Elternteilen ererbtes defektes Gen verursacht. Andere, wie Krebs, treten auf, wenn Gene mutieren und beschädigt werden. Bei jeder DNS-Kopie besteht die Chance, dass sich ein Fehler einschleicht und es zu Mutationen kommt. Die Gefahr wächst mit zunehmendem Alter, die DNS kann aber auch durch Umweltfaktoren, wie Strahlung, Sonnenlicht und Tabakrauch, sowie durch Ernährung, Alkohol und Stress geschädigt werden.

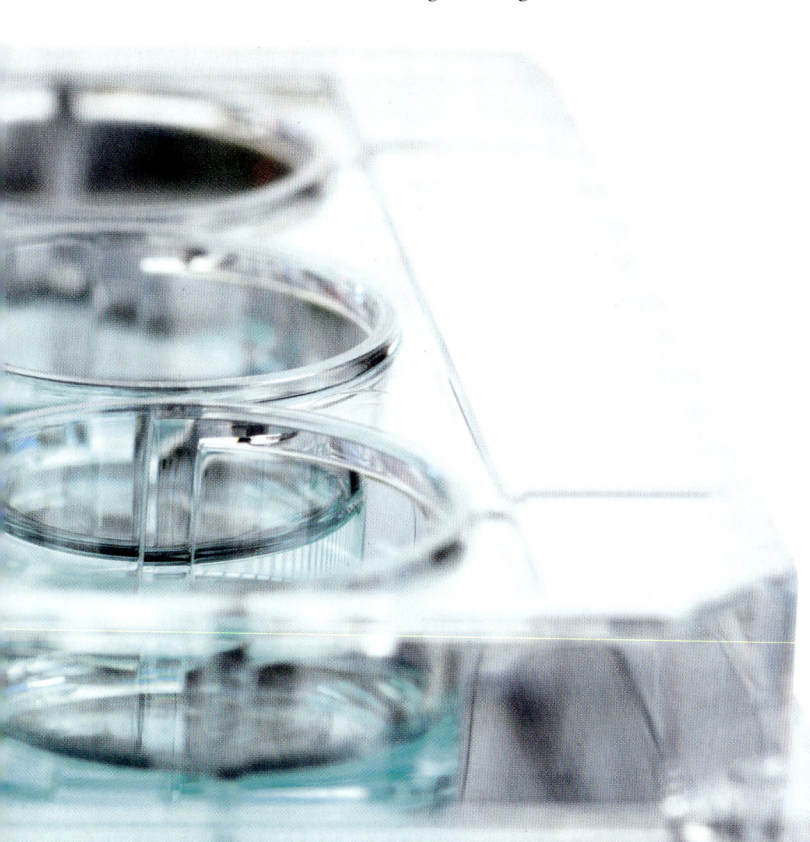

IN DER PRAXIS

GENTHERAPIE

Dank Fortschritten in der Genetik können Wissenschaftler nicht nur die für einen Defekt verantwortlichen Gene bestimmen, sondern auch Therapien zur Reparatur von Genen entwickeln. Indem man Nukleinsäuren (große Biomoleküle) in die Zellen des Patienten einschleust, kann man seine DNS modifizieren. Dabei ersetzt man beschädigte oder mutierte Gene auf den Chromosomen durch eine gesunde Version. Seit 1990 wurden klinische Tests der Gentherapie durchgeführt, die im 21. Jh. zur Zulassung einer wachsenden Anzahl von Medikamenten geführt haben.

- Viele Kopien entstehen.
- Gesundes Gen wird ausgeschnitten
- Gesundes Chromosom
- Gesundes Gen wird für das Einsetzen vorbereitet
- Gesundes Gen wird in die Zellen des Patienten eingefügt

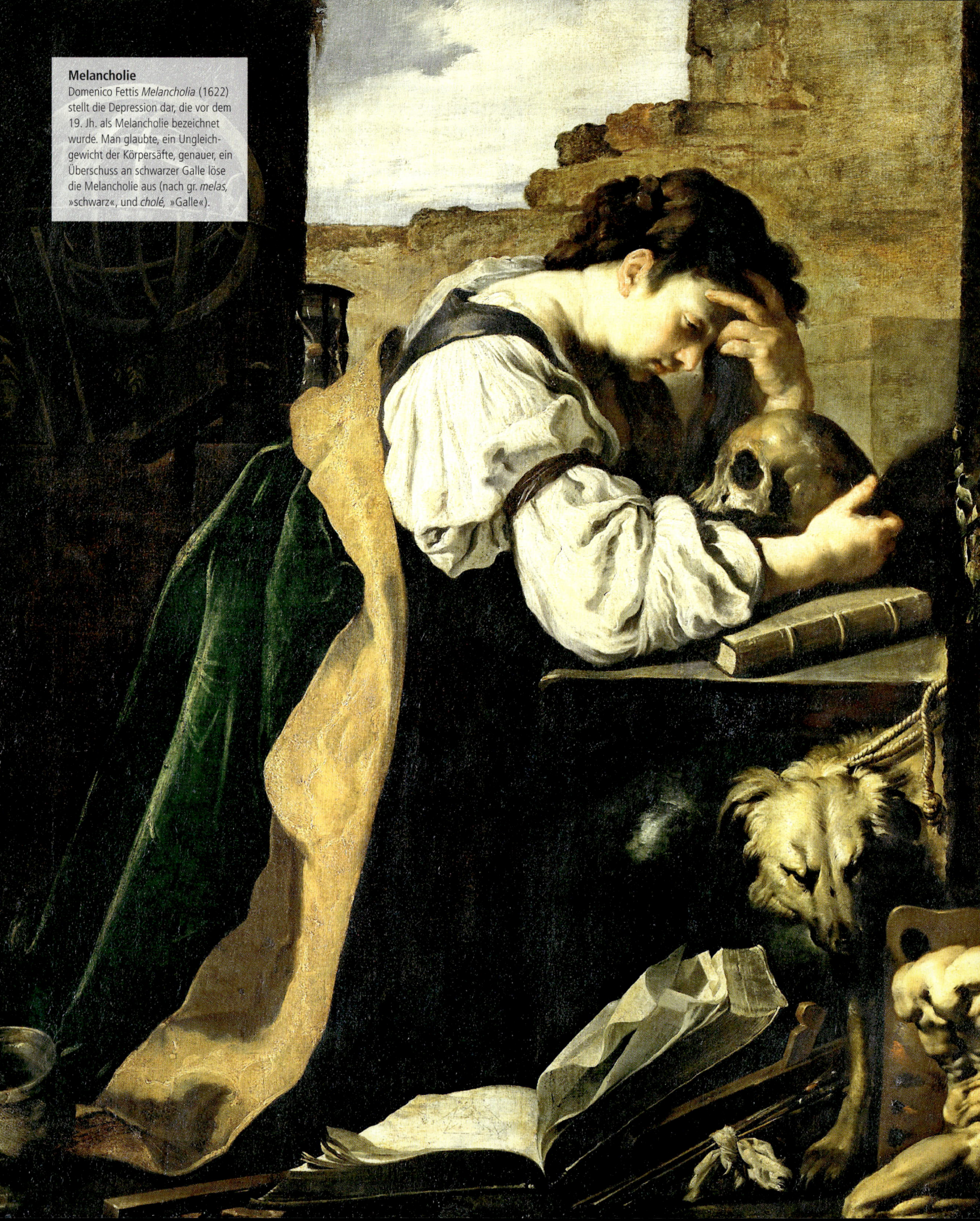

Melancholie
Domenico Fettis *Melancholia* (1622) stellt die Depression dar, die vor dem 19. Jh. als Melancholie bezeichnet wurde. Man glaubte, ein Ungleichgewicht der Körpersäfte, genauer, ein Überschuss an schwarzer Galle löse die Melancholie aus (nach gr. *melas*, »schwarz«, und *cholé*, »Galle«).

Mentale Gesundheit und Gesprächstherapie

Das 19. Jh. brachte ein starkes Umdenken in Bezug auf mentale Störungen, da immer mehr körperliche und psychische Ursachen entdeckt wurden. Neurologie und Psychiatrie etablierten sich als Teilgebiete der Medizin und es kamen erste psychologische Behandlungen auf.

Geisteskrankheit galt lange als unheilbar. »Verrücktheit« oder »Wahn« wurden als angeborene Abnormität betrachtet und Melancholie (Depression) als Persönlichkeitsstörung, die durch ein Ungleichgewicht der Körpersäfte (siehe S. 34–35) ausgelöst wird. Statt sie zu behandeln, stieß man psychisch Kranke oft schlicht aus der Gesellschaft aus und sperrte sie weg (siehe S. 164–165).

Eine neue Sichtweise

Als im 19. Jh. mehr über Aufbau und Funktion des Gehirns bekannt wurde, gab es auch neue Ansätze im Umgang mit psychisch Kranken. Es entstanden Zweige der Medizin, wie die Neurologie, die davon ausgeht, dass psychische Krankheiten körperliche Ursachen haben, die sich behandeln lassen. Gegen Ende des Jahrhunderts formierte sich die Idee, dass es auch psychologische Ursachen gäbe, die psychologische Behandlungen erforderten. Das Umdenken wurde durch verschiedene Neurologen und ihre Arbeit angestoßen, darunter der Franzose Jean-Martin Charcot (siehe S. 160–161), der den Aufbau des Gehirns beschrieb und die Wirkung der Hypnose untersuchte. Seine Forschung inspirierte den österreichischen Arzt Joseph Breuer und

> **1 von 4** Personen weltweit erkrankt im Laufe ihres Lebens an einem psychischen oder neurologischen Leiden.

seinen Kollegen, den Neurologen Sigmund Freud (siehe S. 182–183). Freud setzte Hypnose zur Behandlung von Patienten mit Depression, bipolarer Störung oder Manie ein, die man heute Affektstörungen nennt, sowie bei Angststörungen wie Phobien, Panikattacken und Zwangsstörung. Freud entwickelte die Psychodynamik, in der er den Geist in das »Bewusste« und das »Unterbewusste« unterteilte. Er war überzeugt, dass viele psychische Störungen aus Konflikten zwischen diesen beiden Bereichen entstanden, und wollte mit Hypnose versuchen, das Unterbewusstsein des Patienten aufzuschließen, um den Konflikt zu lösen. Auf die von Breuer durchgeführte erfolgreiche Behandlung der Patientin Anna O. fußend, entwickelte Freud die Psychoanalyse, eine Art von Gesprächstherapie. Sie wurde schließlich im 20. Jh. zum Vorbild für viele Arten der Psychotherapie.

Freuds neuer Ansatz fand viele Anhänger, darunter der Schweizer Psychiater C. G. Jung und der österreichische Psychotherapeut Alfred Adler. Es entstanden verschiedene Arten der »Gesprächstherapie«, aber bis nach dem Zweiten Weltkrieg blieb die Psychoanalyse die wichtigste Therapieform.

Entwicklungen in der Therapie

In den 1950er-Jahren begannen Psychologen die Gültigkeit von Freuds Theorien und sogar die Wirksamkeit der Psychoanalyse anzuzweifeln. Inzwischen war zwar unstrittig, dass man psychologische Erkrankungen am besten mittels Psychotherapie behandelte statt mit Medikamenten oder Operationen. Doch es gab verschiedene Behandlungsansätze, die auf Entwicklungen in der Kognitionspsychologie und der Verhaltensforschung basierten. Statt das Unterbewusstsein des Patienten zu erforschen, hatten die neuen Therapien oft einen praktischeren Ansatz, der das Verhalten oder Denken des Patienten so beeinflusste, dass er sich wohler fühlte und so besser mit seinen Problemen umgehen konnte.

In der zweiten Hälfte des 20. Jh. entwickelten sich verschiedene Kognitions- und Verhaltenstherapien, die als Kognitive Verhaltenstherapie zusammenfanden, zu deren Begründern der amerikanische Psychiater und Psychotherapeut Aaron T. Beck zählt. Mithilfe des Therapeuten lernt der Patient, beunruhigende Gedankenmuster zu verstehen und Strategien zu entwickeln, darauf anders zu reagieren. Eine neuere Strömung ist die »Positive Psychologie«, die sich stärker mit positiven Aspekten als mit Krankheitszuständen befasst.

△ **Wissenschaftliche Analyse**
Mithilfe moderner bildgebender Verfahren können Neurologen heute belegen, dass ein depressives Gehirn andere neurologische Aktivitätsmuster aufweist (oben) als ein gesundes (unten).

> »Das Wort ›Glück‹ wäre ohne Bedeutung, gäbe es die **Traurigkeit** nicht.«
>
> CARL GUSTAV JUNG, SCHWEIZER PSYCHOTHERAPEUT

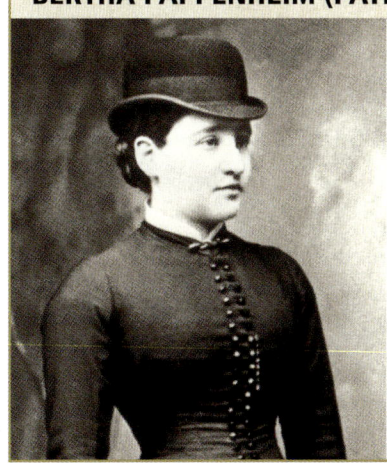

SOZIALARBEITERIN (1859–1936)
BERTHA PAPPENHEIM (PATIENTIN ANNA O.)

Die unter ihrem Pseudonym Anna O. bekannte Bertha Pappenheim zeigte erste Symptome der Hysterie, wie Kopfschmerzen und Halluzinationen, während sie ihren kranken Vater pflegte.

Joseph Breuer behandelte und ermutigte sie, frei über ihre Gedanken und Gefühle zu sprechen. Pappenheim beschrieb dies später als »Redekur«.

Ihr Fall fand 1895 Eingang in dem von Breuer und Freud verfassten Buch *Studien über Hysterie*.

ALTE PROBLEME, NEUE HOFFNUNG 1960–HEUTE

Roboter und Telemedizin

Dank technologischer Fortschritte zum Ende des 20. Jh. können Chirurgen heute Roboter für Operationen nutzen. Ärzte profitieren zudem von der Telemedizin, die es ihnen erlaubt, einen Teil ihrer Konsultation mithilfe von Telekommunikationstechnik durchzuführen, ohne dass sich der Patient dafür im selben Raum oder auch nur im selben Land aufhalten muss.

Komplexe Hilfsapparaturen wie die Herz-Lungen-Maschine sind bei Operationen schon seit den 1950er-Jahren im Einsatz, aber den Eingriff selbst führten immer noch Menschen durch. Seit Ende des 20. Jh. stehen moderne Roboter, programmiert darauf, eine gewaltige Vielfalt an Aufgaben zu erfüllen, zur Verfügung. Sie lassen sich präzise steuern.

Bereits frühe Modelle konnten einfache Aufgaben erfüllen, die eine hohe Präzision erforderten. Erstmals 1983 wurde in Vancouver bei einer Hüft-OP ein Medizinroboter eingesetzt. Danach ging die Entwicklung rasant voran: 1985 führte ein PUMA 560 bei einer Hirnbiopsie eine Nadel ein, 1988 führte ein Roboter im Londoner Imperial College eine Prostataoperation durch und 1992 bohrte der Robodoc einen Oberschenkelknochen für die Aufnahme einer Hüftprothese sauber aus. Ab 1999 waren die Roboter ausreichend weit entwickelt, um an der Ohio State University in den USA bei einer Bypassoperation zu assistieren.

Der Einsatz von Robotern bietet in der Chirurgie viele Vorteile. Sie operieren präziser, flexibler und konzentrierter als ein Mensch, sie erlauben aus der Ferne gesteuerte Operationen (siehe die Lindbergh-Operation, gegenüberliegende Seite) und sie senken die physische Belastung des Personals, das bei langen Eingriffen entspannt im Sitzen arbeiten kann.

Minimalinvasive Chirurgie

Einer der Hauptgründe für die Entwicklung von chirurgischen Robotern war die Unterstützung bei minimalinvasiven Operationen, wie der Laparoskopie (siehe S. 188–189). Bei diesen im 20. Jh. entwickelten Operationstechniken macht man in der Regel einen kleinen Einschnitt, durch den der Chirurg eine Kamera und eine Lichtquelle einführt, um das Operationsfeld zu betrachten und kleinere Eingriffe vorzunehmen. Die Einführung der Computertechnologie Mitte der 1980er-Jahre ermöglichte eine bessere Videotechnik, sodass der Chirurg mittlerweile eine ungehinderte Sicht genießt und präzise operieren kann.

Im Jahr 2000 wurde das Da-Vinci-Operationssystem entwickelt, bei dem der Chirurg, statt die OP-Instrumente manuell zu handhaben, die Operation von einem Computer aus steuert, der seine Anweisungen an einen Roboter weiterleitet. Eine andere Steuerungstechnik ist die Telemanipulation, bei der der Chirurg einen Datenhandschuh trägt, der seine Bewegungen an einen Roboter überträgt. Eine neue Entwicklung ist die Möglichkeit, den gesamten operativen Eingriff im Voraus an einem Computer zu programmieren. Diese Methode kam erstmals 2006 in Italien zum Einsatz.

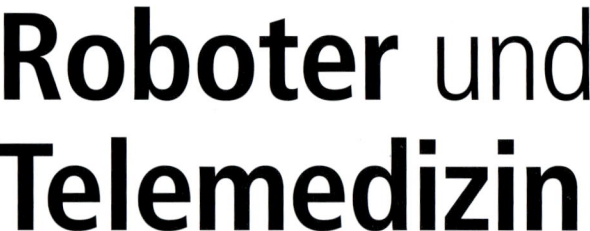

Der Arzt spricht mit dem Patienten.

Roboter Intouch Health RP7 (ca. 2010)

▷ **Mobile Konsultation**
Roboter mit Monitor, Kamera und Mikrofon für die Kommunikation werden in der Telemedizin seit den 2000er-Jahren eingesetzt. Zudem können die neuesten Maschinen mit Instrumenten wie einem digitalen Stethoskop oder einem Ultraschallgerät verbunden werden.

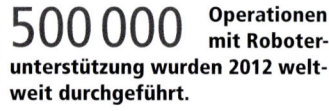

500 000 Operationen mit Roboterunterstützung wurden 2012 weltweit durchgeführt.

Die Roboter-Laparoskopie belastet den Patienten weniger, weil die Operationswunden kleiner ausfallen und dadurch der Blutverlust und das Infektionsrisiko geringer sind als bei traditionellen offenen Operationen. Das verkürzt auch die Rehabilitationsdauer. Als Folge daraus wurden bereits auch Blasenrekonstruktionen (2007) und Nierentransplantationen (2009) mit Robotern durchgeführt.

Telemedizin

Moderne Technologie macht auch die Telemedizin möglich, die Diagnose und Behandlung von Patienten aus der Ferne mithilfe der Telekommunikationstechnik. Ein Pionier dieser Art von Medizin war der 1928 gegründete australische Flying

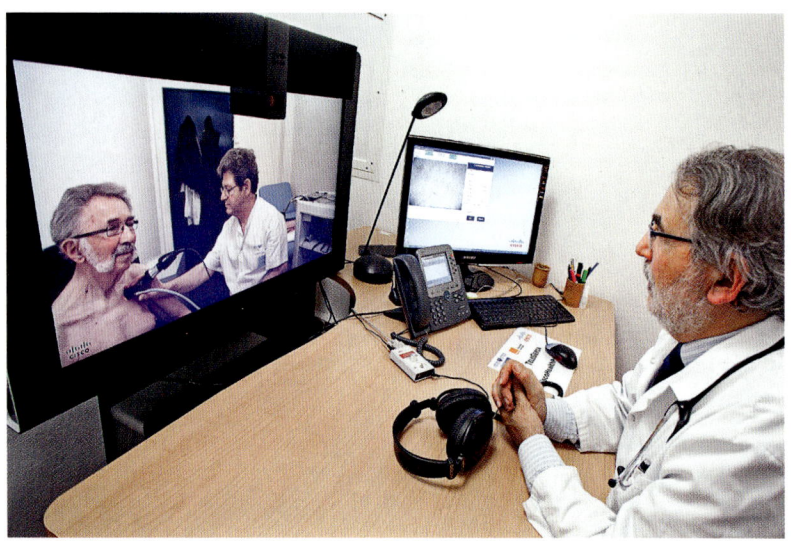

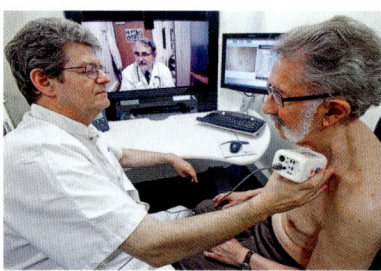

◁ **Telekonsultation**
Bei der Telekonsultation sind Ärzte an unterschiedlichen Orten per Datenleitung miteinander verbunden. Der Monitor überträgt Informationen direkt zum entfernten Arzt, der sich mit dem Kollegen vor Ort beraten kann.

»Meiner Meinung nach gibt es **kein Zurück von der Roboterchirurgie.**«

PIER CRISTOFORO GIULIANOTTI, LEITER DER MINIMALINVASIVEN, ALLGEMEINEN UND ROBOTERCHIRURGIE AN DER UNIVERSITÄT VON ILLINOIS, CHICAGO, 2013

Doctors Service, der abgelegenen Gemeinden ärztliche Konsultationen per Funk bot. Als die Technologie voranschritt, weitete sich dieser Dienst zunächst per Telefon, später per Video und heute übers Internet aus. Mittlerweile ist es durchaus alltäglich, dass Patienten ihren Arzt aus der Ferne konsultieren und dieser seine Diagnose stellt. Die Teleradiologie, mittels derer Bilder wie Röntgenaufnahmen und MRT-Scans elektronisch ausgetauscht werden, ist ein Paradebeispiel für den Nutzen von Technologie zum Wohl des Patienten. Mithilfe der Telemedizin können Ärzte Patienten in abgelegenen Regionen versorgen, ohne eine teure medizinische Infrastruktur vor Ort zu benötigen, was vor allem in Entwicklungsländern von großem Vorteil ist. Ein weiteres sich entwickelndes Feld der Telemedizin ist die Telechirurgie.

Blick in die Zukunft

Roboterchirurgie und Telemedizin machen parallel zur allgemeinen technologischen Entwicklung große Fortschritte. Dank sinkender Kosten für die Datenkommunikation kann die Telemedizin neue Felder erobern, wie die Telerehabilitation, bei der Physiotherapeuten aus der Ferne mit dem Patienten arbeiten. In der Robotik besitzt die Entwicklung von Nanorobotern (siehe S. 264–265), die beispielsweise Arterien von innen »putzen« könnten, eine Fülle von Möglichkeiten.

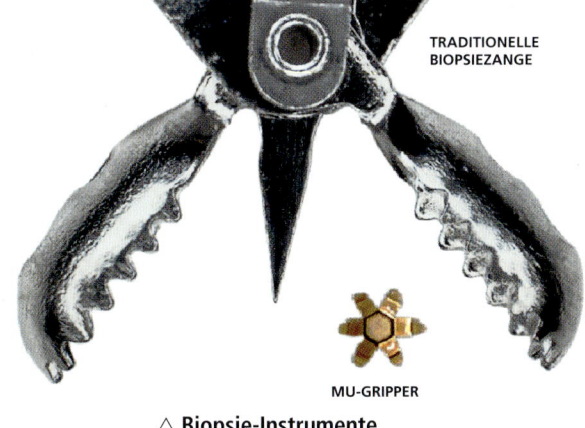

TRADITIONELLE BIOPSIEZANGE

MU-GRIPPER

△ **Biopsie-Instrumente**
Die weniger als 1 mm großen Mu-Gripper (»Mikro-Greifer«) sind nur ein Bruchteil so groß wie traditionelle Biopsiezangen und werden zu mehreren im Patienten freigesetzt. Sie entnehmen winzige Gewebeproben und werden dann magnetisch wieder eingesammelt.

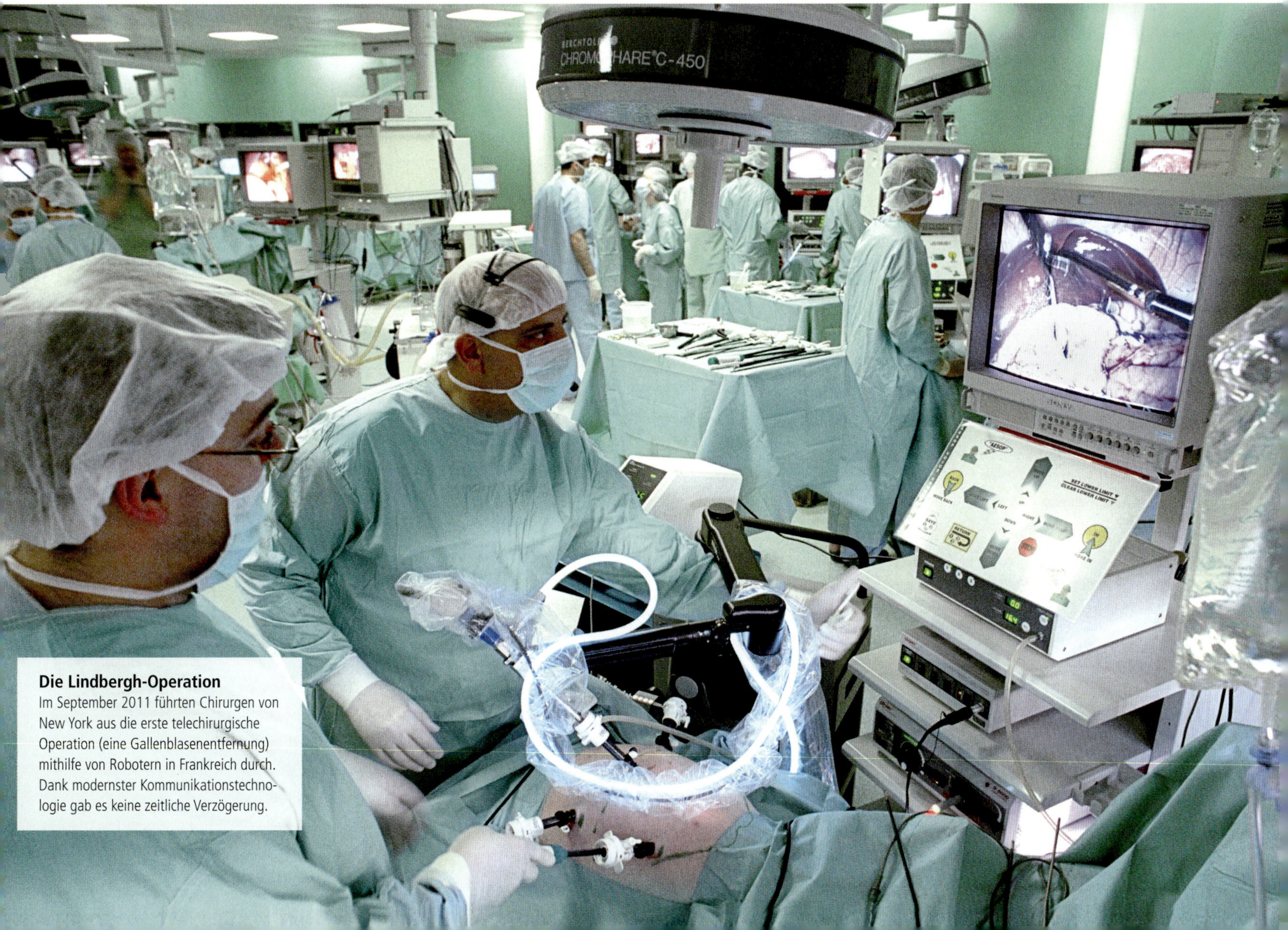

Die Lindbergh-Operation
Im September 2011 führten Chirurgen von New York aus die erste telechirurgische Operation (eine Gallenblasenentfernung) mithilfe von Robotern in Frankreich durch. Dank modernster Kommunikationstechnologie gab es keine zeitliche Verzögerung.

ALTE PROBLEME, NEUE HOFFNUNG 1960–heute

Roboterchirurgie

Bis in die 1990er-Jahre galten Roboter als nicht präzise genug für den Einsatz in der Chirurgie. Seitdem hat sich die Robotik aber so weit entwickelt, dass die Konstruktion hochpräziser chirurgischer Roboter möglich wurde. Heute unterstützen sie regelmäßig Chirurgen im Operationssaal, aber sie ersetzen sie nicht.

Die Roboter-Assistenzsysteme wurden in den späten 1990er-Jahren vor allem für den Bereich der minimalinvasiven Chirurgie (siehe S. 188–189) entwickelt. Die ersten erfolgreichen Systeme waren AESOP und ZEUS, gefolgt vom Da-Vinci-Operationssystem, das im Jahr 2000 von der zuständigen amerikanischen Aufsichtsbehörde zugelassen wurde.

Chirurgische Robotersysteme bestehen meist aus zwei Komponenten: dem Roboter selbst und einer Konsole, mit der der Chirurg ihn steuert. Der fahrbare Roboter hat mehrere Arme, von denen einer mit einer Endoskopkamera ausgestattet ist. Die anderen Arme führen Operationsinstrumente, wie Skalpelle, Scheren und Kauter. Sie sind ausgesprochen beweglich und können vom Chirurgen äußerst präzise gesteuert werden. Der Roboter reagiert auf Hand- und Fußbewegungen des Operateurs, kann sie aber auch korrigieren, indem er zum Beispiel ein Handzittern erkennt und ausgleicht und Bewegungen reduziert, um so präzise wie möglich zu operieren.

» ... schlangengleiche Arme durch ein kleines Loch würden **die Chirurgie umwälzen.**«

MICHAEL PALESE, DIREKTOR DER MINIMALINVASIVEN UROLOGIE AM MOUNT SINAI HOSPITAL, NEW YORK, 2012

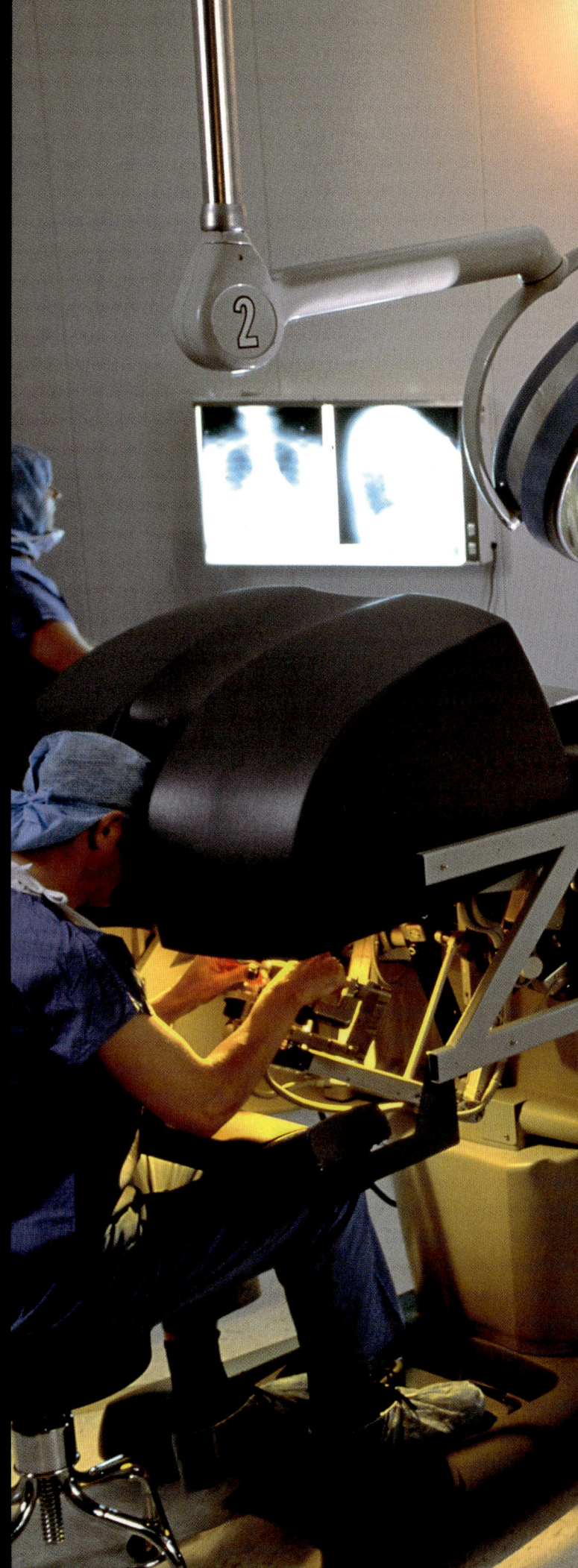

▷ **Fernsteuerung**
Der Chirurg sitzt an einer Konsole und führt mit einem ferngesteuerten Roboter eine minimalinvasive Operation durch. Drei der Roboterarme halten chirurgische Instrumente, die der Arzt über die Konsole steuert, während der vierte Arm eine Kamera führt, die dem Arzt ein dreidimensionales Bild des Operationsfelds liefert.

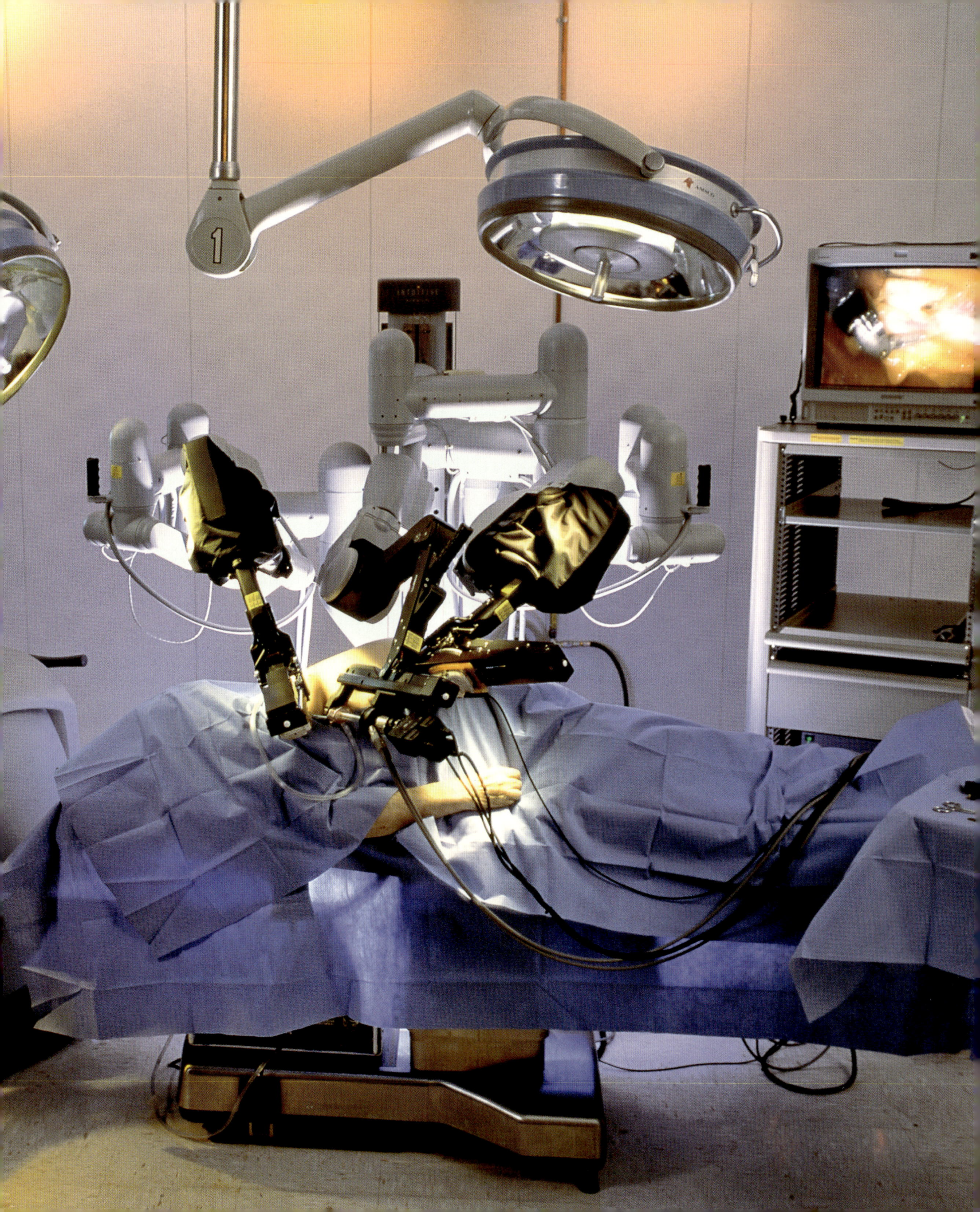

ALTE PROBLEME, NEUE HOFFNUNG 1960–HEUTE

Notfallmedizin

Plötzliche Erkrankungen und Verletzungen können jederzeit auftreten. Über die Jahrhunderte hat sich die Notfallmedizin von verzweifelten Rettungsversuchen auf dem Schlachtfeld zum Fachgebiet mit hochspezialisierter Diagnostik und Behandlung entwickelt.

Wie so viele medizinische Bereiche hat auch die Notfallmedizin in Kriegszeiten große Fortschritte gemacht (siehe S. 192–195). Dringende Versorgungsmaßnahmen für Verwundete, wie Tourniquets, um Blutungen abzubinden, sind bereits aus dem antiken Rom, Ost- und Südasien bekannt. Zur Zeit des Ersten Kreuzzugs im 11. Jh. spezialisierten sich einige Ritter, wie der Orden vom Hospital des Heiligen Johannes zu Jerusalem (Ursprung des Johanniterordens), auf die Versorgung von verletzten Kämpfern und Pilgern.

Mobile Medizin
Während der Napoleonischen Kriege im späten 18. und frühen 19. Jh. sorgte der Oberfeldscher der französischen Armee, Dominique Jean Larrey, für viele Neuerungen. Auf ihn geht die Erfindung von Ambulanzen in Form von Pferde-

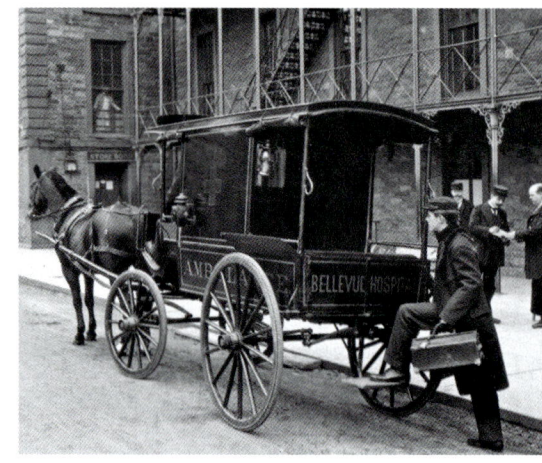

▷ **Pioniere der Rettung**
1869 fuhr diese Ambulanz für das Bellevue Hospital, New York. Das Krankenhaus war das zweite der USA, das einen Ambulanz-Service einrichtete. Als erstes Krankenhaus verfügte das Commercial Hospital in Cincinnati ab 1865 über eine Ambulanz.

wagen zurück. Die Inspiration dazu bot ihm die berittene, »fliegende Artillerie«, die sich schnell über das Schlachtfeld bewegte. Er führte mobile Lazarette mit medizinischem Personal ein und versorgte Verwundete noch während der Schlacht, statt deren Ende abzuwarten, an dem viele Opfer meist bereits gestorben waren.

Er ersann auch das Konzept der Triage, das noch heute angewendet wird und die Behandlungsreihenfolge der Patienten nach ihrem Zustand festlegt. Bei Ressourcenknappheit teilt man Verletzte in drei Gruppen ein: solche, die vermutlich ohne medizinische Hilfe gesunden, solche, die vermutlich selbst mit medizinischer Versorgung sterben werden, und solche, die vermutlich gerettet werden können und Priorität genießen.

Moderne Entwicklungen
Larrey beschrieb auch die schwierige Entscheidung, ob man den Patienten mit begrenzten Mitteln vor Ort versorgt oder ihn in eine besser ausgestattete Notfalleinrichtung bringt. Diese Abwägung ist bis heute Kernpunkt der Notfallmedizin, obwohl der technische Fortschritt die Versorgung vor Ort extrem verbessert hat.

Während des Amerikanischen Bürgerkriegs (1861–1865) verfügten fast alle Regimenter über Ambulanzen und man nutzte in Notfällen Züge und Dampfschiffe. 1899 wurden in Chicago die ersten elektrisch angetriebenen Ambulanzen eingeführt und 1905 folgten die ersten Ambulanzwagen mit Benzinmotor. Sie lösten vor allem während des Ersten Weltkriegs die Pferdewagen ab.

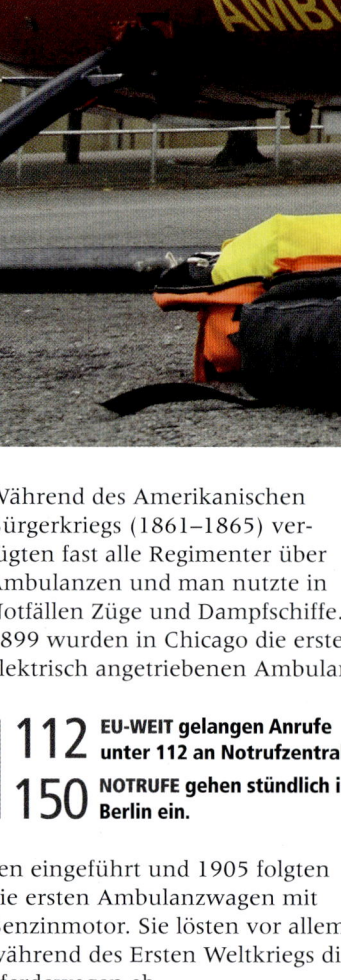

112 EU-WEIT gelangen Anrufe unter 112 an Notrufzentralen.
150 NOTRUFE gehen stündlich in Berlin ein.

FRANZÖSISCHER MILITÄRARZT UND CHIRURG (1766–1842)
DOMINIQUE JEAN LARREY

Nach der Ausbildung in Toulouse ging Larrey an das Pariser Hospital Hôtel-Dieu, bevor er 1792 seine Karriere bei der Armee begann. Frankreich benötigte gut ausgebildete Ärzte und Larrey war für seine Begabung, schnelle Eingriffe und sein Mitgefühl bekannt.

Er stieg 1797 zu Napoleons Leibarzt auf und folgte der Armee in viele Länder, von Ägypten bis Russland. In Waterloo geriet er in Kriegsgefangenschaft, wurde später aber freigelassen. Nach dem Tod Napoleons wurde er erneut Oberwundarzt der Armee.

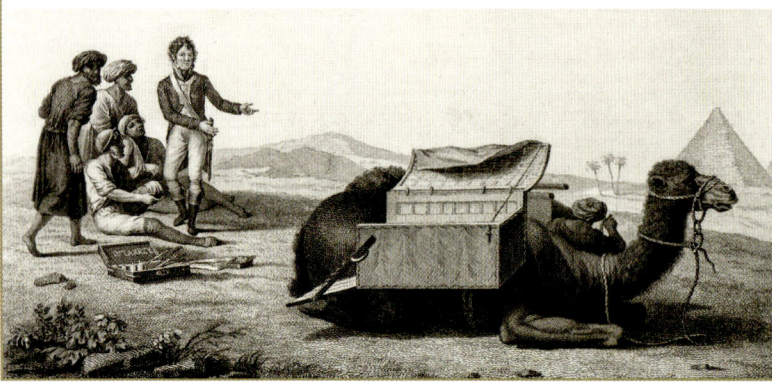

» Es gibt eine **goldene Stunde** zwischen **Leben und Tod.** «

R. ADAMS COWLEY, AMERIKANISCHER NOTFALLMEDIZINER, 1957

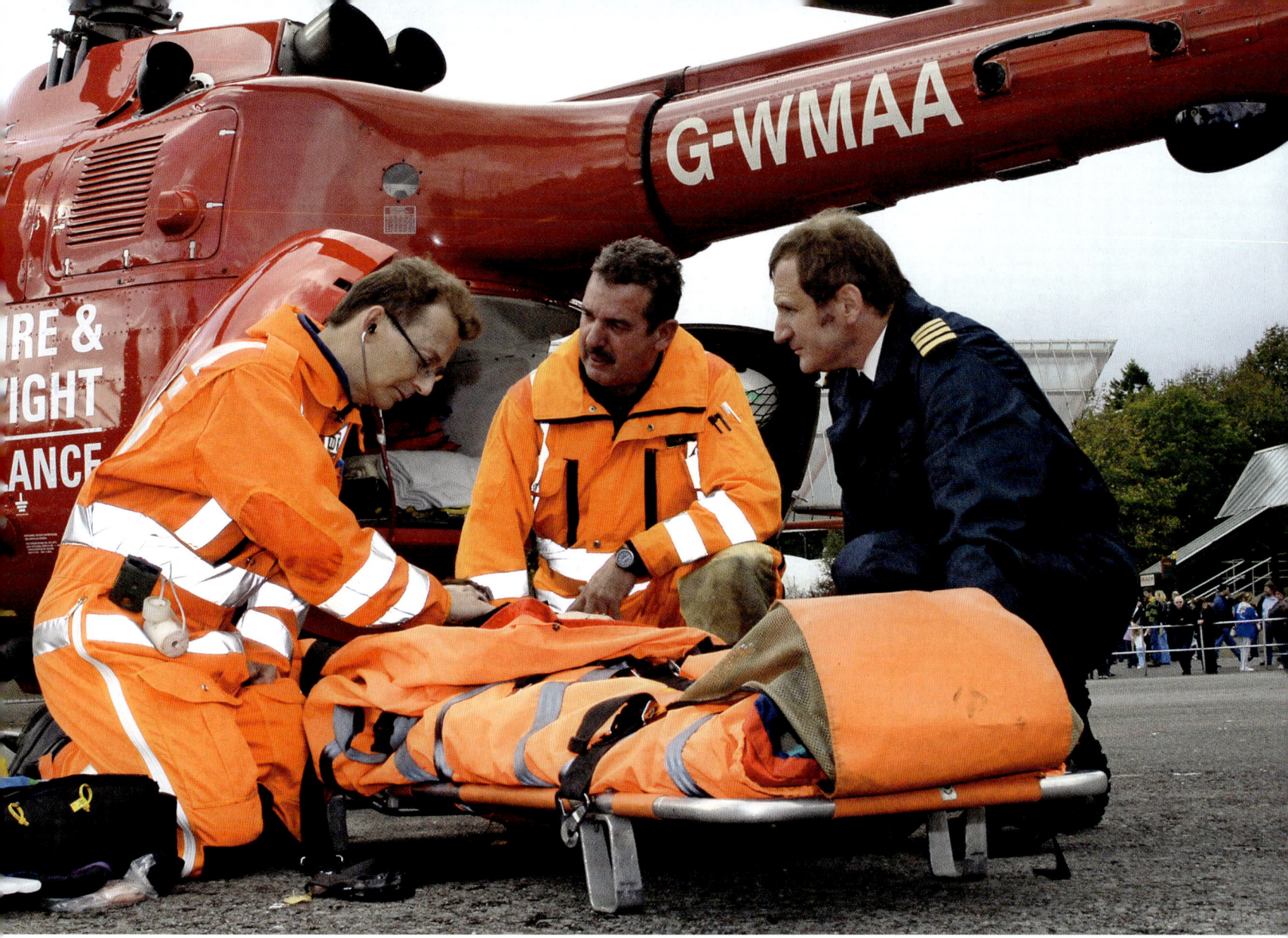

In den 1950er-Jahren kam es bei Katastrophen wie dem Eisenbahnunfall von Kew Gardens in New York, drei Flugzeugunglücken in Elizabeth, New Jersey, und dem Eisenbahnunfall im Bahnhof von Harrow and Wealdstone in London zu Hunderten Verletzten und Toten. Diese Unglücke sorgten dafür, dass Ambulanzen sich von schnellen Krankentransporten zu mobilen »Mini-Krankenhäusern« entwickelten, die mit kompakten EKG-Geräten und Herzmonitoren ausgestattet waren. In den Krankenhäusern entstanden parallel dazu die Notaufnahmen.

In den 1960er-Jahren wurden tragbare Defibrillatoren eingeführt. Seit den 1990er-Jahren gibt es sie auch an öffentlichen Orten, wie Einkaufszentren. Lebensrettende Maßnahmen, wie die Reanimation von Personen, deren Atmung oder Herzschlag ausgesetzt hat, unterliegen ständigen Überprüfungen. Die Leitlinien zur Reanimation für Europa sind seit 2000 vom European Resuscitation Council (ERC) festgelegt und in den EU-Ländern national umgesetzt. In den 1950er-Jahren entwickelten die amerikanischen Ärzte Peter Safar und James Elam ein Protokoll zur Vorgehensweise: erst sicherstellen, dass die Atemwege frei sind, dann die Atmung unterstützen, dann den Kreislauf. Diese Reihenfolge wurde inzwischen dem heutigen Wissensstand angepasst, wonach zuerst das Herz stabilisiert wird.

Die Notfallmedizin profitiert von vielen medizinischen Entwicklungen, wie etwa der Thrombolyse, bei der mithilfe von Medikamenten Blutpfropfen aufgelöst werden. Sie werden in medizinischen Notfällen, wie nach Herzinfarkten, Lungenembolien, ischämischen Schlaganfällen und auch bei Reisethrombosen eingesetzt und wirken umso besser, je früher man sie verabreicht.

In den 1950er-Jahren führte der amerikanische Chirurg R. Adams Cowley den Begriff der »Golden Hour« (goldene Stunde) ein, um zu unterstreichen, dass die Behandlung in den ersten 60 Minuten nach einem Notfall die Überlebens- und Genesungschancen stark erhöht. Dank moderner Kommunikationstechnik und immer besser geschulten Rettern hat sich die Zeitspanne bis zur Erstversorgung inzwischen häufig auf »10 Platinminuten« reduziert.

▷ **Hilfe auf zwei Rädern**
In den verstopften Straßen der Großstädte, in Fußgängerzonen oder auf Flughäfen kommen Fahrrad-Ambulanzen häufig schneller voran.

△ **Luftrettung**
Im Ersten Weltkrieg wurden erstmals Verletzte in Flugzeugen ausgeflogen. Im Zweiten Weltkrieg nutzte man Helikopter. Viele Länder unterhalten heute fliegende Intensivtransporthubschrauber für eine möglichst schnelle Erstversorgung.

ALTE PROBLEME, NEUE HOFFNUNG 1960–HEUTE

Antibiotikaresistenz und »Superbakterien«

Wenige Jahrzehnte nach ihrer Entdeckung entwickelten einige Bakterien eine Immunität gegen die Antibiotika. Gegen Ende des 20. Jh. drohte die Ausbreitung von gegen mehrere Antibiotika resistenten »Superbakterien« das Rad der Medizingeschichte auf die Zeit unheilbarer Infektionen zurückzudrehen.

In den Jahrzehnten, nachdem der schottische Bakteriologe Alexander Fleming 1928 das Penicillin entdeckt hatte (siehe S. 198–199), folgten weitere Antibiotika, wie Methicillin, Tetracyclin und Erythromycin (siehe S. 200–201). Als dann 1940 erste Penicillin-resistente Bakterienstämme auftauchten, läuteten noch keine Alarmglocken. Schließlich konnte man Infektionen noch mit anderen Antibiotika behandeln. Nach und nach wurden aber immer weniger neue Medikamente gefunden und die Sicherheit schwand.

Resistente Stämme
Krankheiten wie Tuberkulose zeigten plötzlich eine Resistenz gegenüber bis dahin eingesetzte Antibiotika. Langsam zeigte sich, dass der übermäßige Einsatz dieser Medikamente eine wichtige Rolle bei der Ausbildung von Resistenzen spielte. Sehr häufig nahmen Patienten verschriebene Antibiotika nicht bis zum Ende der Behandlung ein, sodass Bakterien überlebten und resistent wurden. Die Selbstmedikation, der unkontrollierte Einsatz billiger Antibiotika in Entwicklungsländern und die Verwendung von Antibiotika in der Tiermast waren weitere Faktoren.

Die hohe Verschreibungspraxis erforderte ein Umdenken bei Ärzten. In den USA sank die Häufigkeit von Antibiotika-Verschreibungen für Kinder zwischen 2003 und 2010 um 25 Prozent, blieb bei Erwachsenen aber unverändert hoch.

1969 warnte der Swann Report der britischen Regierung vor dem allzu massiven Einsatz von Antibiotika in der Landwirtschaft, aber erst 1985 verbot Schweden als erstes Land Antibiotika als Wachstumsmittel in der Tiermast. Noch heute ist Missbrauch gang und gäbe.

Horizontaler Gentransfer
Der Mechanismus der Antibiotikaresistenz war schon ab 1959 bekannt, als Wissenschaftler in Japan das Phänomen des horizontalen Gentransfers entdeckten. Man wusste, dass mutierende Bakterien, die Immunität gegen ein Antibiotikum entwickelten, diese Resistenz bei der Zellteilung weitergaben – man spricht hier vom vertikalen Gentransfer. Neu war den Forschern aber, dass Bakterien Gene auch an andere Bakterien und sogar an andere Bakterienarten weitergeben können. Diesen Vorgang nennt man horizontalen Gentransfer und er erklärt die schnelle Ausbreitung der Antibiotikaresistenz.

Die Mutationen veränderten entweder Enzyme, um das Bakterium gegen das Antibiotikum unempfindlich zu machen, verdrängten es aus der Zelle oder zerstörten es sogar. Mit der Zeit erwarben Bakterien Immunität nicht nur gegen ein Antibiotikum, sondern gegen viele, die man gegen sie einsetzte.

> »Der Unwissende **unterdosiert** sich leicht … und macht damit [Mikroben] **resistent**.«
> ALEXANDER FLEMING, SCHOTTISCHER BAKTERIOLOGE, NOBELPREIS-VORLESUNG, 1945

Superbazillen
Das erste identifizierte »Superbakterium« war *Staphylococcus aureus*, das bei rund 30 Prozent der Bevölkerung vorkommt. Das Bakterium wurde zunächst gegen Penicillin resistent und nur drei Jahre nach seiner Einführung 1959 auch gegen Methicillin. Der resistente Stamm MRSA (Methicillin-resistente *Staphylococcus aureus*) war in den USA alleine 2005 für 18 650 Todesfälle verantwortlich, in Deutschland zählte man 2015 3678 MRSA-Fälle.

Weitere Superbazillen folgten. 2011 gab es weltweit eine halbe Million Fälle des multiresistenten Tuberkulosebakteriums (MDR-TB).

KONZEPT

ANTIBIOTIKARESISTENZ

Wenn Bakterien mit einem Antibiotikum in Kontakt kommen, kann es sein, dass einige wenige immun dagegen sind. Das tritt häufiger auf, wenn eine Antibiotika-Behandlung nicht zu Ende geführt wird. Die jetzt resistenten überlebenden Bakterien teilen sich und geben ihre Resistenz im sogenannten vertikalen Gentransfer an ihre »Nachkommen« weiter. In einer Umgebung wie einem Krankenhaus können sich Bakterien leicht ausbreiten. Sobald sie gegen ein Antibiotikum resistent sind, können sie ihre Gene per horizontalem Gentransfer auch auf komplett fremde Bakterienarten übertragen.

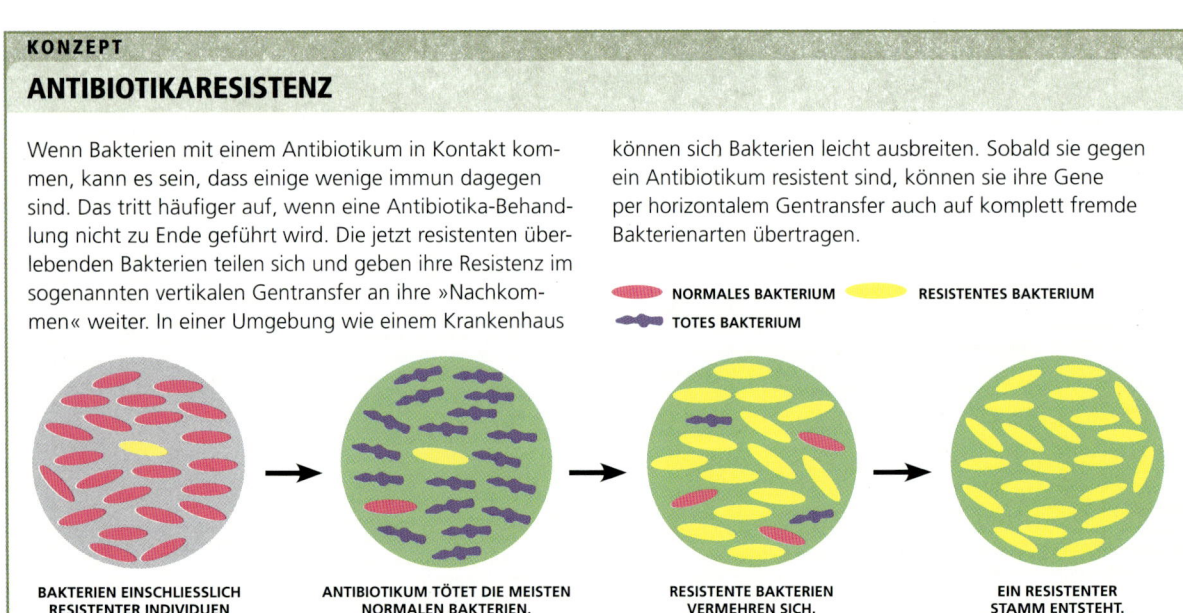

● NORMALES BAKTERIUM   ● RESISTENTES BAKTERIUM   ● TOTES BAKTERIUM

BAKTERIEN EINSCHLIESSLICH RESISTENTER INDIVIDUEN → ANTIBIOTIKUM TÖTET DIE MEISTEN NORMALEN BAKTERIEN. → RESISTENTE BAKTERIEN VERMEHREN SICH. → EIN RESISTENTER STAMM ENTSTEHT.

ANTIBIOTIKARESISTENZ UND »SUPERBAKTERIEN«

Vancomycin-resistente Enterokokken (VRE), Extended Spectrum ß-Lactamasen (ESBL) und *Clostridioides difficile* fordern jedes Jahr Tausende von Leben. Sie gedeihen, wenn die normale Darmflora durch Antibiotika geschwächt ist.

2001 wurden Oxazolidinone, die erste neue Klasse von Antibiotika, erfolgreich gegen MRSA eingesetzt. 2015 identifizierten Forscher in einer Bodenprobe ein neues Antibiotikum namens Teixobactin, das Bakterien am Aufbau einer Zellwand hindern kann. Der Kampf gegen die Antibiotikaresistenz ist noch nicht ganz verloren.

▷ **Ausstieg**
In vielen Regionen der Welt fährt man den routinemäßigen Einsatz von Antibiotika im Futter für Rinder, Schweine und andere Nutztiere allmählich zurück, aber nicht überall. 2020 wurden in Asien viermal mehr Antibiotika für die Viehzucht verkauft als in Europa, wo sie ab 2022 verboten sind.

▽ **MRSA-Superbakterium**
Auch in Deutschland hat der Anteil von MRSA in den letzten zehn Jahren sehr stark zugenommen. Es wird geschätzt, dass jährlich in deutschen Krankenhäusern 132 000 Fälle vorkommen.

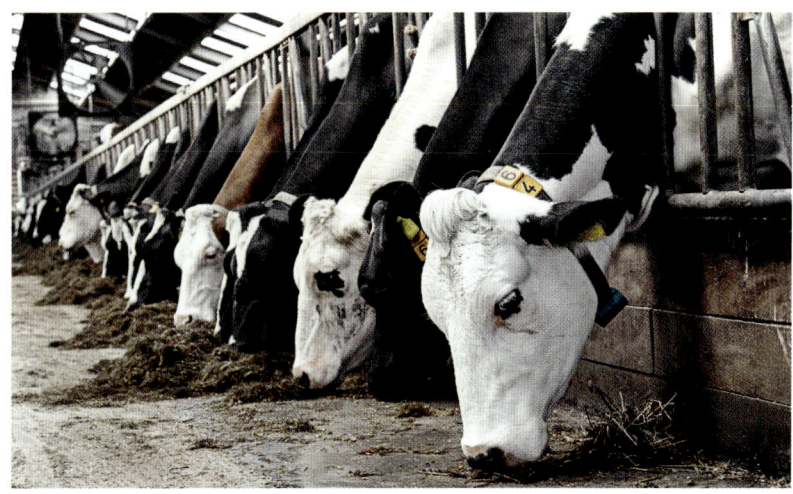

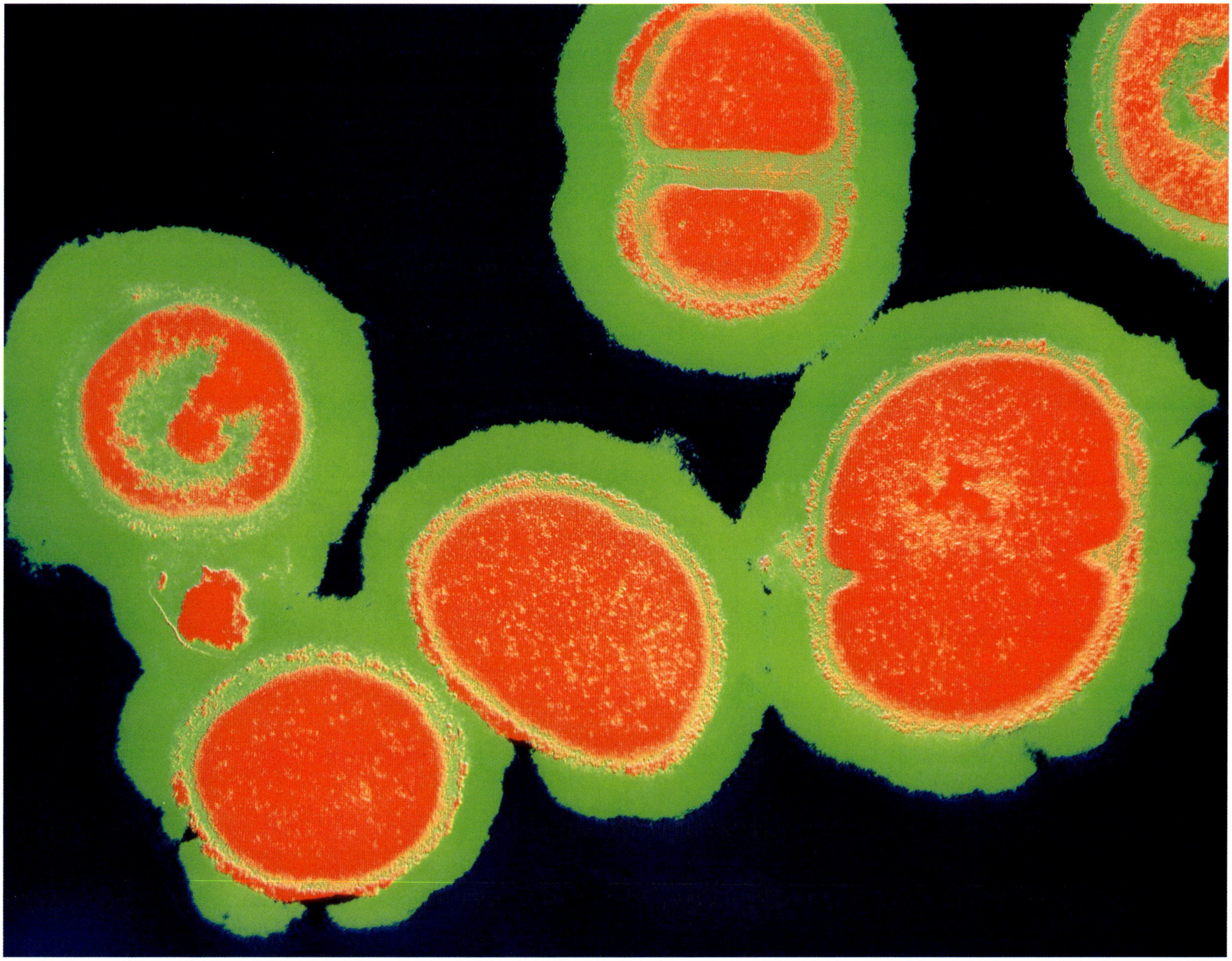

ALTE PROBLEME, NEUE HOFFNUNG 1960–HEUTE

Alzheimerkrankheit und Demenz

Die stetig steigende Lebenserwartung ist von einer Zunahme altersbedingter Krankheiten besonders im Bereich neurodegenerativer Erkrankungen begleitet. Am häufigsten sind dabei Demenzen, vor allem die unheilbare Alzheimerkrankheit.

Schon in der Antike stellten Ärzte fest, dass die mentalen Fähigkeiten mit zunehmendem Alter abnahmen. Der griechische Mathematiker Pythagoras definierte im 6. Jh. v. Chr. *senium*, das Greisenalter ab 63, wenn die geistige Leistungsfähigkeit auf die eines Kleinkindes schrumpft. Im 1. Jh. v. Chr. nutzte der römische Arzt Celsus den Begriff *dementia* zur Beschreibung einer anhaltenden Verstandestrübung.

Allerdings hatten die Gelehrten bis zum 19. Jh. keine klare Vorstellung von den Ursachen der Demenz, die man als Syndrom eines starken Gedächtnisverlustes vieler alter Menschen beschrieb. Man akzeptierte sie eher als natürliche Begleiterscheinung des Alters, statt sie als Krankheit zu begreifen.

Während der Industrialisierung nahm die Lebenserwartung über 100 Jahre deutlich zu: Im viktorianischen England stieg sie beispielsweise bei Frauen von 35 Jahren im Jahr 1800 auf 48 Jahre nur ein Jahrhundert später. Dementsprechend stieg auch die Zahl der greisen Patienten, die nun in den Fokus der Ärzte rückten.

1849 veröffentlichte George Day, Professor für Medizin an der Universität von St. Andrews in Schottland, *A Practical Treatise on the Domestic Management and Most Important Diseases of Advanced Life*, mit einer der ersten umfassenden Beschreibungen der Demenz-Symptome.

Der für die Krankheit charakteristische Gedächtnisverlust beunruhigte die Ärzte, die jetzt nach einer physischen Ursache zu suchen begannen.

1894 studierte der Züricher Psychiater Jean Nötzli Autopsieberichte von 70 dementen Patienten und fand bei fast allen degenerative Veränderungen und Gewichtsverluste durch Schwinden (Atrophie) des Gehirns. Etwas weniger als die Hälfte zeigten Läsionen des Gehirns.

Die wichtigste Arbeit bei der Identifizierung äußerlicher Anzeichen der Demenz und interner Veränderungen des Gehirns leistete der deutsche Neuropathologe Alois Alzheimer. 1901 behandelte er Auguste Deter, eine Patientin der Frankfurter Heilanstalt, die unter Verlust des Kurzzeitgedächtnisses litt. Nachdem Deter 1906 gestorben war, untersuchte Alzheimer ihr Gehirn und fand zahlreiche abnormale Strukturen. Nicht auflösbare Ablagerungen des Proteins Beta-Amyloid hatten Plaques zwischen Neuronen (Nervenzellen) gebildet und verhinderten die Übertragung elektrischer und chemischer Signale, die (neben anderen Prozessen) Denk- und Gedächtnisvorgänge koordinieren. Außerdem fand er rund um die Neuronen Proteinknäuel, die er »Neurofibrillen« nannte (siehe Textkasten rechts).

Alzheimers präzise Beschreibung der physischen und mentalen Symptome seiner Patientin veranlassten seinen Mentor Emil Kraepelin – ein Psychiater, der glaubte, dass die meisten mentalen Störungen biologische Ursachen haben –, die Krankheit in der 1910er-Auflage seines *Compendiums der Psychiatrie* nach ihm zu benennen.

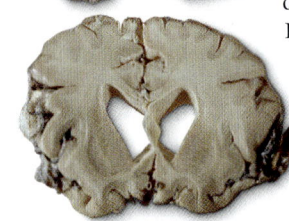

△ **Alzheimerkrankes Gehirn**
Vergleicht man den Querschnitt des Gehirns eines Gesunden (oben) mit dem eines Alzheimer-Patienten (unten), erkennt man bei Letzterem den riesigen Verlust an Gewebe sowie die Läsionen und Vernarbungen.

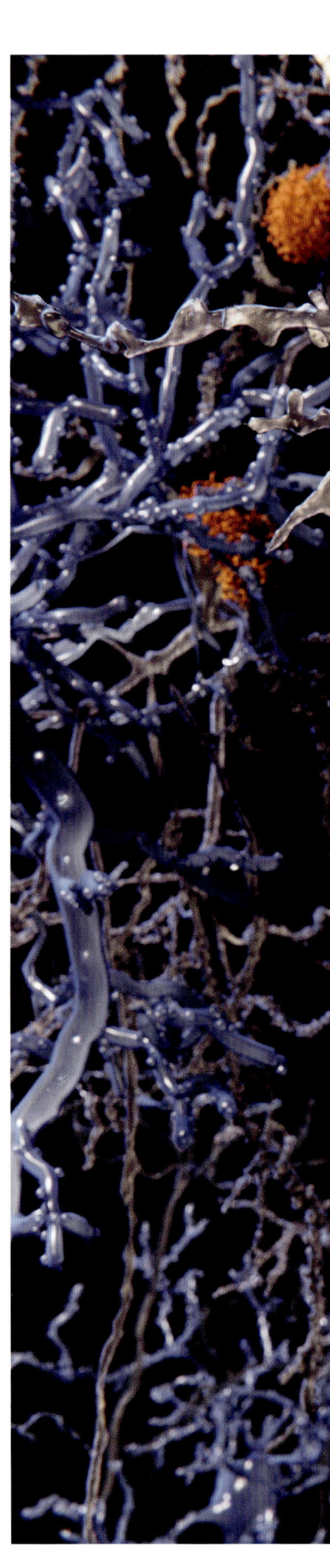

▷ **Kranke Hirnzellen**
Im Gehirn eines Alzheimer-Patienten sind die baumartigen Strukturen der Nervenzellen mit verschlungenen Proteinhaufen besetzt, die die Synapsen blockieren und die Übertragung elektrischer Signale zwischen den Neutronen behindern.

> **10 MILLIONEN** Menschen erkranken jährlich weltweit neu an Alzheimer. Diese Zahl der Neuerkrankungen wird wohl noch mindestens bis 2040 weiter ansteigen.

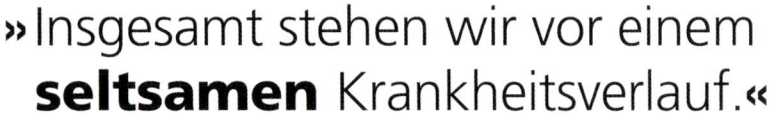

»Insgesamt stehen wir vor einem **seltsamen** Krankheitsverlauf.«

ALOIS ALZHEIMER, IN EINER VORLESUNG, 1907

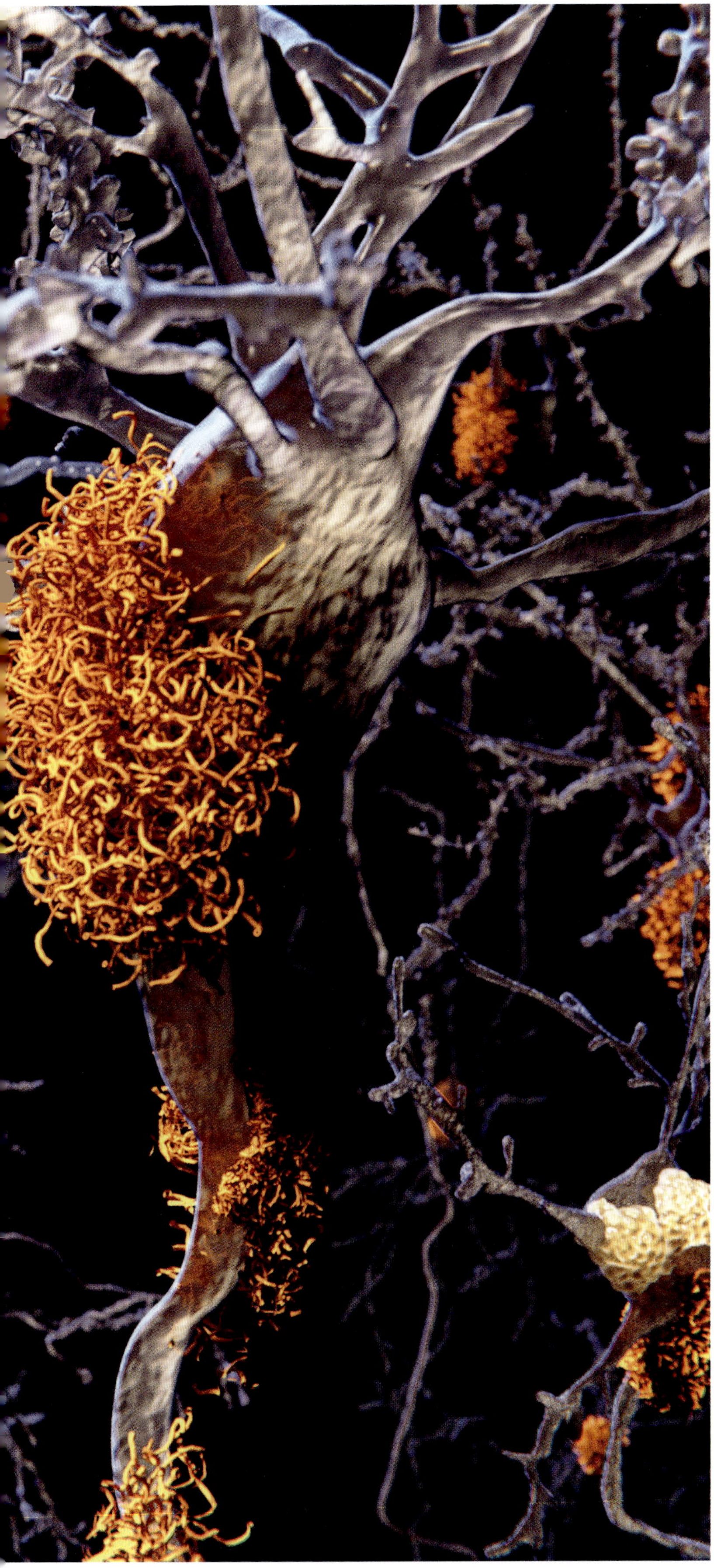

ALZHEIMERKRANKHEIT UND DEMENZ

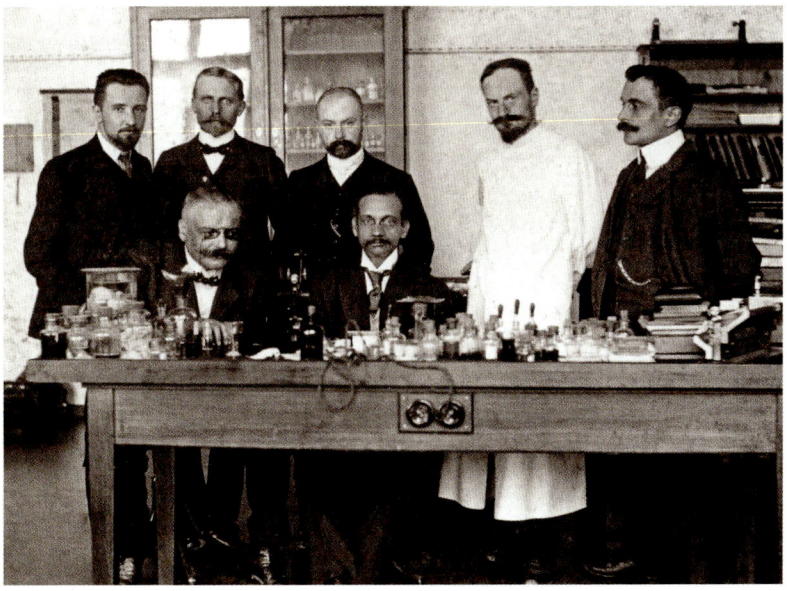

△ **Führende Psychiater**
Alois Alzheimer (links vorne) 1905 mit den führenden Psychiatern der Universität München. Im Jahr darauf führte ihn die Untersuchung des Gehirns seiner Patientin Auguste Deter zur Entdeckung der verbreitetsten Form der Demenz.

Formen und Behandlung

Nach und nach klassifizierten Neurologen unterschiedliche Demenzformen. Die häufigste ist die Alzheimerkrankheit (zwei Drittel der Betroffenen), die sich in fortschreitendem Gedächtnisverlust, nachlassendem Sprach- und Problemlösungsvermögen, Stimmungsschwankungen und Depression ausdrückt. Die Erkrankten sind schließlich nicht mehr in der Lage, das tägliche Leben zu bewältigen, und werden zum Pflegefall.

Die Vaskuläre Demenz betrifft rund 25 Prozent der Fälle und wird durch mehrfache Schlaganfälle, massive Gefäßschäden und einen wesentlich schnelleren Gedächtnisverlust als bei Alzheimer verursacht.

Bei Lewy-Körper-Demenz verursachen kugelförmige Einschlüsse (Lewy-Körper) im Gehirn Halluzinationen und Zittern.

Patienten mit frontotemporaler Demenz leiden an Persönlichkeits- und Sprachstörungen, nicht aber an Gedächtnisverlust.

Man weiß zwar recht genau, wie die Proteine die Veränderungen im Gehirn auslösen, aber die Ärzte können noch nicht erklären, warum nur 20 Prozent der über 80-Jährigen Demenz haben. Es gibt bis heute keine Heilung. Es gibt zwar Medikamente, die das Enzym Acetylcholinesterase hemmen und so die Schädigung der Neuronen verlangsamen, aber sie können sie nicht umkehren. Da die alternde Weltbevölkerung beständig wächst, macht die zwangsläufige Zunahme von Demenzerkrankungen die Suche nach einem Heilmittel immer dringlicher.

KONZEPT

KNÄUEL UND PLAQUES

Bei der Alzheimerkrankheit betten sich unauflösbare Beta-Amyloid-Proteine in die Membranen der Neuronen ein und bilden mit der Zeit Plaques, die die Kommunikation zwischen den Neuronen unterbinden. Dazu kommen Knäuel von Neurofibrillen, die die neuronale Aktivität weiter einschränken, bis die Neuronen atrophieren und absterben.

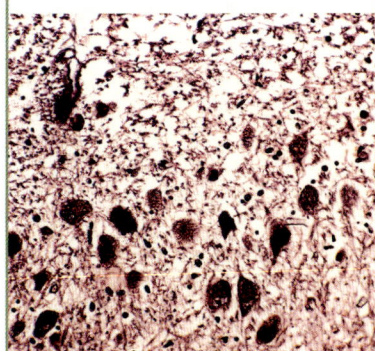

Sterbebegleitung

Zur Palliativmedizin gehört die Pflege eines Menschen am Ende seines Lebens, sei es im Krankenhaus, im Hospiz oder zu Hause. Dieser Dienst, der traditionell spirituelle und körperliche Pflege vereint, hat eine ehrenvolle Geschichte, die bis ins frühe Mittelalter zurückreicht.

Jahrhundertelang starben die Menschen in Europa zu Hause im Kreis von Freunden und der Familie. Als sich aber im Mittelalter die Lebensumstände änderten, war es nicht immer möglich, die letzten Monate oder Tage in der Heimat zu verbringen. Gegen Ende des 11. Jh. rief Papst Urban II. die Christen Westeuropas auf, in den Nahen Osten zu ziehen und das Heilige Land zu erobern. Tausende folgten seinem Ruf und starben im Krieg. Vor diesem Hintergrund gründete der Johanniterorden (ein katholischer Ritterorden) Häuser der Ruhe und Heilung, in denen Reisende Unterschlupf fanden. Diese Spitäler erfüllten auch eine weitere wichtige Funktion: Sie boten den unheilbar Kranken und tödlich Verwundeten, die nicht mehr nach Hause reisen konnten, einen Ort, an dem sie ihre letzten Tage verleben konnten.

Die ersten Hospize

Die Arbeit der Johanniter erlebte im 17. Jh. eine Wiederbelebung, als der französische Priester Vinzenz von Paul in Paris die »Bruderschaft der Damen der christlichen Liebe« gründete, die sich um Kranke und Sterbende kümmerten. Sein Werk inspirierte religiöse Vereinigungen in ganz Europa, es ihm gleichzutun. Besonders aktiv waren die 1815 gegründeten irischen Sisters of Charity, die 1879 das Harold's-Cross-Hospiz in Dublin und 1902 das St.-Joseph's-Hospiz in Südlondon gründeten. Fünfzig Jahre später trat die junge Schwester Cicely Saunders im St. Joseph's ihren Dienst an: eine zutiefst beeindruckende Erfahrung, die die zukünftige Pflegebegleitung prägen sollte.

3200 Hospizprogramme gibt es heute schätzungsweise in den Vereinigten Staaten.

Die moderne Hospizbewegung

Saunders erkannte, wie unzureichend die Pflege unheilbar Kranker war. Als Krankenschwester war sie täglich damit konfrontiert. Die Begründerin der Hospizbewegung gründete spezielle Zentren für Sterbenskranke. 1967 eröffnete sie das St.-Christopher's-Hospiz im Süden Londons, wo todkranke Patienten ihre letzten Tage in Frieden verleben konnten. Ihr Ziel war es, die humanitären Prinzipien von Liebe und Zuwendung mit moderner medizinischer Versorgung zu verbinden. Das Hospiz versorgte seine Patienten mit Schmerzmedikamenten und begleitete sie emotional und spirituell. Saunders stellte hoch qualifizierte Teams aus den verschiedensten medizinischen Fachgebieten zusammen, von Hausärzten und Forschern bis hin zu Pharmakologen und Pflegern. Das Hospiz hatte sogar einen Obduktionssaal, um Symptome und Möglichkeiten zu ihrer Linderung erforschen zu können.

Saunders war besonders wichtig, dass das Hospiz sowohl Komfort als auch praktische Versorgung bot, sodass die Patienten bis zum Schluss ihre Würde und Selbstbestimmtheit bewahren konnten. Statt eine typische Krankenhausstation (damals meist ein lang gestreckter, offener Raum mit 30 Betten) nachzustellen, bot das St. Christopher's Einzelzimmer, die die Privatsphäre wahrten und Infektionen an der Ausbreitung hinderten. Dazu kamen große Fenster, die Tageslicht in die Zimmer ließen, und klare modernistische Linien, die ein effizientes Arbeiten erleichterten. Vor allem aber sollte das St. Christopher's einladend wirken und eine vollständig neue Form von Einrichtung sein, die den Standard in der Palliativpflege für

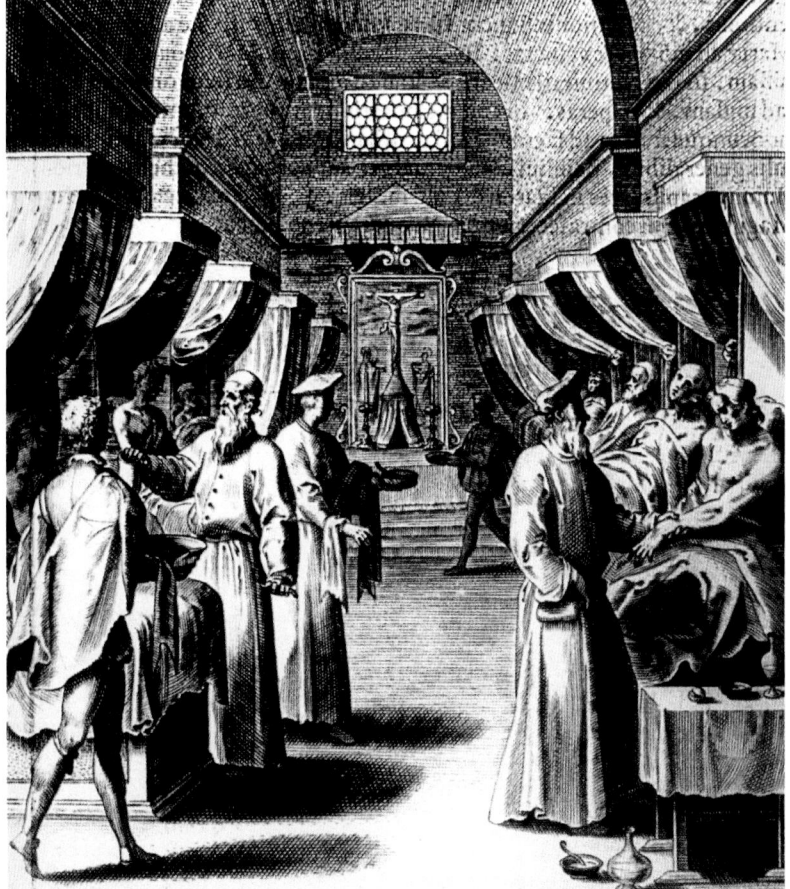

◁ **Johanniterorden**
Die Geschichte der Palliativpflege kann bis zum Johanniterorden zurückverfolgt werden, der sich im 11. Jh. in Jerusalem gründete, um kranke und sterbende Pilger zu versorgen. Daneben waren die Ritter aber auch Krieger, die an den Schlachten der Kreuzzüge teilnahmen und christliche Pilger beschützten.

»Sie zählen, weil **Sie Sie sind,** und Sie zählen **bis zu Ihrem Lebensende.** Wir werden alles unternehmen, dass Sie **in Frieden sterben,** aber bis dahin auch **leben können.**«

CICELY SAUNDERS, BEGRÜNDERIN DER MODERNEN HOSPIZBEWEGUNG

die kommenden Jahrzehnte setzte. Das Haus diente als Blaupause für viele weitere Hospize.

Weitere Entwicklungen

Der nächste logische Schritt war für Cicely Saunders, Patienten das Sterben zu Hause mit derselben medizinischen und persönlichen Unterstützung wie im Hospiz zu ermöglichen, wenn sie dies wünschten. 1969 war sie an der Gründung der ersten ambulanten Palliativpflegeinitiative beteiligt und brachte so die Pflegeleistung des St. Christopher's in die Privathäuser.

Saunders Leistungen auf dem Gebiet der Palliativpflege hatten großen Einfluss auf die medizinische Versorgung und Pflege Sterbenskranker und die Erkenntnis, dass alle Aspekte der Krankenpflege wichtig sind, von der alltäglichen körperlichen Versorgung bis hin zu Schmerzlinderung und emotionaler Unterstützung. Ende der 1980er-Jahre wurde die Palliativpflege in Großbritannien als medizinisches Fachgebiet anerkannt, was in den USA und vielen Ländern Europas noch bis zum 21. Jh. dauern sollte.

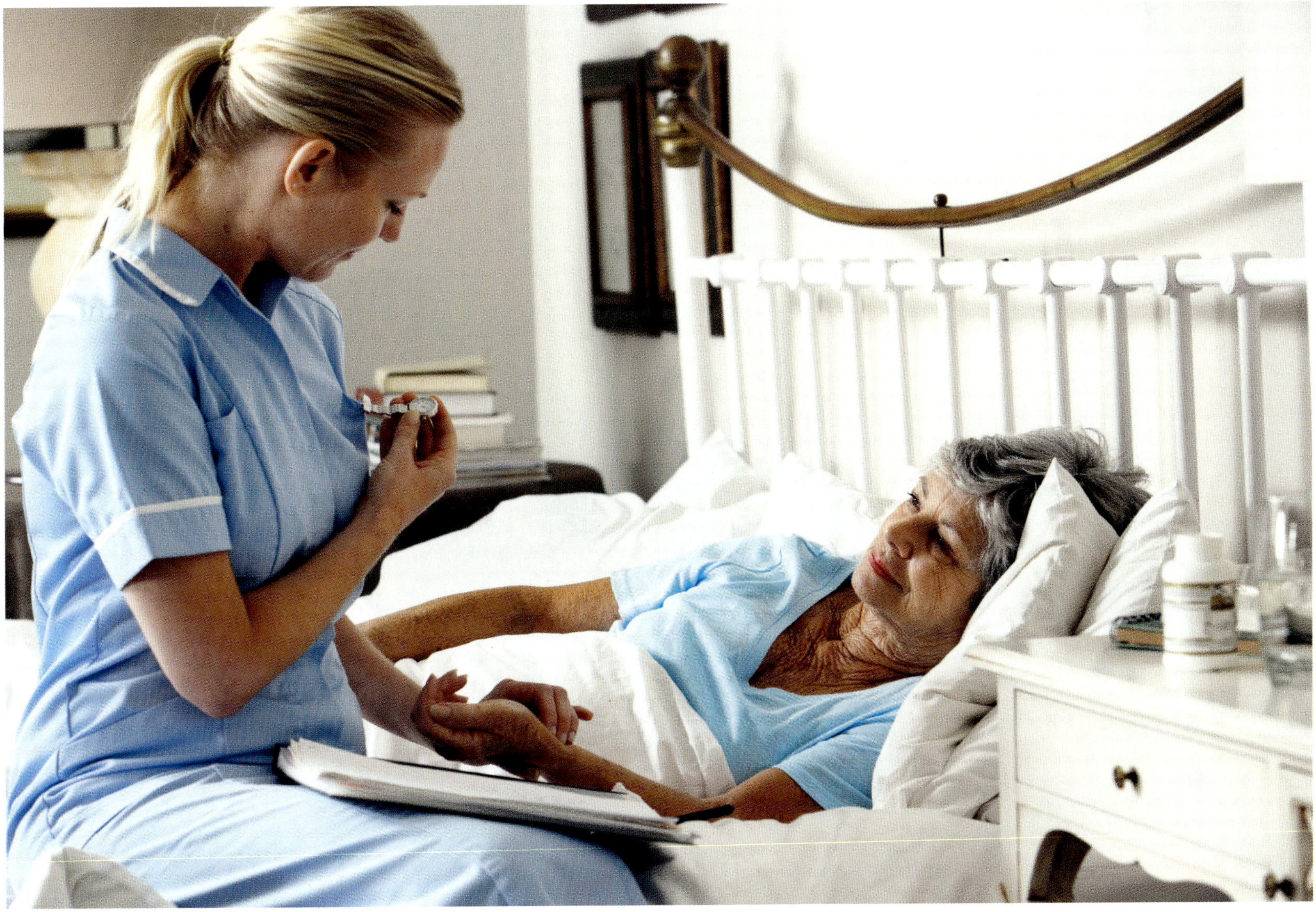

▽ **Palliativpfleger/-innen**
Die Sterbebegleitung hat sich in den letzten 50 Jahren immens weiterentwickelt. In Schmerzmanagement und Symptomen geschulte Pfleger können heute psychologische und spirituelle Hilfe leisten. Manche arbeiten in Hospizen und Krankenhäusern, andere besuchen ihre Patienten zu Hause.

BRITISCHE KRANKENSCHWESTER, ÄRZTIN, AUTORIN (1918–2005)
CICELY SAUNDERS

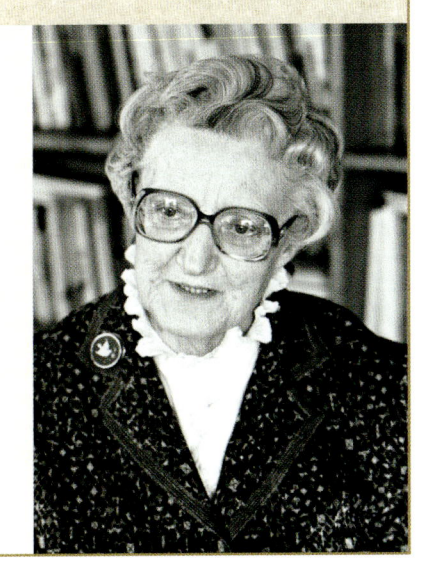

Die Gründerin des Londoner St.-Christopher's-Hospiz gilt auch als Begründerin der modernen Palliativpflege. Nach ihrer Ausbildung als Krankenschwester und Armenpflegerin wurde ihr Leben durch ihre Freundschaft mit dem sterbenskranken Holocaust-Überlebenden David Tasma umgekrempelt. Sie fühlte sich dazu berufen, den Rest ihres Lebens der Fürsorge für Todkranke zu widmen. Saunders konzentrierte sich besonders auf die Linderung der Schmerzen und Leiden, die mit tödlichen Krankheiten wie Krebs einhergehen, und die Erforschung schmerzlindernder Medikamente.

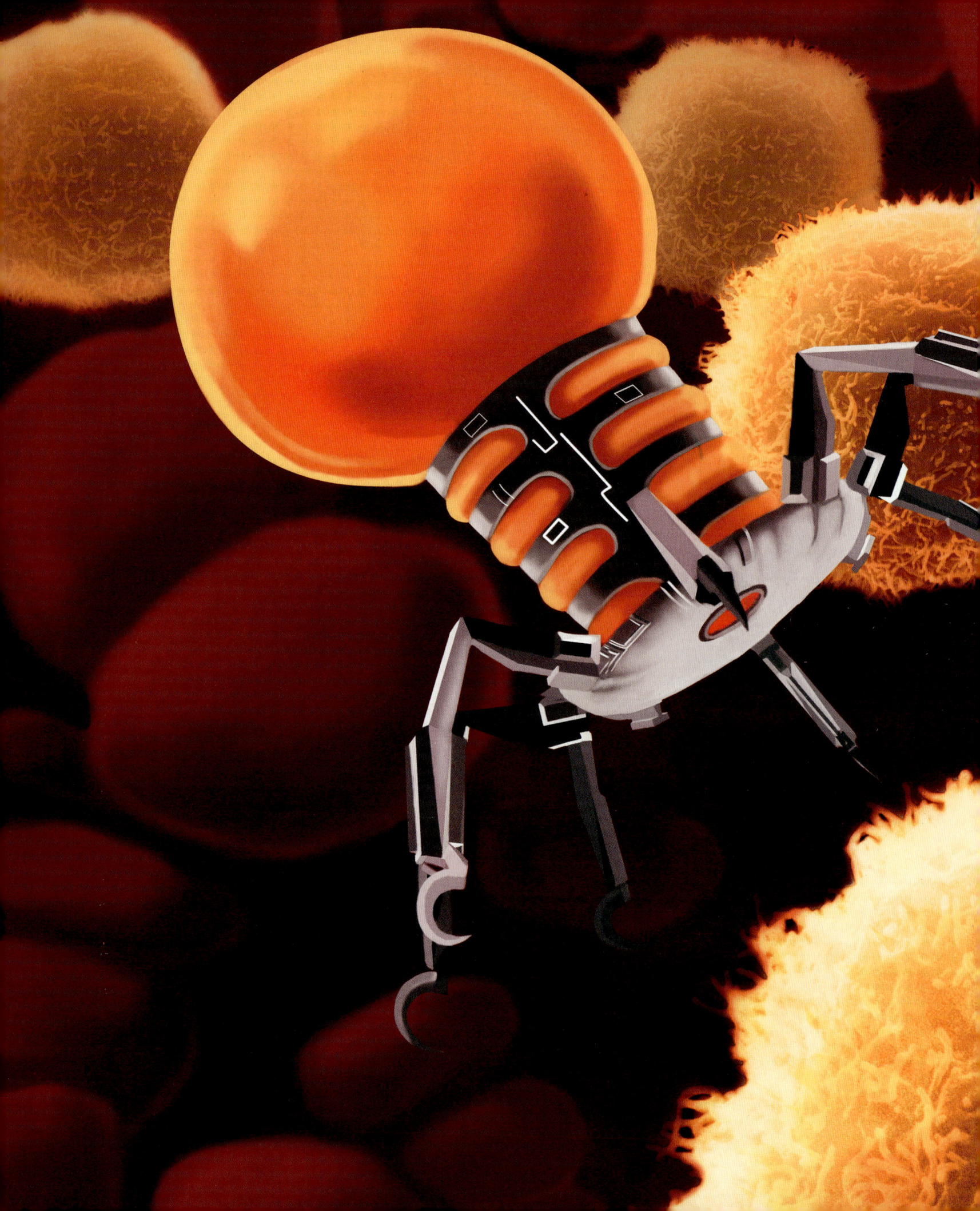

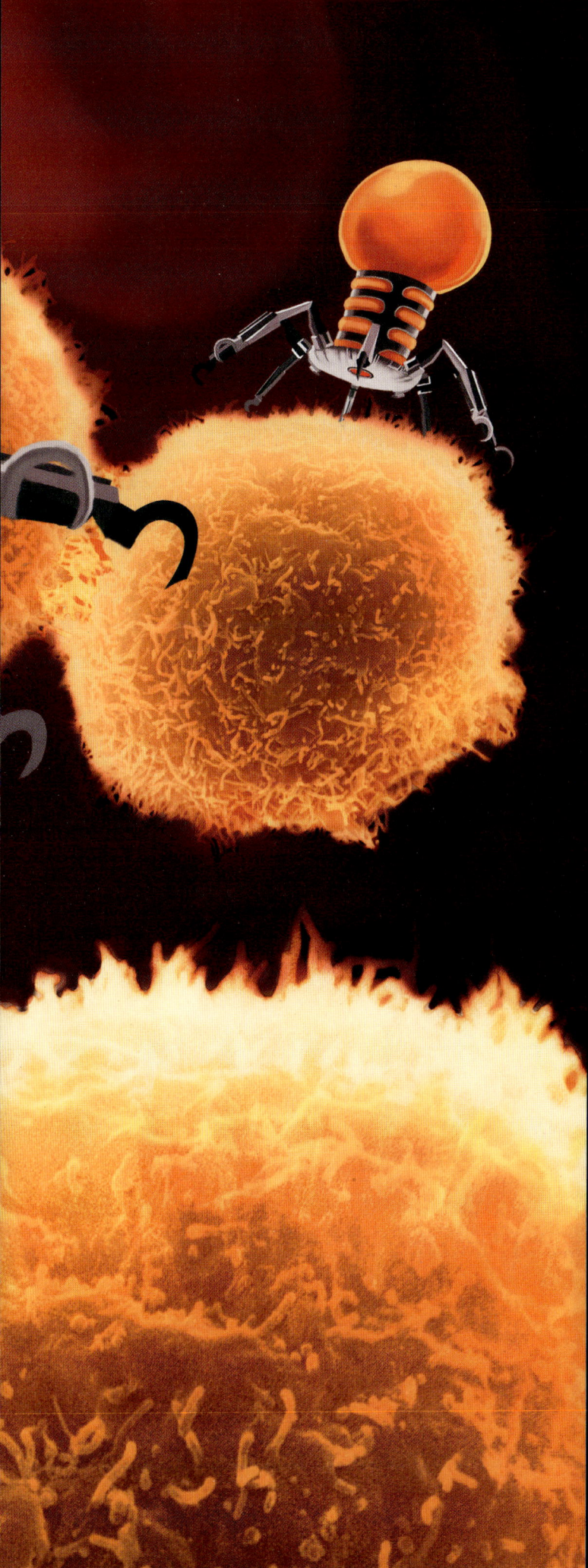

ALTE PROBLEME, NEUE HOFFNUNG 1960–heute
Nanomedizin

Die Diagnostik, Therapeutik und Chirurgie auf molekularer Ebene – die sogenannte Nanomedizin – wurde erst in den 1990er-Jahren praktisch möglich, als die ersten Mechanismen zur zielgerichteten Medikamentenanwendung entstanden. Winzige medizinische Roboter, weniger als einen Millimeter groß, sind vermutlich die nächste Generation nichtinvasiver Chirurgie.

Das Konzept der Nanomedizin entstand 1959, als dem amerikanischen Physiker Richard Feynman der Gedanke kam, dass die Chirurgie eines Tages von winzigen Maschinen im Körper ausgeführt werden könnte. 1981 beschrieb der amerikanische Ingenieur Eric Drexler dann eine hypothetische Zellreparaturmaschine auf molekularer Ebene.

Die erste wirkliche Nanomedizin lieferte zielgerichtet Medikamentendosen, von denen einige darauf programmiert waren, Krebszellen bzw. ihr saures Umfeld anzugreifen oder kleine RNS- und DNS-Fragmente vor Ort zu bringen. 2006 wurden die Dendrimere entwickelt, komplexe Moleküle mit verzweigten Ästen, die winzige Wirkstoffdosen freisetzen, sobald sie die Zielzellen erreichen. Es entstanden auch Halbleiter, wie die Quantum-Nanobots, die Licht für Endoskopien abstrahlen und um ein Vielfaches heller sind als herkömmliche Lichtquellen. Neuere Entwicklungen sind Mu-Gripper, winzige Biopsiezangen für die Entnahme von Gewebeproben, Korkenzieher-Nanoroboter, die mithilfe von Magnetfeldern durch Blutgefäße geführt werden und Ablagerungen entfernen können sowie biohybride Systeme, bei denen biologische Substanzen wie Enzyme dazu dienen, Medikamente mithilfe von Nanopartikeln zu verabreichen.

> »… es wäre für die Chirurgie von Nutzen, wenn man **den Chirurgen schlucken** könnte.«
> RICHARD FEYNMAN, AMERIKANISCHER PHYSIKER, AUS SEINER VORLESUNG »GANZ UNTEN IST REICHLICH PLATZ«, 1959

◁ Nanoroboter
Die Entwicklung mikroskopisch kleiner Roboter für interne Chirurgie wurde erstmals 2013 möglich. In der Zukunft könnten sie DNS reparieren oder geschädigte Gefäßsysteme kartografieren und Röntgenstrahlen überflüssig machen.

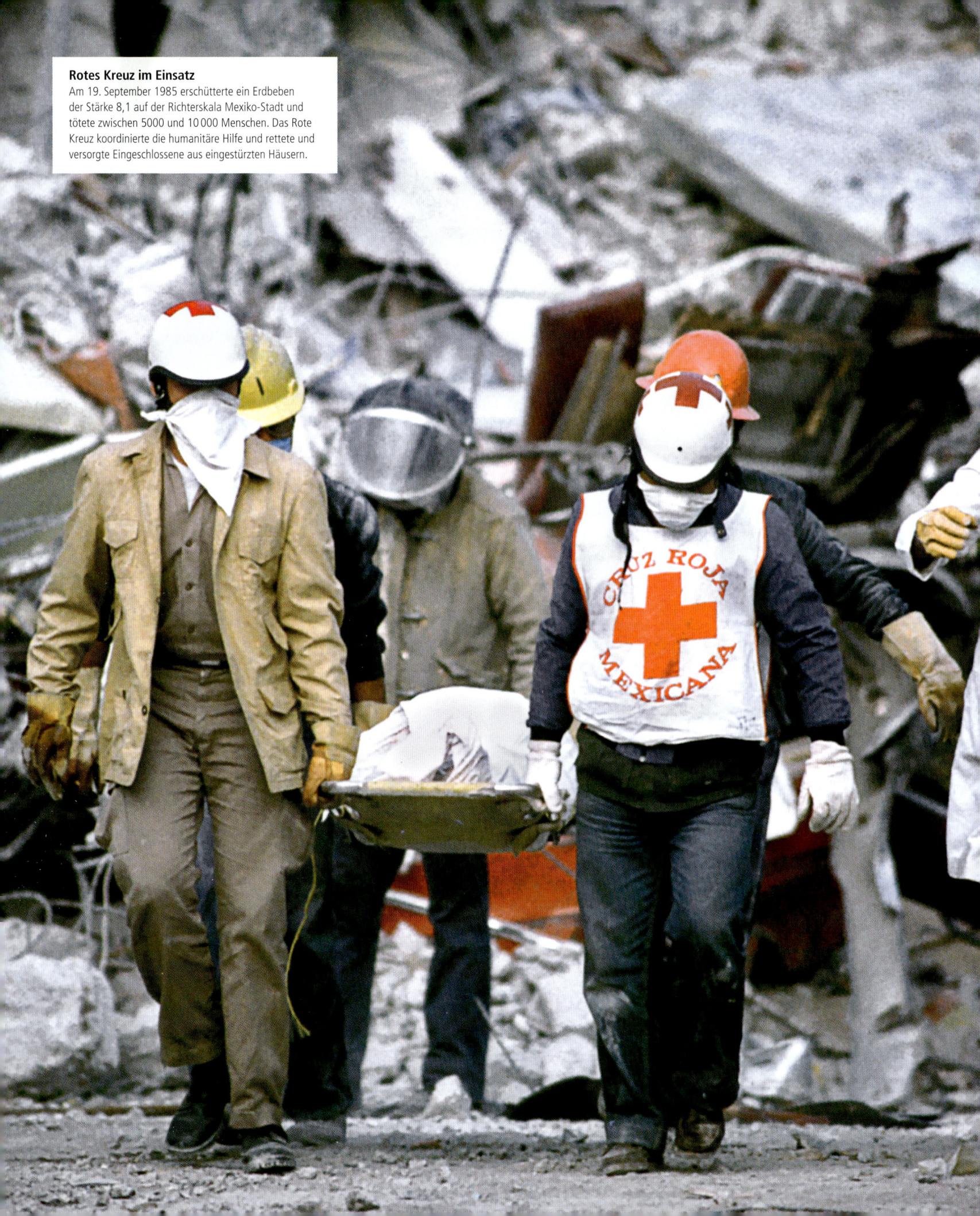

Rotes Kreuz im Einsatz
Am 19. September 1985 erschütterte ein Erdbeben der Stärke 8,1 auf der Richterskala Mexiko-Stadt und tötete zwischen 5000 und 10 000 Menschen. Das Rote Kreuz koordinierte die humanitäre Hilfe und rettete und versorgte Eingeschlossene aus eingestürzten Häusern.

Gesundheitsorganisationen

Mitte des 19. Jh. gab es die ersten Bemühungen, Gesundheitskrisen international zu bewältigen. Gegen Ende des 20. Jh. gab es eine Fülle global operierender Organisationen mit ganz unterschiedlichen Schwerpunkten und Betätigungsfeldern.

Die internationale Zusammenarbeit in Gesundheitsfragen begann 1851 auf der ersten Internationalen Gesundheitskonferenz in Paris. Man konnte sich nicht einigen, doch auf der Konferenz von 1892 unterzeichnete man schließlich ein Protokoll über die Quarantäne von Schiffen mit Cholerakranken an Bord.

Regierungsorganisationen

Zu Beginn des 20. Jh. war man sich allgemein bewusst, dass Infektionskrankheiten sich nicht von Grenzen oder nationalen Gesetzen aufhalten lassen. In der Folge eines Gelbfieberausbruchs, der sich von Lateinamerika bis in die USA ausweitete, gründete man 1902 als erste internationale Gesundheitsbehörde das Pan-American Sanitary Bureau (PASB). Kurz darauf gründeten 23 europäische Staaten 1907 das Office International d'Hygiène Publique (OIHP), das Gelbfieber, Cholera und Pest bekämpfen sollte. Als 1919 der Völkerbund entstand, gründete er ein Gesundheitskomitee, das die Aufgaben von PASB und OIHP zusammenfassen sollte. Allerdings war es unterfinanziert und kaum handlungsfähig.

Ein bedeutender Schritt war 1948 die Gründung der Weltgesundheitsorganisation (WHO), die als Sonderorganisation der Vereinten Nationen großen Einfluss besaß. Sie ging über die bisherige Beobachtung von Ansteckungskrankheiten hinaus und startete Bekämpfungskampagnen, deren größte Erfolge gegen die Pocken und gegen Polio gelangen. In jüngerer Zeit hat sich die WHO stärker auf die Koordination schneller Reaktionen auf Seuchenausbrüche konzentriert, z.B. 2003 beim Schweren Akuten Atemwegssyndrom (SARS), 2013–2014 bei Ebola und ab 2020 bei der COVID-19-Pandemie. Die WHO spielt eine zunehmend bedeutende Rolle bei Gesundheitsprogrammen in Entwicklungsländern.

Nichtregierungsorganisationen

Parallel zu staatlichen Behörden sind auch zahlreiche Nichtregierungsorganisationen (NGOs) entstanden. Die erste war das Internationale Komitee vom Roten Kreuz (IKRK), das 1863 zur Versorgung verwundeter Soldaten gegründet worden war und seine Tätigkeit 1929 auf die Unterstützung von Kriegsgefangenen und Zivilisten in Kriegsgebieten ausweitete und auch für die Umsetzung der Genfer Konvention eintrat, die Personen schützt, die nicht an Kampfhandlungen teilnehmen. Heute besteht das IKRK (zu dem auch der muslimische Rote Halbmond gehört) aus 190 nationalen Gesellschaften und ist als neutrale, unparteiische Organisation in den meisten bewaffneten Konflikten präsent.

Andere NGOs koordinieren die medizinische Versorgung bei Naturkatastrophen oder organisieren nationale Reaktionen auf langfristige Gesundheitsgefahren. Dazu zählen die World Federation for Mental Health (1948), die International Planned Parenthood Federation (1952) und die World Medical Association (1947). Eine typische jüngere Form von NGO sind die Ärzte ohne Grenzen (MSF), die 1971 von einer Gruppe französischer Ärzte als Reaktion auf menschliche Katastrophen, wie den Biafra-Krieg in Nigeria, gegründet wurden. Die unparteiischen MSF unterhalten Projekte in den gefährlichsten Regionen der Welt und arbeiten an Orten, um die andere internationale Organisationen einen Bogen machen.

GRÜNDER DES ROTEN KREUZES (1828–1910)
JEAN-HENRI DUNANT

Nachdem er 1859 Zeuge der blutigen Schlacht von Solferino geworden war, trat der Schweizer Humanist und Geschäftsmann Dunant für die Ausbildung Freiwilliger zu Sanitätern für die Schlachtfelder ein. Dieses Engagement führte schließlich 1863 zur Gründung des Internationalen Komitees vom Roten Kreuz. 1872 kämpfte er für die Einrichtung eines Internationalen Gerichtshofs. Dunant, der die letzten 35 Jahre seines Lebens bankrott und zurückgezogen verbrachte, erhielt 1901 den ersten Friedensnobelpreis.

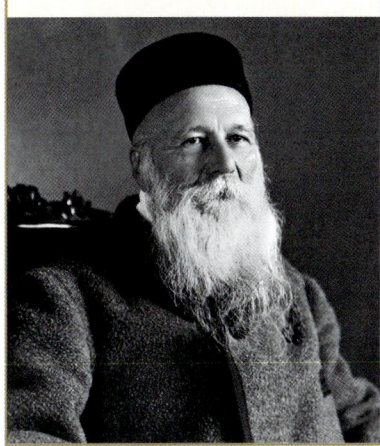

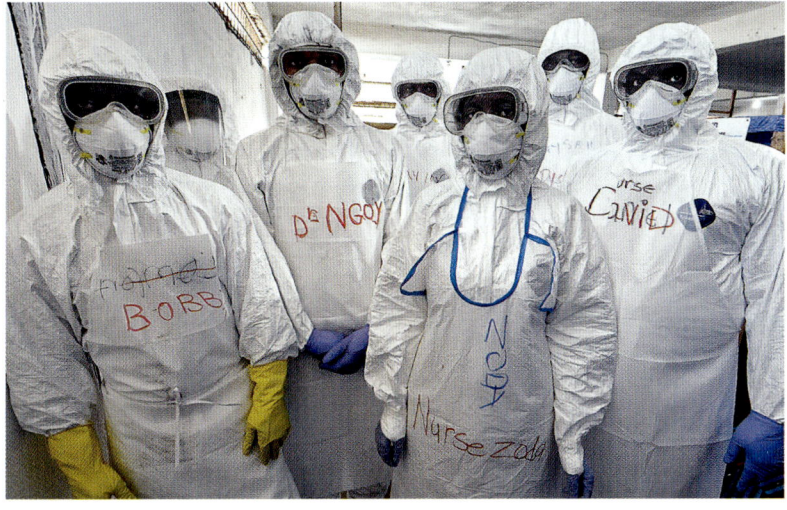

△ **Kampf gegen Ebola**
2013 brach in Westafrika eine Ebolafieberepidemie aus (siehe S. 268/69). Durch koordinierte Bemühungen konnte die Epidemie eingedämmt werden, aber die WHO wurde auch für ihre verzögerte Reaktion kritisiert.

▽ **Seuchenabwehr**
2015 breitete sich das von der Mückenart *Aedes aegypti* übertragene Zika-Virus rasant in Brasilien und darüber hinaus aus. Anfang 2016 erklärte die WHO den »Öffentlichen Gesundheitsnotstand internationalen Ausmaßes« und koordinierte multinationale Gegenmaßnahmen.

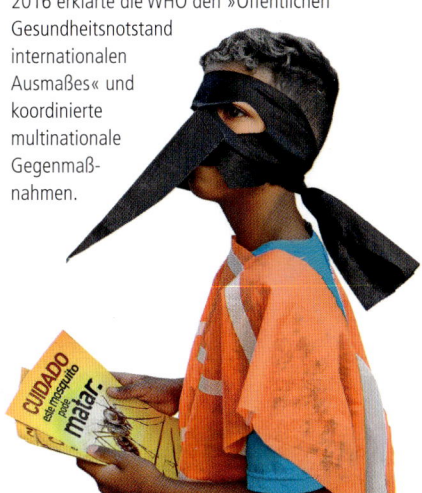

ALTE PROBLEME, NEUE HOFFNUNG 1960–HEUTE

Stammzellentherapie

Stammzellen sind nicht spezialisierte (undifferenzierte) Zellen, die sich erneuern und in Zelltypen mit spezieller Funktion verwandeln (ausdifferenzieren) können, wie etwa Muskel-, Nerven-, Knochen- oder Blutzellen. Durch diese Fähigkeit sind sie potenziell sehr nützlich zur Behandlung und Prävention vieler Krankheiten.

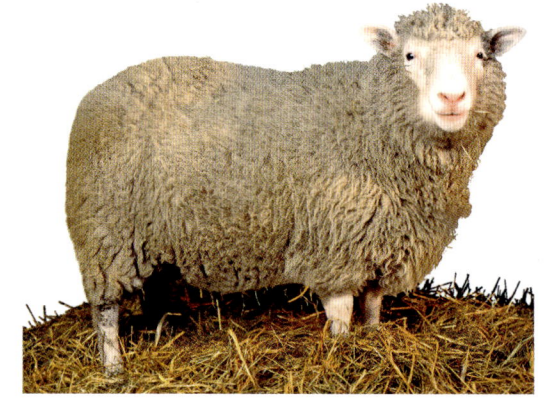

△ **Das Klonschaf Dolly**
Das 1996 geborene Schaf Dolly, das erste geklonte Säugetier, wurde aus der adulten Stammzelle einer Milchdrüse geklont. Durch ein ähnliches Klonverfahren konnten Forscher 2013 menschliche embryonale Stammzellen gewinnen.

Wenn eine Stammzelle sich teilt, können die neuen Zellen Stammzellen bleiben oder sich in eine von 200 verschiedenen Arten von Spezialzellen verwandeln. Dies geschieht im Rahmen der Zellmauserung, der Zellerneuerung des Körpers, bei der neue Zellen absterbende, differenzierte Zellen ersetzen. Knochenmarksstammzellen etwa produzieren pro Sekunde über zwei Millionen weiße und rote Blutkörperchen, um absterbende Blutzellen zu ersetzen. Verschiedene Gewebearten erneuern sich unterschiedlich schnell. Blut-, Haut- und Darmschleimhautzellen werden häufig ausgetauscht, die Zellen des Nervengewebes seltener bis nie.

300 MILLIARDEN neuer Zellen, so schätzt man, produzieren Stammzellen pro Tag im Körper.

Arten von Stammzellen
Es gibt viele verschiedene Stammzellarten, die sich grob in zwei Hauptgruppen unterteilen: embryonale und adulte Stammzellen.

Embryonale Stammzellen existieren nur in den frühesten Entwicklungsstadien und sind pluripotent, was bedeutet, sie können sich potenziell zu jeder Art von differenzierter Zelle entwickeln. Sie sind für die Wissenschaft besonders wertvoll, da sie eine erneuerbare Quelle für Forschung und Therapie bilden. Häufig werden sie aus ungenutzten Eizellen aus Fruchtbarkeitsbehandlungen gewonnen.

Adulte (somatische) Stammzellen tauchen später in der embryonalen Entwicklung auf und begleiten den Menschen sein Leben lang. Sie liegen in vielen Organen und Geweben vor und sind spezialisierter als embryonale Stammzellen. Meist produzieren sie nur spezialisierte Zellen für das Organ oder Gewebe, in dem sie leben. So können blutformende (hämatopoetische) Stammzellen im Knochenmark zwar rote und weiße Blutkörperchen bilden, aber keine Leber- oder Muskelzellen. Die Fähigkeit, verschiedenste Zellarten zu bilden, wird *multipotent* genannt. Daneben gibt es *unipotente* Stammzellen, die ausschließlich einen bestimmten Zelltyp ausbilden. Adulte Stammzellen im Körper zu finden erweist sich als schwer, und auch im Labor sind sie schwieriger zu vermehren. Für Forschung und Therapie sind sie jedoch von großer Bedeutung.

2006 gab es einen Durchbruch in der Stammzellenforschung: Dem japanischen Forscher Shin'ya Yamanaka gelang es, adulte Stammzellen so umzuprogrammieren, dass sie pluripotent wurden. Diese neuen Zellen erhielten die Bezeichnung *induzierte pluripotente Stammzellen* (iPS). 2012 erhielt Yamanaka gemeinsam mit dem britischen Forscher John Gurdon, der 1962 entdeckte, dass die Spezialisierung von Zellen reversibel ist, den Nobelpreis für Physiologie oder Medizin.

Bewährte Therapien
Knochenmarktransplantation oder hämatopoetische Stammzelltransplantation (HSZT) sind bei bestimmten Bluterkrankungen bewährte Behandlungen. Die erste Transplantation wurde 1956 in New York an eineiigen Zwillingen vorgenommen, von denen einer an Leukämie litt. Abstoßung bildete aufgrund der Eineiigkeit kein Problem. Fortschritte in der Immunsuppression, die verhindert, dass das Immunsystem Zellen abstößt, erlaubten 1968 die erste Knochenmarktransplantation bei zweieiigen Zwillingen und 1973 schließlich zwischen einem nicht

---

KONZEPT

SO FUNKTIONIERT STAMMZELLENTHERAPIE

Jede Körperzelle enthält einen vollständigen Satz der Erbinformationen eines Individuums in Form der DNS (Desoxyribonukleinsäure). In unterschiedlichen Zellen sind unterschiedliche Gene aktiviert, andere bleiben inaktiv. Auch bei jeder Stammzelle ist nur ein bestimmter Satz an Genen aktiviert. Diese aktiven Gene weisen die Zelle an, sich zu teilen und so zwei identische Kopien ihrer selbst zu erzeugen oder sich in spezialisierte Zellen zu verwandeln. Diese nennt man *Differenzierung*. Sie verläuft in mehreren Stadien. Die Anweisung zur Differenzierung kann auf verschiedene Weise ausgelöst werden. Ein Auslöser sind natürliche Signalstoffe, wie Wachstumsfaktoren (Zytokine). Die Stammzellenforschung versucht solche Auslöser nachzustellen, um Zellen dazu anzuregen, bestimmte Dinge zu tun, wie etwa neue Gewebe wachsen zu lassen.

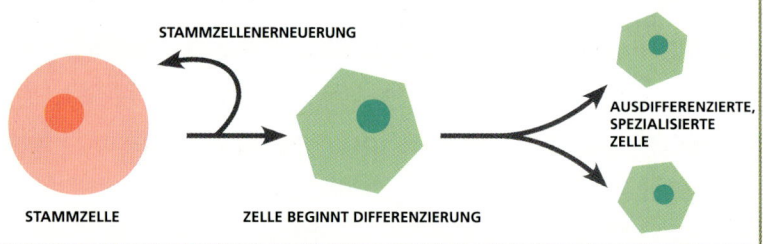

» **Stammzellenforschung** ist der **Schlüssel** zur Heilung **degenerativer Krankheiten** wie Parkinson oder Amyotrophe Lateralsklerose (ALS) …«

STEPHEN HAWKING, BRITISCHER PHYSIKER UND ASTROPHYSIKER, ALS-PATIENT, IN EINER PRESSEMITTEILUNG 2006

verwandten Spender-Empfänger-Paar. Heute ist es möglich, Patienten eigene hämatopoetische Stammzellen zu implantieren, die zuvor entnommen und gelagert wurden. Stammzellen spielen heute zudem eine Rolle beim Beseitigen erkrankter Zellen bei Chemo- und Strahlentherapie.

Fortlaufende Forschung
Weltweit laufen Studien, welche die Behandlung verschiedener Krankheiten, wie diverse Krebsarten, Diabetes, Netzhauterkrankungen, rheumatische Arthritis, die Behandlung erkrankter Gewebe, wie des Rückenmarks, aber auch Kahlheit, mit induzierten pluripotenten (iPS) und adulten Stammzellen erproben. Ziel ist es, eine Technik zu entwickeln, mit der man mittels weniger Spenderzellen neue Gewebe oder Organe wie Herzen, Leber oder Augen züchten kann. Gewebs- oder Organtransplantationen mit iPS sollten sicherer sein als das Verpflanzen von Spenderorganen, da iPS-Spender und Organ-Empfänger identisch wären und somit keine Immunabstoßungsreaktion zu erwarten wäre. Die Stammzellenforschung ist langsam und stockt gelegentlich, ist aber schon heute eine medizinische Revolution.

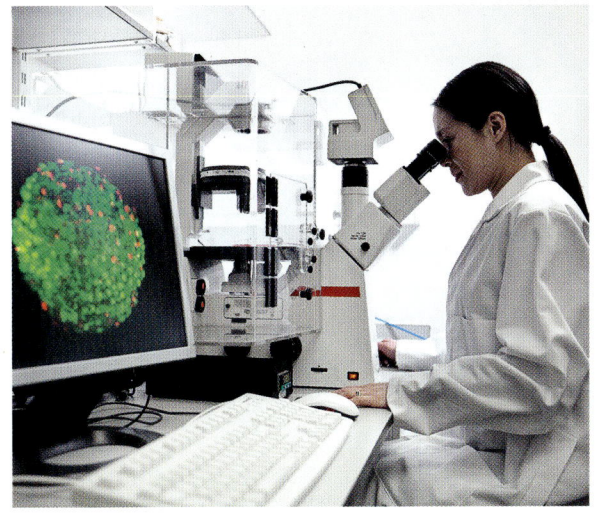

◁ **Forschung und Entwicklung**
Die Stammzellenforschung ist eines der spannendsten Forschungsgebiete der modernen Medizin. Die Nutzung embryonaler Stammzellen bleibt aber in vielen Ländern verboten und ethisch umstritten.

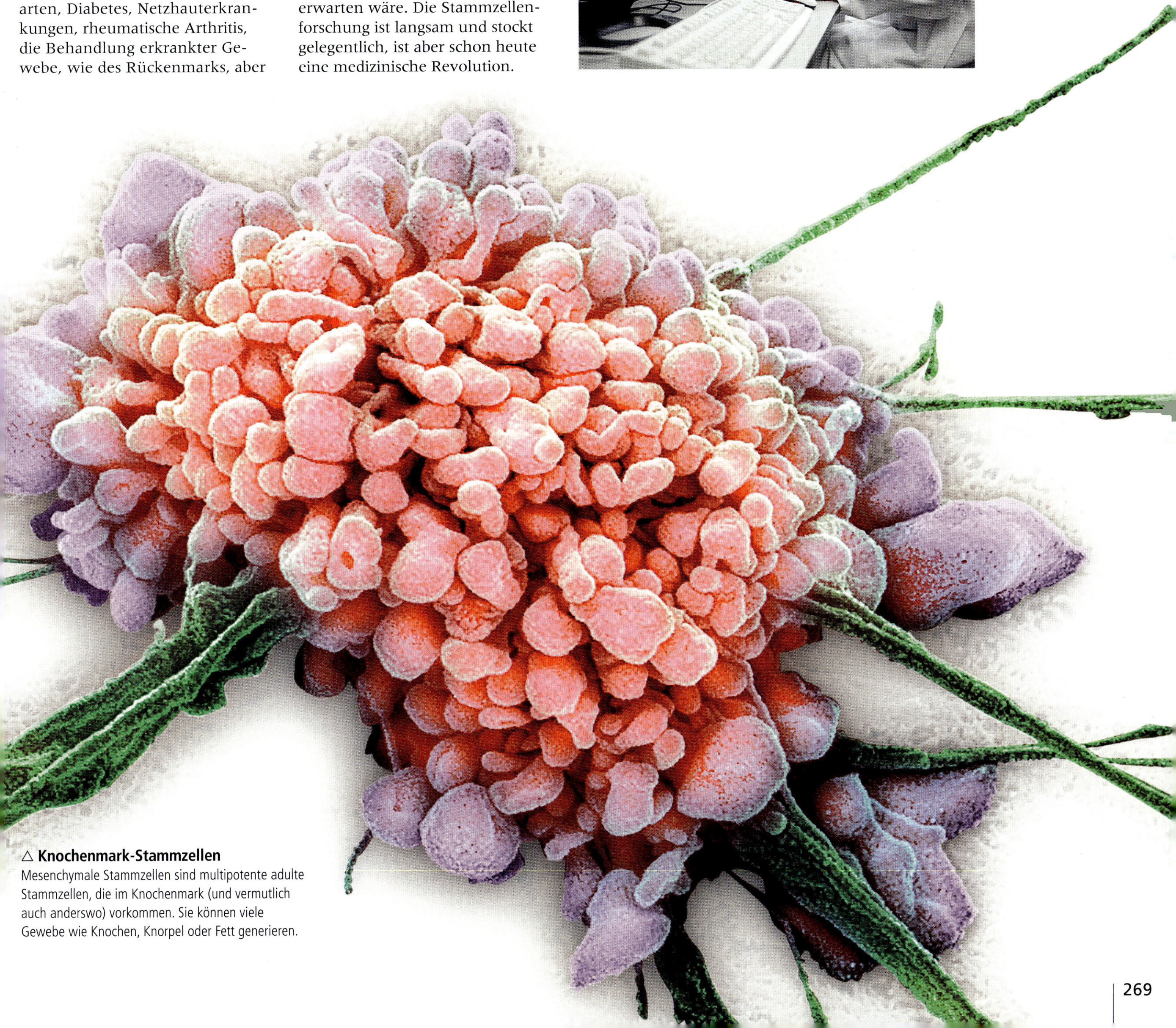

△ **Knochenmark-Stammzellen**
Mesenchymale Stammzellen sind multipotente adulte Stammzellen, die im Knochenmark (und vermutlich auch anderswo) vorkommen. Sie können viele Gewebe wie Knochen, Knorpel oder Fett generieren.

ALTE PROBLEME, NEUE HOFFNUNG 1960–HEUTE

Die **COVID-19**-Pandemie

Anfang des 21. Jh. kam es zu mehreren schweren Virus-Ausbrüchen, darunter SARS und andere respiratorische Viren. Die durch Körperflüssigkeiten übertragene Viruserkrankung Ebola tötete 2013–2015 in Westafrika mehr als 11 000 Menschen. Dann traten 2019 die ersten Anzeichen einer globalen Virus-Pandemie auf.

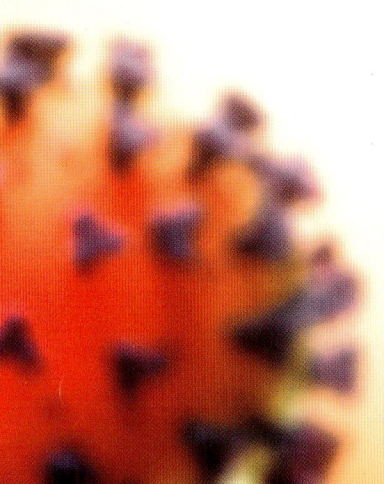

Mutation der Spike-Proteine
Wie viele Viren, hat auch SARS-CoV-2 Ausbuchtungen, die dem Kontakt und dem Eindringen in die Wirtszelle dienen. Diese »Spikes« bestehen aus Proteinen, die an Bereiche auf der Zelloberfläche andocken, und genau hier finden Mutationen statt, die neue Varianten erzeugen.

Im Dezember 2018 simulierten die Weltgesundheitsorganisation WHO, angegliederte Organisationen und über 40 Länder eine virtuelle Grippepandemie, um die globalen Reaktionen auf eine Ausbreitung zu untersuchen. Genau ein Jahr später – die Analyse der Simulation war noch nicht ganz abgeschlossen – stand man plötzlich vor einer sehr realen Pandemie. Im Dezember 2019 traten im chinesischen Wuhan Fälle einer neuartigen Coronavirusinfektion der Atemwege auf, die durch Partikel und Tröpfchen übertragen wurde, die Infizierte beim Husten oder Niesen ausstießen.

Binnen weniger Wochen gelangte das Virus durch Flugreisende nach Thailand, Japan, Südkorea, die USA, Frankreich und Australien. Ende Januar 2020 meldeten mehr als 25 Länder Infektionen. Die verantwortliche Mikrobe wurde im Februar SARS-CoV-2 (Severe Acute Respiratory Syndrome Coronavirus 2) getauft, die von ihr verursachte Krankheit nannte man COVID-19 (COronaVIrus Disease 2019, siehe S. 166–167).

Merkmale von COVID-19

Klinische Untersuchungen unterschieden COVID-19 von anderen Virusinfektionen wie der Grippe. Die Symptome waren, in Reihenfolge ihres Auftretens: Fieber und/oder Schüttelfrost, hartnäckiger Husten, gelegentlich Muskelschmerzen, Lethargie, Übelkeit/Erbrechen und Durchfall. Im späten Frühjahr 2020 fügte man noch den Verlust von Geschmack und Geruch hinzu.

Am 11. März 2020 erklärte die WHO COVID-19 zur globalen Pandemie und weltweit veränderte sich das Leben der Menschen. Um Übertragungen durch Aerosole und Kontakt zu vermeiden, sollten soziale Kontakte auf ein Minimum reduziert werden. Es folgten weiträumige Lockdowns, Quarantänen und Selbstisolierungen. Länder machten ihre Grenzen dicht. Geschäfte, Büros, Fabriken, Bildungsstätten und öffentliche Einrichtungen wurden geschlossen. Reisen, Urlaube, Gastgewerbe, Freizeitangebote, Sport und gesellige Zusammenkünfte kamen zum Erliegen. Weite Bereiche von Wirtschaft, Handel und Bildung verlagerten sich ins Internet. Nur unverzichtbare Arbeit in Pflege, Medizin und Lebensmittelversorgung war noch erlaubt. Gesichtsmasken, Handdesinfektion, Kontaktverfolgung und ähnliche Eindämmungsmaßnahmen wurden zum Alltag.

Überwältigende Nachfrage

Es wurde bald deutlich, dass COVID-19 vor allem Alte, Menschen mit Vorerkrankungen und bestimmte ethnische Gruppen bedrohte. Im April 2020 gelangten viele Krankenhäuser an den Rand der Überlastung und man musste Maßnahmen wie künstliche Beatmung, Sauerstoffgaben und Intensivbetten rationieren. Es fehlte fast überall an unverzichtbarer PPE-Schutzausrüstung wie Masken, Kitteln und Handschuhen. Untersuchungen, Behandlungen und Operationen im Zusammenhang mit anderen Krankheiten wurden verschoben oder gleich ganz gestrichen. Quarantäne und Isolierung wirkten sich negativ auf die körperliche und mentale Gesundheit aus.

Im Sommer 2020 begannen einige Industrienationen, sich von den Anfangsschäden der Pandemie zu erholen, aber ärmere Regionen ohne fortschrittliches Gesundheitssystem oder Kapazitäten für Tests, Kontaktverfolgung und Quarantänen litten unter fortgesetzten Ausbrüchen. Ende 2020 trafen dann zweite, dritte und weitere Wellen von COVID-19 alle Länder, egal, ob arm oder reich.

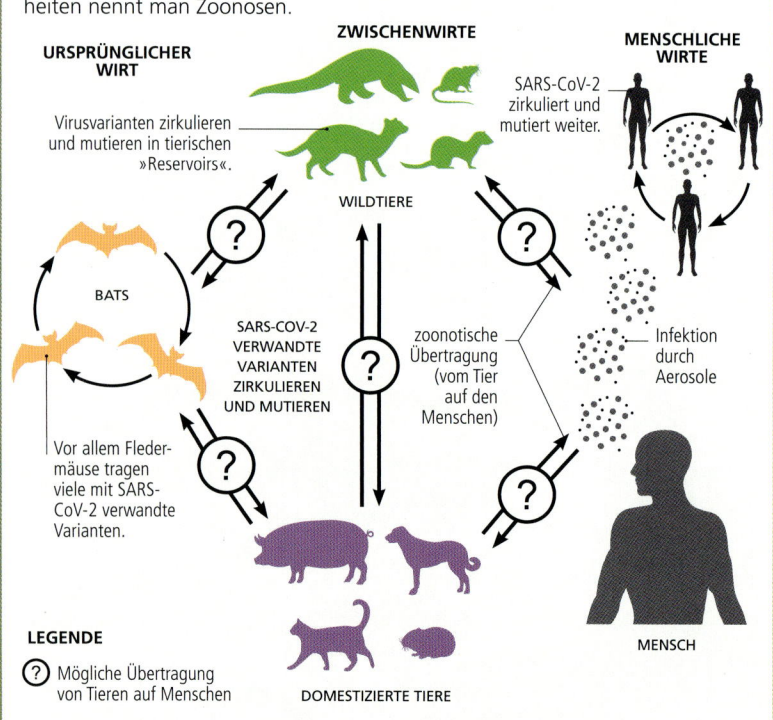

FAKTEN

DIE URSPRÜNGE VON SARS-COV-2

Das Coronavirus COVID-19 ist dem vor allem bei Hufeisennasen-Fledermäusen vorkommenden Virus sehr ähnlich, das regelmäßig mutiert. Möglicherweise hat eine solche Version einen Zwischenwirt infiziert und ist weiter mutiert, bevor das Virus auf den Menschen übergegangen ist. Durch einen solchen »Sprung« eines Erregers von einem Tier zum Menschen ausgelöste Krankheiten nennt man Zoonosen.

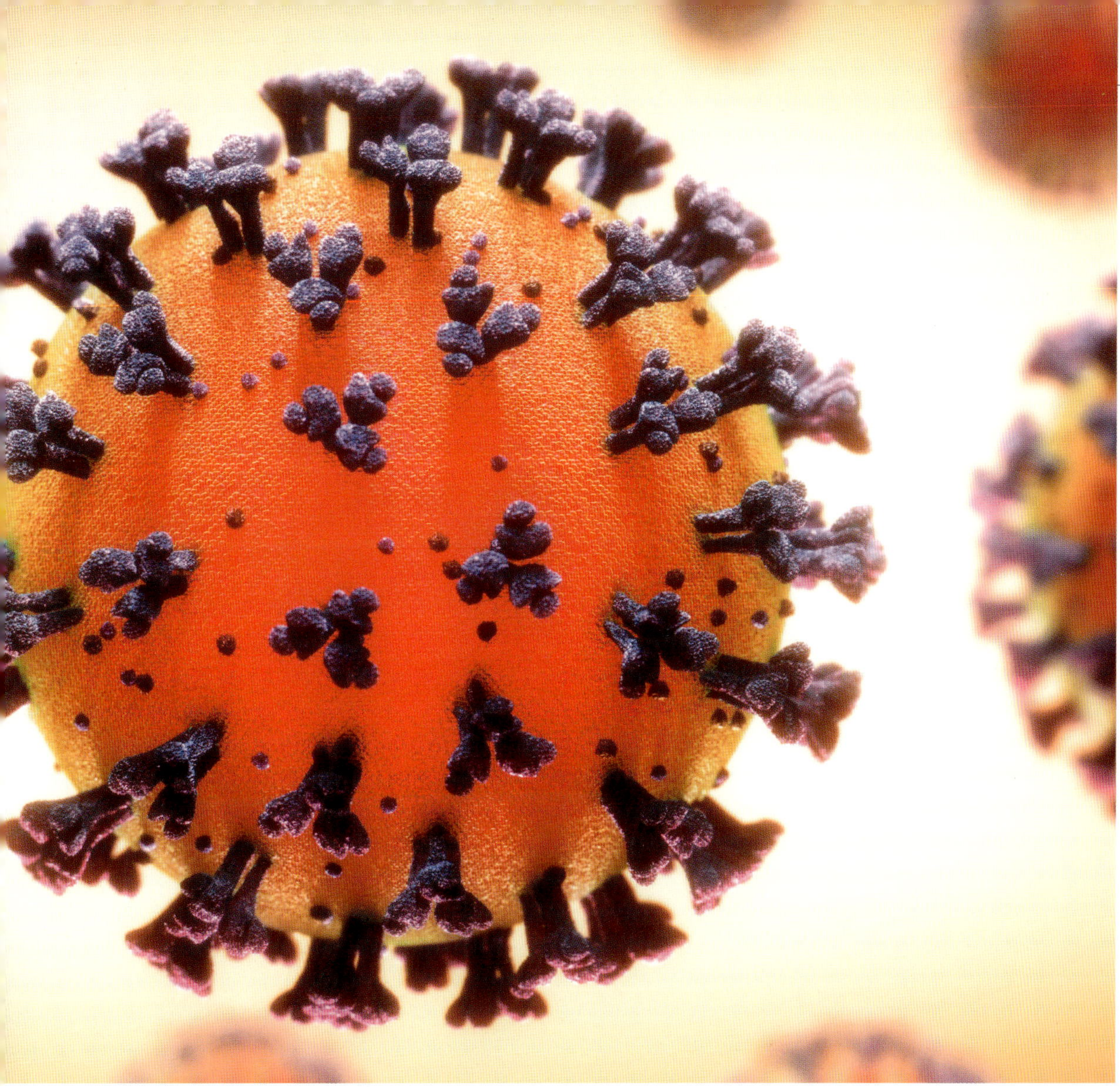

Viren mutieren von Natur aus zu neuen Varianten (siehe S. 196), viele von ihnen harmlos, aber manche verbreiten sich auch effizienter oder lösen schwerere Erkrankungen aus. Einige der frühen SARS-CoV-2-Varianten aus dem Jahr 2020 waren: Alpha (B.1.1.7, Kent, England); Beta (B.1.351, Ostkap, Südafrika); Gamma (P.1, Amazonas, Brasilien); Delta, (B.1.617.2, Maharashtra, Indien).

Kampf gegen das Virus

Als das gigantische Ausmaß der Pandemie deutlich wurde, beeilte sich die Medizin, sie einzudämmen. Virenhemmende Medikamente lieferten uneinheitliche Ergebnisse und waren zudem rar und teuer. Im Juni 2020 zeigte sich, dass das »umgenutzte« Medikament Dexamethason die Sterblichkeit bei sauerstoffversorgten oder beatmeten Intensivpatienten senkte und die Genesung förderte. Sofort machte man sich an die Untersuchung weiterer Medikamente.

Die wichtigste Waffe gegen Virenerkrankungen ist die Impfung und so begannen Pharmafirmen mit der Entwicklung von Vakzinen. Schon Ende 2020 standen mehr als zehn Mittel in der Entwicklung, in klinischen Studien oder sogar kurz vor der weltweiten Auslieferung. Als erstes Land begann Großbritannien im Dezember 2020 mit einer Massenimpfung.

Mit fortschreitender Vakzinproduktion begannen Diskussionen darum, wer zuerst geimpft werden sollte, welche Risiken und Nebenwirkungen es gab und ob die Industrienationen Vorräte horteten. Fachleute wiesen darauf hin, dass in den ärmeren Regionen Tausende starben, während die reichen Länder sich eifrig selbst schützten – und so dem Virus mehr Gelegenheiten zur Mutation boten.

Der schwierige Kampf gegen das Virus legte zahlreiche gesellschaftliche und kulturelle Faktoren und Ungleichheiten in aller Welt offen: Reichtum gegen Armut, Entwicklung von Gesundheits-

> **2,6 MILLIONEN COVID-Tote** und 120 Millionen Infektionen wurden am 11. März 2021 registriert, genau ein Jahr nach der Ausrufung der Pandemie durch die WHO. Es wurden aber mit hoher Wahrscheinlichkeit nicht alle Fälle gemeldet.

systemen und die Rolle etablierter Traditionen, Bräuche und religiöser Überzeugungen. Erschwert wurde die komplizierte Lage noch durch grassierende Desinformationskampagnen, Virusleugnung, gefälschte Belege und wertlose »Heilverfahren«.

Die Pandemie führte die Macht kleinster Mikroben ebenso vor Augen wie die Fähigkeit der modernen Medizin, in hippokratischer Tradition Leiden zu lindern und Leben zu retten.

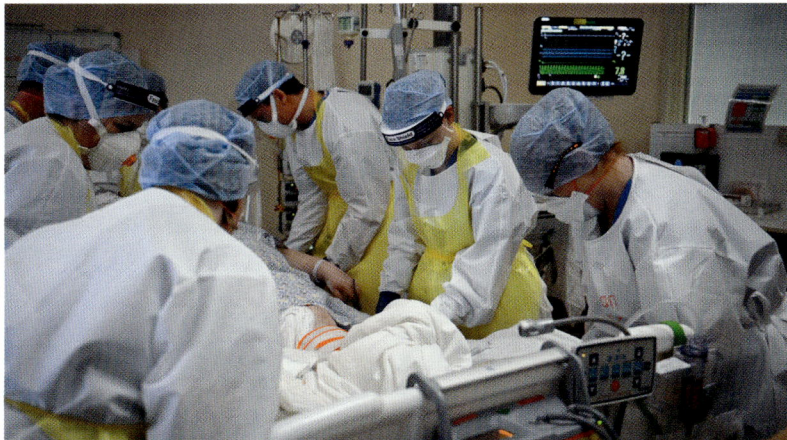

△ **Intensivpflege**
Einige COVID-19-Patienten entwickeln schwere, lebensbedrohliche Symptome, die eine intensivmedizinische Versorgung erfordern. Bis zu zehn Prozent leiden noch über Monate an sogenannten »Long Covid«-Beschwerden.

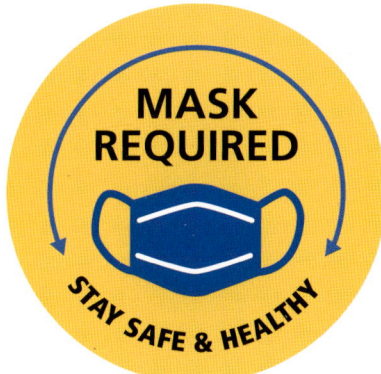

△ **Einfach, aber wirksam**
Waffen gegen COVID-19 reichen von den neuesten High-Tech-Lösungen der Medizinforschung bis hin zu simplen Mund-Nasen-Bedeckungen, die sowohl das Ein- als auch das Ausatmen des Virus hemmen und so Tausende Leben retten.

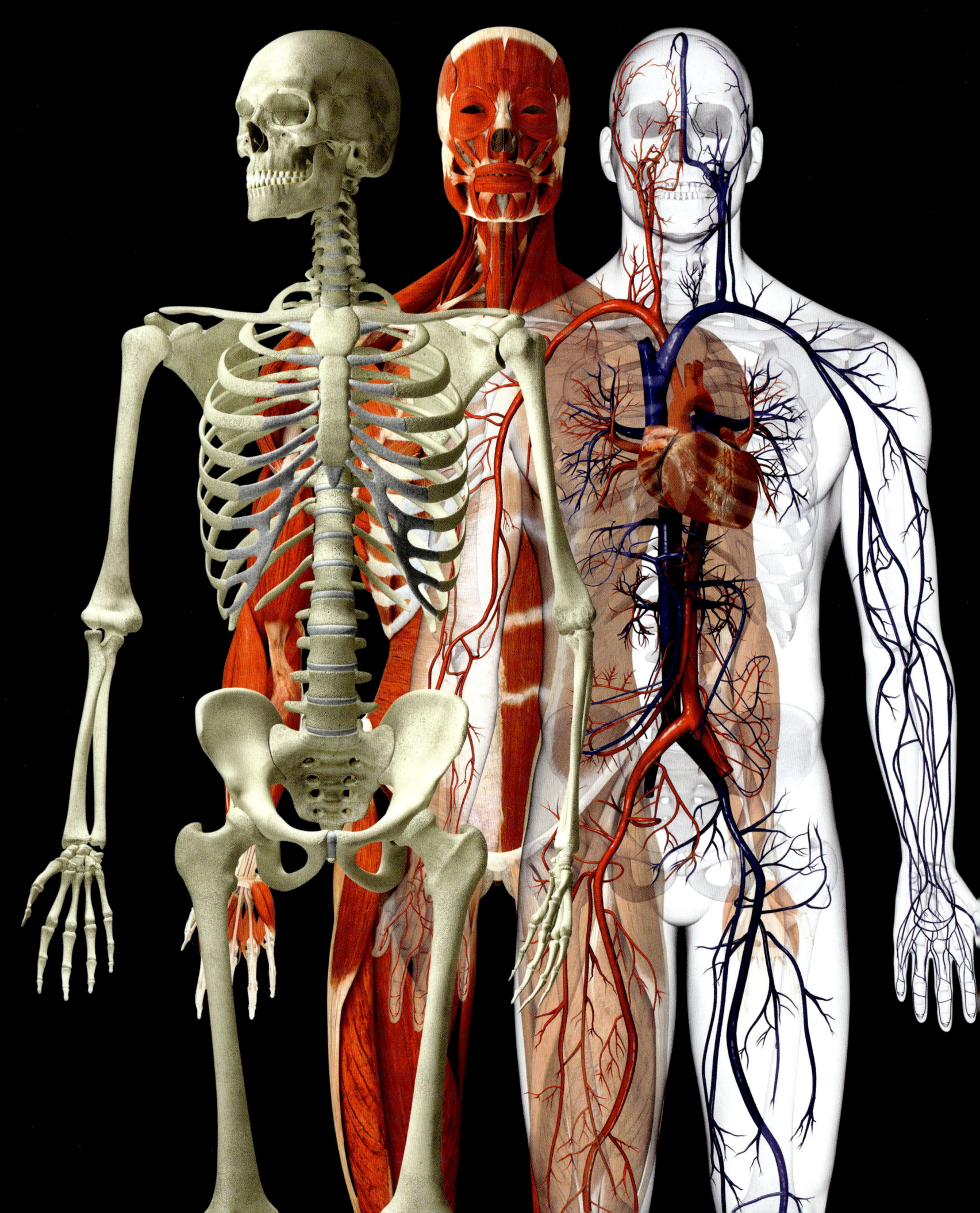

Glossar

A

Agonist Wirkstoff, der körpereigene Substanz und deren Wirkung imitiert.

AIDS Abkürzung für *Acquired Immune Deficiency Syndrome* – erworbenes Immundefektsyndrom, ein Versagen der Immunabwehr infolge einer HIV-Infektion.

Akute Erkrankung Eine im Gegensatz zu einem chronischen Zustand abrupt auftretende Gesundheitsstörung.

Alchemie Eine mittelalterliche Disziplin, die unter anderem versuchte, gewöhnliche Metalle wie Blei in Gold zu verwandeln und ein Elixier für ewiges Leben zu finden.

Allel Eine Form oder Version eines Gens. Es gibt z. B. mehrere Versionen der für die Augenfarbe verantwortlichen Gene.

Allergie Überempfindlichkeit auf sogenannte Allergene wie etwa Pollen, Tierhaare oder Bestandteile in Lebensmitteln.

Allgemeinmediziner Arzt, der für die Grundversorgung seiner Patienten zuständig ist. Schwerere Fälle gehören in die Hand eines Facharztes.

Alveolen Die winzigen Luftbläschen der Lunge.

Aminosäure Eine einfache organische Verbindung, die eine oder mehrere Amino- und Carboxygruppen enthält. Proteine bestehen aus Aminosäuren.

Analgesie Eine Form der Schmerzlinderung.

Anästhesie Eine medizinische Maßnahme zur Schmerzlinderung und Herstellung der Empfindungslosigkeit. Kann lokal oder als Vollnarkose auf den gesamten Körper wirken.

Anatom Ein Wissenschaftler, der die Struktur von Lebewesen erforscht. Dazu zählt das Studium des menschlichen Körpers.

Angeboren Eine körperliche Anomalität oder eine Krankheit, die seit der Geburt vorhanden ist und durch Umweltfaktoren oder Gene bedingt sein kann.

Angina Pectoris Ein Brustschmerz, der durch Behinderung der Blutversorgung des Herzmuskels entsteht, meist durch eine Verhärtung und Verengung der Arterien, die das Herz versorgen. Ruhe lässt den Schmerz meist abklingen.

Ansteckungsstoff Ein krank machender Organismus, meist eine Mikrobe, der auf andere Menschen übertragen werden kann.

Antagonist Ein Medikament, das eine natürliche Substanz im Körper blockiert.

Antibiotikum Ein Medikament, das schädliche Bakterien abtötet oder am Wachsen hindert.

Antigen Ein Stoff, der den Körper zur Produktion von Antikörpern und einer Abwehrreaktion veranlasst.

Antikörper Von weißen Blutzellen gebildete, körpereigene Proteine, die Fremdstoffe oder Antigene markieren und eine Immunabwehr auslösen.

Antimikrobiell Ein Stoff, der infektionsauslösende Mikroben abtötet oder an der Vermehrung hindert.

Antiretrovirale Mittel Medikamente zur Behandlung retroviraler Infektionen, vor allem von HIV.

Antisepsis Das Verhindern einer Infektion durch Unterbinden von Wachstum und Vermehrung von Mikroben.

Antiseptikum Ein antimikrobieller Stoff, der Mikroben auf der Haut abtötet, um das Infektionsrisiko zu mindern.

Antitoxin Ein Antikörper, der einem Toxin (Giftstoff) entgegenwirkt.

Apotheke Ursprünglich im alten Rom ein Lagerraum, vor allem für Wein. In den mittelalterlichen Klöstern wurden Heilkräuter in der *apotheca* aufbewahrt.

Apotheker Eine Person, die Medikamente herstellt und ausgibt.

Arterie Ein Blutgefäß, das Blut vom Herzen wegtransportiert.

Arteriole Ein kleines Blutgefäß, das von den Arterien zu den Kapillaren abzweigt.

Arteriosklerose Eine Erkrankung der Arterien, bei der sich u. a. Blutfettablagerungen an den Gefäßwänden ansammeln.

Arzt Ein praktizierender Mediziner, der sich vor allem auf Diagnose und Behandlung von Krankheiten spezialisiert hat.

Atmung 1. Das Ein- und Ausatmen. 2. Gasaustausch von Sauerstoff und Kohlendioxid in der Lunge. 3. Vergleichbarer Gasaustausch zwischen Körpergeweben. 4. Zerfall von Molekülen, um Energie für Zellen zu liefern.

Aufklärung Eine philosophische Strömung im 18. Jh., die durch den Glauben an die Kraft der menschlichen Vernunft und das Aufbrechen politischer, religiöser und erzieherischer Doktrinen geprägt war.

Augenheilkunde Die Lehre von den Erkrankungen des Auges. Ophthalmologen sind auf die Augenheilkunde spezialisiert.

Ausscheidung Das Abstoßen von Abfallstoffen des Körpers.

Autoklav Ein dampfbeheiztes Gerät zum Sterilisieren von medizinischem Besteck unter hoher Temperatur und Druck.

B

Bakteriophage (auch: Phage) Ein parasitärer Virus, der Bakterien infiziert.

Bakterium (pl.: Bakterien) Ein einzelliger Mikroorganismus ohne einen von einer Membran umschlossenen Kern oder andere Organellen. Aufgrund seiner Winzigkeit fürs bloße Auge nicht sichtbar.

Basenpaare Komplementäre Paare von Nukleobasen, die die beiden Stränge der Doppelhelix eines DNS-Moleküls miteinander verbinden. Die Abfolge der Basenpaare bildet den DNS-Code.

Beugung Ein optisches Phänomen, das auftritt, wenn Lichtwellen auf ein Hindernis treffen oder durch Spalten dringen und abgelenkt werden.

Beulenpest Eine hochansteckende Krankheit, die Fieber und schmerzhafte Schwellungen der Lymphdrüsen verursacht (Pestbeulen). Weitere Symptome sind Hautflecken, die sich schwarz färben und zur Bezeichnung »Schwarzer Tod« führten. Heute befällt die Krankheit vor allem Nagetiere, kann aber über Flöhe auch zwischen Menschen übertragen werden.

Bewegungsapparat Der Verbund aus Knochen, Gelenken und Muskeln.

Bindehaut Die Schleimhaut, die die Innenseite der Augenlider überzieht und die Tränenflüssigkeit über die Hornhaut verteilt.

Biopsie Die Entnahme von Gewebe oder Flüssigkeit zur Analyse.

Bipolare Störung Eine anhaltende psychische Erkrankung, die sich durch einander abwechselnde Phasen von Depression und Manie auszeichnet. Wurde früher als manisch-depressive Störung bezeichnet.

Blastozyste Eine hohle Zellkugel, die ein frühes Stadium der embryonalen Entwicklung darstellt.

Blutdruck Der Druck des Blutes in den Adern, mit dem es vom Herzen durch den Körper gepumpt wird. Lässt sich an dicht unter der Haut liegenden Adern ertasten.

Blutegel-Behandlung Das Ansetzen lebender Blutegel auf die Haut, um die Durchblutung zu fördern oder Blut aus einem Bereich abzuziehen.

Blutgruppe Die Klassifizierung des Bluts einer Person in die Typen A, B, AB oder 0, basierend auf der Zusammensetzung der Antigene auf der Oberfläche der roten Blutkörperchen.

GLOSSAR

Blutkreislauf Der fortwährende Blutfluss durch Herz und Adern.

Blutplättchen (Thrombozyten) Für die Gerinnung wichtige Blutzellen.

Blutung Blutaustritt aus einem Blutgefäß, meist infolge einer Verletzung. Ein Hämatom ist Blut aus einem verletzten Gefäß, das sich im Gewebe ansammelt.

Bypässe Operativ erstellte Überbrückung in der Gefäßchirurgie, um eine ausreichende Blutversorgung wiederherzustellen.

C

Chakra In der ayurvedischen Medizin ist ein Chakra ein Energiezentrum auf der Mittellinie des Körpers. Es gibt sieben Chakren entlang der Wirbelsäule, die durch Energiekanäle miteinander verbunden sind.

Chemotherapie Eine Behandlungsmethode, die mittels chemischer Stoffe Krebszellen angreift und abtötet.

Chinin Ein bitterer kristalliner Stoff aus der Chinarinde, der als Tonikum verwendet und als Malaria-Medikament verschrieben wird.

Cholera Eine Infektion des Dünndarms, die schweren wässrigen Durchfall verursacht. Wird durch das Bakterium *Vibrio cholerae* in Wasser oder Lebensmitteln ausgelöst.

Chromatid Einer von zwei fadenartigen Strängen, in die sich ein Chromosom bei der Zellteilung aufteilt und die jeweils eine Doppelhelix der DNS enthalten.

Chromosom Eine Struktur aus DNS und Proteinen, die in jeder menschlichen Zelle vorkommt. Ein Chromosom enthält die genetische Information für einen Organismus. Menschen haben 23 Chromosomenpaare.

Chronische Erkrankung Eine hartnäckige Erkrankung, die meist länger als sechs Monate andauert und zu langfristigen Veränderungen führen kann.

Computertomografie (CT) Ein bildgebendes Verfahren, das mit schwach dosierten Röntgenstrahlen zweidimensionale Schnittbilder des Körpers erzeugt, die der Computer dann zu dreidimensionalen Bildern zusammenfügt.

Crookes-Röhre Eine experimentelle Elektronenröhre mit einem Teilvakuum, die im 19. Jh. vom britischen Physiker William Crookes erfunden wurde. Auch Schattenkreuzröhre genannt.

D

Darm Der längste Teil des Verdauungstrakts, der vom Magen zum Anus führt. Besteht aus dem Dünndarm (Zwölffinger-, Leer- und Krummdarm), in dem Nahrung zersetzt und absorbiert wird, und dem kürzeren Dickdarm.

Defibrillator Ein Gerät zur Wiederherstellung eines rhythmischen Herzschlags mithilfe kontrollierter Stromstöße.

Dermis Die mittlere Hautschicht mit Bindegewebe, Haarfollikeln, Schweiß- und Talgdrüsen, Blut- und Lymphgefäßen und Sinneszellen, die Druck, Temperatur und Schmerz registrieren.

Desinfizieren Das Entfernen infektiöser Keime, vor allem mithilfe von keimtötenden Chemikalien.

Destillation Vorgang, bei dem eine reine Flüssigkeit aus einer Mischung gelöst wird.

Diabetes Eine Erkrankung, die aus einer unzureichenden Insulinproduktion der Bauchspeicheldrüse entsteht. Beim Typ 1 fehlt das Insulin, beim Typ 2 wird zwar Insulin produziert, aber der Körper kann es nicht verwerten.

Diagnose Die Identifizierung einer Erkrankung anhand ihrer Symptome (Patientenempfinden) und (äußeren) Anzeichen.

Diastole Die Phase, in der die Herzkammern entspannt sind und das Herz sich mit Blut füllt. Der diastolische Druck ist der zweite Wert bei der Blutdruckmessung, z. B. 120/80 bzw. 120 zu 80.

Diphtherie Eine hochansteckende Krankheit mit Fieber, starkem Husten und grauem Belag auf den infizierten Bereichen, vor allem an Rachen und Mandeln.

DNS (Desoxyribonukleinsäure) Ein langes Molekül aus Chromosomen in Form einer Doppelspirale, das in fast allen Zellen vorkommt. Enthält die genetischen Informationen lebender Organismen. Wird nach englischem Vorbild oft als »DNA« abgekürzt.

Doppelhelix Zwei parallele Spiralen (Helices), die um eine gemeinsame Achse rotieren – z. B. die Struktur eines DNS-Moleküls.

Dosha Im Ayurveda eine Energie, die durch den Körper zirkuliert. Es gibt drei *Doshas*: *Vata* (Wind), *Pitta* (Galle) und *Kapha* (Schleim). Ein Mensch ist gesund, wenn alle drei *Doshas* ausbalanciert sind.

Drüse Spezialisierte Zellen oder Zellgruppen, die einen bestimmten Stoff (z. B. ein Hormon oder Enzym) produzieren und absondern.

Dysenterie Eine Darmerkrankung, die von Durchfall und starken Magenschmerzen begleitet wird. Sie wird durch Infektion mit Shigellen (Shigellose) oder den Parasiten *Entamoeba histolytica* (Amöbenruhr) verursacht.

E

Eierstöcke (Ovarien) Die beiden an den Enden der Eileiter liegenden Strukturen, die Hormone und befruchtungsfähige Eizellen produzieren.

Eisprung Das Freisetzen einer Eizelle aus dem Eierstock gegen Mitte des weiblichen Menstruationszyklus.

Elephantiasis Eine in den Tropen verbreitete Krankheit, die sich durch massive Vergrößerung der Extremitäten und äußeren Geschlechtsteile sowie einer Verdickung der Haut auszeichnet. Wird meist durch Befall mit Fadenwürmern und chronischem Lymphstau verursacht.

Elektroenzephalogramm (EEG) Eine nichtinvasive Untersuchung, die die elektrischen Aktivitäten des Gehirns aufzeichnet.

Elektrokardiogramm (EKG) Eine nichtinvasive Untersuchung, die die elektrischen Aktivitäten des Herzens aufzeichnet.

Elektron Ein subatomares Teilchen mit negativer elektrischer Ladung.

Elektronenmikroskop Ein Mikroskop, das per Elektronenstrahl ein vergrößertes Bild eines Objekts erzeugt. Bei einem Transmissionselektronenmikroskop (TEM) durchdringen die Elektronen einen dünnen Abschnitt einer Probe. Beim Rasterelektronenmikroskop (REM) erzeugen abprallende Elektronen ein 3-D-Bild.

Embryo Die erste Entwicklungsstufe eines neu gezeugten Lebewesens. Beim Menschen sind dies die ersten acht Schwangerschaftswochen.

Endokrines System Die Drüsen und Zellen dieses Systems erzeugen und steuern den Hormonhaushalt des Körpers. Seine Hauptteile sind: Hypothalamus, Hypophyse, Schilddrüse, Thymus, Nebennieren, Bauchspeicheldrüse, Eierstöcke und Hoden. Daneben produzieren auch Herz, Magen und Darm Hormone.

Endokrinologie Die Lehre von den Hormonen und Hormondrüsen. Ein Endokrinologe ist ein Arzt, der sich auf Erkrankungen dieses Systems spezialisiert hat.

Endometrium Die Schleimhaut des Uterus.

Endorphine Körpereigene Eiweißmoleküle, die Schmerzen lindern, indem sie die Opiatrezeptoren des Nervensystems aktivieren.

Endoskop Ein optisches Instrument, das durch eine natürliche Öffnung oder einen Einschnitt in den Körper eingeführt wird. Endoskope sind starr oder flexibel, haben eine Lichtquelle und diverse Linsen oder eine Minikamera. Über Kanäle können chirurgische Instrumente für Operationen oder zur Probenentnahme eingeführt werden.

Enzyme Von Organen erzeugte Stoffe, die den Ablauf chemischer Reaktionen beschleunigen oder verlangsamen. Ein Beispiel ist die Verdauung von Nahrung.

Epidemie Ein Ausbruch einer Ansteckungskrankheit mit einer höheren Fallrate als erwartet, die aber auf eine einzelne Region beschränkt ist.

GLOSSAR

Epidemiologie Die Lehre von Krankheiten, ihrer Verbreitung, Ursachen und Auswirkungen und ihrer Bekämpfung.

Epidermis Die äußere Hautschicht, die aus Keratin und toten Zellen besteht. Letztere fallen ab und werden durch neue Zellen ersetzt.

Epilepsie Eine Neigung zu wiederkehrenden Krampfanfällen mit häufig unklarer Ursache. Möglich sind Veranlagung, Verletzungen, Krankheiten oder auch Stoffwechselstörungen.

Ernährung Der Vorgang der Aufnahme und Verwendung von Nahrung für Wachstum und Erhalt eines Organismus.

F

Fleckfieber Eine durch Rickettsien verursachte und durch Läuse, Zecken und Flöhe verbreitete, potenziell tödliche Krankheit mit Kopfschmerzen, Rücken- und Gliederschmerzen, gefolgt von hohem Fieber, Ausschlag und Verwirrung.

Fluoroskop Eine Glasscheibe, die einseitig mit einem Salz beschichtet ist, das unter Röntgenstrahlung leuchtet.

Fortpflanzungssystem Die mit der Fortpflanzung befassten Organe. Der größte körperliche Unterschied zwischen Mann und Frau.

Fotoplatte Eine glatte Platte mit einer lichtempfindlichen Beschichtung.

Fötus Ein ungeborener Säugling nach den ersten acht Schwangerschaftswochen.

G

Galle Eine dunkelgrün-gelbliche Flüssigkeit, die die Fettverdauung im Dünndarm ermöglicht. Sie wird in der Leber produziert und in der Gallenblase gelagert. Auch die Gelb- und Schwarzgalle der Vier-Säfte-Lehre, die in Europa ab etwa 500 v. Chr. bis ins 19. Jh. hinein praktiziert wurde.

Gallensteine Feste Klumpen aus Cholesterin oder Gallepigmenten, die sich in der Gallenblase oder ihren Gängen bilden.

Galvanometer Ein Instrument zum Aufspüren kleiner elektrischer Ströme und ihrer Stärke.

Gamet Eine Keimzelle – Spermium bzw. Eizelle.

Gastroenterologie Die Lehre von den Erkrankungen des Verdauungstrakts. Ein Gastroenterologe ist ein auf die Gastroenterologie spezialisierter Arzt.

Geburtskunde Die Lehre von Schwangerschaft und Geburt. Geburtshelfer sind Ärzte, die auf die Begleitung von Geburten spezialisiert sind.

Gelbfieber Eine durch Stechmücken übertragene schwere Virusinfektion von Leber und Nieren, die Fieber und Gelbsucht verursacht.

Gelenk Ein »Scharnier« zwischen zwei Knochen. Wird normalerweise durch Gelenkbänder zusammengehalten.

Gen Der Grundbaustein der Erbinformationen von Lebewesen, meist ein Teil der DNS oder RNS, der kodierte Informationen für ein bestimmtes Protein enthält.

Genetischer Code Die Abfolge der Basenpaare auf der DNS mit Informationen für ein bestimmtes Gen.

Genetischer Fingerabdruck Die Analyse einer DNS-Probe auf ihren Träger.

Genkarte Eine Karte der Abfolge der Gene auf einem DNS-Strang.

Gentechnik Die künstliche Veränderung der Eigenschaften eines Organismus durch Manipulation der Erbinformationen.

Gesprächstherapie Die Behandlung psychischer Störungen oder emotionaler Probleme durch Einzel- oder Gruppengespräche mit einem Therapeuten oder Arzt.

Gewebe Gruppen ähnlicher Zellen, die die gleiche Funktion erfüllen, wie Muskelgewebe, das sich zusammenzieht.

Gewebetypisierung Die Erkennung von Antigenen im Gewebe von Spender und Empfänger vor einer Transplantation, um die Gefahr einer Abstoßung zu vermeiden.

Glukagon Ein Hormon, das die Leber anregt, gespeichertes Glykogen in Glukose umzuwandeln, wenn der Blutzuckerspiegel sinkt.

Glukose Ein einfacher Zucker. Der Hauptenergielieferant der meisten Zellen.

Glykogen Eine in tierischen Zellen (v. a. Leber- und Muskelzellen) gespeicherte Form der Glukose.

Golgi-Färbung Das Einfärben von Nervengewebe mit Silbernitrat für eine mikroskopische Untersuchung.

Großhirn Der größte Teil des menschlichen Gehirns, der für bewusstes Denken und Aktivitäten verantwortlich ist. Besteht beim Menschen aus zwei Hälften und umschließt den größten Teil des übrigen Gehirns.

Gynäkologie Die medizinische Lehre von der Funktion und Erkrankungen der weiblichen Geschlechtsorgane.

H

Hämatologie Die Lehre von der Diagnose und Behandlung von Erkrankungen des Blutes. Ein Hämatologe ist ein auf Hämatologie spezialisierter Arzt.

Hämoglobin Ein Protein in den roten Blutkörperchen, das Sauerstoff aus der Lunge zum Transport durch den Körper bindet.

Harnsystem Das System aus Nieren, Harnleitern, Harnblase und Harnröhre, das für die Produktion und Ausscheidung von Urin verantwortlich ist.

Hepatologe Ein auf die Erkrankungen der Leber spezialisierter Arzt.

Herz-Kreislauf-System Der Verbund aus Herz, Blutgefäßen (Arterien, Kapillaren und Venen) und Blut.

Herzklappen Teile des Herzens, die dafür sorgen, dass das Blut nur in eine Richtung fließt. Es gibt vier Klappen: zwei Segel- (Mitral- und Trikuspidalklappe) zwischen Vorhof und Kammer und zwei Taschenklappen (Pulmonal- und Aortenklappe), die den Blutfluss zum Rest des Körpers bzw. zur Lunge regulieren.

Herzmuskel (Myokard) Eine spezielle Muskelart, die nur im Herzen vorkommt und deren Fasern sich spontan zusammenziehen.

Herzvergrößerung Eine Erkrankung, bei der das Herz so stark vergrößert ist, dass der Herzmuskel (das Myocardium) dünner wird.

Hirnnerven Zwölf Nervenpaare, die direkt aus dem Hirn und nicht aus dem Rückenmark entspringen und durch Schädelöffnungen austreten, wie z. B. die Seh- und Hörnerven.

Hirnstamm Ein Nervenstrang, der die Unterseite des Gehirns mit dem Rückenmark verbindet.

Histologie Das Studium mikroskopischer Gewebe- und Zellstrukturen.

HIV Abkürzung für Humanes Immundefizienz-Virus, ein Retrovirus, das AIDS verursacht. HIV gelangt durch Blutkontakt, infizierte Injektionsnadeln und ungeschützten Geschlechtsverkehr in den Körper.

Hormon Ein chemischer Botenstoff, der in einer endokrinen Drüse erzeugt wird und einen bestimmten Ablauf oder eine Aktivität im Körper steuert.

Hypophyse Auch Hirnanhangsdrüse genannt. Die wichtigste Drüse des endokrinen Systems, die die Aktivitäten der meisten anderen endokrinen Drüsen und vieler Körperprozesse überwacht und steuert.

I

Immunabwehr Der natürliche Abwehrapparat des Körpers gegen Infektionen und andere Krankheiten. Dazu zählen Thymusdrüse, Milz, weiße Blutkörperchen, Lymphgefäße und Lymphe – die Flüssigkeit, die sie durchfließt.

Immunisierung Einen Menschen widerstandsfähig gegen schädliche Mikroben machen. Erfolgt meist durch eine Schutzimpfung.

Immunität Die Fähigkeit eines Organismus, eine bestimmte Infektion oder einen Giftstoff erfolgreich mit Antikörpern zu bekämpfen.

GLOSSAR

Immunsuppressivum Ein Stoff, der die Funktion der Immunabwehr unterdrückt, damit z. B. transplantierte Organe nicht abgestoßen werden.

Impfstoff Ein Antigen aus abgetöteten oder abgeschwächten Erregern, das den Körper immun gegen diese Erreger macht.

Implantat Chirurgisch in den Körper eingebrachtes Material. Kann lebend (z. B. Knochenmarkszellen), mechanisch (künstliche Hüfte), elektronisch (Herzschrittmacher) oder eine Kombination aus allen dreien sein.

In-vitro-Fertilisation (IVF) Eine künstliche Befruchtungsmethode, bei der Eizellen außerhalb des Uterus »im Glas« (*in vitro*) befruchtet werden.

Infektion Eine durch Bakterien, Viren, Protisten oder ähnliche Mikroorganismen verursachte Erkrankung.

Insulin Ein von den Langerhans-Inseln in der Bauchspeicheldrüse produziertes Hormon, das den Glukosespiegel im Blut steuert. Ein Fehlen führt zu Diabetes des Typs 1, die Unfähigkeit, es zu verwerten, zu Typ 2.

Iris Der farbige Teil des Auges, der die Pupille umringt und ihre Öffnung steuert.

K

Kapillare Winzige Blutgefäße mit dünner Wand, durch die Nährstoffe und Abfallprodukte mit dem Körpergewebe ausgetauscht werden.

Kardiologie Das Studium von Herz und Kreislaufsystem. Ein Kardiologe ist ein auf die Kardiologie spezialisierter Arzt.

Kauterisierung Die Zerstörung (Verbrennung) von Gewebe, um Wucherungen zu entfernen oder Blutungen zu stoppen.

Kehlkopf Das Gebilde am oberen Ende der Luftröhre, das die Stimmbänder enthält.

Keim Ein schädlicher Mikroorganismus, wie ein Virus, Bakterium, eine Pilzspore oder ein Protist.

Keimfreie Umgebung Medizinische und Laborarbeiten unter vollständig sterilen Bedingungen (d. h. frei von lebenden Mikroorganismen).

Keratin Eines der Hauptproteine in Haut, Haaren und Nägeln.

Keuchhusten (Pertussis) Eine hochansteckende, potenziell tödliche Infektionskrankheit, die von schweren Hustenanfällen gekennzeichnet ist. Sie enden meist in einem Japsen nach Luft, das der Krankheit ihren Namen gibt.

Kinderarzt Ein Arzt, der auf die Diagnose und Behandlung von Kinderkrankheiten spezialisiert ist.

Kleinhirn Der Bereich im hinteren Teil des Gehirns unter dem Großhirn, der vor allem die Bewegung steuert und das Gleichgewicht reguliert.

Knorpel Ein festes, biegsames Gewebe, das in unterschiedlicher Form vorkommt, so z. B. in Speise- und Luftröhre, den Ohrmuscheln und den Gelenkflächen.

Kontrastmittel Eine Substanz, die keine Röntgenstrahlung durchlässt.

Koronare Herzkrankheit Eine Erkrankung, in deren Folge sich wächserne Ablagerungen in den Gefäßwänden der Herzkranzgefäße bilden und die Blutversorgung verringern.

Körpersäfte Körperflüssigkeiten oder Temperamente (Blut/Sanguiniker, gelbe Galle/Choleriker, schwarze Galle/Melancholiker und Weißschleim/Phlegmatiker). Ärzte glaubten früher an die Vier-Säfte-Lehre, die besagte, dass die Gesamtgesundheit von der Ausgewogenheit der vier Körpersäfte abhängt.

Krebs Das abnorme und ungebremste Wachstum von Zellen in Gewebe oder Organen.

Kristall Ein Feststoff, dessen Atome, Ionen oder Moleküle in einem regelmäßigen, wiederkehrenden Gittermuster angeordnet sind.

Kristallogramm Das Muster, dass Röntgenstrahlen auf einer Fotoplatte erzeugen, die durch einen Kristall fallen.

Kristallografie Das Studium der Struktur und Eigenschaften von Kristallen.

Kulturmedium Ein flüssiger oder fester Nährboden zur Anzucht von Mikroorganismen, z. B. im Labor.

L

Laparoskop Ein Endoskop, das durch einen Einschnitt direkt in die Bauchhöhle eingeführt wird.

Laser-Chirurgie Chirurgie mithilfe eines Laserstrahls, um z. B. die Hornhaut des Auges zu korrigieren.

Läsion Eine Schädigung eines Körpergewebes oder Organs, z. B. ein Geschwür.

Leuchtstofflampe Eine innen mit Phosphor beschichtete Glasröhre mit einer Quecksilberdampffüllung. Ein elektrischer Strom regt das Gas an, kurzwelliges ultraviolettes Licht abzugeben, dass die Leuchtschicht zum Glühen bringt.

Leukozyt Ein anderer Name für weiße Blutzelle.

Ligament Ein kurzes elastisches Band aus Fasern, das zwei Knochen oder die Knorpel eines Gelenks verbindet.

Ligatur Das feste Abbinden mit einem chirurgischen Faden, z. B. um während einer Operation ein blutendes Gefäß zu verschließen.

Limbisches System Strukturen in der Mitte des Gehirns, die eine wichtige Rolle bei der Steuerung automatischer (autonomer) Körperfunktionen, Emotionen und des Geruchssinns spielen.

Linse Der Teil des Auges, der ein Scharfstellen des Bildes erlaubt.

Luftröhre Der Atemweg zwischen Rachen und Lunge.

Lungenentzündung Eine Entzündung der Bläschen und kleinen Luftpassagen der Lunge.

Lymphe Überschüssige Flüssigkeit, die sich im Gewebe sammelt und hauptsächlich weiße Blutzellen enthält.

Lymphozyten Weiße Blutzellen, die Infektionen bekämpfen, indem sie beispielsweise Antikörper bilden.

Lymphsystem Ein ausgedehntes Netzwerk aus Gefäßen, kleinen Organen und Drüsen, das Lymphe aus dem Gewebe in den Blutstrom einleitet.

M

Magnetresonanztomografie, MRI (Kernspintomografie) Ein bildgebendes Verfahren in der Medizin, das mithilfe eines starken Magnetfeldes und Funkimpulsen zweidimensionale Schichtaufnahmen des Körpers erstellt und zu einem 3-D-Bild zusammenfügt.

Malaria Eine von einzelligen Parasiten der Gattung *Plasmodium* verursachte und von weiblichen *Anopheles*-Mücken übertragene Krankheit mit grippeähnlichen Symptomen: Fieber, Schüttelfrost, Kopf- und Muskelschmerzen und Erschöpfung. Auch Erbrechen, Übelkeit und Durchfall sind möglich. In schweren Fällen verursacht sie Nierenversagen, Krampfanfälle, Koma und manchmal den Tod.

Materie Alles (flüssig, fest oder gasförmig), was Masse hat und Raum einnimmt.

Median Eine zentrale »Linie«, die den Körper in eine linke und eine rechte Hälfte teilt.

Meiose Eine Art der Zellteilung, bei der die Tochterzellen die Hälfte der Chromosomen der Elternzelle erhalten. Diese Reifeteilung produziert Eier und Spermien.

Melanin Ein braunes Pigment, das vor allem in Haut, Haaren und Augen vorkommt.

Menschliches Genom Der komplette Gensatz eines Menschen. Besteht aus ca. 20 000 Genen.

Meridian In der traditionellen chinesischen Medizin bilden Meridiane ein Netzwerk, durch das die Lebensenergie *Qi* fließt.

Metastase Ausbreitung von Krebszellen von einem Körperteil auf andere.

Mikrobe Jeder lebende Organismus, der mit bloßem Auge unsichtbar ist.

Mikroskop Ein Instrument zur optischen Vergrößerung kleiner Objekte.

GLOSSAR

Mikroskopie Die Betrachtung durch ein Mikroskop, z. B. um eine Diagnose zu erstellen.

Milzbrand Eine schwere, potenziell tödliche Bakterieninfektion, die Nutztiere befällt und durch Kontakt oder Einatmen von Sporen auf kontaminierten tierischen Fasern auf Menschen übertragen werden kann.

Mineral Ein natürlicher und meist organischer Feststoff.

Mitralklappe Das Ventil zwischen den beiden linken Herzkammern.

Mitochondrien Wurstförmige Zell-Organellen, die Geninformationen enthalten und der Zelle Energie zur Verfügung stellen.

Molekül Der kleinste Teil eines Elements oder Stoffs, der mindestens zwei verbundene Atome enthält. Wasser (H_2O) hat drei Atome: zwei Wasserstoff- und ein Sauerstoffatom.

Molekularstruktur Die Anordnung, Art, Position und Richtung der Bindungen zwischen Atomen eines Moleküls.

Motorische Nerven Nervenfasern, die elektrische Impulse zu Muskeln oder Drüsen leiten.

Mukoviszidose Eine erbliche Erkrankung der exokrinen Drüsen, die eine übermäßige Schleimproduktion und letztlich Blockade der Atemwege verursacht.

Muskelfibrille Elastische Fasern in den Muskelzellen.

Myelin Ein lipidhaltiges Material, das vor allem Nervenfasern umgibt.

Myokardinfarkt Auch Herzinfarkt genannte Erkrankung, bei der eine oder mehrere der Arterien, die den Herzmuskel versorgen (Koronararterien), blockiert werden, sodass die Blutzufuhr unterbrochen wird.

N

Nährstoffe Stoffe in Lebensmitteln, die von Organismen für Wachstum, Reparatur und Vermehrung benötigt werden.

Naturphilosophie Bis weit in das 19. Jh. übliche Bezeichnung für das Studium der Naturwissenschaften, einschließlich der Medizin.

Nephrologie Die Lehre von den Erkrankungen der Nieren. Ein Nephrologe ist ein auf diese Lehre spezialisierter Arzt.

Nephron Eine der Millionen winziger Filtereinheiten in der Niere.

Nerv Eine umhüllte Faser aus Nervenzellen (Neuronen), die elektrische Impulse zwischen Gehirn, Rückenmark und Körpergeweben transportieren.

Nervensystem Der Verbund aus Gehirn, Rückenmark und Nerven.

Neurologie Die Lehre von den Erkrankungen des Nervensystems und dem Umgang mit ihnen. Ein Neurologe ist ein auf diese Lehre spezialisierter Arzt.

Niere Ein doppelt vorhandenes inneres Organ, das Abfallstoffe und überschüssiges Wasser aus dem Blut filtert.

Nukleotiden Die Grundbausteine der Desoxyribonukleinsäure (DNS) und der Ribonukleinsäure (RNS), die als Codebuchstaben der Erbinformation dienen.

O

Oberflächliche Venen Venen, die sehr dicht unter der Hautoberfläche liegen und meist nach außen hin sichtbar sind.

Onkologie Die Lehre von den Tumoren und ihnen ähnlichen Erkrankungen. Ein Onkologe ist ein Arzt, der auf diese Lehre spezialisiert ist.

Organ Ein Körperteil mit einer speziellen Funktion, wie Herz, Gehirn, Leber oder Milz.

Organell Ein von einer Membran umhüllter Zellbereich.

Orthopädie Die Lehre von den Knochen und Gelenken.

Östrogene Weibliche Geschlechtshormone, die an der Steuerung des Zyklus beteiligt sind und in der Schwangerschaft eine wichtige Rolle spielen. Oberbegriff für die Hormone Östron, Östradiol und Östriol, die im Eierstock gebildet werden.

Ovum Die weibliche Eizelle.

P

Pandemie Der geografisch sehr weiträumige Ausbruch einer ansteckenden Krankheit, der Menschen in einer weiten Region, wie auf einem Kontinent, betrifft.

Parasit Ein Organismus, der in oder auf einem anderen Lebewesen lebt.

Pathogen Eine Mikrobe, die eine Krankheit auslöst.

Pathologie Die Lehre von den Krankheiten, ihren Ursachen und Auswirkungen. Pathologen führen u. a. Obduktionen durch, um Todesursachen festzustellen und Auswirkungen einer Erkrankung zu finden.

Penicillin Ein Antibiotikum oder eine Gruppe von Antibiotika, die natürlich vom Pilz *Penicillium*, heute meist aber synthetisch hergestellt werden. Das 1928 entdeckte Penicillin war eines der ersten Antibiotika und wird auch heute noch häufig eingesetzt.

Pessar 1. Ein löslicher Block, der in die Vagina eingelegt wird, um Infektionen zu bekämpfen oder eine Empfängnis zu verhüten. 2. Ein elastisches oder festes Objekt, das in die Vagina eingelegt wird, um den Uterus zu stützen.

Pharmakologie Die Lehre von den Medikamenten und ihrer Wirkung.

Philosophie Die Lehre von der grundlegenden Natur des Wissens, der Realität und der Existenz durch logische Betrachtung. Früher bezeichnete man Ärzte und Wissenschaftler als Naturphilosophen.

Phrenologie Eine Lehre aus dem 18. Jh., wonach Größe und Form des Schädels Rückschlüsse auf Charakter und geistige Leistungsfähigkeit einer Person zulassen.

Physiologie Die Lehre von der normalen Funktion lebender Organismen.

Pilz Ein Angehöriger einer Gruppe einzelliger, mehrzelliger oder mehrkerniger, Sporen produzierender Organismen, die sich von organischem Material ernähren. Dazu zählen Schimmelpilze, Hefen, essbare und Giftpilze.

Placebo Eine chemisch wirkungslose Substanz, die oft zu Testzwecken anstelle eines Medikaments verabreicht wird.

Plasma Der flüssige Teil des Bluts.

Pocken Eine hochansteckende Virusinfektion mit Fieber, rotem Ausschlag, Hautblasen und, in schwerster Form, Blutungen. Die Pocken konnten dank weltweiter Impfprogramme eingedämmt werden.

Pockenimpfung Eine frühe Immunisierung gegen Pockenerreger durch Infektion mit Pockenbläschen von einem Patienten mit einer milden Form der Krankheit.

Poliomyelitis Eine auch Polio oder Kinderlähmung genannte Viruserkrankung, die in schweren Fällen Gehirn und Rückenmark angreift.

Positronen-Emissions-Tomografie (PET) Ein computergestütztes bildgebendes Verfahren, das mithilfe einer schwach radioaktiven Substanz aktive Zellen und Gewebe sichtbar macht.

Progesteron Auch Corpus-luteum-Hormon oder Gelbkörperhormon genannt. Ein Hormon, das im Eierstock gebildet wird, den Menstruationszyklus mitträgt und die Schwangerschaft aufrechterhält.

Proteine Große Moleküle aus Aminosäureketten. Die Proteine sind die Bausteine des Körpers.

Prothese Ein künstlicher Ersatz für ein Körperteil.

Protisten Einzellige eukaryotische Mikroorganismen (die Zelle hat einen Kern). Einige von ihnen sind Parasiten und machen krank.

Psychologie Die Lehre vom menschlichen Geist und seiner Funktion, vor allem seiner Auswirkung auf das Verhalten.

Psychotherapie Die Behandlung geistiger Erkrankungen mit psychologischen Mitteln.

Puls Das rhythmische Weiten und Zusammenziehen einer Arterie im Blutstrom.

Pupille Die Öffnung der Iris, die Licht ins Auge lässt. Wird von der Iris geweitet oder verengt.

Q

Qi In der chinesischen Kultur ist das *Qi* oder *Ch'i* (»Atem, Luft«) ein aktiver, energiegeladener Teil eines Lebewesens.

R

Rachitis Eine durch Vitamin-D-Mangel verursachte Erkrankung, die die Knochenbildung beeinträchtigt. Die Knochen werden weich und schwach, was zu Deformationen wie O-Beinen führen kann. In Deutschland ist diese Krankheit nahezu ausgestorben.

Renaissance Der Begriff (»Wiedergeburt«) beschreibt die Wiederbelebung der Künste, Literatur und Lehre im Europa des 14.–15. Jh.

Renal Auf die Nieren bezogen.

Retina Die lichtempfindliche Netzhaut auf der Rückseite des Auges. Wandelt Bilder in Nervensignale um, die über den Sehnerv ins Gehirn gelangen.

Rhinoplastik Eine plastische oder kosmetische Operation der Nase.

RNS (Ribonukleinsäure) Ein Molekül der meisten Organismen, das die Anweisungen der DNS dekodiert und entsprechende Proteine produziert.

Röntgenstrahlen Eine elektromagnetische Strahlung, deren Wellenlänge unter der der UV-Strahlung liegt. Dienen zur Erstellung von Röntgenbildern von inneren Strukturen des Körpers.

Rote Blutkörperchen (Erythrozyten) Beidseitig eingedellte, scheibenförmige Zellen, die Hämoglobin enthalten. In 1 mm³ Blut befinden sich etwa 4–5 Millionen rote Blutkörperchen.

Rückenmark Ein Nervenbündel, das vom Gehirn durch das Rückgrat nach unten verläuft.

Rückenmarksnerven Einunddreißig Nervenpaare, die Bewegungs- und Sinnessignale zwischen Rückenmark und Körpergewebe übertragen.

S

Scharlach Eine ansteckende Streptokokken-Infektion mit hohem Fieber, Rachenentzündung, Erbrechen und rotem Ausschlag.

Schizophrenie Eine schwere psychische Erkrankung mit einer ganzen Reihe von Symptomen, wie Halluzinationen, Wahnstörungen, Verwirrung und extremen Verhaltensschwankungen.

Schleim Ein dickflüssiges Sekret der Schleimhäute, das sie befeuchtet, schmiert und schützt.

Schleimhaut Eine weiche, rosa Hautschicht, die viele Körperhöhlen und Hohlorgane auskleidet. Schleimhäute enthalten Millionen von Becherzellen, die Schleim absondern.

Schlüssellochchirurgie Ein chirurgischer Eingriff durch einen sehr kleinen Einschnitt mit Spezialinstrumenten und Endoskop.

Schutzimpfung Das Einbringen von Krankheitserregern in abgeschwächter oder harmloser Form in den Körper, um die Produktion von Antikörpern anzuregen und den Körper so zukünftig vor der Krankheit zu schützen.

Schwarzer Tod Ein Ausbruch der hochansteckenden Beulenpest, der in den 1330er-Jahren in Zentralasien ausbrach und 1347 Europa erreichte. Nach fünf Jahren waren etwa 60 Prozent der Bevölkerung Europas an der Pest gestorben. Weitere Ausbrüche traten bis ins 18. Jh. auf.

Sehnen Faserige Bänder, die die Muskeln an den Knochen verankern.

Sensorischer Nerv Ein Nerv, der Sinneseindrücke aus dem Gewebe an Rückenmark und Gehirn weiterleitet.

SI (Système international d'unités) Eine internationale Maßeinheit, die auf den Basiseinheiten Meter, Kilogramm, Sekunde, Ampere, Kelvin, Candela und Mol beruht.

Sinnesorgane Die Organe, die die fünf Sinne Sehen, Riechen, Fühlen, Schmecken und Hören ermöglichen: Augen, Nase, Haut, Zunge und Ohren. Sie nehmen Informationen auf und leiten sie ans Gehirn weiter.

Skelett Das Gerüst aus Knochen und Knorpel, das den Körper stützt und die Organe schützt.

Skorbut Eine durch Vitamin-C-Mangel ausgelöste Erkrankung mit Gewebeblutungen, Zahnausfall und schwerem Durchfall.

Spermium Eine der männlichen Fortpflanzungszellen, die bei der Ejakulation in die Samenflüssigkeit entlassen werden und die Eizelle befruchten sollen.

Sphygmograf Ein mechanisches Blutdruckmessgerät, das im 19. Jh. gebräuchlich war und das Messergebnis auf Papier ausgab. Heute verwendet man meist eine Druckmanschette und ein Manometer.

Stauschlauch Ein Hilfsmittel (Schnur oder Band) zum Unterbinden des Blutflusses durch eine Vene oder Arterie.

Stauungsinsuffizienz Das Herz pumpt mit verringerter Effizienz. Kann durch eine Erkrankung der Herzkranzgefäße oder anhaltenden Bluthochdruck verursacht sein.

Sterilisierung 1. Die Entfernung von Lebensformen von einem Objekt. 2. Medizinischer Eingriff zur Unterbindung der Fortpflanzung.

Stethoskop Ein Instrument zum Abhören von Körpergeräuschen, vor allem des Herzens, der Lunge und des Darms.

Stoffwechsel Die Summe aller physikalischen und chemischen Prozesse im Körper, von der Verdauung bis zum Energieverbrauch.

Strahlentherapie Die Behandlung einer Krankheit (v. a. Krebs) durch gezielte Bestrahlung mit Röntgen- oder ähnlichen Strahlen.

Strahlung Die Ausbreitung von Energie in Form von Wellen und/oder Teilchen durch Raum und Materie.

Subkutan Direkt unter der Haut liegend oder dort einbringend.

Sublimierung Der direkte Übergang eines Feststoffs in einen gasförmigen Zustand, ohne sich zuvor zu verflüssigen.

Syphilis Eine chronische Bakterieninfektion, die meist durch Geschlechtsverkehr übertragen wird, aber auch an einen Fötus weitergegeben werden kann.

Systole Die Phase, in der sich der Herzmuskel zusammenzieht, um Blut in die Lunge und den übrigen Körper zu drücken. Der systolische Druck ist der erste Wert der Blutdruckmessung, z. B. 120/80 bzw. 120 zu 80.

T

Tetanus Eine Erkrankung des zentralen Nervensystems mit Muskelkrämpfen und -spasmen. Wird durch eine Wundinfektion mit *Clostridium tetani* ausgelöst.

Tollwut Eine akute Virusinfektion des Nervensystems, die auch als Hydrophobie (Wasserscheu) bezeichnet wird und vor allem Tiere befällt, aber durch Bisse oder Speichel auch auf den Menschen übertragbar ist.

Toxikologie Die Lehre von den giftigen und schädlichen Stoffen.

Toxin Ein Giftstoff, der von Bakterien, Tieren oder Pflanzen produziert wird.

Transfusion Die Übertragung von Blut von einem Spender auf einen Empfänger.

Transkription Das Kopieren einer Gensequenz von der DNS auf die RNS.

Translokation Die Verlagerung eines Chromosomenabschnitts entweder auf einen anderen Ort desselben oder eines anderen Chromosoms.

Transplantation Die Entnahme von Gewebe oder Organen von einer Stelle des Körpers zu einer anderen oder von einem Spender auf einen Empfänger.

Trikuspidalklappe Die Herzklappe zwischen den beiden rechten Kammern des Herzens.

Tuberkulose (TB) Eine bakterielle Infektionskrankheit mit dem Wachstum von Knoten (Tuberkeln) vor allem im Lungengewebe.

Tumor Ein abnormales Zellwachstum, das entweder bösartig ist und sich im Körper ausbreitet oder gutartig ist und nicht zur Streuung neigt.

Typhus Eine lebensgefährliche Infektionskrankheit, die durch mit *Salmonella typhi* verunreinigte Lebensmittel oder Wasser verursacht wird.

U

Ultraschall Schall mit einer Frequenz oberhalb des menschlichen Hörvermögens.

Ultraschallabtastung Eine Diagnosetechnik, bei der der Körper mit hochfrequenten Tönen beschallt wird. Die vom Gewebe reflektierten Echos werden von einem Computer zu einem Bild eines Organs umgerechnet.

UNESCO Organisation der Vereinten Nationen für Erziehung, Wissenschaft und Kultur. Die 1945 gegründete UNESCO arbeitet für internationalen Frieden und Menschenrechte und hat ihr Hauptquartier in Paris. Einer ihrer Leitsätze lautet: »Frieden [muss] im Geist der Menschen verankert werden«.

Universalgelehrter Ein Experte auf vielen verschiedenen Gebieten.

Urin Eine gelbliche Abfallflüssigkeit des Körpers, die in den Nieren entsteht, in der Blase lagert und über die Harnröhre ausgeschieden wird.

V

Vakuumröhre Eine versiegelte, nahezu gasfreie Glasröhre, durch die Elektronen ungehindert fließen können.

Vektor Ein Organismus, der eine Krankheit überträgt.

Venen Blutgefäße, die Blut aus dem Körper zurück zum Herzen führen.

Venolen Kleine Blutgefäße, die die Kapillaren mit den Venen verbinden, um Blut zum Herzen zurückzuführen.

Ventrikel Ein meist flüssigkeitsgefüllter Hohlraum, z. B. die linke und rechte Herzkammer und die vier Hirnventrikel.

Verdauung Die Zerlegung von Nahrung in einfache Moleküle, die der Körper verwerten kann.

Verdauungssystem Der Verdauungstrakt (Mund, Speiseröhre, Magen, Dünn- und Dickdarm) und zugehörige Organe: Leber, Bauchspeicheldrüse und Gallenblase.

Verdunstung Der Übergang einer Flüssigkeit in einen gasförmigen Zustand.

Vererbung Natürliche Eigenschaften, die von den Eltern oder Vorfahren auf die Nachkommen übertragen werden.

Virus Die kleinste Art von Krankheitserregern, die aus Genmaterial und einer Schutzhülle besteht. Kann sich nur durch ein Eindringen in lebende Zellen vermehren.

Vitamin Eine organische Verbindung in Lebensmitteln, die die Gesundheit fördert. Es gibt 13 Vitamine: A, C, D, E, K, B12 und sieben Vitamine des B-Komplexes.

Vorhöfe (Atrien) Die oberen Herzkammern, in die das Blut aus den Venen fließt.

W

Weiße Blutkörperchen (Leukozyten) Die farblosen Blutzellen, die an der Immunabwehr beteiligt sind. Man unterscheidet Granulozyten, Monozyten und Lymphozyten. Granulozyten und Monozyten entstehen im Knochenmark, während die Lymphozyten auch in den Organen und Geweben des sogenannten lymphatischen Systems (Milz, Lymphknoten, Thymus) gebildet werden.

Wellenlänge Der Abstand zwischen zwei Wellenbergen, vor allem bei Schall- und elektromagnetischen Wellen.

Weltgesundheitsorganisation (WHO) Mit dem weltweiten Gesundheitswesen befasste Agentur der Vereinten Nationen. Die WHO wurde 1948 gegründet und sitzt in Genf.

Windpocken Eine häufige Infektionskrankheit, die durch das Varizella-Zoster-Virus ausgelöst wird und sich durch Ausschläge und Fieber äußert.

Wundstarrkrampf (Tetanus) Infektionskrankheit, die sich durch Krämpfe und Lähmungserscheinungen auszeichnet. Sie entsteht, wenn bestimmte Bakterien über eine (meist verschmutzte) Wunde in den Körper eindringen.

Z

Zelle Der kleinste für sich überlebensfähige Baustein eines Organismus. Menschen besitzen mehr als 250 unterschiedliche Zelltypen.

Zellkern Der Teil der Zelle, in dem die Erbinformationen liegen.

Zentrales Nervensystem Die miteinander verbundenen Nerven des Gehirns und des Rückenmarks, die den Körper steuern.

Zentrosom Ein Organell nahe dem Kern einer Tier- oder Pflanzenzelle, das die Zentriolen enthält, aus denen sich bei der Zellteilung die Mitosespindel organisiert.

Zilie Ein winziges »Härchen«, das aus einer meist oberflächlichen Zelle ragt. Zilien finden sich auf Oberflächen innerhalb des Körpers, wie in den Atemwegen.

Zuckerkrankheit Diabetes mellitus ist eine chronische Stoffwechselerkrankung, die zu einem erhöhten Blutzuckerspiegel führt.

Zygote Eine Zelle, die durch die Befruchtung eines Eis durch ein Spermium entsteht.

Zytoplasma Zellen, nach außen hin von einer Membran umschlossen.

Register

Kursiv gesetzte Seitenzahlen verweisen auf eine Bildunterschrift, **fett** gesetzte auf ein Hauptthema.

A

A Treatise of Scurvy (Abhandlung über Skorbut) 98–99
A Treatise on the Theory and Practice of Midwifery (Eine Abhandlung über Theorie und Praxis der Geburtshilfe) 135
Abbild der Psyche *182*
Abstrichtest 204
Abtreibung 226
ACE-Hemmer 219
Acetylsalicylsäure 170
Acremonium chrysogenum 201
Adams, George 96
Aderlass 59
Aderpresse *42*
Adler, Alfred 251
Adrenalin 215
adulte Stammzellen 270
Aedes aegypti 267
Aeneas *38*
Aerohaler 215
Aesop 254
Agglutination 176–177
agni 30, 31
Agnodice 140, *141*
Agrippa von Nettesheim 65
ägyptische Medizin **20–21**, 54
   Diabetes 190
   Geburt 134
   Heilerinnen 140
   Inhalatoren 214
   Krebs 228
   Pocken 101
   Polio 210
   Weidenrinde als Schmerzmittel 170
ah'men 15
AIDS *siehe* HIV/AIDS
akasha 30
Akupressur 29
Akupunktur 14, **28–29**, *29*
al-Baitar, Ibn 51
Al-Judari Wal Hasbah (Die Pocken und Masern) 51
al-Nafis, Ibn 49, 51, 83
Al-Qanum fi al-Tibb (Der Kanon der Medizin) 51, **52–53**
Albucasis 51, *202*
   siehe al-Zahrawi
Albuminometer 116
Alchemie 49, **64–65**, **70–71**
Alfanus I., Erzbischof von Salerno 55
Allen, Edgar 205
Allergien gegen Medikamente **208–209**
Allgemeines Krankenhaus Wien 106, *162*
Allium sativum siehe Knoblauch
Aloe Vera *62*
Alraune 128, *128*
Altmann, Richard 150
Alzheimerkrankheit **260–261**
Alzheimer, Alois 260, *261*
Ambulanzkutschen *107*
amerikanische Krankenhäuser 107
AMI *siehe* Myokardinfarkt

Aminoglykoside 201
Amoxicillin 201
Amphenicol-Antibiotika 201
Ampicillin 201
Amputation 78, *78*, 128, 154
Amulette 14, *18*
An Enquiry into the Causes and Effects of Variolae Vaccinae (Eine Untersuchung zu Ursache und Auswirkungen von Variolae Vaccinae) 102
anaphylaktischer Schock 208
Anästhesie 124, **128–129**, *130–131*
   chinesische Anästhetika 26
   Elektroanästhesie *132*
   Katarakt-Operationen 86
   Trepanationen 17
Anathomia Corporis Humani (Anatomie des menschlichen Körpers) 61
Anatomie **72–75**, 145, *160*
   Anatomiesaal *73*
   Galen 40–41, *160*
   Gehirn *160*
   Hände *145*
   Mikroanatomie 96, 160
   Mittelalter bis Renaissance 55, **60–61**
   Obduktionen 152
Anatomieunterricht bei Velpeau 119
Anderson, William French 248
Angina Pectoris 185, 206
Angiogenese *229*, 231
Angststörungen 251
anna vaha 31
Anopheles-Mücke 174–175
   A. albimanus *174*
Antibabypille 218, **224–225**
Antibiotika **200–201**
   Antibiotikaresistenz **258–259**
   gegen Tuberkulose 156
Antigene 176–177
Antihistamine **208–209**
antiretrovirale Medikamente 243
Antiseptika 139, **154–155**
Antoninische Pest 13, 38, 41
Antoniusfeuer 69
Apothekerkrug 59, *62*
Aretaios von Kappadokien 190, 191
Aristoteles 160
Arme
   Armprothesen *238*
   bionische Arme 237, *238*
   künstliche Arme *194*, 237, *238*
Armenhospize *107*
Arsen 187
artava vaha 31
Artemisinin 175
Arterienverengung (Herztransplantation) 235
Arterienverengung *206*, 206
Arteriosklerose 22, 206, 207, 244
Arthroskopie 188
Ärzte ohne Grenzen 267
Ashtanga Hridaya 30
Ashtanga Sangraha 30
Asklepiades von Bithynien 33
Asklepios 32, *32*, 39, 40
Askorbinsäure *siehe* Vitamin C
Äskulapstab 32
Aspirin **170–171**, 218
Assurbanipal (König) 24, *25*
asthi 31
Asthma 115, 209, **214–215**

asû 24
Atemwegserkrankungen 244
Äther 124, 128–129, *130*
Ätiologie, der Begriff und die Prophylaxe des Kindbettfiebers 139
Attische Seuche 66
Auflösung der englischen Klöster 106
Augen
   Chirurgie **86–87**
   Glasaugen *236*, 237, *238*
   Retina-Implantate *236*, 237
Aurelio, Marco 152
Aurelius, Marcus (Kaiser) 41
Auskultation 115
Autoinjektor *202*
Autoklav 154
Autopsien *siehe* Obduktionen
Avicenna *siehe* Ibn Sina
Ayurveda **30–31**
Azidothymidin (AZT) 243
Azteken
   Kräutermedizin 15
   tödliche Epidemien 88, *88*
   Trepanationen 16

B

Bacillus 122
   B. anthracis 146
Bacon, Roger 65
Bader 59, **76–77**, 118
Bakteriologie 93, 153, 167, **200–201**
   Antibiotikaresistenz 258
   Bakterienkultur *147*
   Cholera 122
   Krebserkrankungen 244
Bakteriophagen 167
Baliff, Peter 237
Balkankrieg *123*
Bally, William *104*
Banting, Frederick 190, 191
Barnard, Christiaan *234*, 235
Bartisch, Georg 87
barû 24
Bassi, Agostino 146
Bassi, Laura 140
Bauchspeicheldrüse
   Diabetes 190–191
   künstliche Bauchspeicheldrüse *190–191*
Bayer 218
Bayliss, William 185
Beatson, Thomas 231
Beck, Aaron T. 251
Behandlung von Frauen 140
Behring, Emil Adolf von 158
Beinprothesen 236–237, *238*
Belladonna 108
Bellevue Hospital, New York *256*
Benedikt VIII. (Papst) 118
Benediktiner 56
Benediktinerabtei, Monte Cassino 54
Berger, Jeffrey 170
Berlichingen, Götz von 237
Berliner Blau 97
Bertuccio, Nicola 61
Best, Charles 190, 191
Beta-Amyloid 260, *261*
Beta-Lactame 200
Beulen 66

Beulenpest *siehe* Schwarzer Tod
Beydeman, Alexander *109*
Bezoarsteine 79
bhumi 30
Bian Que 29
Bicêtre-Hospital *162*
Bichat, Marie-François 150
Bichat, Xavier 96
bildgebende Verfahren *172–173*, *216–217*, *232–233*
Bilharziose 244
Bilsenkraut 128
Bindehautentzündung 96
Bingen, Hildegard von 56, 58, **140**, *140*
bionische Augen 237
bionischer Arm *238*
Biopsie *253*
bipolare Störung 251
Birkenporling 14
Bishop, John Michael 229
Blackwell, Elizabeth 141
Blaiberg, Philip 235
Blasenkrebs 244
Blundell, James 176, *177*
Blut
   Aderlass 33, 34, 35, 58, 59
   Agglutination 176–177
   Blutflussmessung *217*
   Blutgruppen **176–177**
   Blutzuckermessung *191*
   Gerinnung 152, 170, 176
   Kapillare 96
   Körpersäfte 33, 34
   Krebs 152
   Kreislauf 49, **82–83**, **84–85**
   Plasma 194, *194–195*
   Serum 176–177, *177*
   Serumalbumin 194
   Spenden 194
   Transfusionen **176–177**, 194, *195*
   siehe auch weiße Blutkörperchen
Blutegel 58, 59
blutstillende Kräuter *14*
Blutzuckerüberschuss 190
Boccaccio, Giovanni 67, 69
Boethus, Flavius 40–41
Bohrer 14, 132
Bona Dea 39
Borel, Jean-François 235
Borel, Peter 92
Bostock, John 208
Bouestard, Jean-Jacques 17
Bourgery, Jean-Baptiste *86*
Bovet, Daniel *208*, 208
Bower-Manuskript 30
Boyle, Robert 71
Boyles Narkosegerät *130*
Bozzini, Philipp *188*, 189
Brahe, Tycho 80
Branca, Antonio 81
Brand, Henning 71
Brechkraut *siehe* Ipecacuanha-Kraut
Brès, Madeleine 141
Breuer, Josef 183, 251
britische Krankenhäuser 107
Bronchialasthma 215
Brotzu, Giuseppe 201
Brown, Louise 240
Brunner, Johann Conrad 190
Brustkrebs
   Epidemiologie 126

Gene 230
Medikamente 230
Untersuchung 205, *205*
Brutkästen *136*
Buch der Bündth-Ertznei (Buch der Wundarznei) 81
Buchner, Joseph 170
Buchu-Kraut 15
Budd, William 125
Burch, George J. 185
Burke, William 118, 119
Butenandt, Adolf 205
Bypassoperation 207

C

C-Potenzen 108–109
Calcar, Jan van 74
Calne, Roy 235
Campani, Giuseppe *92*
Campanis Mikroskop *92*
Cantigas de Santa Maria (Lieder für die Heilige Maria) 56
Carna 39
Carter, Henry Vandyke 145
Cary-Gould-Mikroskop *95*
Causae et Curae (Ursachen und Heilmittel) 58
Çavuşoğlu, M. Cenk 189
CD4-tragende T-Helferzellen 243
Celsus, Aulus 80, 86, 260
Centers for Disease Control and Prevention 127
Cephalosporine 201
Cephosporium acremonium 201
Cerebri Anatome (Anatomie des Gehirns) 160
Cerrâhiyye-i Ilhâniyye (Chirurgie des Reichs) 140
Chadwick, Edwin 126
Chain, Ernst 198
Chakren *30*, 31
Chamberland-Filter 166, *166*
Charaka 30
Charaka Samhita 30
Charcot, Jean-Martin 160–161, 183, 251
Chauliac, Guy de *61*, 61, 69, 72
Chemie **70–71**
   siehe auch Alchemie
Chemotherapie 187, 230, 230–231
Chinarinde *89*, 89, *108*, 108, 174
chinesische Medizin
   Akupunktur 28–29
   Anästhetika 128
   frühe Medizin **26–27**
   Geburt 134
   Malaria 174
   Pocken 101
   Trepanation 16
Chinin 89, 174, 194
Chinolone 201
Chirurgia Magna (Große Chirurgie) *61*, 61, 69
Chirurgie
   Ägypten 21
   Anfänge **16–17**
   Bader **76–77**, 78–79
   Bypassoperationen 207
   Indien 30–31
   islamische Medizin 51
   minimalinvasive Chirurgie **188–189**, 252
   Neurochirurgie 161
   Obduktionen 33, *61*, 61, 118–119
   plastische Chirurgie 81

Rekonstruktionschirurgie **80–81**
Roboter **254–255**
Rom 39
Sepsis 154–55
Staroperationen **86–87**
Stent *206*
Trepanation 14, **16–17**, 21, 188
chirurgische Instrumente
   Ägypten *21*
   Geburt *139*
   Instrumente 176, *177*, 265
   islamische Medizin 51
   minimalinvasive Chirurgie **188–189**
   Obduktionen 153
   Rom 39, **42–43**
   Sterilisation 154
Chlamydophila pneumoniae 244
Chloramphenicol 201
Chlorlösung 139
Chloroform 124, 128–129, *129*, 130
Chlortetracyclin 201
Cholera 121, **122–123, 124–125**, 126, 147, 149, 158
Cholera-Betten *122*, 123
Christianismi Restitutio (Wiederherstellung des Christentums) 83
Chromosomen 150
Chronik der Medizin des 19. Jh. **112–113**
Chronik der Medizin des 20. Jh. **180–181**
Chronik der modernen Medizin **222–223**
Chronik der Renaissance-Medizin **46–47**
Cimetidin 219
Clayfields Lachgasgerät *131*
Clemens VI. (Papst) 69
Clinton, Hillary 224
Clostridioides difficile 259
Clover, Thomas 129
Codex Florentinus 88
Cohn, Edwin 194
Cohn, Ferdinand 93
Cohnheim, Julius 153
Colombo, Realdo 83
Colton, Frank 205, 224
Commodus (Kaiser) 41
Compendium der Psychiatrie 260
Computertomografie (CT) 22, 217, *232*
Comstock-Gesetze 226
Contergan *218*, 218
Cook, James 98
Cormack, Allan McLeod 217
Corner, George 205
Coronavirus 270–271
Corpus Hippocraticum 33
Corvisart, Jean-Nicolas *207*
Courtois, Bernard 154
COVID-19 270–271
Cowley, R. Adams 256, 257
Cremona, Gerhard von 48
Crick, Francis 213
Crocco, John 145
Cuitláhuac *88*
Culpeper-Mikroskop *95*
Cumming, Alexander 96
Cyclosporin 235

D

d'Herelle, Félix 167
da Vinci, Leonardo 72, 83
Da-Vinci-Operationssystem 252, 254
Dale, Henry 208
Dally, Clarence 172
Damadian, Raymond *216*, 232
Dämonen 24
Dampfsterilisation 155

Danchell, Frederick *122*
Darmkrebs 230
Das Ich und das Es 183
Daunton, Martin 122
Daviel, Jacques 86
Davy, Humphry 128
Day, George 260
DDT (Dichlordiphenyltrichlorethan) 175
De Curtorum Chirurgia per Insitionem (Über die chirurgische Behandlung durch Einfügen), 81
De Humani Corporis (Über den Aufbau des menschlichen Körpers) 61, 72–73, *74*, 74–75, *75*, 83, 118
De Materia Medica 39, *39*, 108
De Medicina 80, 86
De Motu Cordis 83, *83*, 85
De Re Anatomica (Über die Anatomie) 83
De Sedibus et Causes Morborum per Nantomen Indagatis (Über den Sitz und die Ursachen der Krankheiten, aufgespürt durch die Anatomie) 152
De Simplici Medicina (Über das einfache Arzneimittel) 54
de Sorio, Ana 89
De Subitaneis Mortibus (Über den plötzlichen Tod) 206
De Vero Telescopii Inventore (Der wahre Erfinder des Teleskops) 92
DeBakey, Michael 234
Defibrillator 185, *206*, 257
Dehydrierung 123
DEKA-Arm 237
Demenz **260–261**
Demokrit 70
Denys, Jean-Baptiste 176
Depressionen 163, 250, 251
Der Schwangeren Frauen und Hebammen Rosengarten 134
Desormeaux, Antoine 189
Desoutter-Brüder 237
Desoxyribonukleinsäure (DNS) *siehe* DNS
Destillation 70–71
Deter, Auguste 260
Dexamethason 271
Dhanvantari (Gott) *31*
dhatus 31
Diabetes **190–191**
Diagnoseinstrumente **116–117**, *135*, 204
Diagnoseverfahren 90–91
   frühe Medizin 26
   Gentests 249
   islamische Medizin 50–51
   siehe auch bildgebende Verfahren
Diagnosis of Uterine Cancer by the Vaginal Smear 204
Diakonie 107
Diaphragmen 227
Diazepam (Valium) 218
Dickens, Charles 107
Die Traumdeutung 183
Dioskurides, Pedanios 39, *39*, 108
Diphtherie 153, *158*, 158
Dispensaries 107
Dissertatio epistolaris (Abhandlung über Briefe) 91
Dix Livres de la Chirurgie (Zehn Bücher über die Chirurgie) 79
Dix, Dorothea 163
Djerassi, Carl 205, 224
DNS **246–247**
   bakterielle DNS *200*
   Elektrophorese 249
   Gentests **248–249**
   HIV 243

Sequenzierung *246*
Struktur **212–213**
Dobson, Matthew 190
Doisy, Edward 205
Dolly (Schaf) *270*
Domagk, Gerhard 200
Dopplerultraschall *217*
doshas 30, 31
Downsyndrom 249
Downs, Fred 237
Drei Abhandlungen zur Sexualtheorie 183
Drexler, Eric 265
Dschabir ibn Hayyan 70
du Bois-Reymond, Emil 185
Dubois, Jacques 72
Duchenne, Guillaume-Benjamin 160–161
Duchesne, Ernest 198
Duggar, Benjamin 201
Dunant, Jean-Henri 267
Dysenterie 90

E

Ebola-Virus 159, **270**
Edwards, Robert 240
Ehrlich, Paul 187, *187*, 218, 230
Einfrieren von Gewebe 153
Einthoven, Willem *184*, 185
Einzelphotonen-Emissionscomputertomografie (SPECT) 217
Eisenhower, Dwight D. 194
Eisenkraut *62*, 168
Eiserne Lunge 210
EKG *siehe* Elektrokardiogramm
EKT (Elektrokrampftherapie) *163*, 163
Ekzeme 209
El-Sidrón 14, *15*
Elam, James 257
Elefantiasis bei Mumien 22
elektrische Fußprothese *238*
elektrische Ströme und EKG 184
Elektroanästhesie *132*
Elektrokardiogramm (EKG) **184–185**
Elektrokrampftherapie (EKT) *163*, 163
Elektronenmikroskop 95
Elektrophorese der DNS 249
Elektroschocks 185
Elemente (fünf Elemente) 30–31
embryonale Stammzellen 270
Empedokles 33
Empfängnisverhütung 226–227
Empirische Schule 39
ENCODE 246
Endoskope *116*, 188, 189
Endovelicus 39
Enterovirus *210*
entzündliche Erkrankungen 14, 244, 245
Envoid 227
Ephesos 134
Epidaurus 33
Epidemien **88–89**
   Cholera **122–123**, 126
   Erforschung 90
   Gelbfieber 69
   Pocken **100–101**
   Polio 210
   siehe auch Pandemien, Seuchen
Epidemiologie 124, **126–127**
Epilepsie 24
   Trepanation 17
Epistolae responsoriae (Briefe und Antworten) 91
Epitome 75
Erasistratos 33, 82

REGISTER

Erbkrankheiten 80
  Herzerkrankungen 207
Erdnussallergie 209
Erste Hilfe 195, 256
Erster Weltkrieg 192
Erxleben, Dorothea 140
Erythromycin 201
Es *182*
Ethik (frühe Medizin) 55
European Resuscitation Council (ERC) 257
Exercitatio Anatomica de Motu Cordis et Sanguinis in Animalibus (Anatomische Studien über die Bewegung des Herzens und des Blutes bei Tieren) 83, *83*, 85
Exercitationes Duae Anatomicae de Circulatione Sanguinis 83
Exfoliativzytologie 204
Exorzismen 24
  Hilfsmittel *18*
Experimente zur Erzeugung von Insekten 146
Extended Spectrum ß-Lactamase-resistente Bakterien 259

F

Facia, Bartolomeo 81
Fallopio, Gabriele 224
Farben 96–97
Färbetechniken *96*, 96–97, *160*
Farmer, John 151
Febris 39
Fehlbildungen (Operationen) **80–81**
Fehling, Hermann von 191
Feminismus 225
Fetti, Dominico *250*
Fewster, John 102
Feynman, Richard 265
Filetto, Raimondo 174
Fischgehirnzellen 160
Five Arabic Treatises on Alchemy 71
Fixative 96
Flagellanten (Pest) 69
Fleming, Alexander 198, 258
Flemming, Walther 150
Fliedner, Theodor 107, 142
Fließ, Wilhelm 183
Flöhe 66, *93*
Flood, Robert *70*, 71
Florey, Howard Walter 198
Flügelkanüle *202*
Flüssigkeitsersatztherapien 123
Flying Doctor Service 252–253
Folli, Francesco 176
Formalin 96
Francis, Thomas 197
Franklin, Rosamund 213
Frauen in der Medizin **140–141**
  Altertum 55
  Hebammen 136–137
  Kriegszeiten 192
  Mittelalter 56–57
  Pflege 142–143
Frauengesundheit **204–205**
  siehe auch Geburt und einzelne Themen, z. B. Menstruation
freie Assoziation 183
freiwillige Sanitätshelfer 143
Frerichs, Friedrich von 190
Freud, Sigmund 161, 163, **182–183**, 204, 251
Friedenstempel (Brand) *40*, 41
Frosch, Paul 166

G

Galen 39, **40–41**
  Anatomie 72, 73, 160
  Blutkreislauf 82
  Körpersäfte 34
  Krebs 228
Galgant *62*
Gall, Franz Joseph 104
Galle
  gelbe Galle 33, 34
  schwarze Galle 33, 34, *58*, *250*
Gallenblasenresektion 253
Gallo, Robert 242
Galvani, Luigi 184
Galvanometer *184*, 184, 185
Garcia, Manuel 116
Garrett Anderson, Elizabeth 140, 141
Gasangriff 192
Gase (übel riechend) 121
Gaskin, Ina May 135
Gebärmutterhalskrebs 204, 230, 231, *244*, 244
Gebiss 238
Geburt **134–135**, 136
  Blutungen 176, *177*
  Geburtszangen *139*
  Mittelalter 56
Geburtenkontrolle 226–227
Geburtskliniken 107
Gedächtnisverlust 260
Gefäßchirurgie 234
Gehirn **160–161**
  Alzheimerkrankheit 260
  Anatomie 75
  Biopsie 252
  Depression *251*
  Funktion 58
  Gehirnscans *232*
Geist, Emil 192
Geisteskrankheiten **162–165**, 250–251
  Alzheimerkrankheit und Demenz **260–261**
  Trepanation 17
Gelbfieber 69, *69*, 167
Genetik
  DNS-Sequenzierung 246–247
  DNS-Struktur 213
  Gentests *245*
  horizontaler Gentransfer 258
  Krebszellen *228*
  Pocken 101
  vertikaler Gentransfer 258
  Viren *167*
Gentamicin 201
Gentherapie 249, 265, 270
Gerhardt, Charles Frédéric 170
Gesetzgebung (Medizin) 40–41
Gesprächstherapie 163, 183, **250–251**
Gicht 90, *91*
Gill, William *119*
Gladiatoren *40–41*, 41
Glykopeptide 201
Goetz, Robert 207
Golgi-Färbung *96*
Golgi, Camillo 97, 174
Gonorrhö 186
Grabkäfige *119*
Gräfe, Karl Ferdinand von 81
Grassi, Giovanni 174–175
Graunt, John 126
Gray, Henry 145
Gray's Anatomy 145
Great Ormond Street (Kinderkrankenhaus) 107

griechische Medizin im Altertum **32–33**, 56
  Alchemie 70
  Diabetes 190
  Geburt 134
  Heilerinnen 140
  Homöopathie 108
  Krebs 228
  Pocken 101
Grippe 192, **196–197**
Große Pest siehe Schwarzer Tod
Große Pest von London 68, 69, 90
Große Pest von Marseilles 66
Grünenthal (Pharmahersteller) 218
Grünpeck, Joseph 186
Guide to Childbirth 135
Guillemeau, Jacques 134
Guinea Pig Club 81
Gula *24*
Gurdon, John 270
Gynaecologia 39
Gynaikeia (Gynäkologie) 134
gynäkologischer Dilatator *42*

H

Haberlandt, Ludwig 224
Hahnemann, Samuel 108, 109
Haken (Chirurgiebesteck) *42*
Halluzinogene 14
Halstead, William 230
hämatopoetische Stammzelltransplantation 270
Hämatoxylin-Eosin-Färbung 97
Hamman, Edouard *73*
Hammurapi 24, *24*
Hände
  Anatomie *145*
  Prothesen 78, 237, *238*
  Röntgenaufnahmen *172*
Händewaschen, Hygiene 138
Handschuhe in der Chirurgie 155
Hanf *128*
Hare, William 118, 119
Hares Stethoskop *116*
Harringtons Uhrwerkbohrer 132
Harter Schanker **186–187**
Hartwell, Leland 231
Harvey, William 33, 41, 82–83, **84–85**
Hasson, Harrith 189
Hausen, Harald zur 231
Häuser des Lebens 54
Hausratte 67
Hautallergietest *208*
Hawking, Stephen 270
HE-Färbung 97
Hebammen 56–57, **134–135**, **136–137**
Heilpflanzen 14–15, **62–63**
Heine, Jakob von 210
Heinrich VIII. 118
HeLa-Zellen *244*
Helicobacter pylori 244, *245*
Henle, Jakob 146
Herberden, William 206
Herrick, James B. 206
Herz
  Anatomie *75*
  Bypassoperation 207, 252
  Defibrillator 185, *206*, 257
  elektrische Aktivität *184*, 185
  Erkrankungen **206–207**
  Herzerweiterung 206
  Herzinfarkt 185
  Herzklappen *85*

Herzschäden 207
  Kunstherz *235*, *238*
  künstliche Herzklappen *238*
  Medikamente 219
  Reanimation *206*, 257
  Transplantationen 207, **234–235**
  vergrößertes Herz *207*
Herz-Lungen-Maschine 235
Herzinfarkte (und Aspirin) 170
Herzschrittmacher 238
Heuschnupfen 208
Hewitts Tropfflasche *130*
Hibiskus *62*
Hideyo Noguchi 158
Himsworth, Harold 191
Hippokrates **36–37**
  Antiseptika 154
  Blutkreislauf 82
  Chirurgie 17
  Endoskopie 189
  Homöopathie 108
  Inhalatoren 214
  Körpersäfte 34
  Krankheiten 126
  Krebs 228
  Malaria 174
  Menschlichkeit 164
  Tuberkulose 156
hippokratischer Eid 36
Hirnventrikel 160
His, Wilhelm 96
Histamine 208–209
Histologie 96–97, 160
Histopathologie 97
HIV/AIDS 9, 159, **242–243**
hochaktive antiretrovirale Therapie (HAART) 243
Hocket, Tobey 201
Hodierna, Giovanni 92
Hoffmann, Felix 170
Hoffmann, Friedrich 116, 206
Homo neanderthalensis 14
Homöopathie **108–109**
Homöopathie-Kasten *108*
Homosexuelle (HIV/AIDS) 242–243
Hooke, Robert 92–93, *93*, 150
Hookes Mikroskop *95*
Hope, James 206
Hôpital de la Charité 107
Hôpital de la Salpêtrière 161, 165
Hormonersatztherapie (HRT) 205
Hormontherapie bei Krebs 231
Horsley, Victor 161
Hospize **262–263**
Hôtel-Dieu 78
Hounsfield, Godfrey 217
HPV *244*, 244
HRT 205
Huangdi Neijing (Buch des Gelben Kaisers zur Inneren Medizin) 26, 29, 82, 174
Hubbard, Louisa 135
Hüftoperationen 252
Hüftprothesen *238*
Huggins, Charles 231
Hughes Stethoskop *116*
humane Papillomviren (HPV) 244, *244*
Humangenomprojekt **246–247**, 248
Hundswut siehe Tollwut
Hunt, Tim 231
Hunter, John 206, 230
Hustin, Albert 177
Hygiene 38
Hypnose 128, 160, 251
Hysterie 163, 183, 204

I

Iapyx 38
ibn Hayyan, Dschabir 65
ibn Sina *50*, 51, **52–53**
Iboga-Strauch 15
Ibuprofen 219
Ich *182*
IgE (Immunoglobulin E) 209
Imhotep 20, 32
Immunabwehr 102–103
   Antikörper 176
   Epidemien 88
   Pocken 101
   Transplantationen 234
Immunisierung siehe Schutzimpfung
Immunoglobulin E (IgE) 209
Immunsuppressiva 235
Immuntherapeutika 230
Impfverordnung (Großbritannien) 159
Implantate **236–237**
In-vitro-Fertilisation **240–241**
indische Medizin
   Alchemie 70
   Ayurveda 30–31, 214
   Diabetes 190
   Inhalatoren 214
   Krebs 228
   Malaria 174
   Nasenrekonstruktion *80*, 81
   Pocken 101
   Prothesen 236
   Trepanation 16
Infektionen 153
   ägyptische Medizin 21
   Kindbettfieber 138–139
   Kriegszeiten 192
   Mesopotamien 24
   Penicillin 198
Influenza siehe Grippe
Ingwer 62
Inhalatoren **214–215**
Injektionsspritze *130*
Inka
   Trepanation 16
Instrumente siehe Zahnheilkunde, Diagnoseinstrumente, Laborinstrumente, Chirurgie
Insulin 190, **190–191**
Insulin-Pen mit Patrone *202*
Internationales Komitee vom Roten Kreuz 267
Internationales Rotes Kreuz 142
InTouch-Roboter *252*
Intraokularlinse (IOL) 86
intrazytoplasmatische Spermieninjektion (ICSI) 240
Iodoform 158
Ipecacuanha-Kraut 15
Irrenhäuser 162–163, **164–165**
Ishizaka, Kimishige und Teruko 209
islamische Medizin **48–51**
   Alchemie 65, 70
   Anästhetika 128
   Krebs 228
   Staroperationen 86
   Geburt 136
   Krankenhäuser 106, *106*
   Medizinschulen 55
   Pocken 101
   Heilerinnen 140
Iwanowski, Dmitri 166, 167

J

Jacobaeus, Hans Christian 189
jala 30
Janssen, Hans und Zacharias 92
Jarvik-7 Kunstherz *238*
Jefferson, Thomas 102
Jenner, Edward 101, 102, *102*, 158, 166
Jesty, Benjamin 102
Jex-Blake, Sophia 141
Jing Xiao Chan Bao (Gesammeltes Wissen der Geburtshilfe) 134
Jod 154, *155*
Johanniskraut 62
Johanniterorden 262, *262*
Jung, Carl Gustav 183, 251
Jungbrunnen-Elixier 65
Justinianische Pest 66

K

Kaiserschnitt *134*, 134
Kamen, Dean 237
Kamille 14, 15
Kanalisation siehe öffentliche Gesundheit
Kanon der Medizin 50
Kantrowitz, Adrian 234
Kanülen *202*
kapha 31
Kapillargefäße 96
Kaposi-Sarkom 242
Karbolsäure 154, *155*
Karl V. (Kaiser) 75
Karzinogene 228
Kastanie 58
Kataraktoperationen 24, **86–87**
Katheter 42
katholische Kirche und Medizin 56
Kaulbach, Wilhelm von *165*
Kauter 42
Kehrer, Ferdinand 134
Keimtheorie 125, **146–147**, 198
Kelling, Georg 189
Kelman, Charles 86
Kiefer
   Anatomie 75
Kindbettfieber 135, **138–139**
Kinderkrankenhäuser 107
Kinderlähmung 201, *210*
King, Edmund 176
Kitab al-Gami' mufradat al-adwiya wa-'l-agdiya (Große Zusammenstellung über die Kräfte der bekannten einfachen Heil- und Nahrungsmittel) 51
Kitab al-Hawi fi al-Tibb (Die geistige Medizin) 49
Kitab al-Jadari wa 'l-Hasba (Abhandlung zu Pocken und Masern) 101
Kitab al-Kimya (Buch über die Natur der Alchemie) 65
Kitab al-Mansouri fi al-Tibb (al-Mansur gewidmetes Medizinbuch) 49
Kitab al-Shifa (Das Buch der Heilung) 51
Kitab at-Tasrif (Die Methode der Medizin) 51
klinische Station 107
Klistier 42
Klonen 270
Klöster 56
Kniegelenk (künstlich) *238*
Kniegelenksprothese *238*
Knoblauch 30, 31, *62*
Knochenhebel 42
Knochenmarkstransplantation 270
Knochenmarkszellen 270, *271*
Knochenzange 42
Koch, Robert 121, 122, *146*, 146–147, 156, 198
Kognitionstherapie 251
Kokablätter 15
Kolletschka, Jakob 138
Kolumbianischer Austausch 89
Kolumbus, Christoph 101
Kondome 224, 227
Konstantin der Afrikaner 55
Kontrastmittelaufnahme *172*
Koran 51
Koreakrieg 195
Koronarangioplastie 206
Körperkanäle 20
Körpersäfte 30, 33, **34–35**, *35*, 37, 39, 41, 58–59, 162
Kosmetika der Frauen 140
Kouwenhoven, William 206
Kraepelin, Emil 260
Krampftherapien 163
Krankenhäuser 56, **106–107**
   altes Rom 39
   Grippeepidemie *196*
   islamische Krankenhäuser 49
   Pest 69
Krankenwagen 256
Krankheiten der Frauen 140
Kräutermedizin **62–63**
   Alchemie 70
   Altertum 14, 15
   Asthma 214
   islamische Medizin 51
   Mesopotamien 24
   Mittelalter 56, 58
   Pest 67
   Thomas Sydenham 91
   Tollwut 168
Krebs **228–231**
   Bakterien **244–245**
   Lungenkrebs 229
   Medikamente 219
   Zelltheorie 151
Krebs des Hodensacks 230
Krebs, Edwin 153
Krebsuntersuchungen 229–230
Kreislauf **82–83**, *85*
Kriegsmedizin 127, 142, **192–193**, **194–195**, 199
Kriegsneurose 163
Krimkrieg 127, 142
Kristallografie 172
Kropf 70
Kryochirurgie (Krebs) 230
Kuhpocken 102, 103, *103*
Kuhpockenvirus 158
Kunstherz 235
künstliche Gliedmaßen 236–237
Kußmaul, Adolf 210

L

Laborinstrumente *149*
Lachgas 128
Laënnec-Abszess 115
Laënnec, Mériadec 115
Laënnec, René **114–115**, 206
Laënnecs Stethoskop *116*
Laguess, Gustave-Édouard 191
Laguna, Andres 83
Laidlaw, Patrick Playfair 208
La Méthode de traiter les plaies faites par les arquebuts et autres bastons à feu (Methode zur Heilung von Wunden durch Arkebusen und andere Feuerwaffen) 79
Lancisi, Giovanni Mara 206
Landois, Leonard 176
Landsteiner, Karl 176–177
Lane-Claypon, Janet 126
Langerhans-Inseln 191
Laparoskopie 189, 252
Larrey, Dominique Jean 256
Laryngoskop *116*
lashun 31
lasuna 31
Laudanum 91, *91*
Laudanum Sydenhamii. 91
Laue, Max von 172
Laveran, Charles 174
Lebenswandel
   Herzerkrankungen 206
   Hippokrates 37
Leber
   Anatomie 75
Leeuwenhoek, Antoni van 92, 93, 150
Leeuwenhoeks Mikroskop *95*
Leichendiebe **118–119**
Lepra 58
Les Voyages Faits en Divers Lieux (Reisen an verschiedene Orte) 79
Levine, Philip 177
Leukämie 152
Lewisohn, Richard 177
Lewy-Körper-Demenz 261
Liber Simplicis Medicinae (Buch der einfachen Heilmittel) 140
Lichtleiter *188*, 189
Ligaturen *78*
Lind, James **98–99**
Lindbergh-Operation 253
Lipopeptide 201
Lippershey, Hans 92
Lister, Joseph 139, 154, 198
Liston, Robert 128
Lobotomie 163
Loeffler, Friedrich 166
Londoner Krankenhäuser 106–107
Long, Crawford 128
Lower, Richard 176, 234
Luft
   üble Dünste 121
Lukrez 208
Lunge
   Kapillare 96
   CT-Scans 217
Lungenkrankheiten
   Krebs 229, *230*
   Tabakrauch 127, *127*
   Tuberkulose 156
Luzzi, Mondino de 72
Lyonnets Mikroskop *95*
Lysozyme 198
Lyssavirus 168

M

Macewen, William 155, 161
MacFarlane, Frank 197
Mackenzie, James 206
Maclagan, Thomas 170
Mädesüß 170
Mafeisan 26
Magenerkrankungen 219, 244, *245*
Magnetresonanztomografie (MRT) 216, 217, **232–233**

REGISTER

Mahon, Henry Walsh 98
Mailand, Fürst von 69
Maison de Charenton 163
majja 31
Makrolide 201
Malaria 89, 121, 159, **174–175**
Mallon, Mary *126*
Malpighi-Körperchen 96
Malpighi, Marcello 83, *96*, 96
Malpighische Gefäße 96
Mammografie 205, *205*
mamsa 31
Mandela, Nelson 243
Manie 250, 251
männliche Hebammen *134*, 134, 136
Marker, Russell 224
Marshall, Barry 244
Masern 50, 159
MASH – Mobile Army Surgical Hospitals 195
Masken
   als Infektionsschutz 270–271
   Anästhesie *130*
   Schamanismus *18*
masmassû 24
Massachusetts Eye and Ear Infirmary 107
Massage (Qigong) *26*
Mastzelle *209*
Maternité de Paris *136*
Matteucci, Carlo 184
Maudsley, Henry 165
Maul- und Klauenseuche 166
Mayer, Adolf 166
Mayo, Charles 132
McCafferty, John 235
McIndoe, Archie 81
Mechlorethamin 230
medas 31
Medikamente
   Allergien 208
   Bioinformatik *219*
   Entwicklung 51, **218–219**
   Krebs *230*
   Nanomedizin 265
Medizin in der Ur- und Frühgeschichte 12
   siehe auch chinesische Medizin, ägyptische Medizin, griechische Medizin, islamische Medizin, römische Medizin
Medizinbeutel 88
medizinische Ausbildung 49, **54–55**, 107
medizinische Fachliteratur **144–145**
Medizinschulen *siehe* medizinische Ausbildung
Meduna, Ladislas von 163
Meerträubel 208
Meiose 151
Meister, Joseph 168
Melancholie *250*
Menkin, Miriam 240
Menopause 205
Menstruation 59
Merck 218
Meridiane 26, 29
Mering, Joseph von 190
Merit-Ptah 140
Merz, Heinrich 165
Mesmer, Franz Anton 128, 160, *160*
Mesmerismus 128, 160
mesopotamische Medizin **24–25**, 134, 228
Messer (Chirurgie) *42*
Metastasen 228
Methicillin-resistentes *Staphylococcus aureus* *258*, 259
Méthode Curative de Playes et Fractures de la Tête Humaine (Heilmethoden für Wunden und Frakturen des menschlichen Kopfes) *79*
Methodische Schule 39
Methodus curandi febres (Methode zur Heilung von Fieber) 90
Methotrexat 230
Metrodora 140
Miasmen 109
Miasmentheorie 67, 69, **120–121**, 124, 126, 146, 154
Micrographia 93, 93
Miescher, Friedrich 150–151
Migräne
   Trepanation 17
Mikroanatomie 96
Mikrobiologie **146–147**
Mikroprozessorsteuerung 237
Mikroskope **152–153**
Mikroskopie **92–93**, **94–95**, *94–95*, **96–97**, 230
Mikrotom 96
Milzbrand 146, 149, 158
Mineralien und Alchemie *70*
Minkoff, Laurence 216
Minkowski, Oskar 190
Minnits Gas-Luft-Analgesie-Gerät *130*
Minze *62*
Mitochondrien 150
Mitose 150
Mittelalter **56–57**
MNS-Blutgruppensystem 177
Mohl, Hugo von 150
Mondino de Luzzi 61
Monoklonale Antikörper 230
Montagnier, Luc 242
Montagu, Lady Mary 102, *102*
Moore, John 151
Moorfields Hospital 107
moralische Behandlung 163
Morgagni, Giovanni Batista 152, 153, 228
morgendliche Übelkeit 218
Morphin 194
Morrison, James 132
Mörser und Stößel *50*, *62*
Morton, William Thomas Green 128
Mortons Ätherinhalator *130*
Mortsafes *119*
Mosaikkrankheit (Tabakpflanzen) 166
Motolinía, Toribio 89
Moxibustion *26*, 29
MRSA *258*, 259, *259*
MRT 216, 217
Mu-Gripper *253*
Mudge, John 215
Müller, Johannes 97, 228
Müller, Paul 175
Mumien 14, *20*, **22–23**, 207, 228
Mumps 159
Murdoch, Colin *202*
Muskulatur *55*, *75*
mutra vaha 31
Mycobacterium tuberculosis 147, *147*, 156
Myokardinfarkt 185

N

Nadeln **28–29**
Nägeli, Karl von 150
Nanomedizin **264–265**
Nanoroboter 253, 265, *265*
Narrenturm *162*
Nase
   Rekonstruktion *80*, 80–81
National Committee on Federal Legislation for Birth Control 227
National Health Service 127
Neal, Robert 143
Neandertaler 14, *15*
Nelmes, Sarah *103*
Neomycin 201
Neosalvarsan 187
Nervensystem
   Funktion 58
   Gehirn **160–161**
Nesperennub **22–23**
Netzhaut
   Implantate *236*, 237
Neurochirurgie 161
Neurofibrillen 260, *261*
Neurologie **160–161**, 251
Neurosen 183
New York Call 227
Nicon, Aelius 40, 41
Nieren
   Anatomie 75
   Aufgabe 41
   Transplantationen 234
Nightingale, Florence 107, 121, *127*, **142–143**
Nitroimidazole 201
Nitze, Maximilian Carl-Friedrich 189
Nitzesches Zytoskop 189
Nobili, Leopoldo 184
Notes on Nursing 121
Notfallmedizin **256–257**
Nötzli, Jean 260
Nurse, Paul 231

O

O., Anna 183, 251, *251*
Obduktionen *33*, 61, *61*, **118–119**, **152–153**
Obduktionsinstrumente 153
Observationes Medicae (Medizinische Beobachtungen) 90
Observations diverses sur la stérilité, perte de fruits, fécondité, accouchements et maladies des femmes et enfants nouveaux-nés (Verschiedene Beobachtungen zu Sterilität, Fruchtverlust, Fruchtbarkeit, Geburt und Krankheiten von Frauen und Neugeborenen) 134
Ocimum sanctum siehe Thai-Basilikum
Ödipuskomplex 183
öffentliche Gesundheit 38, **126–127**
Office International d'Hygiène Publique 257
Ohren
   Medikation über die Ohren *31*
Omnis cellula e cellula (Jede Zelle entsteht aus einer Zelle) 152
On Chloroform and Other Anaesthetics (Über Chloroform und andere Anästhetika) 125
On the Mode of Communication of Cholera 125
On the Nature and Structural Characteristics of Cancer 97
Onkogene 228, 229
Onkologie 228
Ophthalmoduleia, das ist Augendienst 87
Ophthalmoskop 116
Opium *62*, 91, 128, *130*
Oporini, Joannis 74
orale Verhütungsmittel 224
Orchideen 14
Organon der Heilkunst 109
Osteotom *42*
Östrogen 205, 224
Otoskop *116*
Ötzi, die Gletschermumie *14*
Oxazolidinone 201, 259

P

Pacini, Filippo 122
Padua 72
Pagenstecher, Johann 170
Palese, Michael 254
Palliativpflege **262–263**
Pan-American Sanitary Bureau 267
Pancoast, William 240
Pandemien
   Cholera 123
   COVID-19 270–271
   Grippe 192, **196–197**
Pap-Test *204*, 204–205, 230
Papanicolaou, George N. 204, 230
Papillomviren 231
Pappenheim, Bertha 251
Papyrus Ebers 20–21, 134, 228
Papyrus Edwin Smith *20*, 21, 228
Papyrus Kahun 20
Papyrus Smith 80
Pappenheim, Bertha 183, 251, *251*
Paracelsus 65, 70, *91*, 108
Paracetamol 219
Paré, Ambroise 17, 76, **78–79**, 134, 236
Parkington, John 198
Parkinsonkrankheit 244
Parr, Thomas 82
Pasteur, Louis 139, 146, **148–149**, 154, 158, 166, 168–169, 198
Pasteurisierung 148–149
Patent-Sarg 119
Pathologie **152–153**
Paul VI. (Papst) 224
Paulos von Aigina 231
pavana 30
Pavy, Frederick 191
Pelletier, Pierre-Joseph 89
Penicillium 198
Penicillin 187, 194, **198–199**, *200*, 200 bis 201, 258
Pens *202*
Per-Ankh 54
Perls, Max 97
Persönlichkeit 182, 183
PET 217
Petersilie 58
Pflege **142–143**, *192*
   Ausbildung 107
   Palliativpflege 263
Pfolsprundt, Heinrich von 81
Phakoemulsifikation 86
Pharmakologie 51
pharmazeutische Industrie **218–219**
Phenollösung 139
Philip II. (König von Spanien) 75
Phipps, James *102*
Phrenologie **104–105**, 160
Phthysis 156
Physica 58
Pille danach 225
Pillenversilberer *62*
Pincus, Gregory 224, 240
Pinel, Philippe 162, 163, **164–165**
Pirodon, Louis-Eugene *119*
Pirquet, Clemens von 208
Plaque 231
Plasmodium 174
plastische Chirurgie 81
Plateaius, Matthaeus 54
Placeboeffekt 109
Plinius 39

Pneumocystis carinii 242
Pocken 50, 50, 88, **100–101**, **102–103**, *126*
Pockenaufklärungsprogramm 101
Polio 158, 167, **210–211**
Polybos 35
Polyurie 190
Pomander *68*
Portier, Paul 208
Positronen-Emissions-Tomografie (PET) 217
Pott, Percivall 229, 230
Pound, D. J. *143*
Practical Treatise on the Domestic Management and Most Important Diseases of Advanced Life 260
prana vaha 31
Pricktest 209
privthi 30
Progesteron 205, 224
Prostata
   Chirurgie 252
   Krebs 231
Prothesen **236–237**, **238–239**
   Arm *194*, 238
   Fuß *238*
   Hand 78, *238*
   Hüfte *238*
   Knie *238*
   Nase *81*
Proto-Onkogene *228*
Psychiatrie 160
Psychoanalyse 161, 163, **182–183**
Psychodynamik 251
psychosexuelle Entwicklung 183
Pulque 15
Pulverisateur *214*
PUMA-Roboter 252
Puppen für die Diagnose *135*
purisha vaha 31
Pussin, Jean-Baptiste 163, **164–165**
Pythagoras 260

Q

Qi 26, *26*, 29, 82
Qianjun Yaofang (Unbezahlbar wertvolle Rezepturen) 26
Qigong-Massage *26*
Quarantäne 69, 270–271
Quecksilberkur bei Syphilis 186

R

Radiotherapie 230–231, *231*
Raistrick, Harold 198
rakta 31
Ramón y Cajal, Santiago 97, *97*
Ramses II. (Pharao) *100*
Ramses V. (Pharao) *100*
rasa 31
Rauchen und Krebs 127, *127*, 229
Reanimation 257
Recklinghausen, Friedrich von 153
Recueil Des Traités de Médecine (Sammlung medizinischer Behandlungen) 48
Redi, Francesco 146, *146*
Reflexhammer *116*
Regaud, Claudius 230
Rekonstruktionschirurgie *siehe* Chirurgie
Religion und Medizin 56
Reliquienschreine *56*
Rete Malpighii 96
Rettungsmedizin **256–257**

Rhazes (Ibn Al-Razi) 48, 49–50, 55, 61, 86, 101, 228
Rhesusfaktor 177
Rhinoplastik *81*
Ribonukleinsäure (RNS) 243
Ribosome 201
Ricard, Philippe 186
Richet, Charles 208
Ridley, Harold 86
Rifampicin 201
Rigveda 236
Ringelblume *62*
Rippen
   Anatomie 75
Robert von Chester 65
Robinson, Henry Peach *156*
Robodoc 252
Roboter in der Medizin 189, **252–253**, **254–255**, *265*
Roche 219
Rock, John 224, 240
Rokitansky, Karl 152
römische Medizin **38–39**, 56
   chirurgische Instrumente **42–43**
   Krankenhäuser 106
   Prothesen 237
Röntgen, Wilhelm Conrad 172–173
Röntgenstrahlen **172–173**, 216, 232
   Krebs 230
   Kriegszeiten 192
   Mumien 22
Roosevelt, Franklin D. 210
Rosmarin *62*
Ross Institute for Tropical Diseases 175
Ross, Ronald 174, *175*
Rösslin, Eucharius 134
Rote Pest 100–101
Rote Ruhr 90
Roter Halbmond 267
Rotes Kreuz *142*, **266–267**
Roux, Émile 168
Royal Hospital for Diseases of the Chest 107
Rückenschmerzen und Akupunktur 29
Ruggiero, Trota de 55, 140

S

Sabin, Albert 211
Sabolich, John 237
Sachmet 20
Safar, Peter 257
Safran 62
Sahachiro Hata 187, 218
saisonale allergische Rhinitis 208
Saitengalvanometer *184*, 185
Sales Girón, Jean *214*
Salicin 170
Salicylsäure 170
Salerno (Medizinschule) *54*, **54–55**
Salk, Jonas Edward 197, *210*, 211
Salmiak 49
Salmonella typhi 201
Salvarsan 187, 218
   Salvarsan-Set *187*
Sanatorien 156
Sanderson, John 198
Sanger, Margaret 141, **226–227**
Sanitary Commission 142
SARS 67, 270–271
Saunders, Cicely 262–263
Schädel *74*
Schafgarbe 14, *14*, *15*
schamanische Heilmittel *18*
Schamanismus 14, **14–15**, **18–19**

Schanker 186
Schatz, Albert 201
Schaudinn, Fritz 187
Schere *42*
Schiller, Walter 204
Schimmelpilze
   Infektionen 198
Schlafkrankheit *151*
Schlafmittel 218
Schleiden, Matthias 150
Schleim 33, 34
Schlüssellochchirurgie 188–89, 252
Schmerzlinderung 170
   siehe auch Anästhetika
Schopenhauer, Arthur 71
Schröpfen *34*, 35
Schutzimpfung **102–103**, **158–159**, 166
   COVID-19 271
   Funktionsweise *159*
   Gebärmutterhalskrebs 244
   Grippe 197
   Impfprogramme 126
   Pasteur 148–149
   Pocken *102–103*, 126
   Polio *210*, 211
   Tollwut **168–169**
Schwanenhals-Experiment *149*
Schwangerschaft **134–135**
   siehe auch Geburt, Antibabypille
Schwann, Theodor 150, *150*
schwarze Reaktion *96*
Schwarzer Tod **66–67**, 68
Schweinegrippe 267
Schweres Akutes Atemwegssyndrom (SARS) 267, 270
Schwindsucht 156
Scuola Medica Salernitana **54–55**
Seacole, Mary 142
Seidenraupenkrankheit 149
Seishu, Hanaoka 129
Sellerie (Wild) *62*
Semmelweis, Ignaz **138–139**, 146, 154
Senfgas 230
Sepsis 154
Şerefeddin, Sabuncuoğlu 140
Sergius, Marcus 237
Serumalbumin 194
Servetus, Michael 83
Seuchen
   Antoninische Pest 38, 41
   Athen 37
   Attische Seuche 66
   Gelbfieber 69, *69*
   Große Pest von London 68, *69*, 90
   Große Pest von Marseilles 66
   Justinianische Pest 66
   Rote Pest 101
   Schutzimpfung *159*
   Schwarzer Tod **66–67**, 68
   Vorbeugung **68–69**
   Weißer Tod 156
   siehe auch Epidemien, Pandemien
Severus, Septimius (Kaiser) 41
Sexual Discrimination Act *225*
Seymour, Robert *121*
shalya chikitsa 30
Shanghan Han Zabing Lun (Abhandlung über durch Kälte verursachte Fieberkrankheiten und verschiedene Krankheiten) 26
Shao (Kaiser) 16
Shennong (Kaiser) 208
Shibasaburo, Kitasato 67, 158
shukra 31
Shumway, Norman 234
Sichelzellenanämie 249

Siegle, Emil 215
Silbernitratfärbung *160*
Simianes Immundefizienz-Virus 243
Simpson, James Young 129
Sina, Ibn 50, 51, **52–53**, 55, 228
Sisters of Charity 262
Skalpell *42*
Skelettaufbau *74*
Skorbut **98–99**
»Slim«-Krankheit 243
Sloane, Hans 102
Smith, Gayle 268
Snow, John 121, 122, **124–125**, 126, 146
Soho *125*
somatische Stammzellen 270
Soranos von Ephesos 39, 134
Souttar, Henry 207
Spallanzani, Lazzaro 146
Spanische Grippe 196
Spatel *42*
SPECT 217
Spekulum *42*, 135, 204
Sphygmomanometer *116*
Spiritual Midwifery 135
Spontanzeugung 146
Spritzen **202–203**
srota mano vaha 31
srotas 31
St. Thomas' Hospital *107*, 142
St.-Christopher's-Hospiz **262–263**
Stammzellentherapie **270–271**
stanya vaha 31
Staphylococcus 198, *198*
   S. aureus 258, *259*
Starling, Edward 185
Starling, Ernest 205
Starstich 86
Stechapfelwurzel 214, *215*
Stechmücken 174, *174*
Stelluti, Francesco 92
Stelzbeine 236
Stent-Operation *206*
Stentrode 237
Steptoe, Patrick 240
Sterbebegleitung **262–263**
Sterblichkeitsraten 126, *127*
Stethoskope **114–115**, 116–117
Stevenson, Robert Louis 119
Stickoxid 128, *130*
Stickstoff (flüssig) 230
Stimmgabel *116*
Stock, Harald 218
Storck, Anton von 108
Straet, Jan van der *70*
Streptogramine 201
Streptomyces
   S. aureofaciens 201
   S. griseus 201
Streptomycin 67, 156, 201
Studien über Hysterie 183, 251
Sulfanilamid 200
Sulfonamide 194, 200
Sun Simiao 26
Superbakterien **258–259**
Sushruta 30, 190
Sushruta Samhita 30, 80, 86, 174, 228
Sydenham, Thomas **90–91**
Sylvius, Jacobus 72
Syphilis 80–81, 88, **186–187**, 218, 224

T

Tabakrauch und Krebs 229, *230*
Tabulae Anatomicae Sex 74

Tagamet 219
Tagliacozzi, Gaspare 81
Tamoxifen 231
Tasma, David 263
Teixobactin 259
tejas 30
Telekonsultation *252*
Telemanipulation 252
Telemedizin **252–253**
Teleradiologie 253
Telerehabilitation 253
Teleskope 92–93
Teniers, David 76
Tetanus 158
Tetracyclin *200*, 201
Thai-Basilikum 31
Thalidomid *218*, 218
The Sceptical Cymist (Der skeptische Chemiker) 71
The Whole Works Of That Excellent Practical Physician Dr Thomas Sydenham 90
The Woman Rebel 226
Theoderich von Lucca 59
Theriak 67
Thermometer *116*
Thrombolyse 257
Thrombolytika 257
Thrombose 153
Thukydides 101
thulasi 31
Tiermast mit Antibiotika 258, *259*
TNM-Klassifikation (Krebs) 229–230
Tollwut 149, 158, 167, **168–169**
Tomografie 216
Tontafel aus Niniveh *25*
Tourette, George Gilles de la 161
Tractatus de Padagra et Hydrope (Traktat über Gicht und Wassersucht) 91
Traditional Birth Attendant 136
Traité complet de l'anatomie de l'homme 55
Traité de L'Auscultation médiate (Über die indirekte Auskultation) 115
Transfusionen **176–177**
Transplantationen (Herz) 207
Trastuzumab 230
Träume 182–183
Travers, Frederick 139
Treatise on the Diseases of the Heart and Great Vessels (Abhandlung über Erkrankungen des Herzens und der großen Gefäße) 206
Treatise on the Human Body (Abhandlung über den menschlichen Körper) 55
Trepanation 14, **16–17**, 21, 188
  Instrumente *17*
Treponema pallidum 186, *187*
Triage 143, 195, 256
Trokar *202*
Trypanosoma brucei 151
Tu Youyou 175
Tuberkulin *147*
Tuberkulinspritze *202*
Tuberkulose 147, *147*, 148–149, **156–157**
  Antibiotikaresistenz 258
Tuke, William 163
Tulp, Nicolaes *152*, 152
tulsi 31
tumi 16
Tuo, Hua 16, 26
Turpin, Dick 119
Twort, Frederik 167
Typhus *126*, 158, 194, 201

U V

Über die Chinawurzel 72, 75
Über die Funktionen des Gehirns und jedes seiner Teile 104
Über die Inhalation von Ätherdämpfen 125
Über die Natur des Menschen 35
Über die Schwarze Galle 41
Über eine Neue Art von Strahlen 172
Über-Ich *182*
Übertragungswege *siehe* Keimtheorie
Ultraschalluntersuchungen 217, *217*
Ungewissheit und Eitelkeit aller Künste und Wissenschaften 65
University College London 107
Unterdrückung 183
Ur- und Frühgeschichte 12
Urban II. (Papst) 262
Utriusque Cosmi Historia (Geschichte der zwei Welten) *70*, 71
Vagbhata 30
Vaginalspekulum *42*, 135
Valium 218
Vancomycin 201
Vancomycin-resistente Enterokokken (VRE) 258–259
Variolation *siehe* Schutzimpfung
Variolavirus 100, *101*
Varmus, Harold 229
vaskuläre Demenz 261
vayu 30
Veitstanz 69
Vejovis 39
Velpeau, Alfred *119*
Venen (Aderlass) 59
Venenklappen *84*, 85
Verbrennungen 81
Verdauungsstörungen 14
Veress, Janos 189
Verhaltenstherapie 251
Vernebler **214–215**
Verrücktheit *siehe* Geisteskrankheit
Verschüttelung 108–109
Vertebroplastie 189
Vesalius, Andreas 41, 61, **72–75**, 83, 118, 160
Vibrio cholerae 122, 147
Vier-Säfte-Lehre 34–35
Vierergruppen *34*
Vierordt, Karl von 206
Viktoria (Königin) 125
Villermé, Louis 126
Vinzenz von Paul 262
Virchow, Rudolf Ludwig Karl 151, 152, 228–229
Viren **166–167**
  Bakterien *201*
  Grippe 196, *196*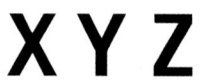
  HIV 243
  Krebs 244
  Mutation *196*, 270–271
  SARS-CoV-2 270–271
Virologie **166–167**
Vitamin-C-Mangel **98–99**
Völkerbund 267
Volta, Alessandro 184
Vorhofflimmern 185
Vuillemin, Jean Paul 198

W

Wahrsagerei 24
  Hilfsmittel *18*
Waksman, Selman 201
Waller, Augustus 185
Warren, Robin 244
Washkansky, Louis 235
Wassertest *122*
Wasserverunreinigung 125
Watson, James Dewey 213
Watten-Betten *123*
Watten, Raymond 123
Weidenrinde als Schmerzmittel 14, *170*, 170
Weigert, Carl 153
weiße Blutzellen 96
Weiße Dame (Felsmalerei) *14*
Weißer Tod 156
Wells, Horace 128
Weltgesundheitsorganisation 127, 267, 270
Westmacott, John 145
Whiston (Armee-Arzt) 115
Wiener Allgemeines Krankenhaus 162, *162*
Wiener, Alexander 177
Wilkins, Maurice 213
Willis, Thomas 160, 190
Winston, Robert 240
Wissowzky, A. 97
Wright, Almroth 198
wu-xing 26

X Y Z

Yamanaka, Shinya 270
Yayoi, Yoshioka 141
Yersin, Alexandre 67
Yersinia pestis 67
Yin und Yang 26
Yu Hoa Long *101*
Zahnfossilien 14
Zahnheilkunde **132–133**
  altes Rom *39*
  Instrumente *132*
Zan Yin 134
Zang-fu 26
Zhang Zhonging 26
Zange *42*, 139
Zellen 93
  HeLa-Zellen *244*
  Krebszellen 228, *229*
  Regulatoren des Zellzyklus 231
Zelltheorie **150–151**
  siehe auch Stammzellentherapie
Zerstäuber 215
ZEUS 254
Zhongjing, Zhang 26
Zika-Virus 159, *267*
Zimmerman, Michael 22
Zinkchlorid 154
Zirbeldrüse 41
ZMapp 268
Zoonose 270
Zunftbuch der Bader von York 35
Zweiter Weltkrieg **194–195**, 199
Zwölffingerdarmgeschwüre 244
Zystoskop 189

Dank und Bildnachweis

Dorling Kindersley dankt den folgenden Personen für die freundliche Unterstützung bei der Erstellung dieses Buchs:

Frauke Tiedt für das deutsche Korrektorat; Michele Clarke-Moody für die Registererstellung; Simar Dhamija, Konica Juneja, Rashika Kachroo, Divya PR und Anusri Saha für die Gestaltungsassistenz; Suefa Lee und Ira Pundeer für die redaktionelle Assistenz und Myriam Megharbi für die Bildrechercheassistenz.

Der Autor dankt folgenden Personen für ihren Rat bei medizinischen Spezialgebieten: Michael McManus, Kardiopulmonales System; Professor Chris Thompson FRCPsych FRCP MRCGP, Psychiatrie; Andrew Parker DGDP BDS, Zahnheilkunde; James Halliday, Pharmakologie; Gerald Prior und Michael Stevenson, HNO-Heilkunde.

Bildnachweis
Der Verlag dankt folgenden Personen und Institutionen für die freundliche Genehmigung zum Abdruck von Fotos:

(**Abkürzungen**: o = oben, u = unten, m = Mitte, l = links, r = rechts, g = ganz)

2 Corbis: Christie's Images. **4 Alamy Stock Photo:** The Art Archive/Gianni Dagli Orti (ur). **Science Photo Library:** Sheila Terry (gor). **Wellcome Images http://creativecommons.org/licenses/by/4.0/:** Wellcome Library, London (m). **5 akg-images:** (gor). **Corbis:** (ur). **Dorling Kindersley:** Army Medical Services Museum (mr). **Getty Images:** DEA PICTURE LIBRARY (ul). **Wellcome Images http://creativecommons.org/licenses/by/4.0/:** Wellcome Library, London (gol); Science Museum, London (ml). **6 123RF.com:** photka (m). **Alamy Stock Photo:** akg-images (ur); The Art Archive/Gianni Dagli Orti (ul). **Corbis:** (gol); Centers for Disease Control – digital version copyright Science Faction/Science Faction (gor). **7 Alamy Stock Photo:** World History Archive (gol). **PunchStock:** Image Source (ml). **Science Photo Library:** James King-Holmes (ur); BSIP, RAGUET (gor); Spencer Sutton (ul). **8–9 Science Photo Library:** Maurizio De Angelis. **10–11 Alamy Stock Photo:** Ivy Close Images. **12 Corbis:** Gianni Dagli Orti (mo); Frederic Soltan (ur). **Getty Images:** Rob Lewine (mlu). **Wellcome Images http://creativecommons.org/licenses/by/4.0/:** Science Museum, London (mro). **13 Alamy Stock Photo:** Shawshots (ul). **Getty Images:** Time Life Pictures (mlo). **Wellcome Images http://creativecommons.org/licenses/by/4.0/:** Wellcome Library, London (m, mu). **14 akg-images:** Jürgen Sorges (mo). **Bridgeman Images:** Südtiroler Archäologiemuseum, Bozen, Italien/Wolfgang Neeb (u). **14–45 Wellcome Images http://creativecommons.org/licenses/by/4.0/:** Wellcome Library, London (go/Tab). **15 Science Photo Library:** Mauricio Anton. **16 Getty Images:** Science & Society Picture Library (mlu, r). **17 Alamy Stock Photo:** The Art Archive (go). **Science Photo Library:** NLM/Science Source (ul). **18 Getty Images:** Werner Forman/Universal Images Group (ml); Science & Society Picture Library (ur). **Glasgow City Council (Museums):** (gom). **SuperStock:** Science and Society (mr). **Wellcome Images:** Mark de Fraeye (gol). **Wellcome Images http://creativecommons.org/licenses/by/4.0/:** Science Museum, London (mgr). **19 Corbis:** Luca Tettoni (mr). **Dorling Kindersley:** Cecil Williamson Collection (gor). **Getty Images:** Werner Forman (gom); Rob Lewine (ur). **20 Alamy Stock Photo:** The Print Collector (ul). **A. Nerlich/Inst. f. Pathologie, Klinikum Bogenhausen, München:** (mro). **Science Photo Library:** National Library Of Medicine (ur). **21 Alamy Stock Photo:** The Art Archive/Gianni Dagli Orti. **22–23 Press Association Images:** John Stillwell. **24 akg-images:** Erich Lessing (gor). **Corbis:** Gianni Dagli Orti (ul). **25 Bridgeman Images:** Zev Radovan. **26 akg-images:** Pictures From History (m). **Wellcome Images http://creativecommons.org/licenses/by/4.0/:** Wellcome Library, London (um). **27 Alamy Stock Photo:** The Art Archive. **28–29 Alamy Stock Photo:** Shawshots **29 Alamy Stock Photo:** Shawshots (ml). **30 akg-images:** Roland and Sabrina Michaud. **31 Alamy Stock Photo:** Jochen Tack (gor). **Corbis:** Frederic Soltan (ur). **32 Corbis:** Gianni Dagli Orti (u). **32–33 Science Photo Library:** Gianni Tortoli (go). **33 Getty Images:** DEA/G. DAGLI ORTI (gom). **Wellcome Images http://creativecommons.org/licenses/by/4.0/:** Wellcome Library, London (ur). **34 akg-images:** Erich Lessing (ul). **Wellcome Images http://creativecommons.org/licenses/by/4.0/:** Science Museum, London (ur). **35 Science Photo Library:** British Library. **36 Alamy Stock Photo:** Heritage Image Partnership Ltd (mlu). **Getty Images:** Time Life Pictures (l). **37 Bridgeman Images:** Greek School, (11. Jh.)/Biblioteca Medicea Laurenziana, Firenze, Italia/Archives Charmet (mr). **iStockphoto.com:** imagestock (gol). **38 Corbis:** Leemage. **39 Alamy Stock Photo:** Everett Collection Inc (gor). **Getty Images:** Science & Society Picture Library (um). **Wellcome Images http://creativecommons.org/licenses/by/4.0/:** Wellcome Library, London (mlo). **40 akg-images:** (l). **41 Alamy Stock Photo:** INTERFOTO (mr). **Science Photo Library:** Sheila Terry (ul). **42 Dorling Kindersley:** The Trustees of the British Museum (gol, gor); Thackeray Medical Museum (gor/Spatel). **Courtesy of Historical Collections & Services, Claude Moore Health Sciences Library, University of Virginia:** (gogl). **Wellcome Images http://creativecommons.org/licenses/by/4.0/:** Wellcome Library, London (gom, r). **43 Dorling Kindersley:** The Trustees of the British Museum (mru); Thackeray Medical Museum (mlo, mlo/LÖFFELSONDE). **Courtesy of Historical Collections & Services, Claude Moore Health Sciences Library, University of Virginia:** (gol, goc, r, u, ml). **Wellcome Images http://creativecommons.org/licenses/by/4.0/:** Wellcome Library, London (mo, mlu); Science Museum, London (mu). **44–45 Science Photo Library. 46 Bridgeman Images:** Historisches Museum am Strom, Bingen, Deutschland/Bildarchiv Steffens (m). **Dorling Kindersley:** The Science Museum, London (ur). **Getty Images:** DEA/G. DAGLI ORTI (um); DEA PICTURE LIBRARY (mlo). **47 Getty Images:** Science & Society Picture Library (ur). **TopFoto.co.uk:** 2003 Charles Walker (ul). **Wellcome Images http://creativecommons.org/licenses/by/4.0/:** Wellcome Library, London (ml); Science Museum, London (mr). **48 Bridgeman Images:** Pictures from History. **48–109 Wellcome Images http://creativecommons.org/licenses/by/4.0/:** Science Museum, London (go/Tab). **49 Alamy Stock Photo:** Art Directors & TRIP (um). **Dorling Kindersley:** Natural History Museum, London (gor). **50–51 Getty Images:** DEA/G. DAGLI ORTI. **50 Wellcome Images http://creativecommons.org/licenses/by/4.0/:** Science Museum, London (gor). **52–53 Alamy Stock Photo:** The Art Archive/Gianni Dagli Orti. **54 Bridgeman Images:** National Library, St. Petersburg, Russland (ul). **54–55 Getty Images:** DEA PICTURE LIBRARY. **55 Bridgeman Images:** Collezione digitale dell'Università di Bologna, Italia (ur). **The Art Archive:** Bodleian Libraries, The University of Oxford (gor). **56 Alamy Stock Photo:** The Art Archive/Gianni Dagli Orti (ul). **Getty Images:** Heritage Images/Hulton Archive (mro). **57 Getty Images:** DEA/G. DAGLI ORTI. **58 Alamy Stock Photo:** PBL Collection (gol). **58–59 Bridgeman Images:** Bibliotheque Nationale, Paris, France/Archives Charmet (u). **59 Getty Images:** DEA PICTURE LIBRARY (mru). **60–61 Getty Images:** DEA/M. SEEMULLER/Contributor. **62 123RF.com:** lehui (mu). **Bridgeman Images:** Private Collection/Archives Charmet (ur). **Getty Images:** Science & Society Picture Library (um). **Science Photo Library:** (ugr). **63 Getty Images:** DEA/G. Nimatallah (ul). **64–65 Mary Evans Picture Library:** INTERFOTO/Bildarchiv Hansmann. **66 Corbis. 67 Alamy Stock Photo:** The Art Archive (ur). **68 Getty Images:** Hulton Archive (u). **SuperStock:** Science and Society (gor). **69 Corbis:** (gom). **Wellcome Images http://creativecommons.org/licenses/by/4.0/:** Wellcome Library, London (um). **70 Corbis:** Heritage Images (m). **SuperStock:** Buyenlarge (ul). **70–71 Wellcome Images http://creativecommons.org/licenses/by/4.0/:** Wellcome Library, London (go). **71 Corbis:** The Gallery Collection (gor). **Science Photo Library:** British Library (ul). **72 Bridgeman Images:** Royal Collection Trust © Her Majesty Queen Elizabeth II, 2016. **73 Bridgeman Images:** Musee des Beaux-Arts, Marseille, France (go); Università di Padova, Italia (ur). **74 Corbis:** (l). **Science Photo Library:** (gom). **75 Corbis:** Christie's Images (gol). **Getty Images:** UniversalImagesGroup (gor). **Science Photo Library:** CCI Archives (ur). **76–77 Corbis:** Burstein Collection. **78 akg-images:** (l). **79 Science Photo Library:** Sheila Terry (gol). **Wellcome Images http://creativecommons.org/licenses/by/4.0/:** Wellcome Library, London (mro, um). **80 Wellcome Images http://creativecommons.org/licenses/by/4.0/:** Wellcome Library, London (ul). **80–81 akg-images. 81 Getty Images:** Science & Society Picture Library (ur). **Rex by Shutterstock:** Paul Fievez/Associated Newspapers (mr). **82 Wellcome Images http://creativecommons.org/licenses/by/4.0/:** Wellcome Library, London. **83 Science Photo Library:** (gom). **Wellcome Images http://creativecommons.org/licenses/by/4.0/:** Wellcome Library, London (ur). **84–85 akg-images:** Album/Oronoz. **86 Bridgeman Images:** Bibliotheque de la Faculte de Medecine, Paris, France/Archives Charmet (ur). **Getty Images:** DEA/G. DAGLI ORTI (mo). **87 Bridgeman Images:** Bibliotheque de l'Institut d'Ophtalmologie, Paris, France/Archives Charmet. **88 Wellcome Images http://creativecommons.org/licenses/by/4.0/:** Science Museum, London (gor). **89 Mary Evans Picture Library. 90 Wellcome Images http://creativecommons.org/licenses/by/4.0/:** Wellcome Library, London (mlu, r). **91 SuperStock:** Science and Society (gom). **Wellcome Images http://creativecommons.org/licenses/by/4.0/:** Wellcome Library, London (mru). **92 Alamy Stock Photo:** liszt collection (um). **Getty Images:** Science & Society Picture Library (mo). **92–93 Wellcome Images http://creativecommons.org/licenses/by/4.0/:** Wellcome Library, London (u). **93 Wellcome Images http://creativecommons.org/licenses/by/4.0/:** Wellcome Library, London (gor). **94 Dorling Kindersley:** The Science Museum, London (gol, gom). **95 Corbis:** Inga Spence/Visuals Unlimited (ur). **96 Corbis:** Scientifica (mro). **Photo Scala, Florence:** courtesy of the Ministero Beni e Att. Culturali (mlu). **Wellcome Images http://creativecommons.org/licenses/by/4.0/:** Wellcome Library, London (um). **97 TopFoto.co.uk:** PRISMA/VWPICS. **98–99 Mary Evans Picture Library:** The National Archives, London. **100 Alamy Stock Photo:** The Art Archive/Gianni Dagli Orti (ul). **Science Photo Library:** CCI Archives (r). **101 Science Photo Library:** Eye Of Science (um). **Wellcome Images http://creativecommons.org/licenses/by/4.0/:** Wellcome Library, London (gor). **102 Corbis:** The Gallery Collection (mlu). **102–103 Wellcome Images http://creativecommons.org/licenses/by/4.0/:** Wellcome Library, London (go, u). **103 Wellcome Images http://creativecommons.org/licenses/by/4.0/:** Wellcome Library, London (gor). **104–105 Getty Images:** Science & Society Picture Library. **106 Science Photo Library:** Sheila Terry. **107 Getty Images:** De Agostini Picture Library (gor); Science & Society Picture Library (um). **108 Wellcome Images http://creativecommons.org/licenses/by/4.0/:** Wellcome Library, London (ul); Science Museum, London (r). **109 akg-images:** (gom). **Alamy Stock Photo:** Sputnik (ur). **110–111 SuperStock:** Science and Society. **112 Corbis:** (mro). **Image courtesy of Biodiversity Heritage Library. http://www.biodiversitylibrary.org:** Aus Anatomy, descriptive and surgical/von Henry Gray; Zeichnungen von H. V. Carter; Sektionen gemeinschaftlich durch den Autor und Dr. Carter (um). **Science Photo Library:** (m). **Wellcome Images http://creativecommons.org/licenses/by/4.0/. 113 akg–images:** (mro). **Dorling Kindersley:** Science Museum, London (ml). **Getty Images:** Science & Society Picture Library (mru). **Wellcome Images http://creativecommons.org/licenses/by/4.0/:** Wellcome Library, London (ul). **114–115 Wellcome Images http://creativecommons.org/licenses/by/4.0/:** Wellcome Library, London. **114–177 Dorling Kindersley:** Army Medical Services Museum (go). **116 Science & Society Picture Library:** Science Museum (mr). **SuperStock:** Science and Society (mru). **117 Dorling Kindersley:** (l); The Science Museum, London (mu). **Science Photo Library:** (ugr). **Science & Society Picture Library:** Science Museum

DANK UND BILDNACHWEIS

(ur). **SuperStock:** Science and Society (mo). **Wellcome Images** http://creativecommons.org/licenses/by/4.0/: Science Museum, London (gom). **118 Wellcome Images** http://creativecommons.org/licenses/by/4.0/: Wellcome Library, London. **119 Alamy Stock Photo:** Stephen Dorey (mru). **Getty Images:** Heritage Images/Hulton Archive (gom). **120–121 Alamy Stock Photo:** Everett Collection Inc. **122 Alamy Stock Photo:** ZUMA Press, Inc. **Wellcome Images** http://creativecommons.org/licenses/by/4.0/: Science Museum, London (ml). **123 Alamy Stock Photo:** World History Archive. **124 TopFoto.co.uk:** The Granger Collection (ul). **Wellcome Images** http://creativecommons.org/licenses/by/4.0/: Science Museum, London (gor). **125 Science Photo Library:** National Library Of Medicine (m). **Wellcome Images** http://creativecommons.org/licenses/by/4.0/: Wellcome Library, London (mru). **126 Mary Evans Picture Library:** (gor). **Science Photo Library:** National Library Of Medicine (ul). **127 Alamy Stock Photo:** Granger, NYC (mlu). **Science Photo Library:** British Library (r). **128 Alamy Stock Photo:** North Wind Picture Archives (ul). **Corbis:** Stapleton Collection (mro). **129 Science Photo Library:** National Library Of Medicine (l). **Wellcome Images** http://creativecommons.org/licenses/by/4.0/: Wellcome Library, London. **130 Dorling Kindersley:** Thackeray Medical Museum (mro). **Science Photo Library:** (gor, mo); CC Studio (mlu). **Wellcome Images** http://creativecommons.org/licenses/by/4.0/: Science Museum, London (ur). **131 Dorling Kindersley:** Thackeray Medical Museum (r). **Science Photo Library:** (mlo). **Wellcome Images** http://creativecommons.org/licenses/by/4.0/: Science Museum, London (gol, ul, ur). **132–133 Alamy Stock Photo:** Historisches Bildarchiv, Bildagentur-online. **134 Wellcome Images** http://creativecommons.org/licenses/by/4.0/: Wellcome Library, London (mlu, gor). **134–135 Wellcome Images** http://creativecommons.org/licenses/by/4.0/: Wellcome Library, London (u). **135 Getty Images:** United News/Popperfoto (gor). **136–137 Bridgeman Images:** Look and Learn/Illustrated Papers Collection. **138–139 Science Photo Library:** Jean-Loup Charmet. **139 Alamy Stock Photo:** Pictorial Press Ltd (mro). **Getty Images:** Imagno (mr). **Science & Society Picture Library:** Science Museum (um). **140 Bridgeman Images:** Historisches Museum am Strom, Bingen, Deutschland/Bildarchiv Steffens (ul). **140–141 Corbis:** Hulton-Deutsch/Hulton-Deutsch Collection (go). **141 Getty Images:** Time Life Pictures (mr). **Wellcome Images** http://creativecommons.org/licenses/by/4.0/: Wellcome Library, London (um). **142 Corbis:** (ul). **Library of Congress, Washington, D.C.:** LC-USZC4-7767 (mo). **143 akg-images:** (u). **Alamy Stock Photo:** OJO Images Ltd (gor). **144–145 Image courtesy of Biodiversity Heritage Library.** http://www.biodiversitylibrary.org: aus Anatomy, descriptive and surgical/von Henry Gray; Zeichnungen von H. V. Carter; Sektionen gemeinschaftlich durch Autor und Dr. Carter. **146 Corbis:** CDC/PHIL (u). **Science Photo Library:** King's College London (ul). **147 Corbis:** (u). **Science Photo Library:** (gor). **148 Wellcome Images** http://creativecommons.org/licenses/by/4.0/: Wellcome Library, London. **149 Science Photo Library:** (gom). **SuperStock:** Science and Society (mr). **150 Wellcome Images** http://creativecommons.org/licenses/by/4.0/: Wellcome Library, London (ul, ur). **151 Science Photo Library:** Eye Of Science (ur). **152 Alamy Stock Photo:** World History Archive (mro). **Dreamstime.com:** Alila07 (ul). **Science Photo Library:** Humanities And Social Sciences Library/New York Public Library (um). **153 Science Photo Library.** **154 Alamy Stock Photo:** age fotostock (gor). **Wellcome Images** http://creativecommons.org/licenses/by/4.0/: Wellcome Library, London (ml). **155 Corbis:** (go). **SuperStock:** Buyenlarge (ur). **156–157 Getty Images:** George Eastman House. **158 Getty Images:** Science & Society Picture Library (mro). **Wellcome Images** http://creativecommons.org/licenses/by/4.0/: Wellcome Library, London (ul, um). **159 Wellcome Images** http://creativecommons.org/licenses/by/4.0/: Wellcome Library, London (go). **160 Alamy Stock Photo:** The Art Archive/Gianni Dagli Orti (ul). **Wellcome Images** http://creativecommons.org/licenses/by/4.0/: Wellcome Library, London (gor). **161 Alamy Stock Photo:** Photos 12 (go). **Corbis:** Hulton-Deutsch Collection (ur). **162 Alamy Stock Photo:** Granger, NYC (gor). **162–163 Bridgeman Images:** Academie de Medecine, Paris, France/Archives Charmet (u). **163 Getty Images:** Science & Society Picture Library (gom). **164–165 Wellcome Images** http://creativecommons.org/licenses/by/4.0/: Wellcome Library, London. **166 Wellcome Images** http://creativecommons.org/licenses/by/4.0/: Science Museum, London (gor). **167 Science Photo Library:** (gor). **168 akg-images:** ullstein bild/ullstein – Archiv Gerstenberg (ul). **Science Photo Library:** Simon Fraser (gor). **169 Wellcome Images** http://creativecommons.org/licenses/by/4.0/: Wellcome Library, London. **170 Bridgeman Images:** Tallandier (um). **Science Photo Library:** Geoff Kidd (gor). **171 Getty Images:** Science & Society Picture Library (ml). **Wellcome Images:** Annie Cavanagh (r). **172 Alamy Stock Photo:** Lebrecht Music and Arts Photo Library (um). **Science Photo Library:** Biophoto Associates (gor). **Wellcome Images** http://creativecommons.org/licenses/by/4.0/: Wellcome Library, London (ul). **173 akg-images**. **174 Alamy Stock Photo:** Nigel Cattlin (ul). **174–175 Wellcome Images:** Hilary Hurd. **175 Science & Society Picture Library:** Science Museum (gom). **Wellcome Images** http://creativecommons.org/licenses/by/4.0/: Wellcome Library, London (ur). **176 Getty Images:** ullstein bild (mro). **Wellcome Images** http://creativecommons.org/licenses/by/4.0/: Wellcome Library, London (ur). **177 Science & Society Picture Library:** Science Museum (gol, ur). **178–179 SuperStock:** Science and Society. **180 Alamy Stock Photo:** Everett Collection Inc (m); World History Archive (ul). **Corbis:** (mr). **Science Photo Library:** James Cavallini (mlo). **181 Getty Images:** Margaret Bourke-White (mlo). **Press Association Images:** Andres Kudacki/AP (mr). **Science & Society Picture Library:** Science Museum (mro). **SuperStock:** Science and Society (mlu). **182–183 Corbis:** adoc-photos (r). **182–219 123RF.com:** photka (go/Tab). **183 Alamy Stock Photo:** Prisma Bildagentur AG (go); World History Archive (mr). **184 Alamy Stock Photo:** World History Archive. **185 Corbis:** BURGER/phanie/Phanie Sarl (ur). **TopFoto.co.uk:** The Granger Collection (gor). **186 Corbis:** (ul). **Science Photo Library:** James Cavallini (gor). **187 Alamy Stock Photo:** war posters (ul). **Dorling Kindersley:** Thackeray Medical Museum (gom). **188 Getty Images:** BSIP (u). **International Nitze-Leiter Forschungsgesellschaft für Endoskopie, Wien:** (gor). **189 Science Photo Library:** James Cavallini (ul). **Wikipedia: M. Schollmeyer, CC BY-SA 3.0 DE** creativecommons.org/licenses/by-sa/3.0/de/deed.en) (go). **190 Corbis:** (ul). **190–191 Alamy Stock Photo:** Phanie. **191 Alamy Stock Photo:** Eric Carr (gom). **192–193 Alamy Stock Photo:** akg-images. **194 Alamy Stock Photo:** War Archive (ul). **195 Getty Images:** Interim Archives (gor); Mondadori Portfolio (u). **196–197 Alamy Stock Photo:** Everett Collection Inc (u). **197 Science Photo Library:** AMI Images (gor). **198 Corbis:** (ul). **Science Photo Library:** St Mary's Hospital Medical School (gor). **199 Alamy Stock Photo:** Nature's Geometry (go). **Science Photo Library:** Otis Historical Archives, National Museum Of Health And Medicine (ur). **201 Alamy Stock Photo:** World History Archive (ul). **HSE:** KICK Advertising and Design (gor). **202 Alamy Stock Photo:** World History Archive (m). **Dorling Kindersley:** Thackeray Medical Museum (mu, ur); The Science Museum, London (ul). **203 Alamy Stock Photo:** Dina2001RF (mru). **Science Photo Library:** **Wellcome Images** http://creativecommons.org/licenses/by/4.0/: Science Museum, London (mlu). **204 Corbis:** Bettmann (mro). **204–205 Wellcome Images** http://creativecommons.org/licenses/by/4.0/: Wellcome Library, London (m). **205 Science Photo Library:** Zephyr (gor). **206 Alamy Stock Photo:** Wavebreak Media ltd (ul). **Science Photo Library:** Sovereign/ISM (mro). **206–207 Science Photo Library:** (m). **207 Science Photo Library:** John Bavosi (gor). **208 Getty Images:** Mondadori Portfolio (gor). **209 Corbis:** CNRI/Science Photo Library (mlu). **SuperStock:** Science and Society. **210 Alamy Stock Photo:** Prisma Archivo (mlo). **Corbis:** Bettmann (ul). **210–211 Getty Images:** Margaret Bourke-White (gor); Rahmat/Xinhua Press (ur). **211 Corbis:** CDC/PHIL (gor); Rahmat/Xinhua Press (ur). **212–213 Science Photo Library:** A. Barrington Brown, Gonville And Caius College. **214 www.inhalatorium.com**. **215 Corbis:** Biodisc/Visuals Unlimited (mro). **Science & Society Picture Library:** Science Museum (u). **216 Corbis:** Bettmann. **217 Getty Images:** BSIP (ul); Central Press/Stringer/Hulton Archive (ur). **Science Photo Library:** Zephyr (mro). **218 Press Association Images:** Andres Kudacki/AP. **219 Corbis:** Centers for Disease Control – digital version copyright Science Faction/Science Faction (go). **Science Photo Library:** Colin Cuthbert (um). **220–221 Corbis:** Mark Thiessen/National Geographic Creative. **222 Alamy Stock Photo:** Phanie (m). **Corbis:** Bettmann (ul). **Getty Images:** Science & Society Picture Library (mlo). **Science Photo Library:** Zephyr (mo). **223 Corbis:** Timothy Fadek (mro). **Science Photo Library:** National Institutes Of Health (mru); Peter Menzel (mo); James King-Holmes (ul). **224 Getty Images:** Science & Society Picture Library (ul). **224–225 Corbis:** Henry Diltz (u). **224–271 Punch-Stock:** Image Source (go/Tab). **225 Getty Images:** David Fenton (gor). **226 Sophia Smith Collection, Smith College:** Published by Margaret Sanger (ul). **TopFoto.co.uk:** The Granger Collection (r). **227 Alamy Stock Photo:** Everett Collection Inc (ur). **Getty Images:** New York Daily News Archive (go). **Rex by Shutterstock:** Everett Collection (um). **228–229 Corbis:** Electron Microscopy Unit, Cancer/Visuals Unlimited (u). **229 Alamy Stock Photo:** Scott Camazine (gom). **230 Bridgeman Images:** Private Sammlung / Archives Charmet (gor). **Corbis:** National Cancer Institute – digital version copyright Science Faction/Science Faction (gol). **Science Photo Library:** National Library Of Medicine (um). **231 Science Photo Library:** BSIP, RAGUET. **232–233 Science Photo Library:** Zephyr. **234 Corbis:** Bettmann. **235 Alamy Stock Photo:** Mediscan (gor). **Getty Images:** (ur). **236 Kaveh Farrokh:** www.kavehfarrokh.com (mru). **Science Photo Library:** Philippe Psaila (go). **237 Corbis:** DAVID CROSLING/epa (ul). **DEKA: Reproduced with the permission of DEKA Research & Development Corp.:** (mr). **238 Corbis:** Timothy Fadek (mro/3-D-Druck); Donat Sorokin/ITAR-TASS Photo (gom). **Science Photo Library:** CCI Archives (mro); DANIEL SAMBRAUS (gogr); Hank Morgan (mo). **SuperStock:** Science and Society (gor, mr). **239 Corbis:** Ed Kashi/VII (ur); Image Source (gol); Inga Spence, I/Visuals Unlimited (um). **Dreamstime.com:** Uatp1 (mr). **The Johns Hopkins University Applied Physics Laboratory:** (m). **Wellcome Images** http://creativecommons.org/licenses/by/4.0/: Science Museum, London (ul, r). **240–241 Alamy Stock Photo:** Phanie. **242 The Advertising Archives. 243 Alamy Stock Photo:** Irene Abdou (ur). **Science Photo Library:** Dr P. Marazzi (gor). **244 Courtesy Barry Marshall and J Robin Warren:** (ul). **Getty Images:** Joe Raedle (mru). **Science Photo Library:** Thomas Deerinck, NCMIR (gor). **245 Alamy Stock Photo:** Cultura Creative (RF). **246–247 Science Photo Library:** James King-Holmes. **248–249 Science Photo Library:** Tek Image (u). **249 Science Photo Library:** Louise Murray (gol). **250 akg-images:** Erich Lessing. **251 Getty Images:** Imagno/Hulton Archive (ul). **Science Photo Library:** Wellcome Dept. Of Cognitive Neurology (mro). **252 Corbis:** APHP-HEGP-VOISIN/PHANIE/phanie/Phanie Sarl (ul, um). **Getty Images:** Pool DEMANGE/MARCHI (gor). **253 Corbis:** Dung Vo Trung/Sygma (u). **Johns Hopkins University:** Evin Gultepe, Gracias Lab (gor). **254–255 Science Photo Library:** Peter Menzel. **256 Alamy Stock Photo:** Pictorial Press Ltd. (mro). **Getty Images:** Science & Society Picture Library (ul). **256–257 Alamy Stock Photo:** Tom Wood (go). **257 Alamy Stock Photo:** Jack Sullivan (ul). **259 Dreamstime.com:** Ahavelaar (ul). **Science Photo Library:** Dr. Kari Lounatmaa (u). **260 Getty Images:** Maggie Steber (m). **260–261 Science Photo Library:** Juan Gaertner (m). **261 Corbis:** Visuals Unlimited (u). **Science Photo Library:** Schomburg Center For Research In Black Culture/New York Public Library (gor). **262 Science Photo Library:** CCI Archives (ul). **263 123RF.com:** Cathy Yeulet (u). **Getty Images:** United News/Popperfoto (gor). **264–265 Science Photo Library:** Spencer Sutton. **266 Getty Images:** Roland Neveu. **267 Alamy Stock Photo:** Agencia Brasil (ur). **Getty Images:** Pascal Guyot (mro). **Wellcome Images** http://creativecommons.org/licenses/by/4.0/. **268 Corbis:** Najlah Feanny/CORBIS SABA (gor). **269 Getty Images:** Monty Rakusen (gor). **Science Photo Library:** Steve Gschmeissner (ul). **270 Zhao J, Cui W und Tian B-p (2020) The Potential Intermediate Hosts for SARS-CoV-2. Front. Microbiol. 11:580137. doi: 10.3389/fmicb.2020.580137** (ul). **270–271 Dreamstime.com:** Kts (go). **271 Dreamstime.com:** Kateryna Kotikova (ur). **Getty Images:** Jeff J Mitchell (ul).

Umschlagabbildungen: Vorder- und Rückseite: D123RF.com: Grzegorz Skaradziński.

Alle anderen Abbildungen © Dorling Kindersley

Noch mehr Wissen und Lesefreude!

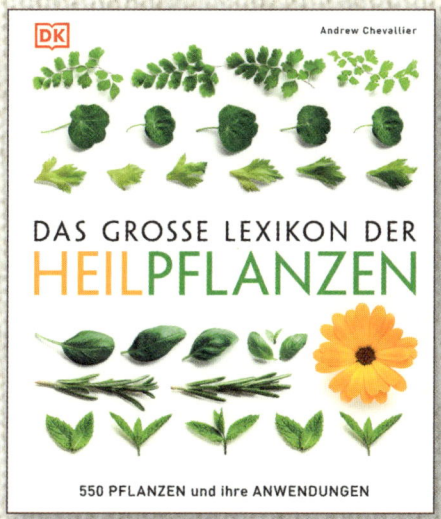

ISBN 978-3-8310-3232-7

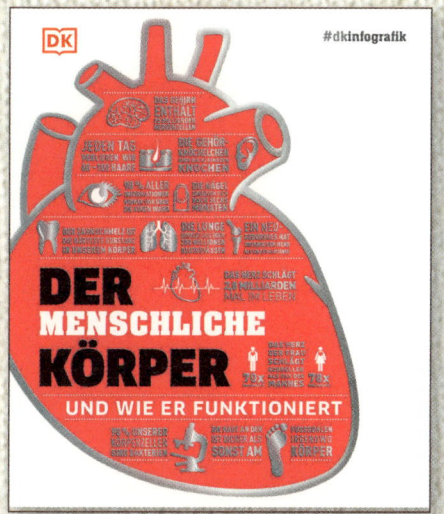

ISBN 978-3-8310-3269-3

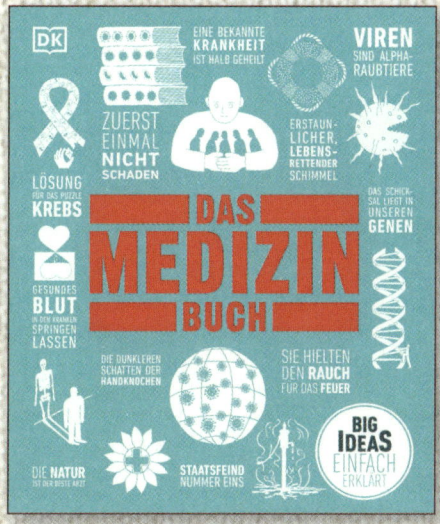

ISBN 978-3-8310-4354-5

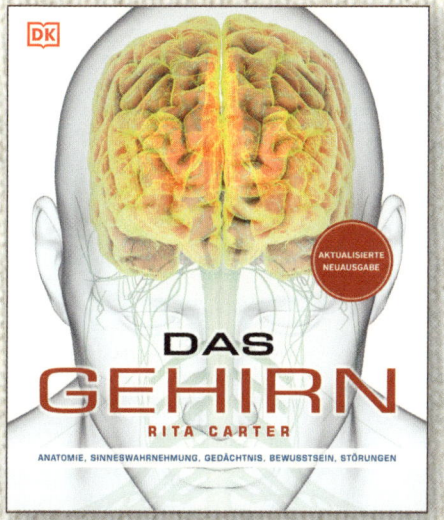

ISBN 978-3-8310-3668-4

www.dk-verlag.de

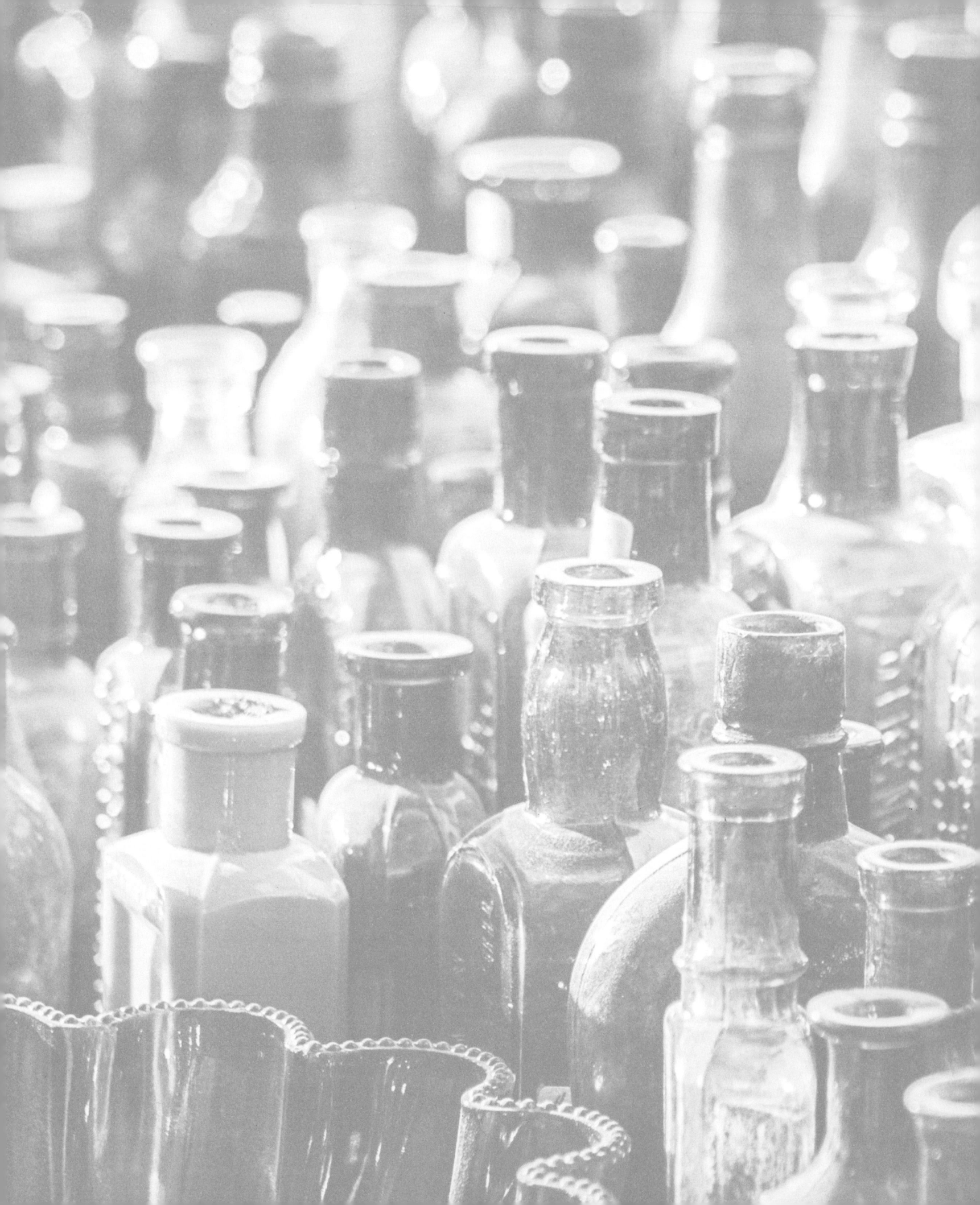